JN409695

알기쉬운 건강보험론

개정2판

HEALTH INSURANCE

개정2판

알기쉬운 건강보험론

이재홍 · 유은영 · 김석환 · 양옥렬 · 이수재 · 이연희

수학사

개정판을 내며

2018년 초판 출간 이후 2번째 개정판을 준비하면서, 지난 4년 동안 우리나라의 의료보장 관련 법령 및 제도가 수없이 개정되며, 의료보장 범위가 지속적으로 확대되어 왔음을 느낄 수 있었다.

의료급여제도에서는 의료급여일수가 최대 400일까지 확대되었고, 건강보험에서는 본인일부부담금 산정특례의 범위 확대와 암, 중증화상, 희귀·중증난치·중증치매, 결핵, 잠복결핵감염으로 세분화되어 산정특례 신청을 하도록 하였으며, 입원과 외래에 대해 회송료 I과 회송료 II, 가-8-1 집중영양 치료료, 가-8-2 원격협의 진찰료, 가-11-1 혈액관리료가 신설되었다. MRI 세부산정 기준은 암·관절질환과 별도로 척추질환 기준이 지정되었다. 포괄수가제인 DRG에서는 일반용 4.4버전, 신포괄용 1.3버전이 2021년 개발되는 등 지속적으로 확대되고 있으며, 신포괄수가제는 아직 시범사업이지만 정부는 꾸준히 민간병원으로 확대하고 있다.

2019년 말 전 세계적으로 확산되어 아직도 지속적인 변이를 일으키고 있는 COVID-19로 인해 코로나19 통합 격리관리료, 응급실 코호트 구역 수가, 재택치료 전화상담·처방형 전화상담 관리료 등 수많은 임시 진료수가가 등장하였으며, 이를 계기로 원격진료도 탄력을 받을 것으로 기대된다.

이 책의 구성은 1부와 2부로 나누어, 1부에서는 사회보장과 의료보장, 노인장기요양보험, 의료급여, 산업재해보상보험, 자동차보험을 다루었고, 2부에서는 국민건강보험 관련 제도 소개, 행위급여 및 산정지침, 요양급여비용 심사청구, 요양병원, DRG 그리고 검사를 다루어, 필요에 따라 1부나 2부를 선택하거나 각 장들을 선택하여 강의를 진행할 수 있도록 편성하였다.

이번 개정판에서는 자동차보험에서 대인배상 I과 대인배상 II를 좀 더 자세히 다루었고, 교통사고 환자관리, 기존 보험회사로부터 팩스로 받던 진료비지급보증서를 요양기관업무포털에서 처리할 수 있도록 한 지급보증정보 중계시스템, 새롭게 변경된 이의제기, 자동차보험 진료수가 인정범위를 보완하였다. 요양병원 부문에서는 치매척도 검사에 CDR, GDS를 추가하고, 새롭게 신설된 요양병원 입원환자 안전관리료, 요양병원 지역사회 연계료, 요양병원 입원환자 안전관리료를 다루었다. DRG에서는 질병군 점수 산정요령을 보완하였다.

바쁜 업무에도 초판 집필부터 지속적으로 도움을 주신 ㈜C&S손해사정의 김재중 박사님께 감사의 말씀을 드리며, 여러 차례에 걸친 발행에 지속적인 도움을 주신 수학사의 이영호 사장님을 비롯한 관계자 여러분께도 이 자리를 빌려 다시 한 번 감사를 드린다.

2022년 8월

저자 일동

차례

1부 사회보험과 의료보장

1장 사회보장과 의료보장

2장 노인장기요양보험

3장 의료급여

4장 산업재해보상보험

5장 자동차보험

2부 국민건강보험제도

6장 건강보험

7장 행위급여 및 산정지침

8장 요양급여비용 심사청구

9장 검사

10장 진단명기준 환자군(DRG)

1부
사회보험과 의료보장

1장 사회보장과 의료보장

2장 노인장기요양보험

3장 의료급여

4장 산업재해보상보험

5장 자동차보험

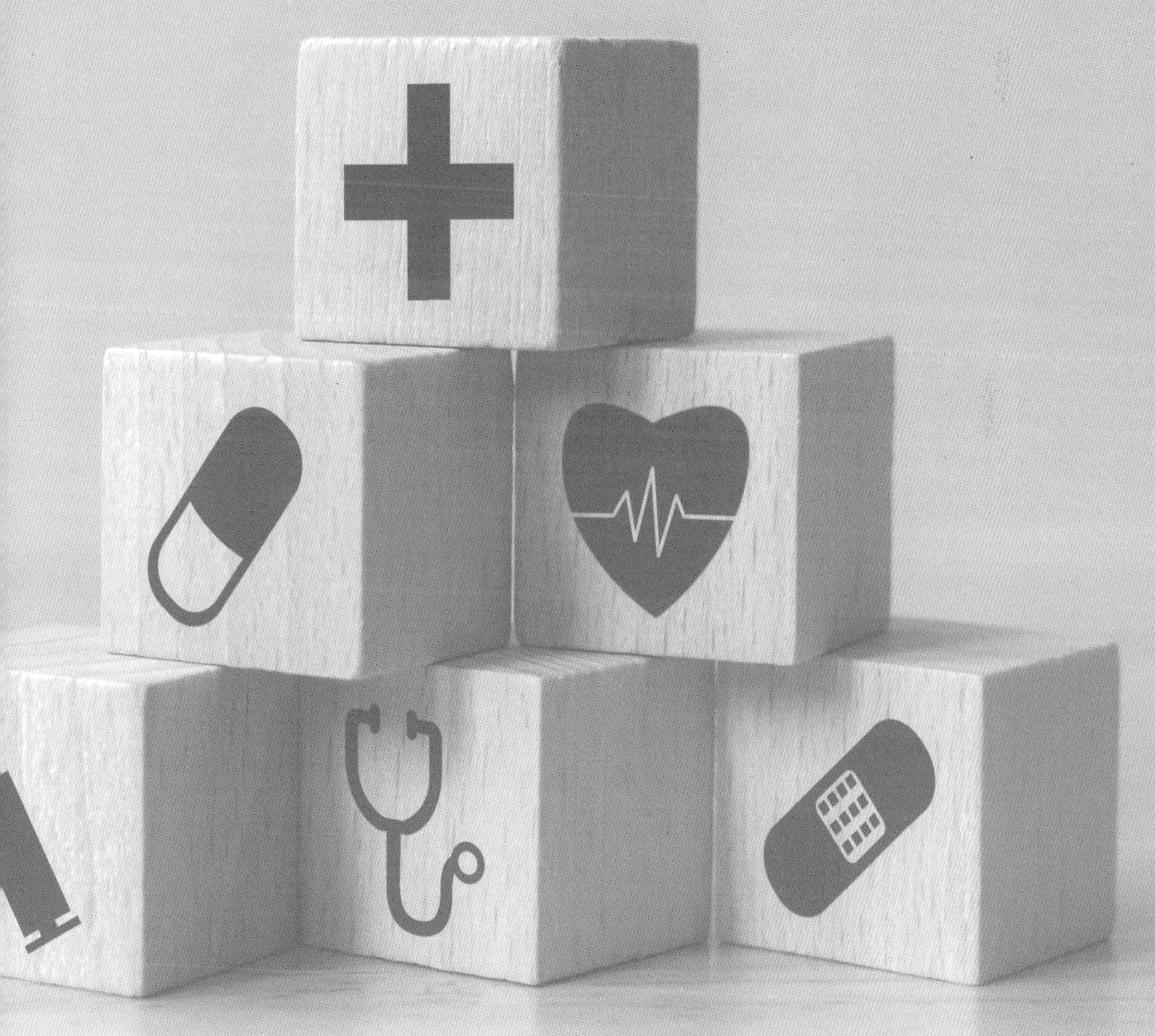

HEALTH
INSURANCE

1

사회보장과 의료보장

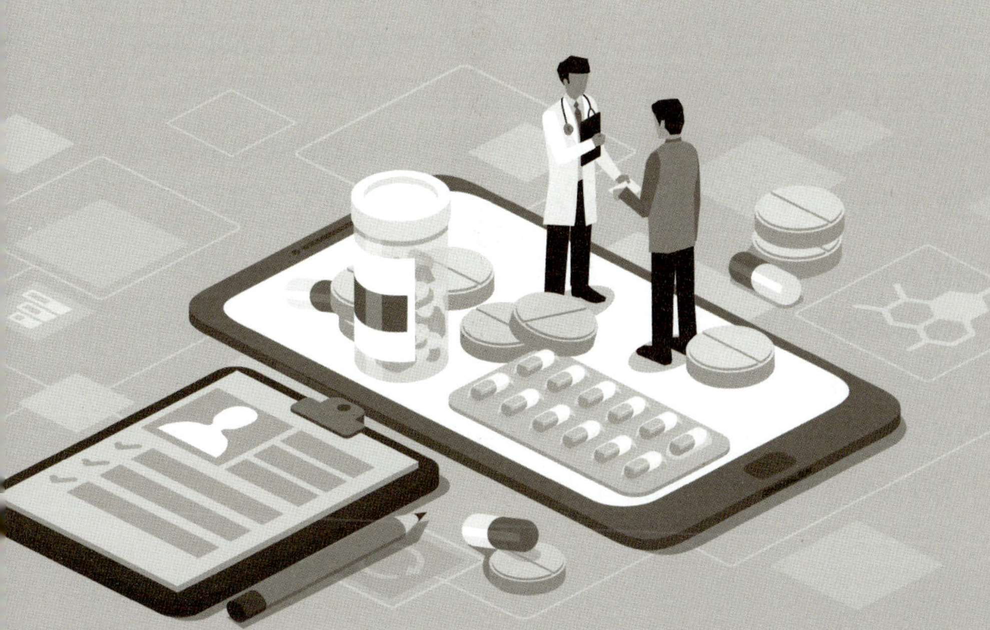

1. 사회보장의 개념

1) 사회보장의 기본 개념[사1]

(1) 사회보장(Social Security)의 출현

사회보장이란 용어는 1929년 세계 대공황을 극복하기 위하여 미국 대통령 루즈벨트(F. D. Roosevelt)가 1934년 6월 8일 의회에서 뉴딜(New Deal) 정책을 설명하면서 사용하였으며, 이것이 법률용어로 처음 등장한 것은 1935년 미국의 사회보장법(Social Security Act)이 제정된 때부터이다. 1938년에는 뉴질랜드에서도 사회보장법이 제정되었다.

사회보장이라는 용어가 각국에서 널리 사용하게 된 것은 제2차 세계대전 후의 일이며, 이 용어가 일반화되는 계기를 이룬 것은 국제노동기구(ILO)의 '사회보장에의 길(Approaches to Social Security)'과 영국의 베버리지(W. H. Beveridge) 보고서 및 프랑스의 라로크(Laroque) 계획 등이라 볼 수 있다.

(2) 사회보장의 어원적 의미

사회보장, 즉 Social Security라는 용어에서 Security의 어원인 "se(=without, 해방)+cura(=care, 근심 또는 괴로워하는 것)"에서 비롯된 것이며, 이것은 "불안을 없게 한다"라는 뜻으로 단어를 그대로 풀이하면 Social Security는 "사회적 불안을 제거한다"는 의미이다.

사회보장의 의미는 어떠한 입장에서 보느냐에 따라 달라질 수 있다.

① 경제학적 입장 : 경제적으로 박약하여 사회적 구호를 필요로 하는 사람들에게 보건적 또는 경제적 보장을 해주는 일체의 사회적 조치이다.

② 정치적 입장 : 사회정책의 한 부문으로 국민의 생존권 실현을 위하여 국민의 생활을 보장하는 국가 정책이다.

③ 법률학적 입장 : 국가의 책임으로 국민의 생활상의 각종 장해를 제거하여 인간다운 생활환경의 형성과 국민의 생존 내지 생활보장을 목적으로 하는 종합적인 법제도이다.

(3) 우리나라 「사회보장기본법」 제2조에서의 "사회보장의 기본이념"

① 모든 국민이 다양한 사회적 위험으로부터 벗어나 행복하고 인간다운 생활을 향유할 수 있도록 자립을 지원한다.

② 사회참여·자아실현에 필요한 제도와 여건을 조성한다.

③ 사회통합과 행복한 복지사회를 실현한다.

2) 사회보장의 정의[사1, 사2]

사회보장에 대한 정의는 광의 또는 협의에 따라 달라진다. 일찍이 영국의 베버리지는 실업, 질병 또는 부상으로 인하여 수입이 중단된 경우에 대처하기 위하여 노령에 의한 퇴직이나 부양 책임자의 사망으로 인한 부양의 상실에 대비하고 나아가서는 출생, 사망 및 결혼 등에 관련된 특별한 지출을 감당하기 위한 소득보장이라고 했다.

세계노동기구(ILO)에서는 사람들이 살아가다가 직면하는 여러 가지 위험요인(실업, 질병, 노령, 장애, 사망, 출산 등)으로 인해 소득이 일시적으로 중단되거나, 소득이 장기적으로 없어지거나 지출이 크게 증가하여 사람들이 이전의 생활을 하지 못할 경우 이전의 사회생활을 할 수 있도록 하는 국가의 모든 국가프로그램으로 정의했다.

(1) 우리나라에서 사회보장의 정의

「헌법」 제34조에서는 국민의 인간다운 생활을 할 권리와 동 권리를 실현하기 위한 사회복지 증진의무를 규정하고 있다.

① 모든 국민은 인간다운 생활을 할 권리를 가진다.

② 국가는 사회보장·사회복지의 증진에 노력할 의무를 진다.

③ 국가는 여자의 복지와 권익의 향상을 위하여 노력하여야 한다.

④ 국가는 노인과 청소년의 복지향상을 위한 정책을 실시할 의무를 진다.

⑤ 신체장애자 및 질병·노령 기타의 사유로 생활능력이 없는 국민은 법률이 정하는 바에 의하여 국가의 보호를 받는다.

⑥ 국가는 재해를 예방하고 그 위험으로부터 국민을 보호하기 위하여 노력해야 한다.

또 「사회보장기본법」 제3조에서는 "출산, 양육, 실업, 노령, 장애, 질병, 빈곤 및 사망 등의 사회적 위험으로부터 모든 국민을 보호하고 국민 삶의 질을 향상시키는 데 필요한 소득·서비스를 보장하는 사회보험, 공공부조, 사회서비스"라고 규정하고 있다.

① 사회보험 : 국민에게 발생하는 사회적 위험을 보험의 방식으로 대처함으로써 국민의 건강과 소득을 보장하는 제도

② 공공부조(公共扶助) : 국가와 지방자치단체의 책임 하에 생활 유지능력이 없거나 생활이 어려운 국민의 최저생활을 보장하고 자립을 지원하는 제도

③ 사회서비스 : 국가·지방자치단체 및 민간부문의 도움이 필요한 모든 국민에게 복지,

사회보장이란?

사회보장은 ① 출산, 양육, 실업, 노령, 장애, 질병, 빈곤 등 사회적 위험(다른 말로는 소득의 감소나 중단)과 ② 결혼, 양육, 사망 등과 같은 특별지출로부터 시민을 보호하기 위해 ③ 재정적으로 지원하는 법정 프로그램으로서 ④ 사회보험, 공공부조, 사회복지서비스 및 사회수당과 같은 공적조치를 포함한다.

보건의료, 교육, 고용, 주거, 문화, 환경 등의 분야에서 인간다운 생활을 보장하고 상담, 재활, 돌봄, 정보의 제공, 관련 시설의 이용, 역량 개발, 사회참여 지원 등을 통하여 국민의 삶의 질이 향상되도록 지원하는 제도

④ 평생사회안전망 : 생애주기에 걸쳐 보편적으로 충족되어야 하는 기본욕구와 특정한 사회위험에 의하여 발생하는 특수욕구를 동시에 고려하여 소득·서비스를 보장하는 맞춤형 사회보장제도

2. 사회보장의 목적과 기능

1) 사회보장의 필요성

(1) 전통적 상호부조제도의 붕괴

상호부조제도는 국가와 시대에 따라 차이가 있고, 각종 종교단체, 공제조합, 기타 혈연, 지연, 직업을 중심으로 다양하게 이루어져 왔다. 이러한 전통적인 상호부조제도는 물질문명의 발달, 인구의 증가, 개인주의의 발달 등으로 점차 붕괴되기 시작하였고 그 대신 근대국가에 의한 사회보장제도가 그 기능을 대신 수행하지 않을 수 없었다.

또한 산업사회에 있어서 대도시의 형성, 취업과 주거의 분산으로 종래의 대가족 제도가 해체되어 이른바 핵가족 제도가 불가피하게 되었다. 이에 따라 가족 사이의 연대감이나 책임감이 상대적으로 약화되는데 이러한 사조가 현대 사회보장제도를 출현하게 하는 하나의 요인이라 할 수 있다.

(2) 산업구조 변화로 근로자 수의 증가

산업이 발달할수록 산업구조가 변화되어 1차 산업의 종사자 수보다 2차·3차 산업에 종사하는 근로자의 수가 증가하였다. 1차 산업인 농업, 임업, 수산업에 있어서의 취업자, 자영업자 등은 실업자가 되는 경우가 적고, 세대주가 상병으로 일을 못하게 되거나 사망하여도 가족 가운데 누군가 대신 일할 수 있다. 그러나 근로자가 거의 전부인 2차·3차

산업에서는 질병·폐질·직업병·실업·노령 등으로 일할 수 없는 경우가 많고 본인을 대신해서 가족 가운데 누군가가 일할 수도 없게 된다. 따라서 수입 중단으로 인해 가족의 생계가 어렵게 되기 때문에 산업화과정에서는 필수적으로 사회보장제도의 병행이 요청되고 있다.

(3) 사회체제 및 국민생활의 안정

사회보장은 현대 자본주의 체제의 역사적 소산이라고 할 수 있다. 독일은 1870년 근대적 국가로서 통일에 성공하고, 자본주의의 새로운 발전단계에 진입하였지만 도시에 집중된 근로자들은 고물가와 주택난에 시달리면서 각 지역에서 파업을 일으키고 사회주의를 주장하는 근로자 수가 증가하였다. 이에 독일 정부는 근로자들의 불만과 사회적 불안을 제거시킬 목적으로 비스마르크형 사회보험을 실시하였다.

선진국에서 사회보장제도가 필연화된 것은 1930년대 불황기 이후 자본주의의 체제적 불안정성의 증대, 구조적 대량실업에 의한 국민생활의 전면적 궁핍에서 출발한 것이다.

개인의 기본적 욕구를 충족하지 못하는 자는 사회에 대한 불만을 가지게 되며, 이러한 자들이 많아지면 집단행동으로 발전하여 사회적 안정이 깨지게 된다. 따라서 사회구성원 간의 연대의식을 제고시켜 국민들의 생활을 보장하고 사회적 안정을 유지하기 위해서 사회보장제도가 필요하다.

(4) 국민의 생존권 실현

사회보장제도의 기본 이념이 국민의 기본권의 하나인 생존권의 법이념에 있다는 것은 오늘날 이론의 여지가 없다. 생존권은 일반적으로 인간의 생존 또는 생활에 필요한 제 조건의 확보를 요구하는 권리로서 국민의 생존권 확보를 위하여 국민생활에 위협을 주는 사유에 대하여 건강하고 문화적인 생활을 유지하는 데 필요한 사회적 급부를 제공해야 한다. 오늘날 생존권 실현수단의 하나로 사회보장제도가 세계적으로 확대, 전개되고 있다.

우리나라는 「헌법」 제32조에 "① 모든 국민은 인간다운 생활을 할 권리를 가진다. ② 국가는 사회보장·사회복지의 증진에 노력할 의무를 진다. ③ 생활능력이 없는 국민은 법률이 정하는 바에 의하여 국가의 보호를 받는다."라고 규정하고 있다.

인간다운 생활을 할 권리란 생존권적 기본권 가운데서 가장 핵심적인 권리로서 이는 바이마르(Weimar) 헌법 제151조의 "인간다운 생활"과 세계인권선언의 "인간의 존엄성에 상응하는 생활"의 입장에서 보면 건강하고 문화적인 최저한도의 생활을 할 권리를 말한다. 또한 각 국민의 최저한도 생활을 보장할 의무를 국가가 지는 것을 말하며, 국가는 이러한 목적을 위하여 필요한 조치를 취할 책임을 진다는 의미이다.

2) 사회보장의 목적

(1) 사회보장의 전통적 목적(Roy Sainsbury, 1999)[사1]

① 빈민구제 : 결핍에 대한 대책으로서의 사회보장이다.

② 욕구충족 : 노인, 아동, 장애인 등 사회적 욕구가 큰 집단을 위한 사회적 대책으로서의 사회보장이다.

③ 소득유지와 소득보전 : 연금과 건강보험. 일을 하여 소득이 있을 때 사회보험에 가입하여 보험료를 내고, 노후나 질병으로 소득이 중단 또는 감소되었을 때 사회보험 급여를 받음으로써 소득을 유지한다.

④ 보상 : 산재보험

표 1.1 소득재분배의 유형[사1]

유형	내용
사적 재분배	• 민간부문 안에서 자발적 동기에 의해 이루어지는 현금의 이전 • 가족구성원 간의 소득이전, 친인척이나 친지 간의 소득이전, 각종 민간보험이나 기업복지
공적 재분배	• 정부의 소득이전 메커니즘 • 사회보험, 사회복지서비스, 조세
수직적 재분배	• 부자로부터 빈민으로의 소득이전
수평적 재분배	• 유사한 총소득을 가진 가족 간의 소득이전. 사회적으로 요구의 차이가 있는 것으로 인정된 가족(소가족에서 대가족으로의) 간의 이전도 포함
우발적 재분배	• 우발적 사고(재해, 질병 등)를 당하지 않은 집단으로부터 우발적 사고를 당한 집단으로의 소득이전
장기적 재분배	• 생애에 걸쳐 발생하는 재분배 • 적립방식의 연금
단기적 재분배	• 현재 드러난 사회적 욕구의 충족을 위해 현재의 자원을 사용하여 소득재분배를 기하는 것 • 공공부조
세대 내 재분배	• 젊은 시절의 소득을 적립해 놓았다가 노년기에 되찾는 것 • 적립방식 연금
세대 간 재분배	• 청년세대에서 노인세대로의 소득이전 • 부과방식 연금

⑤ 재분배 : 공공부조는 소득계층 간 재분배(수직적 재분배), 가족수당은 수평적 재분배(소가족에서 대가족으로), 연금은 세대 간 재분배(청년세대에서 노인세대로)이다.

(2) 티트머스(P. Titmuss)의 재분배

소득재분배가 일어나는 시간을 기준으로 하여 장기적 재분배와 단기적 재분배로 나누었다.

① 단기적 재분배 : 현재 드러난 사회적 욕구의 충족을 위해 현재의 자원을 사용하여 소득재분배를 기한다. 예 공공부조

② 장기적 재분배 : 생애에 걸쳐 발생하는 재분배이다. 예 적립방식의 연금

3) 사회보장의 기능[사2]

① 최저생활의 보장

사회보장이 보장하는 생활수준은 최저생활이며 이것은 생리적 한계에 있어서 생활 뿐만 아니라 사회적 한계에 있어서 최저생활을 의미한다. 최저생활이란 고정적인 수준으로 보기는 어렵고 이론적 생계비나 물가상승률을 고려하여 과학적으로 책정하여야 할 것이다. 따라서 그 수준은 시대와 국가에 따라서 변화하며 국민의 국민소득이 증가하면 당연하게 최저생활수준도 향상되는 탄력적 수준이 되어야 한다. 최저생계비(빈곤선)의 개념과 관련하여 최저임금제가 중요시되고 있다. 사회보장이 최저생활을 보장하면 그 이상의 생활은 각자의 노력에 의하여 해결하여야 한다. 만약 현대국가가 그 이상의 생활을 보장한다면 국민의 노력과 근로의욕을 상실하기 때문이다.

의료가 필요한 사람이 경제적 이유로 의료혜택을 받지 못할 경우 인간다운 생활을 향유할 수 없으며, 생활에 필요한 최저의 생계비마저 갖지 못한 사람 또한 인간다운 생활을 누리지 못한다. 사회보장제도는 개인에게 의료와 적어도 최저의 소득을 보장함으로써 인간의 존엄성을 유지할 수 있는 기본조건을 마련하여 주는 사회보장의 기본 기능이다.

② 국민경제의 안정

사회보장은 국민경제를 성장시키고 경제변동을 완화하는 기능도 있다. 소득보장이 강한 사회보험의 경우 재원의 갹출과 급여 사이에 시간적인 격차가 있기 때문에 조성된 기금이 산업발전을 위한 자금으로 이용될 수 있으며, 잉여구매력을 흡수하거나 구매력을 유지시킴으로써 경제안정에 기여할 수 있는 것이다. 예를 들어 실업보험의 경우 경기가

좋을 때에는 기금이 경제발전에 기여하지만, 불경기 시에는 실업자들에게 급여를 해줌으로써 구매력을 향상시켜 경기회복에 기여하게 된다.

③ 소득재분배 효과

소득재분배는 사회보장제도와 조세제도에 의하여 가능하다. 다시 말하면 그것은 국민소득분배의 평등화를 위하여 사회보장제도와 누진과세를 주된 수단으로 하며 고소득으로부터 저소득에로의 소득이전에 의한 평등화정책을 말한다. 이러한 방법에 의하여 모든 자원과 기회의 평등한 배분이 이루어져야 참된 분배정책이라 할 수 있다.

사회보장제도는 여러 가지 상이한 소득계층 간의 소득을 재분배 또는 이전시키는 수단으로서도 중요한 의의가 있다.

사회보장제도에 의한 소득재분배의 형태는 다음과 같이 여러 가지로 구분할 수 있다.

계급 간 소득재분배 생산수단을 소유한 자본가와 노동을 제공하는 근로자 사이의 소득재분배를 의미한다. 이 경우 보험료 부담에 있어서 노사 간의 동률부담 또는 고용주만의 부담에 따라 재분배 효과가 달라진다.

계층 간의 소득재분배 고소득 계층으로부터 저소득 계층으로 소득을 이전시키는 것을 말한다. 이를 수직적 소득재분배라 한다.

계층 내의 소득재분배 동일한 소득 계층 내에서 소득을 이전시키는 것을 말한다. 이를 수평적 소득재분배라 한다. 동일한 소득계층의 건강한 자로부터 질병에 걸린 환자에게로 소득이 이전되는 것이 이에 해당한다.

시간적 소득재분배 개인이 소득 또는 지출을 시간적으로 배분하는 것을 말한다. 즉 동일인이 시기에 따라 소득격차를 시정하려는 것으로서 경제활동기간 중에 보험료를 납부하고 퇴직 후에 급여를 받는 것 등이 이에 해당한다.

공간적 소득재분배 지역 간의 소득재분배를 말한다. 도시와 농촌, 상공업지역과 농어촌지역 간에 소득의 이전이 이에 해당된다.

사회보장의 기능을 정리해 보면 다음과 같다.[사2]

① 빈곤의 예방과 구제 ② 삶의 질 향상
③ 사회계층 간의 갈등 완화 ④ 인간다운 생활의 조건 확보
⑤ 소득의 재분배 ⑥ 정치·경제·사회의 안정에 기여

3. 사회보장의 원칙[사1,사2]

여기서는 일반적으로 자주 인용되는 베버리지의 원칙, 미국의 사회보장법의 원칙, ILO의 원칙, 세계노동조합연맹의 원칙들을 정리·소개하고자 한다.

1) 베버리지의 원칙

(1) 베버리지(W. H. Benveridge)의 정의

「사회보험과 관련 서비스」(Social Insurance and Allied Services, 1942)라는 이른바 '베버리지 보고서'에서 "요람에서 무덤까지(from the cradle to the grave)" 인간다운 생활의 보장을 선언하였다. 이는 제2차 세계대전 후 유럽과 미국의 각 사회보장정책에 커다란 영향을 끼친 보고서로서 1941년 6월 영국 전시 내각이 창설한 "사회보험 및 관련 서비스에 관한 위원회"가 작성하여 1942년에 제출한 보고서로, 당시 위원장인 베버리지의 이름을 따서 '베버리지 보고서'라고 부르게 되었다.

1942년 발간한 '사회보험과 관련 서비스에 관한 보고서'에서 사회보장의 개념을 현대적으로 정의했고, 사회보장의 하위 프로그램을 체계화했으며, 사회보장과 관련된 각종 제도와 용어의 실천적·이론적 의미까지 잘 정리했다. 빈곤 해소를 주안점으로 하여 국민이 기본적인 사회생활을 충족하도록 사회보험을 실시할 것과 긴급사태에 대처하기 위해 국가부조를 강화할 것을 주장하였으며, 세부적으로는 전 국민이 사회보장의 혜택을 받아 기본적인 사회생활을 영위할 수 있게 하고 여기에 드는 비용은 국가·노동자·고용주가 동등하게 분담할 것을 원칙으로 하고 있다.

따라서 사회보장이란 "실업, 질병, 재해로 인해 소득이 줄어들었을 때, 정년퇴직으로 소득이 중단되었을 때, 주된 소득자가 사망하여 생계를 책임질 사람이 없어졌을 때, 출생, 사망, 결혼 때문에 추가적 비용이 지출될 때를 대비한 소득보장책"이다.

(2) 사회보험의 성공을 위한 3가지 전제조건과 6가지 원칙

베버리지는 사회보험이 성공하기 위해서는 가족수당, 포괄적인 보건서비스, 완전고용의 3가지 기본 전제조건이 필요하다고 생각했다.

베버리지 보고서의 사회보험은 6대 원칙, 즉 최저 수준의 정액급여(Flat rate of subsistence benefit), 정액갹출(Flat rate of contribution), 행정책임의 통일(Uni-fication of administrative responsibility), 급여의 충분성(Adequacy of benefit), 포괄성, 분류화(Classification)에 의해

운영되는 것을 주장하였다.

① 정액급여 : 소득수준, 직업, 재산과 같은 사회·경제적 수준과 가족 수나 연령 및 성별과 같은 인구학적 차이에 관계없이 모든 사람에게 동일한 급여를 제공한다.

② 정액갹출(기여) : 갹출(기여)은 소득에 관계없이 동일해야 한다.

③ 행정책임의 통일 : 모든 사회보장제도의 관리운영을 국가가 담당한다.

④ 충분성의 원칙(급여의 적절성) : 급여금액과 지급기간의 충분성. 다시 말해서 다른 도움이 없이 사회보험급여만으로도 국민최저생활이 보장될 수 있어야 한다는 것이다.

⑤ 포괄성의 원칙 : 전 국민을 사회보험의 대상으로 하며, 보편주의와 동일하다.

⑥ 분류화의 원칙 : 사회보험의 대상자를 생활방식, 고용형태, 소득원의 차이, 가정주부, 아동, 노인 등 다양한 집단별로 분류하는 것이다.

2) 미국의 사회보장법

루즈벨트 대통령이 경제공황을 극복하기 위해 실시한 뉴딜정책은 3R, 즉 구호(Relief), 개혁(Reform), 경제회복(Recovery)으로 구체화되었으며, 이 중 구호의 일환으로 사회보장법이 제정되었다[사4].

미국의 사회보장법(1935)은 일반복지의 증진을 궁극적 목적으로 하는 연방정부 관장 사회보장연금, 주정부 관장 실업보험, 공공부조, 사회복지서비스(노인복지, 아동복지, 장애인복지, 모자복지 등) 및 공중보건 등으로 구성된 제도로 사회보장청의 신설과 재정조달 및 기타 목적을 추진하기 위한 법이다.

사회보장을 ① 정부의 법령에 의해 만들어지고, ② 노령, 장애, 사망, 질병, 출산, 실업, 산업재해 등으로 인해 소득이 감소했을 때 이를 보전해 주기 위해 현금을 지급하는 제도라고 규정하고 있는 미국은 최근 교과서에 사회보장법을 "산업사회에서 발생하는 노령, 실업, 장애 등의 문제에 직면한 사람에게 경제적 보장을 제공하는 것으로서 근로하는 사람에게 사회보험을, 고용되기에 부적절한 사람에게는 공공부조를 제공함으로써 국민에게 경제적 보장을 제공하는 데 목적을 둔 제도"라고 정의하고 있다.

미국의 사회보장법에서는 사회적 충분성과 함께 개인적 형평성의 원칙을 매우 중시한다.

① 충분성의 원칙 : 인간의 기본적 욕구를 충족시키기 위해 빈민에게 부조를 제공하는 것이 바람직하다고 본다.

② 형평성의 원칙 : 개개인은 자신이 기여한 바에 비례하여 급여를 받아야 한다는 것이다.

③ 개개인의 생계곤란을 공동체적으로 해결하고자 하는 사회보장제도를 도입하면서도 개인주의 또는 자유주의적 요소를 가미하고 있다.

3) ILO의 원칙

(1) 국제노동기구의 정의

국제노동기구(International Labour Organization, ILO)는 1942년 연례보고서에서 사회보장이란 개인이나 동료와의 사적연대 만으로는 효과적으로 그리고 근본적으로 대처할 수 없는 사회적 사고나 위험에 대하여 사회가 제공하는 보장이라고 정의한 바 있으나, 1984년 '사회보장 입문(Introduction to Social Security)'에서는 사회보장의 정의를 "기본적으로는 질병, 출산, 산업재해, 실업, 장애, 노령 및 사망에서 기인하는 소득의 정지 또는 중대한 감소에 따라 발생하는 경제적·사회적 곤궁(困窮)에 대해 일련의 공적 조치에 의하여 사회가 그 구성원에게 제공하는 보호를 의미하고, 또 의료보호의 제공 및 아동을 부양하는 가족에 대한 원조를 의미한다."라고 하였다.

(2) ILO의 원칙

국제노동기구(ILO)는 1919년 제1차 세계대전 후 국제협력을 통한 근로자들의 근로조건 향상을 위하여 국제연맹의 한 기구로 발족되었으며, 제2차 세계대전 후인 1946년부터는 국제연합(United Nations)의 특별기구로 개편되어 오늘에 이르기까지 전세계 모든 근로자들의 권익신장과 사회보장제도의 발전에 지대한 공헌을 하고 있으며, 근로자들의 근로조건 개선과 지위향상, 사회보장에 관한 권고, 결의, 선언 등을 통하여 사회보장제도의 확장 및 보급 역할을 하고 있다.

국제노동기구의 사회보장 원칙이란 어떤 불변의 일관된 기본 원칙이 따로 설정되어 있는 것이 아니라 그간의 일련의 노력으로 부분적으로 산재되어 있던 것들이 1952년 '사회보장의 최저기준에 관한 조약(Convention Concerning Minimum Standards of Social Security)'에서 보험의 급여수준에 관한 세 가지 기본원칙과 아울러 사회보장 비용부담의 공평성 원칙을 제시하고 있다.

① 보험의 급여수준에 관한 원칙

급여비례의 원칙　공적, 사회적 물가와 비례해서 급여가 상승한다.

급여균일의 원칙　법정 최저 급여 제도(최저 임금제 시급)

가족 부양수준의 원칙

② 비용부담의 공평성의 원칙

사회보장비용은 공동부담 원칙을 채택하고 있으며, 사회보장비용은 피보험자계층의 경제적 상태를 고려하여 결정하여야 한다. 피용자가 부담하는 보험기여금의 합계는 피용자 및 그 처자 보호에 할당되는 재원의 50%를 초과하여서는 안 된다.

또 1953년 국제노동기구의 '국제사회보장회의'에서 결의된 원칙은 다음과 같다.

① 사회적 권리로서 평등성 : 진정한 사회보장은 노동으로 생활하는 모든 사람과 그 가족과 일시적 또는 항구적으로 노동불능이 된 자에 대하여 법률에서 보장된 기본적인 사회적 권리로서 이해되어야 한다. 이와 같은 사회보장의 권리는 인종·국적·종교·연령·성별·직업에 의한 여하한 차별도 없이 모든 사람에게 적용되어야 한다.

② 사회적 사고의 포괄성 : 사회보장은 질병·해산·노동불능·노령·산업재해·직업병·실업·사망 등 모든 사회적 사고에 적용되어야 하며, 자녀의 교육과 부양이 확보되어야 하며, 근로자에 대한 유급휴가와 가족수당의 지급 등 모든 국민에게 최저생활이 보장되도록 현금급여를 하여야 한다.

③ 적용대상의 포괄성 : 사회보장 제도는 근로소득자·농업노동자·가내수공업 노동자·계절노동자·임시공·가사사용인·견습공 등 모든 노동자와 소농·소작인·사무직원·학생·자영업자에게도 확대되어야 하며, 또 노동을 할 수 없는 자에게도 적용되어야 한다.

④ 전국민의 무료 의료보장 : 사회보장은 위의 모든 사람들에 대하여 여하한 제한도 없이 전액 무료의 의료를 포괄적으로 제공하여야 한다.

⑤ 노동자 무기여(無寄與) : 일반적으로 사회보장의 비용은 국가, 고용주 또는 양자의 부담으로 되어야 하며 피보험자로부터 기여금 일체를 받아서는 안 된다. 현재 근로자들이 기여금을 지불하고 있는데 이를 인하하고 폐지하도록 노력을 경주하여야 한다.

⑥ 사회보장의 관리운영 참여성 : 사회보장의 각급 관리기관에는 피보험자의 대표가 참여하여야 한다. 따라서 관리기관 대표의 선거가 필요하고 노동조합의 참여가 필요하다. 그 관리형태는 관료주의를 탈피하고 피보험자의 고충을 공정하고 신속하게 처리하도록 하여야 한다.

⑦ 급여수준의 적절성 : 현금급여의 수준은 상당한 생활수준이 유지되도록 지급되어야 하며, 생활비와 임금의 인상에 따라 자동적으로 조정되어야 하고, 직업병이나 재해로 인한 손해가 완전히 보상되도록 하여야 한다.

⑧ 사회보장 수급권의 지속성 : 다른 나라로 이주하는 노동자와 그 가족의 사회보장 급여 수급권은 그들이 각국에 체제하는 기간에 관계없이 중단되어서는 안 된다.

4) 세계노동조합연맹의 원칙

1945년 파리에서 결성된 대표적인 비정부 차원의 국제기구인 세계노동조합연맹(World Federation of Trade Union)은 1961년 채택된 '사회보장헌장'에서 사회보장의 기본원칙을 다음과 같이 5가지로 규정하고 있다.

① 근로자의 무기여 원칙 : 사회보장은 일시적 또는 영구적으로 노동능력을 상실한 자와 그 가족에 대해서 어떠한 비용부담도 없이 법률로서 보장된 기본적 사회적 권리로서 보장되어야 한다.

② 의료의 사회화 원칙 : 보장의 수준은 적절한 수준으로 재조정되어야 하고, 전액 무료의 의료제도가 확립되어야 한다.

③ 보험사고의 포괄성 원칙 : 보장의 대상은 질병, 출산, 심신장애, 노령, 노동재해, 직업병, 실업, 사망 등의 모든 사회적 사고에 적용되어야 하며, 또한 기본적인 전제로서 예방의료와 공중위생, 작업장의 환경위생과 산업안전, 최저임금의 보장, 임금인하가 수반되지 않는 노동시간 단축, 유급휴가, 주택보장 등이 이행되어야 한다.

④ 적용대상의 포괄성 원칙 : 사회보장의 적용대상 가운데는 농업근로자, 가사근로사, 계절 및 임시근로자, 견습공, 소농민 및 소작인, 학생, 자영업자 등이 포함되어야 한다.

⑤ 급여의 무차별성 원칙 : 급여는 일체의 차별 없이 평등하게 지급되어야 하며 특히 공적 부문과 사적 부문 사이에 차별이 없어야 한다.

5) 일본의 사회보장

1950년 일본 사회보장심의회는 사회보장의 정의를 "질병·부상·분만·사망·노령·실업 기타 곤궁의 원인에 대하여 보험의 방법 또는 직접적인 공적 부담으로 경제적 보장의 길을 강구하고, 생활이 빈곤한 자에 대하여는 사회부조에 의하여 최저생활을 보장함으로써 공중위생 및 사회복지를 향상시키고, 모든 국민으로 하여금 문화적 사회구성원으로서 가치 있는 생활을 영위할 수 있게 하는 제도"라고 규정하고 있다. 오늘날 일본의 사회보장 경향은 "사회보험, 공적부조, 협의의 사회복지, 공중위생"이다. 1922년의 건강보험법은 일본의 가장 오래된 의료보장제도로, 1938년 피용자 이외의 일반국민을 피보험자로 한 국민건강보험법이 제정되었다. 공적부조에 해당하는 생활보호법은 1946년 제정되어 국민의 기본생활을 위한 국가의 공적부조활동을 시작하였다. 또한 1947년 패전 후 실업자의 경제적 생활을 보장하기 위한 실업보험법, 1959년 전 국민 연금제 시행, 1963년 노인복지법, 1974년 실업보험을 대체하는 고용보험법이 산업규모에 상관없이 모든 사업장에 적용되었으며 노인장기요양을 위한 개호보험법이 1997년 제정되어 2000년 실시되었다[사5].

4. 사회보장의 형태[사1,사2,사3]

1) 레자의 분류

레자(Rejda)는 사회보장의 형태로 사회보험, 공공부조, 보편주의 수당, 공적 개인저축계정을 포함시키고 있다.

(1)

미국손해보험협회 산하 사회보험용어위원회의 정의에 따르면 "사회보험은 위험분산을 위한 정부의 이전지출 수단으로서 법에 따라 피보험자에게 제공되는 재정적 급여나 서비스"를 이른다.

예 우리나라의 경우 국민건강보험, 국민연금, 고용보험, 산업재해보상보험의 4대 사회보험으로 구성된다.

표 1.2 사회보험의 개념과 특성[사2]

시행주체	대상	목표	방법	재원
국가	국민	국민의 건강과 소득의 보장	• 국민에게 발생하는 사회적 위험을 보험방식으로 대처 • 현금·현물서비스 제공	보험가입자의 보험료, 국가의 재정

(2) 공공부조(公共扶助, Public Assistance)[사3]

공공부조는 스스로 생활 유지능력이 없는 사람들에게 국가나 지방자치단체가 인간다운 생활을 영위할 수 있도록 지원하는 사회복지제도의 하나로 사적부조(私的扶助)에 대응하는 용어로서 사회부조, 국가부조 등으로 불리기도 한다. 공공부조는 일종의 구빈(救貧) 제도로 빈민(貧民)에 대한 현금급여, 의료부조, 사회서비스(가족문제에 대한 상담, 직업알선,

거주지원, 지역사회보호, 가정봉사 등)를 제공한다. 이는 국민의 권리로서 최저생활을 보장받는 제도이며, 조세에 의하여 그 재원이 조달된다.

즉, 공공부조는 국민의 생존권을 보장하기 위해 국가나 지방자치단체가 주체가 되어 국고에서 지원하여 빈곤한 국민들의 최저생활을 보장하는 것으로서 국가 책임하에 도움을 필요로 하는 사람들에게 무기여급부(無寄與給付)를 제공하는 제도라고 정의할 수 있다.

① 대상 : 빈민에 한정하며, 빈민여부를 가리기 위해 자산조사가 필요하다. 보통 사회보험의 비대상자가 대상이 된다.

② 급여혜택 : 대상자의 재정상태와 욕구에 따라 결정된다.

③ 재정 : 정부의 일반세입으로 충당한다.

④ 사회보험을 보완하고자 한 것이다.

표 1.3 공공부조의 개념과 특성[사2]

시행주체	대상	목표	방법	재원
지방자치단체	생활 유지능력이 없거나 생활이 어려운 국민	•최저생활의 보장 •자립 지원	현금과 현물서비스 제공	조세

공공부조의 특징

① 저소득자·생활곤궁자 등 요보호자(要保護者 : 보호를 필요로 하는 자)만을 대상으로 한다.

② 빈곤 정도를 심사하기 위한 자산조사와 신청자의 개별적 욕구조사를 조건으로 한다. 따라서 낙인감을 주게 되어 신청 기피의 소지가 있다.

③ 재원은 국가의 일반조세로 충당한다.

④ 운영주체는 국가나 지방자치단체이다.

⑤ 이 제도의 궁극적 목표가 자활(自活)이기 때문에 물질적 급여 이외에 전문사회사업서비스를 제공한다.

⑥ 사회보험에 비해 열등감, 굴욕감, 낙인 등이 따르는 구빈법적 전통이 있으나 현대적 공공부조제도는 법적 요구조건만 충족되면 신청자의 권리로서 보장된다.

예) 한국(생활보호, 의료보호, 재해구호, 보훈사업), 미국〔노령, 폐질, 맹인들을 위한 보완적 보장소득(Supplemental Security Income, SSI), 부모가 사망하거나 무능력자 또는 실업자가 된 가정의 아동에 대한 경제적 원조인 부양아동 가족부조(Aid to Families with Dependent Children, AFDC), 의료부조(Medicaid)〕

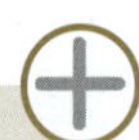

Rejda(1999)의 사회보험과 공공부조의 특성 비교[사1]

- 법정 이전(移轉)소득이라는 점에서 같지만, 공공부조가 빈곤을 완화하는 데 목적이 있다면, 사회보험은 빈곤을 예방하고 모든 계층의 경제적 비(非)보장을 경감시키는 데 목적을 둔다.
- 사회보험과 공공부조의 차이점
  ① 재정 예측성 : 사회보험의 수입과 지출 총액은 비교적 예측이 용이하다. 반면에 빈민의 수와 생계비 수준에 따라 지출 규모가 결정되는 공공부조는 그 재정을 예측하기 쉽지 않다.
  ② 자산조사 : 수급자가 빈민임을 증명해야 급여를 받을 수 있으므로 자산조사가 불가피하다.
  ③ 재정충당방식 : 사회보험은 임금에 부과되는 보험료로 재정을 충당하나 공공부조는 정부의 일반세입에서 충당한다.
  ④ 대상자 수 : 사회보험 대상자는 수가 매우 많지만, 공공부조 대상자는 그 수가 적다.
  ⑤ 낙인(烙印) : 공공부조 대상자는 수급자격을 획득하는 과정에서 자신이 빈민임을 사회적으로 증명해야 하므로 낙인을 피할 수 없다.

표 1.4 사회보험과 공공부조의 비교[사4]

	사회보험	공공부조
목적	질병, 노령, 재해, 실업 등의 사회적 위험에 대한 사전적·예방적 대응책	빈곤에 대한 사후적 대응책
대상	모든 참여자가 피보험자이고, 특정시점부터 일부만 수혜자가 됨	직접 참여자(빈곤층)는 모두 수혜자
재원	지정된 조세, 기여금으로 재원을 조달	정부의 일반조세에서 재원을 조달
수급권리	법적 권리	법적 권리
급여	급여의 양을 예측 가능 법적 규정에 의해 수급여부 및 수급액이 정해짐	급여의 양을 예측 불가능 신청자의 수요에 따라 법으로 정해진 금액을 지급
자산조사의 필요성	욕구조사, 자산조사가 불필요	항상 욕구조사, 자산조사가 필요

(3) 보편주의 수당

수급자의 소득, 고용, 재산과 관계없이 모든 시민과 주민에게 정액의 현금급여를 제공하며, 재정은 조세에서 충당한다.

예 노령수당과 가족수당

(4) 공적 개인저축계정

공적 강제저축제도를 말한다. 피용자와 고용주가 공동부담하는 보험료가 개인계좌에 적립되고, 가입자가 퇴직하면 개인별로 저축한 적립금 총액과 그 이자수입을 합한 금액을 되돌려 주며, 가입자가 사망하면 수급권은 유족에게 승계된다.

예 싱가포르, 말레이시아 등에서 시행되고 있다.

2) 미국 사회보장청의 분류

(1) 현금급여

소득유지 프로그램이라고도 하며, 소득의 상실을 현금으로 보전한다.

① 고용관련제도

- 근로기간(고용 또는 자영업)에 비례하여 지급되는 연금으로, 고용 여부에 따라 지급 여부가 결정되는 건강보험, 실업보험, 산재보험과 같은 사회보험을 말한다.
- 장기급여(연금)와 단기급여(실업보험, 산재보험 등)로 나뉜다.
- 재정은 대부분 고용주와 피용자가 부담하는 보험료이지만 일부를 정부가 보조하기도 한다.
- 강제가입을 원칙으로 한다.

② 보편주의 프로그램

- 소득수준, 고용여부, 생계수준 등 개인의 사회경제적 지위를 고려하지 않고 국민 모두에게 제공되는 정액 현금급여이다.

  예 노령수당, 가족수당, 장애·유족·미망인·고아수당
- 재정은 정부의 일반세입이지만 일부는 고용주와 피용자의 보험료로 충당되는 경우도 있다.

③ 자산조사 프로그램

- 최저생계수준에 기초한 기준에 의거, 개인과 가족의 자원을 조사하여 급여자격 여부를 결정한다.
- 급여 : 특정한 욕구를 가진 사람(노동능력을 상실한 노인이나 장애인)이나 빈민에게만 국한된다.
- 급여의 규모와 형태는 법이 정한 범위 안에서 행정적 결정에 따라 이루어진다.

  예 공공부조

(2) 현물급여

입원, 의료서비스, 재활서비스와 같은 현물의 서비스이다.

3) 국제노동기구(ILO)의 분류

건강보험, 연금, 산재보험, 실업보험과 같은 4대 사회보험과 보편주의 급여인 아동수당과 사실상 동일하다.

표 1.5 사회보장의 형태[사1]

베버리지	Rejda	미국 사회보장청	ILO
•사회보험 •공공부조 •보편주의 수당 •민간보험	•사회보험 •공공부조 •보편주의 수당 •공적 개인저축계정	•사회보험 •공공부조 •보편주의 수당 •기타 : 법정 민간보험, 공적 공제기금, 고용주 책임제도	•사회보험 •아동수당

4) 우리나라 사회보장기본법에 의한 분류

표 1.6 사회보장제도의 유형 비교[사4]

구분	사회보험	공공부조	사회복지서비스
주체	정부(보험자)	정부(중앙·지방자치단체)	사회복지법인
객체	국민	빈민	요보호자
내용	연금보험, 산재보험, 의료보험, 실업보험, 가족수당	생계보호, 의료보호, 교육보호, 자활보호, 장제보호, 해산보호	수용보호, 아동복지, 노인복지, 부녀복지, 장애자복지
재원	기여·각출금	조세	재정보조금·현금

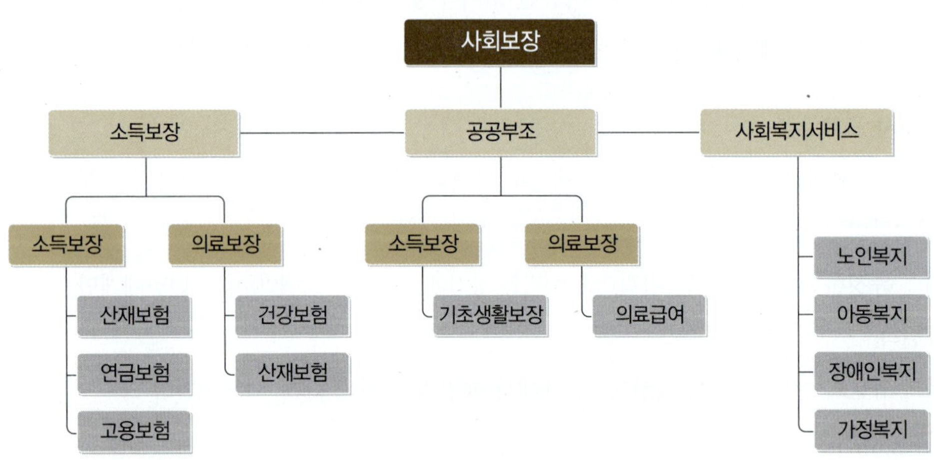

그림 1.1 우리나라의 사회보장 유형[백1]

표 1.7 우리나라 4대 사회보험의 주요 특성

구분	국민연금	국민건강보험(건강보험)	고용보험	산업재해보장보험(산재보험)
시행년도	1988년	1977년	1995년	1964년
기본성격	소득보장	질병치료	실업급여	산재보상
급여방식	현금급여(소득비례)	현물급여(균등급여)	현금급여(소득비례)	현물(균등급여)·현금(소득비례)

(계속)

구분	국민연금	국민건강보험(건강보험)	고용보험	산업재해보장보험(산재보험)
재정	적립방식	부과방식 이원화	적립방식	순부과방식
관리단위	개인별	사업장·세대별		
관리	사업장별	사업장별		
보험료 관장	보건복지부장관	보건복지부장관	고용노동부장관	고용노동부장관
자격관리방식 관리	직장·지역통합 관리	직장·지역통합 관리	사업별 관리	사업별 관리
보험료 부과 단위	사업장·지역(개인별)	사업장·지역(세대별)	사업장	사업장

5. 사회보험과 사보험

1) 보험의 정의 및 종류

보험이란 우연한 사고발생에 대비하여 위협을 받는 사람들이 미리 일정한 기금을 적립해 두었다가 사고를 당한 사람들에게 일정한 손해를 보상해 주는 경제적 제도이다.

보험은 사보험(민간보험)과 사회보험(공보험)으로 나눌 수 있다.

① 사보험 : 보험관계자의 경제적 이익을 목적으로 한 영리적 보험. 예 생명보험, 화재보험, 교육보험, 자동차보험

② 사회보험 : 사회적으로 정형화된 사회적 사고에 대처하기 위하여 보험방식을 이용하여 미리 갹출을 하고 이들이 사고를 당하였을 때 급여를 해주는 제도. 예 의료보험, 연금보험, 산재보험, 실업보험

2) 사회보험의 개념

(1) 사회보험(Social Insurance)의 정의

국가가 보험의 형식으로 국민에게 발생하는 사회적 위험을 대처하는 것으로서 운영주체가 국가가 되는 강제 보험이다.

(2) 사회보험의 개념[사3]

사회보험은 보험기술을 이용하여 사회복지정책을 실현하려는 경제사회제도이다. 즉, 국민을 대상으로 질병, 노령, 실업, 사망, 기타 신체장애 등으로 인하여 활동능력의 상실과 소득의 감소가 발생하였을 때 보험방식에 의하여 그것을 보장하는 제도로서 빈곤화를 예방하는 것(防貧)이다. 사회보험은 연금, 건강보험, 산재보험, 실업보험을 포함하는데, 이를 흔히 4대 사회보험이라 한다.

제5의 사회보험이라 하는 장기요양보험은 일본에서는 개호(介護)보험이라 하며, 장기요양이 필요한 노인환자를 보험을 통해 보호하기 위한 제도이다. 노인환자는 원래 건강보험의 대상이었으나 인구의 노령화로 그 수가 크게 증가하여 건강보험재정에 심각한 부담을 주자 노인환자 중 장기요양을 요하는 사람을 병원이 아니라 자신의 집이나 요양시설에서 보호하고 그 비용을 사회보험방식으로 조달하고자 하였다.

(3) 사회보험의 기능[사3]

① 경제적 문제를 완화시키는 효과적인 국가시책이다.

② 재분배적 기능을 통해 수입의 유지와 형평을 도모하고, 구매력의 지속성을 견지함으로써 생활안정과 산업발전을 촉진시킨다.

③ 빈곤의 예방과 노동력의 회복과 유지 및 발전의 수단이 된다.

④ 기여금들은 재투자의 재원이 된다. 직접적으로는 사회투자의 재원이 되며, 간접적으로는 국가의 생산투자의 재원으로 활용된다.

⑤ 최저생활을 보장함으로써 인간의 가치와 존엄을 보존하고, 자조(自助)와 자주(自主) 및 자립(自立) 정신을 양양시킨다.

▸▸자조(自助)〔自力救濟, self-help〕: 법률상의 절차에 의하지 않고, 자기의 힘으로 권리내용을 실현하는 일

⑥ 사회연대의식을 고양시키고 불안의 해소를 위한 국민적 협동의식을 고조시킴으로써, 사회질서의 유지와 합리적 산업생활에 기여하게 한다.

3) 사회보험의 특징

(1) Rejda(1999)[사1]

① 강제적 프로그램 : 사회적 위험(사망, 노령, 장애, 질병 등)으로부터 사람을 보호하기 위한 의무적 제도이다.

② 사회적 위험에 대비하기 위한 최저소득보장제도이다.

③ 개인적 형평성보다는 사회적 충분성을 중시한다.

- 사회적 충분성이란 모든 가입자에게 최저생계수준 이상을 유지하도록 급여를 제공하는 것이다.
- 개인적 형평성이란 자신이 낸 보험료에 비례하여 급여를 받는 것이다.

④ 급여수준과 소득수준은 직접 관련이 없다 : 개인적 생활수준이나 자신이 낸 보험료 액수보다는 현재의 욕구에 따라 급여가 결정되고, 소득비례연금은 예외이다.

사회보험이 적립방식을 택할 필요가 없는 이유

① 사회보험은 일정 기간만 운용되는 것이 아니라 영속적 프로그램이다. 따라서 완전적립이 불필요하다.
② 사회보험은 강제적용이므로 신규 가입자가 계속해서 발생한다.
③ 사회보험은 중앙정부가 궁극적 책임을 지므로 재정적자가 발생하면 보험료를 인상하는 등의 방법을 통해 해결할 수 있다.

⑤ 급여는 권리이며, 자산조사가 없다 : 사회보험수급권은 수급자와 보험자(정부 또는 공적기구) 간의 계약에 의해 규정된 권리이고, 수급자가 수급에 필요한 제반 요건을 다 충족시켰기 때문에 수급하는 것이며, 사회보장관련법에 의해 보장된 권리이다.
⑥ 사전에 규정된 욕구에 따라 급여가 제공된다 : 관련규정에 의거 급여가 제공된다.
⑦ 사회보험 재정은 그 수혜자인 피용자와 자영업자 그리고 피용자를 고용하는 고용주가 책임진다(수익자 재정책임 원칙).
⑧ 급여는 법으로 규정 : 급여조건과 급여내용은 법적으로 정형화되어 있다.
⑨ 사회보험은 정부가 주도한다.
⑩ 재정의 완전적립이 불필요 : 민간보험은 완전적립이 반드시 요구된다.

(2) Kingson과 Berkowitz(1993)[사1]

① 사회적 충분성을 중시한다.
② 개인적 형평성을 존중한다.
③ 법정급여 : 법적 권리에 의한 급여이다.
④ 대상자의 보편성 : 강제가입원칙에 의해 모든 국민을 포괄한다.
⑤ 재정의 안전성 : 정부의 권위와 징세권에 의거하여 재정조달의 안정성을 확보한다.
⑥ 개인과 정부 사이의 관계 공고화 : 제도의 유지를 위한 정부와 시민 간의 상호책임이다.

4) 사회보험과 사보험의 비교

(1) 사회보험의 보험요소(Rejda, 1999)[사1]

① 위험분산 : 위험 발생 가능성을 가진 많은 사람을 하나로 묶어 정확한 장래의 손해 예측을 기하는 기술이다.
② 손해의 우연성 : 예측되거나 예상할 수 없는 우발적 사고로서 보험가입자의 통제를

벗어나는 손해이다.

③ 위험의 이전 : 개인의 위험을 보험자에게 이전한다(보험급여의 재정적 책임).

④ 배상 : 가입자에 대해 손해 배상한다.

(2) 사회보험과 사보험의 공통점(Rejda, 1999)[사]

① 위험의 이전과 분산을 기한다.

② 가입대상, 급여, 재정 등과 관련된 모든 조건을 특정화하고 규정한다.

③ 급여자격과 총액에 대한 정확한 수학적 계산이 필요하다.

④ 프로그램의 운영에 필요한 비용을 충당하기에 충분한 보험료와 보험금 지급을 전제로 한다.

⑤ 사전에 결정된 급여를 제공한다.

⑥ 가입자의 경제적 보장을 목적으로 한다.

(3) 사회보험과 사보험(민간보험)의 차이[사]

① 사회보험은 영리를 목적으로 하지 않는다. 사보험은 이익이 남는 위험만을 상품화하는 반면에 사회보험은 사회적 위험을 대상으로 하는 동시에 시장의 실패를 보정한다. 예컨대 노령자나 환자 등 사보험이 외면하는 사람을 보호하는 데 중점을 두고 소득재분배를 지향한다.

② 사보험이 특정 개인의 욕구를 충족시키는 반면에 사회보험은 일반복지, 개인의 존엄성, 가족과 사회의 안정과 같은 사회의 욕구를 충족시킨다.

③ 사보험은 보험료와 기대급여 간의 등가성(지불한 만큼 되돌려 받음)이 있다. 반면에 사회보험은 개별적 등가성이 없다. 왜냐하면, 부담은 능력 원칙에, 급여는 필요원칙에 근거하므로, 즉 능력에 따라 내고 필요에 따라 수급하기 때문이다.

④ 사회보험은 개인보다는 집단을 대상으로 하고, 사보험은 가입자 개개인을 대상으로 하나, 사보험에도 단체보험이 존재한다.

사보험과 사회보험의 차이

사보험은 영리를 지향한다는 점에서 경제제도의 하나(금융제도)이고, 사회적 위험에 대한 대응과 소득재분배를 지향하는 사회보험은 비영리적 사회복지제도의 하나이다.

표 1.8 사회보험과 사보험의 차이점[사비]

사회보험	사보험
강제가입	임의가입
최저소득 보호	개인적 필요와 지불능력에 따라 보호받는 양이 다름
보험급여 제공의 근거가 법에 명시되어 있는 법정급부	보험급여를 제공하는 근거는 사적계약에 있는 계약급부
정부독점	경쟁 체제
강제가입이므로 개별적 보험계약이 필요없음	보험회사와 가입자 간의 개별적 보험계약이 필요
복지요소에 초점	보험요소에 초점
인플레이션에 대한 대책 가능	인플레이션에 취약

6. 사회보장법

1) 사회보장법의 개요

(1) 개요

사회보장법은 주체와 방법을 불문하고 개인을 사회적 위험으로부터 보호하는 기능을 수행하는 모든 법 영역이라고 할 수 있다. 이 경우 우리 헌법의 사회적 기본권을 구체화하는 입법이라고 할 수 있는 모든 법이 이에 포함된다. 예컨대 사회보장법을 규범화된 사회정책이라고 보는 입장이다.

우리나라의 실정법으로서의 사회보장법은 민법이나 형법처럼 단일한 법전으로 구성된 것은 아니고, 사회보장에 관한 여러 가지 입법으로 구성되어 있다. 이러한 의미에서 사회보장법이라고 하는 법개념은 사회보장에 관한 여러 가지 입법 또는 법현상을 통일적으로 파악하기 위한 개념이라고 할 수 있다.

현실에 있어서는 기여의 정도와 책임의 주체 그리고 보호되는 수준 등에 따라 공보험(公保險, Public Insurance)과 사회보험(Social Insurance), 공적서비스(Public Service), 공적부조(Public Assistance)로 세분화된다. 우리나라의 의료보험방식은 독일, 일본과 같이 의료비에 대한 국민의 자기책임을 견지하되 이를 사회화하여 정부기관이 아닌 보험자가 보험료를 재원으로 의료를 공동 보장하는 방식인 의료보험방식(National Health Insurance)이자 사회보험(Social Insurance)방식으로 운영하고 있으며, 건강보험과 의료급여로 나누어진다.

(2) 사회보장법의 연혁

세계에서 처음으로 전국적 규모의 사회보험이 만들어 진 것은 독일의 비스마르크에 의한 1883년의 질병보험법, 1884년의 재해보험법 및 1889년의 장애노령보험법으로, 이들은 1911년에 라이히보험법으로 통일되고, 아울러 직원보험법도 제정되었다. 실업보험이 최초로 성립한 것은 1911년 영국의 국민보험법이다.

(3) 사회보장법의 종류[사1,사2]

① 사회보험법

사회보험법은 보험적 방법을 사용하며, 재원은 보험료 중심이다. 급여는 자산요건이나 소득요건을 수반하지 않는다. 사회보험법의 종류로는 연금보험법(국민연금법, 공무원연금법, 사립학교교원연금법, 군인연금법), 국민건강보험법, 실업보험법(고용보험법, 선원법), 산재보험법(산업재해보상보험법, 선원법) 등이 있다.

② 사회부조법

사회부조법은 보험적 방법을 사용하지 않으며, 재원은 조세 중심으로 보험료 갹출을 요건으로 하지 않는다. 급여는 자산요건이나 소득요건을 수반으로 이루어진다. 사회부조법의 종류로는 공공부조법(국민기초생활보장법, 의료급여법), 사회복지법(아동복지법, 신체장애자복지법, 노인복지법, 모자보건법), 공적부담연금법(결핵예방법, 종군위안부보호에 관한 법률), 사회보상(국가유공자 등 예우에 관한 법률, 의사자등 예우 및 지원에 관한 법률), 젠더폭력피해자의 복지에 관한 법(성폭력 범죄의 처벌 및 피해자 보호 등에 관한 법률, 가정폭력 방지 및 피해자 보호 등에 관한 법률, 성매매 방지 피해자 보호 등에 관한 법률, 일제하 일본군위안부 피해자에 대한 생활안정 지원 및 기념사업 등에 관한 법률), 공무상피해보상법(국가공무원법, 지방공무원법, 경찰법) 등이 있다.

▸▸ 젠더(gender) : 성(性)에 대한 영문 표기 섹스(sex) 대신 새로 쓰기로 한 용어

③ 금전급여법과 현물급여법

급여를 현금과 현물로 하는가에 따라 금전급여법과 현물급여법으로 구분한다. 노령연금, 가족수당은 금전급여에 해당하며, 건강보험은 대표적인 현물급여이다.

④ 보편적 급여법과 특별적 급여법

보편주의 원칙에 의해 대상자를 전 국민을 대상으로 하는가와 특정대상자만을 대상으로 급여를 실시하는가에 따라 보편적 급여법과 특별적 급여법으로 나눈다.

⑤ 방빈법(防貧法)과 구빈법(救貧法)

사회적 위험에 대비하여 사전(事前) 대비책인 방빈법과 사회적 위험에 대한 사후적(事後的) 대응책인 구빈법으로 나누어진다.

2) 우리나라 사회복지법제의 변화

우리나라의 사회복지법제는 1960년대부터 시작하여 겨우 40년이 채 못 되는 짧은 역사를 가지고 있지만 여러 부문에 걸쳐 다양한 복지정책을 시행하기 위하여 계속적인 법 제정 및 개정이 이루어지고 있다.

표 1.9 1960년 이후의 우리나라 사회복지법제의 변천과정

연도	주요 법 제정, 개정 사항
1960	공무원연금법
1961	생활보호법, 아동복리법, 고아입양특례법, 윤락행위등방지법, 군사원호보호법, 재해구호법
1963	사회보장기본법, 산업재해보상보험법, 군인연금법
1966	생활보호법
1970	사회복지사업법
1973	국민복지연금법
1977	의료보험법
1981	아동복리법이 아동복지법으로 확대 개정
1981	노인복지법, 심신장애자복지법
1986	국민복지연금법이 국민연금법으로 개정
1988	국민연금 실시, 최저임금제 도입
1989	의료보험의 실시, 모자복지법, 심신장애자복지법이 장애인복지법으로 개정
1990	장애인고용촉진 등에 관한 법률
1991	영유아보육법
1992	사회복지사업법
1993	고용보험법, 일제하 일본군위안부 피해자에 대한 생활안정 지원 및 기념사업 등에 관한 법률
1994	성폭력 범죄의 처벌 및 피해자 보호 등에 관한 법률
1995	고용보험제 실시, 윤락행위등방지법 개정 정신보건법, 여성발전기본법
1997	국민건강보험법, 가정폭력 방지 및 피해자 보호 등에 관한 법률
1999	국민기초생활보장법
2004	성매매 방지 및 피해자 보호 등에 관한 법률, 건강가정기본법
2007	노인장기요양보험법, 한부모가족지원법, 기초노령연금법 장애인차별금지 및 구제 등에 관한 법률

사회복지법제를 분류하면 다음과 같다.[사1,사2]

① 사회복지관련 기본법 : 사회보장기본법, 사회복지사업법

② 사회보험 관련법 : 산업재해보상보험법, 국민건강보험법, 국민연금법, 고용보험법 등

③ 공공부조 관련법 : 국민기초생활보장법, 의료급여법

④ 사회복지서비스 관련법 : 아동복지법, 노인복지법, 장애인복지법, 모자복지법, 성매매방지 및 피해자보호 등에 대한 법률(성매매특별법), 영유아보육법 등

(1) 사회복지관련 기본법

① 사회보장기본법

「사회보장기본법」은 "사회보장에 관한 국민의 권리와 국가 및 지방자치단체의 책임을 정하고 사회보장정책의 수립·추진과 관련 제도에 관한 기본적인 사항을 규정함으로써 국민의 복지증진에 이바지하는 것"을 목적으로 한다.

사회보장법의 총칙이라고 할 수 있는 사회보장에 관한 법률은 그 내용이 부족하여 사회보장의 운영에 관한 기본법의 구실을 하지 못하고 있었는데, 이를 보완하여 사회보장에 관한 다른 법령을 제정·개정하는 경우에는 동법에 부합되도록 하여야 한다고 규정하여 사회보장법의 총칙규정으로서의 성격을 분명히 하고, 사회보장에 관한 국민의 권리와 국가 및 지방자치단체의 책임을 정하고, 모든 국민이 인간다운 생활을 할 수 있는 제도와 여건을 실현하는 것을 그 기본이념으로 천명하였다. 또한 국가 또는 지방자치단체는 국가 발전의 수준에 부응하는 사회보장제도를 확립하고 매년 이에 필요한 재원을 조달하도록 하였다.

② 사회복지사업법

「사회복지사업법」은 "사회복지사업에 관한 기본적 사항을 규정하여 사회복지를 필요로 하는 사람에 대하여 인간의 존엄성과 인간다운 생활을 할 권리를 보장하고 사회복지의 전문성을 높이며, 사회복지사업의 공정·투명·적정을 도모하고, 지역사회복지의 체계를 구축함으로써 사회복지의 증진에 이바지함"을 목적으로 한다.

(2) 사회보험 관련법

우리나라 사회보험 관련 법제는 각 직종별로 별도의 법으로 나누어져 있는 바, 산업재해보상보험법, 국민건강보험법, 국민연금법, 공무원연금법, 군인연금법, 사립학교교원연금법, 고용보험법 등이다.

① 산업재해보상보험법

「근로기준법」상의 재해 보상제도를 더욱 완벽하게 하기 위하여 국가가 보험제도를 운영하여 사용자를 의무적으로 가입하게 하여 보험료를 납부하게 하고 산업재해를 입은 근로자가 그 보험에 의하여 보상을 받게 하는 산업재해보상보험사업을 행함으로써 근로자의 업무상의 재해를 신속하고 공정하게 보상할 수 있도록 한 것이다.

② 국민건강보험법

1963년 제정된 「의료보험법」은 근로자를 대상으로 의료보험을 실시할 수 있도록 하였으나 강제가입이 아닌 임의가입 형태이어서 사회보험제도로서의 의료보험 체계를 갖추기 위하여 1976년 동 법을 개정하여 500인 이상 사업장 근로자를 대상으로 강제적인 의료보험제도가 도입되어 1977년 7월부터 시행되었다.

한편, 공무원 및 사립학교교직원에 대한 의료보험제도는 별도의 법 체계를 갖추어 1977년에 「공무원 및 사립학교 교직원 의료보험법」이 제정되어 1979년 1월부터 공무원 및 사립학교교직원에 대한 의료보험이 전면 실시되었다.

1997년 12월 31일에는 지역의료보험과 공무원 및 사립학교교직원 의료보험을 통합한 「국민의료보험법」이 제정되어 1998년 10월부터 시행되었다. 이는 종전의 의료보험제도가 직장의료보험, 지역의료보험, 공무원 및 사립학교교직원 의료보험으로 나뉘어져 각 조합별로 독립채산제 형태로 운영되고 있어서 각 보험별로 재정의 형편이 크게 차이가 나고 있는 실정이었다.

1998년에는 지역·직장과 공무원 및 사립학교교직원의 의료보험체계를 통합한 「국민건강보험법」이 마련되어 1999년 2월 8일 공표되고 2000년 1월 1일 시행되었다. 「국민건강보험법」은 의료보험제도의 통합 운영에 따라 종전의 「의료보험법」과 「국민의료보험법」을 대체하여 제정되었다.

③ 국민연금법

1960년에 공무원연금제도, 1963년에 시작된 군인연금제도, 1975년에 시작된 사립학교교원연금제도는 특수 직종에 근무하는 자를 대상으로 하는 제도로, 전 국민을 대상으로 하여 연금제도를 마련하는 것은 상당한 시간이 경과된 후인 1973년 12월 24일 「국민복지연금법」이 제정됨으로써 성취되었다.

그 후 동법은 1998년 개정 시까지 총 9회에 걸쳐 개정되었는데, 1986년에는 「국민연금법(법률 제3902호)」으로 개정되었고, 전 국민을 가입대상으로 하여 1998년 12월 31일에 전문개정되었다. 이 법은 "국민의 노령·폐질 또는 사망에 대하여 연금급여를 실시함으로써 국민의 생활 안정과 복지 증진에 기여함을 목적으로 하는 법률"이다.

④ 고용보험법

고용보험의 시행을 통하여 실업의 예방, 고용의 촉진 및 근로자의 직업능력의 개발·향상을 도모하고, 국가의 직업 지도·직업 소개 기능을 강화하며, 근로자가 실업한 경우에 생활에 필요한 급여를 실시함으로써, 근로자의 생활의 안정과 구직 활동을 촉진하여 경제·사회 발전에 이바지함을 목적으로 1993년 12월 27일 법률 제4644호로 제정되었다.

이 법에서는 고용보험, 고용안정사업, 직업능력개발사업, 실업급여 등을 규정하고 있다.

(3) 공공부조 관련법

① 국민기초생활 보장법

「국민기초생활 보장법」은 생활이 어려운 사람에게 필요한 급여를 실시하여 이들의 최저생활을 보장하고 자활을 돕는 것을 목적으로 한다. 이 법은 1997년 경제위기로 인한 빈곤문제 악화, 사회안전망의 사각지대에 살고 있는 저소득계층을 생존위기로부터 보호하기 위한 근본적 변화가 필요한 사회적 상황을 배경으로 기존의 「생활보호법」을 전면 개정하여 1999년 제정되어 2000년부터 시행되었다.

「국민기초생활 보장법」에 의해 급여를 받을 수 있는 자격을 가진 수급권자는 부양의무자가 없거나, 부양의무자가 있어도 부양능력이 없거나 부양을 받을 수 없는 사람으로서 소득인정액이 최저생계비 이하인 사람으로 한다. 또한 수급권자에 해당하지 아니하여도 생활이 어려운 사람으로서 일정 기간 동안 이 법에서 정하는 급여의 전부 또는 일부가 필요하다고 보건복지부장관이 정하는 사람은 수급권자로 본다. 부양의무자의 범위는 수급권자의 1촌의 직결혈족(부모, 아들·딸 등) 및 그 배우자(며느리, 사위 등)이며, 수급자 선정기준은 소득액 인정기준, 부양의무자 기준의 2개 기준이다. 소득인정액은 개별가구의 소득평가액과 재산의 소득환산액을 합산한 금액이다. 수급권자에 해당하지 않으나 소득인정액이 기준 중위소득의 100분의 50 이하인 사람을 차상위계층으로 정의하고 있다.

이 법에서는 생계급여, 주거급여, 의료급여, 교육급여, 해산급여(解産給與), 장제급여(葬祭給與), 자활급여를 제공한다.

기초생활보장법상 급여는 개별가구를 단위로 하여 행하되, 특히 필요하다고 인정하는 경우에는 개인을 단위로 하여 행할 수 있으며, 수급권자의 신청에 따라 제공되는 신청주의를 원칙으로 하고 있다.

② 의료급여법

기존의 의료보호(1977년 제정)를 대체한 것으로 빈민(貧民)인 국민기초생활보장 대상자뿐만 아니라 국가유공자, 인간문화재, 이재민, 의상자(義傷者) 및 의사자(義死者) 유족, 귀순북한동포 등 국가가 무상으로 의료서비스를 제공해야할 만한 사유가 있는 사람도 대상으로 하고 있다는 점에서 국가의료보장제도라 할 수 있지만, 대상자 대다수가 기초생활보장제도의 생계보장 대상자(1종)와 자활보호 대상자(2종)란 점에서 실질적으로는 공공부조제도에 속한다.

재정은 국고보조금(서울 50%, 기타 80%)과 지방비(서울 50%, 기타 20%)로 충당하여 시·도의 의료급여기금이 조성된다.

(4) 사회복지서비스 관련법

① 아동복지법

1961년 12월 22일 국가재건최고회의의 의결을 거쳐 「아동복리법」이 제정되었는데, 그 이전에는 1923년에 제정된 조선감화령과 1944년에 제정된 조선구호령에 의하여 아동복지 문세가 다루어졌고, 8·15광복과 6·25전쟁을 통한 수많은 고아를 시설에 수용보호하는 데 그쳤다. 이와 같이 종전의 「아동복리법」이 구호적 성격의 복지 제공에 중점을 두고 있어 그 동안의 경제·사회의 발전에 따라 발생한 사회적 복지요구에 부응하지 못하고 있으므로 요보호(要保護) 아동뿐만 아니라 일반아동을 포함한 전체 아동의 복지를 보장하고 특히 유아기에 있어서의 기본적인 인격·특성과 능력 개발을 조장하기 위한 여건을 조성하기 위하여 1981년 4월 13일에 종전의 「아동복리법」을 「아동복지법」으로 변경하여 전문개정하였다. 그 후 2000년 1월 12일 법률 제6151호로 전문개정되었다. 특히 이 법에 5월 5일을 어린이날로 하는 데에 대한 법적 근거를 마련하였다.

② 노인복지법

의학기술의 발달, 문화생활의 향상과 평균수명의 연장으로 노인인구의 절대수가 크게 증가하고 산업화·도시화·핵가족화의 진전에 따라 노인문제가 점차 큰 사회문제로 대두되고 있음에 대처하여 우리 사회의 전통적 가족제도를 바탕을 둔 경로효친의 미풍양식을 유지·발전시켜 나가는 한편, 노인의 질환을 사전예방 또는 조기발견하고 질환 상태에 따른 적절한 치료·요양으로 심신의 건강을 유지하고, 노후의 생활안정을 위하여 필요한 조치를 강구함으로써 노인의 보건복지증진에 기여함을 목적으로 하기 위하여 1981년 6월 5일 「노인복지법」이 제정·공포되었다.

그 후 동법은 7차례의 개정을 거쳤으며 1997년 8월 22일 법률 제5359호로 전문개정되었는데, 그 주요 내용은 매년 10월 2일을 노인의 날로, 매년 10월을 경로의 달로 정하여 노인에 대한 공경의식을 높였고, 65세 이상의 일정한 자에게 경로연금을 지급하여 노년생활의 안정을 도모하였으며, 치매·중풍 등 중증질환노인과 만성퇴행성 노인환자를 효율적으로 관리하기 위하여 노인전문요양시설·노인전문병원을 설치할 수 있도록 하였다.

③ 장애인복지법

1980년 이전에는 종합적인 장애인복지정책 없이 장애인 수용시설에 장애인을 수용하여 기초생계를 보호하는 데 그쳤을 뿐 전문적인 재활서비스는 이루어지지 않았다. 1981년 6월 5일 장애인복지에 관한 종합적인 법률인 「장애인복지법」이 제정·공포되었다. 그 후 7차례의 개정을 거쳤으며 1999년 2월 8일 법률 제5931호로 전문개정되었다.

주요 내용은 다음과 같다.

① 장애인등록제를 실시하여 등록된 장애인에 대하여 법적으로 여러 가지 복지서비스를 제공하고 있다.

② 국가와 지방자치단체로 하여금 장애인의 정보접근을 위하여 전기통신, 방송시설의 개선과 방송, 국가적인 주요행사, 민간주최의 주요행사에 수화통역, 폐쇄자막방송을 실시하도록 하고, 음성도서의 보급을 추진한다.

③ 국가와 지방자치단체로 하여금 아파트 등 공동주택을 건설할 때에 장애인에게 우선 분양 또는 임대하도록 하고, 주택의 구입, 임차자금과 개·보수를 한 비용의 지원을 하도록 한다.

④ 시각 장애인을 위하여 장애인보조견의 육성·보급지원을 위한 시책의 강구와 장애인보조견 표지 발급, 장애인보조견을 동반한 장애인의 버스 등 대중교통수단 이용거부, 숙박업소 식품접객업소 이용거부를 금지한다.

④ 모자복지법과 한부모가족지원법

「모자복지법」은 모자가정(母子家庭)이 건강하고 문화적인 생활을 영위할 수 있게 함으로써 모자가정의 생활안정과 복지증진에 기여(寄與)함을 목적으로 제정된 법률로 1989년

4월 1일 법률 4121호로 제정되었다. 동법에서 "모자가정"이라 함은 모(母)가 세대주인 가정을 말하는 것으로서 세대주가 아니더라도 세대원을 사실상 부양하는 자를 포함하는 개념이다.

「모자복지법」의 내용을 살펴보면 다음과 같다.

① 모자가정의 복지에 관한 사업의 기획·조사·실시 등에 관하여 필요한 사항을 심의하기 위해 모자복지위원회를 둘 수 있다.

② 모자복지에 관한 사항을 상담하거나 지도하기 위하여 모자복지상담소를 설치할 수 있으며, 상담소에 모자복지상담원을 둔다.

③ 보호대상자 또는 그 친족 기타 이해관계인은 복지급여(생계비, 아동교육지원비, 직업훈련비 및 훈련기간중 생계비, 아동양육비)를 신청할 수 있다.

④ 국민주택 분양 및 임대 시 모자가정에 일정 비율을 우선 분양한다.

⑤ 모자복지시설(모자보호시설, 모자자립시설, 미혼모시설, 일시보호시설, 부녀복지관)을 설치한다.

「모자복지법」은 2002년 12월 「모부자복지법」으로 개정되었다가, 2007년 10월 17일 「한부모가족지원법」으로 다시 개정되었다. 「한부모가족지원법」은 한부모가족이 안정적인 가족 기능을 유지하고 자립할 수 있도록 지원함으로써 한부모가족의 생활 안정과 복지 증진에 이바지함을 목적으로 한다.

⑤ 성매매방지 및 피해자보호 등에 관한 법률

「성매매방지 및 피해자보호 등에 관한 법률(성매매특별법이라 부름)」은 성매매를 방지하고 성매매 피해자 및 성을 파는 행위를 한 자의 보호와 자립의 지원, 성매매 업주 처벌 강화를 목적으로 제정된 법률로 2004년 3월 22일 법률 제7212호로 제정되어 같은 해 9월 23일부터 시행되었다.

이 법에서는 성매매 피해자 및 성을 파는 행위를 한 자의 보호와 자립 지원을 위한 법적·제도적 장치 마련, 필요한 행정적·재정적 조치 등 국가 등의 책임을 다루고 있으며, 성매매 예방교육 실시, 지원시설의 종류와 설치, 숙식 제공, 상담 및 치료, 취업정보 제공 등 지원시설의 업무를 규정하고 있다. 그 밖에 지원시설 입소 및 운영, 성매매 피해 상담소의 설치 운영, 상담 및 현장방문, 피해자 구조 등 상담소의 업무, 수사기관의 협조, 성매매 피해자 등의 의사 존중, 의료비 지원, 상담소 비용의 보조, 상담소에 대한 지도·감독,

영리 목적의 상담소 운영 금지, 비밀엄수 등의 의무 등이 규정되어 있다.

⑥ 영유아보육법

「영유아보육법」은 보호자의 보호를 받기 어려운 영·유아의 보호·교육에 관하여 규정한 법률로 1991년 1월 14일 법률 4328호로 제정되었다. 이 법은 보호자가 근로·질병 기타 사정으로 인하여 보호하기 어려운 영아 및 유아를 보호·교육하여 건강한 사회성원으로 육성함과 동시에 보호자의 경제적·사회적 활동을 원활하게 함으로써 가정복지를 증진하기 위하여 제정되었다.

7. 의료보장의 개념

1) 의료보장제도

(1) 목적[건4,건8,사1,심1]

의료보장이란 국민의 건강유지와 증진을 목표로 예방, 치료 및 사회복귀 등과 같은 종합적인 보건의료서비스의 제공 기회를 균등하게 보장하기 위해 국가가 주도하는 공적 시책이라고 할 수 있다. 또한 사회계층 간의 소득 재분배 효과와 사회공동체 의식 형성, 건전한 국민 생활능력의 보전, 향상 등을 구현함으로써, 사회적 불안요소를 제거하여 사회안정에 기여한다.

의료보장제도는 사회보장의 일종으로 1935년 미국 사회보장법에서 최초로 사용되었다. 의료보장제도에는 의료급여, 상병급여, 실업급여, 노령급여, 업무상재해급여, 가족급여, 출산급여, 장애급여, 유족급여 등이 있다.

2) 보험가입방법에 따른 분류[건4,건8,사1,심1]

① 강제적 사회보험 : 본인의 의사가 배제되고 법률로 정해진다.

② 임의적 사회보험 : 민간의료보험으로 본인의사에 의해 가입이 결정된다.

③ 공적부조에 의한 방식 : 의료급여에 해당한다.

3) 우리나라의 의료보장제도[건4,건8,사1,심1]

우리나라의 의료보장제도는 생활 유지능력이 있는 국민을 대상으로는 "건강보험제도"를 실시하고 있고, 생활 유지능력이 없거나 어려운 국민을 대상으로는 "의료급여제도"를 실시하고 있으며, 노인·장애인과 같은 사회적 약자에 대해서는 생활 유지능력과 관계없이 그들 각자에게 적합한 의료복지서비스가 제공되고 있다[사2].

우리나라의 의료보장에는 건강보험, 의료급여, 산업재해보상보험, 공무상 요양 등이 있으며, 의료보장은 대상자의 특성에 따라 그 체계가 분류된다.

① 건강보험은 소득계층을 대상으로 하되 정기소득계층과 부정기소득계층으로 구분된다.

② 의료급여는 소득이 없거나 적은 계층, 국가유공자(상이군경, 독립유공자 또는 4·19혁명 부상자 등)를 대상으로 한다.

③ 산업재해보상보험은 근로자 중 업무상 재해를 당한 자를 대상으로 한다.

④ 공무상 요양은 공무원이나 사립학교교직원 중 공무 또는 직무수행 중 재해를 입은 자를 대상으로 한다.

우리나라의 현행 건강보험은 전형적인 "저(低)부담 저(低)복지" 체계이다. 즉, 건강보험 본인부담 수준이 지나치게 높다. 그러나 건강보험료는 소득의 4~6% 수준으로 선진국의 10~20% 이상에 비해 턱없이 낮다.

4) 민간 의료보험[사1]

우리나라 국민 중에서 고소득 계층은 현재 시행 중인 국민건강보험제도보다 미국과 같은 민간건강보험제도를 찬성하는 것 같다. 왜냐하면 상대적으로 많은 보험료를 부담하고 있으면서도 진료 시 과도한 본인부담금을 추가로 내고 있기 때문이다. 따라서 국민건강보험에 대해 불만을 가지고 있는 고소득층은 보험료율을 인상하는 것보다는 민간건강보험에 가입하는 게 더 유리하다고 생각할 수 있다.

민간건강보험은 주로 본인부담금에 보험금을 지급하는 보험인데, 담보 내용은 현행 건강보험 적용대상에서 제외되는 고가(高價)장비 검사, 상급 병실 이용료를 보상하고, 입원 때 발생하는 입원실료, 수술비 등 입원비용을 일정 한도 안에서 지급한다. 통원치료비도 하루 일정액을 보상한다. 예로 실손(實損) 의료보험, CI(Critical Illness, 중대 질병) 보험 등이 있다.

8. 의료보장제도의 분류

의료보장제도는 각국의 고유한 문화와 전통을 배경으로 하는 역사적 산물로서 단순 분류에는 어려움이 있으나 일반적으로 OECD는 의료보장제도의 형태에 따라 다음 3가지로 분류하고 있다.

- 국가보건서비스방식(National Health Service, NHS)
- 사회보험방식(National Health Insurance, NHI)
- 민간보험방식(Consumer Sovereignty Model, CSM)

이들 3가지 형태의 의료보장제도 중 공적 의료보장제도는 국가보건서비스(NHS)와 사회보험방식(NHI)이다.

1) 국가보건서비스방식(National Health Service, NHS)

재원(財源)의 대부분을 국세 및 지방세로 조달하고 의료체계도 국가 책임 하에 있다. 영국, 스웨덴, 이탈리아 등이 예이다. 영국의 경우 전 국민이 정부 소유의 공공병원에서 정부로부터 봉급을 받는 의료진으로부터 무료로 진료를 받는 NHS 체제를 운용하고 있다.

정부가 일반조세로 재원을 마련하여 모든 국민에게 무상으로 의료를 제공(Universal type)하는 국가의 직접적인 의료관장 방식으로, 일명 조세방식 또는 베버리지 방식이라고 한다. 소득수준에 관계없이 모든 국민에게 포괄적이고 균등한 의료를 보장하며 정부가 관리주체로서 의료공급이 공공화되어 의료비 증가에 대한 통제가 강하게 나타난다.

조세제도를 통한 재원조달은 비교적 소득재분배효과가 강하다는 장점이 있으나, 반면에 의료의 사회화가 상대적으로 의료의 질을 저하시키며 조세에 의한 의료비 재원조달에 많은 어려움이 있어 정부의 과다한 복지비용 부담이 문제가 되고 있다. 또한 의료 수용자측의 비용의식 부족과 민간보험의 확대 그리고 장기간 진료대기문제 등 부작용이 나타

국가보건서비스

국가보건서비스(National Health Service)는 세금으로 운영되는 영국의 공공의료서비스로 최소한의 의료보장을 완벽하게 받고, 민간건강보험은 NHS 병원보다 나은 민간병원의 질 높은 서비스를 원하는 중상층 계급을 위한 고급 보장제도로서 그 기능을 수행한다.

나고 있어 이에 대한 제도개혁의 필요성이 증가되고 있다.

2) 사회보험방식(National Health Insurance, NHI)

사회보험방식(NHI)은 의료비에 대한 국민의 자기 책임의식을 견지하되 이를 사회화하여 정부기관이 아닌 보험자가 보험료로써 재원을 마련하여 의료를 보장하는 방식으로 독일의 비스마르크가 창시하여 비스마르크 방식이라고도 한다.

최초 동질성을 갖는 국민이 보험집단을 형성하여 보험료를 갹출하여 질병으로부터 경제적 파탄을 방지하고자 한 방식으로 일본, 독일, 프랑스, 한국 등이 채택하고 있다.

보험원리에 의해 1차적으로 국민의 보험료에 의해 재원을 조달하고 국가는 2차적 지원과 후견적 지도기능을 수행함에 따라 국민의 1차적 부담의무가 전제된 비용 의식적 제도이며 국민의 정부 의존심을 최소화할 수 있다.

국민의 비용의식이 강하게 작용하여 상대적으로 양질의 의료를 제공할 수 있다는 장점은 있으나, 소득유형 등이 서로 다른 구성원에 대한 단일 보험료 부과기준 적용의 어려움, 의료비 증가에 대한 억제기능이 취약하여 보험재정 안정을 위한 노력이 필요하다.

사회보험방식과 국가보건방식의 차이점을 정리하면 [표 1.10]과 같다.

표 1.10 사회보험방식(NHI)과 국가보건서비스방식(NHS)의 비교[신1, 건23]

구분		사회보험방식(NHI)	국민보건서비스방식(NHS)
기본 이념		의료비에 대한 국민의 1차적 자기 책임의식 견지(국민의 정부의존 최소화)	국민 의료비에 대한 국가책임 견지(국민의 정부의존 심화)
적용 대상 관리		국민을 임금소득자, 공무원, 자영업자 등으로 구분 관리(의료보호대상자 제외)	전 국민을 일괄 적용(집단 구분 없음)
재원조달		보험료, 일부 국고지원	정부 일반조세
의료기관		일반 의료기관 중심-의료의 사유화 전제	공공의료기관 중심-의료의 사회화 전제(의료비 : 공무원)
급여 내용		치료 중심적	예방 중심적
진료보수 산정방법		행위별 수가제 또는 총액계약제 등	• 일반 개원의는 인두제 • 병원급은 의사 봉급제
관리기구		보험자(조합 또는 금고)	정부기관(사회보험청 등)
채택 국가		독일, 프랑스, 네덜란드, 일본, 한국 등	영국, 스웨덴, 이탈리아, 캐나다 등
장·단점	기본 이념	의료비에 대한 국민의 1차적 자기 책임의식 견지(국민의 정부의존 최소화)	국민의료비에 대한 국가 책임견지, 전국민 보편적용(국민의 정부의존 심화)
	국민 의료비	의료비 억제기능 취약	의료비 통제효과 강함

(계속)

구분		사회보험방식(NHI)	국민보건서비스방식(NHS)
장·단점	보험료 형평성	보험자간 보험료 부과의 형평성 부족, 보험자간 재정 불균형 파생	조세에 의한 재원조달로 소득재분배 효과(선진국)-단, 조세체계가 선진화 되지 않은 경우 소득 역진 초래
	의료서비스	•상대적으로 양질의 의료 제공 •첨단 의료기술 발전에 긍정적 영향	•의료의 질 저하 초래 •입원 대기환자 급증(대기시간 장기화, 개원의의 입원의뢰 남발) •민간보험 가입 증가로 국민의 이중 부담 초래
	연대의식	가입자간 연대의식 강화	가입자간 연대의식 희박
	관리운영	•보험자중심 자율운영(대표기구를 통한 가입자의 조합운영 참여보장) •정부기관 직접 관리(가입자의 운영참여 배제)	•정부기관 직접 관리(가입자의 운영참여 배제) •직접 관리운영비 부분적 축소(보험료 징수비용이 조세관리비용으로 전가)

3) 민간보험방식(Consumer Sovereignty Model, CSM)

민간보험방식(CSM)은 사회정책적 차원의 제도는 아니고, 공적건강보험의 단점을 보완해서 의료서비스의 질을 향상시켜 개인의 요구에 의해 임의로 가입하는 사적건강보험제도이며, 운영방식은 생명보험회사, 손해보험회사, 건강보험회사가 속하는 민영보험회사 그리고 공제조합, 비영리보험조합 등이 속하는 민간보험관리단체에 의해 운영되고 있다. 그러나 민간의료보험으로 인해 공적건강보험의 재정을 부실화시키거나 의료서비스를 받는 수급권자들에 대해 빈부격차를 발생시키는 등 부작용이 나타날 수 있다.

의료보장에 있어서 민간의료보험의 역할은 대단히 크다고 할 수 있는데 미국에서는 공적의료보장의 대상이 노령자 등 특정인에 한정되어 있어 대부분의 의료보장을 민간의료보험에 의존하고 있다. 공적의료보험제도가 발달되어 있는 유럽에서도 민간의료보험의 역할의 비중은 크지만 국가에 따라 그 비중이 약간씩 다르다. 이처럼 민간의료보험은 공적보험의 보완적 역할을 담당하고 있기 때문에, 민간보험의 급여는 공적보험의 급여가 실시된 후에야 비로소 제공되어야 하는 것과 민간보험의 급여는 공적제도에 있어 환자부담의 존재의의가 상실되지 않도록 환자부담 전액을 급여하는 것을 금지하고 있다.

9. 급여 범위 및 제공방법

1) 의료서비스 급여 범위

건강보험제도에 있어서 보험사고가 발생했을 경우 피보험자가 일정 약정 하에 받는 금전 또는 서비스를 말한다. 의료급여방법으로는 직접급여와 간접급여가 있다. 직접급여는 보험자가 직영하는 의료기관에서 피보험자에게 의료를 공급하는 방법이고, 간접급여는 현물급여와 상환제도(의료비의 지급)로 나뉜다. 전자는 피보험자가 의료를 받았을 경우 의료에 필요한 비용을 직접 의료기관에 지급하는 방법이며, 후자는 피보험자가 의료비를 의료기관에 지불한 뒤에 피보험자가 보험자로부터 의료비의 상환을 받는 방법이다.

2) 급여제공 범위

의료보장제도에서 가장 중요한 것은 의료서비스 급여이다. 건강보험은 다른 보험과는 달리 의료서비스 자체가 급여의 대상이 되기 때문에 피보험자와 보험자 사이에 의료기관의 3자 간의 관계가 존재하고, 이들 관계에 따라 급여제공방법에 따라 현금 배상형, 제3자 지불제형(직접 서비스형), 변이형으로 나누어진다.

(1) 현금 배상형(상환제, 환불제)

피보험자가 자유의사에 따라 의료기관을 이용하고, 진료비를 지불한 후 보험자에게 제출하면, 약정한 비율의 현금을 보험급여로 상환받는 형태로 대표적 나라는 프랑스이다.

현금 배상형 급여는 피보험자의 의료기관 선택권을 최대한 보장하고, 의료기관은 환자로부터 무조건 진료비를 받으므로 진료비 청구의 불편이 없는 장점이 있지만 의료기관 이용 시 현금을 보유하여야 하기 때문에 저소득층 이용의 제약이 있고, 피보험자의 의료공급 체계의 영향력이 전무하다.

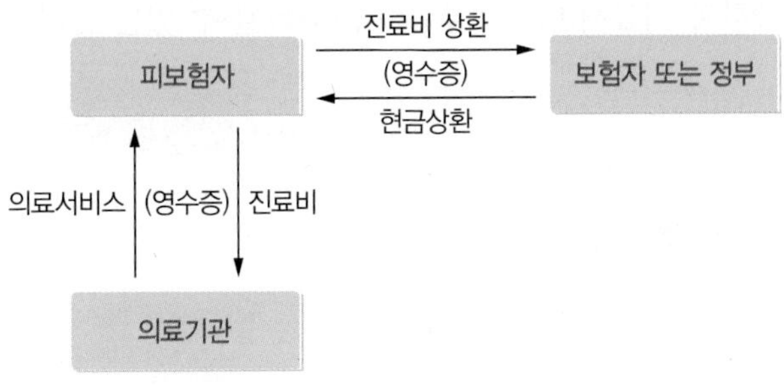

(2) 제3자 지불제형(직접 서비스형)

피보험자가 의료기관을 이용할 때, 진료비를 부담하지 않거나 일부만 부담하고, 의료기관이 나머지 진료비를 보험자에게 청구하면, 보험자가 심사하여 지불하는 급여제공방

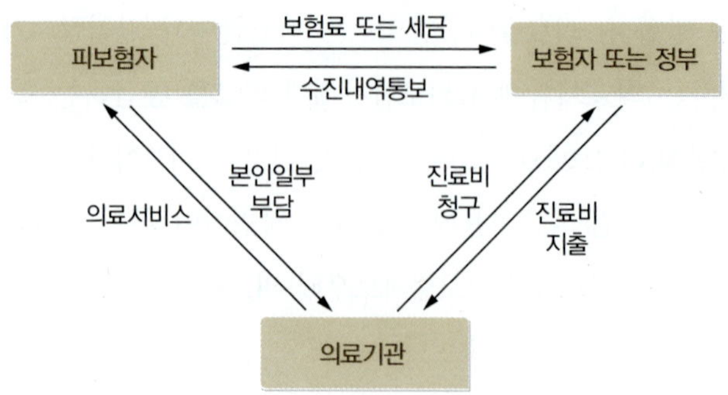

법으로 대표적 나라는 한국, 독일, 일본 등이 있다.

장점은 의료기관 이용 시 환자 부담이 없거나 적고, 보험자는 의료서비스의 질·양 및 비용에 대한 영향력을 행사할 수 있으므로 의료공급체계의 합리화가 촉구되지만 피보험자의 의료기관 선택에 대한 제한과 환자들의 진료비에 대한 인식이 약함으로 과도한 진료를 받으려는 수진 남용의 문제, 의료기관의 과잉진료 및 부당청구의 문제 등으로 진료심사에 대한 보험자와 의료기관의 갈등이 심화될 수 있다.

(3) 변이형

변이형 급여제공방법은 보험자가 의료기관을 직접 소유하거나 타 의료기관과의 계약에 의해 피보험자들에게 포괄적 의료 서비스를 제공하여 의료비를 절감할 수 있다. 대표적 나라는 미국, 여러 남미 국가 등이 채택하고 있다. 이 급여제공방법은 보험자가 의료기관의 경영에 직접 참여함으로써 의료비 절감의 효과를 거두는 데 주목적이 있다. 장점은 진료비심사가 필요 없고, 행정절차가 간편하지만 다른 급여방법에 비해 피보험자들의 의료기관 선택권 제한과 의료서비스 제공량이 최소화될 수 있는 문제점이 있다.

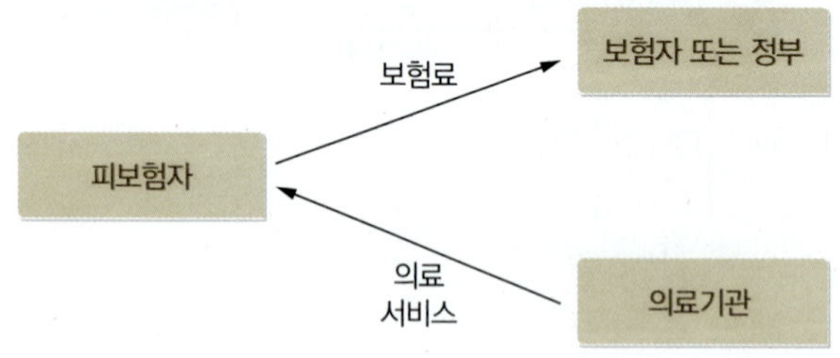

10. 재원조달방법

보건의료서비스를 원활하게 제공하기 위해서는 적절한 재정의 마련이 매우 중요하다.

일반적으로 재정(財政)이라 함은 국가 또는 지방자치단체가 행정활동이나 공공정책을 시행하기 위하여 재원을 조달하고 지출을 관리하는 경제활동을 말한다. 따라서 건강보험 재정이란 건강보험사업을 수행하기 위하여 재원을 마련하고 지출하며 이를 관리하는 경제활동이라 할 수 있다. 그러므로 건강보험재정 관리는 건강보험사업에 소요되는 재원을 조달하고, 확보된 자금의 관리운영 등에 관한 전반적인 활동을 의미한다.

나라마다 구체적인 재원조달방식과 운용방식에는 차이가 있지만 일반적인 사회보험방식으로는 근로자와 사용자가 일정 한도 내에서 보수의 일정 비율을 갹출하여 보험급여 비용에 소요되는 재원을 마련하고 있다. 또한 일부 국가에서는 정부가 보험급여 비용의 일부를 부담하는 경우도 있다. 그리고 의료보장에 소요되는 재원을 조달하는 방식과 재정운용방식도 국가에 따라 상이하다. 사회보험을 실시하고 있는 국가에서 건강보험의 재원은 대부분 가입자 및 사용자의 보험료에 의하여 조달되며, 국민보건서비스(NHS)방식을 채택하고 있는 국가에서는 조세에서 조달된다.

건강보험의 재원조달방식은 일반적으로 각국의 사회경제적인 여건과 적용대상에 따라 상이하게 결정되므로 각국의 재원조달방식과 재정운용방식은 그 나름대로의 특성과 장·단점을 갖고 있어 그 효율성을 평가하기가 어려운 실정이다.

의료보장을 위한 재정조달원으로서는 크게 공공재원 및 준공공재원, 민간재원으로 나눌 수 있다.

1) 재원조달

(1) 공공재원 및 준공공재원

① 조세

조세에 의한 일반재정은 의료서비스를 지원하는 매우 중요한 공공분야의 재원조달원이다. 일반재정은 직접세와 간접세로 나눌 수 있으며, 직접세는 주로 소득과 관련된 세금으로 징수되는 수입이고, 간접세는 소비와 관련되어 징수되는 수입이라 하겠다. 일반재정은 통상 중앙정부의 세금수입에 의한 재정으로 일반세라고도 한다. 지방자치제가 발달한 국가에서는 국민들의 보건의료문제를 지방정부의 책임으로 하여 재원도 지방정부의 재원으로 하는 경우가 있다.

한편, 보건의료서비스의 제공에 쓰일 재원을 확보하기 위하여 상품의 소비를 기준으로 하여 목적세를 두는 방법이 있다. 목적세는 모든 상품의 판매에 대하여 일률적으로 적용하는 방법과 특정 상품의 판매에 대하여 부과하는 특별세 방법이 있다.

특별세는 사람들의 소비행동이나 활동 중 건강에 해로운 것들에 대해 부과된다. 알코올과 담배 소비, 교통사고와 위험한 운동으로 초래되는 건강문제에 엄청난 돈이 들어가기 때문이다. 따라서 이러한 위험한 생활양식의 결과에 대하여 적당한 부담을 지우는 것이 적절하다는 논리이다. 즉, 담배나 알코올의 소비는 외부비용을 발생시키기 때문에 그에 상당하는 정도의 건강부담금을 부과하는 것이 타당하다는 논리가 제시되고 있다.

세금은 특성에 따라 직접세, 간접세, 소비세, 목적세, 특별세로 나뉘고, 다음 [표 1.11]은 우리나라의 세금 종류에 대해 정리하였다.

표 1.11 우리나라 세금의 종류

구분	내용
국세	1. 법인세 : 법인의 소득에 과세 2. 상속세 : 상속재산에 과세 3. 증여세 : 증여에 따라 과세 4. 부가가치세 : 사업자가 부가하는 가치에 대하여 과세 5. 특별소비세 : 특정한 물품, 특정한 장소에의 입장행위에 부과 6. 부당이득세 : 부당이득을 얻은 자에게 부과 7. 교통세 : 도로 및 도시철도 등 교통시설의 확충에 소요되는 재원 확보 8. 주세 : 주류에 대하여 과세 9. 인지세 : 국내에서 재산권 등의 문서를 작성하는 자에게 부과 10. 증권거래세 : 주식 또는 지분을 유상으로 양도함을 과세 11. 교육세 : 교육의 질적 향상을 도모하기 위하여 필요한 교육 재정의 확충에 소용되는 재원을 확보하기 위하여 과세 12. 농어촌특별세 : 농어업의 경쟁력 강화와 농어촌 산업기반 시설의 확충, 농촌 지역개발사업을 위한 재원을 확보 13. 소득세 : 개인의 소득에 과세
지방세	14. 취득세 : 취득자에게 과세 15. 등록세 : 등록을 받는 자에게 과세 16. 레저세 : 경륜장, 경정장 또는 경마장의 승자투표권 또는 승마투표권의 발매금 총액에 따라 부과 17. 면허세 : 면허를 받는 자에게 부과 18. 주민세 : 지방자치단체의 주민에 대하여 부과 19. 재산세 : 토지, 건축물, 주택, 항공기 및 선박을 과세대상으로 부과 20. 자동차세 : 자동차의 소유에 대하여 부과 21. 농업소득세 : 작물을 재배함으로 인하여 얻은 소득에 부과 22. 담배소비세 : 제조담배에 과세 23. 도축세 : 소·돼지의 도살에 따라 부과 24. 종합토지세 : 모든 토지에 부과 25. 공동시설세 : 소방시설,오염처리시설,수리시설 등의 필요 경비를 충당하기 위해 과세 26. 도시계획세 : 도시계획사업에 필요한 비용을 충당하기 위해 과세 27. 사업소세 : 도시 등의 환경개선과 정비에 필요한 비용에 충당하기 위하여 사업소를 둔 자에게 과세하는 목적세 28. 주행세 : 자동차세와 특별소비세 등 보유세를 낮추는 대신 유류에 상당한 폭의 세금을 부과함으로써 차량운행을 많이 하는 사람이 세금을 많이 부담토록 하자는 것 29. 지방교육세 : 지방교육의 질적 향상에 필요한 지방교육재정의 확충에 소요하는 재원확보를 위하여 부과 30. 지역개발세 : 지역의 균형개발을 위해 과세

② 사회보험

사회보험은 사회적인 위험에 대하여 공동체에 속한 사람들이 공동으로 대처함으로써 사회연대를 통하여 위험을 분산 관리하는 것이다. 공동체에 속한 사람들이 공동으로 대처하여 위험을 분산시키는 구체적인 방법은 바로 보험료를 가입자로부터 각출하여 이를 공동으로 사용하는 것이다.

사회보험은 의료보장재원을 조달하기 위한 하나의 사회적인 제도로서 보험의 징수를 통하여 재원이 마련된다. 사회보험의 적용자는 보험료의 납부를 전제로 수급권이 발생하는데, 보험료는 위험발생률을 기초로 하는 것이 아니라 지불 능력을 기초로 산정된다. 반면, 사보험은 위험발생률을 기초로 보험료가 부과되는 특징이 있다.

대부분의 나라에서 사회보험방식에 의하여 의료보장재원을 마련하고 있다. 사회보험방식에 의한 재원마련의 장단점을 살펴보면 다음과 같다.

사회보험방식의 장점으로는 첫째, 조세저항을 피하면서 의료보장재원을 마련할 수 있다. 둘째, 근로자와 사용자가 공동으로 비용을 부담함으로써 재원 조달이 용이하다. 그러나 단점으로는 첫째, 경제적으로 어려운 계층의 보험료 부담이 문제가 된다. 둘째, 조세방식에 비하여 관리 운영비의 지출이 많아지게 된다.

(2) 민간재원

① 고용주 부담

고용주가 보건의료비의 상당부분을 부담하는 것은 우리나라뿐만 아니라 외국의 여러 나라에서도 보편적인 현상이다. 우리나라 건강보험의 경우 고용주는 직장건강보험료의 50%를 납부하고 있다.

산업화가 진전됨에 따라 의료비 조달에 있어서 기업의 역할이 증대되었다. 기업이 근로자들에 대한 의료지원을 근로자들의 생산성을 제고하기 위한 투자의 일환으로 이해할 수 있다.

공적인 의료보장재원조달 체계가 잘 갖추어지지 못한 개발도상국가들의 경우 기업이 근로자를 위하여 의료비를 부담하거나 의료서비스를 제공하는 경우가 있다. 기업에 따라 근로자의 가족도 포함시켜 의료비 내지는 의료서비스를 제공하는 경우를 볼 수 있다. 이러한 형태는 우리나라에서도 사업장 내에 의료기관을 개설하여 근로자들의 건강관리뿐만 아니라 그 가족들에 대하여도 일차수준의 의료서비스를 제공하는 것을 볼 수 있다.

② 민간 의료보험

민간 의료보험은 사회보장제도를 채택하지 않은 나라에서 성행하여 국가에 따라서는 사회보장제도의 보완책으로서 민간보험시장이 형성되기도 한다. 민간 의료보험제도의 도입을 통하여 국민들의 의료문제를 해결하고 있는 대표적인 나라가 미국이고 사회보험이나 국민보건서비스제도를 도입한 국가들도 민간 의료보험을 통하여 재원의 일부를 조달하기도 한다.

③ 기타

위에서 언급한 의료보장의 재원조달 이외에도 자선단체의 지원, 복권방식, 지역사회의 재원조달 등이 있다. 자선단체의 지원은 중세기부터 수도원이나 종교단체의 병원이 어려운 사람들에 대한 의료를 담당해 왔다. 그러나 의료비가 급격하게 증가하고 보건의료에 대한 국가의 역할이 증대되면서 이러한 시설들은 공공의료기관으로 전환되거나 폐쇄되었다.

복권방식은 단기간에 기금조성에 유리한 방법이다. 중남미의 일부 국가에서는 복권방식에 의한 의료보장재원을 조달하기도 하나, 복권방식은 국민들의 사행심을 조장할 우려가 있다. 그리고 지역사회의 재원조달은 지역사회 단위에서 기금을 조성하여 의료자원을 확보하고 의료를 해결하는 방법으로 이용되기도 한다.

2) 의료비의 증가 및 관리[건23]

의료비의 증가는 의료의 공급을 확대하여 국민 건강수준을 높여줄 수 있다는 긍정적인 면이 있으나, 지나친 의료비 증가로 인하여 국가 자원의 효율적인 배분이 파괴되고 경제성장에 부정적 효과를 가져올 수도 있으며, 나아가 의료부문의 인플레이션은 경제 전반적인 물가수준의 상승까지 초래하는 등 부정적인 결과를 유발할 수도 있다. 제한된 자원 속에서 계속 늘어나기만 하는 의료수요 충당에 소요되는 의료비를 어떻게 통제할 것인가 하는 문제는 세계 각국의 공통된 관심사일 수밖에 없다. 의료비 증가의 일반적 원인은 다음과 같다.

(1) 인구의 증가와 노령화

인구증가 및 인구구조의 변화가 국민의료비를 증가시킨다는 점에 대해서는 많은 학자들이 동의하고 있다. 즉, 우리나라의 경우 연평균 인구증가율이 약 1%로 그만큼의 의료비 증가는 불가피하다. 이와 함께 노인인구 비율이 증가하고 있고, 65세 이상의 노인 인구가 2019년에는 약 14%를 넘게 되어 질병구조의 변화를 가져온다. 즉, 만성퇴행성 질환이 늘어남에 따라 국민 의료비도 증가하게 된다.

(2) 소득의 증가

소득이 일정한 수준을 넘어서면 의료에 대한 수요가 크게 늘어난다. 이는 소득이 높아질수록 건강에 대한 관심이 높아지게 되고 또한 질병 발생으로 인하여 발생되는 소득상실 비용이 커지게 되므로 의료에 대한 수요가 늘어나기 때문이다. 의료는 소득수요 탄력성이 몹시 크다고 볼 수 있다.

(3) 건강보험의 실시

건강보험의 적용인구 확대와 보험급여 수준의 확대로 수요자의 비용부담 인식이 약화되어 의료수요가 증가하게 된다. 수요자의 입장에서는 건강보험의 제3자 지불비용 만큼 의료의 가격이 하락했다고 느끼게 되어 보다 많은 의료를 이용하게 되지만, 실제 의료의 시장가격은 불변이므로 의료비가 증가하게 된다. 또한 건강보험으로 인해 소비자의 의료비 부담액이 줄어들었다고 느낀 공급자가 전반적인 의료비 증가를 고려하지 않고 의료의 공급을 늘릴 때에도 의료비는 증가하게 된다.

의료서비스의 가격을 낮추어 줌으로써 의료에 대한 접근도를 높이기 위해 도입된 건강보험은 의료의 수요자나 공급자 모두 비용에 대한 인식을 약하게 함으로써 의료의 남용 및 과잉공급을 초래하여 의료비를 상승시킬 수 있다.

(4) 의료 생산비용의 상승

의료의 생산에 투여되는 요소의 가격이 상승하게 되면 의료의 가격이 상승하게 되고 나아가 의료비를 증가시키게 된다. 의료서비스 공급자가 임금의 인상이나 고가 의료장비 등을 사용하여 의료의 생산비용이 증가하게 되면 의료의 공급가격에 반영하게 된다.

(5) 의료공급자의 비용 증가적인 행동

의료공급자가 일정 수준 이상의 환자 확보를 위해 다른 공급자의 설비 수준과 격차를 극소화시키기 위해 전시용에 가까운 고가 의료장비를 설치하려는 경향이 있는데, 이는 급격한 의료비 상승의 원인이 되고 있다. 또한 의료공급자가 자신의 소득을 결정할 때 사회의 다른 계층과의 상대적 격차를 고려하여 소득의 목표액을 정할 수 있다. 이렇게 설정된 목표 소득을 달성하기 위해서 공급자는 소비자의 수요를 창출해 냄으로써 의료를 과잉공급할 수 있는데, 이때에도 의료비가 증가하게 된다. 또한 의료사고로 인한 분쟁을 우려하는 의사들의 자기 방어적 진료가 의료비를 증가시키는 요인이 된다.

(6) 진료비 지불방식

의료공급자에 대한 보상액은 진료행위별 수가제 하에서는 제공한 서비스의 양에 따라 사후에 진료비가 결정된다. 이는 의료공급자로 하여금 과잉서비스를 제공하는 요인을 준다. 진료행위별 수가제에서 의사에 대한 보상 총액이 증가하므로 공급자에게 의료공급을 늘리고자 하는 요인을 줄 수 있는 것이다. 진료행위별 수가제의 진료비 보상방법은 앞의 요인들과 상승작용을 일으켜 의료비 증가를 더욱 가속화시킬 수 있다.

(7) 의료기술의 발달

의료기술 중 어떤 것은 비용을 절감할 수 있는 새로운 기술도 있지만 재정적 유인이나 전문 기술적 유인 등에 의하여 여러 가지 검사를 많이 받도록 하여 검사당 비용은 낮아져도 환자 1인당 검사비용은 오히려 높아진다.

3) 의료비 관리 방안[전23]

한정된 국가 자원을 효율적으로 활용하기 위해서는 의료비 증가를 억제시키고 적정수준의 의료비를 유지해야 하며 의료서비스의 질이나 의료이용의 접근도를 항상 염두에 두어야 할 것이다.

(1) 공중보건사업의 강화

질병예방에 대한 보건서비스, 보건교육 및 환경개선 등에 대한 투자를 통해 국민의 건강을 유지 증진시키고, 결과적으로 병원이나 의사이용, 약국이용 등을 줄임으로써 의료비 지출의 감소를 꾀하는 방안이다. 특히 여러 보건경제학자들은 보건교육을 통한 질병예방이나 질병의 조기발견 및 건강 생활을 유지하는 생활태도의 개선 등이 의료서비스의 제공보다 건강 향상에 보다 효과적이라고 지적하고 있다.

(2) 공적 통제의 강화

의료에 대한 신규투자를 규제함으로써 중복투자를 막기 위한 고가 의료시설장비 필요 증명서(Certificate of Need)를 발급한다든지 전문적으로 체계화된 입원 및 치료 지침에 의하여 불필요한 의료서비스를 억제함으로써 진료비 문제와 양질의 의료서비스를 보장하기 위한 의료수준검토기구(Professional Standard Review Organization)와 동료심사기구(Peer Review Organization)를 통해 의료서비스 이용의 타당성을 검토하거나 의료수가를 직접 통제하는 등의 방법을 활용하는 방안이다. 병상의 과잉공급은 불필요한 입원을 창출하고, 고가장비의 중복 투자는 자원을 비효율적으로 활용하게 되는 원인이 된다.

(3) 공급자의 의료형태의 변화유도

의료공급자의 형태에 초점을 맞추어 공급자가 비용을 의식하도록 형태를 변화시키고자 하는 노력이다. 그 구체적인 방안은 의료비 지불단위를 개개의 의료행위나 소모한 하나하나의 약, 기타 재료로 하지 않고 크게 묶어 이를 선불상환제와 연계시킴으로써 공급자에게 강한 비용억제 유인책을 제시해 주고자 하는 것이다. 최근 미국에서 실시하고 있는 진단명별 환자군(DRG)을 이용한 진료비 지불방식을 통한 의료비 절감 방안이 있다. 또한 집단개업을 유도함으로써 관리비의 절감을 기하여 의료수가의 인상요인을 억제하여야 할 것이다.

11. 진료비 지불방법

1) 행위별 수가제(Fee-For-Service, FFS)[사1, 건23]

의료기관이 환자에게 모든 의료서비스를 항목별로 계산한 다음 그 총액으로 진료비를 책정하는 방법으로 점수제, 성과불제로 불리기도 한다.

① 장점

- 의료공급자가 진료행위 및 서비스항목, 소요재료, 의약품별로 가격을 정하는 제도이기 때문에 의료를 이용하는 환자측면이나 의료를 공급하는 의사측에서 절대적으로 요구되는 양질의 의료가 보장되며, 또한 의료의 연구개발 동기가 원칙적으로 부여되어 있다는 점이다.
- 의료서비스의 양과 질을 최대화하려는 경향이 있어 의료의 발전에 기여한다.
- 양질의 의료서비스를 충분히 제공하려고 하기 때문에 의사와 환자사이의 관계가 돈독해진다.

② 단점

- 진료비가 진료의 양에 비례하기 때문에 진료의 양을 임의로 증가시킬 수 있는 유인

동기가 내재하고 있다. 즉, 의사가 수입을 증대시키기 위하여 의료서비스의 양을 필요 이상으로 증가시켜 과잉진료에 의한 진료비용을 상승시킬 수 있다.

- 환자에게는 의료기관을 상대로 의료서비스 가격의 적정성을 따져야 할 유인이 별로 없기 때문에 진료비 부당 청구의 가능성이 상존(常存)한다.
- 의료기관의 과잉투자를 야기한다. 즉, 시설과 장비에 과잉투자가 이루어질 수 있다.
- 진료수가 및 약가 등의 세분화에 따른 진료비용의 청구업무절차가 복잡하다.
- 예방서비스보다는 치료서비스에 치중하게 한다.

2) 총액계약제(global budgeting)사1, 건23

① 행위별 수가제의 단점인 의료비 지출증가를 조절하기 위해 시도된 제도로 보험자와 의료기관이 일정 기준에 따라 진료비 총액을 협상하여 이를 의료기관에 일괄 지급하는 방식이다.

② 대부분의 병원이 공공병원(중앙정부 또는 지방정부 소유)이거나 민간병원이라도 거의가 비영리인 유럽의 경우(독일, 미국, 영국 등은 의원급에 총액계약제를 적용)에 해당한다.

- 통상 전년도 진료실적과 인건비 상승분 등을 감안하여 결정한다.
- 실제 지출되는 각 예산항목을 합산하기 때문에 원가계산방식이라고도 한다.

③ 의사는 이 금액 한도 내에서 자신의 환자 진료문제를 해결해야 하므로 불필요한 입원이나 고액의 진료를 피하고자 하는 경제적 유인이 발생한다.

- 의사가 아무것도 하지 않을수록 의사의 수입이 늘어나는 구조이다.
- 과잉진료를 원천적으로 방지할 수 있다. 관리의료(managed care)라고도 한다.

① 장점

- 자율적인 규제를 통하여 적정진료를 촉진시킨다. 한 의사가 과잉진료로 부당청구를 하게 되면 다른 의사의 진료비 배분이 감소되므로 자율적으로 규제할 수밖에 없다.
- 지역간 의사 수의 편중문제를 자율적으로 해소할 수 있다.
- 진료비 심사지불을 의사단체에서 하므로 분쟁이 비교적 적다.

② 단점

- 연간 진료비 총액을 계약할 때 보험자 단체와 의사 단체 사이에 합일점을 찾기가 쉽지 않다.

• 진료비 총액을 일정 수준으로 묶어 놓게 되면 현실적인 보수지불이 어렵게 되고, 이에 대한 의사 단체의 저항이 커지게 된다.

3) 포괄수가제(case-payment)[건8, 건23]

한 가지 치료행위가 기준이 아니고, 환자가 어떤 질병의 진료를 위하여 입원했는가에 따라 질병군(또는 환자군)별로 미리 책정된 일정액의 진료비를 지급하는 제도로 환자가 병원에서 어떤 치료를 받든지 입원일수와 질병의 정도(중증도)에 따라 미리 정해진 진료비를 요양기관에 지불하는 제도이다. 행위별 수가제가 개별 진료행위의 수가를 모두 합해 총진료비를 산출하는 데 반해 포괄수가제는 진료비 총액이 미리 책정되어 있다는 점이 다르다.

① 장점

• 신속한 진료비 심사청구 및 지급 : 진단명 기준별로 진료비를 청구함으로써 인적사항과 진료비 내역만 기재하여 청구하면, 즉시 심사를 거쳐 진료비를 지급하는 신속성으로 청구, 심사 및 지급에 모두 유리한 점을 가지고 있다.

• 의료비 상승을 억제하게 된다. 꼭 필요한 의료서비스만 하게 되고 불필요한 투약, 입원기간의 연장을 막음으로써 의료비의 절감을 도모할 수 있다.

• 진단명에 따라 진료비를 미리 정해 놓기 때문에 불필요한 진료를 줄이게 된다.

② 단점

• 의료서비스의 양과 관계없이 진료비를 지불하기 때문에 이에 따른 진료의 질(質) 저하를 초래한다. 이것은 진료량에 관계없이 동일한 진료비를 받는 의료기관의 입장에서는 가급적 최소한의 진료효과를 거두려는 유인이 존재하기 때문이다.

• 의료서비스가 최소화되거나 규격화되는 경향이 있다.

• 의료기관의 진료원가를 고려하여 중증환자나 장기 환자의 기피현상 우려를 내포하고 있다.

4) 인두제(人頭制, Capitation)[건4,건8,심1,건23]

① 인두제는 문자 그대로 의사가 맡고 있는 환자 수, 즉 자신의 환자가 될 가능성이 있는 일정 지역의 주민 수에 일정 금액을 곱하여 이에 상응하는 보수를 지급받는 방

식이다.

② 주민이 의사를 선택하고 등록을 마치면, 등록된 주민이 환자로서 해당 의사의 의료서비스를 받든지 안 받든지 간에 보험자 또는 국가로부터 각 등록된 환자 수에 따라 일정 수입을 지급받게 된다.

③ 인두제는 기본적이고 비교적 단순한 1차 보건의료에 적용되며, 의료전달체계의 확립이 선행되어야 한다. 따라서 주치의 또는 가정의의 1차 진료 후에 후송의뢰가 필요한 경우에만 전문의의 진료를 받을 수 있다(영국의 일반가정의에게 적용되는 방식).

① 장점

- 질병의 치료보다는 질병예방에 관심을 기울인다.
- 환자와 지속적인 관계를 유지하게 된다.
- 행정적 업무나 절차가 간단하여 관리운영이 간편하다.

② 단점

- 의료서비스의 양을 최소화하여 과소진료의 우려가 있다.
- 환자의 후송이 늘어나게 된다.
- 의사의 수입이 제한적이다.

5) 봉급제(Salary)[건4,건8,심1]

① 전국민보건서비스(NHS) 체계나 사회주의국가와 같은 국영의료체계의 병원급 의료기관의 근무의(勤務醫)에게 주로 적용되는 방식으로 농·어촌 등 벽·오지에 거주하는 국민이라도 쉽게 필요한 때 의료서비스를 제공받을 수 있으나 그 진료수준은 낮은 편이다.

② 법·제도상으로 공공의료의 혜택을 모든 국민이 받을 수 있게 되어 있으나, 제한된 의료시설 및 인력 때문에 의사의 윤리적 기준이 낮은 나라의 경우 개인적인 친밀관계나 뇌물수수관계에 따라 의료혜택의 기회가 부여될 여지가 많다.

③ 봉급제의 단점은 의사의 관심이 환자진료보다는 승진 또는 더 높은 보수를 위해서 승진결정권을 가진 상사나 고위공직자의 만족에 맞추어진다는 것이다.

6) 진료비 본인부담제 형태[건8,사1]

① 정률제(coinsurance) : 보험자가 의료비용의 일정 비율만 지불하고 나머지 부분은 보험수급자가 부담하는 방식으로 진료비의 일부를 피보험자에게 부담시킴으로써 불필요한 의료이용을 억제하기 위한 제도이다. 그러나 실제로는 진료비 부담으로 인해 꼭 필요한 의료서비스까지 억제시키는 부작용을 가질 수 있다.

② 정액제(co-payment) : 의료서비스 이용 내용과 관계없이 서비스 이용 건당 미리 정해진 일정액만 소비자가 부담하고 나머지는 보험자가 지불하는 방식으로 불필요한 값싼 의료서비스의 이용을 억제한다.

③ 공제제(控除制, deductible) : 일정액까지는 본인에게 전액 부담시키고, 그 이상의 금액에 대해서만 사회보험에서 보장한다. 건강보험 이용의 대부분을 차지하는 소액 진료비를 전부 자(自)부담시킴으로써 심사 및 지불을 위한 막대한 행정비용을 절감하고 건강보험의 남용을 막는다는 명분을 갖고 있다.

④ 정액수혜제(indemnity) : 보험자가 의료서비스 건당 일정액만 부담하고 나머지는 소비자가 직접 지불하는 방식으로 의료이용자에게는 상당한 부담이 되는 방식이다. 의료소비자는 보험자가 책정한 금액으로 의료서비스를 이용해야 하므로 값싼 의료제공자를 찾게 하는 경제적 동기를 부여하게 되며, 소비자가 값싼 의료를 찾는다면 의료공급자 간에서도 계속적으로 의료서비스의 가격과 질에서 경쟁을 유도하는 효과를 낼 수 있다.

⑤ 급여상한제(limit) : 의료보험에서 지불하는 보험급여의 최고액을 정하여 그 이하의 진료비에 대해서는 의료보험의 혜택을 받게 하고, 최고액을 초과하는 비용에 대해서

표 1.12 우리나라의 진료비 지불방식[건8, D16]

유형		적용 범위
행위별 수가제		일반적인 입원과 외래진료 [행위료(9,363), 치료 재료(25,741), 약제(21,081)로 구성(2016년 5월)별 산정]
포괄수가제	질병군 정액제	4개 진료과의 7개 질병군 입원진료에서 사용
	신포괄수가제	559개 질병군 44개 공공병원, 12개 민간병원 참여(2018년 8월 기준)
	환자군별 입원일당 정액제	요양병원 입원환자
일당 진료비		의료급여환자의 정신과 입원진료
방문당 진료비		• 수진자가 보건기관을 방문하여 진료를 받는 경우 • 진료요청에 의해서 의료인력이 환자가정을 방문하여 진료를 행하는 경우

는 보험이 적용되지 않게 하여 서비스를 이용하기가 부담스럽게 만드는 방법이다.

⑥ 급여제한제(exclusion clause) : 사회보험에서는 생활에 지장이 없는 신체상의 조건 등에 대하여 고가장비를 이용하는 고급의료의 경우에 보험급여를 제한하는 방법으로 우리나라에서는 보험급여의 제한으로 국민건강보험에서 시행하고 있다. 민간보험에서는 가입 이전의 질환은 보험급여에서 제외시키는 것도 이러한 방법에 속한다.

표 1.13 우리나라의 진료비 정액수가 실시 현황[D16]

구분	질병군별 포괄수가제		일당[방문당] 정액수가				
	7개 질병군	신포괄	보건기관 수가	정신과 정액수가	혈액투석 정액수가	요양병원 정액수가	완화의료
시행시기	1997.2[주)]	2009.4[시범]	1977.7	1978.2	2001.11	2008.1	2015.7
대상	건강보험	건강보험, 의료급여	건강보험, 의료급여	의료급여	의료급여	건강보험, 의료급여	건강보험
	입원	입원	외래	입원, 외래	외래	입원	

주) 1997년 시범사업 이후, 2012년 7월 병원과 의원, 2013년 종합병원과 상급종합병원으로 전면 도입

표 1.14 진료비 지불방식의 장단점[심1]

지불방식	특징	장점	단점
행위별 수가제	진료행위마다 항목별로 가격을 책정하여 진료비를 지불하는 방식	• 환자에게 충분한 양질의 의료서비스 제공 가능 • 신의료기술의 도입이 용이하여 제도 수용성 및 임상연구 발전에 기여 • 의료의 다양성이 반영될 수 있어 의사·의료기관의 제도 수용성이 높음	• 환자에게 많은 진료를 제공하면 할수록 의사 또는 의료기관의 수입이 늘어나게 되어 과잉진료, 과잉검사 등을 초래할 우려 있음 • 과잉진료 및 지나친 신의료기술 등의 적용으로 국민의료비 증가 우려 • 수가 구조의 복잡성으로 청구오류, 허위·부당청구 우려, 진료비 청구 및 심사 등 관리업무 복잡
포괄 수가제	환자가 입원해서 퇴원할 때까지 발생하는 진료에 대하여 질병마다 미리 정해진 금액을 지불하는 방식	• 병원경영과 진료의 효율화 • 과잉진료, 의료서비스 오남용 억제 • 의료인과 심사기구·보험자 간의 마찰 감소 • 진료비 청구방법의 간소화 • 진료비 계산의 투명성 제고	• 비용을 줄이기 위하여 서비스 제공을 최소화하여 의료의 질적 수준 저하와 환자와의 마찰 우려·조기 퇴원 • DRG 코드 조작으로 의료기관의 허위·부당청구 우려 • 의료의 다양성이 반영되지 않으므로 의료기관의 불만이 크고 제도 수용성이 낮음
봉급제	의료인의 근무경력, 기술 수준, 근무 의료기관의 종별 및 직책에 따라 보수를 결정하고 지급하는 방식	• 의료서비스 제공을 위한 직접비용이 독립계약 하에서 보다 상대적으로 적음	• 개인적 경제적 동기가 적어 진료의 질을 높인다거나 효율성 제고 등의 열의가 낮음 • 관료화, 형식주의화, 경직화 등 우려 • 진료의 질 저하 가능성

(계속)

지불방식	특징	장점	단점
인두제	의사가 맡고 있는 환자 수에 비례하여 보수를 사전에 결정·지급하는 방식	•진료비 지불의 관리 운영이 편리 •진료비용의 사전 예측 가능 •자기가 맡은 주민에 대한 예방의료, 공중보건, 개인위생 등에 노력 •국민의료비 억제 가능	•의사들의 과소 진료 우려 •고급의료, 최첨단 진료에 대한 경제적 유인책이 없어 신의료기술의 적용 지연 •중증 질병환자의 등록기피 발생 우려
총액 계약제	일정 기간 동안 의료공급자가 제공하는 의료서비스에 대한 총비용을 사전에 계약하여 지불하는 방식	•과잉 진료·청구의 시비가 줄어들게 됨 •진료비 심사·조정과 관련된 공급자 불만이 감소됨 •의료비 지출의 사전 예측이 가능하여 보험 재정의 안정적 운영 가능 •의료공급자의 자율적 규제 가능	•보험자 및 의사 단체 간 계약체결의 어려움 상존 •전문과목별, 요양기관별로 진료비를 많이 배분받기 위한 갈등 유발 소지 •신기술 개발 및 도입, 의료의 질 향상 동기가 저하되며, 의료의 질 관리가 어려움(과소 진료의 가능성)

표 1.15 주요국의 진료비 지불제도[심1]

구분	의원급	병원급
한국	•행위별 수가제 •일부 DRG 실시	•행위별 수가제 •일부 DRG 실시
독일	•총액계약제 •보험자단체와 보험의협회가 진료비 총액을 연간 계약하고 그 총액을 보험의협회에 일괄하여 지불함 •보험의협회에서 개개 의사에게 수가표를 기준으로 행위별 수가제로 지불	•입원비용 특정의 요양에 대하여 건당 포괄수가제(DRG), 특정요양비 제도 등 실시 •상기 이외의 환자: 1일당 정액 진료비(병원별 총액예산) •자본조달 비용 •주정부 보조
프랑스	•선불상환방식에 의한 행위별 수가제(총액규제 실시) •의사조합과의 전국 협약을 통해 총액범위 내의 외래진료비 지급	•공적병원 •총액계약제(1984년~) •민간병원 •환자 1일당 입원료로서 정액 지불(일부 진료에 대한 포괄수가제 실시)
일본	•행위별 수가제	•행위별 수가제 •DRG 시범사업 중
타이완	•총액계약제 •치과외래(1998.07), 한방(2000.07) •의과외래(2001.07), 병원(2002.07) •인두제, 포괄수가제	•행위별 수가제 •일부 포괄수가제 실시
미국	•행위별 수가제 •진료보수점수표에 의거 상대가치수가(RBRVS)방식으로 지불 •인두제	•DRG
영국	•인두제	•병원 근무의는 공무원으로서 봉급제 •포괄수가제

2

노인장기요양보험

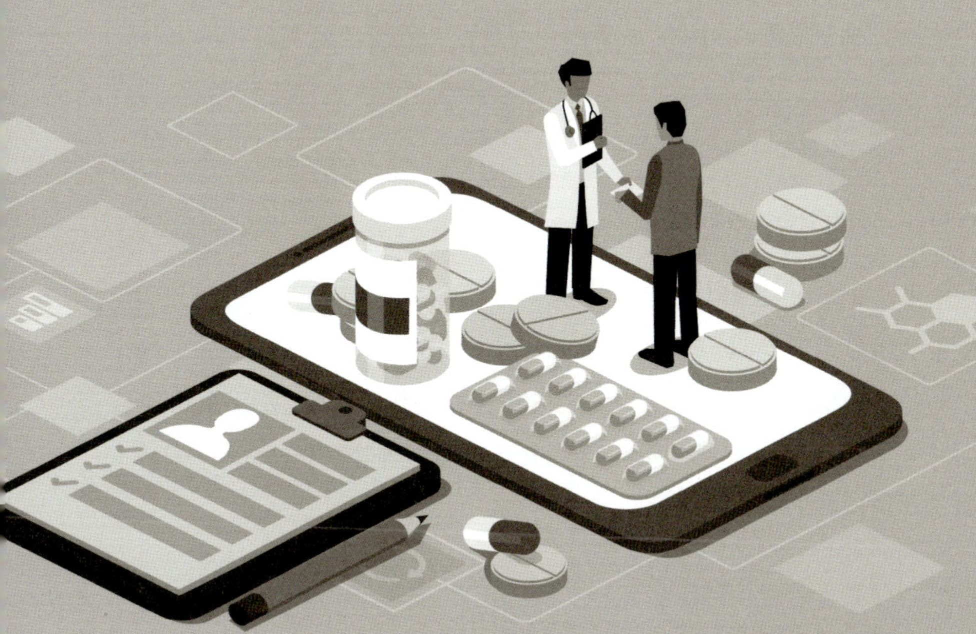

1. 노인장기요양보험의 개요

1) 장기요양보험의 필요성[사1]

노인장기요양보험은 노령(老齡)이나 기타 질병(疾病)에 의해 거동(擧動)이 불편하여 타인의 도움과 보호가 필요한 사람의 사회적 보호, 즉 장기요양보호(Long-term care)의 비용을 사회보험방식으로 조달하기 위한 제도이다. 이 제도는 노령화로 인한 정부와 건강보험의 재정부담과 깊은 관련이 있다. 즉, 노령인구의 급격한 증가로 소요되는 의료 및 시설보호비용이 급증함으로써 건강보험 재정에 상당한 압박을 받게 됨에 따라 정부로서는 합리적인 비용조달 방안이 필요하게 되었다.

2) 장기요양보호의 정의

OECD에서는 장기요양보호를 "의존적 상태에 있거나 생활상의 장애를 지닌 노인을 대상으로 장시간에 걸쳐 일상생활 수행능력을 도와주기 위해 제공되는 모든 형태의 보호서비스"로 정의하고 있다. 일본은 개호보험이라는 이름으로 요양보험을 도입하였으며, 신체상 또는 정신상의 장애가 있어서 후생성령으로 정한 기간 동안에 상시 개호가 필요하다고 인정되는 상태에 있는 자에게 입욕(入浴), 배설, 식사 등 일상생활에 기본적 동작의 전부 또는 일부에 대해 서비스를 제공하고 있다. 독일은 신체적·지적·정신적 질병이나 장애로 인해 적어도 6개월 이상의 수발을 필요로 하는 사람에게 요양보호 서비스를 제공하고 있고, 우리나라에서는 고령이나 노인성 질병 등의 사유로 일상생활을 혼자서 수행하기 어려운 노인등에게 제공하는 신체활동 또는 가사활동 지원 등의 장기요양급여를 제공하고 있다.

▸▸개호(介護) : 원조(援助)가 필요한 사람에게 도움을 주는 것으로 영어의 "care"에 해당한다.

3) 건강보험과 노인장기요양보험의 차이(노인을 대상으로)[사1]

건강보험은 치매·중풍 등 질환의 진단, 입원 및 외래 치료, 재활치료 등을 목적으로 주로 병·의원 및 약국에서 제공하는 서비스를 급여 대상으로 하는 반면, 노인장기요양보험은 치매·중풍의 노화 및 노인성 질환 등으로 인하여 혼자 힘으로 일상생활을 영위하기 어려운 대상자에게 요양시설이나 재가 장기요양기관을 통해 신체활동 또는 가사지원 등의 서비스를 제공하는 제도이다.

표 2.1 건강보험과 노인장기요양보험의 비교

구분	건강보험	노인장기요양보험
급여대상	치매·중풍 등 질환의 진단, 입원 및 외래치료, 재활치료 등을 목적으로 주로 병·의원 및 약국에서 제공하는 의료서비스	치매·중풍의 노화(老化) 및 노인성 질환 등으로 인하여 혼자 힘으로 일상생활을 영위하기 어려운 대상자에게 요양시설이나 재가(在家)장기요양기관을 통해 신체활동 또는 가사(家事)지원 등을 제공하는 복지서비스
목적	노인의 질병을 치료(cure)	장기간의 보호가 필요한 노인을 케어(care)
법적근거	의료법, 국민건강보험법	노인복지법, 노인장기요양보험법

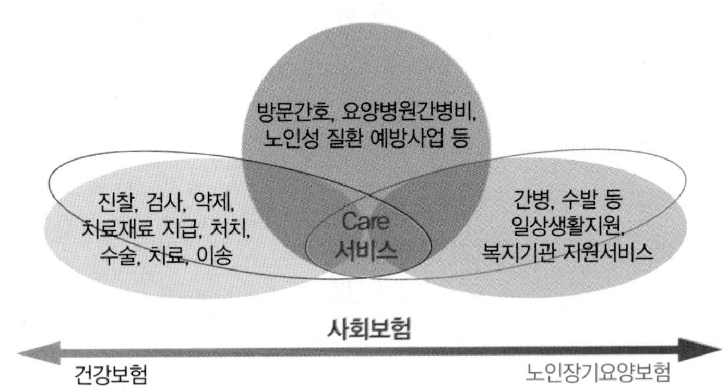

그림 2.1 건강보험과 노인장기요양보험과의 차이점

표 2.2 노인장기요양보험과 노인복지서비스의 차이점[건20, 요4]

구분	노인장기요양보험제도	기존 노인복지서비스 체계
주체	정부, 민간부문, 가입자, 지역사회 등 다양한 주체	국가와 지방자치단체(일부 민간 참여)
서비스 대상	• 보편적 제도 • 장기요양이 필요한 65세 이상 노인 및 치매노인 등 노인성 질환을 가진 64세 이하의 국민	• 특정대상 한정(선택적) • 국민기초생활보장수급자를 포함한 저소득층 위주
서비스 선택	수급자 및 부양가족의 선택에 의한 서비스 제공	지방자치단체장의 판단(공급자 위주)
재원	장기요양보험료+국가 및 지방자치단체 부담+이용자 본인부담	정부 및 지방자치단체 부담
서비스	• 시설급여 • 재가급여(방문요양, 방문목욕, 방문간호, 주야간보호, 단기보호 등) • 특별현금급여(가족요양비, 특례요양비, 요양병원간병비 등)	시설·재가서비스를 제공하나, 서비스 질에 대한 관리 미흡
시설에 대한 지원방식	• 시설급여 및 재가급여 제공자는 비용을 수가산정방식을 적용하여 건보공단에 청구 • 건보공단은 청구된 장기요양급여 및 비용 등의 적정여부 심사 후 지급	지방자치단체를 통하여 시설 입소인원 또는 연간 운영비용을 기준으로 정액 지급(사후정산)

2. 노인장기요양보험제도

1) 노인장기요양보험법

(1) 제도의 개요[건15]

「노인장기요양보험법」은 고령이나 노인성 질병 등의 사유로 일상생활을 혼자서 수행하기 어려운 노인 등에게 제공하는 신체활동 또는 가사활동 지원 등의 장기요양급여에 관한 사항을 규정하여 노후의 건강증진 및 생활안정을 도모하고 그 가족의 부담을 덜어줌으로써 국민의 삶의 질을 향상하도록 함을 목적으로 한다.

[표 2.3]은 노인장기요양보험제도를 도입함으로써 기대되는 효과를 나열하였다.

표 2.3 노인장기요양보험 도입의 기대효과

노인의 삶의 질 향상	•비전문적 가족 요양 ⇒ 계획적 전문적 요양, 간호 •신체기능 호전, 사망률 감소, 삶의 질 향상
가족의 부양부담 경감	•요양시설은 급여비용의 20% 부담 – 월 100~200만원 → 40~60만원(식비 포함) •재가서비스는 월 한도액 범위 내 사용금액의 15% 부담
여성 등 비공식 요양인의 사회·경제활동 활성화	•여성 등 비공식 요양인의 기회비용과 노동손실 감소 •사회 전체적인 경제적 편익과 경제·사회활동 증가
사회서비스 일자리 확대 및 지역경제 활성화	•요양보호사, 간호사 등 고용창출효과 – 요양보호사 자격 취득자 118만명 중 약 26만명 활동 중(2014. 3월 신고기준) •지역 요양시설 확대 2006년 815개소 → 2014년 3월 시설급여기관 4천개, 재가급여기관 약 2만개소 지정·운영 중
노인의료 및 요양의 전달체계 효율화	•급성기 병상 → 요양병원 → 요양시설로 서비스 전달체계 효율화 및 노인의료비 절감 효과 기대

(2) 추진경과[건15]

- 2001.5.28. 보건복지부의 건강보험재정 안정대책에서 건강보험의 제도개선의 하나로 "치매, 뇌졸중, 중증 정신질환 등 만성질환 노인을 위한 장기노인요양보험 도입 및 장기요양시설 확충"을 제시
- 2001.8.15. 대통령 경축사에서 노령화시대에 대비, 노인요양보장제도 도입 발표
- 노인요양보장제도 시행 준비

  2000.~2002. "노인장기요양보호정책기획단" 기초연구 수행

  2003.3~2004.2. "공적노인요양보장추진기획단" 운영

  2004.3~2005.2. "공적노인요양보장제도실행위원회" 운영

• 2005.7.~2008.6. 시범사업 실시

1차 2005.7.~2006.3. : 6개 지역(광주 남구, 강릉, 수원, 부여, 안동, 북제주)

2차 2006.4.~2007.4. : 8개 지역(부산 북구, 전남 완도 추가)

3차 2007.5.~2008.6. : 13개 지역(인천 부평구, 대구 남구, 청주, 익산, 하동 추가)

• 2007.4.27. 「노인장기요양보험법」 제정, 2008.7.1 시행

• 2009.7.1. 저소득층 본인부담 경감(50%) 확대
희귀난치성 질환, 만성질환자 → 건강보험료 하위 10%(농어촌지역 하위 15%)

• 2010.2.24. 신규 방문요양기관 인력기준 강화
(기존) 요양보호사 3명 이상(농어촌 2명)
→ (개정) 요양보호사 15명 이상(농어촌 5명), 20% 이상 상근배치

• 장기요양기관 평가도입 및 실시(2009 입소시설, 2010 재가기관)

• 2010.4.26. 요양보호사 자격시험 및 요양보호사 교육기관 지정제 도입
(자격시험) 필기, 실기 총 2과목, 과목별 60% 이상일 때 합격
(지정제) 연면적 $80m^2$ 이상, 시·도지사의 지정이 필요

• 2010.6.1. 복지용구 대여제 전환
총 16개 복지용구 품목 중 주요 6개 품목(수동휠체어, 수동침대, 전동침대, 욕창예방매트리스, 이동욕조, 목욕리프트)을 저렴한 비용으로 사용

• 2012.7. 장기요양 대상자 확대(3등급 인정점수 완화 55 → 53점, 3만 9천명 확대)

• 2012.9. "제1차 노인장기요양보험 기본계획" 수립 및 발표
- 4개 분야 : 수급대상 확대, 서비스 품질 개선, 전달체계 효율성 강화, 재정관리 강화

• 2013.7.1. 장기요양 대상자 확대(3등급 인정점수 완화 53 → 51점, 2만 4천명 확대)

• 2014.5.2. 치매특별등급 신설 등 장기요양보험 등급체계 개편에 따른 수가 신설·조정
  • "치매특별등급"을 신설하여, 일상생활 수행에 어려움을 겪는 경증 치매환자에게 7월 1일부터 장기요양서비스를 제공
    – 인지활동형 방문요양 요양보호사 및 프로그램 관리자 가산, 방문요양기관 사회복지사의 1인당 월 관리 수급자를 20~40명에

서 15~30명으로 조정

- 장기요양등급체계 개편 : 수급자간 기능상태 차이가 커진 3등급을 2개 등급으로 세분화하여 5등급 체계로 개편
- 재가급여(주야간보호, 방문간호)의 적정 이용을 위한 수가(급여비용) 가산·조정
  - 수급자의 기능상태를 고려하여 1·2등급은 방문요양 중심으로, 3·4등급은 주야간보호 중심으로 설계하는 등 적정 이용을 유도
  - 주야간보호에 대한 목욕서비스 및 토요일 수가 가산, 방문간호 건강관리서비스 등을 신설하여 이용 편의 증대
- 서비스 질 향상을 위한 수가 인상 및 모니터링 실시
  - 요양보호사 등 직접 서비스 제공인력의 처우 개선 등 적정 임금 수준을 반영하여 시설 5.9%, 재가 2.3% 인상
  - 장기요양급여 제공에 대한 기준 정립 및 서비스 모니터링을 통해 서비스 질 향상유도
- 원거리 교통비 현실화 및 치매특별등급 의사소견서 신설

• 2017.12.26. 장기요양 인지지원등급 신설

⑶ 정의

① 노인 등 : 65세 이상의 노인 또는 65세 미만의 자로서 치매·뇌혈관성 질환 등 대통령령으로 정하는 노인성 질병을 가진 자를 말한다.

② 장기요양급여 : 6개월 이상 동안 혼자서 일상생활을 수행하기 어렵다고 인정되는 자에게 신체활동·가사활동의 지원 또는 간병 등의 서비스나 이에 갈음하여 지급하는 현금 등을 말한다.

③ 장기요양사업 : 장기요양보험료, 국가 및 지방자치단체의 부담금 등을 재원으로 하여 노인 등에게 장기요양급여를 제공하는 사업을 말한다.

④ 장기요양기관 : 재가장기요양기관으로서 장기요양급여를 제공하는 기관을 말한다.

⑤ 장기요양요원 : 장기요양기관에 소속되어 노인 등의 신체활동 또는 가사활동 지원 등의 업무를 수행하는 자

표 2.4 노인성 질병의 종류 〈개정 2016.11.8.〉

구분	구분	질병코드
한국표준질병 사인분류	가. 알츠하이머병에서의 치매	F00*
	나. 혈관성 치매	F01
	다. 달리 분류된 기타 질환에서의 치매	F02*
	라. 상세불명의 치매	F03
	마. 알츠하이머병	G30
	바. 지주막하출혈	I60
	사. 뇌내출혈	I61
	아. 기타 비외상성 두개내 출혈	I62
	자. 뇌경색증	I63
	차. 출혈 또는 경색증으로 명시되지 않은 뇌졸중	I64
	카. 뇌경색증을 유발하지 않은 뇌전동맥의 폐쇄 및 협착	I65
	타. 뇌경색증을 유발하지 않은 대뇌동맥의 폐쇄 및 협착	I66
	파. 기타 뇌혈관질환	I67
	하. 달리 분류된 질환에서의 뇌혈관장애	I68*
	거. 뇌혈관질환의 후유증	I69
	너. 파킨슨병	G20
	더. 이차성 파킨슨증	G21
	러. 달리 분류된 질환에서의 파킨슨증	G22*
	머. 기저핵의 기타 퇴행성 질환	G23
	버. 중풍후유증(中風後遺症)	U23.4
	서. 진전(振顫)	R25.1

▸▸파킨슨병 : 특별한 원인이 없이 점진적으로 악화되어 가는 질환으로 특징적 증상으로 행동 느림, 휴식 시 떨림, 경직, 자세 불안정이 있다.

▸▸진전(tremor) : 정지 시에 머리, 몸체, 팔, 다리를 요동하며 떠는 것을 주요 임상증상으로 하는 병증이다. 이의 일종으로 글씨를 쓰거나 젓가락질을 할 때와 같이 어떤 동작으로 할 때 떨림이 나타는 수전증(手顫症)이 있다.

(4) 장기요양보험사업

장기요양보험사업은 보건복지부장관이 관장하며, 장기요양보험사업의 보험자는 국민건강보험공단으로 한다. 장기요양보험의 가입자는 「국민건강보험법」에 따른 가입자로 한다.

(5) 장기요양보험료의 징수

장기요양보험료는 「국민건강보험법」에 따른 보험료(이하 "건강보험료")와 통합하여 징수한다. 이 경우 공단은 장기요양보험료와 건강보험료를 구분하여 고지하여야 하며, 통합징수한 장기요양보험료와 건강보험료를 각각의 독립회계로 관리하여야 한다.

(6) 장기요양보험료의 산정

장기요양보험료는 「국민건강보험법」에 따라 산정한 보험료액에서 경감 또는 면제되는 비용을 공제한 금액에 장기요양보험료율(1만분의 851)을 곱하여 산정한 금액으로 한다.

(7) 장기요양보험료의 감면

공단은 「장애인복지법」에 따른 장애인 또는 이와 유사한 자로서 대통령령으로 정하는 자가 장기요양보험가입자 또는 그 피부양자인 경우 수급자로 결정되지 못한 때 대통령령으로 정하는 바에 따라 장기요양보험료의 전부 또는 일부를 감면할 수 있다.

노인장기요양보험법 **시행령 제5조(장애인 등에 대한 장기요양보험료의 경감)**
① 법 제10조에서 "대통령령으로 정하는 자"란 다음 각 호의 어느 하나에 해당하는 자를 말한다. 〈개정 2019.6.11.〉 1. 「장애인복지법」 제32조에 따라 등록한 장애인 중 장애의 정도가 심한 장애인 2. 보건복지부장관이 정하여 고시하는 희귀난치성질환자 ② 「국민건강보험법」에 따른 국민건강보험공단(이하 "공단"이라 한다)은 법 제10조에 따라 장애인 등이 장기요양보험가입자 또는 그 피부양자인 경우 수급자로 결정되지 못한 때에는 제1항 각 호에 해당하는지를 확인하여 장기요양보험료의 100분의 30을 경감한다. 이 경우 공단은 확인이 불가능하면 해당 장기요양보험가입자 또는 그 피부양자로부터 경감신청을 받아 경감한다.

(8) 장기요양인정의 신청자격

장기요양인정을 신청할 수 있는 자는 노인 등으로서 다음 각 호의 어느 하나에 해당하는 자격을 갖추어야 한다.

1. 장기요양보험가입자 또는 그 피부양자
2. 「의료급여법」 제3조제1항에 따른 수급권자

2) 급여대상 및 등급판정[건15]

(1) 급여대상

노인장기요양보험은 65세 이상 노인 또는 65세 미만 노인성 질환자(치매, 중풍, 파킨슨병 등)로서 거동이 현저히 불편하여 장기요양이 필요한 자를 대상으로 하고 있다. 대상자 여부는 6개월 이상의 기간 동안 일상생활을 혼자서 수행하기 어렵다고 인정되는 경우 등급판정위원회에서 장기요양을 받을 자(수급자)로 결정하고 심신 상태 및 요양이 필요한 정도에 따라 등급을 판정한다.

(2) 장기요양 등급판정기준

등급판정은 "건강이 매우 안좋다", "큰 병에 걸렸다." 등과 같은 주관적인 개념이 아닌 "심신의 기능상태에 따라 일상생활에서 도움(장기요양)이 얼마나 필요한가?"를 지표화한 장기요양인정점수를 기준으로 한다.

2014년 7월 1일부터 수급자간 기능상태 차이가 커진 3등급을 2개 등급으로 세분화하여 요양등급을 5등급 체계로 개편하였으며, 일상생활 수행에 어려움을 겪는 경증 치매환

표 2.5 요양등급별 상태[건20]

장기요양등급	상태싱	판정기준	조사표
1등급 (最重症)	•하루 종일 침대 위에서 생활하는 자로 스스로 움직일 수 없는 와병상태 •일상생활에서 전적으로 다른 사람의 도움 필요	장기요양인정점수가 95점 이상인 자	체위변경, 식사하기, 일어나 앉기 등 ADL에서 6개 이상 완전도움
2등급 (重症)	•일상생활에서 상당부분 다른 사람의 도움 필요 •휠체어를 이용하지만 앉은 자세를 유지하지 못함 •하루 중 대부분의 시간을 침대 위에서 지내는 경우가 많음	장기요양인정점수가 75점 이상 95점 미만인 자	식사하기, 일어나 앉기, 세수하기, 양치질하기 등 ADL에서 5개 이상 부분도움
3등급 (中等症)	•일상생활에서 부분적으로 다른 사람의 도움이 필요 •다른 사람의 도움을 받아야만 외출 가능	장기요양인정점수가 60점 이상 75점 미만인 자	양치하기, 세수하기 등 ADL에서 3~5개 정도 부분도움
4등급	•일상생활에서 일정 부분 다른 사람의 도움이 필요	장기요양인정점수 51점 이상 60점 미만인 자	
5등급 (치매특별등급)	•인지 기능장애와 문제행동(BPSD)으로 일상생활 수행에 어려움을 겪음 •치매(노인성 질병에 해당하는 치매로 한정)환자	장기요양인정점수 45점 이상 51점 미만인 자+의사소견서	
인지지원등급	•치매(노인성 질병에 해당하는 치매로 한정)환자	장기요양인정점수 45점 미만인 자	
등급 외 (經症)	•식사·배설·옷 벗고 입기 모두가 대체로 자립이나, 생활 관리능력이 저하하는 등으로 가끔 지원 필요		목욕, 옷 벗고 입기 등 ADL에서 1~2개 부분도움

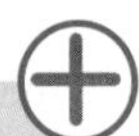

ADL(Activities of Daily Livings, 일상생활 수행능력)

① 옷 갈아입기, ② 세수, 양치질 및 머리 감기, ③ 목욕하기, ④ 식사하기, ⑤ 누웠다가 일어나 방문 밖으로 나오기, ⑥ 화장실 이용하기, ⑦ 대소변 조절하기(失禁)

표 2.6 요양욕구 5개 영역, 요양인정 52개 조사항목

<table>
<tr><th>영역</th><th colspan="4">항목</th></tr>
<tr><td>신체기능
(12항목)</td><td colspan="2">• 옷 벗고 입기
• 식사하기
• 일어나 앉기
• 화장실 사용하기</td><td>• 세수하기
• 목욕하기
• 옮겨 앉기
• 대변 조절하기</td><td>• 양치질하기
• 체위변경하기
• 방 밖으로 나오기
• 소변 조절하기</td></tr>
<tr><td>인지기능
(7항목)</td><td colspan="2">• 단기 기억장애
• 날짜 불인지
• 장소 불인지
• 나이·생년월일 불인지</td><td>• 지시 불인지
• 상황 판단력 감퇴
• 의사소통·전달 장애</td><td></td></tr>
<tr><td>행동변화
(14항목)</td><td colspan="2">• 망상
• 환각, 환청
• 슬픈 상태, 울기도 함
• 불규칙수면, 주야혼돈
• 도움에 저항</td><td>• 서성거림, 안절부절못함
• 길을 잃음
• 폭언, 위협행동
• 밖으로 나가려 함
• 의미 없거나 부적절한 행동</td><td>• 물건 망가트리기
• 돈/물건 감추기
• 부적절한 옷 입기
• 대/소변 불결 행위</td></tr>
<tr><td>간호처치
(9항목)</td><td colspan="2">• 기관지 절개관 간호
• 흡인
• 산소요법</td><td>• 경관 영양
• 욕창간호
• 암성통증간호</td><td>• 도뇨관리
• 장루간호
• 투석간호</td></tr>
<tr><td rowspan="2">재활
(10항목)</td><td colspan="2">운동장애(4항목)</td><td colspan="2">관절제한(6항목)</td></tr>
<tr><td>• 우측상지
• 좌측상지</td><td>• 우측하지
• 좌측하지</td><td>• 어깨관절
• 고관절
• 손목 및 수지관절</td><td>• 팔꿈치관절
• 무릎관절
• 발목관절</td></tr>
</table>

표 2.7 8개 서비스군[요4]

<table>
<tr><td rowspan="5">신체
수발</td><td>청결</td><td>세면도움, 구강관리, 몸 청결, 머리감기, 몸 단장, 기타 청결관계 서비스</td></tr>
<tr><td>배설</td><td>이동보조, 배뇨도움, 배변도움, 기저귀 교환, 기타 배설관련 서비스</td></tr>
<tr><td>식사</td><td>상차리기, 식사보조, 음료수 준비, 기타 식사관련 서비스</td></tr>
<tr><td>기능보조</td><td>일어나 앉기·서 있기 연습도움, 기구사용 운동보조, 이동도움, 체위변경, 신체기능 유지 등 기능보조</td></tr>
<tr><td>간접지원</td><td>청소, 세탁, 설거지, 요리 및 식사준비, 의사소통, 침구린넨 교환, 환경관리, 주변정돈, 물품, 장보기, 산책, 외출 시 동행, 기타 가사지원 서비스</td></tr>
<tr><td colspan="2">행동변화대응</td><td>배회, 불결행위, 폭언·폭행 등 행동변화에 대한 대처, 그 밖의 행동변화에 대응</td></tr>
<tr><td colspan="2">간호처치</td><td>관찰 및 측정, 투약 및 주사, 호흡기 간호, 피부간호, 영양간호, 온냉요법, 배설간호, 의사진료 보조, 기타 간호처치</td></tr>
<tr><td colspan="2">재활훈련</td><td>신체기능 훈련, 기본동작 훈련, 일상생활동작 훈련, 물리치료, 언어치료, 작업치료, 기타 기능훈련</td></tr>
</table>

자에게 장기요양서비스를 제공하기 위해 치매특별등급을 신설하였다.

치매특별등급은 인지기능 장애와 문제행동(BPSD : Behavioral and Psychological Symptoms of Dementia)으로 일상생활 수행에 어려움을 겪는 노인(65세 미만 치매환자 포함)을 대상으로 한다.

2017년 12월 26일에는 장기요양 5등급 아래에 장기요양 인지지원등급을 신설하였다.

[표 2.6]은 장기요양인정조사표의 조사항목들을 보여 준다.

(3) 장기요양 서비스 이용절차[요4]

① 장기요양인정의 신청

장기요양인정을 신청하는 자(이하 "신청인"이라 함)는 공단에 보건복지부령으로 정하는 바에 따라 장기요양인정신청서(이하 "신청서"라 함)에 의사 또는 한의사가 발급하는 소견서(이하 "의사소견서"라 함)를 첨부하여 제출하여야 한다. 다만, 의사소견서는 공단이 등급판정위원회에 자료를 제출하기 전까지 제출할 수 있다. 그럼에도 불구하고 거동이 현저하게 불편하거나 도서·벽지 지역에 거주하여 의료기관을 방문하기 어려운 자 등 대통령령으로 정하는 자는 의사소견서를 제출하지 아니할 수 있다.

치매특별등급은 장기요양 신청 시 장기요양 인정조사 외에 별도로 치매를 진단받아야 대상자로 선정될 수 있으므로, 치매전문교육을 받은 의료인의 소견이 포함된 "치매특별등급용 의사소견서"를 발급받아 제출하여야 한다.

② 장기요양인정 신청의 조사

공단은 신청서를 접수한 때 소속 직원으로 하여금 신청인의 심신 상태와 신청인에게 필요한 장기요양급여의 종류 및 내용 등을 조사하게 하여야 한다. 다만, 지리적 사정 등으로 직접 조사하기 어려운 경우 또는 조사에 필요하다고 인정하는 경우 특별자치시·특별자치도·시·군·구에 대하여 조사를 의뢰하거나 공동으로 조사할 것을 요청할 수 있다.

장기요양인정 신청내용을 조사하는 공단의 직원은 장기요양인정조사표에 따라 조사결과서를 작성하여야 한다.

③ 등급판정

공단은 조사가 완료된 때 조사결과서, 신청서, 의사소견서, 그 밖에 심의에 필요한 자료를 제52조에 따른 장기요양등급판정위원회(이하 "등급판정위원회"라 함)에 제출하여야 한다. 등급판정위원회는 신청인이 장기요양인정의 신청자격요건을 충족하고 6개월 이상 동안 혼자서 일상생활을 수행하기 어렵다고 인정하는 경우 심신 상태 및 장기요양이 필요한 정도 등 대통령령으로 정하는 등급판정기준에 따라 장기요양급여를 받을 자(이하 "수급자"라 함)로 판정한다.

④ 장기요양인정서 송부

공단은 등급판정위원회가 장기요양인정 및 등급판정의 심의를 완료한 경우 지체 없이 장기요양등급, 장기요양급여의 종류 및 내용 등이 포함된 장기요양인정서를 작성하여 수급자에게 송부하여야 한다. 이때 장기요양급여를 원활히 이용할 수 있도록 월 한도액 범위 안에서 표준장기요양이용계획서를 작성하여 이를 함께 송부하여야 한다.

공단은 장기요양인정서를 작성할 경우 장기요양급여의 종류 및 내용을 정하는 때 다음 사항들을 고려하여 정하여야 한다.

- 수급자의 장기요양등급 및 생활환경
- 수급자와 그 가족의 욕구 및 선택
- 시설급여를 제공하는 경우 장기요양기관이 운영하는 시설 현황

⑤ 장기요양급여의 신청

수급자는 장기요양급여를 받으려면 장기요양기관에 장기요양인정서를 제시하여야 한다. 다만, 장기요양인정서를 제시하지 못하는 경우에는 장기요양기관은 공단에 전화나 인터넷 등을 통하여 자격을 확인할 수 있다. 수급자 중 「의료급여법」에 따른 수급권자는 주소지를 관할하는 특별자치시장·특별자치도지사·시장·군수·구청장에게 장기요양급여를 신청하여야 한다.

장기요양기관은 급여를 받으려는 수급자의 본인 여부, 장기요양등급, 장기요양인정 유효기간, 장기요양급여의 종류 및 내용, 본인일부부담금 감경여부 등을 확인하여야 한다.

장기요양인정조사표

※ [ ]에는 해당되는 곳에 √표를 합니다. (제1쪽 앞면)

1. 일반사항

<table>
<tr><td>① 구분</td><td colspan="5">[ ] 장기요양인정신청 [ ] 갱신신청 [ ] 등급변경신청 [ ] 이의신청</td></tr>
<tr><td rowspan="2">② 조사원</td><td>성명</td><td></td><td>소속(지사)</td><td colspan="2"></td></tr>
<tr><td>조사장소</td><td></td><td>조사일시</td><td colspan="2"></td></tr>
<tr><td rowspan="6">③ 신청인
(본인)</td><td>성명</td><td></td><td>생년월일</td><td colspan="2"></td></tr>
<tr><td>전화번호</td><td></td><td>도서·벽지 대상자</td><td colspan="2">[ ] 도서지역
[ ] 벽지지역</td></tr>
<tr><td>주민등록지</td><td colspan="4"></td></tr>
<tr><td>실제 거주지</td><td colspan="4"></td></tr>
<tr><td>장기요양등급</td><td></td><td>인정유효기간</td><td colspan="2"></td></tr>
<tr><td>보호자 또는
주 수발자
성명(관계)</td><td>( )</td><td>보호자 또는 주 수발자
전화번호</td><td colspan="2"></td></tr>
<tr><td>④ 참석인</td><td>성명</td><td>신청인과의 관계</td><td></td><td>전화번호</td><td></td></tr>
<tr><td>⑤ 주거상태</td><td colspan="5">[ ]자택 [ ]노인요양시설 [ ]단기보호시설
[ ]양로시설 [ ]요양병원 [ ]기타 병·의원 [ ]기타( )</td></tr>
<tr><td rowspan="2">⑥ 동거인</td><td colspan="5">현재 신청인과 동거하는 자에 대해 복수표시 가능</td></tr>
<tr><td>[ ]독거
[ ]손자녀</td><td>[ ]부부
[ ]친척</td><td>[ ]부모
[ ]친구·이웃</td><td colspan="2">[ ]자녀(며느리, 사위 포함)
[ ]입소시설 관계자 [ ]기타( )</td></tr>
<tr><td rowspan="4">⑦ 현재 받고 있는 급여
(과거 3개월간 평균 횟수·일수 기록)</td><td>재가급여</td><td>[ ]방문요양(회/주)
[ ]방문목욕(회/주)
[ ]방문간호(회/주)</td><td colspan="3">[ ]단기보호(일/주)
[ ]주·야간보호(일/주)
[ ]주·야간보호시설 내 치매전담실 이용(일/주)
[ ]복지용구(구입·내여)</td></tr>
<tr><td>시설급여</td><td colspan="4">[ ]노인요양시설 [ ]노인요양시설 내 치매전담실
[ ]노인요양공동생활가정 [ ]치매전담형 노인요양공동생활가정</td></tr>
<tr><td>특별
현금급여</td><td colspan="4">[ ]가족요양비 [ ]특례요양비 [ ]요양병원간병비</td></tr>
<tr><td>그 밖의
서비스</td><td colspan="4">[ ]노인돌봄서비스 [ ]가사간병방문도움
[ ]보건소사업( ) [ ]개인간병인
[ ]치매상담센터 [ ]기타( )</td></tr>
<tr><td rowspan="5">⑧ 희망급여
종류</td><td colspan="5">현재 신청인이 희망하는 급여에 대해 복수표시 가능</td></tr>
<tr><td>재가급여</td><td colspan="4">[ ]방문요양 [ ]방문목욕 [ ]방문간호
[ ]단기보호 [ ]주·야간보호
[ ]주·야간보호시설 내 치매전담실 이용 [ ]복지용구(구입·대여)</td></tr>
<tr><td>시설급여</td><td colspan="4">[ ]노인요양시설 [ ]노인요양시설 내 치매전담실
[ ]노인요양공동생활가정 [ ]치매전담형 노인요양공동생활가정</td></tr>
<tr><td>특별
현금급여</td><td colspan="4">[ ]가족요양비 [ ]특례요양비 [ ]요양병원간병비</td></tr>
<tr><td colspan="2">1순위 희망급여종류 및 내용</td><td colspan="3"></td></tr>
<tr><td colspan="2">⑨ 등급외 판정 시 희망 서비스
(등급외 판정 시 지역사회 자원 연계를 위한 참고자료 입니다.)</td><td colspan="4">[ ]노인돌봄서비스 [ ]보건소 사업 [ ]노인 일자리 사업
[ ]치매상담센터 [ ]주거개선사업 [ ]무료진료연계
[ ]급식 및 도시락 반찬 [ ]건강운동교실 [ ]가사간병방문도움
[ ]활동보조 [ ]목욕·이미용 [ ]여가, 문화, 교육
[ ]말벗 [ ]기타( ) [ ]거부</td></tr>
<tr><td>⑩ 등록장애</td><td colspan="5">※장애의 종류 및 등급 기록</td></tr>
</table>

<참고사항>

210mm×297mm[백상지 80g/㎡]

2. 장기요양인정 · 욕구사항

○ 신청인의 기능상태 등에 대한 정보를 종합하여 다음의 해당란에 √표로 표시함.
○ 각 항목 아래의 빈칸에 특기사항을 기록함.

가. 신체기능(기본적 일상생활 기능) 영역

1) 최근 한 달간의 상황을 종합하여 일상생활에서 다음과 같은 동작을 할 때 다른 사람의 도움을 받는 정도를 평가하여 해당란에 √표로 표시함.

항 목	기능 자립 정도		
	완전 자립	부분 도움	완전 도움
① 옷 벗고 입기			
② 세수하기			
③ 양치질하기			
④ 목욕하기			
⑤ 식사하기			
⑥ 체위 변경하기			
⑦ 일어나 앉기			
⑧ 옮겨 앉기			
⑨ 방 밖으로 나오기			
⑩ 화장실 사용하기			
⑪ 대변 조절하기			
⑫ 소변 조절하기			
⑬ 머리감기			

2) 일상생활 자립도

장애노인(와상도)	[ ]정상	[ ]생활 자립	[ ]준 와상 상태	[ ]완전 와상 상태
치매노인(인지증)	[ ]자립	[ ]불완전 자립	[ ]부분 의존	[ ]완전 의존

※ 신청인의 평소 일상생활 자립정도를 종합하여 각각의 항목 해당란에 √표로 표시함.

나. 사회생활기능(수단적 일상생활 기능) 영역

최근 한 달간의 상황을 종합하여 일상생활에서 다음과 같은 동작을 할 때 다른 사람의 도움을 받는 정도를 평가하여 해당란에 √표로 표시함.

항 목	기능 자립 정도		
	완전 자립	부분 도움	완전 도움
① 집안일 하기			
② 식사 준비하기			
③ 빨래하기			
④ 금전 관리			
⑤ 물건 사기			
⑥ 전화 사용하기			
⑦ 교통수단 이용하기			
⑧ 근거리 외출하기			
⑨ 몸 단장하기			
⑩ 약 챙겨먹기			

다. 인지기능 영역

최근 한 달간의 상황을 종합하여 신청인이 보였던 증상에 √표로 표시함.

항 목	증 상 여 부	
	예	아니오
① 방금 전에 들었던 이야기나 일을 잊는다.		
② 오늘이 몇 월 며칠인지 모른다.		
③ 자신이 있는 장소를 알지 못한다.		
④ 자신의 나이와 생일을 모른다.		
⑤ 지시를 이해하지 못한다.		
⑥ 주어진 상황에 대한 판단력이 떨어져 있다.		
⑦ 의사소통이나 전달에 장애가 있다.		
⑧ 계산을 하지 못한다.		
⑨ 하루 일과를 이해하지 못한다.		
⑩ 가족이나 친척을 알아보지 못한다.		

라. 행동변화 영역

최근 한 달간의 상황을 종합하여 신청인이 보였던 증상에 √표로 표시함.

항 목	증 상 여 부	
	예	아니오
① 사람들이 무엇을 훔쳤다고 믿거나 자기를 해하려 한다고 잘못 믿고 있다.		
② 헛것을 보거나 환청을 듣는다.		
③ 슬퍼 보이거나 기분이 처져 있으며 때로 울기도 한다.		
④ 밤에 자다가 일어나 주위 사람을 깨우거나 아침에 너무 일찍 일어난다. 또는 낮에는 지나치게 잠을 자고 밤에는 잠을 이루지 못한다.		
⑤ 주위사람이 도와주려 할 때 도와주는 것에 저항한다.		
⑥ 한군데 가만히 있지 못하고 서성거리거나 왔다 갔다 하며 안절부절 못한다.		
⑦ 길을 잃거나 헤맨 적이 있다. 외출하면 집이나 병원, 시설로 혼자 들어올 수 없다.		
⑧ 화를 내며 폭언이나 폭행을 하는 등 위협적인 행동을 보인다.		
⑨ 혼자서 밖으로 나가려고 해서 눈을 뗄 수가 없다.		
⑩ 물건을 망가뜨리거나 부순다.		
⑪ 의미 없거나 부적절한 행동을 자주 보인다.		
⑫ 돈이나 물건을 장롱같이 찾기 어려운 곳에 감춘다.		
⑬ 옷을 부적절하게 입는다.		
⑭ 대소변을 벽이나 옷에 바르는 등의 행위를 한다.		
⑮ 가스불이나 담뱃불, 연탄불과 같은 화기를 관리할 수 없다.		
⑯ 혼자 있는 것을 두려워하여 누군가 옆에 있어야 한다.		
⑰ 이유 없이 크게 소리치고 고함을 친다.		
⑱ 공공장소에서 부적절한 성적 행동을 한다.		
⑲ 음식이 아닌 물건 등을 먹는다.		
⑳ 쓸데없이 간섭하거나 참견한다.		
㉑ 식습관 및 식욕변화를 보이거나 이유 없이 식사를 거부한다.		
㉒ 귀찮을 정도로 붙어서 따라 다닌다.		

마. 간호처치 영역

최근 2주간의 상황을 종합하여 해당란에 √표로 표시함.

항목	증상 유무		항목	증상 유무	
	있다	없다		있다	없다
① 기관지 절개관 간호			⑥ 암성통증 간호		
② 흡인			⑦ 도뇨(導尿) 관리		
③ 산소요법			⑧ 장루(창자샛길) 간호		
④ 욕창 간호			⑨ 투석 간호		
⑤ 경관 영양			⑩ 당뇨발 간호		

※ 암성통증 간호에 해당되지 않는 통증이 있을 경우 특기사항에 기록함.
※ 당뇨발 간호에 해당되지 않는 상처가 있을 경우 특기사항에 기록함.

바. 재활 영역

반드시 각 항목을 신청인이 직접 수행하도록 한 후 해당란에 √표로 표시함.

항목	운동장애 정도		
	운동장애 없음	불완전 운동장애	완전 운동장애
① 우측상지			
② 좌측상지			
③ 우측하지			
④ 좌측하지			

항목	관절제한 정도		
	제한 없음	한쪽관절 제한	양관절 제한
⑤ 어깨관절			
⑥ 팔꿈치관절			
⑦ 손목 및 수지관절			
⑧ 엉덩관절			
⑨ 무릎관절			
⑩ 발목관절			

사. 복지용구

현재 보유하고 있거나, 이용하기를 희망하는 복지용구의 해당란에 √표로 표시함.

용구	보유	희망	용구	보유		희망	
				구입	대여	구입	대여
① 이동변기			⑪ 수동휠체어				
② 목욕의자			⑫ 전동침대				
③ 성인용 보행기			⑬ 수동침대				
④ 안전손잡이			⑭ 욕창예방 매트리스				
⑤ 미끄럼 방지용품 *			⑮ 이동 욕조				
⑥ 간이변기(간이대변기 · 소변기)			⑯ 목욕리프트				
⑦ 지팡이			⑰ 배회감지기				
⑧ 욕창예방 방석			⑱ 경사로				
⑨ 자세변환 용구							
⑩ 요실금 팬티							

* 미끄럼 방지용품: 미끄럼방지매트, 미끄럼방지액, 미끄럼방지양말

※ 신청인이 필요하다고 생각하지만 급여이용을 희망하지 않거나 그 밖에 의견이 있다면 특기사항에 기록함.

아. 지원형태

① 주 수발자	[ ]없음 [ ]배우자 [ ]부모 [ ]자녀(며느리, 사위 포함) [ ]손자녀 [ ]친척 [ ]친구 · 이웃 [ ]간병인 [ ]자원봉사자 [ ]기타( )
② 주 수발자의 도움영역	[ ]신체기능 [ ]사회생활기능 [ ]정서적 지지
③ 하루 종일 혼자 있음	[ ]예 [ ]아니오

자. 환경 평가

주거 상황이 건강에 해롭거나 지내기 어려운 환경을 만드는지 평가
(조명, 바닥 상태, 욕실 및 화장실 환경, 부엌 환경, 냉방과 난방, 개인안전, 환기 등)

① 조명(눈부심, 그림자, 스위치 위치 등)	[ ]양호 [ ]불량
② 바닥과 벽지 (마룻바닥, 벽지상태)	[ ]양호 [ ]불량
③ 계단(계단 난간 위치)	[ ]양호 [ ]불량
④ 주방(가스기구, 조리기구 위치)	[ ]양호 [ ]불량
⑤ 문턱 여부(현관, 방, 화장실)	[ ]유 [ ]무
⑥ 난방과 환기(적정수준의 온도와 환기)	[ ]양호 [ ]불량
⑦ 화장실 세면대 설치 여부	[ ]유 [ ]무
⑧ 좌변기 여부	[ ]유 [ ]무
⑨ 온수 여부	[ ]유 [ ]무
⑩ 욕조 여부	[ ]유 [ ]무

차. 시력・청력 상태

① 시력 상태	[ ] ㄱ. 정상 [ ] ㄴ. 1미터 떨어진 달력은 읽을 수 있으나 더 먼 거리는 보이지 않는다. [ ] ㄷ. 눈앞에 근접한 글씨는 읽을 수 있으나 더 먼 거리는 보이지 않는다. [ ] ㄹ. 거의 보이지 않는다. [ ] ㅁ. 보이는지 판단 불능
② 청력 상태	[ ] ㄱ. 정상 [ ] ㄴ. 보통의 소리를 듣기도 하고, 못 듣기도 한다. [ ] ㄷ. 큰 소리는 들을 수 있다. [ ] ㄹ. 거의 들리지 않는다. [ ] ㅁ. 들리는지 판단 불능

카. 질병 및 증상

신청인이 현재 앓고 있는 질병 또는 증상에 대해 해당란에 √표로 표시함.

① 질병 및 증상	[ ] ㄱ. 없음 [ ] ㄴ. 치매 [ ] ㄷ. 중풍(뇌졸중) [ ] ㄹ. 고혈압 [ ] ㅁ. 당뇨병 [ ] ㅂ. 관절염(퇴행성, 류마티스) [ ] ㅅ. 요통, 좌골통(디스크탈출증, 척수관협착증) [ ] ㅇ. 일상생활에 지장이 있을 정도의 호흡곤란(심부전, 만성폐질환, 천식) [ ] ㅈ. 난청 [ ] ㅊ. 백내장, 녹내장 등 시각 장애 [ ] ㅋ. 골절, 탈골 등 사고로 인한 후유증 [ ] ㅌ. 암(진단명:) [ ] ㅍ. 기타 (진단명:)

② 주요 질병 및 증상

①에서 파악된 내용 가운데 신청인의 현재 기능상태 저하에 가장 직접적인 원인이 되고 비중이 높은 항목 한 가지만 √표로 표시함.

[ ] ㄱ. 치매　[ ] ㄴ. 중풍　[ ] ㄷ. 치매 + 중풍
[ ] ㄹ. 고혈압　[ ] ㅁ. 당뇨병　[ ] ㅂ. 관절염
[ ] ㅅ. 요통, 좌골통
[ ] ㅇ. 일상생활에 지장이 있을 정도의 호흡곤란
[ ] ㅈ. 난청　[ ] ㅊ. 백내장, 녹내장 등 시각 장애
[ ] ㅋ. 골절, 탈골 등 사고로 인한 후유증　[ ] ㅌ. 암
[ ] ㅍ. 기타 (진단명:) ※1가지 진단명만 적으십시오.

노인장기요양보험법 시행규칙 [별지 제6호서식] 〈개정 2019. 6. 12.〉

발급번호 : 발행일 :

장기요양인정서

성　　명		생년월일	
장기요양 인정번호		장기요양등급	
유효기간		장기요양급여의 종류 및 내용	
장기요양등급 판정위원회 의견			

관리지사		전화 번호	
주소		홈페 이지	www.longtermcare.or.kr

국민건강보험공단 이사장 직인

수급자 안내사항

1. 수급자가 장기요양급여를 받기 위해서는 장기요양기관에 장기요양인정서를 제시하여야 합니다.
2. 「노인장기요양보험법」 제40조에 따라 「의료급여법」 제3조제1항제1호에 따른 의료급여를 받는 사람은 본인부담금이 면제되고, 「의료급여법」 제3조제1항제1호 외의 규정에 따른 의료급여를 받는 사람은 본인부담금이 60% 경감됩니다.
3. 장기요양급여는 월 한도액 범위 내에서 이용이 가능하며, 이를 초과하는 비용 및 비급여비용은 본인이 전액 부담합니다.
4. 장기요양보험료를 6회 이상 납부하지 아니하면 장기요양급여를 받을 수 없습니다.
5. 장기요양인정 등급판정결과에 대해 이의가 있는 경우 통보를 받은 날로부터 90일 이내에 공단에 증명서류를 첨부하여 심사청구할 수 있습니다.
6. 장기요양인정의 갱신신청을 하려는 경우에는 유효기간이 끝나기 90일 전부터 30일 전까지의 기간 동안에 공단에 신청해야 합니다.
7. 장기요양급여의 종류 및 내용이 "가족요양비" 인 경우 「노인장기요양보험법」제27조의2 및 같은 법 시행규칙 제21조의3에 따라 지급계좌를 특별현금급여수급계좌로 신청 · 변경 할 수 있습니다.
8. 「노인장기요양보험법」 제15조제4항에 따라 거짓이나 그 밖의 부정한 방법 등으로 장기요양인정을 받은 것으로 의심되는 경우 공단은 인정조사를 실시하여 다시 등급판정을 할 수 있습니다.

210mm× 297mm[백상지 80g/㎡]

노인장기요양보험법 시행규칙 [별지 제7호서식] 〈개정 2019. 6. 12.〉

장기요양인정번호 L0000000000 -(이용계획서번호)

표준장기요양이용계획서

본 서식은 수급자가 장기요양급여를 원활히 이용할 수 있도록 발급하는 이용계획서로 장기요양기관과 급여계약 체결 시 제시하시기 바랍니다.

성 명				생년월일		
장기요양등급		등급		인정유효기간		
재가급여(월 한도액)		1개월당	원	본인부담율(%) ※ 발급일 기준	재가	%
시설급여	노인요양시설 일반	1일당	원			
	노인요양시설 치매전담실 가형	1일당	원			
	노인요양시설 치매전담실 나형	1일당	원		시설	%
	노인요양공동생활가정 일반	1일당	원			
	노인요양공동생활가정 치매전담형	1일당	원			

장기요양 필요영역	장기요양 욕구	장기요양 목표	장기요양 필요내용
수급자 희망급여			
유 의 사 항			

장기요양 이용계획 및 비용 (급여비용 기준일 : 0000-00-00)

급여종류	횟 수			장기요양급여비용	본인부담금
	주		회	원	원
	월		회	원	원
합계				원	원
복지용구					

☎ 000-0000-0000 지사 담당자

년 월 일

국민건강보험공단 이사장 직인

(4) 등급판정위원회의 심의·판정

장기요양인정 및 장기요양등급 판정 등을 심의하기 위하여 공단에 장기요양등급판정위원회를 둔다. 등급판정위원회는 특별자치시·특별자치도·시·군·구 단위로 설치한다. 다만, 인구 수 등을 고려하여 하나의 특별자치시·특별자치도·시·군·구에 2 이상의 등급판정위원회를 설치하거나 2 이상의 특별자치시·특별자치도·시·군·구를 통합하여 하나의 등급판정위원회를 설치할 수 있다.

등급판정위원회 위원은 의료인, 사회복지사, 특별자치시·특별자치도·시·군·구 소속 공무원, 그밖에 법학 또는 장기요양에 관한 학식과 경험이 풍부한 자로 위원장 1인을 포함하여 15인의 위원으로 구성하며 임기는 3년으로 한다. 다만, 공무원인 위원의 임기는 재임기간으로 한다.

등급판정위원회는 방문조사 결과, 의사소견서, 특기사항을 기초로 신청인의 기능상태 및 장기요양이 필요한 정도 등을 등급판정 기준에 따라 다음과 같이 심의 및 판정하고 있다.

등급판정위원회는 신청인이 신청서를 제출한 날부터 30일 이내에 장기요양등급판정을 완료하여야 한다.

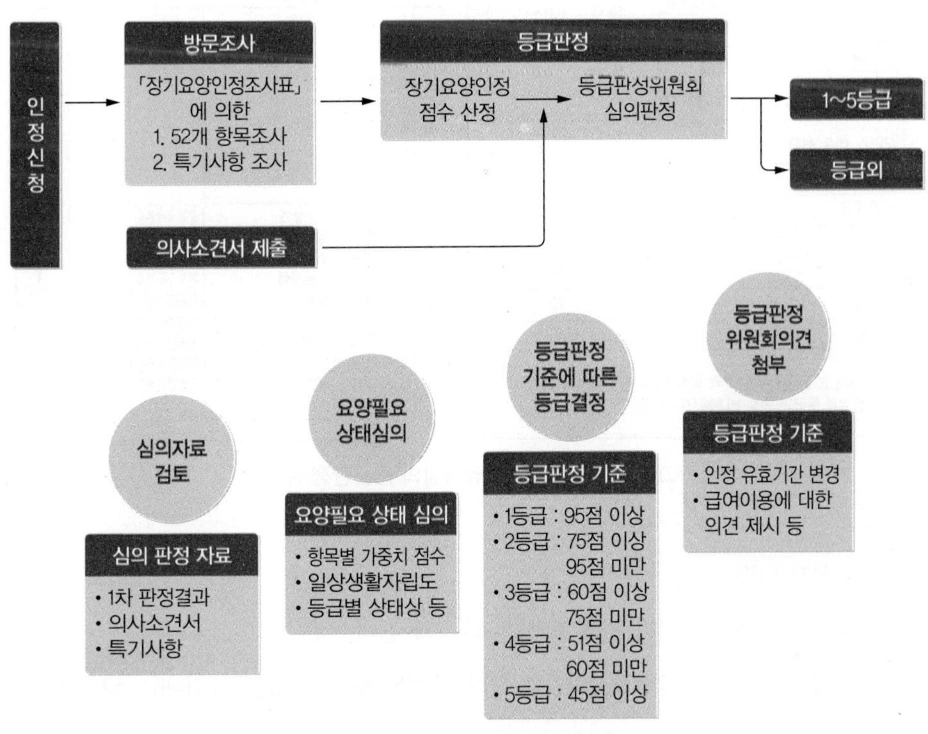

그림 2.2 노인장기요양보험의 등급판정 절차[백1]

가. 1차 판정 결과 : (3) 등급 / 요양인정점수 : (73.9) 점

구분	계	청결	배설	식사	기능보조	행동변화	간접지원	간호처치	재활훈련
점수	73.9	13.0	8.3	11.5	6.4	0.6	17.9	9.6	4.8
통상적인 예(표기)				△					

* 요양인정점수가 통상적인 예(신뢰구간 95%)를 벗어난 경우 △표기
* 경고코드 : 09, 16

다. 영역별 기능상태 원점수

구분	신체기능	인지기능	행동변화	간호처치	재활
점수	26.0	5.0	2.0	1.0	19.0
통상적인 예(표기)	△				

라. 조사항목의 영역별 가중치 부과 100 득점

신체기능	인지기능	행동변화	간호처치	재활
54.0	70.6	15.6	4.5	67.6

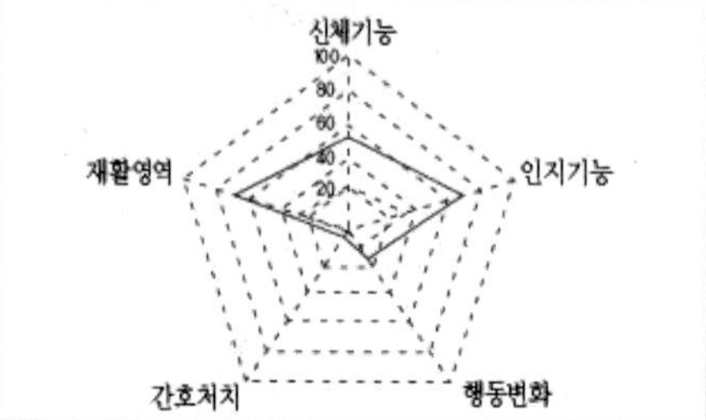

신체기능
100
80
60
40
20
재활영역
인지기능
간호처치
행동변화

마. 장애 · 치매성노인의 일상생활자립도 및 등급별 분포

구분		치매성노인			
		자립	불완전	부분의존	완전의존
신체기능	정상				
	생활자립			△	
	준와상				
	완전와상				

1등급 : 9.6 %
2등급 : 46.7 %
3등급 : 41.8 %
등급외 : 1.9 %

바. 서비스 이용 현황

가. 방문요양	회/ 월
나. 방문목욕	회/ 월
다. 방문간호	회/ 월
라. 주 · 야간보호	회/ 월
마. 단기보호	회/ 월
바. 복지욕구	품목/ 년

* 「의사소견서」는 인정조사 결과와 일치 하지 않은 경우에 표기되며, 1차 판정결과 등급과 단순 비교해서는 안됨

나. 인정조사 항목

	항목	조사결과	의사소견서	전회결과
신체기능 12	1. 옷 벗고 입기	완전도움		
	2. 세수하기	완전도움		
	3. 양치질하기	부분도움		
	4. 목욕하기	완전도움		
	5. 식사하기	부분도움		
	6. 체위 변경하기			
	7. 일어나 앉기			
	8. 옮겨 앉기	부분자립		
	9. 방밖으로 나오기	완전도움	평가불가	
	10. 화장실 사용하기	완전도움		
	11. 대변 조절하기			
	12. 소변 조절하기	부분도움		
인지기능 7	1. 단기 기억장애	예		
	2. 날짜 불인지	예		
	3. 장소 불인지	예		
	4. 나이 · 생년월일 불인지	아니오	약간문제	
	5. 지시 불인지			
	6. 상황 판단력 감퇴	예		
	7. 의사소통 · 전달장애	예	판정불가	
행동변화 14	1. 망상			
	2. 환각 · 환청			
	3. 슬픈상태 · 울기도함			
	4. 불규칙한 수면 · 주야혼돈			
	5. 도움에 저항			
	6. 서성거림 · 안절부절 못함			
	7. 길을 잃음			
	8. 폭언 · 위협행동			
	9. 밖으로 나가려함			
	10. 물건 망가트리기	예		
	11. 의미없거나 부적절한 행동	예		
	12. 돈 · 물건 감추기			
	13. 부적절한 옷 입기			
	14. 대 · 소변 불결행위			
간호처치 9	1. 기관지 절개 간호			
	2. 흡인			
	3. 산소요법			
	4. 욕창간호			
	5. 경관영양			
	6. 암성 통증간호			
	7. 도뇨관리			
	8. 장루간호			
	9. 투석간호			
재활 10	1. 우측상지 운동장애	운동장애없음	4	
	2. 좌측상지 운동장애	완전운동장애	1	
	3. 우측하지 운동장애	운동장애없음	4	
	4. 좌측하지 운동장애	완전운동장애	1	
	5. 어깨관절 제한	한쪽관절제한		
	6. 팔꿈치관절 제한	한쪽관절제한		
	7. 손목 및 수지관절 제한	한쪽관절제한		
	8. 고관절 제한	한쪽관절제한		
	9. 무릎관절 제한	한쪽관절제한		
	10. 발목관절 제한			

그림 2.3 노인장기요양보험의 등급판정 예시

(5) 등급 산정 방법

장기요양인정조사표에 의한 산정 방법은 다음과 같다.

① 조사원이 "장기요양인정조사표"에 따라 작성된 심신 상태를 나타내는 52개 항목을 조사

② 조사표에 조사된 각 영역별 점수 합계(원점수)를 구함

③ "요양욕구 5영역"의 100점 득점 변환점수(영역별 100점 환산 점수) 계산

④ 조사표의 요양욕구 5개 영역, 52개 항목 조사 결과와 영역별 100점 환산점수를 8개 서비스 군별 수형분석도(Tree Regression Analysis)에 적용하여 장기요양인정점수를 구함

» 수형분석(Tree Regression Analysis) : 데이터 마이닝 기법에 의하여 결과를 예측하거나 분류하고자 할 때 사용하는 통계적인 방법으로, 수형분석의 역할은 노인장기요양보험에서 서비스를 필요로 하는 신청인의 기능상태에 따라 필요한 서비스 양을 예측하기 위해 사용한다.

⑤ 8개 서비스 군의 요양인정점수의 합을 구함

⑥ 장기요양인정점수의 합을 등급판정기준에 적용하여 장기요양인정 여부 및 장기요양등급을 판정

신체기능(ADL)		인지기능		행동변화		간호처치		재활	
원점수	환산점수	원점수	환산점수	원점수	환산점수	원점수	환산점수	원점수	환산점수
12	.00	0	.00	0	.00	0	.00	10	.00
13	13.19	1	19.71	1	15.58	1	19.84	11	11.51
14	22.24	2	33.81	2	25.55	2	36.90	12	19.43
15	28.04	3	44.61	3	32.10	3	47.84	13	24.72
16	32.38	4	54.78	4	37.29	4	55.81	14	28.93
17	35.92	5	65.71	5	41.80	5	62.53	15	32.62
18	38.96	6	80.06	6	45.95	6	68.98	16	36.06
19	41.68	7	100.00	7	49.94	7	76.11	17	39.46
20	44.18			8	53.93	8	85.86	18	42.96
21	46.52			9	58.08	9	100.00	19	46.69
22	48.76			10	62.59			20	50.72
23	50.93			11	67.80			21	54.97
24	53.06			12	74.37			22	59.20
25	55.17			13	84.37			23	63.19
26	57.30			14	100.00			24	66.93
27	59.46							25	70.53
28	61.71							26	74.16
29	64.06							27	78.07
30	66.59							28	82.75
31	69.36							29	89.57
32	72.50							30	100.00
33	76.22								
34	81.02								
35	88.40								
36	100.00								

그림 2.4 노인장기요양보험의 영역별 점수 예시

(6) 장기요양인정

장기요양인정의 유효기간은 장기요양인정서가 수급자에게 도달한 날부터 산정하여 1년

으로 한다.

수급자는 장기요양인정의 유효기간이 만료된 후 장기요양급여를 계속하여 받고자 하는 경우 공단에 장기요양인정의 갱신을 신청하여야 한다. 장기요양인정의 갱신 신청은 유효기간이 만료되기 30일 전까지 이를 완료하여야 한다. 다만, 장기요양인정의 갱신 결과 직전 등급과 같은 등급으로 판정된 경우에는 그 갱신된 장기요양인정의 유효기간은 다음 구분에 따른다.

1. 장기요양 1등급의 경우 : 4년
2. 장기요양 2등급부터 4등급까지의 경우 : 3년
3. 장기요양 5등급 및 인지지원등급의 경우 : 2년

장기요양등급판정위원회는 장기요양 신청인의 심신 상태 등을 고려하여 장기요양인정 유효기간을 6개월의 범위에서 늘리거나 줄일 수 있다.

3) 장기요양기관의 설치·운영

(1) 장기요양기관의 지정

노인의료복지시설(「노인복지법」상 시설) 및 재가장기요양기관(「노인장기요양보험법」상 시설·인력 기준 적용)을 설치·운영하고자 하는 자는 소재지를 관할 구역으로 하는 특별자치시장·특별자치도지사·시장·군수·구청장으로부터 지정을 받아야 한다.

노인복지법	제34조(노인의료복지시설)

1. 노인요양시설 : 치매·중풍 등 노인성질환 등으로 심신에 상당한 장애가 발생하여 도움을 필요로 하는 노인을 입소시켜 급식·요양과 그 밖에 일상생활에 필요한 편의를 제공함을 목적으로 하는 시설
2. 노인요양공동생활가정 : 치매·중풍 등 노인성질환 등으로 심신에 상당한 장애가 발생하여 도움을 필요로 하는 노인에게 가정과 같은 주거여건과 급식·요양, 그 밖에 일상생활에 필요한 편의를 제공함을 목적으로 하는 시설

노인복지법	제35조(노인의료복지시설의 설치)

① 국가 또는 지방자치단체는 노인의료복지시설을 설치할 수 있다.
② 국가 또는 지방자치단체외의 자가 노인의료복지시설을 설치하고자 하는 경우에는 시장·군수·구청장에게 신고하여야 한다.

(계속)

③ 노인의료복지시설의 시설, 인력 및 운영에 관한 기준과 설치신고 및 설치허가 등에 관하여 필요한 사항은 보건복지부령으로 정한다.

노인복지법	제39조(재가노인복지시설의 설치)
① 국가 또는 지방자치단체는 재가노인복지시설을 설치할 수 있다. ② 국가 또는 지방자치단체외의 자가 재가노인복지시설을 설치하고자 하는 경우에는 시장·군수·구청장에게 신고하여야 한다. ③ 재가노인복지시설의 시설, 인력 및 운영에 관한 기준과 설치신고 등에 관하여 필요한 사항은 보건복지부령으로 정한다.	

(2) 재가장기요양기관의 설치

재가급여 중 어느 하나 이상에 해당하는 장기요양급여를 제공하고자 하는 자는 시설 및 인력을 갖추어 재가장기요양기관을 설치하고 특별자치시장·특별자치도지사·시장·군수·구청장에게 이를 신고하여야 한다. 신고를 받은 특별자치시장·특별자치도지사·시장·군수·구청장은 신고 명세를 공단에 통보하여야 한다.

의료기관이 아닌 자가 설치·운영하는 재가장기요양기관은 방문간호를 제공하는 경우 방문간호의 관리책임자로서 간호사를 둔다.

4) 장기요양급여

(1) 급여의 기본원칙

① 장기요양급여의 적정제공

장기요양급여는 노인 등의 심신 상태·생활환경과 노인 등 및 그 가족의 욕구·선택을 종합적으로 고려하여 필요한 범위 안에서 이를 적정하게 제공하여야 한다.

② 재가급여의 우선제공

장기요양급여는 수급자가 가족과 함께 생활하면서 가정에서 장기요양을 받는 재가급여를 우선적으로 제공한다.

③ 장기요양급여의 의료서비스와 연계 제공

장기요양급여는 노인 등의 심신 상태나 건강 등이 악화되지 않도록 의료서비스와 연계하여 이를 제공하여야 한다.

(2) 장기요양등급별 요양급여

① 1등급 또는 2등급인 자 : 재가급여 또는 시설급여를 이용할 수 있다.

② 3등급부터 5등급까지인 자 : 재가급여만 이용할 수 있다.

③ 3등급부터 5등급에 해당하는 자 중 다음 어느 하나에 해당하여 등급판정위원회로부터 시설급여가 필요한 것으로 인정받은 자 : 시설급여를 이용할 수 있다.

1. 동일 세대의 가족구성원으로부터 수발이 곤란한 경우
2. 주거환경이 열악하여 시설입소가 불가피한 경우
3. 심신 상태 수준이 재가급여를 이용할 수 없는 경우

④ 인지지원등급인 자 : 주·야간보호급여(주·야간보호 내 치매전담실 포함), 단기보호급여 및 기타 재가급여만을 이용할 수 있다.

(3) 장기요양급여의 종류

장기요양급여는 「노인복지법」에서는 노인의료복지시설(노인요양시설과 노인요양공동생활가정)과 재가노인복지시설(방문요양, 주·야간보호, 단기보호, 방문목욕)로 구분하고 있으며, 「노인장기요양보험법」에서는 이를 각각 시설급여와 재가급여로 달리 정의하고 있으며, 노인복지법과 달리 특별현금급여를 추가 지원하고 있다.

① 재가급여

- 방문요양 : 정신적·신체적 이유로 독립적인 일상생활을 영위하기 어려운 노인이 있는 가정에 장기요양요원이 가정을 방문하여 신체활동 및 가사활동 등 필요한 각종 서비스를 제공한다. 세부적으로 신체적 수발에 관한 사항으로 세면도움, 구강관리, 머리감기기, 몸단장, 옷 갈아입히기, 목욕도움, 식사도움, 체위변경, 이동도움, 신체기능의 유지·증진, 화장실 이용하기 등이 있으며, 일상생활지원에 관한 사항으로 가사지원(취사, 생활필수품 구매, 청소, 세탁, 주변정돈 등), 개인활동서비스(외출 시 동행·부축 등)가 있다. 또한 상담 및 교육에 관한 사항으로 지역사회 내에서의 노인의 자립생활에 관한 상담 서비스, 질환 및 장애노인 가족을 위한 상담 및 교육이 있으며, 지역사회 복지자원 발굴 및 네트워크 구축에 관한 사항으로 무의탁 노인 후원을 위한 결연사업, 지역사회 자원봉사자 등 인적자원 발굴 사업이 있다.
- 방문목욕 : 장기요양요원이 목욕설비를 갖춘 장비를 이용하여 수급자의 가정 등을 방문하여 목욕을 제공한다.

• 방문간호 : 장기요양요원인 간호사 등이 의사, 한의사 또는 치과의사의 지시서("방문간호지시서")에 따라 수급자의 가정 등을 방문하여 간호, 진료의 보조, 요양에 관한 상담 또는 구강위생 등을 제공한다. 1~4등급 방문요양(목욕) 대상자에게 "간호처치"의 적정 의료 서비스를 지원하는 건강관리서비스가 2014년 7월 신설되었다.

• 주·야간 보호 : 부득이한 사유로 가족의 보호를 받을 수 없어 일시적으로 보호가 필요한 심신이 허약한 노인과 장애 노인을 주간 또는 야간 동안 보호시설에 입소시켜 필요한 각종 편의를 제공하여 이들의 생활안정과 심신기능의 유지·향상을 도모하고, 그 가족의 신체적·정신적 부담을 덜어주기 위한 서비스이다. 세부적인 사항으로 생활지도 및 일상동작훈련 등 심신의 기능회복 및 강화를 위한 서비스, 급식 및 목욕 서비스, 취미, 오락, 운동 등 여가생활 서비스, 이용노인가족에 대한 상담 및 교육 등이 있다.

• 단기보호 : 부득이한 사유로 가족의 보호를 받을 수 없어 일시적으로 보호가 필요한 심신이 허약한 노인과 장애 노인을 보호시설에 단기간 입소시켜 보호함으로써 노인 및 노인가정의 복지증진을 도모하기 위한 서비스이다. 세부적으로 급식, 치료, 그 밖의 일상생활에 필요한 편의를 제공하는 서비스 외에 노인요양시설 또는 노인요양공동생활가정의 사업에 준하는 서비스가 있다. 단기보호 급여를 받을 수 있는 기간은 월 9일 이내로 한다. 다만, 가족의 여행, 병원치료 등의 사유로 수급자를 돌볼 가족이 없는 경우 등 보건복지부장관이 정하여 고시하는 사유에 해당하는 경우에는 1회 9일 이내의 범위에서 연간 4회까지 연장할 수 있다.

• 기타 재가급여 : 수급자의 일상생활·신체활동 지원 및 인지 기능의 유지·향상에 필요한 용구를 제공하거나 가정을 방문하여 재활에 관한 지원 등을 제공한다.

표 2.8 재가급여의 이용 대상자

재가급여	이용 대상자
가사 지원 방문목욕 방문간호 주·야간보호 단기보호	• 장기요양급여수급자 • 심신이 허약하거나 장애가 있는 65세 이상의 자 • 이용자로부터 이용비용의 전부를 수납받아 운영하는 시설의 경우에는 60세 이상의 자

② 시설급여

- 장기요양기관에 장기간 입소한 수급자에게 신체활동 지원 및 심신기능의 유지·향상을 위한 교육·훈련 등을 제공하는 장기요양급여
- 노인요양시설·노인요양공동생활가정의 입소 대상자는 [표 2.9]에 해당하는 자로서 노인성질환 등으로 요양을 필요로 하는 자이다. 입소대상자의 배우자는 65세 미만(입소자로부터 입소비용의 전부를 수납하여 운영하는 노인요양시설 또는 노인요양공동생활가정의 경우에는 60세 미만)인 경우에도 입소대상자와 함께 입소할 수 있다.

표 2.9 시설급여의 입소 대상자

시설급여	입소대상자	입소비용
노인요양시설· 노인요양공동생활가정	「노인장기요양보험법」에 따른 수급자(장기요양급여수급자)	노인장기요양보험법령이 정하는 바에 따름
	기초수급권자로서 65세 이상의 자	국가 및 지방자치단체가 전액부담
	부양의무자로부터 적절한 부양을 받지 못하는 65세 이상의 자	
	입소자로부터 입소비용의 전부를 수납하여 운영하는 노인요양시설 또는 노인요양공동생활가정의 경우는 60세 이상의 자	입소자 본인 전액부담

③ 특별현금급여

- 도서벽지 지역 등 요양시설이 없어 불가피하게 가족 등으로부터 요양을 받는 경우에 가족요양비 지급
- 가족요양비 : 공단은 다음 각 호의 어느 하나에 해당하는 수급자가 가족 등으로부터 방문요양에 상당한 장기요양급여를 받은 때 다음 기준에 따라 해당 수급자에게 가족요양비를 지급할 수 있다.
  1. 도서·벽지 등 장기요양기관이 현저히 부족한 지역으로서 보건복지부장관이 정하여 고시하는 지역에 거주하는 자
  2. 천재지변이나 그 밖에 이와 유사한 사유로 인하여 장기요양기관이 제공하는 장기요양급여를 이용하기가 어렵다고 보건복지부장관이 인정하는 자
  3. 신체·정신 또는 성격 등 다음 사유로 인하여 가족 등으로부터 장기요양을 받아야 하는 자
     - 감염병환자로서 감염의 위험성이 있는 경우

- 등록한 장애인 중 정신장애인인 경우
- 신체적 변형 등의 사유로 대인과의 접촉을 기피하는 경우

• 특례요양비 : 공단은 수급자가 장기요양기관이 아닌 노인요양시설 등의 기관 또는 시설에서 재가급여 또는 시설급여에 상당한 장기요양급여를 받은 경우 대통령령으로 정하는 기준에 따라 해당 장기요양급여비용의 일부를 해당 수급자에게 특례요양비로 지급할 수 있다.

• 요양병원 간병비 : 공단은 수급자가 요양병원에 입원한 때 대통령령으로 정하는 기준에 따라 장기요양에 사용되는 비용의 일부를 요양병원간병비로 지급할 수 있다.

표 2.10 요양급여의 종류[건21]

급여 종류	요양 내용		장기요양 요원의 범위
재가급여	방문요양	요양보호사가 신체활동 지원(세면, 목욕, 식사 도움, 체위변경 등), 인지활동 지원, 정서 지원, 가사 및 일상생활 지원(취사, 청소, 세탁 등) 등을 수급자의 기능상태 및 욕구 등을 반영하여 적절하게 제공	요양보호사, 사회복지사
	방문목욕	요양보호사 2인이 수급자의 가정을 방문하여 욕조를 활용한 전신입욕 등의 방법으로 목욕을 제공하는 장기요양급여	요양보호사 2인 이상
	방문간호	의사의 지시를 받은 간호사가 노인을 방문하여 간호서비스 제공	간호사, 간호조무사, 치과위생사(주)
	주·야간보호	하루 중 일정 시간 동안 주·야간보호시설을 이용하여 기본적 요양서비스 제공	요양보호사, 사회복지사, 간호사, 간호조무사, 물리치료사, 작업치료사
	단기보호	단기보호시설에 입소시켜 요양서비스 제공	
	기타재가급여	수급자의 일상생활·신체활동 지원에 필요한 용구를 제공하거나 가정을 방문하여 재활에 관한 지원 등을 제공하는 장기요양급여로서 대통령령으로 정하는 것	
시설급여	노인요양시설	요양에 필요한 시설과 설비 및 전문인력을 갖추고 있는 노인요양시설에 장기간 입소하여 전문요양서비스 제공	요양보호사, 사회복지사, 간호사, 간호조무사, 물리치료사, 작업치료사
	노인요양공동생활가정		
특별현금급여	가족요양비	도서벽지 지역 등 요양시설이 없어 불가피하게 가족 등으로부터 요양을 받는 경우에 지원되는 현금급여	
	특례요양비	요양인정자가 요양서비스 제공기관으로 지정되지 않은 시설 이용 시 요양서비스 비용의 일부지급(양로원, 장애인복지시설 등)	
	요양병원요양비	요양인정자가 의료법상 요양병원 입원 시 간병비(간병인 이용비)의 일부지급	

(주) 간호사로서 2년 이상의 간호 업무 경력이 있는 자, 간호조무사로서 3년 이상의 간호 보조업무 경력이 있고 보건복지부장관이 지정한 교육기관에서 소정의 교육을 이수한 자, 치과위생사(구강 위생 업무를 하는 경우로 한정)

노인돌봄종합서비스[백1]

혼자 힘으로 일상생활을 영위하기 어려운 노인에게 가사·활동 지원 또는 주간보호서비스를 제공하여 안정된 노후생활 보장 및 가족의 사회·경제적 활동 기반을 조성할 목적으로 2007년 시행되어 노인장기요양보험과 더불어 공적 노인장기요양서비스로 자리 잡고 있다.

만 65세 이상의 노인(단기가사의 경우 독거노인 또는 고령(만 75세 이상)부부 노인가구 중 가구소득, 건강 상태 등을 고려하여 돌봄서비스가 필요한 노인들을 대상으로 서비스를 제공하며, 소득 수준과 이용시간에 따른 차별적 본인부담금과 지방정부지원금이 전자바우처 형식으로 사회보장정보원에 예치·지불·관리되고 있다.

제공되는 서비스 유형은 방문서비스, 주간보호서비스, 단기가사서비스가 있으며 「사회서비스 이용 및 이용권 관리에 관한 법률」에 따라 시·군·구에 등록한 제공기관에서 서비스가 제공된다.

(4) 인지활동형 프로그램

치매특별등급 수급자에게는 인지기능 악화 방지 및 잔존능력 유지를 위해 인지활동형 프로그램을 주 3회 또는 월 12회 이상 제공한다. 인지활동형 프로그램은 치매전문교육을 이수한 장기요양요원이 회상훈련, 기억력 향상활동, 수단적 일상생활을 함께 하기(장보기, 요리하기, 전화하기 등) 등 인지기능 관련활동을 제공하고, 사회복지사 등 기관의 관리자가 프로그램 제공계획(케어플랜) 작성 등 서비스 제공을 모니터링하는 맞춤형 프로그램이다. 이 프로그램은 주·야간보호기관을 이용하거나(1일 8~12시간), 요양보호사가 가정을 방문하여 인지활동형 방문요양(1회 2시간)을 통해 이용할 수 있다. 또한 방문간호 서비스를 통해 치매약물에 대한 투약관리, 가족 대상 상담과 치매 대처기술 교육 등을 받을 수 있다.

5) 장기요양급여 비용

(1) 비급여 대상

장기요양급여의 범위에서 제외되는 사항은 다음과 같다.

1. 식사재료비
2. 상급침실 이용에 따른 추가비용 : 노인요양시설 또는 노인요양공동생활가정에서 본인이 원하여 1인실 또는 2인실을 이용하는 경우 장기요양에 소요된 총 비용에서 식사재료비, 이·미용비, 일상생활에 통상 필요한 것과 관련된 비용과 장기요양급여비용을 제외한 금액
3. 이·미용비

4. 그 외 일상생활에 통상 필요한 것과 관련된 비용으로 수급자에게 부담시키는 것이 적당하다고 보건복지부장관이 정하여 고시한 비용

(2) 급여비용의 산정방법

장기요양급여비용을 지급하기 위하여 급여유형별 특징과 급여 이용량(자원소모량)에 따른 수가의 차등화가 반영될 수 있는 재가급여수가 및 시설급여수가체계를 별도로 마련하고 있다. 장기요양등급별, 급여 종류별로 정액 또는 월 한도액으로 운영하는 포괄수가제이며, 세부적인 산정기준은 보건복지부장관이 정하여 고시(「장기요양급여 제공기준 및 급여비용 산정방법 등에 관한 고시」)한다.

시설급여는 장기요양등급별 일(日)당 정액제이며, 재가급여는 등급별 월(月) 한도액제이다.

표 2.11 급여종류별 수가체계(2022년 1월 기준)

<table>
<tr><th colspan="2">급여 종류</th><th>산정기준</th><th>비고</th></tr>
<tr><td colspan="2">시설급여(노인요양시설,
노인요양공동생활가정)</td><td>등급별 일(日당) 정액제</td><td><table><tr><th rowspan="2">분류</th><th colspan="3">등급</th></tr><tr><th>1</th><th>2</th><th>3</th></tr><tr><td>노인요양시설</td><td>74,850</td><td>69,450</td><td>64,040</td></tr><tr><td>노인요양공동생활가정</td><td>65,750</td><td>61,010</td><td>56,240</td></tr></table></td></tr>
<tr><td rowspan="6">재가
급여</td><td>방문요양</td><td>방문당 제공시간</td><td>• 30분 간격으로 수가 차등, 도서·벽지지역 교통비 가산
• 야간 20% 가산, 공휴일 30% 가산, 근로자의 날 50% 가산</td></tr>
<tr><td>방문목욕</td><td>1회 방문당 급여 제공방법에 따라</td><td>방문목욕 차량 이용(차량 내와 가정 내 목욕) 여부에 따라</td></tr>
<tr><td>방분간호</td><td>1회 방문당 급여제공시간</td><td></td></tr>
<tr><td>주·야간보호</td><td>요양등급 및 1일당 급여제공시간</td><td>• 야간 20% 가산, 공휴일 30% 가산, 근로자의 날 50% 가산
• 이동서비스 제공</td></tr>
<tr><td>단기보호</td><td>요양등급 및 급여제공일수</td><td></td></tr>
<tr><td>복지용구 제공</td><td>복지용구의 품목별, 제공 방법별 기준</td><td></td></tr>
<tr><td rowspan="3">현금
급여</td><td>가족요양비</td><td>요양등급에 관계없이 월 15만원</td><td></td></tr>
<tr><td>요양병원 간병비</td><td>월당 정액제</td><td></td></tr>
<tr><td>특례요양비</td><td></td><td></td></tr>
</table>

(3) 본인 부담금

장기요양급여(특별현금급여는 제외)를 받는 자는 대통령령으로 정하는 바에 따라 비용의 일부를 본인이 부담한다. 이 경우 장기요양급여를 받는 수급자의 장기요양등급, 이용하는 장기요양급여의 종류 및 수준 등에 따라 본인부담의 수준을 달리 정할 수 있

다. 다만, 수급자 중 의료급여 1종 수급자는 본인부담금을 부담하지 아니한다. 〈개정 2021.12.21.〉

- 다음의 장기요양급여에 대한 비용은 수급자 본인이 전부 부담한다.
  1. 「노인장기요양보험법」의 규정에 따른 급여의 범위 및 대상에 포함되지 아니하는 장기요양급여
  2. 수급자가 장기요양인정서에 기재된 장기요양급여의 종류 및 내용과 다르게 선택하여 장기요양급여를 받은 경우 그 차액
  3. 장기요양급여의 월 한도액을 초과하는 장기요양급여
- 다음의 어느 하나에 해당하는 자에 대하여는 본인부담금의 100분의 60의 범위에서 보건복지부장관이 정하는 바에 따라 차등하여 경감할 수 있다.
  1. 「의료급여법」에 따른 수급권자
  2. 소득·재산 등이 보건복지부장관이 정하여 고시하는 일정 금액 이하인 자. 다만, 도서·벽지·농어촌 등의 지역에 거주하는 자에 대하여 따로 금액을 정할 수 있다.
  3. 천재지변 등 보건복지부령으로 정하는 사유로 인하여 생계가 곤란한 자

(4) 재가급여의 월 한도액

재가급여(복지용구 제외)는 장기요양등급별 월 한도액 범위 내에서 이용하여야 하며, 월 한도액을 초과하는 비용은 수급자가 전부 부담한다. 월 한도액은 장기요양등급 및 장기요양급여의 종류 등을 고려하여 장기요양위원회의 심의를 거쳐 등급별로 월 한도액의 적용대상 장기요양급여, 산정기준 및 방법, 기타 필요한 사항은 보건복지부령으로 정한다.

표 2.12 등급별 월 한도액(2022년 기준)

(단위 : 원)

구분	월 한도액
장기요양 1등급	1,672,700
장기요양 2등급	1,486,800
장기요양 3등급	1,350,800
장기요양 4등급	1,244,900
장기요양 5등급	1,068,500
인지지원 등급	597,600

「장기요양급여 제공기준 및 급여비용 산정 등에 관한 고시」, 보건복지부고시 제2021-324호, 2021.12.27. 일부개정

(5) 급여비용의 청구 및 지급

장기요양기관은 수급자에게 재가급여 또는 시설급여를 제공한 경우 공단에 장기요양급여비용을 청구하여야 한다. 공단은 장기요양기관으로부터 재가 또는 시설 급여비용의 청구를 받은 경우 장기요양인정서에 기재된 장기요양급여의 종류와 내용, 장기요양급여의 제공기준, 재가 및 시설 급여비용의 내역에 적합한지를 심사하여 청구를 받은 날부터 30일 이내에 이를 심사하여 그 내용이 기재된 장기요양급여비용 중 공단부담금(재가 및 시설 급여비용 중 본인일부부담금을 공제한 금액) 심사지급통보서를 전자문서교환방식 등을 통하여 장기요양기관에 통보하여야 하며, 그 심사지급통보서에 기재된 장기요양급여비용을 해당 장기요양기관에 지체 없이 지급하여야 한다. 이때 장기요양기관의 장기요양급여 평가 결과에 따라 장기요양급여비용을 가산 또는 감액조정하여 지급할 수 있다.

(6) 장기요양급여비용 명세서 및 자료의 기록관리

장기요양기관 또는 재가장기요양기관의 장은 다음의 장기요양급여 제공에 관한 자료를 문서 또는 전자문서로 기록·관리하고, 이를 장기요양급여가 종료된 날로부터 5년간 보존하여야 한다.

1. 장기요양 급여계약에 관한 서류
2. 장기요양급여비용 청구서 및 장기요양급여비용 청구명세서
3. 장기요양급여제공기록지 등 장기요양급여비용의 산정에 필요한 서류 및 이를 증명하는 서류
4. 방문간호지시서
5. 장기요양급여비용 명세서 부본

6) 기타

(1) 재가급여의 적정이용 유도

수급자의 기능상태 또는 건강상태에 적합한 서비스 이용을 위해, 1·2등급 수급자는 찾아가는 서비스인 방문요양(최대 4시간)을 중심으로, 상대적으로 경증인 3·4등급은 기능회복훈련 프로그램 등과 사회성 증진을 고려하여 주야간보호 이용(주 4회)을 중점서비스로 설계하고, 5등급 수급자의 주·야간보호의 원활한 이용을 위해 외출 전·후 옷입기, 세면 등(기본형) 방문요양을 추가 제공한다.

보호자의 선호도가 높은 방문목욕서비스(주 1회)를 주·야간보호기관에 머무는 동안 이용할 수 있도록 가산금을 지급하고, 주말에도 주·야간보호기관 이용을 확대하기 위해 토요일 서비스 제공에 대해 급여비용을 20% 가산 지급한다. 또한 인정조사 시 욕창 등 간호영역 문제가 확인된 경우, 월 한도액에 제한없이 월 1회 방문간호를 이용할 수 있도록 건강관리서비스를 신설하여 추가 제공한다.

(2) 재원

노인장기요양보험의 재정은 가입자 장기요양보험료, 정부부담, 본인일부부담으로 충당하고 있다.

표 2.13 노인장기요양보험의 재원 구성[요4]

구분	내용
가입자 장기요양보험료 (50%)	•건강보험료와 통합징수하나 독립회계로 분리 •장기요양보험료 = 건강보험료 × 장기요양보험료율(2022년 기준 1만분의 1,227) •장기요양보험료율은 보건복지부장관 소속 장기요양위원회의 심의를 거쳐 대통령령으로 정함
정부부담 (30%)	•국가는 매년 예산의 범위 안에서 해당 연도 장기요양보험료 예상수입액의 20%에 상당하는 금액을 건보공단에 지원 •국가와 지자체는 의료수급권자의 장기요양급여비용, 의사소견서 발급비용, 방문간호지시서 발급비용 중 건보공단이 부담하여야 할 비용과 관리운영비의 전액을 대통령령으로 정하는 바에 따라 각각 분담
본인일부부담 (20%)	•재가급여의 경우 장기요양급여비용의 15%, 시설급여의 경우는 20% •「국민기초생활 보장법」에 따른 의료급여 수급자는 면제 •의료급여수급권자 및 차상위계층은 50% 경감

장기요양보험료는 건강보험 가입자가 부담하며, 「국민건강보험법」에서 산정한 보험료액에서 경감 또는 면제되는 비용을 공제한 금액에 건강보험료율 대비 장기요양보험료의 비율을 곱하여 산정한다. 보험료는 건강보험료와 통합 고지되고, 징수 후 각각의 독립회계로 관리한다. 2022년 기준으로 건강보험료액의 12.27%이다.

국가는 장기요양보험료 예상수입액의 20%를 지원하며 의료급여수급권자의 장기요양급여비용은 국가와 지자체가 각각 분담하고 있다.

본인일부부담은 시설급여서비스 비용의 20%, 재가급여서비스 비용의 15%이고 의료급여 수급자 및 차상위계층은 보험료의 50%를 경감받고 「국민기초생활 보장법」에 따른 의료급여 수급자는 무료이다.

(3) 요양보호사

요양서비스 인력의 질을 높이기 위해 소정의 교육을 받는 자에 한해 서비스 제공이 가능하도록 요양보호사 제도를 운영하고 있다.

노인복지시설의 설치·운영자는 보건복지부령으로 정하는 바에 따라 노인 등의 신체활동 또는 가사활동 지원 등의 업무를 전문적으로 수행하는 요양보호사를 두어야 한다. 요양보호사가 되려는 자는 요양보호사교육기관에서 교육과정을 마쳐야 하며, 시·도지사는 요양보호사 교육과정을 마친 자에게 요양보호사의 자격을 검정하고 자격증을 교부하고 있으며, 보건보지부령이 정하는 지정기준에 적합한 시설을 요양보호사교육기관으로 지정·운영하여야 한다.

요양보호사의 역할은 다음과 같다.

① 일상생활 수행능력(ADL) 지원 : 식사, 목욕, 대·소변 처리, 옷 갈아입기, 이동, 욕창예방(體位교환), 간단한 재활훈련(산책, 병원동행, 보행훈련 등)

② 수단적 일상생활 수행능력(IADL) 지원 : 세탁, 물건 사기, 식사 준비 및 조리 지원, 은행일 업무지원, 기타 우애(友愛)서비스

③ 중증 노인의 신체수발 등 모든 요양서비스 제공(요양보호사 1급), 경증노인의 신체수발 및 노인 가사지원서비스 제공(요양보호사 2급)

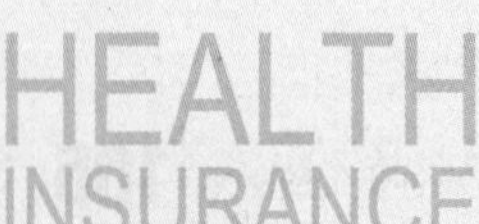
HEALTH
INSURANCE

3

의료급여

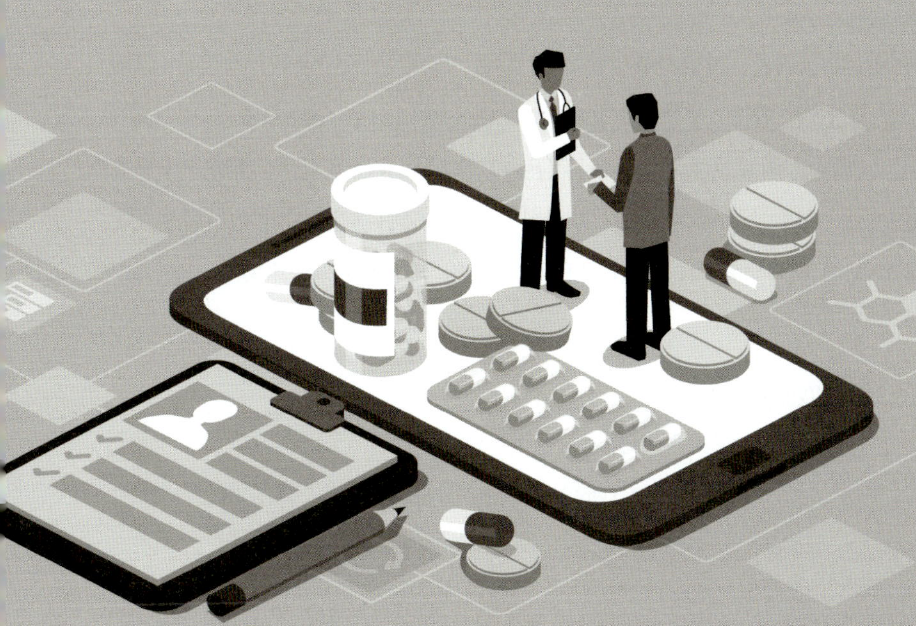

1. 의료급여제도의 개요

1) 우리나라의 의료급여제도

(1) 법의 개요

의료급여제도는 생활 유지능력이 없거나 경제능력을 상실한 사람들을 대상으로 정부가 의료서비스를 제공하는 공공부조제도로, 저소득층의 의료보장을 통한 건강증진과 복지향상을 목적으로 하는 사회보장제도의 하나이다.[백1] 빈민(貧民)인 국민기초생활보장 대상자뿐만 아니라 국가유공자, 인간문화재, 이재민, 의상자(義傷者) 및 의사자(義死者) 유족, 귀순북한동포 등 국가가 무상으로 의료서비스를 제공해야 할 만한 사유가 있는 사람도 대상으로 하고 있다는 점에서 국가의료보장제도라 할 수 있지만, 대상자 대다수가 기초생활보장제도의 생계보장 대상자(1종)와 자활보호 대상자(2종)란 점에서 실질적으로는 공공부조제도에 속한다.

의료급여제도의 재정은 국고보조금(서울 50%, 기타 80%)과 지방비(서울 50%, 기타 20%)로 충당하여 시·도의 의료급여기금을 조성하고 있다.

의료급여법 제1조(목적)
이 법은 생활이 어려운 사람에게 의료급여를 실시함으로써 국민보건의 향상과 사회복지의 증진에 이바지함을 목적으로 한다.

(2) 법의 연혁

현 「의료급여법」의 모태도 「국민기초생활 보장법」과 마찬가지로 1961년 제정된 「생활보호법」으로 볼 수 있다. 이는 「생활보호법」상 보호내용의 하나로 의료보호가 명기되어 있기 때문이다. 실질적인 의료보호가 실시된 것은 1977년 「의료보호법」이 제정되어 의료보호가 「생활보호법」에서 분리·독립되면서부터이다. 이후 국민건강보험이 실시되고, 「국민기초생활 보장법」이 시행됨에 따라 2001년 「의료보호법」이 「의료급여법」으로 전면개정되었다.

① 의료급여법의 연혁(2015년~2019년)

2015.7. 「의료급여법 시행령」 일부개정

- 70세 이상 노인 틀니(금속상 완전틀니) 및 치과 임플란트 급여 확대 적용

•2종 수급권자의 고위험 임신부 입원진료비 본인부담금 경감(10% → 5%)

「의료급여법 시행규칙」 일부개정

•완화의료 입원진료의 경우 요양기관의 구급차를 이용하여 이송되었을 경우의 이송처치료에 해당하는 비용은 의료급여비용의 100분의 100을 본인부담률로 함

•장애인 보조기기에 대한 의료급여기금의 부담금액 항목 개정

-전동휠체어, 전동스쿠터 및 자세보조용구 : 기준액, 고시금액 및 실구입금액 중 최저금액에 해당하는 금액

•그 밖의 보조기기 : 기준액 및 실구입금액 중 최저금액에 해당하는 금액

2015.9. 「의료급여수가의 기준 및 일반기준」 일부개정

• "의료질 평가지원금"은 의료급여비용의 산정에 적용하지 않음

2015.11. 「의료급여법 시행령」 일부개정

•52개 경증질환으로 대형병원(종합병원, 상급종합병원)을 이용하는 경우 약국 약제비 본인부담 변경. 정액제(500원) → 정률제(3%)

「의료급여법 시행규칙」 일부개정

•대형병원 경증 외래환자 약제비 본인부담률 조정 예외 대상 규정

•8세 미만 소아의 야간 및 공휴일 의료급여절차 완화(제2차 의료급여기관에 신청 가능)

2015.12. 희귀난치성질환 산정특례 지원 대상 확대

•선천성 심장질환 12종

2016.1. 「요양급여의 적용기준 및 방법에 관한 세부사항」 일부개정

•응급의료수가 신설

「의료급여법 시행규칙」 제24조(요양비의 의료급여 기준 및 방법) 일부개정

•당뇨병환자에 대한 요양비 지급 대상자 및 소모성 재료 품목 확대

•당뇨병 소모성 재료에 대한 기준금액 확대

•인공호흡기 대여료 및 소모품에 대해 요양비 급여 품목 신설

「의료급여수가의 기준 및 일반기준」 일부개정

•중증질환 산정특례 대상 중증외상환자 추가

2016.2. 「의료급여수가의 기준 및 일반기준」 일부개정

•의료질 평가지원금, 전문병원 관리료 등 산정 제외

2016.3. 「의료급여수가의 기준 및 일반기준」 일부개정

•희귀난치성질환 산정특례 지원 대상 확대

-상세 불명 희귀질환 적용기간 : 등록일로부터 1년

2016.6. "자궁경부암 예방접종" 시행 : 질병관리본부 "건강여성 첫걸음 클리닉사업"

•건강 상담 비용을 초진진찰료로 청구, 본인부담금은 보건소에 환급신청/지급

2016.7. 「의료급여법 시행령」 별표 일부개정

•노인틀니 및 치과 임플란트 의료급여 연령 확대(만 65세)

•2종 수급권자 제왕절개분만 입원진료비 본인부담 10% → 면제(특정기호 F013)

•결핵질환 산정특례 구분 변경(본인부담 구분코드 M017 신설)

•산정특례 지원 확대

「임신·출산 진료비 등의 의료급여기준 및 방법」 일부개정

•임신·출산 진료비 만원 추가 지원 : 분만 취약지

2016.9. "건강보험 감염예방관리료 신설 수가" 의료급여 동일 적용

•전액 본인부담 치료재료(습윤드레싱 등 22항목) → 선별급여 80%

2017.9. 「의료급여법 시행규칙」 제8조의2(임신·출산 진료비의 지원) 일부개정에 따른 「임신·출산 진료비 등의 의료급여기준 및 방법」 일부개정

•의료급여 1, 2종을 불문하고 임신·출산(유산 또는 사산을 포함)이 확인된 의료급여 수급권자에게 50만원(둘 이상의 태아를 임신한 경우에는 90만원)을 지원

•고위험 임산부 등에게는 20만원 추가 지급

「의료급여법 시행령」 별표 1 개정 및 이에 따른 「의료급여수가의 기준 및 일반기준」 일부개정

•만 65세 이상 노인틀니의 본인부담율이 2017.11.1.부터 1종 5%, 2종 15%로 인하됨

•치매질환 및 6세 이상 15세 이하 아동 입원진료에 대한 본인부담율 변경

2017.12. 「의료급여법 시행령」 일부개정

•2종 수급권자 본인부담금 상한제 금액 인하 : 매 6개월간 60만원→연간 80만원(다만, 요양병원에 연간 240일을 초과하여 입원한 경우는 연간 120만원)

2018.6. 「의료급여수가의 기준 및 일반기준」 일부개정

•상급종합병원에 설치된 한의과대학 부속 한방병원 종별 가산율 22% 적용

•한의과대학 부속 한방병원 청구처 심사평가원 본원으로 변경

2018.7. 「의료급여법 시행령」 일부개정

•2, 3인실 입원료 : 상급종합병원 2인실 50%, 3인실 40%, 종합병원 2인실 40%, 3인실 30%

•노인 치과 임플란트 본인부담율 인하 : 1종 10%, 2종 20%

2018.8. 「의료급여수가의 기준 및 일반기준」 일부개정

•외래급여, 외래 혈액투석 정액 수가 이외 별도산정 기준 확대

•정신질환 입원(낮 병동, 외박 수가 포함) 수가 인상 및 금액제에서 점수제로 변경

•의료급여 식대 금액 인상

「의료급여법 시행규칙」 일부개정

•수면무호흡증 환자 양압기 대여 요양비 지급대상 신설

「요양비 의료급여기준 및 방법」 일부개정

•양압기 치료 및 처방전 관련 규정 신설

•요양비 관련 처방전 서식의 처방전 사용기간 일괄 변경

•당뇨병 환자에 대한 소모성 재료 품목 확대 및 요양비 기준금액, 처방기간 조정

2018.12.31. •「의료급여법 시행규칙」 제8조의2(임신·출산 진료비의 지원) 일부개정

-지원범위 확대 : 출산 전후 산모에서 산모의 1세 미만의 자녀로 확대

-지원금 확대 : 하나의 태아를 임신·출산한 경우 60만원, 둘 이상의 태아를 임신·출산한 경우 100만원

2020.1. •「의료급여수가의 기준 및 일반기준」 (보건복지부 고시 제2019-307호, 2020.1.1.) 일부개정

-기존 환자가 전액 부담하던 교통비가 가정간호 기본방문료에 포함됨에

따라 관련 조항 삭제

-가정간호 기본방문료 인정 기준을 건강보험과 동일하게 적용

*환자 1인당 방문횟수(연 96회) → 가정전문간호사 1인당 1일 방문횟수 (월 또는 주평균 1일 7회)

2020.6.29. •「의료급여법 시행규칙」 제8조의2(임신·출산 진료비의 지원) 일부개정

-진료범위 확대 : 임신 및 출산과 관련하여 처방된 약제·치료재료(출산 전후 산모와 그 산모의 1세 미만 자녀의 건강관리와 관련하여 처방된 약제·치료를 포함)의 구입에 드는 비용

2020.12.31. •「의료급여법 시행규칙」 일부개정

-의료급여 절차 개선 : 수급권자가 국가건강검진을 받은 후 결핵질환을 확진하기 위한 추가적인 검사를 받는 경우에는 제1차 의료급여기관 외에도 제2차 또는 제3차 의료급여기관에 의료급여를 신청할 수 있도록 하여 수급권자의 의료 이용 편의를 제공

-연간 의료급여 상한일수 확대 : 정신 및 행동장애 등 보건복지부장관이 정하여 고시하는 질환의 연간 의료급여 상한일수를 현행 365일에서 380일로 확대하되, 정신 및 행동장애와 뇌전증을 분리하여 각 질환별로 연간 의료급여일수를 산정하도록 하고, 질환별로 의료급여일수를 산정하지 않는 질환의 경우 연간 의료급여의 상한일수를 현행 365일에서 400일로 상향 조정하는 등 현행 제도의 운영상 나타난 일부 미비점을 개선·보완

2021.9.14. •「의료급여법 시행규칙」 일부개정

-임신·출산을 장려하기 위하여 임신 중이거나 출산한 수급권자에게 지원하는 금액의 사용 범위를 종전에는 임신·출산과 관련된 진료나 약제·치료재료의 구입비용 등으로 하였으나 앞으로는 모든 진료나 약제·치료재료의 구입비용 등으로 확대하고, 그 지원금액을 하나의 태아를 임신·출산한 경우 60만원에서 100만원으로, 둘 이상의 태아를 임신·출산한 경우 100만원에서 140만원으로 확대

-다리 의지(義肢) 소모품(다리 의지 소켓 및 실리콘라이너)에 대해서도 해당 다리 의지의 내구연한 내 1회에 한하여 의료급여를 지급

(3) 의료급여의 특징[사5]

① 국가에 의해 행해지는 공적 의료부조

의료급여는 공공부조의 원리에 의하여 그 비용을 원칙적으로 국가가 전적으로 부담한다.

② 일반조세 수입

국민건강보험과 달리 필요한 재원을 일반조세 수입으로 충당한다.

③ 선별적인 프로그램

자신의 소득이 최저생계비 이하인 절대 빈곤층이 주 대상이 되는 선별적인 프로그램이다.

④ 공적원조 프로그램

헌법상 보장된 인간다운 생활을 할 권리와 건강권을 구체화하는 공적원조 프로그램이다.

(4) 건강보험과의 비교

의료급여는 적용 대상, 재정 부담, 요양급여비용의 본인 부담 등 관리운영 및 제도적 측면에서 건강보험과 차이가 있으나, 급여기준은 「의료급여 수가의 기준 및 일반기준」 등 관련 규정에서 별도로 정하고 있는 사항 외에는 건강보험과 동일하다.

표 3.1 건강보험과 의료급여의 비교[건1]

구분	의료급여	건강보험
제도 특성	공공부조	사회보험
적용 대상	저소득층 등 일부계층 -152만 명(2020년도 말 기준)	모든 국민
보험료	없음	소득 수준에 따른 차등 부과
근거 법령	의료급여 법령	건강보험 법령
재원	조세(국고+지방비)	보험료, 국고 지원 등
운영기관	보건복지부, 보장기관(시·도 및 시·군·구), 건강보험심사평가원, 국민건강보험공단, 의료급여기관	보건복지부, 건강보험심사평가원, 국민건강보험공단, 요양기관
자격 증명	의료급여증, 신분증 등	건강보험증, 신분증 등
진료 절차	3단계(제1차 → 제2차 → 제3차 의료급여기관)	2단계(종합병원 이하 → 상급종합병원)
급여일수 상한제	연간 급여를 받을 수 있는 일수를 정함	없음(2006년 1월 폐지)
선택의료기관제도	급여일수 초과자(또는 자발적 참여자)의 경우 선택의료급여기관 이용	-
진료비대지급제도	2종 입원 본인일부부담금 20만원 초과 시 초과금액 대지급(보장기관 승인 필요)	-

(계속)

구분	의료급여	건강보험
본인부담보상제	•1종 : 매 30일간 2만원 •2종 : 매 30일간 20만원 •초과 시 초과금액의 50% 지급	-
본인부담상한제	•1종 : 매 30일간 5만원 •2종 : 1년간 80만원(요양병원에 연간 240일 초과하여 입원한 경우에는 연간 120만원) •초과 시 초과금 전액	보험료 수준에 따라 차등화
건강생활유지비지원	1종 수급권자 1인당 매월 6,000원 지급(본인일부부담 면제자, 급여제한자 제외)	-
진료확인번호	의료급여자격관리시스템에서 상병, 급여일수, 처방전교부번호 등을 전송하면 부여	

2) 수급권자

(1) 용어 정의

① "수급권자"라 함은 의료급여를 받을 수 있는 자격을 가진 사람

② "의료급여기관"이라 함은 수급권자에 대한 진료·조제 또는 투약 등을 담당하는 의료기관 및 약국 등을 말한다.

③ "부양의무자"라 함은 수급권자를 부양할 책임이 있는 사람으로서 수급권자의 1촌의 직계혈족 및 그 배우자를 말한다.

(2) 수급권자의 유형(법 제3조, 영 제2조와 제3조)

수급권자는 1종 수급권자와 2종 수급권자로 구분한다.

① 1종 수급권자

①「국민기초생활 보장법」에 따른 의료급여 수급자 중 다음에 해당하는 자

가. 다음에 해당하는 자 또는 근로능력이 없거나 근로가 곤란하다고 인정하여 보건복지부장관이 정하는 자만으로 구성된 세대의 구성원

(1) 18세 미만인 자

(2) 65세 이상인 자

(3)「장애인고용촉진 및 직업재활법」 제2조제2호에 해당하는 중증장애인

(4)「국민기초생활 보장법 시행령」 제7조제1항제2호에 해당하는 자

• 질병·부상 또는 그 후유증으로 치료나 요양이 필요한 자 중에서 근로능력 평가를

통하여 시장·군수·구청장이 근로능력이 없다고 판정한 자

(5) 임신 중에 있거나 분만 후 6개월 미만의 여자

(6)「병역법」에 의한 병역의무를 이행 중인 자

나.「국민기초생활 보장법」 제32조에 따른 보장시설에서 급여를 받고 있는 자

다. 보건복지부장관이 정하여 고시하는 결핵질환, 희귀난치성질환 또는 중증질환을 가진 사람

②「재해구호법」에 따른 이재민으로서 보건복지부장관이 의료급여가 필요하다고 인정한 사람

③「의사상자 등 예우 및 지원에 관한 법률」에 따라 의료급여를 받는 사람

④「입양특례법」에 따라 국내에 입양된 18세 미만의 아동 〈개정 2011.8.4.〉

⑤「독립유공자예우에 관한 법률」,「국가유공자 등 예우 및 지원에 관한 법률」 및「보훈보상대상자 지원에 관한 법률」의 적용을 받고 있는 사람과 그 가족으로서 국가보훈처장이 의료급여가 필요하다고 추천한 사람 중에서 보건복지부장관이 의료급여가 필요하다고 인정한 사람

⑥「문화재보호법」에 따라 지정된 중요무형문화재의 보유자(명예보유자를 포함)와 그 가족으로서 문화재청장이 의료급여가 필요하다고 추천한 사람 중에서 보건복지부장관이 의료급여가 필요하다고 인정한 사람

⑦「북한이탈주민의 보호 및 정착지원에 관한 법률」의 적용을 받고 있는 사람과 그 가족으로서 보건복지부장관이 의료급여가 필요하다고 인정한 사람

⑧「5·18 민주화운동 관련자 보상 등에 관한 법률」 제8조의 규정에 따라 보상금 등을 받은 사람과 그 가족으로서 보건복지부장관이 의료급여가 필요하다고 인정한 사람

⑨「노숙인 등의 복지 및 자립지원에 관한 법률」에 따른 노숙인 등으로서 보건복지부장관이 의료급여가 필요하다고 인정한 사람

- 노숙인자활시설(기존 노숙인쉼터) 또는 노숙인일시보호시설 입소자 중 질병, 부상, 출산 등에 대해 의료서비스(진찰·검사, 치료 등)가 필요한 사람

⑩ 그 밖에 생활유지의 능력이 없거나 생활이 어려운 사람으로서 대통령령으로 정하는 사람

- 일정한 거소가 없는 사람으로서 경찰관서에서 무연고자로 확인된 사람
- 그 밖에 보건복지부령으로 정하는 사람

법 제3조의2(난민에 대한 특례)
「난민법」에 따른 난민인정자로서 「국민기초생활 보장법」 제12조의3제2항에 따른 의료급여 수급권자의 범위에 해당하는 사람은 수급권자로 본다.

노숙인 등의 복지 및 자립지원에 관한 법률 제2조(정의)
"노숙인 등"이란 다음 각 목의 어느 하나에 해당하는 사람 중 보건복지부령으로 정하는 사람을 말한다. 가. 상당한 기간 동안 일정한 주거 없이 생활하는 사람 나. 노숙인시설을 이용하거나 상당한 기간 동안 노숙인시설에서 생활하는 사람 다. 상당한 기간 동안 주거로서의 적절성이 현저히 낮은 곳에서 생활하는 사람

② 2종 수급권자

① 「국민기초생활 보장법」에 의한 수급자 중 1종 수급권자에 해당하지 않는자

② 보건복지부장관이 2종 의료급여가 필요하다고 인정하는 자

국민기초생활 보장법
제1조(목적) 이 법은 생활이 사람에게 필요한 급여를 실시하여 이들의 최저생활을 보장하고 자활을 돕는 것을 목적으로 한다. 제12조의3(의료급여) ① 의료급여는 수급자에게 건강한 생활을 유지하는 데 필요한 각종 검사 및 치료 등을 지급하는 것으로 한다. ② 의료급여 수급권자는 부양의무자가 없거나, 부양의무자가 있어도 부양능력이 없거나 부양을 받을 수 없는 사람으로서 그 소득 인정액이 제20조제2항에 따른 중앙생활보장위원회의 심의·의결을 거쳐 결정하는 금액(이하 이 항에서 "의료급여 선정기준"이라 한다) 이하인 사람으로 한다. 이 경우 의료급여 선정기준은 기준 중위소득의 100분의 40 이상으로 한다. ③ 의료급여에 필요한 사항은 따로 법률에서 정한다. [본조 신설 2014.12.30.]

▸▸최저생계비 : 국민이 건강하고 문화적인 생활을 유지하기 위하여 필요한 최소한의 비용으로서 보건복지부장관이 계측하는 금액을 말한다.

▸▸소득 인정액 : 보장기관(의료급여를 실시하는 국가 또는 지방자치단체)이 급여의 결정 및 실시 등에 사용하기 위하여 산출한 개별가구의 소득평가액과 재산의 소득환산액을 합산한 금액을 말한다.

▸▸기준 중위소득 : 보건복지부장관이 급여의 기준 등에 활용하기 위하여 중앙생활보장위원회의 심의·의결을 거쳐 고시하는 국민 가구소득의 중위값을 말한다.

☞ 「국민기초생활 보장법」 제2조(정의)

③ 자격유지기간

의료급여대상자의 자격유지기간은 보장기관이 대상자로 선정한 날로부터 제외한 날까

지 그 자격이 유지되며, 다른 지역으로 전출한 경우 전출지 보장기관으로부터 새로이 선정을 받아야 한다. 의료급여증의 유효기간은 매년 1월 1일부터 12월 31일까지이며, 의료급여증을 발급받은 자가 다음 해에 다시 수급권자로 선정된 경우에는 사용 중인 의료급여증에 시장·군수·구청장의 재사용 확인을 받아 계속 사용할 수 있다.

▸▸차상위계층 : 수급권자에 해당하지 아니하는 계층으로서 소득인정액이 기준 중위소득의 100분의 50 이하인 사람을 말한다. ☞「국민기초생활 보장법 시행령」 제3조

3) 의료급여사업의 운영체계

(1) 의료급여의 운영체계[건22]

구분	담당기관	업무 내용
1. 대상자 선정	시 · 군 · 구	• 읍면동 자산조사 등을 거쳐 국민기초생활보장 대상자로 선정되면 의료급여 자격 취득 * 타법 지원대상자는 해당 부처의 통보를 받아 수급권자로 선정
2. 건강보험공단에 자료전송	시 · 군 · 구	• 수급권자의 자격정보를 건강보험공단으로 전송 * 수급권자의 병의원 이용시 건강보험공단 자료로 자격확인
3. 진료	의료급여기관	• 진료 전 의료급여 자격관리시스템을 통한 자격확인 – 종별구분, 본인부담여부, 선택병의원 적용여부 등 • 진찰, 검사 등 의료급여 실시 • 진료 후 자격관리시스템을 통해 건보공단에 상병, 급여일수, 진료형태(입원, 외래) 등 전송 → 진료확인번호 부여받음
4. 진료비 심사, 평가	심사평가원	• 의료급여기관에서 심사평가원에 진료비 심사청구 – 진료확인번호 기재 • 의료급여비용 심사 및 급여 적정성 평가 – 심사결과 통보(의료급여기관, 공단, 보장기관)
5. 진료비 지급	건강보험공단	• 의료급여비용 지급(심사평가원 심사결과에 의함) • 보장기관에 지급결과 통보
6. 사후관리	보건복지부 · 시/도 · 시/군/구 · 건강보험공단 · 심사평가원	• 보건복지부 – 정책수립, 지도감독 및 행정처분 등 • 시 · 군 · 구 – 전 · 출입, 사망 등 수급자 관리 – 확인조사 및 수시조사 실시 – 사례관리 – 부정수급권자 관리 및 부당이득금 징수 등 • 국민건강보험공단 – 부적정 수급 의심자(급여제한 대상 등) 발췌 – 시 · 군 · 구에 내역 제공 및 부정수급 조사 등 • 건강보험심사평가원 – 진료비 사후관리 – 의료급여기관에 대한 현지조사 지원 등

(2) 보장기관

의료급여에 관한 업무는 수급권자의 거주지를 관할하는 특별시장·광역시장·도지사와 시장·군수·구청장이 한다. 주거가 일정하지 아니한 수급권자에 대하여는 그가 실제 거주하는 지역을 관할하는 시장·군수·구청장이 한다.

(3) 의료급여심의위원회

의료급여사업의 실시에 관한 사항을 심의하기 위하여 보건복지부에 중앙의료급여심의위원회, 시·도 및 시·군·구에 각각 의료급여심의위원회를 둔다.

(4) 업무의 위탁

① 진료비 심사 : 건강보험심사평가원

② 진료비 지급 : 국민건강보험공단

[영] 제20조(업무의 위탁)
① 심사평가원 위탁업무 1. 급여비용(건강검진비용을 포함)의 심사·조정 2. 의료급여(건강검진을 포함)의 적정성 평가 3. 제1호 및 제2호와 관련된 심사 및 평가기준의 설정 ② 보험공단 위탁업무 〈개정 2019.8.27.〉 1. 급여비용의 지급 및 급여비용의 지급 보류 2. 건강검진의 실시 및 그 결과의 관리 3. 의료급여의 제한에 필요한 실태조사 및 자료수집 4. 다음 각 업무에 필요한 정보시스템의 구축 또는 운영 가. 의료급여의 한도 관리 나. 기금에서 부담하는 급여비용을 적용받는 수급권자의 관리 다. 수급권자의 자격 및 개인 진료내역의 관리

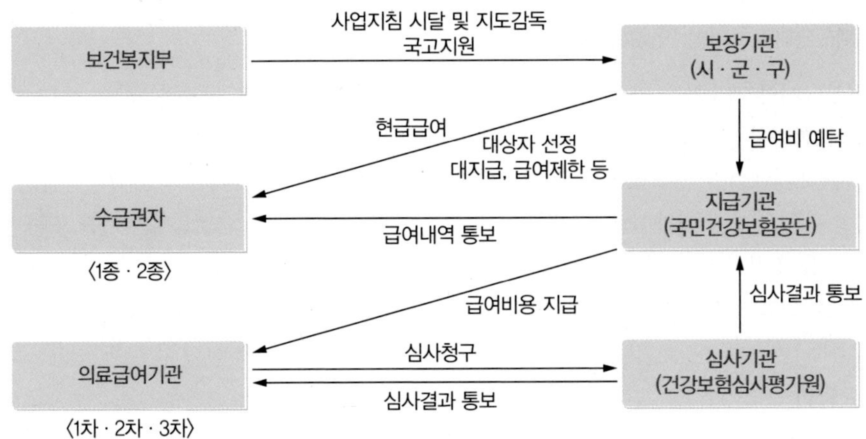

그림 3.1 의료급여 관리운영체계[백1]

2. 급여의 내용과 기준

1) 의료급여 내용

(1) 급여범위

의료급여의 범위는 건강보험과 동일하나 건강보험에 제외되어 있는 영안실 안치료를 급여한다. 또한「장애인복지법」에 의한 등록장애인의 의료보조기기는 의료급여기관에서 구입하여 지급하고 상한가를 초과하는 금액은 본인이 부담한다. 입원병상은 보건복지부 고시 요양급여기준에 준하여 기준병상(4인실)에서 하여야 한다. 한편, 의료급여기관이외의 장소에서 분만한 경우 요양급여기준에서 정한 출산비를 지급받을 수 있다.

(2) 급여의 내용

① 의료급여

의료급여 수급권자의 질병·부상·출산 등에 대한 의료급여의 내용은 진찰·검사, 약제·치료재료의 지급, 처치·수술과 그 밖의 치료, 예방·재활, 입원, 간호, 이송과 그 밖의 의료목적의 달성을 위한 조치이다.

[칙] 제6조(의료급여의 적용기준 및 방법)

① 의료급여의 적용기준 및 방법은 「국민건강보험 요양급여의 기준에 관한 규칙」 제5조제2항부터 제4항까지 및 별표 1(제2호나목은 제외한다)에 따른다. 〈개정 2020.6.29.〉

② 「국민건강보험법」 제5조에 따른 건강보험 가입자 또는 피부양자에서 의료급여 수급권자로 자격이 변동된 자에 대하여 제1항에 따른 기준을 적용하는 때에는 의료급여의 기간 또는 인정개수 등을 정하고 있는 행위·약제 및 치료재료에 대한 건강보험의 요양급여 내용과 의료급여의 수급내용을 연계하여 적용한다.

② 요양비

시장·군수·구청장은 수급권자가 보건복지부령이 정하는 긴급하거나 그 밖의 부득이한 사유로 인하여 의료급여기관과 동일한 기능을 수행하는 기관으로서 보건복지부령이 정하는 기관(업무정지처분기간 중인 의료급여기관을 포함)에서 질병·부상·출산 등에 대하여 의료급여를 받거나 의료급여기관 외의 장소에서 출산을 한 때에는 그 의료급여에 상당하는 금액을 보건복지부령이 정하는 바에 따라 수급권자에게 요양비로 지급한다. 의료급여를 실시한 기관은 보건복지부장관이 정하는 요양비명세서 또는 요양의 내역을 기재한 영수증을 요양을 받은 자에게 교부하여야 하며, 요양을 받은 자는 이를 시장·군수·구청장에게 제출하여야 한다.

[칙] 제24조(요양비)

① 법 제12조제1항에서 "보건복지부령이 정하는 긴급하거나 그 밖의 부득이한 사유"란 다음 각 호의 어느 하나에 해당하는 경우를 말한다.

1. 의료급여기관을 이용할 수 없거나 의료급여기관이 없는 경우
2. 만성신부전증환자가 의사의 처방전에 의하여 복막관류액 또는 자동복막투석에 사용되는 소모성 재료를 의료급여기관 외의 의약품판매업소에서 구입·사용한 경우
3. 산소치료를 필요로 하는 환자가 의사의 산소치료처방전에 의하여 보건복지부장관이 정하여 고시하는 방법으로 가정에서 산소치료를 받은 경우
4. 당뇨병환자가 의사의 처방전에 따라 혈당검사 또는 인슐린주사에 사용되는 소모성 재료나 당뇨병 관리기기를 의료급여기관 외의 의료기기 판매업소에서 구입·사용한 경우 〈개정 2019.12.31.〉
5. 신경인성 방광환자가 의사의 처방전에 따라 자가도뇨에 사용되는 소모성 재료를 의료급여기관 외의 의료기기 판매업소에서 구입·사용한 경우

6. 보건복지부장관이 정하여 고시하는 질환이 있는 사람으로서 인공호흡기·기침유발기를 필요로 하는 환자가 의사의 처방전에 따라 인공호흡기·기침유발기를 대여받아 사용하는 경우 〈개정 2016.12.30.〉
7. 수면무호흡증 환자가 의사의 처방전에 따라 양압기(수면 중 좁아진 기도에 지속적으로 공기를 불어넣어 기도를 확보해 주는 기구를 말한다)를 대여 받아 사용하는 경우 〈신설 2018.8.1.〉

시장·군수·구청장은 임신 중이거나 출산(유산 또는 사산을 포함)한 수급권자가 보건복지부장관이 정하여 고시하는 기준에 해당하는 의료급여기관에서 받는 진료(해당 수급권자의 2세 미만인 자녀에 대한 진료를 포함)에 드는 비용과 약제·치료재료(해당 수급권자의 2세 미만인 자녀에 대하여 처방된 약제·치료재료를 포함)의 구입에 드는 비용(이하 "임신·출산 진료비"라 한다)을 지원하되, 그 지급액은 100만원(둘 이상의 태아를 임신·출산한 경우에는 140만원)의 범위에서 임신 중이거나 출산한 수급권자 본인이 부담하는 금액으로 한다. 다만, 보건복지부장관이 필요하다고 인정하여 고시하는 경우에는 상한을 초과하여 지원할 수 있다.

③ 장애인 보조기기

시장·군수·구청장은 「장애인복지법」에 따라 등록한 장애인인 수급권자에게 보조기기(의지(義肢), 보청기, 전동휠체어, 전동스쿠터, 자세보조용구 및 이동식 전동리프트 등)에 대하여 급여를 실시할 수 있다.

④ 건강검진

시장·군수·구청장은 「의료급여법」에 의한 수급권자에 대하여 질병의 조기발견과 그에 따른 의료급여를 하기 위하여 건강검진을 할 수 있다.

⑤ 비급여

의료급여대상에서 제외되는 사항(비급여대상)은 「국민건강보험 요양급여의 기준에 관한 규칙」 별표 2에 규정된 비급여대상으로 한다.

2) 의료급여의 절차

(1) 개요

의료급여제도에서는 의료자원의 효율적 활용과 대형병원으로의 환자 집중현상 방지, 의료급여 기금의 재정안정화를 기하기 위하여 자신이 부담하는 건강보험과는 달리 3단계의 급여절차를 거친다. 의료급여 수급권자가 의료급여를 받고자 하는 경우에는 먼저 제1차 의료급여기관, 제2차 의료급여기관, 제3차 의료급여기관의 순서로 단계적으로 이용하여야 하며, 반드시 의료급여의뢰서를 발급받아 단계별로 제출해야 한다. 의료급여의뢰서는 그 발행일로부터 7일 이내(공휴일 제외)에 의료급여기관에 제출하여야 한다.

(2) 관련규정[전22]

① 의료급여절차(「의료급여법 시행규칙」 제3조제1항 및 제2항)

- 수급권자가 의료급여를 받고자 하는 경우 먼저 제1차 의료급여기관(의원급)에 의료급여를 신청
- 진찰결과 또는 진료 중에 다른 의료급여기관의 진료가 필요하다고 판단하는 경우에는 진료담당의사의 진료의견이 기재된 "의료급여의뢰서"(별지 제3호서식)를 수급권자 또는 그 보호자에게 발급
- 의료급여의뢰서는 발급받은 날부터 7일(공휴일 제외) 이내에 제2차 또는 제3차 의료급여기관에 제출

(3) 의료급여기관 유형

① 제1차 의료급여기관

가. 「의료법」에 따라 시장·군수·구청장에게 개설신고를 한 의료기관(의원급)

나. 「지역보건법」에 따라 설치된 보건소·보건의료원 및 보건지소

다. 「농어촌 등 보건의료를 위한 특별조치법」에 따라 설치된 보건진료소

라. 「약사법」에 따라 등록된 약국 및 같은 법 제91조에 따라 설립된 한국희귀·필수의약품센터

② 제2차 의료급여기관 : 「의료법」에 따라 시·도지사로부터 개설허가를 받은 의료기관(병원급)

③ 제3차 의료급여기관 : 제2차 의료급여기관 중에서 보건복지부장관이 지정하는 의료기관

- 제1차 의료급여기관 → 제2차 의료급여기관, 제2차 의료급여기관 → 제2차 의료급여기관 또는 제3차 의료급여기관, 제3차 의료급여기관 → 제3차 의료급여기관 가능
- 의료급여기관에서 제외되는 의료기관 등
  -보건복지부장관이 의료급여기관에서 제외할 수 있는 의료기관 등은 다음과 같다.
    가. 부속의료기관
    나. 면허자격정지처분을 5년 동안에 2회 이상 받은 의료인 또는 약사가 개설·운영하는 의료기관 또는 약국
    다. 업무정지 또는 과징금 처분을 5년 동안에 2회 이상 받은 의료기관 또는 약국
    라. 업무정지처분의 절차가 진행 중이거나 업무정지처분을 받은 의료급여기관의 개설자가 개설한 의료기관 또는 약국
  -의료급여기관에서 제외되는 기간은 나와 다의 경우에는 1년 이하로 하고, 라의 경우에는 업무정지처분이 끝나는 날까지로 한다.
- 의료급여의 절차에 의하지 않고(의료급여의뢰서 없이) 의료급여기관을 이용한 경우 소요비용은 전액 본인부담(「의료급여법 시행규칙」 제19조 및 별표 1의2)한다.

[별표 1의2] 〈개정 2021.9.14.〉

수급권자가 급여비용을 부담하는 경우 또는 항목과 부담률(칙 제19조 관련)

1. 수급권자가 급여비용을 부담하는 경우 또는 항목의 비용
  가. 수급권자가 제3조의 규정에 의한 의료급여의 절차에 의하지 아니하고 의료급여기관을 이용한 경우에 소요된 비용의 총액
  나. 다음의 어느 하나에 해당하는 경우에는 보건복지부장관이 정하여 고시하는 기금이 부담하는 급여비용의 상한금액을 초과하는 비용
    (1) 의료급여의 필요성이 의학적으로 인정되는 약제·치료재료로서 그 약제·치료재료의 상한금액이 대체 가능한 약제·치료재료의 상한금액의 2배 이상인 경우
    (2) 「국민건강보험법 시행규칙」 별표 6 제1호나목(2)에 해당하는 약제·치료재료의 경우
  다. 「국민건강보험법 시행규칙」 별표 6 제1호다목부터 아목까지의 규정에 해당하는 경우 또는 항목의 비용. 다만, 「국민건강보험법 시행규칙」 별표 6 제1호사목 중 「공공보건의료에 관한 법률」 제12조제2항에 따라 보건복지부장관이 정하여 고시하는 의료 취약지에 위치한 지역응급의료기관에 내원한 환자로서 가목에 해당되는 사람이 아닌 경우에는 「의료급여

법」 제10조에 따른 본인부담금을 말한다.

라. 수급권자(영 제6조 단서에 따른 무연고자를 제외한다)가 입원 시 발생하는 식대 중 보건복지부장관이 정하는 비용

마. 삭제 〈2018.12.31.〉

바. 경구투여가 가능함에도 불구하고 보건복지부장관이 정하여 고시하는 진통·진양·수렴·소염제인 외용제제를 처방·조제받은 경우 그 외용제제 비용

사. 수급권자가 제8조의6의 기준을 초과하여 처방·조제 받은 경우에는 급여 제한의 기준 및 그 예외 등에 관하여 보건복지부장관이 고시하여 정하는 바에 따른 급여비용

아. 「호스피스·완화의료 및 임종과정에 있는 환자의 연명의료결정에 관한 법률」 제28조에 따라 호스피스전문기관으로 지정된 의료급여기관에서 호스피스·완화의료의 입원진료를 받는 경우에는 가목에 해당하는 비용 및 다목 중 「응급의료에 관한 법률」에 따라 의료급여기관의 구급차를 이용하여 이송되었을 경우의 이송처치료에 해당하는 비용

자. 「의료법」 제3조제2항제3호라목의 요양병원 중 「장애인복지법」 제58조제1항제4호의 장애인 의료재활시설을 제외한 요양병원에서 입원진료를 받는 수급권자가 제3조제3항에 따른 의료급여의뢰서 없이 다른 의료급여기관에서 진료를 받는 경우에 소요된 비용의 총액 〈신설 2019.7.1., 개정 2021.9.14.〉

2. 본인부담률 : 제1호에 해당하는 비용의 100분의 100

(4) 의료급여기관별 진료범위

① 제1차 의료급여기관(약국 제외)

가. 간단한 외과적 처치 그 밖의 통원치료가 가능한 질병의 진료

나. 장기치료가 필요한 만성질환으로서 입원할 필요가 없는 질병의 진료

다. 질병상태·이송거리 및 이송시간을 고려할 때 환자를 다른 의료급여기관으로 이송을 하여서는 환자의 생명에 위험이 초래되는 경우의 입원진료

라. 제1차 의료급여기관에서 입원진료를 받는 것이 수급권자에게 유리하다고 판단하여 보건복지부장관이 정하여 고시하는 입원진료

마. 「지역보건법」에 의한 보건의료원에서의 입원진료

바. 노숙인 등인 수급권자가 의료급여를 신청한 경우의 진료(노숙인진료시설인 제1차 의료급기관만 해당)

사. 제2차 의료급여기관 또는 제3차 의료급여기관으로부터 회송받은 환자의 진료

② 약국에서 행할 수 있는 조제의 범위

가. 처방전에 의한 조제

나. 처방전에 의하지 아니한 직접 조제

③ 제2차 의료급여기관

가. 제1차 의료급여기관의 진료범위에 해당하는 경우의 진료

나. 노숙인 등인 수급권자가 의료급여를 신청한 경우의 진료(노숙인진료시설인 제2차 의료급기관만 해당)

다. 제1차 의료급여기관 또는 다른 제2차 의료급여기관으로부터 의뢰받은 환자의 진료

라. 당해 의료급여기관에 입원하였던 환자로서 퇴원 후 경과의 관찰이 필요한 환자의 진료

마. 제3차 의료급여기관으로부터 회송받은 환자의 진료

④ 제3차 의료급여기관에서 행할 수 있는 진료의 범위

가. 제1차 의료급여기관의 진료범위에 해당하는 경우의 진료

나. 제2차 의료급여기관 또는 다른 제3차 의료급여기관으로부터 의뢰받은 환자의 진료

다. 해당 의료급여기관에 입원하였던 환자로서 퇴원 후 경과의 관찰이 필요한 환자의 진료

(5) 의료급여절차의 예외

수급권자가 의료급여를 받고자 하는 경우에는 제1차 의료급여기관에 의료급여를 신청하여야 한다. 다만, 다음 각 호 중 ①부터 ⑧까지의 어느 하나에 해당하는 경우에는 제2차 의료급여기관 또는 제3차 의료급여기관에 의료급여를 신청할 수 있고, ⑨부터 ⑭까지의 어느 하나에 해당하는 경우에는 제2차 의료급여기관에 의료급여를 신청할 수 있다.

① 「응급의료에 관한 법률」 제2조제1호에 해당하는 응급환자인 경우

② 분만의 경우

③ 보건복지부장관이 정하여 고시하는 결핵질환, 희귀난치성질환 또는 중증질환을 가진 사람이 의료급여를 받고자 하는 경우(중증의 경우 등록된 중증환자만 해당)

④ 제2차 의료급여기관 또는 제3차 의료급여기관에서 근무하는 수급권자가 그 근무하는 의료급여기관에서 의료급여를 받으려는 경우

⑤ 「장애인복지법」 제32조에 따라 등록한 장애인이 장애인 보조기기를 지급받으려는 경우

⑥ 「장애인복지법」 제32조에 따라 등록한 장애인이 「구강보건법」 제15조의2에 따른 장애인구강진료센터에서 의료급여를 받으려는 경우

⑦ 감염병의 확산 등 긴급한 사유가 있어 보건복지부장관이 정하여 고시하는 기준에 따라 의료급여를 받으려는 경우

⇒ 신종인플루엔자 감염 또는 의심 환자가 의료급여 수급권자인 경우 의료급여를 받기 위해서는 제1차 의료급여기관을 거치도록 규정하고 있어 치료시기를 놓쳐 병이 악화되거나 주변 사람들에 대한 전염이 일어나는 등 문제점이 발생함에 따라 전염병의 확산 등 긴급한 사유가 있는 경우에는 제2차 또는 제3차 의료급여기관에 바로 의료급여를 신청할 수 있도록 의료급여의 절차에 예외를 인정함으로써 의료급여 수급권자에 대한 신속하고 효율적인 치료를 도모하려는 것임.

⑧ 「건강검진기본법」에 따른 국가건강검진을 받은 사람이 보건복지부장관이 정하여 고시하는 결핵질환의 확진검사에 대하여 의료급여를 받으려는 경우 〈신설 2020.12.31.〉

⑨ 단순물리치료가 아닌 작업치료·운동치료 등의 재활치료가 필요하다고 인정되는 사람이 재활의학과에서 의료급여를 받고자 하는 경우

⑩ 한센병환자가 의료급여를 받고자 하는 경우

⑪ 「장애인복지법」 제32조에 따라 등록한 장애인이 의료급여를 받고자 하는 경우(⑥의 경우는 제외)

⑫ 「국민건강보험법 시행령」 제45조제1호에 해당하는 지역의 의료급여수급권자가 의료급여를 받고자 하는 경우

⑬ 「국가유공자 등 예우 및 지원에 관한 법률 시행령」 제14조(상이등급의 구분 등) 또는 「보훈보상대상자 지원에 관한 법률 시행령」 제8조에 따른 상이등급을 받은 사람이 의료급여를 받고자 하는 경우

⑭ 15세 이하의 아동이 의료급여를 받으려는 경우

(6) 동일성분 의약품의 중복처방·조제 제한

의료급여 상한일수 이내이거나 상한일수 초과승인을 받더라도, 수급권자가 둘 이상의 의료급여기관을 방문하여 동일한 상병으로 동일성분 의약품을 처방·조제받을 수 있는 급여일수는 6개월 동안 215일 미만으로 한다.

(7) 노숙인 의료급여 이용 절차

노숙인 등은 노숙인진료시설로 지정된 의료급여기관에 먼저 의료급여를 신청하여야 한다. 노숙인진료시설로 지정된 의료급여기관은 의료급여의뢰서 없이 이용 가능(1차, 2차 공통)하며, 노숙인진료시설로 지정된 제2차 의료급여기관에서 진료 중 제3차 의료급여기관의 진료가 필요한 경우 진료담당의사가 발급한 의료급여의뢰서를 발급받아 제3차 의료급여기관을 이용할 수 있다.

노숙인 수급권자는 「노숙인 등의 복지 및 자립지원에 관한 법률」 제16조제1항제6호에 따른 노숙인진료시설인 제1차 의료급여기관 또는 제2차 의료급여기관에 의료급여를 신청하여야 한다. 다만, 응급환자인 경우나 분만하는 경우에는 노숙인진료시설이 아닌 제1차 의료급여기관, 제2차 의료급여기관 및 제3차 의료급여기관에 의료급여를 신청할 수 있다.

노숙인 등의 복지 및 자립지원에 관한 법률	**제12조(의료지원)**

① 국가와 지방자치단체는 노숙인 등에게 필요한 의료서비스를 제공하기 위하여 노숙인진료시설을 설치·운영할 수 있다.
② 국가와 지방자치단체는 국공립병원, 보건소 또는 민간의료기관을 노숙인진료시설로 지정할 수 있다.
③ 국가와 지방자치단체는 전문적인 처치와 수술 등을 필요로 하는 노숙인 등에 대한 전문 의료서비스의 제공을 국공립병원, 보건소 또는 민간의료기관에 의뢰하거나 위탁할 수 있다.
④ 국가와 지방자치단체 외의 자는 보건복지부령으로 정하는 바에 따라 노숙인진료시설을 설치·운영할 수 있다.
⑤ 노숙인진료시설의 설치·운영 및 지정기준 등 노숙인 등에 대한 의료지원에 필요한 사항은 보건복지부령으로 정한다.

(8) 진료비 청구·심사·지급체계

의료급여기관은 의료급여기금에서 부담하는 급여비용의 지급을 시장·군수·구청장에게 청구할 수 있다. 급여비용의 청구를 하고자 하는 의료급여기관은 급여비용심사기관에 급여비용의 심사청구를 하여야 하며, 심사청구를 받은 급여비용심사기관은 이를 심사한 후 지체없이 그 내용을 시장·군수·구청장 및 의료급여기관에 알려야 한다. 심사의 내용을 통보받은 시장·군수·구청장은 지체없이 그 내용에 따라 급여비용을 의료급여기관에 지급하여야 한다.

의료급여기관이 급여비용의 심사청구를 하고자 하는 때에는 의료급여비용심사청구서에 의료급여를 받은 자에 대한 의료급여비용명세서를 첨부하여 건강보험심사평가원에 제출하여야 한다. 심사평가원은 급여비용의 심사청구를 받은 때에는 그 심사청구내용이 의료급여의 기준 및 의료수가기준에 적합한지를 심사한다. 이 경우 심사평가원의 원장은 제출받은 자료에 대한 사실여부를 확인할 필요가 있다고 인정하는 때에는 소속직원으로 하여금 현지 출장하여 확인을 하게 할 수 있다. 심사평가원의 원장은 급여비용의 심사청구를 받은 때에는 그로부터 40일(전자문서교환방식에 의한 경우에는 15일) 이내에 심사하여 그 내용이 기재된 의료급여비용심사결과통보서를 시장·군수·구청장, 공단 및 그 의료급여기관에 지체없이 송부하여야 한다. 이 경우 심사기간을 산정함에 있어서 해당 의료급여기관에 대하여 심사에 필요한 자료를 요청한 경우 등 특별한 사유가 있는 경우에는 그에 소요되는 기간을 제외한다.

3) 급여비용의 부담

(1) 1종 수급권자

1종 수급권자는 입원과 외래에 대해 본인 부담률이 없었으나, 의료쇼핑이란 말이 나올 정도로 비용의식에 대한 문제점이 대두되었다. 비용의식 제고를 통해 적정의료이용을 유도함으로써 의료급여제도의 건전성을 제고하고자 2007년 7월 1일부터 1종 수급권자의 외래진료 시 본인부담제가 도입되었다.

의료급여비용은 대통령령이 정하는 바에 따라 그 전부 또는 일부를 의료급여기금에서 부담하되, 의료급여기금에서 일부를 부담하는 경우 그 나머지의 비용은 본인이 부담한다.

1종 수급권자의 입원진료 시 급여비용은 전액 의료급여기금에서 부담하므로 본인일부부담금이 발생하지 않는다. 다만, 식대 본인부담면제대상자 및 정신건강의학과 정액수가 산정대상자 이외의 자는 식대 소정금액의 100분의20〔중증질환자에게 해당 중증질환(합병증 포함)으로 진료한 경우에는 100분의 5〕에 해당하는 금액을 부담하고, 상급종합병원, 종합병원, 병원, 한방병원 및 요양병원(「정신건강증진 및 정신질환자 복지서비스 지원에 관한 법률」 제3조제5호에 따른 정신의료기관 중 정신병원인 요양병원, 「장애인복지법」 제58조제1항제4호에 따른 의료재활시설로서 「의료법」 제3조의2의 요건을 갖춘 의료기관인 요양병원으로 한정)에서 일반병상 중 2·3인실을 이용하는 경우 및 추나요법을 실시하는 경우에는 그 비용에 한정하여 의료급여기금에서 부담하는 금액을 제외한 금액을 본인이 부담한다.

1종 수급권자 중 외래진료 시 본인부담 면제자는 18세 미만인 자, 임산부, 무연고자로 확인된 사람, 노숙인, 보건복지부장관이 고시하는 결핵질환, 희귀난치성질환 또는 중증질환을 가진 사람, 장기이식환자, 가정간호를 받고 있는 자, 선택의료급여기관에서 외래진료 및 처방조제를 받은 자이다. 노숙인 의료급여수급자의 100 : 100 본인부담 및 비급여항목은 본인부담이며, 식대본인부담은 1종 수급권자와 동일하게 적용한다.

75세(2015년 6월부터 만 70세 이상, 2016년 7월부터 만 65세 이상으로 확대) 이상 노인 틀니의 경우 2012년 7월 1일부터 적용하며, 본인부담보상제 및 상한제를 적용하지 않는다. 의료급여 종별(의료급여기관, 수급권자)에 따른 본인부담률을 적용하는 경우는 틀니 대상자 여

건강생활유지비 지원

① 지원대상 : 1종 수급권자 전체(2007. 7. 1.부터 적용)

② 지원제외대상 : 본인부담면제 대상자(18세미만, 희귀난치성질환자, 임산부, 행려환자, 장기이식환자, 가정간호 받고 있는 사람, 선택의료급여기관 이용자

③ 지원금액 : 1인당 매월 6,000원

④ 지원방법 : 국민건강보험공단에서 가상계좌에 매월 1일 입금하며, 사용잔액은 다음연도에 수급권자의 계좌에 입금

⑤ 사용 : 외래진료 시 본인부담금을 건강생활유지비 잔액으로 납부(건강생활유지비 선차감 의무)

급여비용의 예탁 및 지급에 관한 규정[보건복지부 고시 제2015-112호 2015.8.24 시행]

제3장 본인부담금지원비용의 예탁 및 지급에 관한 규정

제28조(본인부담금지원비용의 지급원칙) ① 공단은 해당 시·도별 본인부담금지원비용 예탁금의 범위 안에서 임신·출산 진료비용 및 건강생활유지비용을 의료급여기관에 지급하여야 한다.

② 의료급여기관에서 수급권자에 대한 진료 또는 조제 후 수급권자의 본인부담금을 본인부담금지원비용에서 차감할 것을 청구하여 의료급여 자격관리시스템 등을 통해 확인번호가 부여된 경우 그 내용에 따라 지급한다.

③ 공단은 건강생활유지비용을 지급하는 경우 의료급여기관에 별지 제6호 및 제7호 서식(건강생활유지비용지급통보서, 건강생활유지비용 개인별 지급통보서)을 송부하고 별지 제8호 서식(건강생활유지비용 지급결과통보서)을 보장기관에 송부한다.

④ 공단은 임신·출산 진료비용을 지급하는 경우 의료급여기관에 별지 제9호 및 제10호 서식(임신·출산 진료비용지급통보서, 임신·출산 진료비용 개인별 지급통보서)을 송부하고 별지 제11호 서식(임신·출산 진료비용 지급결과통보서)을 보장기관에 송부한다.

부 진단을 위한 진료와 틀니 무상보상기간(3개월 이내 6회) 중 틀니 사후관리를 받을 경우이다.

(2) 2종 수급권자

의료급여 2종 수급권자는 제2차 및 제3차 의료급여기관을 이용하는 경우, 외래의 경우 본인일부부담진료비의 경우 15%를 본인이 부담하고, 입원 시에는 총 진료비의 10%를 본인부담하고 장애인은 전액 무료이다. CT 이용 시 CT 총액의 15%를 본인이 부담한다.

2종 수급권자가 입원진료를 받은 경우 식대, 치면열구전색술, 추나요법, 일반병상 중 2·3인실 입원료를 제외한 의료급여비용 총액의 100분의10(심장 및 뇌혈관 질환자, 중증외상의 중증환자, 자연분만, 제왕절개분만, 6세 미만 아동의 경우 100분의 0, 고위험 임신부 진료 및 치매질환 진료의 경우 본인부담 100분의 5, 6세 이상 15세 이하 아동 진료의 경우 본인부담 100분의 3)에 입원진료 시 제공된 식대 소정금액의 100분의 20[중증질환자에게 해당 중증질환(합병증 포함)으로 진료한 경우에는 100분의 5, 식대본인부담면제대상자의 경우 100분의 0, 정신건강의학과 정액수가 산정대상자는 제외], 15세 초과 18세 이하 치면열구전색술 금액의 100분의 5를 합한 금액을 본인이 부담하고, 상급종합병원, 종합병원, 병원, 한방병원 및 요양병원(정신의료기관 중 정신병원인 요양병원, 의료재활시설로서 요양병원으로 한정)에서 일반병상 중 2·3인실을 이용하는 경우에는 그 입원료에 한정하여 의료급여기금에서 부담하는 금액을 제외한 금액을 본인이 부담하며, 추나요법을 실시하는 경우에는 그 비용에 한정하여 기금에서 부담하는 금액을 제외한 금액을 본인이 부담한다.

(3) 장애인

2종 수급권자가 장애인인 경우 본인일부부담금 전액이 장애인의료비에서 지급(심장 및 뇌혈관 질환자, 중증외상의 중증환자, 자연분만, 제왕절개분만, 6세 미만 아동의 경우 본인부담 "0", 고위험 임신부 진료 및 치매질환의 경우 본인부담 "5%", 6세 이상 15세 이하 아동 진료의 경우 본인부담 "3%")되므로 실제 본인부담금은 발생하지 아니한다. 다만, 입원진료 시 제공된 식대의 100분의 20[중증질환자에게 해당 중증질환(합병증 포함)으로 진료한 경우에는 100분의 5, 식대 본인부담 면제대상자의 경우에는 100분의 0, 정신건강의학과 정액수가 산정 대상자는 제외)]에 해당하는 금액은 본인이 부담하고, 상급종합병원, 종합병원, 병원, 한방병원 및 요양병원(정신의료기관 중 정신병원인 요양병원, 의료재활시설로서 요양병원으로 한정)에서 일반병상 중 2·3인실을 이용하는 경우 및 추나요법을 실시하는 경우에는 그 비용에 한정하여 의

표 3.2 의료급여 종별 본인일부 부담금

의료급여기관 \ 의료급여종별				1종 수급권자	2종 수급권자	
					일반	장애인
외래 및 약국	제1차 의료급여기관	의원 및 보건의료원	그 밖의 외래진료	1,000원	1,000원	250원
			원내 직접조제	1,500원	1,500원	750원
			CT, MRI, PET 등	급여비용의 5%	급여비용의 15%[주4][주7]	급여비용의 5%
		보건기관	그 밖의 외래진료	없음	없음	없음
			원내 직접조제			
		약국 및 한국희귀·필수의약품센터	처방조제	500원 또는 3%[주2]	500원 또는 3%[주2]	좌동
			직접조제	900원	900원	
			보건기관 처방조제	없음	없음	
	제2차 의료급여기관		그 밖의 외래진료	1,500원	급여비용총액1의 15%[주1]	없음 (장애인의료비에서 부담)
			원내 직접조제	2,000원		
			CT, MRI, PET 등	급여비용의 5%	급여비용총액1의 15%[주4]	
	제3차 의료급여기관		그 밖의 외래진료	2,000원	급여비용총액1의 15%[주4]	없음 (장애인의료비에서 부담)
			원내 직접조제	2,500원		
			CT, MRI, PET 등	급여비용의 5%		
입원	제1·2·3차 의료급여기관			없음	급여비용총액1의 10%[주5][주6]	없음 (장애인의료비에서 부담)
치과	등록 틀니환자(65세 이상)[주3]			급여비용총액의 5%	급여비용총액1의 15%	
	등록 치과임플란트 환자(65세 이상)			급여비용총액의 10%	급비용총액1의 20%	
선별급여				급여비용총액의 30·50(60)·80·90%		
한방 추나요법				급여비용총액의 30% 또는 80%	급여비용총액의 40% 또는 80%	

[주1] 2종 수급권자가 제2차 의료급여기관에서 만성질환자(만성신부전환자, 혈우병환자, 대사장애환자, 암환자[등록 암환자 포함], 근육병환자, 장기이식환자)가 그 상병으로 자율신경제 또는 면역억제제 투여를 받은 당일, 장기[신장, 간장, 심장, 췌장]이식 환자가 조직이식 거부반응억제제를 투여받는 당일의 외래진료인 경우는 그 밖의 외래진료 시 1,000원, 원내 직접조제 시 1,500원을 부담. 다만, 만성질환자가 1세 미만인 경우 본인일부부담금 없음.

[주2] 의료급여 수급권자(2015년 11월), 건강보험 차상위대상자(2016년) 중 고혈압 등 100개 경증질환으로 종합병원 이상급 의료기관 외래 진료 시 발생한 원외처방에 대한 본인부담금은 약국 약제비 총액의 3%를 부담(3%가 500원 미만 시는 500원을 부담)

[주3] 레진상 완전틀니는 2012.7.1.부터, 부분틀니는 2013.7.1부터, 금속상 완전틀니는 2015.7.1부터 시행. 만 65세 이상 노인틀니의 본인부담율이 2017.11.1.부터 1종 5%, 2종 15%로 인하됨. 본인부담 보상제와 상한제에 해당하지 않음(장애인기금 지원 없음)

[주4] 등록 조산아 및 저체중 출생아, 임신부(유산·사산으로 인한 외래진료를 포함), 중증치매, 1세 미만의 경우 외래진료비 본인부담률 5% 〈2018.1.23. 시행〉

[주5] 심장 및 뇌혈관 질환자, 중증외상의 중증환자, 자연분만, 제왕절개분만, 6세 미만 아동의 경우 본인부담 없음, 고위험 임신부 진료 및 중증치매질환 진료의 경우 5%, 6세 이상 15세 이하 아동 진료의 경우 3%

[주6] 그 외 정신질환의 경우 10%. 다만, 만성질환자(만성신부전증환자, 혈우병환자, 대사장애환자, 암환자, 근육병환자, 장기이식환자)의 본인부담률 15% 〈2017.10.1. 시행, 2018.12.28. 개정.〉

[주7] 임신부, 만 5세까지의 조산아 및 저체중 출생아, 중증치매 2종 수급권자 외래진료 시 5%, 1세 미만 2종 수급권자 외래진료 시 1차 의료급여기관 면제, 병원급 이상 5% 〈2019.1.1. 시행, 2019.10.22. 개정.〉

[주8] 65세 이상인 사람의 치과 임플란트에 대한 의료급여기금의 부담 비율을 1종 수급권자의 경우 100분의 80에서 100분의 90으로, 2종 수급권자의 경우 100분의 70에서 100분의 80으로 상향하고, 의료급여의 대상이 아닌 종합병원과 상급종합병원의 2인실, 3인실 입원료에 대해서도 100분의 50부터 100분의 70까지 의료급여기금에서 부담하며, 본인부담 보상제와 상한제에 해당되지 않음 〈2018.7.1. 시행〉

료급여기금에서 부담하는 금액을 제외한 금액을 본인이 부담한다.

① 1·2종 입원환자 중 식대 본인부담(2종 장애인의 경우 장애인의료비 지원없음)

- 본인부담 면제 : 행려(무연고)환자, 자연분만 산모, 6세 미만 아동
- 1·2종 수급권자, 2종 장애인 : 20%
- 중증환자(등록암환자, 뇌혈관질환자, 심장질환자, 등록 중증화상환자, 결핵질환자) : 5%
  (단, 식대본인부담 면제자는 제외)
- 식대는 건강보험과 달리 식대가산(영양사, 조리사, 직영) 없음

② 1종 수급권자 중 외래 본인부담면제자

- 선택의료급여기관 이용자(조건부연장승인자, 자발적 참여자)
- 18세 미만인 자, 20세 이하인 자로 중·고등학교 재학 중인 자
- 임산부 또는 가정간호를 받고 있는 자가 외래를 이용하는 경우
- (구)등록 희귀난치성질환자(2013.9.30. 이전 적용 수급권자)
- 행려환자, 응급환자인 선택의료급여기관 이용자
- 장애인보조기기를 지급받는 선택의료급여기관 이용자
- 노숙인(노숙인 진료시설을 이용, 응급·분만으로 노숙인 진료시설 이외의 의료급여기관 이용, 노숙인 진료시설에서 의뢰되어 제3차 의료급여기관 이용)
- 등록 희귀난치성질환자
- 등록 중증질환자

③ 2종 수급권자 중 입원 본인부담면제자

- 보건복지부장관이 정하여 고시하는 심장·뇌혈관질환자·중증외상환자인 중증환자
- 자연분만, 제왕절개분만
- 6세 미만 아동

④ CT, MRI 또는 PET 본인일부부담률

- 1종 ⇒ 외래 : 의료급여비용의 5%, 입원 : 본인부담금 없음
- 2종 ⇒ 외래 : 의료급여비용의 15%, 입원 : 의료급여비용의 10%(중증질환자의 경우 본인부담 없음, 치매질환의 경우 5%), 의료급여비용의 15%(등록 조산아 및 저체중 출생아, 임신부 및 치매질환의 경우 5%)

⑤ 그 밖의 외래진료란

- 원내 직접조제와 처방전 발급이 함께 이루어진 경우
- 원내 직접조제 없이 처방전 발급만 이루어진 경우
- 원내 직접조제와 처방전 발급이 모두 없는 경우

⑥ 2·3인실 입원료(본인부담보상제와 상한제에 해당되지 않음)

- 2인실 입원료 : 상급종합병원 : 50%, 종합병원·한방병원·병원(치과·요양병원* 제외) : 40%
- 3인실 입원료 : 상급종합병원 : 40%, 종합병원·한방병원·병원(치과·요양병원* 제외) : 30%

* 정신병원과 의료재활시설

⑦ 치아홈 메우기

- 의료급여 2종 16세 이상 18세 이하인 자 : 5%

(4) 차상위계층

☞ 보건복지부, "2022년 차상위 본인부담경감대상자 지원사업 안내", 2022년.

보건복지부장관이 정하여 고시하는 희귀난치성·중증질환자 및 만성질환자 및 만 18세 미만의 아동으로 차상위계층 지정자에 대한 지원 내용은 다음과 같다.

① 지원 대상자

- 희귀질환자·중증난치질환자·중증질환자 : 보건복지부장관이 고시하는 희귀난치성 질환 또는 중증질환을 가진 자

☞ 「본인일부부담금 산정특례에 관한 기준」 제9조에 따른 희귀난치성질환, 중증질환(암환자, 중증화상환자) 및 결핵질환자 산정특례대상

- 만성질환자 : 희귀난치성질환 또는 중증질환 외의 질환으로 6개월 이상 치료를 받고 있거나, 6개월 이상 치료를 필요로 하는 자

☞ 희귀난치성질환 및 중증질환자 중 건강보험 산정특례 미등록자 포함

- 18세 미만인 자(18세가 되는 날이 속하는 해) : 다만, 18세 이상 20세 미만의 중·고등학교 재학생은 20세가 되는 날이 속하는 달까지 인정하고, 20세에 도래하기 전에 중·고등학교를 졸업하는 경우에는 졸업하는 달까지 인정(재학증명서는 졸업하는 달까지 제출하여야 하며, 졸업하는 달 이후 제출 시 소급하여 적용하지 않음)하나, 차상위 본인부담경감 대상자로 책정되어 경감 적용을 받고 있던 대상자에 한해 인정함.

표 3.3 건강보험 가입자와 차상위 본인부담경감대상자의 요양급여비용 중 본인부담금

구분		요양급여비용 중 본인부담금	
		일반 건강보험 가입자	차상위 본인부담 경감대상자
희귀난치성·중증질환자	입원·외래	요양급여비용의 5%(중증), 10%(희귀) 식대의 50%	요양급여비용 면제 기본식대의 20%
	65세 이상 노인 틀니	요양급여비용의 30%	요양급여비용의 5%
	65세 이상 치과 임플란트	요양급여비용의 30%	요양급여비용의 10%
	추나요법*	요양급여비용의 50%	요양급여비용의 30%
만성질환자·18세 미만인 자	입원	요양급여비용의 20% 식대의 50%	요양급여비용의 14% 식대의 20%
	외래	요양급여비용의 30~60%	요양급여비용의 14%(정액 1,000원, 1,500원) 단, 1세 미만 영유아는 5% 또는 면제
	65세 이상 노인 틀니	요양급여비용의 30%	요양급여비용의 15%
	65세 이상 치과 임플란트	요양급여비용의 30%	요양급여비용의 20%
	심·뇌혈관질환자	요양급여비용의 5% 식대의 50%	요양급여비용 면제(입원수술 시 30일) 기본식대의 20%
	추나요법*	요양급여비용의 50%	요양급여비용의 40%

※ 상급종합병원 입원병실 중 일반입원실의 2인실·3인실·4인실 및 정신과 입원실의 2인실·3인실·4인실 입원료의 본인일부부담률은 각 100분의 50·100분의 40·100분의 40이며, 종합병원·한방병원·요양병원(정신병원인 요양병원 및 장애인 의료재활시설로서 요양병원으로 한정)·정신병원·입원병실 중 일반입원실의 2인실·3인실 및 정신과 입원실의 2인실·3인실의 경우는 각 100분의 40·100분의 30을 부담(일반 건강보험가입자와 동일)

* 복잡 추나 중 디스크, 협착증 외 근골격계 질환인 경우에는 본인부담률 80% 적용

표 3.4 차상위 본인부담경감대상자의 본인부담 기준 등

C (희귀난치성·중증질환자)			
구분	본인부담금		
희귀질환 및 중증난치질환 또는 중증질환자(C)	입원	상급종합병원	기본식대의 20/100+2인실 입원료 50/100+3인실 입원료 40/100
		종합병원	기본식대의 20/100+2인실 입원료 40/100+3인실 입원료 30/100
		병·의원 및 보건기관	기본식대의 20/100
	외래		없음
	65세 이상 노인틀니		5/100(장애인 의료비에서 지원 안함)
	65세 이상 노인임플란트		10/100(장애인 의료비에서 지원 안함)

(계속)

E (만성질환자·18세 미만자), F (장애인 만성질환자, 장애인 18세 미만자)

외래

<table>
<tr><th colspan="3" rowspan="2">구분</th><th colspan="4">본인부담금</th></tr>
<tr><th colspan="2">직접조제</th><th colspan="2">직접조제 이외의 진료</th></tr>
<tr><td rowspan="4">의원,
치과의원,
한의원,
보건의료원</td><td colspan="2">기본(E)</td><td colspan="2">1,500원</td><td colspan="2">1,000원</td></tr>
<tr><td rowspan="2">장애인(F)</td><td>본인부담금</td><td colspan="2">750원</td><td colspan="2">250원</td></tr>
<tr><td>장애인의료비</td><td colspan="2">750원</td><td colspan="2">750원</td></tr>
<tr><td colspan="2">CT, MRI, PET</td><td colspan="4">(치매·중증환자·임신부·조산아·1세 미만 5%, 희귀질환 및 중증난치 질환자 10%)
·장애인의료비에서 지원 안 함</td></tr>
<tr><td rowspan="10">종합병원,
병원,
치과병원,
한방병원,
요양병원</td><td colspan="2">만성질환 이외의 자</td><td colspan="4">요양급여비용 총액의 14%(치매·18세 이하 아동 치아 홈메우기·임신부·조산아·1세 미만 : 5%)</td></tr>
<tr><td colspan="2" rowspan="3">「의료급여법시행령」에 따른 만성질환자에 대한 외래진료(E)</td><td colspan="2">직접조제</td><td colspan="2">1,500원</td></tr>
<tr><td colspan="2">직접조제 이외의 진료</td><td colspan="2">1,000원</td></tr>
<tr><td colspan="4">CT, MRI, PET 총액의 14%(임신부·조산아 5%)
※ 특정기호
V001, V003, V005, V009,V012, V013, V014, V015, V117, V027, V277, V278, V284, V286</td></tr>
<tr><td colspan="2" rowspan="4">산정특례 대상 환자가 관련 요양급여를 받는 경우(E)</td><td></td><td>치매, 중증환자,
임신부, 조산아</td><td>희귀질환 및
중증난치질환자</td><td>1세 미만</td></tr>
<tr><td>직접조제</td><td>1,500원</td><td>1,500원</td><td>없음</td></tr>
<tr><td>직접조제 이외의 진료</td><td>1,000원</td><td>1,000원</td><td>없음</td></tr>
<tr><td>CT, MRI, PET 총액</td><td>5%</td><td>10%</td><td>5%</td></tr>
<tr><td rowspan="2">장애인(F)</td><td>본인부담금</td><td colspan="4">없음</td></tr>
<tr><td>장애인의료비</td><td colspan="4">• 만성질환자 이외자 : 요양급여비용총액의 14%(1세 미만 5%)
• 「의료급여법시행령」에 따른 만성질환진료자 : 1,000원(또는 1,500원)+CT, MRI, PET 총액의 14%(만성)·5%(치매·중증환자·임신부·조산아)·10%(희귀 및 중증난치질환자)
• 1세 미만 : 「의료급여법시행령」에 따른 만성질환, 산정특례 대상 환자의 경우 CT, MRI, PET 총액의 5%만 부담</td></tr>
<tr><td rowspan="4">상급
종합병원</td><td colspan="2">기본(E)</td><td colspan="4">요양급여비용총액의 14%(임신부·조산아·치매·18세 이하 아동 치아 홈메우기·중증질환자·1세 미만 : 5%, 등록희귀질환 및 중증난치질환자 : 10%)</td></tr>
<tr><td rowspan="2">장애인(F)</td><td>본인부담금</td><td colspan="4">없음</td></tr>
<tr><td>장애인의료비</td><td colspan="4">요양급여비용총액의 14%(임신부·조산아·치매·18세 이하 아동 치아 홈메우기·중증질환자·1세 미만 : 5%, 등록희귀질환 및 중증난치질환자 : 10%)</td></tr>
<tr><td>중증질환자
(V191, V192)</td><td>본인부담금</td><td colspan="4">없음</td></tr>
<tr><td rowspan="2">치과</td><td colspan="2">65세 이상 노인 틀니</td><td colspan="4">15/100(장애인 의료비에서 지원 안함)</td></tr>
<tr><td colspan="2">65세 이상 노인 임플란트</td><td colspan="4">20/100(장애인 의료비에서 지원 안함)</td></tr>
</table>

(계속)

<table>
<tr><th colspan="4">입원</th></tr>
<tr><th colspan="3">구분</th><th>본인부담금</th></tr>
<tr><td rowspan="3">기본(E)</td><td rowspan="3">본인부담액</td><td>상급종합병원</td><td>(요양급여비용총액-식대 총액-2~3인실 입원료)의 14%(6~15세 아동 : 3%, 중증질환자·고위험임신부·치매·16~18세 아동 치아 홈메우기 : 5%, 정신건강의학과 입원진료·등록희귀난치질환자 : 10%)+기본식대의 20%+2인실 입원료의 50%+3인실 입원료의 40%</td></tr>
<tr><td>종합병원</td><td>(요양급여비용총액-식대 총액-2~3인실 입원료)의 14%(6~15세 아동 : 3%, 중증질환자·고위험임신부·치매·16~18세 아동 치아 홈메우기 : 5%, 정신건강의학과 입원진료·등록희귀난치질환자 : 10%)+기본 식대의 20%+2인실 입원료의 40%+3인실 입원료의 30%</td></tr>
<tr><td>병·의원 및 보건기관</td><td>(요양급여비용총액-식대 총액)의 14%(6~15세 아동 : 3%, 중증질환자·고위험임신부·치매·16~18세 아동 치아 홈메우기 : 5%, 정신건강의학과 입원진료·등록희귀난치질환자 : 10%)+기본식대의 20%</td></tr>
<tr><td rowspan="4">장애인(F)</td><td rowspan="3">본인 부담액</td><td>상급종합병원</td><td>기본식대의 20%+2인실 입원료의 50%+3인실 입원료의 40%</td></tr>
<tr><td>종합병원</td><td>기본식대의 20%+2인실 입원료의 40%+3인실 입원료의 30%</td></tr>
<tr><td>병·의원 및 보건기관</td><td>기본식대의 20%</td></tr>
<tr><td colspan="2">장애인 의료비</td><td>(요양급여비용총액-식대총액-2~3인실 입원료)의 14%(6~15세 아동 : 3%, 중증질환자·고위험임신부·치매·16~18세 아동 치아 홈메우기 : 5%, 정신건강의학과 입원진료·등록희귀난치질환자 : 10%)</td></tr>
<tr><td rowspan="3">자연분만, 6세 미만 아동, 제왕절개, 결핵질환, 장기 등 적출, 중증질환자(V191, V192, V268, V273, V275)</td><td colspan="2">상급종합병원</td><td>기본식대의 20%+2인실 입원료의 50%+3인실 입원료의 40%</td></tr>
<tr><td colspan="2">종합병원</td><td>기본식대의 20%+2인실 입원료의 40%+3인실 입원료의 30%</td></tr>
<tr><td colspan="2">병·의원 및 보건기관</td><td>기본식대의 20%</td></tr>
</table>

<table>
<tr><th colspan="4">기타</th></tr>
<tr><th colspan="3">구분</th><th>본인부담금</th></tr>
<tr><td colspan="3">보건소, 보건지소, 보건진료소</td><td>없음</td></tr>
<tr><td rowspan="4">약국, 한국필수희귀의약품센터</td><td colspan="2">직접조제</td><td>900원</td></tr>
<tr><td rowspan="2">처방조제</td><td>경증질환으로 종합병원급 이상에서 외래내원 후 조제</td><td>3%(단, 급여비용이 500원 미만인 경우에는 500원)</td></tr>
<tr><td>이외의 경우</td><td>500원</td></tr>
<tr><td colspan="2">보건소(지소, 진료소) 처방전</td><td>없음</td></tr>
</table>

※ 「국민건강보험법 시행령」 [별표 2]에 따라 "요양급여비용총액"은 보건복지부장관이 정하여 고시하는 식대와 장애인 치과진료에 대한 가산금액은 제외함

※ 중환자실 내 격리관리료, 격리실 입원료, 격리병상 격리관리료의 적용을 받는 경우 입원료에 한하여 5%

② **지원내용**

- 요양급여비용 본인부담 경감 : 대상자는 의료급여와 유사한 수준의 본인부담금만 부담하고 일반 건강보험가입자 본인부담금과의 차액은 국고에서 지원한다.
- 본인부담기준 등 : 희귀질환 및 중증난치질환 또는 중증질환 본인부담경감대상자(C)는 의료급여 1종에 상당하며, 만성질환과 18세 미만 본인부담경감대상자(E)는 의료급여 2종에 상당하고, 장애인 만성질환 18세 미만 본인부담경감대상자(F)는 의료급여 2종에 상당하다고 할 수 있다. 한편, 보건복지부장관이 정하여 고시하는 격리입원에 대해서는 그 입원료에 한정하여 100분의 5를 부담한다.

③ **건강보험료 지원**

- 지원내용 : 지역가입자에 대한 보험료 전액을 국고지원
- 지원방법 : 기존 세대에서 별도 세대로 분리 후 산정된 보험료 지원

(5) 급여수준

의료급여의 범위는 약국 급여를 제외한 모든 급여는 건강보험과 동일하나 건강보험 비급여 사항인 영안실 안치료는 급여대상이다.

(6) 본인부담금 보상제

저소득계층의 의료비 부담을 경감시켜 주기 위해 1종과 2종이 달리 적용된다.

의료급여기관에 지급한 급여대상 본인부담금이 매 30일간 다음 각 호의 금액을 초과한 경우에는 그 초과한 금액의 50%에 해당하는 금액을 보장기관이 수급권자에게 지급한다.

① 1종 수급권자 : 2만원

② 2종 수급권자 : 20만원

(7) 본인부담금 상한제

중증질환자의 본인부담 경감을 위해 시행하고 있다. 급여대상 본인부담금에서 지급받은 금액을 차감한 금액이 다음 각 호의 금액을 초과한 경우에는 그 초과금액 전액을 보장기관이 지급한다.

① 1종 수급권자 : 매 30일간 5만원

② 2종 수급권자 : 연간 80만원(다만, 요양병원에 연간 240일을 초과하여 입원한 경우는 120만원)

• 입원·외래 및 약국약제비를 포함하여 비급여 대상, 100/100 본인부담 진료비, 65세 이상 노인 틀니 및 치과임플란트 비용, 병원급 이상 상급병실(2·3인실) 입원료, 추나요법 및 연장승인 미신청 등으로 인한 건강보험 부담 적용금액 등은 지급에서 제외한다.

※ 본인부담금 보상제부터 적용한 후 본인부담금 상한제를 적용한다. 입원, 외래 및 약국 약제비를 포함하며, 비급여 대상, 100 : 100 전액본인부담 진료비는 지급 제외 대상이다.

4) 의료급여 대지급금 제도

(1) 개요

의료급여 대지급금 제도는 2종 수급권자가 의료급여기관에 입원하여 발생한 급여비용 중 본인부담금이 20만원을 초과한 경우 초과한 금액 중 수급권자 본인 또는 부양의무자의 신청에 의해 보장기관이 승인한 금액을 대지급(代支給)하여 주는 제도이다.

급여비용의 일부를 의료급여기금에서 부담하는 경우에 그 나머지 급여비용(보건복지부장관이 정한 금액에 한정한다)은 수급권자 또는 그 부양의무자의 신청을 받아 의료급여기금에서 이를 대지급할 수 있다.

(2) 대지급금 신청 절차

① 수급권자 또는 그 부양의무자가 의료급여기금에서 급여비용을 대지급받고자 하는 경우에는 "급여비용대지급신청서"를 의료급여를 행한 의료급여기관의 확인을 받아 시장·군수·구청장에게 제출하여야 한다.

② 급여비용의 대지급신청을 받은 시장·군수·구청장은 지체없이 대지급 여부를 심사·결정하고 대지급을 승인한 때에는 "급여비용대지급승인서"를 수급권자 또는 그 부양의무자에게 발급하여야 하며, 수급권자 또는 그 부양의무자는 "급여비용대지급승인서"를 의료급여를 행한 의료급여기관에 제출하여야 한다.

③ "급여비용대지급승인서"를 받은 의료급여기관은 시장·군수·구청장이 급여비용의 대지급을 결정한 금액을 "의료급여비용명세서"에 기재하여 심사평가원에 심사청구를 하여야 한다.

④ 대지급을 승인한 시장·군수·구청장은 심사평가원으로부터 심사결과를 통보받은 때에는 그 급여비용대지급금을 지체없이 의료급여기관에 지급하여야 한다.

(3) 대지급금의 상환

대지급금을 받은 사람(그 부양의무자를 포함)은 대지급금을 그 거주지를 관할하는 시장·군수·구청장에게 상환하여야 한다. 이 경우 대지급금의 상환은 무이자로 한다. 대지급금 상환의무자가 그 거주지를 다른 특별자치시·특별자치도·시·군·구로 이전하였을 때에는 대지급금을 새 거주지를 관할하는 시장·군수·구청장에게 상환하여야 한다. 대지급금을 상환받은 시장·군수·구청장은 이를 의료급여기금에 납입하여야 한다.

3. 의료급여수가의 기준 및 일반기준[건24]

1) 의료급여절차 및 의료급여기관 종별 가산율

의료급여 절차 및 의료급여기관 종별 가산율은 [그림 3.2]와 같다.

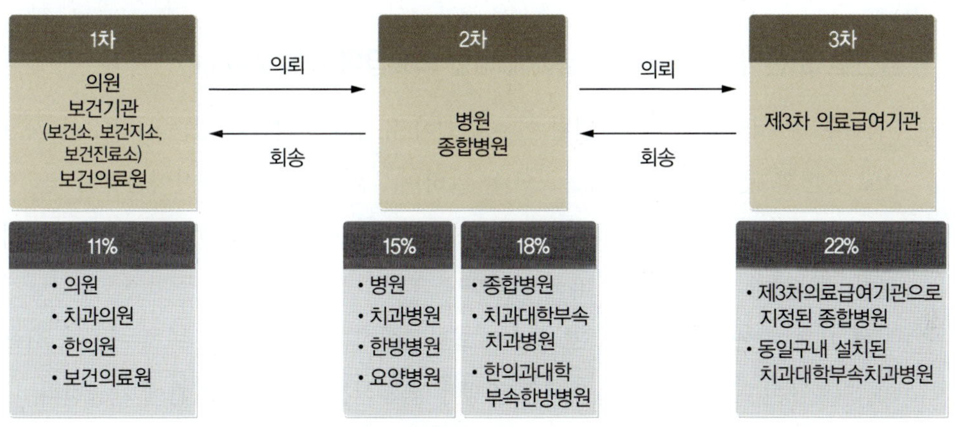

그림 3.2 의료급여절차 및 의료급여기관 종별 가산율[건24]

➠제3차 의료급여기관 : 제3차 의료급여기관으로 지정된 종합병원에 설치된 치과대학 부속치과병원, 제3차 의료급여기관으로 지정된 종합병원에 설치된 한의과대학 부속한방병원

2) 진찰료

진찰료(약국의 경우에는 조제료, 약국관리료, 조제기본료, 복약지도료를 말함)의 경우에는 상대가치점수 제1부 일반원칙 "Ⅲ. 차등수가"는 적용하지 않는다. 한편, 의료질 평가지원금, 전문병원 관리료 등(전문병원 관리료, 전문병원 의료질 지원금)은 의료급여비용의 산정에 적용하지 않는다.

3) 제1차 의료급여기관에서 허용되는 입원의 종류

제1차 의료급여기관(보건의료원 제외)에서는 입원진료비용을 산정할 수 없다. 다만, 다음의 경우에는 입원진료비용을 산정할 수 있다.

① 분만 및 수술을 동반하는 경우 〈개정 2017.1.1.〉

② 정신질환, 한센병환자의 치료, 골절로 인하여 입원치료가 불가피한 경우

③ 입원진료 중 의료급여수급권자로 자격이 변동된 경우

④ 말기암환자에 대한 입원 진료가 필요한 경우

입원은 진료상 필요하다고 인정되는 경우에 적절한 기간에 한하며, 단순한 통원불편 간병인력부재 등의 사유로 입원지시를 하여서는 안 된다.

(사례) 알코올 의존성 증후군 주상병으로 1차 의료급여기관(내과의원)에 입원

4) 임신부, 조산아 및 저체중 출생아에 대한 의료급여 〈신설 2017.1.1.〉

① "임신부"의 정의 : 임신이 확인된 이후 임신이 유지되는 기간에 있는 사람(유산·사산으로 인한 외래진료를 받는 사람을 포함)을 말하며, "만 5세까지의 조산아(早産兒) 및 저체중 출생아"에 대한 의료급여의 대상과 기간은 「요양급여의 적용기준 및 방법에 관한 세부사항」에서 정하는 바에 따른다.

② ①에 따른 조산아 및 저체중 출생아는 의료급여기관에서 확인한 별지 제29호 서식의 "의료급여 2종 조산아 및 저체중 출생아 등록신청서"를 보장기관에 제출한다.

③ 출생일로부터 31일 이내에 ②의 등록을 신청한 경우에는 출생일로부터 지원하고, 31일을 초과하여 ②의 등록을 신청한 경우에는 등록신청일로부터 최대 31일까지 소급하여 지원한다.

5) 혈액투석 수가

- 만성신부전증환자가 외래에서 혈액투석 시에는 1회당 정액수가(코드 O7020)로 산정한다.

  ☞ 혈액투석을 행한 의료급여기관에서 혈액투석 당일 검사장비가 없거나 장비 고장 등의 사유로 타 의료급여기관 및 검사기관에 의뢰하여 흉부 X-ray를 촬영한 경

우에도 정액수가인 146,120원에 포함되므로 검사를 의뢰한 의료급여기관에서 사후에 정산한다.

- 다만,「약사법」 제23조제4항에 해당되지 아니하여 처방전을 발행하여 진료한 경우에는 행위별수가로 청구한다.
- 혈액투석 정액수가는 진찰료, 혈액투석수기료, 필수경구약제 및 Erythropoietin제제를 포함한 약제 및 검사료 등을 포함한다. 다만, 혈액투석을 위한 정맥내 카테타삽입술 또는 혈관중재시술 등의 비용 및 감염병의 확산 등에 따른 긴급한 사유로 보건복지부장관이 한시적으로 인정하는 항목에 대한 비용은 별도로 산정할 수 있다.
- 혈액투석을 받는 만성신부전증 환자가 동일 날 만성신부전 관련 합병증이 아닌 다른 상병으로 진료를 받는 경우, 이에 대한 급여비용은 행위별수가로 산정한다.
  ☞ 혈액투석을 받는 만성신부전증환자에게 통상 발생하는 상병(예 : 고혈압, 당뇨, 빈혈 등) 및 혈액투석 진료만으로도 진료 가능 시 별도 행위별 수가를 산정할 수 없다.

6) 정신질환 수가

(1) 1일당 정액수가

- 정신 및 행동장애(F00-F99)와 뇌전증(G40, G41)에 해당하는 질병(이하 "정신질환"이라 함)으로 정신건강의학과 전문의료급여기관(병원 및 종합병원급의 정신건강의학과 포함)에서 진료한 경우에는 1일당 정액수가로 산정하며, 환자 상태에 따라 적절한 진료를 행하여 치료기간을 단축시키도록 노력하여야 한다. 〈시행 2019.6.1.〉
- 정신질환에 대한 정액수가는 환자 진료에 필요한 진찰료·입원료·투약료·주사료·검사료 등을 포함한다. 다만, 정액수가에 포함되지 않는 입원 기간 중 약품비, 퇴원 투약비용, 마약류 관리료, 입원환자 안전관리료, 식대, 정신요법료, 감염병의 확산 등에 따른 긴급한 사유로 보건복지부장관이 한시적으로 인정하는 항목에 대한 비용은 별도로 산정할 수 있다.
- 의료인력 등 확보 수준에 따라 정신건강의학과 입원료 차등제를 적용한다.

(2) 정신질환 외래수가

- 정신건강의학과 전문 의료급여기관에서 한국표준질병사인 분류항목 중 정신질환에 대한 외래진료 시에는 건강보험 급여비용으로 산정한다.

- 정신질환자 외래투약 시에는 환자 상태 및 병력 등에 따라 그 투약기간을 적절하게 처방하도록 하여야 하며 환자의 치료가 투약만으로 가능하다고 판단될 때에는 환자의 불편을 최소화할 수 있도록 1회 내원 시 기준처방일수(15일 이상)를 준수하여야 한다.

표 3.5 정신질환 외래 본인일부부담금

<table>
<tr><th colspan="2" rowspan="2">구분</th><th colspan="2">1종</th><th colspan="3">2종</th><th colspan="3">2종 장애인</th><th rowspan="2">외래 본인 부담 면제자</th></tr>
<tr><th>정신 질환</th><th>장기 지속형 주사제</th><th>그 밖의 정신 질환</th><th>조현병</th><th>장기 지속형 주사제</th><th>그 밖의 정신 질환</th><th>조현병</th><th>장기 지속형 주사제</th></tr>
<tr><td rowspan="2">1차 의료 급여 기관</td><td>원내 직접 조제</td><td>1,500원</td><td rowspan="6">10%</td><td colspan="2">1,500원</td><td rowspan="6">10%</td><td colspan="2">750원</td><td rowspan="2">10%</td><td rowspan="6">면제</td></tr>
<tr><td>그 밖의 외래 진료</td><td>1,000원</td><td colspan="2">1,000원</td><td colspan="2">250원</td></tr>
<tr><td rowspan="2">2차 의료 급여 기관</td><td>원내 직접 조제</td><td>2,000원</td><td rowspan="4">10%</td><td rowspan="4">5%</td><td rowspan="4">10%
㈜</td><td rowspan="4">5%
㈜</td><td rowspan="4">10%
㈜</td></tr>
<tr><td>그 밖의 외래 진료</td><td>1,500원</td></tr>
<tr><td rowspan="2">3차 의료 급여 기관</td><td>원내 직접 조제</td><td>2,500원</td></tr>
<tr><td>그 밖의 외래 진료</td><td>2,000원</td></tr>
</table>

㈜ 장애인의료비에서 부담

자료 : 건강보험심사평가원 홈페이지 www.hira.or.kr

(3) 정신질환 입원수가(차등제)

- 정신질환에 대한 입원수가는 1일당 정액수가로 정신건강의학과 전문의가 상근하는 경우에 산정하며, 정신건강의학과 의사, 정신건강의학과 간호사 및 정신건강전문요원 인력 확보수준에 따른 차등제를 적용하여 산정하되,
  - 제1차 의료급여기관은 기관등급을 최고 G4까지 산정
  - 기관등급 G1은 제3차 의료급여기관에 한하여 산정
  - 다만, 의료급여 정신건강의학과 입원료 차등제 산정현황 통보서를 매분기 마지막 월 20일까지 제출하지 않은 의료급여기관인 경우 기관등급 G5로 산정
- 정신질환 입원수가는 입원기간에 따라 다음 표의 1일당 정액수가(점수)에 "건강보험 요양급여비용의 내역"의 유형별 분류에 따른 점수당 단가를 곱하여 10원 미만은 4사5입한 금액으로 산정한다. 다만, 퇴원한 환자가 퇴원한 날부터 30일 이내에 재입원하는 경우와 폐업 등으로 인하여 다른 의료급여기관에 입원하였다 하더라도 진료와 관련된 진료기록 일체를 인수한 경우에는 입원기간에 종전 입원기간을 합산하여 수가를 적용한다.

기관등급 \ 입원기간		1일당 정액수가(점수)			
		입원 후 1일~90일	입원 후 91일~180일	입원 후 181일~360일	입원 후 361일 이상
G1		576.73	534.91	491.69	464.19
G2		520.46	481.20	442.07	415.85
G3		377.86	347.81	316.47	296.78
G4	병원급 이상	277.80	252.97	228.14	211.62
	의원	293.27	268.44	243.61	227.10
G5	병원급 이상	249.39	225.83	203.32	187.96
	의원	264.86	241.30	218.79	203.43

- 입원기간 중 정신질환 이외의 다른 상병으로 다른 진료과목에서 수술 등을 실시한 경우에는 그에 소요된 비용은 행위별 수가에 의해 별도 산정한다.

(4) 정신질환 입원(낮병동)

- 낮병동 수가는 1일당 정액수가로서 낮병동을 운영할 수 있는 정신건강의학과 전문 의료급여기관에서 정신질환자를 1일 6시간 이상 진료를 실시하고 당일 귀가시킨 경우에 적용하되, 정신질환 입원수가와 동일한 기관등급을 적용한다. 다만, 입원실을 운영하지 않는 의료급여기관인 경우 제1차 의료급여기관은 기관등급 G4를 산정하고, 그 외 의료급여기관은 기관등급 G3로 산정한다.

기관등급	G1	G2	G3	G4		G5	
				병원급 이상	의원	병원급 이상	의원
낮병동 1일당 정액수가(점수)	455.31	413.74	316.68	244.16	249.31	231.57	236.72

(5) 외박수가

- 정신건강의학과 전문 의료급여기관에서 정신질환으로 입원중인 환자가 진료담당의가 인정하는 외박을 할 경우의 수가는 1일당 정액수가로서 정신질환 입원수가와 동일한 기관등급을 적용하여 다음과 같이 산정한다. 다만, 그 인정기간은 외박 당일부터 귀원 전일까지의 일수를 외박일수로 산정하되 외박 1회당 6일 이내로 한다.

• 외박일수는 (3)의 입원기간에 합산하여 입원수가를 적용한다.

기관등급	G1	G2	G3	G4	G5
외박 1일당 정액수가(점수)	126.67	116.87	91.84	74.08	69.16

사례) 정신병원에 장기입원 중인 환자들에 대해 knee & leg pain, 혹은 물리치료를 원한다는 소견으로 가정의학과 전문의 등에게 단순 물리치료를 의뢰한 경우

7) 식대

식대는 다음과 같이 산정한다.

구분	일반식 (일반유동식, 연식 포함)	치료식 (당뇨식, 신장질환식 등)	멸균식	분유		산모식	경관영양 유동식(조제식, 완제품)
				일반 분유	특수 분유		
금액	3,900원 (1식당)	5,060원 (1식당)	15,150원 (1식당)	2,180원 (1일당)	6,150원 (1일당)	5,610원 (1식당)	4,720원 (1식당)

• 수급권자가 입원 시 발생하는 식대 중 식대의 100분의 20에 해당하는 금액으로 하되, 중증질환을 가진 자에게 해당 중증질환(합병증 포함)으로 진료한 경우에는 식대의 100분의 5에 해당하는 금액으로 하고, 자연분만 및 6세 미만의 아동의 입원진료의 경우에는 식대 본인부담금을 면제한다.

8) 가정간호 〈삭제 2020.1.1.〉

9) 안치료

영안실 안치료는 1일 3,750원으로 하되, 영안실 안치기간은 3일 이내로 한다. 환자측의 귀책사유로 안치기간이 3일을 초과하는 경우에는 초과일분의 안치료는 그 보호자가 부담한다.

10) 경증질환 약제비 본인부담

• 2015년 11월 1일부터 의료 전달체계의 합리화를 위해 가벼운 질환으로 종합병원 또는 상급종합병원(이하 "대형병원")에서 외래진료를 받는 경우 약국 약제비에 대한 본인부담이 달라진다.

• 경증질환 약제비 본인부담 차등제도는 가벼운 질환으로 대형병원 외래 진료를 받는 환자에게는 약국 약값을 달리 적용하여 비교적 가벼운 질환은 의원 또는 병원을 이용하도록 유도하는 제도이다.

• 비교적 가벼운 질환(「본인일부부담금 산정특례에 관한 기준」 [별표 6] "약국 요양급여비용 총액의 본인부담률 산정특례 대상")으로 대형병원에서 외래진료 후 원외처방전을 발급받아 약국에서 조제 받는 경우, 약값에 상관없이 환자가 500원만 내던 비용을 약국 약값 전체 금액의 3%(약국 약값 전체 금액의 3%가 500원보다 적은 경우에는 500원)를 환자가 부담하며, 건강생활유지비에서 차감이 가능하다. 의원 및 병원급에서 가벼운 질환으로 외래 진료 시 약국 약값은 현재와 동일하게 500원이다.

• 약제비 본인부담 차등 적용제도에 의한 약국 약값도 본인부담보상제와 상한제 적용이 가능하다.

• 기존에 본인부담금을 면제받았던 환자들([표 3.7] 의 본인부담코드 M001~M019)은 차등 적용 질병에 대해서 기존과 동일하게 약국 본인일부부담금이 면제된다.

본인부담구분코드	본인일부부담금(률)
M001~M017	면제
B001, B002, B003, B007, B009	500원
B004, B005, B006, B008	약국 의료급여비용 총액의 3%

4. 의료급여 관리

1) 의료급여의 소멸시효

의료급여를 받을 권리, 급여비용을 받을 권리, 대지급금을 상환받을 권리의 소멸시효는 3년이다.

2) 의료급여의 개시일

수급권자에 대한 의료급여는 수급자가 되거나 수급권자로 인정된 날부터 개시한다. 다만, 무연고자는 행정기관이 응급진료를 받게 한 날부터, 의상자 또는 의사자의 유족은 의상자 또는 의사자가 다른 사람의 생명·신체 또는 재산을 구하다가 신체의 부상을 입거나 사망한 날부터 개시한다.

3) 의료급여일수

수급권자가 의료급여기금의 부담으로 의료급여를 받을 수 있는 일수는 365일로 제한하고, 개인별로 급여일수를 초과하는 진료비는 본인이 전액부담한다. 보건기관을 이용한 급여일수 중 120일까지는 급여상한일수 산정 시에 제외하고 있다.

의료급여일수는 입원일수, 투약일수, 투약 없이 외래로 의료급여를 받는 경우의 급여일수를 포함하여 계산한다.

의료급여일수의 상한은 다음 각 호에 정하는 바에 따른다. 다만, 인체면역결핍증바이러스 질환자에 대하여는 상한일수를 제한하지 않는다.

① 보건복지부장관이 정하여 고시하는 결핵질환, 희귀난치성질환 및 중증질환 : 각 질환별로 연간 365일(윤년의 경우 366일로 한다. 이하 같음)

② 정신 및 행동장애(뇌전증을 포함) 등 보건복지부장관이 정하여 고시하는 질환 : 각 질환별로 연간 380일 〈개정 2020.12.31.〉

③ ① 및 ② 외의 질환 : 모든 질환의 의료급여 일수를 합하여 연간 400일 〈개정 2020.12.31.〉

수급권자가 장기간 입원 또는 복합적인 투약 등으로 불가피하게 의료급여를 받아야 할 사유가 발생한 경우에는 보건복지부장관이 정하는 기준에 따라 시장·군수·구청장의 승인을 얻어 상한일수를 초과하여 의료급여를 받을 수 있다. 다만, ② 및 ③에 따른 질환의 경우 시장·군수·구청장은 시·군·구 의료급여심의위원회의 심의를 거쳐야 한다.

의료급여일수는 매년 1월 1일부터 12월 31일까지의 입원일수, 투약일수, 투약없이 외래로 의료급여를 받는 경우의 급여일수 및 경구약제만을 투여받는 경우의 급여일수를 합하여 산정한다. 다만, 다음의 일수를 제외한다.

① 입원 중 입원한 의료급여기관에서 투약받는 경우 그 입원기간 중의 투약일수

② 동일 처방에 의하여 원내투약과 원외투약이 동시에 이루어지는 경우 중복되는 투약일수

③ 혈액투석 또는 복막투석을 받고 있는 만성신부전증환자와 장기이식을 받은 환자가 「국민건강보험 요양급여의 기준에 관한 규칙」 제5조제2항에 따라 보건복지부장관이 정하여 고시하는 필수적인 경구약제를 투여받는 경우 그 투약일수

4) 의료급여일수 연장승인

시장·군수·구청장은 상한일수를 초과하여 의료급여를 받으려는 자 중 중복투약으로 인하여 건강상 위해가 발생할 우려가 있는 자로서 보건복지부장관이 정하여 고시하는 기준에 해당하는 자에 대하여는 의료급여를 받을 수 있는 의료급여기관의 선택 범위를 다음 연도 말일까지 제한하는 것을 조건으로 승인할 수 있다. 연장승인을 받고자하는 경우 선택의료급여기관신청서를 제출하여야 한다.

중복투약으로 건강상 위해(危害) 발생 가능성이 높은 수급권자에 대한 집중관리, 약물사고 예방 등을 위하고, 의료급여일수 365일 상한제 시행 및 급여일수 연장승인제의 운영과정에서 나타난 문제점을 보완하고자 급여일수 연장에 대한 승인제도를 운영하고 있다. 11개 만성질환의 경우 30일 연장 가능하며, 의료급여일수연장승인신청서를 관할 읍면동장에게 제출한다.

[칙] 제8조의3(의료급여일수의 상한)

② 제1항 본문에 불구하고 수급권자가 장기간 입원 또는 복합적인 투약 등으로 불가피하게 의료급여를 받아야 할 사유가 발생한 경우에는 보건복지부장관이 정하는 기준에 따라 시장·군수·구청장의 승인을 얻어 상한일수를 초과하여 의료급여를 받을 수 있다. 다만, 제1항제2호 및 제3호에 따른 질환의 경우 시장·군수·구청장은 법 제6조에 따른 시·군·구 의료급여심의위원회의 심의를 거쳐야 한다. 〈개정 2016.12.30.〉

5) 선택의료급여기관 이용

의료급여수급권자는 제1차 의료급여기관 중 어느 한 곳을 선택할 수 있고, 재활치료가 필요한 자의 재활의학과 진료나 한센병환자, 등록 장애인, 도서·벽지 거주자, 상이등급을 받은 국가유공자인 경우는 제2차 의료급여기관 중 어느 한 곳을 선택할 수 있으며, 보건복지부 장관이 고시한 희귀난치성질환자 및 중증질환자 중 일부, 해당 의료급여기간 근무자인 경우에는 제2차 또는 제3차 의료급여기관 중 선택할 수 있다.[건30]

선택의료급여기관을 선택한 수급권자가 복합질환으로 6개월 이상 진료가 필요한 경우 시·군·구 의료급여심의위원회의 심의를 거쳐 제1차 또는 제2차 의료급여기관 중 한 곳을 추가로 선택할 수 있으며, 선택 또는 추가 선택의료급여기관으로 치과의원 또는 한의원을 선택하지 않은 경우 치료를 위하여 필요하면 치과의원 및 한의원을 하나씩 선택 가능하다.[건30]

(1) 관련 규정

- 「의료급여법 시행규칙」 제8조의3(의료급여일수의 상한)
  [별표 1] 선택의료급여기관의 범위 및 의료급여의 절차 등
- 「선택의료급여기관 적용 대상자 및 이용 절차 등에 관한 규정」, 보건복지부 고시
- 「의료급여수가의 기준 및 일반기준」, 보건복지부 고시

(2) 선택의료급여기관 적용 대상자

① 상한일수에 90일을 합한 급여일수를 초과하여 의료급여를 받고자 하는 자
  - 보건복지부장관이 정하여 고시하는 결핵질환, 희귀난치성질환 및 중증질환 : 각 질환별로 연간 365일
  -정신 및 행동장애(뇌전증을 포함) 등 보건복지부장관이 정하여 고시하는 질환 : 각 질환별로 연간 380일

② 상한일수에 180일을 합한 급여일수를 초과하여 의료급여를 받고자 하는 자
  - 그 외의 질환 : 모든 질환의 의료급여 일수를 합하여 연간 400일

(3) 선택의료급여기관 이용절차[건22]

① 선택의료급여기관의 신청

- 선택의료급여기관을 선택하여야 하는 수급권자 또는 신청에 의하여 선택의료급여기관을 선택하는 수급권자는 별지 제1호 서식의 "선택의료급여기관(신규·변경) 신청서"를 작성하여 관할 시장·군수·구청장에게 제출하여야 한다.

② 선택의료급여기관 이외 치과의원, 한의원 선택 이용

- 치과의원, 한의원을 선택하여 이용하는 수급권자가 그 치과의원, 한의원에서 외래진료를 받는 경우에는 의료급여기금에서 부담하는 급여비용 외의 비용을 부담한다.

③ 의료급여 의뢰 범위 등

- 선택의료급여기관 적용 대상자가 해당 선택의료급여기관에서 진료받을 수 없는 질환이 발생한 경우에는 선택의료급여기관 이외의 다른 의료급여기관으로 진료를 의뢰할 수 있다.
  - 선택의료급여기관 미적용자 또는 적용자 모두 별지 3호 서식 「의료급여의뢰서」 사용
- 선택의료급여기관에서 진찰 결과 또는 진료 중에 다른 의료급여기관에서의 진료가

표 3.6 선택의료급여기관 선택범위[건6]

구분		선택의료급여기관			
		제1 선택	제2 선택(심의 필요)	제3 선택	제4 선택
일반		1차 기관	1~2차 기관 (6개월 이상 진료 필요자)	한의원 (1·2 선택의료급여기관을 한의원으로 선택하지 않은 경우) ※본인부담 있음	치과의원 (1·2 선택의료급여기관을 한의원으로 선택하지 않은 경우) ※본인부담 있음
진료절차 예외대상	결핵질환자, 희귀난치성질환자, 중증질환자	1~3차 기관	1~2차 기관 (심의 불필요)		
	2~3차 기관 근무자	2~3차 기관 (본인 근무)	1~2차 기관 (6개월 이상 진료 필요자)		
	재활치료가 필요한 자의 재활의학과 진료, 한센병환자, 등록 장애인, 도서벽지 거주자, 국가유공자 중 상이등급자	1~2차 기관	1~2차 기관 (6개월 이상 진료 필요자)		

필요하다고 판단되는 경우에 의료급여를 의뢰할 수 있는 범위는 다음과 같다.

① 제1차 의료급여기관 → 제1차 의료급여기관, 제2차 의료급여기관

② 제2차 또는 제3차 의료급여기관 → 그 선택의료급여기관 이외의 다른 의료급여기관

- 「의료급여의뢰서」 사용 구분란 중 "선택의료급여기관에서 다른 의료급여기관으로 의뢰하는 경우"에 표기
- 의뢰 사실을 7일 이내에 보장기관에 통보(진료의뢰 사실을 자격관리시스템으로 전송하는 것으로 대체 가능)

• 선택의료급여기관으로부터 의뢰받은 수급권자를 진료상 필요하여 다른 의료급여기관으로 재의뢰하는 경우

- 「의료급여의뢰서」 사용 구분란 중 "선택의료급여기관으로부터 의뢰된 후 다른 의료급여기관으로 재의뢰하는 경우"에 표기
- 의뢰 사실을 7일 이내에 보장기관에 통보(진료 재의뢰 사실을 자격관리시스템으로 전송하는 것으로 대체 가능)

• 재의뢰가 불가한 경우(선택의료급여기관으로부터 진료를 의뢰받은 의료급여기관에서 다음의 경우는 재의뢰 불가)

① 제1차 의료급여기관 → 제1차 의료급여기관

② 제2차 의료급여기관 → 제1차~제2차 의료급여기관

③ 제3차 의료급여기관 → 제1차~제3차 의료급여기관

• 응급상황 발생 등

- 조건부 연장승인자가 응급상황이 발생하거나 장애인 보조기기를 지급받고자 하는 경우에는 제2차 또는 제3차 의료급여기관을 이용할 수 있으며, 이 경우 본인부담금은 면제함

• 보건기관 이용

- 보건소 등 보건기관에서 외래진료를 받는 경우와 동 보건기관의 처방으로 약국을 이용하는 경우에는 본인부담금 없이 이용가능. 다만, 보건의료원에서 외래진료를 받을 경우에는 본인부담금 부과

④ 선택의료급여기관 이용 절차도(본인부담은 1종 수급권자 기준임)

• 선택병원이 제1차 의료급여기관인 경우

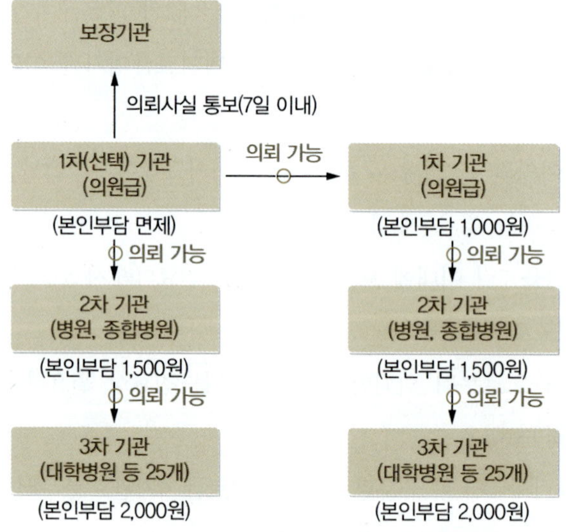

• 선택병원이 제2차 의료급여기관인 경우

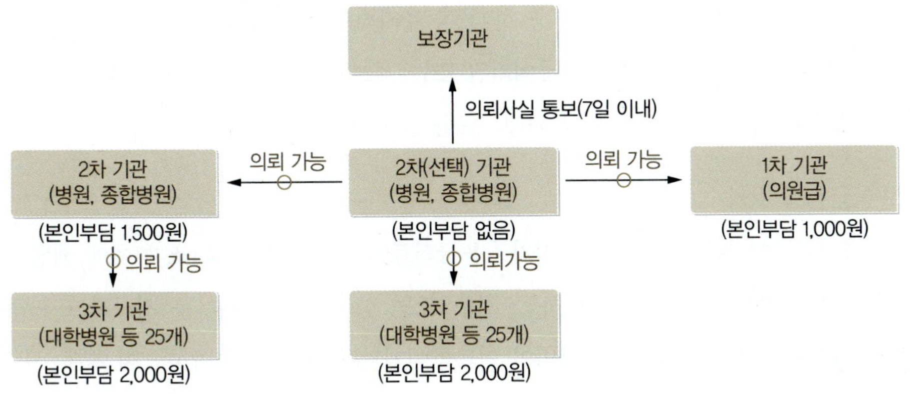

선택의료급여기관 진료의뢰 범위(기초의료보장팀-4292호, 2007.10.5)

선택병의원인 2차 또는 3차 의료급여기관에 해당 진료과목이 없거나 다른 1차 또는 2차 의료급여기관에서의 진료가 적절한 경우 등에는 진료의뢰가 가능함(등록장애인 및 희귀난치성질환자 등 2차 또는 3차 의료급여기관을 선택병의원으로 지정한 수급권자의 경우 현행 법령상 1차 또는 2차 의료급여기관에서의 진료의뢰에 대한 별도의 규정이 없어 1차 또는 2차 의료급여기관에서의 진료가 어려운 점을 개선)

• 선택병원이 제3차 의료급여기관인 경우

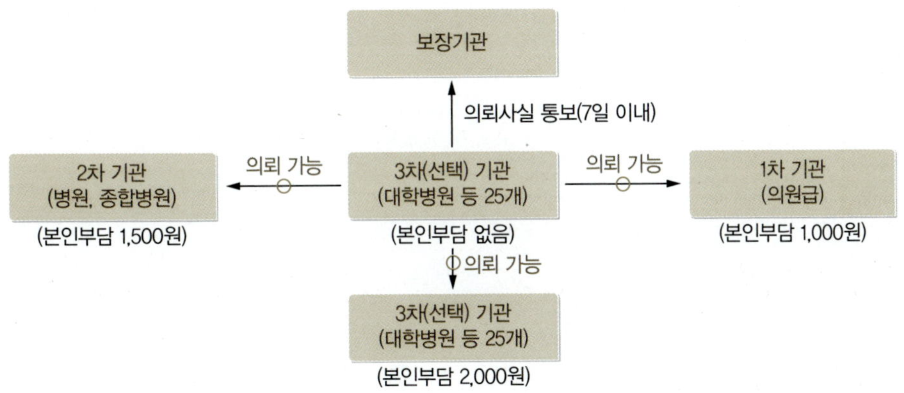

(4) 희귀난치성질환자의 선택의료급여기관 추가 특례

• 선택의료급여기관을 제2차 의료급여기관 또는 제3차 의료급여기관 중 한 곳으로 정하고, 수급권자가 복합질환을 가지고 있어 선택의료급여기관 외에 다른 의료급여기

관에서 6개월 이상 지속적으로 진료를 받을 필요가 있는 경우에는 제1차 의료급여기관 또는 제2차 의료급여기관 중 한 곳을 추가하여 선택하게 할 수 있다.

- 추가적으로 선택한 제1차 의료급여기관 또는 제2차 의료급여기관에서 외래진료를 받은 경우 선택의료급여기관에서 외래진료를 받은 것으로 본다.

(5) 응급상황 발생

- 선택의료급여기관을 이용하는 자가 「응급의료에 관한 법률」 제2조제1호에 해당하는 응급환자로서 진료를 받고자 하는 경우 또는 장애인 보조기기를 지급받고자 하는 경우에는 선택의료급여기관 이외의 의료급여기관을 이용할 수 있다. 이 경우 선택의료급여기관에서 외래진료를 받은 것으로 본다.

의료급여법 시행규칙 [별지 제3호서식] 의료급여의뢰서 〈개정 2016. 12. 30.〉

의료급여의뢰서

(앞쪽)

<table>
<tr><td rowspan="3">사용 구분
(해당 항목
[ ]에 ✔표기)</td><td>[ ] 선택의료급여기관 미적용자를 다른 의료급여기관으로 의뢰하는 경우
(「의료급여법 시행규칙」 제3조제3항에 따른 의료급여 진료절차)
※ 노숙인진료시설인 경우 추가 표기
[ ] 노숙인진료시설인 제1차/제2차의료급여기관에서 다른 노숙인진료시설인 제2차의료급여기관으로 의뢰
[ ] 노숙인진료시설인 제2차의료급여기관에서 제3차의료급여기관으로 의뢰</td></tr>
<tr><td>[ ] 선택의료급여기관에서 다른 의료급여기관으로 의뢰하는 경우
(「의료급여법 시행규칙」 별표 1 제1호다목에 따른 의료급여 진료절차)</td></tr>
<tr><td>[ ] 선택의료급여기관으로부터 의뢰받은 후 다른 의료급여기관으로 재의뢰하는 경우
(「의료급여법 시행규칙」 별표 1 제1호라목에 따른 의료급여 진료절차)</td></tr>
</table>

<table>
<tr><td>보장기관기호</td><td></td><td>보장기관명</td><td colspan="3"></td></tr>
<tr><td>세대주성명</td><td></td><td>생년월일</td><td colspan="3"></td></tr>
<tr><td>수급권자성명</td><td></td><td>주민등록번호</td><td colspan="3"></td></tr>
<tr><td>주소</td><td></td><td>전화번호</td><td colspan="3"></td></tr>
<tr><td>상병명</td><td></td><td>상병분류기호</td><td></td><td></td><td></td></tr>
<tr><td>진료기간</td><td>. . . ~ . . .</td><td>진료구분</td><td colspan="3">입원 · 외래</td></tr>
<tr><td>환자상태 및
진료의견</td><td colspan="5"></td></tr>
</table>

「의료급여법」 제7조제2항과 같은 법 시행규칙 제3조제3항 및 별표 1에 따라 위와 같이 의료급여를 의뢰합니다.

년 월 일

의료급여기관 기호:

소재지:

대표자: (인)

담당의사: (서명 또는 인)

의료급여기관 대표자 귀하

첨부서류	없음	수수료 없음

유의사항

1. 환자상태 및 진료의견란에는 현재 증상, 검사, 투약 등 주요 진료내용을 구체적으로 적고, 여백이 부족하면 뒤쪽을 활용하기 바랍니다.
2. 수급자는 의사의 발급일로부터 7일 이내(공휴일 제외)에 의료급여기관에 제출하여야 합니다.

210㎜×297㎜[백상지 80g/㎡]

(뒤쪽)

환자상태 및 진료의견

선택의료급여기관 (신규·변경) 신청서

<table>
<tr><td>보장
기관</td><td>기관명</td><td></td><td>기 호</td><td></td></tr>
<tr><td rowspan="3">수급
권자</td><td>성 명</td><td></td><td>주민등록번호</td><td>-</td></tr>
<tr><td>주 소</td><td colspan="3"></td></tr>
<tr><td>신청사유</td><td colspan="3">① 등록 희귀난치성질환 중 하나의 질환으로 상한일수+90일을 초과하여 연장승인을 받고자 하는 경우( )
② 등록 중증질환 중 하나의 질환으로 상한일수+90일을 초과하여 연장승인을 받고자 하는 경우( )
③ 만성고시질환 중 하나의 질환으로 상한일수+75일을 초과하여 연장승인을 받고자 하는 경우( )
④ 상기 ①, ② 외의 기타 질환(들)으로 상한일수+145일을 초과하여 연장승인을 받고자 하는 경우( )
⑤ 자발적으로 신청하고자 경우( )</td></tr>
<tr><td rowspan="5">신규
신청</td><td>①선택의료급여 기관명</td><td colspan="3">(기관기호:)</td></tr>
<tr><td rowspan="2">②추가 선택의료 급여기관명</td><td colspan="3">(기관기호:)</td></tr>
<tr><td>추가
사유</td><td colspan="2"></td></tr>
<tr><td>③선택 한의원명</td><td colspan="3">(기관기호:)</td></tr>
<tr><td>④선택 치과의원명</td><td colspan="3">(기관기호:)</td></tr>
<tr><td rowspan="3">변경
(탈퇴)
신청</td><td>기존 선택 의료급여기관명</td><td colspan="3">(기관기호:)</td></tr>
<tr><td>변경 선택 의료급여기관명</td><td colspan="3">(기관기호:)</td></tr>
<tr><td>변경(탈퇴)사유</td><td colspan="3"></td></tr>
</table>

위 의료급여기관을 선택의료급여기관으로 신청(변경)합니다.

년 월 일

신청인 (서명 또는 인)

(시장·군수·구청장) 귀하

비고 1. 선택의료급여기관에서 외래 진료시 1종수급권자는 본인부담이 없으며, 수급권자가(2종포함) 의료급여 의뢰서 없이 다른 의료급여기관을 이용하는 경우에는 의료비 전액을 본인이 부담하여야 합니다.

2. 추가 선택의료급여기관(②)은 선택의료급여기관(①) 외의 다른 의료급여기관에서 6개월 이상의 진료가 필요한 복합 질환자인 경우에 한하여 신청합니다.

3. 선택의료급여기관(①) 또는 추가선택의료급여기관(②)으로 한의원·치과의원을 선택하지 않은 경우 선택한의원(③) 또는 선택치과의원(④)을 지정하여 진료의뢰서 없이 한의원 및 치과의원을 이용할 수 있으며, 이 경우 영 별표에 따른 본인부담금이 부과됩니다.

4. 조건부 연장승인 기간은 급여상한일수를 초과한 연도의 다음연도 말까지입니다.

5. 자발적으로 선택의료급여기관에 참여했다가 탈퇴한 수급권자의 경우 당해연도에 다시 선택의료급여기관 이용을 신청할 수 없으나, 해당 수급권자가 급여상한일수를 초과한 경우에는 선택의료급여기관 당연 적용대상자가 됩니다.

표 3.7 선택의료급여기관 이용자 및 본인부담면제자 본인부담구분코드

대상	본인부담구분코드	
선택의료급여기관 적용자(조건부 연장승인자) 1종	M001	본인부담면제구분코드
선택의료급여기관 자발적 참여자 1종	M002	
18세 미만인자 1종	M003	
임산부 1종	M004	
(구)등록 희귀난치성질환자 1종(2013.09.30 이전 등록 수급권자)	M005	
20세 이하인 자로서 중·고등학교 재학 중인 자 1종	M007	
가정간호 대상자 1종	M008	
응급환자인 선택의료급여기관 이용자 1종	M009	
장애인보조기기 지급받는 선택의료급여기관 이용자 1종	M010	
행려환자 1종	M011	
노숙인진료시설을 이용하는 노숙인 1종	M012	
응급분만으로 노숙인진료시설 이외의 의료급여기관을 이용하는 노숙인 1종	M013	
노숙진료시설에서 의뢰되어 제3차의료급여기관을 이용하는 노숙인 1종	M014	
등록 희귀난치성질환자 1종(2013.10.01~2018.12.31. 등록 수급권자)	M015	
등록 중증질환자 1종	M016	
등록 결핵질환자 1종	M017	
등록 희귀질환자 1종 〈신설 2018.12.10.〉	M018	
등록 중증난치질환자 1종 〈신설 2018.12.10.〉	M019	
선택의료급여기관 적용자(조건부 연장승인자) 2종	B001	본인부담발생구분코드
선택의료급여기관 자발적 참여자 2종	B002	
응급환자인 선택의료급여기관 이용자 2종	B003	
장애인보조기기 지급받는 선택의료급여기관 이용자 2종	B004	
선택의료급여기관에서 의뢰된 자(1종·2종)	B005	
선택의료급여기관에서 의뢰되어 재의뢰된 자(1종·2종)	B006	
선택의료급여기관 적용대상자이면서 사회복지시설에서 선택의료급여기관이 아닌 기관의 촉탁의에게 진료받은 자 중 원외처방전을 발행받은 자 또는 원내 직접 조제·투약받은 자(1종·2종)	B007	
제3선택의료급여기관(한의원) 또는 제4선택의료급여기관(치과의원)에서 진료받은 자(1종·2종)	B008	
선택의료급여기관 적용자로서 「선택의료급여기관 적용 대상자 및 이용절차 등에 관한 규정」에 따른 경과규정 적용자 등 의료급여의뢰서를 제출한 것으로 갈음하는 자(1종·2종)	B009	
임신부 2종 〈신설 2017.1.1.〉	B010	
등록 조산아 및 저체중 출생아 2종 〈신설 2017.1.1.〉	B011	
정신질환자가 조현병(F20~29) 외의 정신질환으로 관련 진료를 받은 당일 외래진료(2종)	B012	
「본인일부부담금 산정특례에 관한 기준」 별표 4의2 구분 6과 구분 7에 해당하는 치매질환으로 진료를 받은 당일 외래진료(2종) 〈개정 2018.1.22.〉	B013	
연장승인(선택의료급여기관) 미신청자(불승인자)로서 「의료급여법 시행령」 [별표1] 제3호 다목에 따른 의료급여비용을 적용받는 사람(1·2종) 〈신설 2018.12.28.〉	B014	
1세 미만 수급권자 중 만성질환자의 외래진료(2종) 〈신설 2018.12.28.〉	B015	

* 「의료급여수가의 기준 및 일반기준」에 따라 의료급여기관은 의료급여비용명세서 작성 시 해당 "본인부담구분" 코드를 기재하여야 하며, 원외처방전을 발행하는 경우 처방전의 "조제 시 참고사항"란에 해당 본인부담구분 코드를 반드시 기재하여야 함

6) 의료급여 자격관리시스템[건22]

의료급여 자격관리시스템은 급여일수의 실시간 관리를 통해 여러 의료기관 이용에 따른 중복투약을 예방하여 건강을 증진하고, 의료급여기관의 행정 편의를 제공하는 국민건강보험공단에 구축된 시스템이다.

의료급여기관이 수급권자의 본인부담면제 여부, 선택의료급여기관 적용 여부, 건상생활유지비 잔액 등의 정보를 확인할 수 있도록 하여 의료급여기관의 행정 편의를 제공하고, 진료(조제) 후에는 주상병명, 입원 및 내원 일수, 급여일수, 건강생활유지비 청구액, 처방전 교부번호, 진료를 의뢰한 선택의료급여기관 기호 등 보건복지부장관이 정하는 사항을 자격관리시스템에 전송하면 진료확인번호를 부여받게 되며, 의료급여기관은 부여받은 진료확인번호를 의료급여비용 명세서에 기재하여 심사평가원에 청구한다.

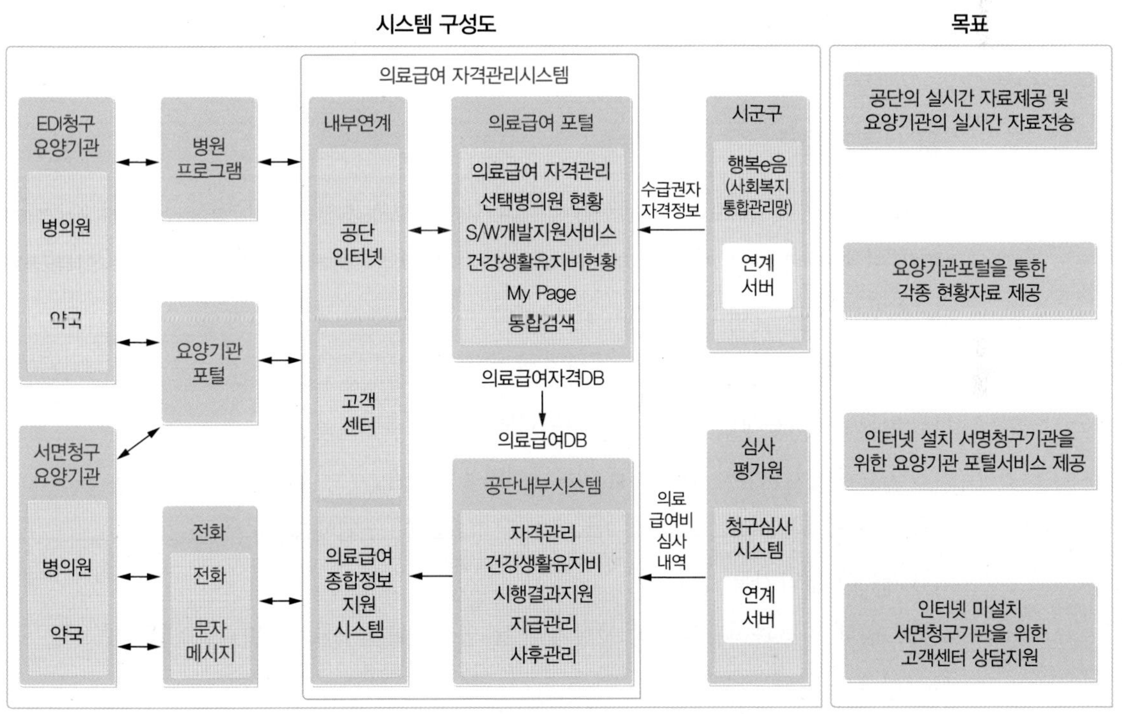

그림 3.3 의료급여 자격관리시스템 구성도[건22]

7) 급여의 제한

주요 급여제한여부 조회대상으로 철도사고환자, 범죄행위, 고의사고, 급여기관의 진료 지시를 따르지 아니할 때, 제3자 가해행위, 뺑소니 사고 등이 있다. 작년도는 의료급여대상자였으나 당년도는 대상자 책정에 누락된 자가 입원 진료 중인 경우는 급여한다.

법 제15조(의료급여의 제한)
① 시장·군수·구청장은 수급권자가 다음 각 호의 어느 하나에 해당하면 이 법에 따른 의료급여를 행하지 아니한다. 다만, 보건복지부장관이 의료급여를 할 필요가 있다고 인정하는 경우에는 그러하지 아니하다. 〈전문개정 2013.6.12.〉 1. 수급권자가 자신의 고의 또는 중대한 과실로 인한 범죄행위에 그 원인이 있거나 고의로 사고를 일으켜 의료급여가 필요하게 된 경우 2. 수급권자가 정당한 이유없이 이 법의 규정이나 의료급여기관의 진료에 관한 지시에 따르지 아니한 경우

8) 서류의 보존

의료급여기관은 의료급여가 끝난 날부터 5년간 보건복지부령이 정하는 바에 따라 급여비용의 청구에 관한 서류를 보존하여야 한다. 약국은 보건복지부령이 정하는 의료급여기관은 처방전을 급여비용을 청구한 날부터 3년간 보존하여야 한다.

급여비용의 청구에 관한 서류는 다음과 같다.

① 의료급여비용계산서부본 또는 본인부담금수납대장

② 의료급여비용심사청구서 및 의료급여비용명세서

③ 약제 및 치료재료, 그밖에 의료급여 구성요소의 구입에 관한 서류

④ 개인별 투약기록

⑤ 그밖에 간호관리등급료의 산정자료 등 급여비용의 산정에 필요한 서류 및 이를 증명하는 서류

5. 의료급여기금

1) 의료급여기금의 설치 및 조성

의료급여비용의 재원에 충당하기 위하여 시·도에 의료급여기금을 설치하고 있으며, 기금은 다음 재원으로 조성한다.

① 국고보조금

② 지방자치단체의 출연금

③ 상환받은 대지급금

④ 징수한 부당이득금

⑤ 징수한 과징금

⑥ 해당 기금의 결산상 잉여금 및 그 밖의 수입금

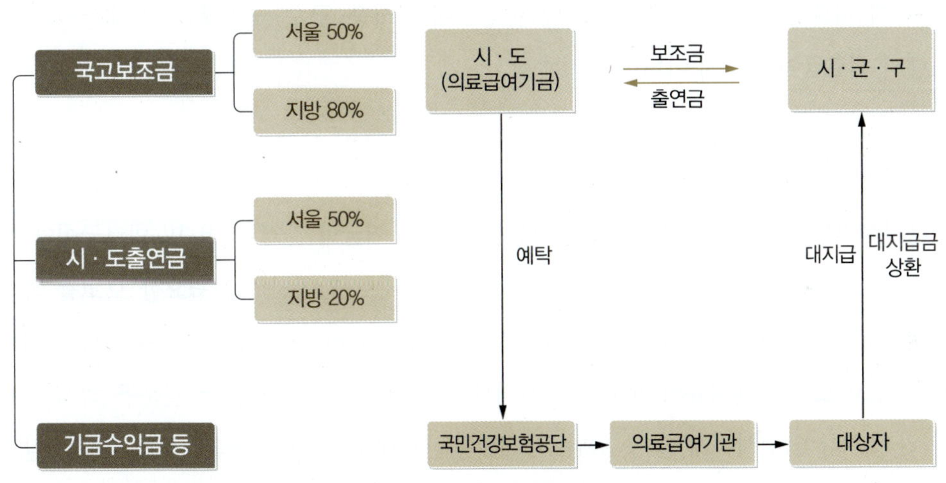

그림 3.4 기금조성 및 운영체계

2) 급여비용의 부담

급여비용은 대통령령이 정하는 바에 따라 그 전부 또는 일부를 의료급여기금에서 부담하되, 의료급여기금에서 일부를 부담하는 경우 그 나머지의 비용은 본인이 부담한다.

3) 기금의 사용 범위

의료급여기금은 급여비용, 급여비용의 대지급에 소요되는 비용, 업무위탁 시 소요되는 비용, 그 밖의 의료급여 업무에 직접 소요되는 비용으로서 보건복지부령이 정하는 비용에 한하여 이를 사용하여야 한다.

6. 수급권의 보호와 권리구제

1) 수급권의 보호

의료급여를 받을 권리는 양도 또는 압류할 수 없다.

2) 구상권

시장·군수·구청장은 제3자의 행위로 인하여 수급권자에게 의료급여를 한 때에는 그 급여비용의 범위에서 제3자에게 손해배상을 청구할 권리를 얻는다. 의료급여를 받은 사람이 제3자로부터 이미 손해배상을 받은 경우에는 시장·군수·구청장은 그 배상액의 한도에서 의료급여를 하지 아니한다.

3) 보고 및 검사

보건복지부장관은 필요하다고 인정하는 경우에는 기금의 관리·운용 및 의료급여와 관련된 사항에 관하여 시·도 및 시·군·구에 대하여 지도·감독하거나 필요한 보고를 하게 할 수 있다. 보건복지부장관은 의료급여기관에 대하여 진료·약제의 지급등 의료급여에 관한 보고 또는 관계서류의 제출을 명하거나 소속 공무원으로 하여금 질문을 하게 하거나 관계 서류를 검사하게 할 수 있다. 급여비용심사기관은 급여비용의 심사·조정에 필요한 자료를 의료급여기관에 요청할 수 있으며, 자료의 제공을 요청받은 의료급여기관은 특별한 사유가 없는 한 이에 응하여야 한다.

4) 권리구제

① 이의신청

수급권자의 자격, 의료급여 및 급여비용에 대한 시장·군수·구청장의 처분에 이의가 있는 자는 시장·군수·구청장에게 이의신청을 할 수 있다. 급여비용의 심사·조정, 의료급여의 적정성 평가 및 급여 대상 여부의 확인에 관한 급여비용 심사기관의 처분에 이의가

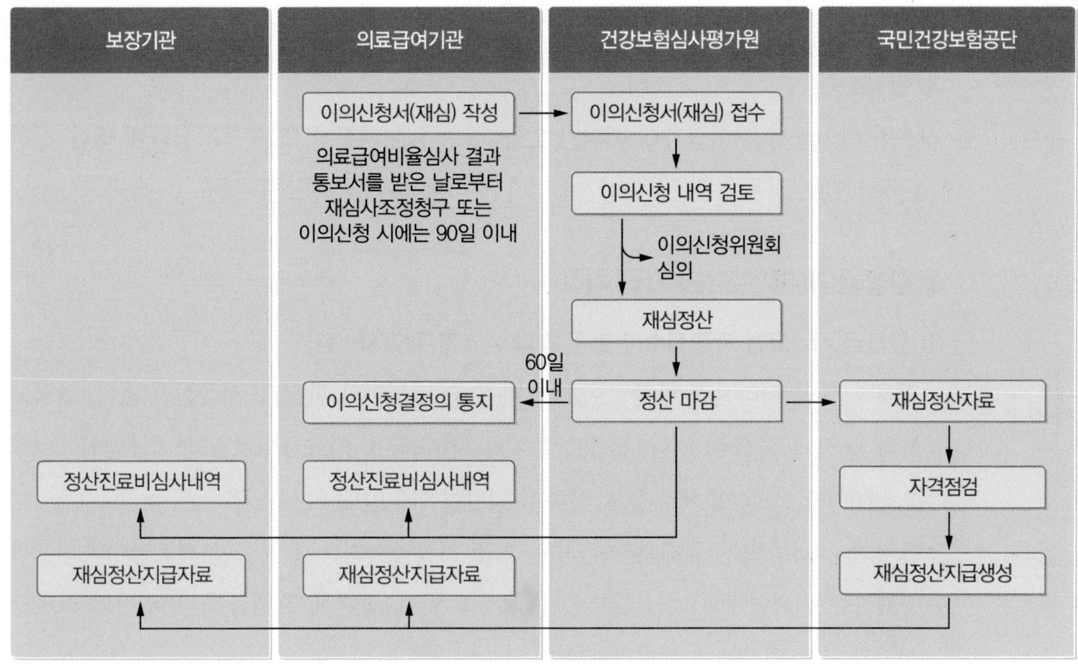

그림 3.5 이의신청 절차[건22]

있는 보장기관, 의료급여기관 또는 수급권자는 급여비용 심사기관에 이의신청을 할 수 있다. 이의신청은 처분이 있음을 안 날부터 90일 이내에 문서(전자문서를 포함)로 하여야 하며, 처분이 있은 날부터 180일이 지나면 제기하지 못한다. 다만, 정당한 사유에 따라 그 기간 내에 이의신청을 할 수 없었음을 소명한 경우에는 예외로 한다. 이의신청을 받은 날부터 60일 이내에 결정을 하여야 하며 부득이한 사유가 있는 경우 30일의 범위 내에 기간 연장 가능하다.

② 심판청구

의료급여비용심사기관의 이의신청에 대한 결정에 불복이 있는 자는 건강보험분쟁조정위원회에 심판청구를 할 수 있다. 이 경우 심판청구의 제기기간 및 제기방법에 관하여는 이의신청에 관한 조항을 준용한다. [2014.7.29 시행]

③ 행정심판

「행정심판법」 제23조제1항

- 제기기간 : 처분이 있음을 안 날부터 90일 이내(「행정심판법」 제27조제1항)

• 제기장소 : 중앙행정심판위원회에 제출

④ **행정소송**

진료비 확인요청 처리결과에 이의가 있는 경우와 이의신청 또는 행정심판에 대한 결정에 불복이 있는 경우 「행정소송법」이 정하는 바에 따라 행정소송 제기

5) 환불금(과다본인부담금) 지급 처리

① **환불금 지급요청 자동접수(환불금 지급 원스톱 처리시스템)**

- 진료비 확인 처리결과 환불금이 발생된 건은 민원인의 환불금 지급신청 없이, 결정통보와 동시에 환불금 지급 신청으로 자동 접수되며, 의료급여기관의 지급방법(자체환불, 공제처리, 이의신청 예정)을 확인하여 민원인에게 안내
- 환불금 지급방법이 공제처리인 경우 해당 의료급여기관에 지급할 의료급여비용에서 공제하여 민원인에게 지급토록 공단에 지급 의뢰, 공단에서 지급 후 민원인과 의료급여기관, 심사평가원에 처리결과 회신
- 의료급여기관 자체환불 건은 의료급여기관으로부터 직접 환불 받도록 확인요청자에게 안내
- 이의신청, 행정심판건은 재결정 시까지 환불금 지급처리를 보류하고, 처리결과에 따라 지급방법을 다시 확인 후 처리

[별지 제1호 서식]

진료비(비급여) 확인 신청서

1. 확인신청자 인적사항			
성 명		주민등록번호(외국인등록번호)	
주 소	( )		
전화번호		휴 대 폰 번 호	
이 메 일	@	문자 수신 여부	수신함 □ 수신안함 □
이메일수신여부	수신함 □ 수신안함 □	수진자(진료받은자)와의 관계	

※ 본인의 동의(위임) 없이 개인정보를 활용하여 진료비확인 신청한 경우, 개인정보보호법 등 관련법에 따라 처벌될 수 있습니다.

※ 핸드폰문자 수신을 원하신 경우 문자메시지로 안내되며, 처리과정 안내에 대하여 이메일 수신을 원하신 경우 우편발송을 별도로 하지 않음.

2. 수진자(진료받은자) 인적사항			
성 명		주민등록번호(외국인등록번호)	
보험자종별	건강보험 □ 의료급여□		

3. 확인신청내용 및 진료받은 기관	
확인신청내용	○ 6하 원칙에 의거 간략히 작성
진료받은 기관	

4. 환불발생시 입금 계좌			
금 융 기 관		예 금 주	
계 좌 번 호			

※ 환불금 수령은 진료를 받은 사람 또는 확인신청자로 함

5. 확인신청대상·범위 및 첨부서류	
확인신청 대상	급여의 전액본인부담금, 비급여 진료비
확인신청자 범위 및 첨부서류	<확인신청자 범위> 1. 진료 받은 사람(환자) 본인 2. 진료 받은 사람(환자)의 가족 3. 환자로부터 위임 받은 제3자 **<확인신청자별 첨부서류>** ○ 공통 첨부서류: **외래, 입원(퇴원)진료비계산서·영수증 또는 진료비(약제비)납입 확인서** ※원외처방 약제비에 대한 확인요청은 의료기관에서 발급한 처방전과 약제비 계산서·영수증 첨부 1. 가족관계인 자 또는 건강보험(의료급여) 증에 자격이 같이 등재되어 있는 자가 확인신청시 - 상기 공통 첨부서류와 환자가 자필서명(날인)한 동의서, 가족관계 확인서류 등 2. 진료받은 사람(환자)로부터 위임받은 자가 확인신청시 - 상기 공통 첨부서류와 환자의 인감이 날인된 진료비확인신청용 위임장과 인감증명서 원본 ※ 인감증명서는 본인서명사실 확인서로 대체 가능, 이 경우 위임장에 환자의 서명 날인 3. 미성년자(만19세미만)가 확인신청시 - 공통 첨부서류 이외 동의서(법정대리인(부모 등)의 자필서명 또는 날인), 가족관계 확인 서류 등 ※ 동일 건강보험증에 등재되어 있는 경우 가족관계 확인 서류 제출 생략

※ 진료비(비급여)확인 신청을 위하여 아래의 개인정보 수집·이용 및 제공에 대한 내용을 자세히 읽어 보신 후 동의 여부를 결정하여 주시기 바랍니다.

6. 진료비(비급여)확인 신청을 위한 개인정보 수집·이용 동의서 (필수사항)	상세사항 [별지] 참조	
우리원은 고객님의 개인정보를 [별지]와 같이 처리함을 알려드립니다. 아래 개인정보를 수집 이용하는데 동의하십니까? **동의를 거부할 경우 진료비(비급여)확인 서비스를 제공 받으실 수 없습니다.**		
[필수] 성명, 주소, 전화번호, 휴대폰번호	□ 동의	□ 미동의
[선택] 이메일	□ 동의	□ 미동의
[선택] 계좌번호	□ 동의	□ 미동의

7. 진료비 영수증 (진료받은 기관) 제공에 관한 동의 (선택사항)	상세사항 [별지] 참조
[국민건강보험법] 제48조 및 [의료급여법] 제11조의3에 의거 진료비확인신청 업무처리를 위하여 진료비(약제비) 계산서·영수증을 진료받은 기관에게 제공하는 것에 동의합니다.	□ 동의 □ 미동의

8. 고객만족조사 수행을 위한 개인정보 수집·이용에 관한 동의 (선택사항)	상세사항 [별지] 참조
진료비확인신청서비스 이용자 만족도 조사를 위해 귀하의 개인정보 수집·이용 동의를 받고자 합니다. - 귀하는 이와 같은 개인정보 수집 이용에 동의하지 않으실 수 있습니다. 동의 거부 시 불이익은 없습니다. 개인정보를 수집 이용하는데 동의하십니까?	□ 동의 □ 미동의

9. 진료비(비급여)확인 신청을 위한 고유식별정보 처리 고지사항

항목	수집목적	수집근거	
주민등록번호	요양(의료)급여대상여부의 확인	「국민건강보험법 시행령」 제81조 및 「의료급여법 시행령」 제21조	□ 확인함

※ 「개인정보보호법」 제15조제1항제2호에 따라 정보주체의 동의 없이 개인정보를 수집·이용합니다.

신청 일자 : 년 월 일 확인신청자 : (서명)

건강보험심사평가원장 귀하

개인정보보호 관련 사항

구분	내용
진료비확인요청에 따른 개인정보 수집 동의	○ 개인정보의 수집·이용 목적 진료비확인요청 시 수집된 개인정보는 진료비확인 업무처리, 요양기관에 진료기록부 등 자료요청, 국민건강보험공단에 환불금 지급처리를 위하여 이용되며, 수집된 개인정보는 본 수집·이용 목적 외의 다른 목적으로 사용되지 않습니다. ○ 수집하는 개인정보의 항목 [필수항목] 1. 확인요청자 · 수진자 정보 (성명, 주소, 전화번호, 휴대폰번호, E-mail) 2. 확인요청자 · 수진자 고유식별정보 (주민등록번호, 외국인등록번호) [선택항목] 1. 환불금 지급 관련 계좌번호 ○ 개인정보의 보유 및 이용기간 자료보존기간 5년(관련근거 : 국민건강보험법 시행규칙 제58조(서류의 보존)) ○ 동의를 거부할 권리 및 불이익 개인정보수집과 관련된 내용에 대하여 동의를 거부할 수 있습니다. 다만 동의하지 않을 경우 진료비확인요청과 관련된 업무를 진행할 수 없음을 알려드립니다.
고유식별정보 수집 동의	진료비확인 업무처리를 위하여 확인요청자와 수진자의 고유식별정보(주민등록번호, 외국인등록번호)를 수집하고 있습니다.
진료비확인요청에 따른 제3자 제공 동의	○ 개인정보를 제공받는 자 요양기관, 국민건강보험공단 ○ 제공받는자의 이용목적 진료비확인 업무처리를 위하여 개인정보를 제공받은 요양기관은 진료기록부 등 자료제출, 국민건강보험공단은 환불금 지급처리를 위하여 개인정보를 이용하며, 제공받은 개인정보를 본 목적외 다른 목적으로 사용하지 않습니다. ○ 제공하는 개인정보항목 [요양기관] 수진자 성명, 수진자 주민번호(외국인등록번호), 병원등록번호, 환불계좌번호 [국민건강보험공단] 요청자 성명, 수진자 성명, 수진자 주민번호(외국인등록번호), 전화번호, 휴대폰번호, 주소, 환불계좌번호 ○ 개인정보를 제공받는 자의 개인정보 보유 및 이용기간 요양기관은 진료비확인요청 종결일, 국민건강보험공단은 환불금 지급처리 종결일까지 개인정보를 보유 및 이용합니다. ○ 동의를 거부할 권리 및 불이익 개인정보 제공과 관련된 내용에 대하여 동의를 거부할 수 있습니다. 다만, 동의하지 않을 경우 진료비확인요청과 관련된 업무를 진행할 수 없음을 알려드립니다.

건 강 보 험 심 사 평 가 원

[별지 제19호 서식]

환불금 지급 (신규·변경) 신청서

<table>
<tr><td colspan="4">1. 환불금지급 신청자 인적사항</td></tr>
<tr><td>성　　명</td><td></td><td>주민등록번호
(외국인등록번호)</td><td></td></tr>
<tr><td>주　　소</td><td colspan="3"></td></tr>
<tr><td rowspan="2">전화번호</td><td rowspan="2"></td><td>휴 대 폰 번 호</td><td></td></tr>
<tr><td>문자수신여부</td><td>수신함☐ 수신안함☐</td></tr>
<tr><td>이 메 일</td><td>@</td><td>이메일수신여부</td><td>수신함☐ 수신안함☐</td></tr>
<tr><td colspan="4">※ 환불금지급 요청 처리과정에 대하여 핸드폰문자수신을 원하신 경우 문자메시지로 안내되며, 처리과정 안내에 대하여 이메일 수신을 원하신 경우 우편발송을 별도로 하지 않음.</td></tr>
<tr><td>수진자(환자)와의 관계</td><td colspan="3"></td></tr>
<tr><td colspan="3">환불금지급 신청자와 진료비확인 신청자가 동일 하십니까?</td><td>☐ 네　☐ 아니오</td></tr>
<tr><td colspan="4">※ 환불금지급 신청자와 진료비확인 신청자가 동일하지 않은 경우
환불금지급 요청 관련 동의서(환자 자필서명 또는 날인) 및 환자와의 관계를 확인할 수 있는 서류(주민등록 등본, 가족관계증명서 등)를 첨부하여야 함.</td></tr>
<tr><td colspan="4">2. 수진자(진료받은자)인적사항</td></tr>
<tr><td>성　　명</td><td></td><td>주민등록번호
(외국인등록번호)</td><td></td></tr>
<tr><td>진료받은 기관</td><td colspan="3"></td></tr>
<tr><td>보험자 종별</td><td colspan="3">건강보험 ☐　　의료급여 ☐</td></tr>
<tr><td colspan="2">3. 환불수령 계좌</td><td colspan="2">신규등록 ☐　　변경등록 ☐</td></tr>
<tr><td>금융기관</td><td></td><td>예금주</td><td></td></tr>
<tr><td>계좌번호</td><td colspan="3"></td></tr>
<tr><td colspan="4">※ 첨부 서류 : 변경 후 예금 통장(계좌 번호 표시) 사본 1부
※ 환불금 수령계좌의 예금주는 진료를 받은 사람(환자) 또는 진료비확인 요청자로 함</td></tr>
<tr><td colspan="4">4. 개인정보처리에 관한 사항</td></tr>
<tr><td colspan="4">※ 개인정보보호법 제15조에 따라 개인정보를 수집·이용함이 가능하며, 개인정보보호법 제24조의2 및 국민건강보험법 시행령 제81조(의료급여법 시행령 제21조)에 따라 고유식별정보(주민등록번호 등)를 처리할 수 있음을 알려드립니다.</td></tr>
<tr><td colspan="4">신청 일자 :　　년　월　일　　확인요청자 :　　　　(서명)

건강보험심사평가원장 귀하</td></tr>
</table>

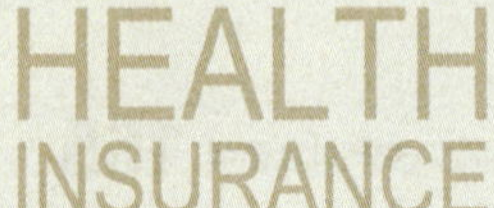
HEALTH
INSURANCE

4

산업재해보상보험

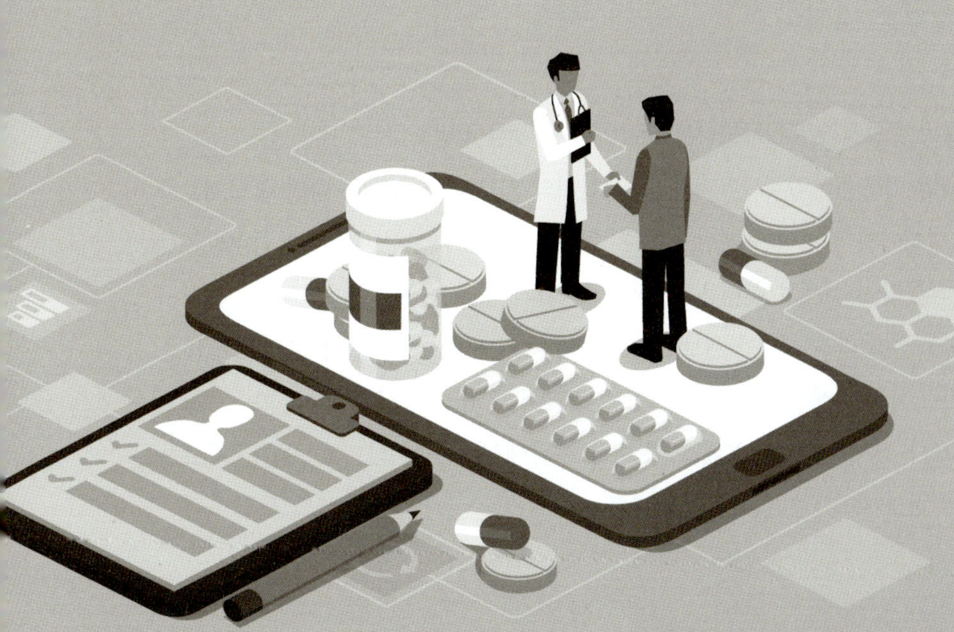

1. 산업재해보상보험 개요

1) 도입목적 및 의의

(1) 도입목적과 의의[사1]

산업재해보상보험(이하 "산재보험")은 피재(被災) 근로자가 근로 중에 입은 신체상의 피해와 그로 인한 경제적 손실을 신속하고 공정하게 보상하기 위해 사업주의 보험가입을 국가가 책임지는 강제보험으로, 보험가입을 전제로 하여 근로기준법에 규정하고 있는 사용자가 피재 근로자에 부담해야 하는 형사 및 보상책임을 담보하는 제도이다.

산업재해보상보험은 근로기준법에서 규정한 재해보상의 책임을 전체 고용주에게 공동부담시켜(책임의 분산) 산재보상으로 인한 고용주의 일시적인 경제적 부담을 경감(輕減)시키는 데 주목적이 있으며, "개별 고용주와 개별 산재 노동자 간의 관계"를 "국가와 개별 산재 노동자 간의 관계"로 전환시켜 재해보상과 관련된 노사관계의 악화를 막는다는 데도 의의가 있다. 산재보험의 실시로 재해보상청구권 행사가 간소화되어 노동자는 보상을 비교적 신속하게 받을 수 있고 국가가 보험자가 됨에 따라 보상의 보증을 보다 확실히 받을 수 있다(보상의 안정성)는 장점이 있다.

산업재해보상보험법 제1조(목적)
이 법은 산업재해보상보험 사업을 시행하여 근로자의 업무상의 재해를 신속하고 공정하게 보상하며, 재해근로자의 재활 및 사회 복귀를 촉진하기 위하여 이에 필요한 보험시설을 설치·운영하고, 재해 예방과 그 밖에 근로자의 복지 증진을 위한 사업을 시행하여 근로자 보호에 이바지하는 것을 목적으로 한다.

(2) 고용주가 근로자에게 산재보상을 해야만 하는 것을 정당화하는 이론[사1]

① 산업위험 이론 : 산업재해의 비용을 생산비의 일부로 간주한다. 따라서 산재보상 비용은 생산비에 전가되어 생산원가를 증가시킨다. 산재보상비용이 생산비의 일부가 되면, 노동자는 산재보상 비용을 부담할 이유가 없다는 이론이다.

② 사회비용 최소화 이론 : 산재보상이 산재발생을 억제시켜 기업의 경제적 비용을 감소시킨다. 산재발생률을 줄여야 보험료 부담이 줄어들고, 산재보험에 가입하지 않았을 때보다 산재보험에 가입했을 때 비용 부담에서 이익이 되므로 기업은 사고를 줄이려는 인센티브가 있다.

③ 사회적 타협 이론 : 산재보상으로 고용주와 피용자 양측이 희생과 이득을 공유한다. 산재 근로자로서는 산재보상을 받는 데 필요한 법정 비용을 줄일 수 있고, 기업주도 노동자가 제기하는 법정 제소의 부담과 재판에서 패소했을 때 부담해야 하는 높은 보상비를 피할 수 있는 장점이 있다.

(3) 근로기준법의 재해보상제도 및 민법의 손해배상제도와 다른 특성[사1,사2]

「민법」의 손해배상제도는 과실(果實)책임주의를 기초 원리로 하기 때문에 피해자는 가해자의 과실을 입증해야 하는 어려움이 있다. 산업재해보상보험은 국가의 사용자의 무과실재해보상에 대한 책임보험의 성격을 가진다.

- 민사상의 손해배상청구는 과실책임주의를 원칙으로 하므로 "고용주의 고의 또는 과실"을 요건으로 하는 반면, 산재보험에 의한 보상은 고용주의 과실이 요건이 아니라 고용주의 산재보험 가입여부와 재해의 업무상 관련성(업무상 재해)을 요건으로 한다.
- 보상액의 결정도 산재보험은 사전에 정해진 법적 기준에 의거하여 소정의 금액을 제공하는 반면에 민사상의 손해배상은 피해자의 손실액을 산정하여 그 액수를 보상한다.
- 산재보험의 보상액은 일정한 액수, 즉 "평균임금×법정일수"인 데 비해 민사상의 손해배상은 정신적 배상을 비롯한 실질 손실액 전액보상을 원칙으로 한다.

「근로기준법」의 재해보상제도는 사용자가 경제적 능력의 결여 등으로 재해보상의무를 제대로 이행하지 못하는 경우에는 유명무실하게 될 우려가 있다. 「산업재해보상보험법」(이하 「산재법」)은 이러한 문제를 감안하여 사용자의 「근로기준법」상 재해보상책임을 보장하기 위하여 국가가 사업주로부터 소정의 보험료를 징수하여 그 기금으로 사업주를 대신하여 산재근로자에게 보상을 해주는 사회보험이다.

표 4.1 산업재해보상보험제도의 특성[사2]

「민법」의 손해배상제도	「근로기준법」의 재해보상제도	「산업재해보상보험법」의 산재보험제도
• 근로자가 사업주를 상대로 민사소송 제기 • 과실책임주의에 기초하기 때문에 입증 곤란 • 소송비용과 시간의 부담	• 사용자가 피해근로자에 대해 직접 재해보상 • 무과실책임주의에 기초 • 사용자의 보상의무 불이행 시 보상 실현 곤란	• 국가가 보험을 운영하여 사업주 대신 재해보상 • 무과실책임주의에 기초 • 산재보상 실현의 용이 • 직업재활급여, 간병급여 등 재해보상의 다양성과 근로자 복지사업 병행

2) 발전과정

(1) 연혁

1963.11.	「산업재해보상보험법」 제정, 공포
1964.7.	「산업재해보상보험법」 시행 • 강제 사회보상보험 형태로 노동청이 관장 • 적용 범위 : 관업과 제조업, 500인 이상 사업장 • 보험료는 사용자 전액 부담 • 급여 : 요양, 휴업, 장해, 유족급여 및 장의비
1965.	200인 이상 사업장으로 확대
1966.~1968.	적용대상 사업장 규모 : 매년 50인씩 축소
1982.	10인 이상 사업장 적용
1988.	5인 이상 사업장 적용
1999.5.	근로복지공단으로 이관
2000.7.	1인 이상 사업장 적용
2003.12.	대통령령이 정하는 사업을 제외하고 근로자를 사용하는 모든 사업 또는 사업장에 적용
2004.3.	영세자영업자도 임의가입할 수 있는 근거 마련
2005.	법인인 5인 미만 농·임·어업·수렵업 및 2,000만원 미만 면허공사 적용 확대
2009.1.	직업재활급여 신설, 특수형태 근로종사자에 대한 적용근거 마련, 업무상 재해기준의 명시 등

3) 산재보험의 특징[사1,사2]

① 고용주 보험

보험료를 고용주만이 부담하고 보험계약관계에서 노동자가 아니라 고용주가 보험가입자이다.

② 주된 적용대상이 임금노동자

특히 산재위험이 높은 생산직 근로자, 자영업자는 제외된다.

③ 가입자와 수혜자의 불일치

수혜자(노동자)와 보험료 납부자(고용주)가 다르다.

④ 수지상등(收支相等)의 원칙

철저히 민간보험의 기본원칙인 수지상등의 원칙을 준수한다.

⑤ 보험료가 위험발생률, 즉 산재발생률에 비례

⑥ 자진신고 및 자진납부의 원칙

산재보험 가입대상 사업주는 보험가입에 필요한 제반 절차를 자발적으로 이행하고 보험료도 스스로 납부하는 것을 원칙으로 한다.

⑦ 사업장 중심 관리

사업장 근로자를 개별로 관리하지 않고 보험에 가입한 사업장을 대상으로 보험료의 산정과 자격관리를 집행한다.

⑧ 무과실 책임주의

민사배상의 과실책임주의와는 달리 업무상으로 인해 발생한 모든 재해에 대하여 사용자의 고의나 과실 유무와 상관없이 사용자의 무과실 책임을 인정하기 때문에 사용자와 근로자의 과실상계를 하지 않고 보상한다.

⑨ 정률(定率)보상 방식

피재 근로자의 연령, 직종, 근무기간 등과 같은 제반 조건보다는 피재 근로자의 평균임금을 기초로 법령에서 정하는 기준에 따라 보상한다.

⑩ 강제사회보험

국가가 사업주의 손해배상책임을 담보한다.

⑪ 신속·공정·확실성 보장을 위한 독립된 심사기구

특별히 제정된 산재심사제도에 의한 심사전치(前置)주의를 채택한다.

2. 적용범위 및 운영체계

1) 산재보험 적용범위

(1) 적용 대상 사업

산재보험의 가입대상은 근로자를 사용하는 모든 사업이며 가입단위는 사업 또는 사업장이다.

▸▸"사업"이란 어떤 목적을 위하여 업(業)으로 행하여지는 계속적, 사회적, 경제적 활동 단위로서 그 목적은 영리성 여부와는 관계가 없음

▸▸"사업장"이란 사업이 행하여지고 있는 사람과 물건이 존재하는 장소적 범위를 말하는 개념

산재보험에서 가입대상 사업장의 판단기준은 계속사업에 있어서 동일한 장소에 있는 것은 하나의 사업으로 하고 장소적으로 분리되어 있는 것은 별도의 사업으로 가입함을 원칙으로 하고 있다.

산재보험은 근로자를 사용하는 모든 사업에 적용되며, 해외파견자·현장실습생·직업훈련생 등에도 적용된다. 다만, 사업의 위험률·규모 및 사업장소 등을 참작하여 대통령령이 정하는 사업은 제외된다.

「산업재해보상보험법」의 당연적용사업이라 함은 사업이 개시되어 적용요건을 충족하게 되었을 때 사업주의 의사와는 관계없이 자동적으로 보험관계가 성립하는 사업을 말한다.[사2] 적용대상은 상시 근로자 1인 이상의 사업자 또는 사업장에서 종사하는 모든 근로자로, 보험급여 대상은 적용 사업장의 피재근로자 및 그의 유족을 포함한다. 사용종속관계가 인정되는 사무직 근로자나 일용직, 아르바이트 등의 고용형태나 명칭에 관계없이 산재보상을 받을 수 있다.

(2) 적용제외 사업

다른 법률에 의하여 재해보상이 보장되는 경우 또는 사업의 위험률, 규모 및 사업장소 등을 참작하여 산재보험 적용을 제외하고 있는 사업장은 다음과 같다(다만, 법적용제외 사업장이라 하더라도 근로복지공단의 승인을 얻어 보험에 임의가입할 수 있다).

[영] 제2조(법의 적용제외 사업)

1. 「공무원 재해보상법」 또는 「군인연금법」에 따라 재해보상이 되는 사업
2. 「선원법」, 「어선원 및 어선 재해보상보험법」 또는 「사립학교교직원 연금법」에 따라 재해보상이 되는 사업. 다만, 「공무원 재해보상법」 제60조에 따라 순직유족급여 또는 위험직무순직유족급

(계속)

여에 관한 규정을 적용받는 경우는 제외한다. 〈개정 2018.9.18.〉
3. 삭제 〈2017.12.26.〉
4. 가구내 고용활동
5. 삭제 〈2017.12.26.〉
6. 농업, 임업(벌목업은 제외한다), 어업 및 수렵업 중 법인이 아닌 자의 사업으로서 상시근로자 수가 5명 미만인 사업

① 「공무원연금법」에 의하여 재해보상이 행하여지는 자
- 각 관련법에 의하여 재해에 대한 산재보험에 갈음하는 보장이 이루어지므로 적용제외
- 「청원경찰법」에 의하여 국가 또는 지방자치단체에 근무하는 청원경찰은 공무원 신분은 아니지만 「공무원연금법」을 적용받기 때문에 적용제외
- 다만, 국가 또는 지방자치단체가 아닌 공공단체와 그 관리 하에 있는 중요시설 또는 사업장에 근무하는 청원경찰은 「공무원연금법」을 적용받지 못하므로 가입

② 「군인연금법」에 의하여 재해보상이 행하여지는 자
③ 「선원법」 또는 「어선원 및 어선재해보상보험법」에 의하여 재해보상이 행하여지는 자

(3) 적용특례지

근로자가 아닌 사람도 「산재법」에서 특별히 정한 사람은 산재보험의 혜택을 받을 수 있으며, 현재 「산재법」에 특별히 정하고 있는 사람은 해외에서 근무하는 근로자, 현장실습생, 산업연수생, 중소기업의 사업주, 특수형태근로종사자이다.

① 해외파견자
② 당연적용사업장의 현장실습생
③ 외국인 산업기술 연수생
④ 보험가입자로서 50명 미만의 근로자를 사용하거나 근로자를 사용하지 않고 자동차를 사용하여 여객 또는 화물운송사업을 행하는 중소기업 사업주

법 제124조(중·소기업 사업주에 대한 특례)

① 대통령령으로 정하는 중·소기업 사업주(근로자를 사용하지 아니하는 자를 포함)는 공단의 승인을 받아 자기 또는 유족을 보험급여를 받을 수 있는 자로 하여 보험에 가입할 수 있다. 이 경우 제5조제2호에도 불구하고 그 사업주는 이 법을 적용할 때 근로자로 본다.

[영] 제122조(중·소기업 사업주의 범위) 〈개정 2021.6.8.〉

① 법 제124조제1항 전단에서 "대통령령으로 정하는 중·소기업 사업주(근로자를 사용하지 아니하는 자를 포함)"란 다음 각 호의 어느 하나에 해당하는 자를 말한다.

1. 보험가입자로서 300명 미만의 근로자를 사용하는 사업주
2. 근로자를 사용하지 않는 사람. 다만, 특수형태근로종사자에 해당하는 사람은 제외한다.

⑤ 특수형태근로종사자

- 계약의 형식에 관계없이 근로자와 유사하게 노무를 제공함에도 「근로기준법」 등이 적용되지 아니하여 업무상 재해로부터 보호할 필요가 있는 자

[영] 제125조(특수형태근로종사자의 범위 등) 〈개정 2022.3.15.〉

1. 보험설계사
2. 「건설기계관리법」 제3조제1항에 따라 등록된 건설기계를 직접 운전하는 사람 〈개정 2018.12.11.〉
3. 한국표준직업분류표의 세세분류에 따른 학습지 방문강사, 교육 교구 방문강사 등 회원의 가정 등을 직접 방문하여 아동이나 학생 등을 가르치는 사람 〈개정 2020.1.7.〉
4. 「체육시설의 설치·이용에 관한 법률」 제7조에 따라 직장체육시설로 설치된 골프장 또는 같은 법 제19조에 따라 체육시설업의 등록을 한 골프장에서 골프경기를 보조하는 골프장 캐디 〈개정 2016.3.22.〉
5. 한국표준직업분류표의 세분류에 따른 택배원인 사람으로서 택배사업(소화물을 집화·수송 과정을 거쳐 배송하는 사업을 말한다)에서 집화 또는 배송 업무를 하는 사람

5의2. 택배사업에서 고용노동부장관이 정하는 기준에 따라 주로 하나의 택배사업자나 「화물자동차 운수사업법」에 따른 운수사업자(이하 이 조에서 "운수사업자"라 한다)로부터 업무를 위탁받아 「자동차관리법」 제3조제1항제3호의 일반형 화물자동차 또는 특수용도형 화물자동차로 물류센터 간 화물 운송 업무를 하는 「화물자동차 운수사업법」에 따른 화물차주(이하 이 조에서 "화물차주"라 한다) 〈신설 2022.3.15.〉

6. 한국표준직업분류표의 세분류에 따른 택배원인 사람으로서 고용노동부장관이 정하는 기준에 따라 주로 하나의 퀵서비스업자로부터 업무를 의뢰받아 배송 업무를 하는 사람
7. 「대부업 등의 등록 및 금융이용자 보호에 관한 법률」 제3조제1항 단서에 따른 대출모집인 〈신설 2016.3.22.〉
8. 「여신전문금융업법」 제14조의2제1항제2호에 따른 신용카드회원 모집인 〈신설 2016.3.22.〉
9. 고용노동부장관이 정하는 기준에 따라 주로 하나의 대리운전업자(자동차 이용자의 요청에 따라 목적지까지 유상으로 그 자동차를 운전하는 사업의 사업주를 말한다)로부터 업무를 의뢰받아 대리운전 업무를 하는 사람 〈개정 2020.1.7.〉

(계속)

10. 「방문판매 등에 관한 법률」 제2조제2호에 따른 방문판매원 또는 같은 조 제8호에 따른 후원방문판매원으로서 고용노동부장관이 정하는 기준에 따라 상시적으로 방문판매업무를 하는 사람. 다만, 제3호 및 제11호에 해당하는 사람은 제외한다. 〈신설 2020.1.7.〉
11. 한국표준직업분류표의 세세분류에 따른 대여 제품 방문점검원 〈신설 2020.1.7.〉
12. 한국표준직업분류표의 세분류에 따른 가전제품 설치 및 수리원으로서 가전제품을 배송, 설치 및 시운전하여 작동상태를 확인하는 사람 〈신설 2020.1.7.〉
13. 화물차주로서 다음 각 목의 어느 하나에 해당하는 사람
    가. 「자동차관리법」 제3조에 따른 특수자동차로 「화물자동차 운수사업법」 제5조의4제2항에 따른 안전운임이 적용되는 수출입 컨테이너를 운송하는 사람 〈신설 2020.1.7.〉
    나. 「자동차관리법」 제3조에 따른 특수자동차로 「화물자동차 운수사업법」 제5조의4제2항에 따른 안전운임이 적용되는 시멘트를 운송하는 사람 〈신설 2020.1.7.〉
    다. 「자동차관리법」 제2조제1호 본문에 따른 피견인자동차 또는 「자동차관리법」 제3조에 따른 일반형 화물자동차로 「화물자동차 운수사업법 시행령」 제4조의7제1항에 따른 안전운송원가가 적용되는 철강재를 운송하는 사람 〈신설 2020.1.7.〉
    라. 「자동차관리법」 제3조에 따른 일반형 화물자동차 또는 특수용도형 화물자동차로 「물류정책기본법」 제29조제1항에 따른 위험물질을 운송하는 사람 〈신설 2020.1.7.〉
    마. 「자동차관리법」 제3조제1항제3호의 일반형 화물자동차 또는 특수용도형 화물자동차로 같은 법에 따른 자동차를 운송하는 사람 〈신설 2022.3.15.〉
    바. 「자동차관리법」 제3조제1항제3호의 특수용도형 화물자동차로 밀가루 등 곡물 가루, 곡물 또는 사료를 운송하는 사람 〈신설 2022.3.15.〉
14. 「소프트웨어 진흥법」 제2조제3호의 소프트웨어사업에서 노무를 제공하는 같은 조 제10호에 따른 소프트웨어기술자 〈신설 2021.1.12.〉
15. 화물차주로서 고용노동부장관이 정하는 기준에 따라 주로 하나의 운수사업자나 다음 각 목의 어느 하나에 해당하는 사업의 사업주와 「화물자동차 운수사업법」 제40조에 따른 위·수탁계약을 체결하여 「자동차관리법」 제3조제1항제3호의 일반형 화물자동차 또는 특수용도형 화물자동차로 상품 등을 운송 또는 배송하는 업무를 하는 다음 각 목의 사람 〈신설 2022.3.15.〉
    가. 「유통산업발전법」에 따른 대규모점포나 준대규모점포를 운영하는 사업 또는 체인사업에서 상품을 물류센터로 운송하거나 점포 또는 소비자에게 배송하는 업무를 하는 사람
    나. 「유통산업발전법」에 따른 무점포판매업을 운영하는 사업에서 상품을 물류센터로 운송하거나 소비자에게 배송하는 업무를 하는 사람
    다. 한국표준산업분류표의 중분류에 따른 음식점 및 주점업을 운영하는 사업(여러 점포를 직영하는 사업과 「가맹사업거래의 공정화에 관한 법률」에 따른 가맹사업으로 한정한다)에서 식자재나 식품 등을 물류센터로 운송하거나 점포로 배송하는 업무를 하는 사람
    라. 한국표준산업분류표의 세분류에 따른 기관 구내식당업을 운영하는 사업에서 식자재나 식품 등을 물류센터로 운송하거나 기관 구내식당으로 배송하는 업무를 하는 사람

⑥「국민기초생활 보장법」에 의한 자활급여수급자 중 고용노동부장관이 정하여 고시하는 사업에 종사하는 자

2) 산재보험의 운영체계

(1) 산재보험사업의 관장과 운영

산업재해보상보험 사업은 고용노동부장관이 관장한다.

(2) 산재보험사업의 집행기관

고용노동부장관의 위탁을 받아 산업재해보상보험의 목적을 달성하기 위한 사업을 효율적으로 수행하기 위하여 근로복지공단을 설립한다.

근로복지공단은 다음 사업을 수행한다.

① 보험가입자와 수급권자에 관한 기록의 관리·유지
② 보험료징수법에 따른 보험료와 그 밖의 징수금의 징수
③ 보험급여의 결정과 지급
④ 보험급여 결정 등에 관한 심사 청구의 심리·결정
⑤ 산업재해보상보험 시설의 설치·운영
⑥ 업무상 재해를 입은 근로자 등의 진료·요양 및 재활
⑦ 보험급여 결정 및 지급을 위한 업무상 질병 관련 연구
⑧ 근로자 등의 건강을 유지·증진하기 위하여 필요한 건강진단 등 예방 사업
⑨ 재활보조기구의 연구개발·검정 및 보급
⑩ 근로자의 복지 증진을 위한 사업
⑪ 그 밖에 정부로부터 위탁받은 사업
⑫ ⑤부터 ⑪까지의 규정에 따른 사업에 딸린 사업

(3) 산재보험의 가입자

사업주가 보험가입자가 된다. 당연적용사업의 사업주는 자신의 가입의사와는 관계없이 당연히 보험가입자가 되며, 보험료의 신고납부의무를 가진다. 임의가입 사업주는 근로복지공단의 승인을 얻으면 보험가입자가 될 수 있다.

▸▸사업주 : 법인의 경우 법인 그 자체를, 개인사업체인 경우는 자연인인 대표자를 말한다.

(4) 산재보험의 보험료[사1]

사업주가 전액부담하며, 산재보험료는 기업의 산재예방 노력에 인센티브를 부여하기 위해 산업별 전년도 산재발생률에 비례하여 산정한다. 특수형태근로종사자는 사업주와 근로자가 보험료의 1/2를 각각 부담하도록 하고 있다.

산재보험료=가입자의 사업의 임금총액×동종의 사업에 적용되는 보험료율

우리나라 산재보험의 보험료 부과방식은 업종별 차등요율체제를 기본으로 하되 부분적인 개별 실적요율체제를 적용하고 있다. 한편, 빈번한 휴폐업과 임금자료 등의 미비로 인해 보험료 징수와 보험급여 산정에 상당한 애로가 발생할 소지가 있는 영세사업장의 보험료 징수와 보험급여 산정을 원활히 하기 위해 2000년 7월 기준임금제를 신설했다.

▸▸기준임금제도 : 일정한 요건에 해당하는 경우 실제임금 대신 기준임금을 적용하여 적용대상, 적용임금, 적용기준 등을 구체적으로 정하여 사업주와 근로자의 불편을 해소하기 위한 제도

고용보험 및 산업재해보상보험의 보험료징수 등에 관한 법률

제1조(목적) 이 법은 고용보험과 산업재해보상보험의 보험관계의 성립·소멸, 보험료의 납부·징수 등에 필요한 사항을 규정함으로써 보험사무의 효율성을 높이는 것을 목적으로 한다.

제14조(보험료율의 결정)

③ 업무상의 재해에 관한 산재보험료율은 매년 6월 30일 현재 과거 3년 동안의 보수총액에 대한 산재보험급여총액의 비율을 기초로 하여, 「산업재해보상보험법」에 따른 연금 등 산재보험급여에 드는 금액, 재해예방 및 재해근로자의 복지증진에 드는 비용 등을 고려하여 사업의 종류별로 구분하여 고용노동부령으로 정한다. 이 경우 「산업재해보상보험법」 제37조제1항제3호나목(통상적인 경로와 방법으로 출퇴근하는 중 발생한 사고)에 따른 업무상의 재해를 이유로 지급된 보험급여액은 산재보험급여총액에 포함시키지 아니한다. 〈개정 2017.10.24.〉

④ 산재보험의 보험관계가 성립한 후 3년이 지나지 아니한 사업에 대한 산재보험료율은 제3항의 규정에 불구하고 노동부령이 정하는 바에 따라 「산업재해보상보험법」 제8조의 규정에 의한 산업재해보상보험심의위원회의 심의를 거쳐 고용노동부장관이 사업의 종류별로 따로 정한다.

⑦ 「산업재해보상보험법」 제37조제1항제3호나목에 따른 업무상 재해에 관한 산재보험료율은 사업의 종류를 구분하지 아니하고 그 재해로 인하여 같은 법에 따른 연금 등 산재보험급여에 드는 금액, 재해예방 및 재해근로자의 복지증진에 드는 비용 등을 고려하여 고용노동부령으로 정한다. 〈신설 2017.10.24.〉

[칙] 제12조(사업종류별 산재보험료율의 결정)
법 제14조제3항 및 제4항의 규정에 따른 산재보험료율은 재해발생의 위험성과 경제활동의 동질성 등을 기초로 분류한 사업종류별로 구분하여 고용노동부장관이 정하여 고시하되, 사업종류별 보험료율의 구성과 산정방법은 별표1과 같다.

3. 산업재해의 발생과 인정기준

1) 산업재해의 발생

(1) 산업재해

산업재해란 주어진 작업환경하에서 작업을 수행하기 위해 근로자가 물체, 물질, 타인과 접촉하는 과정에서 장해를 입게 된 상태를 말한다.

「산업재해보상보험법」에서 산업재해와 관련한 용어들을 살펴보면 다음과 같다.

① 업무상의 재해 : 업무상의 사유에 따른 근로자의 부상·질병·장해 또는 사망을 말한다.

»업무(業務) : 해당 근로자가 종사하는 일, 즉 근로계약을 기초로 하여 형성되는 사용 종속적 근로 관계 하에서 근로자가 근로계약 내용에 따라 직무상 행하는 일은 물론 그 부수적 행위를 총칭한다.

② 치유 : 부상 또는 질병이 완치되거나 치료의 효과를 더 이상 기대할 수 없고 그 증상이 고정된 상태에 이르게 된 것을 말한다.

③ 장해 : 부상 또는 질병이 치유되었으나 정신적 또는 육체적 훼손으로 인하여 노동능력이 상실되거나 감소된 상태를 말한다.

④ 중증요양상태(肺疾) : 업무상의 부상 또는 질병에 따른 정신적 또는 육체적 훼손으로 노동능력이 상실되거나 감소된 상태로서 그 부상 또는 질병이 치유되지 아니한 상태를 말한다.

⑤ 진폐(塵肺) : 분진(粉塵)을 흡입하여 폐에 생기는 섬유증식성(纖維增殖性) 변화를 주된 증상으로 하는 질병을 말한다.

(2) 산업재해의 발생원인

① 일반적 요인 : 단순 반복 작업으로 인한 신경 피로, 숙련공의 자기과신, 안전부주의, 능력급제와 같은 자극적 책임제도의 도입, 심신 피로에 의한 판단력(주의력, 반응 속도) 저하, 안전시설 미비, 규율 해이 등

② 기술적 요인 : 건물 및 기계불량, 부적합한 재료, 부적당한 생산 방법, 점검 및 정비 불량 등

③ 교육적 요인 : 안전의식 부족 또는 오해, 경험과 훈련부족, 작업 방법 및 유해 요인에 관한 교육 부족 등

④ 관리적 요인 : 불충분한 조직체계, 작업 수칙 미 제정, 부족한 인원 배치, 부당한 작업 지시, 불충분한 작업 준비 등

(3) 급여의 지급사유

급여의 지급은 업무수행성과 업무기인성, 즉 업무를 수행하거나 업무에 기인하여 부상, 사망, 장해 또는 질병이 있어야 지급되고, 업무와 재해 사이에 상당인과관계(相當因果關係)가 있어야 한다.

2) 산업재해의 인정기준

(1) 업무상 재해 인정기준

① 판단기준

업무상 재해란 임금을 목적으로 근로를 제공하는 근로자가 업무상의 원인에 의해 부상이나 질병·신체장해 또는 사망한 경우로써, 근로자가 사업주와 근로계약 후 사업주의 지배·관리 하에서 업무수행 중 업무를 원인으로 발생된 재해를 말한다.

• 업무상 재해의 판단기준

① 업무수행성 : 해당 근로자가 사업주의 지휘·명령 하에 업무를 행하는 것이다.

② 업무기인성 : 업무상의 재해가 업무상의 행동·작업내용 또는 작업환경과 상당한 인과관계가 인정되는 것, 즉 업무와 재해 간에 그 업무에 종사하지 않았다면 해당 재해가 발생하지 않았거나, 그와 같은 업무에 종사한다면 해당 재해가 발생할 수도 있다는 점이 인정될 때 업무기인성이 존재한다.

• 업무기인성을 증명하기 위한 3가지 방법[사1]

① 지정열거방식 : 직업병 목록을 만들어 이에 해당하는지의 여부를 가리는 방법이다. 이 방식은 개별 노동자로서는 직업병 여부를 입증하기 쉬우나, 새로운 직업병에 대처하기가 어렵다.

② 일반정의방식 : 직업병을 일반적으로 정의해 놓고 구체적으로 문제가 된 질병이 그것에 해당하는지 여부를 가리는 방법이다. 직업병의 범위를 넓게 잡을 수 있으

나, 전문가의 판정이 필요하고 또 입증 책임이 개별 노동자에게 귀착된다.

③ 혼합방식 : 위 두 방식을 혼합한 것으로, 직업병 목록을 통한 판정과 직업병 판정 여부를 가려 새로운 직업병을 인정하는 것 양자를 허용한다.

② 업무상 재해의 구분

업무상 사고	작업시간 중 사고, 작업시간외 사고, 작업장 내 사고, 작업장 외 사고, 기타
업무상 질병	사고성 질병, 직업성 질병

(2) 업무상 재해의 구체적 인정기준

근로자가 다음 각 호의 어느 하나에 해당하는 사유로 부상·질병 또는 장해가 발생하거나 사망하면 업무상의 재해로 본다. 다만, 업무와 재해 사이에 상당인과관계가 없는 경우에는 그러하지 아니하다.

- 업무상 사고

가. 근로자가 근로계약에 따른 업무나 그에 따르는 행위를 하던 중 발생한 사고

나. 사업주가 제공한 시설물 등을 이용하던 중 그 시설물 등의 결함이나 관리소홀로 발생한 사고

다. 사업주가 주관하거나 사업주의 지시에 따라 참여한 행사나 행사준비 중에 발생한 사고

라. 휴게시간 중 사업주의 지배·관리 하에 있다고 볼 수 있는 행위로 발생한 사고

마. 그 밖에 업무와 관련하여 발생한 사고

- 업무상 질병

가. 업무수행 과정에서 물리적 인자(因子), 화학물질, 분진, 병원체, 신체에 부담을 주는 업무 등 근로자의 건강에 장해를 일으킬 수 있는 요인을 취급하거나 그에 노출되어 발생한 질병

나. 업무상 부상이 원인이 되어 발생한 질병

다. 그 밖에 업무와 관련하여 발생한 질병

- 출퇴근 재해 〈신설 2017.10.24.〉

가. 사업주가 제공한 교통수단이나 그에 준하는 교통수단을 이용하는 등 사업주의 지배관리 하에서 출퇴근하는 중 발생한 사고

나. 그 밖에 통상적인 경로와 방법으로 출퇴근하는 중 발생한 사고

- 출퇴근 경로 일탈 또는 중단이 있는 경우에는 해당 일탈 또는 중단 중의 사고 및 그 후의 이동 중의 사고에 대하여는 출퇴근 재해로 보지 아니한다. 다만, 일탈 또는 중단이 일상생활에 필요한 행위로서 대통령령으로 정하는 사유가 있는 경우에는 출퇴근 재해로 본다.
- 출퇴근 경로와 방법이 일정하지 아니한 직종으로 대통령령으로 정하는 경우에는 출퇴근 재해를 적용하지 아니한다.

법 제5조(정의)
8. "출퇴근" 이란 취업과 관련하여 주거와 취업장소 사이의 이동 또는 한 취업장소에서 다른 취업장소로의 이동을 말한다.

근로자의 고의·자해행위나 범죄행위 또는 그것이 원인이 되어 발생한 부상·질병·장해 또는 사망은 업무상의 재해로 보지 아니한다. 다만, 그 부상·질병·장해 또는 사망이 정상적인 인식능력 등이 뚜렷하게 저하된 상태에서 한 행위로 발생한 경우로서 대통령령으로 정하는 사유가 있으면 업무상의 재해로 본다.

- 자해행위에 따른 업무상의 재해의 인정 기준(영 제36조)
  1. 업무상의 사유로 발생한 정신질환으로 치료를 받았거나 받고 있는 사람이 정신적 이상 상태에서 자해행위를 한 경우
  2. 업무상의 재해로 요양 중인 사람이 그 업무상의 재해로 인한 정신적 이상 상태에서 자해행위를 한 경우
  3. 그 밖에 업무상의 사유로 인한 정신적 이상 상태에서 자해행위를 하였다는 것이 의학적으로 인정되는 경우
- 업무상의 재해의 구체적인 인정 기준(영 제27조)

  ① 근로자가 다음 각 호의 어느 하나에 해당하는 행위를 하던 중에 발생한 사고는 업무상 사고로 본다.
  1. 근로계약에 따른 업무수행 행위
  2. 업무수행 과정에서 하는 용변 등 생리적 필요 행위
  3. 업무를 준비하거나 마무리하는 행위, 그 밖에 업무에 따르는 필요적 부수행위
  4. 천재지변·화재 등 사업장 내에 발생한 돌발적인 사고에 따른 긴급피난·구조행

위 등 사회통념상 예견되는 행위

② 근로자가 사업주의 지시를 받아 사업장 밖에서 업무를 수행하던 중에 발생한 사고는 업무상 사고로 본다. 다만, 사업주의 구체적인 지시를 위반한 행위, 근로자의 사적(私的) 행위 또는 정상적인 출장 경로를 벗어났을 때 발생한 사고는 업무상 사고로 보지 않는다.

③ 업무의 성질상 업무수행 장소가 정해져 있지 않은 근로자가 최초로 업무수행 장소에 도착하여 업무를 시작한 때부터 최후로 업무를 완수한 후 퇴근하기 전까지 업무와 관련하여 발생한 사고는 업무상 사고로 본다.

- 시설물 등의 결함 등에 따른 사고(영 제28조)

① 사업주가 제공한 시설물, 장비 또는 차량 등의 결함이나 사업주의 관리 소홀로 발생한 사고는 업무상 사고로 본다.

② 사업주가 제공한 시설물 등을 사업주의 구체적인 지시를 위반하여 이용한 행위로 발생한 사고와 그 시설물 등의 관리 또는 이용권이 근로자의 전속적 권한에 속하는 경우에 그 관리 또는 이용 중에 발생한 사고는 업무상 사고로 보지 않는다.

- 출퇴근중의 사고(영 35조, 영 35조의2) 〈신설 2017.12.26.〉

① 근로자가 출퇴근하던 중에 발생한 사고가 다음 각 호의 요건에 모두 해당하면 출퇴근 재해로 본다.

1. 사업주가 출퇴근용으로 제공한 교통수단이나 사업주가 제공한 것으로 볼 수 있는 교통수단을 이용하던 중에 사고가 발생하였을 것
2. 출퇴근용으로 이용한 교통수단의 관리 또는 이용권이 근로자 측의 전속적 권한에 속하지 아니하였을 것

② "일상생활에 필요한 행위로서 대통령령으로 정하는 사유"란 다음 각 호의 어느 하나에 해당하는 경우를 말한다.

1. 일상생활에 필요한 용품을 구입하는 행위
2. 「고등교육법」 제2조에 따른 학교 또는 「직업교육훈련 촉진법」 제2조에 따른 직업교육훈련기관에서 직업능력 개발향상에 기여할 수 있는 교육이나 훈련 등을 받는 행위
3. 선거권이나 국민투표권의 행사
4. 근로자가 사실상 보호하고 있는 아동 또는 장애인을 보육기관 또는 교육기관

에 데려주거나 해당 기관으로부터 데려오는 행위

5. 의료기관 또는 보건소에서 질병의 치료나 예방을 목적으로 진료를 받는 행위
6. 근로자의 돌봄이 필요한 가족 중 의료기관 등에서 요양 중인 가족을 돌보는 행위
7. 제1호부터 제6호까지의 규정에 준하는 행위로서 고용노동부장관이 일상생활에 필요한 행위라고 인정하는 행위

③ "출퇴근 경로와 방법이 일정하지 아니한 직종으로 대통령령으로 정하는 경우"란 다음 각 호의 어느 하나에 해당하는 직종에 종사하는 사람(자기 또는 유족을 보험급여를 받을 수 있는 자로 하여 보험에 가입한 사람으로서 근로자를 사용하지 아니하는 사람을 말한다)이 본인의 주거지에 업무에 사용하는 자동차 등의 차고지를 보유하고 있는 경우를 말한다.

1. 수요응답형 여객자동차운송사업
2. 개인택시운송사업
3. 퀵서비스업자가 수행하는 배송 업무

• 행사 중의 사고(영 제30조)

운동경기·야유회·등산대회 등 각종 행사에 근로자가 참가하는 것이 사회통념상 노무관리 또는 사업운영상 필요하다고 인정되는 경우로서 다음 각 호의 어느 하나에 해당하는 경우에 근로자가 그 행사에 참가(행사 참가를 위한 준비·연습을 포함한다)하여 발생한 사고는 업무상 사고로 본다.

1. 사업주가 행사에 참가한 근로자에 대하여 행사에 참가한 시간을 근무한 시간으로 인정하는 경우
2. 사업주가 그 근로자에게 행사에 참가하도록 지시한 경우
3. 사전에 사업주의 승인을 받아 행사에 참가한 경우
4. 그 밖에 제1호부터 제3호까지의 규정에 준하는 경우로서 사업주가 그 근로자의 행사 참가를 통상적·관례적으로 인정한 경우

• 특수한 장소에서의 사고(영 제31조)

사회통념상 근로자가 사업장 내에서 할 수 있다고 인정되는 행위를 하던 중 태풍·홍수·지진·눈사태 등의 천재지변이나 돌발적인 사태로 발생한 사고는 근로자의 사적 행위, 업무 이탈 등 업무와 관계없는 행위를 하던 중에 사고가 발생한 것이 명백한 경우를 제

외하고는 업무상 사고로 본다.

• 요양 중의 사고(영 제32조)

업무상 부상 또는 질병으로 요양을 하고 있는 근로자에게 다음 각 호의 어느 하나에 해당하는 사고가 발생하면 업무상 사고로 본다.

1. 요양급여와 관련하여 발생한 의료사고
2. 요양 중인 산재보험 의료기관(산재보험 의료기관이 아닌 의료기관에서 응급진료 등을 받는 경우에는 그 의료기관) 내에서 업무상 부상 또는 질병의 요양과 관련하여 발생한 사고

• 제3자의 행위에 따른 사고(영 제33조)

제3자의 행위로 근로자에게 사고가 발생한 경우에 그 근로자가 담당한 업무가 사회통념상 제3자의 가해행위를 유발할 수 있는 성질의 업무라고 인정되면 그 사고는 업무상 사고로 본다. 이러한 예로 재개발지역 내 건물철거반을 들 수 있다.

(3) 업무상 질병의 구체적인 인정기준

업무상 질병의 인정 여부를 심의하기 위하여 공단 소속 기관에 업무상 질병 판정위원회를 둔다. 업무상 질병의 인정기준과 구체적인 인정기준은 시행령 제34조와 [별표 3]에 열거되어 있다.

[영] 제34조(업무상 질병의 인정기준)

① 근로자가 「근로기준법 시행령」 제44조제1항 및 같은 법 시행령 별표 5의 업무상 질병의 범위에 속하는 질병에 걸린 경우(임신 중인 근로자가 유산·사산 또는 조산한 경우를 포함한다. 이하 이 조에서 같다) 다음 각 호의 요건 모두에 해당하면 업무상 질병으로 본다. 〈개정 2018.12.11.〉

1. 근로자가 업무수행 과정에서 유해·위험요인을 취급하거나 유해·위험요인에 노출된 경력이 있을 것
2. 유해·위험요인을 취급하거나 유해·위험요인에 노출되는 업무시간, 그 업무에 종사한 기간 및 업무 환경 등에 비추어 볼 때 근로자의 질병을 유발할 수 있다고 인정될 것
3. 근로자가 유해·위험요인에 노출되거나 유해·위험요인을 취급한 것이 원인이 되어 그 질병이 발생하였다고 의학적으로 인정될 것

② 업무상 부상을 입은 근로자에게 발생한 질병이 다음 각 호의 요건 모두에 해당하면 업무상 질병으로 본다.

1. 업무상 부상과 질병 사이의 인과관계가 의학적으로 인정될 것

(계속)

2. 기초질환 또는 기존 질병이 자연발생적으로 나타난 증상이 아닐 것
③ 공단은 근로자의 업무상 질병 또는 업무상 질병에 따른 사망의 인정 여부를 판정할 때에는 그 근로자의 성별, 연령, 건강 정도 및 체질 등을 고려하여야 한다.

(4) 질병의 종류

- 사고성 질병 : 업무상 부상에 따른 질병뿐 아니라, 그로 인하여 발생한 속발성(速發性) 질병 또는 최초 부상과 상당한 인과관계가 있는 질병이다.
- 직업성 질병 : 업무에 내재하는 유해 또는 위험한 물질에 장기간 접촉하거나 건강에 유해한 근로조건이나 작업환경에 노출되어 발병한 질병이다.

  발생원인으로는 다음과 같은 여러 가지 요인이 있다.

  ① 온도나 기압, 소음, 진동 등과 같은 물리적 인자 : 소음이 심한 작업장 근로자의 청력손실, 냉동창고 근로자의 말초혈관 장해, 잠수병 등
  ② 분진(粉塵)이나 유기용체, 금속중독 등 화학적 인자 : 원진 레이온 이황화탄소 중독, 탄광 작업자의 진폐증 등
  ③ 생물학적 인자 : 병원 근로자에 발생하는 감염성 질환, 옥외작업자에 발생한 쯔쯔가무시병 등
  ④ 사회심리학적 인자 : 스트레스, 정서적인 이상반응 양상
  ⑤ 인간공학적 인자 : 직업성 근골격계 질환
- 과로성 질병 : 과로(過勞)에 따른 뇌 질환, 심장 및 혈관 질환 등

4. 산재보험 급여 업무

1) 급여의 종류와 내용

(1) 산재보험 급여

산재보험 급여는 피재근로자를 치료하는 현물급여와 임금을 제공하거나 가족의 생활 보호를 위한 일체의 현물·현금을 지급하는 업무이다. 보험급여를 받을 권리의 소멸시효는 3년이다.

① 보험급여의 종류와 산정 기준 등

① 보험급여의 종류는 다음 각 호와 같다. 다만, 진폐에 따른 보험급여의 종류는 요양

급여, 간병급여, 장례비, 직업재활급여진폐보상연금 및 진폐유족연금으로 한다.

1. 요양급여
2. 휴업급여
3. 장해급여
4. 간병급여
5. 유족급여
6. 상병(傷病)보상연금
7. 장례비
8. 직업재활급여

② 보험급여의 청구, 결정 통지 등

① 다음 각 호의 어느 하나에 해당하는 보험급여를 받으려는 사람은 공단에 각각의 보험급여에 대하여 신청하거나 청구하여야 한다.

1. 휴업급여
2. 장해보상일시금 또는 장해보상연금
3. 간병급여
4. 유족보상일시금 또는 유족보상연금
5. 상병보상연금
6. 장례비
7. 직업재활급여
8. 진폐보상연금
9. 진폐유족연금

표 4.2 보험급여의 종류

종류	내용
요양급여	업무상 재해로 요양기간이 4일 이상인 경우 국민건강보험 진료수가 범위 내에서 요양비 전액
휴업급여	요양으로 취업하지 못한 기간 1일에 대하여 평균임금의 70% 상당액
간병급여	•요양급여를 받은 자에게 치유 후 지급 •요양급여를 받는 자가 치료 중일 때는 의학적으로 상시 또는 수시로 간병이 필요하여 실제로 간병을 받는 자에게 간병료 지급
장해급여	업무상 재해의 치유 후 해당 재해와 상당인과관계가 있는 장해가 남게 되는 경우 그 장해 정도에 따라 지급
유족급여	업무상 재해로 사망하거나 사망의 추정 시 그 유족의 생활보장을 위하여 지급
상병보상연금	해당 부상 또는 질병이 2년이 경과되어도 치유되지 않고 중증요양상태 등급 1~3급에 해당하는 장기 환자에 대하여 휴업급여 대신에 보다 높은 수준의 보험급여 지급
장례비	장례실행에 소요된 비용지급
직업재활급여	산재근로자의 재취업 촉진을 위한 직업훈련비용 및 직업훈련수당, 직장복귀 촉진을 위한 직장복귀지원금, 직장적응훈련비, 재활운동비 등 지급

2) 급여 종류 및 적용 요건

(1) 요양급여

산업재해보상보험에서 요양급여란 피재근로자가 업무로 인해 발생한 부상이나 질병이 완치될 때까지 의료기관에서 의료서비스로 제공받은 현물급여를 말하며, 다음 3가지 조건을 모두 충족할 때 성립한다.

① 부상이나 질병이 업무와 연관이 있어야 한다.

② 피재근로자가 소속된 사업장이 산재보험에 가입되어 있어야 한다.

③ 그 부상이나 질병으로 4일 이상의 요양을 필요로 하여야 한다.

3일 이하의 간단한 외래진료는「근로기준법」에 의해 사업주가 전액 부담한다.

법 제40조(요양급여)
① 요양급여는 근로자가 업무상의 사유로 부상을 당하거나 질병에 걸린 경우에 그 근로자에게 지급한다. ③ 제1항의 경우에 부상 또는 질병이 3일 이내의 요양으로 치유될 수 있으면 요양급여를 지급하지 아니한다.

• 급여 종류

① 최초요양 : 업무상 사유로 부상, 질병이 발생한 경우에 상병치료를 위한 현물급여의 지급을 요청한다.

② 전원(轉院)요양 : 상급병원이나 피재근로자의 연고지로 전원이 필요한 경우에 시행한다.

③ 요양연기신청 : 최초에 근로복지공단으로부터 승인받은 요양기간보다 치료기간의 연장이 필요한 경우에 신청한다.

④ 추가상병승인 요청 : 추가로 새로운 질병이나 합병증이 발생한 경우 요청한다.

⑤ 특별진찰 : 요양의 계속 필요성 여부를 판정하기 위해 장해등급의 판정, 시기 확인 등이 필요한 경우 시행한다.

⑥ 재(再)요양 : 1차로 치료가 종결된 후 상병이 재발한 경우 시행한다.

• 요양급여의 범위

① 진찰 및 검사

② 약제 또는 진료재료와 의지(義肢)나 그 밖의 보조기의 지급

③ 처치, 수술, 그 밖의 치료

④ 재활치료

⑤ 입원

⑥ 간호 및 간병

⑦ 이송

⑧ 그 밖에 고용노동부령으로 정하는 사항

(2) 휴업급여

휴업급여란 근로자가 업무상 재해로 요양급여기간 중 피재근로자와 그 가족의 생계를 보호하기 위해 임금 대신 지급하는 보험급여이다. 휴업급여는 재해 당시의 평균임금을 기준으로 지급하나 장기간 요양으로 동종근로자의 임금이 5% 이상 변동된 때에는 동종근로자의 통상임금 변동률만큼 평균임금을 조정 지급한다.

법 제52조(휴업급여)
업무상 사유로 부상을 당하거나 질병에 걸린 근로자에게 요양으로 취업하지 못한 기간에 대하여 지급하되, 1일당 지급액은 평균임금의 100분의 70에 상당하는 금액으로 한다. 다만, 취업하지 못한 기간이 3일 이내이면 지급하지 아니한다.

(3) 재가(在家)요양

요양기관에서 치료는 필요하지 않으나 취업하기는 어려워 집에서 요양이 필요한 경우를 이른다. 재가요양기간 중에는 진료비는 청구할 수 없으나 피재근로자의 휴업급여에 대해서는 청구가 가능하다.

(4) 간병급여

간병(看病)이란 피재근로자의 상태가 위중하여 요양 중인 해당 의료기관의 간호사 등 통상적인 간호 이외에 상시 별도의 간호가 필요한 경우에 행하는 별도 간호인의 인건비를 말하며, 장해등급 2급 이상의 중장해자에 해당한다.

간병급여는 요양 중인 환자가 간병인의 도움을 받아야만 일상적인 생활을 할 수 있을 때, 간병인의 임금으로 지급되는 현금급여이다.

간병담당자의 자격은 간호사 및 간호조무사로, 해당 의료기관에서 간병담당자로 간호사나 간호조무사를 구할 수 없을 경우에는 간병에 지식을 가진 타인, 타인도 없을 경우 피재근로자의 배우자나 부모, 13세 이상의 자녀 또는 형제도 가능하다.

철야(徹夜)간병은 두 눈이 실명했거나 두부(頭部) 손상으로 인한 절대 안정이 필요하거나 신체가 몹시 허약하여 남의 도움 없이는 거동이 불가능한 입원 요양 중인 자(사지마비의 경우에는 통원 중인 자 포함)에 대하여 인정하며, 철야간병인 경우 일반 간병료에 50%를 가산하고 한 사람의 간병인이 2인 이상의 환자를 동시에 간병할 경우에는 일반 간병료에 20%를 가산하여 지급한다.

•간병의 범위

① 간병은 요양 중인 근로자의 부상·질병 상태 및 간병이 필요한 정도에 따라 구분하여 제공한다. 다만, 요양 중인 근로자가 중환자실이나 회복실에서 요양 중인 경우 그 기간에는 별도의 간병을 제공하지 않는다.

② 간병은 요양 중인 근로자의 부상·질병 상태가 의학적으로 다른 사람의 간병이 필요하다고 인정되는 경우로서 다음 각 호의 어느 하나에 해당하는 사람에게 제공한다.

1. 두 손의 손가락을 모두 잃거나 사용하지 못하게 되어 혼자 힘으로 식사를 할 수 없는 사람
2. 두 눈의 실명 등으로 일상생활에 필요한 동작을 혼자 힘으로 할 수 없는 사람
3. 뇌의 손상으로 정신이 혼미하거나 착란을 일으켜 일상생활에 필요한 동작을 혼자 힘으로 할 수 없는 사람
4. 신경계통 또는 정신의 장해로 의사소통을 할 수 없는 등 치료에 뚜렷한 지장이 있는 사람
5. 체표면적(體表面積)의 35퍼센트 이상에 걸친 화상을 입어 수시로 적절한 조치를 할 필요가 있는 사람
6. 골절로 인한 견인장치 또는 석고붕대 등을 하여 일상생활에 필요한 동작을 혼자 힘으로 할 수 없는 사람
7. 하반신 마비 등으로 배뇨·배변을 제대로 하지 못하거나 욕창 방지를 위하여 수시로 체위를 변경시킬 필요가 있는 사람
8. 업무상 질병으로 신체가 몹시 허약하여 일상생활에 필요한 동작을 혼자 힘으로 할 수 없는 사람

9. 수술 등으로 일정 기간 거동이 제한되어 일상생활에 필요한 동작을 혼자 힘으로 할 수 없는 사람

10. 그 밖에 부상·질병 상태가 제1호부터 제9호까지의 규정에 준하는 사람

- 간병료 : 간병료는 산재요양급여를 받은 근로자가 퇴원 후에도 다른 사람의 도움을 받아야만 일상생활을 할 수 있을 때, 간병 담당자의 임금으로 지급하며, 적용대상은 치유 후 장해등급 1, 2급 자 중 상시 간병을 받아야 하는 자이다.

법 제61조(간병급여)

① 간병급여는 제40조에 따른 요양급여를 받은 사람 중 치유 후 의학적으로 상시 또는 수시로 간병이 필요하여 실제로 간병을 받는 사람에게 지급한다. 〈개정 2020.5.26.〉

(5) 상병보상연금

상병보상연금 지급 기준은 피재근로자의 부상 또는 질병 상태가 중증요양상태(廢疾) 1~3등급에 해당되고 치료 시작 후 2년이 경과되어도 치유되지 않을 경우에 휴업급여보다 더 많은 수준의 보상을 지급하는 연금형태의 현금급여이다.

법 제66조(상병보상연금)

① 요양급여를 받는 근로자가 요양을 시작한 지 2년이 지난 날 이후에 다음 각 호의 요건 모두에 해당하는 상태가 계속되면 휴업급여 대신 상병보상연금을 그 근로자에게 지급한다.

1. 그 부상이나 질병이 치유되지 아니한 상태일 것
2. 그 부상이나 질병에 따른 중증요양상태의 정도가 대통령령으로 정하는 중증요양상태등급 기준에 해당할 것 ➡ [영] 제65조(중증요양상태등급 기준 등) 참조
3. 요양으로 인하여 취업하지 못하였을 것

표 4.3 상병보상연금 급여표

중증요양상태등급	제1급	제2급	제3급
지급사유	평균임금의 329일분	평균임금의 291일분	평균임금의 257일분

(6) 장해급여

장해급여는 치료는 종결되었으나, 작업 중 사고 또는 부상 때문에 장해가 남았을 때에는 지급하며, 장해의 정도에 따라 지급한다.

• 지급조건

① 업무상 부상 또는 질병에 대한 완치(完治) 후 신체에 장해가 잔존(殘存)하여야 한다.

▸▸완치 : 상병의 증상이 고정되어 의학적으로 치료효과를 기대할 수 없게 된 상태

▸▸장해 : 부상 또는 질병이 치유되었으나 신체에 남은 정신적, 육체적 훼손으로 인하여 노동능력이 손실 또는 감소된 상태

② 잔존하는 신체의 장해가 신체장해등급 제1급 내지 제14급에 해당하여야 한다.

표 4.4 장해급여의 지급사유, 시기 및 내용

구분	지급사유	청구시기	급여내용
일시금	업무상 재해가 치유된 후 장해등급 제4~14급 장해 잔존 시	치유 후	장해 정도에 따라 평균임금의 1,012일부터 55일분 상당액
연금	업무상 재해가 치유된 후 장해등급 제1~7급 장해 잔존 시 - 제1~3급 : 연금 - 제4~7급 : 연금 또는 일시금 중 선택 가능	치유 후부터 사망 시까지 연 12회	1~3급 : 장해 정도에 따라 평균임금의 1,474일분부터 1,155일분 상당액

법 제57조(장해급여)

① 장해급여는 근로자가 업무상의 사유로 부상을 당하거나 질병에 걸려 치유된 후 신체 등에 장해가 있는 경우에 그 근로자에게 지급한다.

② 장해급여는 장해등급에 따라 별표 2에 따른 장해보상연금 또는 장해보상일시금으로 하되, 그 장해등급의 기준은 대통령령으로 정한다.

③ 제2항에 따른 장해보상연금 또는 장해보상일시금은 수급권자의 선택에 따라 지급한다. 다만, 대통령령으로 정하는 노동력을 완전히 상실한 장해등급의 근로자에게는 장해보상연금을 지급하고, 장해급여 청구사유 발생 당시 대한민국 국민이 아닌 사람으로서 외국에서 거주하고 있는 근로자에게는 장해보상일시금을 지급한다. 〈개정 2020.5.26.〉

법 제78조(장해특별급여)

① 보험가입자의 고의 또는 과실로 발생한 업무상의 재해로 근로자가 대통령령으로 정하는 장해등급 또는 진폐장해등급에 해당하는 장해를 입은 경우에 수급권자가 「민법」에 따른 손해배상청구를 갈음하여 장해특별급여를 청구하면 제57조의 장해급여 또는 제91조의3의 진폐보상연금 외에 대통령령으로 정하는 장해특별급여를 지급할 수 있다. 다만, 근로자와 보험가입자 사이에 장해특별급여에 관하여 합의가 이루어진 경우에 한정한다. 〈개정 2020.5.26.〉

(7) 유족급여

유족급여는 근로자가 업무상의 사유에 의하여 사망 또는 사망추정(근로자의 생사가 불

명한 상태에서 3개월이 경과한 경우)의 경우에 그 유족의 생활보장을 위해 지급되는 현금급여이다. 유족보상연금 또는 유족보상일시금으로 구분한다. 유족보상일시금은 근로자가 사망할 당시 유족보상연금을 받을 수 있는 자격이 있는 자가 없는 경우에 지급한다.

[영] 제37조(사망의 추정)

① 법 제39조제1항에 따라 사망으로 추정하는 경우는 다음 각 호의 어느 하나에 해당하는 경우로 한다.

1. 선박이 침몰·전복·멸실 또는 행방불명되거나 항공기가 추락·멸실 또는 행방불명되는 사고가 발생한 경우에 그 선박 또는 항공기에 타고 있던 근로자의 생사가 그 사고 발생일부터 3개월간 밝혀지지 아니한 경우
2. 항행 중인 선박 또는 항공기에 타고 있던 근로자가 행방불명되어 그 생사가 행방불명된 날부터 3개월간 밝혀지지 아니한 경우
3. 천재지변, 화재, 구조물 등의 붕괴, 그 밖의 각종 사고의 현장에 있던 근로자의 생사가 사고 발생일부터 3개월간 밝혀지지 아니한 경우

(8) 장례비

장례비는 근로자가 업무상의 사유로 사망한 경우에 지급하되, 평균임금의 120일분에 상당하는 금액을 그 장례를 지낸 유족에게 지급한다. 다만, 장례를 지낼 유족이 없거나 그 밖에 부득이한 사유로 유족이 아닌 자가 장례를 지낸 경우에는 평균임금의 120일분에 상당하는 금액의 범위에서 실제 드는 비용을 그 장례를 지낸 자에게 지급한다.

(9) 2종 요양비

2종 요양비는 부득이한 사유로 피재 근로자가 산재 요양급여를 받지 못하고 자신이 직접 부담한 요양 진료비를 근로복지공단에 직접 청구하는 현금급여이다.

부득이한 사유란 시행령 제38조에 의하면, 산재보험 의료기관 아닌 의료기관에서 응급진료 등 긴급하게 요양을 한 경우와 산재보험 의료기관에서 제공되지 아니하는 경우로 의지(義肢)나 그 밖의 보조기의 지급, 간병, 이송의 급여를 받은 경우를 말한다.

법 제40조(요양급여)

② 제1항에 따른 요양급여는 제43조제1항에 따른 산재보험 의료기관에서 요양을 하게 한다. 다만, 부득이한 경우에는 요양을 갈음하여 요양비를 지급할 수 있다.

(10) 후유증상 진료제도

후유증상이란 업무상 부상 또는 질병은 치유되었으나 해당 상병 또는 장해의 특성으로 후유증상이 발생하였거나 발생할 우려가 있는 것으로 재요양의 대상에 해당되지 않은 증상을 말한다. 장해급여를 지급받은 자 중에서 후유증상에 대한 진료가 추가로 필요하거나 재활보조기구를 지급받았으나 추가로 재활보조기구가 필요한 자에 적용한다.

(11) 이송료

현재 치료받고 있는 의료기관에서 다른 의료기관으로 이동할 때 발생하는 비용과 자택에서 의료기관으로 통원치료를 받기 위해 버스 등을 이용한 경우의 교통비이다.

(12) 진폐에 따른 보험급여의 특례

- 진폐보상연금은 업무상 질병인 진폐에 걸린 근로자에게 지급한다.
- 진폐유족연금은 진폐근로자가 진폐로 사망한 경우에 유족에게 지급한다.

▶▶진폐 : 암석, 금속이나 유리섬유 등을 취급하는 작업 등 고용노동부령으로 정하는 분진작업에 종사하여 걸리는 것으로 업무상 질병으로 본다.

5. 산재보험 요양급여

1) 요양급여의 범위

요양급여의 범위 및 요양에 소요된 비용 중 규정과 달리 정하거나 규정에서 정하지 아니한 사항에 대하여는 「산업재해보상보험 요양급여 산정기준」에서 정하는 기준에 따른다.

표 4.5 산재보험 요양급여의 인정 범위

인정 범위	내용
건강보험 기준	진찰료, 처치 및 수술료, 투약 등
건강보험과 달리 적용	입원료체감제, 응급의료관리료, 이송료, 물리치료, 의약품관리료, MRI, 가정산소치료, 초음파, 관절가동범위검사
산업재해보상보험 기준	치과보철, 재활보조기구, 의지 및 보조기 장착 후 통합재활훈련, 초음파, 보험급여청구서 확인 및 진단서 발급수수료, 화상환자에게 인정하는 약제 및 치료재료, 재활보조기구 처방 및 검수료, 치료보조기구, 한방 첩약 및 탕전료, 전신해부에 따른 비용, 재활치료료

2) 건강보험기준과 달리 적용하는 진료비 산정기준

(1) 입원료

입원료를 산정함에 있어 다음에 해당하는 경우에는 보건복지부장관이 정한 산정지침에도 불구하고 다음에 따른다.

① 상급종합병원 및 산재의료원 소속 의료기관 : 입원기간에 관계없이 해당 점수의 100%에 병원관리료의 100%를 가산하여 산정

② 종합병원 : 입원기간에 관계없이 소정점수의 100%를 산정

③ 병원(요양병원은 제외) 및 의원 : 입원 51일째부터 150일째까지는 해당 점수의 90%, 입원 151일째부터는 해당 점수의 85%를 산정

표 4.6 산재보험 입원료 산정

구분 \ 입원기간	1~50일	51~150일까지	151일 이후
상급종합병원	입원료 100%+병원관리료 100% 가산		
근로복지공단 부속병원	(입원료 체감제 미적용)		
종합병원	100%(입원료 체감제 미적용)		
병원, 의원, 한방병·의원	100%	90%	85%

(2) 응급의료관리료

산재응급환자의 진료에 소요된 응급의료관리료의 산정은 보건복지부장관이 고시한 「응급의료수가기준」에 따른다. 다만, 휴일·야간 근로 등으로 인하여 발생한 업무상 재해의 진료를 위하여 부득이 휴일 또는 야간에 응급의료센터 및 응급의료기관을 이용한 경우에는 응급의료관리료 산정대상 응급증상에 해당하지 아니하더라도 "응급의료관리료"를 지급한다.

(3) 이송료

의료기관 등의 구급차를 이용하여 환자를 이송한 경우 구급차 이용비용을 지급하되, 비용은 「응급의료에 관한 법률 시행규칙」 제11조 별표 3 "이송처치료의 기준"에 따라 산정한다. 구급차 이외의 교통비, 숙박료 및 식대는 별도 산정한다. 〈개정 2015.3.31.〉

(4) 물리치료

이학요법료(기본물리치료료, 단순재활치료료, 전문재활치료료)를 산정함에 있어 진료상 반드시 필요하다는 의사의 소견서가 있는 경우 보건복지부장관이 정한 산정횟수 제한에도 불구하고 이를 추가로 인정할 수 있다.

(5) 의약품관리료

"가-11 의약품관리료" 나. 입원환자 의약품관리료에도 불구하고 산재보험 입원환자 의약품관리료는 다음과 같이 산정한다.

입원환자 의약품관리료 = 건강보험 입원환자의 초일분 의약품관리료 × 투약일수

(6) 자기공명영상진단(MRI)

- 자기공명영상진단에 관한 요양급여의 범위 및 산정기준은 보건복지부장관이 고시한 「요양급여의 적용기준 및 방법에 관한 세부사항」 I. 행위 제3장 영상진단 및 방사선 치료료(이하 "자기공명영상진단 세부 산정기준"이라 함)에 따른다.
- 그러나 업무상 부상 또는 질병에 대하여 자기공명영상진단(MRI) 검사를 실시한 경우 진단 시 1회 인정한다. 다만, 다음 각 호의 하나에 해당하는 경우에는 추가로 인정할 수 있다. 〈개정 2015.3.31.〉
  ① 장해 상태의 확인을 위한 경우
  ② 상병 상태의 호전이 없거나 악화로 인하여 진료방향을 결정하기 위하여 의학적으로 촬영의 필요성이 인정되는 경우
  ③ 수술 후 상병 상태 확인을 위하여 의학적으로 필요성이 인정되는 경우
- 자기공명영상진단에 소요되는 비용은 보건복지부장관이 고시한 「건강보험 행위 급여·비급여 목록표 및 급여 상대가치점수」 "다-246 자기공명영상진단"에 따라 산정한다.

(7) 가정산소치료

- 진폐 합병증 등으로 통원, 요양하고 있는 경우에는 수면 시 또는 보행 등 일상생활 활동 시 시행한 동맥혈혈액가스검사 결과가 다음의 어느 하나에 해당하여 가정산소치료서비스를 제공받는 경우에도 그 비용을 지급한다.

① 동맥혈 산소분압이 55mmHg 이하

② 동맥혈 산소포화도가 88% 이하

- 가정산소치료서비스 제공대상 산재근로자에게는 전기요금 등의 비용으로 월 30,000원을 정액으로 지급한다.

(8) 초음파 검사 〈신설 2014.3.31.〉

- 초음파 검사에 관한 요양급여의 범위 및 산정기준은 보건복지부장관이 고시한 「요양급여의 적용기준 및 방법에 관한 세부사항」 I. 행위 제2장 검사료에 따른다.
- 일반 또는 그 밖의 특수검사방법으로 진단이 곤란하다고 인정되는 손상 및 질환에 대하여 초음파 검사를 실시한 경우 해당 부위별로 1인 1회 인정한다. 다만, 장해 상태 확인을 위한 특진 또는 촬영시점이 장기간 경과되어 상병 상태의 확인을 위한 검사가 필요하다는 의학적 소견이 있는 경우에 한정하여 추가로 인정할 수 있다.
- 초음파 검사에 소요되는 비용은 보건복지부장관이 고시한 「건강보험 행위 급여·비급여 목록표 및 급여 상대가치점수」 제1편 제2부 제2장 제4절 [초음파 검사]의 분류번호에 따라 산정한다.

(9) 관절가동범위검사 〈신설 2015.3.31.〉

- 「건강보험 행위 급여·비급여 목록표 및 급여 상대가치점수」 제2부 제2장 검사료 산정지침 및 분류번호 너-773 관절가동범위검사에도 불구하고 업무상 재해로 병변이 있는 부위에 대해서는 같은 날 검사를 실시한 경우 상지, 하지 및 수부(신체의 양측은 별개 부위로 간주함)로 각각 나누어 비용을 산정한다.

3) 산재보험에서 추가로 인정하는 요양급여의 범위 및 비용산정기준

- 건강보험에서 요양급여로 정하지 않은 사항 중 산재보험에서 추가로 인정하는 요양급여가 있으며, 이 경우 요양급여의 비용은 각 항목에서 정한 금액의 범위에서 산재보험 의료기관이나 산재근로자가 구입한 가격 또는 실제 소요된 금액으로 한다.
- 근로복지공단 이사장은 산재근로자의 진료와 관련하여 국민건강보험 및 「산업재해보상보험 요양급여 산정기준」 별표에서 요양급여로 정하지 아니한 진료항목과 비용 중 산재근로자의 진료에 필요하다고 판단되는 경우에 요양급여로 인정할 수 있다. 이 경우, 공단 이사장은 요양급여 승인 결과를 고용노동부장관에게 보고하여야 한다.

4) 산재보험에서의 급여제한(비급여)

요양급여의 범위에서 제외되는 사항은 다음과 같다.

① 업무상 부상 또는 질병의 치료목적이 아닌 진료 또는 투약

② 진료기준 규정에서 정하지 않은 요양급여

③ 상급병실 사용료 차액. 다만, 다음 각 목의 어느 하나에 해당하는 경우는 그러하지 아니하다.

가. 종합병원 이상에서 요양하는 경우로서 상병 상태가 응급진료, 수술 등으로 입원요양이 필요하나 일반병실이 없어 부득이하게 특실을 제외한 상급병실을 사용하는 경우에 7일의 범위에서 인정. 다만, 상급병실 사용 중 그 차급 또는 일반병실이 있음에도 병실을 옮기지 않은 경우에는 불인정한다. 〈개정 2015.3.31.〉

나. 증상이 위중하여 절대 안정을 필요로 하고, 의사 또는 간호사가 상시 감시하면서 수시 적절한 조치를 해야 할 필요가 있다고 인정되나, 중환자실격리실 등 집중치료실이 없거나 여유 병상이 없어 불가피하게 상급병실을 사용한 경우 〈개정 2015.3.31.〉

5) 요양기관 종별 가산율

요양기관의 종별 가산율은 상급종합병원의 경우 45%, 종합병원 37%, 병원과 의원급 요양기관은 각각 21%와 15%이다.

6) 산재 요양급여 및 진료 절차

- 4일 이상 요양이 필요할 경우에는 최초요양신청서 3부를 의료기관 확인(소견서 첨부)하여 근로복지공단에 제출하여 업무상재해로 인정받아야 산재환자로 진료가 가능하다.
- 진료절차

요양신청서 작성 → 의료기관 확인(소견서 첨부) → 근로복지공단에 요양신청 → 산재결정통지서(승인 여부) → 의료기관에 제출

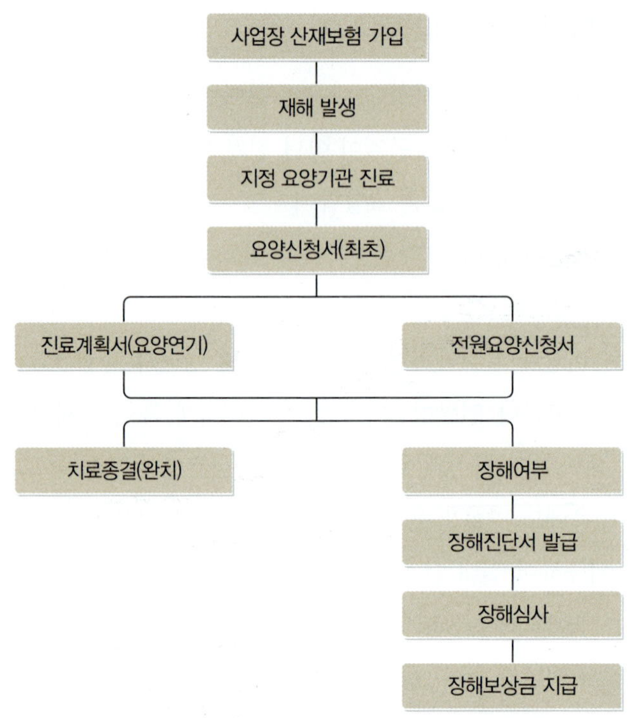

그림 4.1 산재 요양급여 및 요양 보상 업무 절차[원2]

6. 산재보험수급권의 보호와 권리구제

1) 산재보험수급권의 보호와 제한

근로자 및 유족의 생활안정을 위하여 보험급여의 수급권을 제3자에게 양도 또는 압류하거나 담보로 제공할 수 없음을 명문화함으로써 재해근로자의 기본적 수급권을 보호하고 있다.

- 수급권의 보호 : 근로자의 보험급여를 받을 권리는 퇴직하여도 소멸되지 않으며, 보험급여를 받을 권리는 양도 또는 압류하거나 담보로 제공할 수 없다.
- 시효 : 법률상 시효란 법률관계의 법적 안정성을 확보하기 위하여 도입된 제도로서 소멸시효는 일정 기간 권리를 행사하지 아니할 경우 그 권리를 상실시키는 제도이다. 「산재법」에서는 보험급여를 받을 권리에 대하여 3년간의 단기 소멸시효를 정하고 있어 이를 3년간 행사하지 않으면 소멸시효가 완성되고, 소멸시효에 관하여는 이 법에 규정된 것을 제외하고는 「민법」의 규정에 의하도록 하고 있다. 다만, ①의 보험급여

중 장해급여, 유족급여, 장례비, 진폐보상연금 및 진폐유족연금을 받을 권리는 5년간 행사하지 아니하면 시효의 완성으로 소멸한다.

① 보험급여를 받을 권리
② 산재보험 의료기관의 권리
③ 약국의 권리
④ 보험가입자의 권리
⑤ 국민건강보험공단 등의 권리

2) 권리구제

(1)심사 청구의 제기

① 다음 각 호의 어느 하나에 해당하는 공단의 결정 등에 불복하는 자는 공단에 심사 청구를 할 수 있다.

1. 보험급여에 관한 결정
2. 진료비에 관한 결정
3. 약제비에 관한 결정
4. 진료계획 변경 조치 등
5. 보험급여의 일시지급에 관한 결정
6. 부당이득의 징수에 관한 결정
7. 수급권의 대위에 관한 결정

② 제1항에 따른 심사 청구는 그 보험급여 결정 등을 한 공단의 소속 기관을 거쳐 공단에 제기하여야 한다.

③ 제1항에 따른 심사 청구는 보험급여 결정 등이 있음을 안 날부터 90일 이내에 하여야 한다.

④ 제2항에 따라 심사 청구서를 받은 공단의 소속 기관은 5일 이내에 의견서를 첨부하여 공단에 보내야 한다.

⑤ 보험급여 결정 등에 대하여는 「행정심판법」에 따른 행정심판을 제기할 수 없다.

심사 청구의 제기에서 행성소송까지에 대해 요약하면 [표 4.7]과 같다.

표 4.7 산재보험의 급여처분에 관한 이의제기

심사 청구	급여결정에 대한 불복은 그 결정이 있음을 안 날로부터 90일 이내에 근로복지공단의 지역본부(지사)에 청구
근로복지공단의 결정	공단은 심사 청구서를 받은 날로부터 90일 이내에 산업재해보상보험심사위원회의 심의를 거쳐 결정
재심사 청구	공단의 심사 청구에 대한 결정의 불복은 산업재해보상보험재심사위원회에 90일 이내에 재심사 청구
재심사	산업재해보상재심사위원회는 청구받은 후 60일 이내에 결정
행정소송	재심결정에 불복이 있는 경우 90일 이내에 제기

5

자동차보험

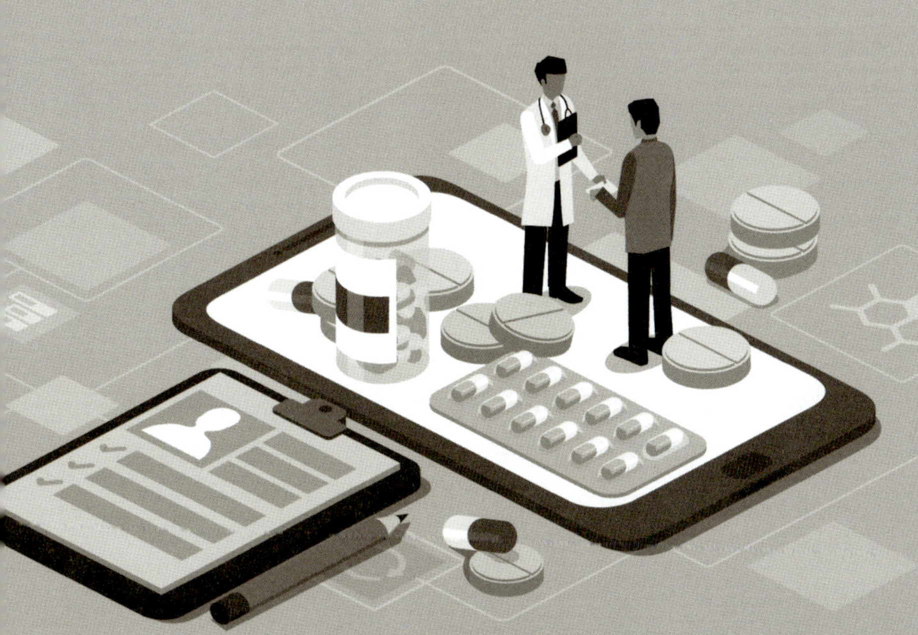

1. 자동차보험 개요

1) 자동차보험 의의

(1) 목적 및 의의

자동차보험의 목적은 자동차를 소유·사용 또는 관리하는 동안에 발생하는 불의의 사고로 인한 인적·물적 손해를 보상하는 데 있다. 자동차보험은 자동차를 소유한 사람들이 언제 발생할지 모르는 자동차사고에 대비하여 미리 일정한 보험료를 보험회사에 납부하고, 보험가입기간 내에 발생한 사고로 인명과 재산에 대한 손해를 보상해주는 사회보장제도이다. 그러나 국가 또는 공공단체가 사회정책 또는 경제정책의 실현수단으로서 영위하는 사회보험, 즉 건강보험, 산업재해보상보험 등 공(公)보험과 구별되고 있다. 자동차보험은 사(私)보험으로 사(私)경제적 견지에서 행해지는 보험으로 가입이 강제되지 않으나 자동차손해배상책임보험은 공보험적 성격을 가진 사보험으로서 예외적으로 가입이 강제되고 있다.

교통사고로 인한 사망자와 부상자들은 항상 병원으로 우선 후송되며, 응급환자로 분류되어 진료를 받고 있으므로 의료기관 보험업무 담당자는 자동차보험에 대한 기본적인 지식과 업무처리 능력을 갖추고 있어야 한다.

(2) 자동차보험의 특징

표 5.1 국민건강보험, 산업재해보상보험, 자동차보험 특징 비교[원2]

구분	국민건강보험	산업재해보상보험	자동차보험
운영주체	국가(국민건강보험공단)	국가(근로복지공단)	기업(손해보험사, 공제조합)
운영목적	사회보장	사회보장	이윤추구
보험가입	강제가입	사업주 강제가입	임의 가입(책임보험은 강제)
위험분산	전 국민 대상	사업주, 근로자 대상	자동차 운전자 대상
수급권	법적 수급권	법적 수급권	계약적 수급권

(3) 자동차보험의 주요 기능

자동차보험은 개인생활과 기업경영안정 등 사회보장적 성격을 가지며, 피해자에 대한 구제로 가해자의 경제적 손실에 따른 위험부담을 줄여주고, 보험료 할증 및 할인제도를 통한 안전의식을 고취시켜 사고예방적 역할을 한다.

① 경제생활의 안정추구

사고로 인한 보험가입자에게 발생한 여러 손해를 보상함으로써 개인에게는 생활의 안정, 기업에게는 경영의 안정을 준다.

② 자동차 소유자 등의 경제적 구제

자동차 사고로 자기신체가 다치거나 사망한 때 또는 자기차량에 발생한 손해에 대하여 보상을 받을 수 있다.

③ 피해자 보호

- 대인배상 I은 피해자에 대한 보상을 보장하기 위하여 「자동차손해배상보장법」(이하 「자배법」이라 함)에 의하여 자동차보험 가입이 의무화되어 있다. 대물배상은 2016년 4월 1일부터 2천만원 의무가입하도록 되어 있다.
- 정부보장사업에서는 의무보험에 가입되어 있지 않은 차 또는 뺑소니 자동차(보유불명 자동차)에 의하여 사고를 당한 피해자에 대하여 대인배상 I 보상한도까지 피해자를 구제하고 있다.
- 대인배상II 무한으로 가입 시에 피해자는 모든 손해액을 보장받을 수 있다.
- 「교통사고처리 특례법」에서도 자동차 종합보험 대인배상 무한담보로 가입한 경우 사망, 뺑소니, 12대 중과실 이외의 사고에 대해서는 형사처벌을 면제해 주어 종합보험에 가입하도록 유도하여 피해자를 보호하고 있다.

배상(賠償)과 보상(補償)[자1]

배상이란 과실이나 불법행위와 같은 위법에 의해 손해를 전보하는 것인 데 반해, 보상이란 행위가 적법하더라도 손해를 전보하는 것을 말한다.

특징	배상	보상
원리	과실책임주의	무과실책임주의
원칙	상당인과관계, 과실상계	약관 또는 인정기준에 따름
요건	위법사실을 증명해야 함	약관 또는 인정기준에 해당되어야 함
사례	교통사고, 민사소송	산재보험, 손해보험, 연금법 등

④ 교통사고 예방

무(無)사고자에게는 보험료 할인, 사고발생 계약자에게는 보험료 할증으로 사고예방을 하고 있으며, 손해보험협회를 통한 교통안전캠페인, 교통안전광고 및 안전교육으로 교통사고 줄이기 운동에 적극 참여하고 있다.

⑤ 산업기금 조성

보험 가입자로부터 갹출된 보험료는 보험금으로 지급되기 전까지는 보험회사에 의해 각종 투자 재원으로 활용되고 있다.

2) 자동차와 자동차사고

(1) 자동차의 정의

• 「도로교통법」

"차(車)"에 대한 정의는 「도로교통법」 제2조제17항가목에서 "자동차, 건설기계, 원동기장치자전거, 자전거, 사람 또는 가축의 힘이나 그 밖의 동력(動力)으로 도로에서 운전되는 것"으로 정의하고 있다. 다만, 철길이나 가설(架設)된 선(線)을 이용하여 운전되는 것, 유모차, 보행보조용 의자차, 노약자용 보행기 등 행정안전부령으로 정하는 기구·장치는 제외한다.

도로교통법	제2조제19항(원동기장치자전거)
가. 이륜자동차 가운데 배기량 125cc 이하(전기를 동력으로 하는 경우에는 최고정격출력 11킬로와트 이하)의 이륜자동차 나. 그 밖에 배기량 125cc 이하(전기를 동력으로 하는 경우에는 최고정격출력 11킬로와트 이하)의 원동기를 단 차(전기자전거는 제외)	

"자동차(自動車)"에 대해서는 「도로교통법」 제2조제18항에서 "철길이나 가설된 선을 이용하지 아니하고 원동기를 사용하여 운전되는 차(견인되는 자동차도 자동차의 일부로 간주)"로서 다음 각 항목의 차로 정의하고 있다.

• 「자동차관리법」 제3조에 따른 다음의 자동차. 다만, 원동기장치자전거는 제외한다.

① 승용자동차 : 10인 이하를 운송하기에 적합하게 제작된 자동차

② 승합자동차 : 11인 이상을 운송하기에 적합하게 제작된 자동차. 다만, 다음의 어느 하나에 해당하는 자동차는 승차인원과 관계없이 이를 승합자동차로 본다.

가. 내부의 특수한 설비로 인하여 승차인원이 10인 이하로 된 자동차

나. 국토교통부령으로 정하는 경형자동차로서 승차인원이 10인 이하인 전방조종자동차

③ 화물자동차 : 화물을 운송하기에 적합한 화물적재공간을 갖추고, 화물적재공간의 총적재화물의 무게가 운전자를 제외한 승객이 승차공간에 모두 탑승했을 때의 승객의 무게보다 많은 자동차

④ 특수자동차 : 다른 자동차를 견인하거나 구난작업 또는 특수한 작업을 수행하기에 적합하게 제작된 자동차로서 승용자동차·승합자동차 또는 화물자동차가 아닌 자동차

⑤ 이륜자동차 : 총배기량 또는 정격출력의 크기와 관계없이 1인 또는 2인의 사람을 운송하기에 적합하게 제작된 이륜의 자동차 및 그와 유사한 구조로 되어 있는 자동차

한편, 「자동차손해배상보장법」 제2조제1항에서 "자동차란 「자동차관리법」의 적용을 받는 자동차와 「건설기계관리법」의 적용을 받는 건설기계 중 대통령령으로 정하는 것을 말한다"로 정의하고 있다.

- 「자동차손해보상보험법 시행령」 제2조에 따른 건설기계 : 덤프트럭, 타이어식 기중기, 콘크리트믹서트럭, 트럭적재식 콘크리트펌프, 트럭적재식 아스팔트살포기, 타이어식 굴착기
- 「건설기계관리법 시행령」 [별표 1] 제26호에 따른 특수건설기계 중 트럭지게차, 도로보수트럭, 노면측정장비(노면측정장치를 가진 자주식인 것)
- 「자동차관리법」 : 「자동차관리법」 제2조제1항에서 "자동차"란 "원동기에 의하여 육상에서 이동할 목적으로 제작한 용구 또는 이에 견인되어 육상을 이동할 목적으로 제작한 용구(이하 "피견인자동차"라고 함)"로 정의하고 있으며 대통령령으로 정하는 것은 제외하고 있다. 여기에서 "원동기"란 자동차의 구동을 주목적으로 하는 내연기관이나 전동기 등 동력발생장치를 말한다.

자동차관리법 시행령	제2조(적용이 제외되는 자동차)
1. 「건설기계관리법」에 따른 건설기계 2. 「농업기계화 촉진법」에 따른 농업기계 3. 「군수품관리법」에 따른 차량 4. 궤도 또는 공중선에 의하여 운행되는 차량 5. 「의료기기법」에 따른 의료기기	

(2) 자동차사고(교통사고)

• 교통사고의 정의 : 「도로교통법」 제54조제1항에서 "차 또는 노면전차의 운전 등 교통으로 인하여 사람을 사상(死傷)하거나 물건을 손괴한 것"을 "교통사고"로 정의하고 있다.

• 인적 교통사고의 분류

① 사망 : 교통사고 발생 시로부터 30일 이내에 사망한 경우

② 중상 : 교통사고로 3주 이상이 치료를 요하는 부상을 입은 경우

③ 경상 : 교통사고로 5일 이상 3주 미만의 부상을 입은 경우

④ 부상신고 : 5일 미만의 치료를 요하는 부상을 입은 경우

(3) 자동차사고의 법적 책임

① 민사상의 책임

민법	제750조(불법행위의 내용)
고의 또는 과실로 인한 위법행위로 타인에게 손해를 가한 자는 그 손해를 배상할 책임이 있다.	

자배법	제3조(자동차손해배상책임)
자기를 위하여 자동차를 운행하는 자는 그 운행으로 다른 사람을 사망하게 하거나 부상하게 한 경우에는 그 손해를 배상할 책임을 진다. 다만, 다음 각 호의 어느 하나에 해당하면 그러하지 아니하다. 1. 승객이 아닌 자가 사망하거나 부상한 경우에 자기와 운전자가 자동차의 운행에 주의를 게을리하지 아니하였고, 피해자 또는 자기 및 운전자 외의 제3자에게 고의 또는 과실이 있으며, 자동차의 구조상의 결함이나 기능상의 장해가 없었다는 것을 증명한 경우 2. 승객이 고의나 자살행위로 사망하거나 부상한 경우	

② 형사상의 책임

형법	제268조(업무상과실·중과실 치사상)
업무상 과실 또는 중대한 과실로 인하여 사람을 사상에 이르게 한 자는 5년 이하의 금고 또는 2천만원 이하의 벌금에 처한다.	

③ 행정상의 책임

교통사고가 교통법규 위반 등으로 발생한 경우 사고 운전자는 민·형사상의 책임 외에 면허 취소나 정지 등의 행정처분을 받게 된다.

(4) 동승자 감액(同乘者 減額)

자동차 소유자 또는 운전자가 대가를 받지 않고 호의(好意)로 타인을 탑승케 한 경우에 운전자가 동승자에게 배상책임을 지게 될 때, 제3자에게 배상을 지는 형태와 달리 신의(信義)의 원칙과 형평의 원칙에 비추어 동승자의 배상액을 감액해 준다. 운전자의 승낙여부, 동승요청·합의·운전자의 권유, 운행목적에 따라 감액비율을 달리 적용하고 있다.

단, 교통난 완화대책과 제조업 경쟁력 강화를 위한 교통소통 대책의 일환으로 출퇴근〔자택과 직장사이를 순로(順路)에 따라 진행 경우로서 판례에 따름〕 시 "승용차 함께 타기" 실시 차량의 운행 중 사고의 경우에는 동승자 감액비율을 적용하지 않는다.

3) 자동차보험의 종류

(1) 자동차보험 상품의 종류

자동차보험은 기본적으로 개인용, 업무용, 영업용으로 구분되어 있으며 각각 가입대상은 다음과 같다.

표 5.2 자동차보험 유형에 따른 가입대상[자1]

구분	가입대상
개인용 자동차보험	자동차등록원부상의 소유자가 개인(자연인 및 개인사업자)인 법정정원 10인승 이하의 개인 소유 자가용 승용차(단, 인가된 자동차학원 또는 자동차학원 대표자 소유의 자동차로서 운전교습, 도로주행교육 및 시험에 사용되는 승용차는 제외)
업무용 자동차보험	법정승차정원 10인승 이하의 개인 소유 자가용 승용차를 제외한 모든 비사업용 자동차 및 인가된 자동차학원 또는 학원 대표자 소유의 자동차
영업용 자동차보험	모든 사업용(영업용) 자동차, 영업용 건설기계
운전면허교습생자동차보험	연습운전면허소지자
운전자보험	자동차운전면허소지자, 건설기계조종면허소지자
자동차취급업자보험	자동차 탁송업자, 자동차판매업자, 제작회사, 자동차정비업자, 대리운전업자 등 자동차 취급업자
이륜자동차보험	이륜자동차 및 원동기장치자전거
농기계보험	농기계, 트랙터, 동력경운기, 농업용트랙터 및 콤바인 등 농기계

① 운전자보험

운전자 본인의 부주의로 발생한 우연한 교통사고로 타인의 생명 또는 신체를 사상함으로써 운전자에게 생긴 손해를 보상하며, 보상범위는 생계비, 벌금, 방어비용, 사망보험금, 후유장해 보험금이다.

② 외화표시자동차보험

국내거주 외국인 및 외국기관과 관련하고 있는 국내업체나 외국인 개인소유 자동차에만 판매된다.

③ 자동차취급업자보험

자동차 탁송업자, 판매업자, 제작회사, 정비공장 등 자동차 취급업자가 자동차 취급에 따른 위험을 담보한다.

(2) 담보종목의 종류

현행 자동차보험은 대인배상Ⅰ, 대인배상Ⅱ, 대물배상, 자기신체사고, 무보험자동차에 의한 상해, 자기차량손해의 6가지 담보종목과 특별약관으로 구성되어 있고, 보험계약자는 6개 담보종목 중 한 가지 이상 선택적으로 가입할 수 있다. 다만, 「자배법」 제5조제1항 및 제2항의 규정에 따라 자동차보유자는 대인배상 및 대물배상을 의무적으로 가입하여야 한다.

표 5.3 책임보험과 종합보험의 차이점[원2]

구분	책임보험	종합보험
강제성	강제보험	임의보험
담보종류	대인배상 I 대물배상	대인배상 II 대물배상 자기신체사고 자기차량사고 무보험차사고
보상한도	대인배상 I : 최고 1억5천만원 대물배상 : 최고 2천만원	대인배상 II : 5천만원부터 무한 대물배상 : 2천만원부터 무한 자기신체사고 : 1천 5백만원부터 1억원 자기차량사고 : 보험가입 금액한도 실손보상 무보험차사고 : 책임보험 초과부터 2억원 한도

자배법	제5조(보험 등의 가입의무)

① 자동차보유자는 자동차의 운행으로 다른 사람이 사망하거나 부상한 경우에 피해자(피해자가 사망한 경우에는 손해배상을 받을 권리를 가진 자를 말한다. 이하 같다)에게 대통령령으로 정하는 금액을 지급할 책임을 지는 책임보험이나 책임공제(이하 "책임보험등"이라 한다)에 가입하여야 한다.
② 자동차보유자는 책임보험등에 가입하는 것 외에 자동차의 운행으로 다른 사람의 재물이 멸실되거나 훼손된 경우에 피해자에게 대통령령으로 정하는 금액을 지급할 책임을 지는 「보험업법」에 따른 보험이나 「여객자동차 운수사업법」, 「화물자동차 운수사업법」 및 「건설기계관리법」 및 「생활물류서비스산업발전법」에 따른 공제에 가입하여야 한다. 〈개정 2021.1.26.〉

자배법 시행령	제3조(책임보험금 등)

③ 법 제5조제2항에서 "대통령령으로 정하는 금액"이란 사고 1건당 2천만원의 범위에서 사고로 인하여 피해자에게 발생한 손해액을 말한다. 〈개정 2014.12.30.〉

① 책임보험(대인배상 I)

책임보험은 최소한의 손해배상 이행이 보장되도록 「자동차손해배상 보장법(이하 「자배법」)」상 가입이 강제되는 보험이다. 가입대상은 자동차, 배기량 500cc 이상의 이륜자동차 및 건설기계 중 6종 건설기계(덤프트럭, 타이어식 기중기, 콘크리트믹서트럭, 트럭적재식 콘크리트펌프, 트럭적재식 아스팔트살포기, 타이어식 굴삭기)로 이들은 강제가입 대상이다. 보상한도는 1사고당 한도액은 없으나, 피해자 1인당 한도는 사망 및 후유장해 시에는 최고 1억5천만원, 부상 시에는 부상등급에 따라 최고(1급) 2,000만원이다.

보험 등에의 가입의무가 없는 자동차(「자배법 시행령」 제5조)로는 다음 어느 하나에 해당하는 자동차를 말한다.

① 대한민국에 주둔하는 국제연합군대가 보유하는 자동차
② 대한민국에 주둔하는 미합중국군대가 보유하는 자동차
③ ①과 ②에 해당하지 아니하는 외국인으로서 국토교통부장관이 지정하는 자가 보유하는 자동차
④ 견인되어 육지를 이동할 수 있도록 제작된 피견인자동차

보험 등의 가입 의무 면제사유(「자배법 시행령」 제5조의 2)에 해당하는 경우는 다음 어느 하나에 해당하는 경우이다.

① 해외근무 또는 해외유학 등의 사유로 국외에 체류하게 되는 경우

② 질병이나 부상 등의 사유로 자동차 운전이 불가능하다고 의사가 인정하는 경우

③ 현역(상근예비역은 제외)으로 입영하거나 교도소 또는 구치소에 수감되는 경우

② 임의보험(종합보험 : 대인배상 II)

임의보험에서는 책임보험 초과손해를 보험가입금액 한도 내에서 보상한다.

표 5.4 대인배상 I과 대인배상 II의 비교[자5]

구분		대인배상 I	대인배상 II
운영 주체	제도의 목적	기본적 보장(피해자 및 개인위험)	개인적 필요에 따른 보장(개인위험)
	운영주체	민간보험사	
운영 목표	단기	이윤추구	
	장기	상업적 이윤	
운영 원리	수급권	법적계약적 수급권	계약적 수급권
	보험가입 대상	강제가입, 위험배제 없음	임의가입, 위험배제 있음
	급여	균등급여	차등급여
	보험료 산정	개인적 등가성 위험률 비례	개인적 등가성 위험률 비례

③ 대물배상

대물배상은 강제가입대상으로 피보험자가 자동차사고로 남의 재물을 멸실·파손·오손하여 피해자에게 생기는 수리비 등 직접적인 손해와 대차(貸車)료, 휴업료, 영업손실 등 간접적인 손해에 대한 법률상 손해배상책임을 진다. 보상한도는 보험증권에 기재된 보험가입금액이다.

④ 자기신체사고

자기신체사고는 차주와 운전자, 이들의 가족 등 피보험자가 피보험자동차의 사고로 사망하거나 부상을 당했을 경우에 보상한다. 보험가입금액은 1인당 1천5백만원, 3천만원, 5천만원, 1억원 중 선택할 수 있으며 사망, 후유장해 보험금은 정액 보험금이지만 부상의 경우 등급별 한도 내에서 실제 소요된 치료를 보상한다.

⑤ 자기차량손해

자기차량손해는 피보험 자동차에 생긴 사고로 인한 손해 중 직접손해만을 보상하며

사고발생 시 일정금액을 피보험자가 부담하는 자기부담금(deductible) 제도가 있다.

분손(分損, 일부만 파손)의 경우에는 자기부담금을 공제하고 보상하지만 전손(全損)의 경우에는 자기부담금을 공제하지 않고 보상해 준다.

자기차량손해를 "차량보험"으로 볼 수 있는데, 자동차보험 약관 제26조에서 "차량보험은 보험자가 보험계약자로부터 보험료를 받는 보험기간 중에 충돌, 접촉, 추락, 전복, 도난, 화재, 폭발, 낙뢰, 기타 이와 유사한 사고로 인하여 자동차에 생긴 직접 손해를 보상하기로 하는 물건보험"으로 정의하고 있다.

⑥ 무(無)보험차 손해

무보험자동차 또는 보유불명차량에 의해 기명(記名) 피보험자 등 피보험자가 사상한 경우에 책임보험 초과부분에 대해 1인당 2억원을 한도로 실제 손해를 보상하고 다른 자동차를 운전 중에 생긴 대인·대물사고도 보상한다. 대인배상I·II, 대물배상, 자기신체사고를 모두 가입하여야 계약이 가능하다.

4) 자동차손해배상 보장사업

(1) 보장사업의 의의

자동차손해배상 보장사업이란 무보험, 소유사를 알 수 없는 뺑소니 사고, 도난 자동차로 사망하거나 부상을 당한 경우 혹은 피해자가 가해자로부터 적정한 보상을 받을 수 없을 경우에는 피해자 및 교통사고 피해자 유자녀, 중증 후유 장애인의 재활 등을 위해 정부가 책임보험분담금의 일부를 이용, 보상금의 지급 등을 하는 사업[웹2]이다. 이 사업은 자동차 사고 피해자가 다른 수단으로는 전혀 보상을 받을 수 없는 경우에 최소한의 구제를 하기 위해 대인배상I(책임보험) 한도 내에서 피해자가 입은 손해를 정부가 보상해 주는 일종의 사회보장제도로, "정부보장사업"이라고도 한다.[웹2] 보험금 청구 시 교통사고 관할경찰서에서 발행하는 교통사고사실확인원, 진료비청구서, 진단서, 진료비영수증을 첨부하여 손보사 중 선택하여 청구한다.

자배법	제30조(자동차손해배상 보장사업)

① 정부는 다음 각 호의 어느 하나에 해당하는 경우에는 피해자의 청구에 따라 책임보험의 보험금 한도에서 그가 입은 피해를 보상한다. 다만, 정부는 피해자가 청구하지 아니한 경우에도 직권으로 조사하여 책임보험의 보험금 한도에서 그가 입은 피해를 보상할 수 있다. 〈개정 2021.7.27.〉

1. 자동차보유자를 알 수 없는 자동차의 운행으로 사망하거나 부상한 경우
2. 보험가입자 등이 아닌 자가 제3조에 따라 손해배상의 책임을 지게 되는 경우. 다만, 제5조제4항에 따른 자동차의 운행으로 인한 경우는 제외한다.
3. 자동차보유자를 알 수 없는 자동차의 운행 중 해당 자동차로부터 낙하된 물체로 인하여 사망하거나 부상한 경우

② 정부는 자동차의 운행으로 인한 사망자나 대통령령으로 정하는 중증 후유장애인(重症 後遺障礙人)의 유자녀(幼子女) 및 피부양가족이 경제적으로 어려워 생계가 곤란하거나 학업을 중단하여야 하는 문제 등을 해결하고 중증 후유장애인이 재활할 수 있도록 지원할 수 있다.

(2) 보상금 지급요건[자1]

① 「자배법」상 손해배상책임이 발생하여야 한다.

자동차손해배상 보장사업에 의하여 보상금을 받기 위해서는 피해자 이외의 제3자에게 「자배법」상 손해배상책임이 발생하거나 대인배상Ⅰ가입대상 자동차의 사고이어야 한다.

② 자동차손해배상 보장사업의 대상이여야 한다.

① 보유불명 자동차(뺑소니 자동차)에 의한 대인사고 피해자

② 책임보험에 미가입한 자동차사고의 피해자

③ 피보험자에게 손해배상책임이 발생하지 않고 무단운전자 또는 절취운전자만이 손해배상책임을 지는 사고의 피해자

➡무단운전과 절취운전 : 무단운전이란 자동차보유자와 인적관계가 있는 자가 반환의 의사를 가지고 허락없이 운전하는 것을 말하며, 절취운전이란 보유자와 아무런 인적관계가 없는 제3자가 반환할 의사가 없이 무단운전한 경우를 말한다. 자동차의 관리소홀로 인한 사고가 발생한 경우 보유자의 운행자책임이 있을 수 있다.

③ 책임보험에 가입이 강제된 자동차의 사고이여야 한다.

책임보험 체결을 강제하지 않은 국제연합군과 미합중국 군대가 보유하는 자동차 등은 제외된다.

2. 자동차보험의 관계법규

1) 개요

자동차보험의 보험계약자나 피보험자, 피해자와 보험사업자 간의 계약관계는 원칙적으로 상법의 보험계약편의 적용을 받게 될 것이나 보험종목과 구체적인 내용에 따라 그 적용을 달리하여 「상법」, 「근로기준법」, 「도로교통법」, 「교통안전법」, 「자동차관리법」과 관련이 있다. 또한 자동차사고로 인한 손해보상에 대해 「자동차손해배상 보장법」이 있으며, 교통사고처리에 대한 특례 및 제외사항 등에 관해 「교통사고처리 특례법」이 있다.

2) 자동차손해배상 보장법(자배법)

「자동차손해배상 보장법」은 자동차손해배상 책임법과 자동차손해배상 보장법의 내용을 담고 있으며, 「민법」과 「상법」의 특별법적 성격을 가지고 있다. 자동차보험에 대한 기본이론, 계약내용, 효과, 보험의 종류, 의료보수, 보상관계 등 전반에 관한 내용을 규정하고 있으며, 자동차 사고와 관련한 가장 밀접한 내용을 가진 법률이다.

「자동차손해배상 보장법」은 자동차의 운행으로 사람이 사망 또는 부상하거나 재물이 멸실 또는 훼손된 경우에 손해배상을 보장하는 제도를 확립하여 피해자를 보호하고 자동차운송의 건전한 발전을 촉진함을 목적으로 한다.

「자배법」에서 사용하는 용어의 뜻은 다음과 같다.

① "자동차"란 「자동차관리법」의 적용을 받는 자동차와 「건설기계관리법」의 적용을 받는 건설기계 중 대통령령으로 정하는 것을 말한다.

①의2 "자율주행자동차"란 「자동차관리법」 제2조제1호의3에 따른 자율주행자동차를 말한다.

② "운행"이란 사람 또는 물건의 운송 여부와 관계없이 자동차를 그 용법에 따라 사용하거나 관리하는 것을 말한다.

③ "자동차보유자"란 자동차의 소유자나 자동차를 사용할 권리가 있는 자로서 자기를 위하여 자동차를 운행하는 자를 말한다.

④ "운전자"란 다른 사람을 위하여 자동차를 운전하거나 운전을 보조하는 일에 종사하는 자를 말한다.

⑤ "책임보험"이란 자동차보유자와 「보험업법」에 따라 허가를 받아 보험업을 영위하는

자(이하 "보험회사"라고 함)가 자동차의 운행으로 다른 사람이 사망하거나 부상한 경우 이 법에 따른 손해배상책임을 보장하는 내용을 약정하는 보험을 말한다.

⑥ "책임공제(責任共濟)"란 사업용 자동차의 보유자와 「여객자동차 운수사업법」, 「화물자동차 운수사업법」, 「건설기계관리법」 또는 「생활물류서비스산업발전법」에 따라 공제사업을 하는 자(이하 "공제사업자"라고 함)가 자동차의 운행으로 다른 사람이 사망하거나 부상한 경우 이 법에 따른 손해배상책임을 보장하는 내용을 약정하는 공제를 말한다.

⑦ "자동차보험진료수가(診療酬價)"란 자동차의 운행으로 사고를 당한 자("교통사고환자"라고 함)가 「의료법」에 따른 의료기관에서 진료를 받음으로써 발생하는 비용을 보험회사(공제사업자를 포함)의 보험금(공제금을 포함)이나 자동차손해배상 보장사업의 보상금으로 변제하는 금액을 말한다.

3) 교통사고처리 특례법

(1) 법의 개요

「교통사고처리 특례법」은 업무상 과실 또는 중대한 과실로 교통사고를 일으킨 운전자가 피해자와 합의를 하거나 보험 등에 가입한 경우에는 가입한 운전자를 처벌할 수 없도록 형사처벌 등의 특례를 인정하는 제도이다. 이 법은 업무상과실(業務上過失) 또는 중대한 과실로 교통사고를 일으킨 운전자에 관한 형사처벌 등의 특례를 정함으로써 교통사고로 인한 피해의 신속한 회복을 촉진하고 국민생활의 편익을 증진함을 목적으로 한다.

「교통사고처리 특례법」에서 "차"란 「도로교통법」 제2조제16호가목에 따른 차(車)와 「건설기계관리법」 제2조제1항제1호에 따른 건설기계를 말한다. 즉, 자동차, 건설기계, 원동기장치자전거, 자전거, 사람 또는 가축의 힘이나 그 밖의 동력에 의하여 도로에서 운전되는 것(다만, 철길이나 가설된 선에 의하여 운전되는 것, 유모차와 행정안전부령이 정하는 보행보조용 의자차를 제외)을 말하며, "교통사고"란 차의 교통으로 인하여 사람을 사상(死傷)하거나 물건을 손괴(損壞)하는 것을 말한다.

(2) 특례 및 제외사항

다음과 같은 유형의 교통사고 외에 피해자가 사망하지 않고, 피해자와 가해자 간에 손해배상에 대한 합의가 이루어졌을 때에는 피해자가 가해자의 처벌을 원하지 않는 것으로 간주하고 있다. 그러나 가해차량이 손해배상의 무한배상을 보장하고 있는 자동차종합보험 대인배상이나 공제조합에 가입되어 있을 경우에는 피해자와 합의가 이루어지지 않았을 경우라도 합의가 성립된 것으로 간주하여 형사처벌을 면제한다는 것이다.

교통사고처리 특례법	제3조(처벌의 특례)
① 차의 운전자가 교통사고로 인하여 「형법」 제268조의 죄를 범한 경우에는 5년 이하의 금고 또는 2천만원 이하의 벌금에 처한다. ② 차의 교통으로 제1항의 죄 중 업무상과실치상죄(業務上過失致傷罪) 또는 중과실치상죄(重過失致傷罪)와 「도로교통법」 제151조의 죄를 범한 운전자에 대하여는 피해자의 명시한 의사에 반하여 공소를 제기할 수 없다. 다만, 차의 운전자가 제1항의 죄 중 업무상과실치상죄 또는 중과실치상죄를 범하고 피해자를 구호하는 등 「도로교통법」 제54조제1항에 따른 조치를 하지 아니하고 도주하거나 피해자를 사고 장소로부터 옮겨 유기하고 도주한 경우, 같은 죄를 범하고 「도로교통법」 제44조제2항을 위반하여 음주측정 요구에 따르지 아니한 경우(운전자가 채혈 측정을 요청하거나 동의한 경우는 제외한다)와 다음 각 호의 어느 하나에 해당하는 행위로 인하여 같은 죄를 범한 경우에는 그러하지 아니하다. 〈개정 2016.12.2.〉	

「교통사고처리 특례법」의 형사처벌면제에서 제외되는 12가지 조항은 다음과 같다.

① 신호기가 표시하는 신호 또는 교통정리를 하는 경찰공무원 등의 신호를 위반하거나 통행금지 또는 일시정지를 내용으로 하는 안전표지가 표시하는 지시를 위반하여 운전한 경우

② 중앙선 침범 또는 고속도로상의 횡단, 유턴 또는 후진한 경우

③ 당해 도로 제한속도 20km 초과

④ 앞지르기 방법·금지시기·금지장소 또는 끼어들기의 금지를 위반하거나 고속도로에서의 앞지르기 방법을 위반

⑤ 철길건널목 통과방법 위반

⑥ 횡단보도에서의 보행자 보호의무 위반

⑦ 무면허 운전

⑧ 음주운전 또는 약물 복용

- 혈중알코올농도 측정치(혈액감정) 0.03% 이상 : 대물사고는 면허정지, 대인사고는 면허취소 〈개정 2018.12.24.〉
- 혈중알코올농도 측정치(혈액감정) 0.08% 이상 : 면허취소 〈개정 2018.12.24.〉

• 측정거부 : 면허취소

⑨ 인도돌진(人道突進) 사고 : 보도가 설치된 도로의 보도를 침범하거나 보도횡단방법에 위반하여 운전

⑩ 승객의 추락방지의무를 위반하여 운전

⑪ 어린이 보호구역에서 어린이의 안전에 유의하면서 운전하여야 할 의무를 위반하여 어린이의 신체를 상해에 이르게 한 경우

⑫ 자동차의 화물이 떨어지지 아니하도록 필요한 조치를 하지 아니하고 운전한 경우 〈신설 2016.12.2.〉

형법 제268조(업무상과실·중과실 치사상)
업무상 과실 또는 중대한 과실로 인하여 사람을 사상에 이르게 한 자는 5년 이하의 금고 또는 2천만원 이하의 벌금에 처한다.

도로교통법 제151조(벌칙)
차의 운전자가 업무상 필요한 주의를 게을리하거나 중대한 과실로 다른 사람의 건조물이나 그 밖의 재물을 손괴한 경우에는 2년 이하의 금고나 500만원 이하의 벌금에 처한다.

교통사고처리 특례법 제4조(보험 등에 가입된 경우의 특례)
① 교통사고를 일으킨 차가 「보험업법」 제4조, 제126조, 제127조 및 제128조, 「여객자동차 운수사업법」 제60조, 제61조 또는 「화물자동차 운수사업법」 제51조에 따른 보험 또는 공제에 가입된 경우에는 제3조제2항 본문에 규정된 죄를 범한 차의 운전자에 대하여 공소를 제기할 수 없다. 다만, 다음 각 호의 어느 하나에 해당하는 경우에는 그러하지 아니하다. 1. 제3조제2항 단서에 해당하는 경우 (처벌의 특례) 2. 피해자가 신체의 상해로 인하여 생명에 대한 위험이 발생하거나 불구가 되거나 불치 또는 난치(難治)의 질병이 생긴 경우 3. 보험계약 또는 공제계약이 무효로 되거나 해지되거나 계약상의 면책 규정 등으로 인하여 보험회사, 공제조합 또는 공제사업자의 보험금 또는 공제금 지급의무가 없어진 경우

① 특례의 예외

① 빵소니 사고 : 모든 자동차의 운전자가 업무상과실치상죄 또는 중과실치상죄를 범하고 피해자를 구호하는 등 「도로교통법」 제54조제1항(사고발생 시의 조치)의 규정에 의한 조치를 하지 아니하고 도주하거나 피해자를 사고 장소로부터 옮겨 유기하고 도주한 빵소니 사고인 경우에는 특례에서 제외된다. 따라서 자동차사고 발생 시

에는 즉시 정차하여 피해자를 구호조치하고 경찰서 신고 등 하나라도 이행되지 않으면 뺑소니로 오해를 받을 수 있다.

도로교통법 제54조(사고발생시의 조치)
① 차의 운전 등 교통으로 인하여 사람을 사상하거나 물건을 손괴(이하 "교통사고"라 한다)한 경우에는 그 차의 운전자나 그 밖의 승무원(이하 "운전자등"이라 한다)은 즉시 정차하여 다음 각 호의 조치를 하여야 한다. 〈개정 2016.12.2.〉 1. 사상자를 구호하는 등 필요한 조치 2. 피해자에게 인적 사항(성명·전화번호·주소 등을 말한다. 이하 제148조 및 제156조제10호에서 같다) 제공 ② 제1항의 경우 그 차의 운전자등은 경찰공무원이 현장에 있을 때에는 그 경찰공무원에게, 경찰공무원이 현장에 없을 때에는 가장 가까운 국가경찰관서(지구대, 파출소 및 출장소를 포함한다. 이하 같다)에 다음 각 호의 사항을 지체 없이 신고하여야 한다. 다만, 차만 손괴된 것이 분명하고 도로에서의 위험방지와 원활한 소통을 위하여 필요한 조치를 한 경우에는 그러하지 아니하다. 〈개정 2016.12.2.〉 1. 사고가 일어난 곳 2. 사상자 수 및 부상 정도 3. 손괴한 물건 및 손괴 정도 4. 그 밖의 조치사항 등

② 사망사고 : 교통사고로 인한 사망 시에는 피해자와 합의한 경우라도 업무상 과실치상죄와 중과실치상죄 등 부상의 경우에 한하므로 사망의 경우에는 처벌의 특례에 속하지 않아 특례법의 혜택을 받을 수 없다.

표 5.5 「교통사고처리 특례법」에 의한 특례

사고 유형			예시
형사처분	제1유형	형사합의와 관계없이 형사처분을 받는 사고	사망사고, 뺑소니 사고, 사체 유기 사고, 12대 중과실 사고
	제2유형	형사합의 시 형사처분을 받지 않는 사고	제1유형 사고 외의 사고로 무보험자동차 사고와 제1유형의 사고 외의 사고로 인한 중상해 사고
형사처분 없음	제3유형	형사처분을 받지 않는 사고	제1, 2유형의 사고를 제외한 사고

② 종합보험 무보험사고

12대 중과실사고가 아니더라도 종합보험에 가입되어 있지 않으면 1심 선고 전까지 피해자와 합의해야만 처벌받지 않고 공소권 없음으로 처리된다.

⑶ 보험자의 면책사유

보험기간 중에 계약상의 우연한 사고가 발생하게 되면 보험자는 보험금을 지급할 진정한 의무를 지게 되나 보험계약법이나 약관상 일정한 사유가 있는 때에는 보험금 지급의무를 면제받게 되는데 그 일정한 사유를 면책(免責)사유라 한다.

① 고의사고

대인 I을 포함한 전(全)담보 공통면책사유로 고의로 인한 손해가 있다. 고의란 일정한 결과가 발생할 것을 알면서 감히 이를 행하는 심리상태로 미필적 고의까지 포함하는 개념이다.

② 이상위험(異常危險)

이상위험이란 다음 항목과 같이 통상의 위험을 초과하여 사고발생 시 지급할 보험금이 막대하여 보험단체에 불이익한 영향을 줄 수 있는 위험을 말한다.

- 전쟁, 혁명, 내란, 사변, 폭동, 소요 및 이와 유사한 사태에 기인한 손해
- 지진, 분화, 태풍, 홍수, 해일 등의 천재지변에 의한 손해(단, 자기신체사고, 자기차량사고의 경우 자연재해로 인한 태풍, 홍수, 해일 등은 보상한다.)
- 핵연료물질의 직접 또는 간접적인 영향에 기인한 손해

③ 유상(有償)운송(자가용 영업)

「여객자동차운수사업법」에 비사업용 자동차의 영업행위는 물론 유상운송을 금지하고 있다.

여객자동차운수사업법	제81조(자가용 자동차의 유상운송 금지)
① 사업용 자동차가 아닌 자동차(이하 "자가용자동차"라 한다)를 유상(자동차 운행에 필요한 경비를 포함한다. 이하 이 조에서 같다)으로 운송용으로 제공하거나 임대하여서는 아니 되며, 누구든지 이를 알선하여서는 아니 된다. 다만, 다음 각 호의 어느 하나에 해당하는 경우에는 유상으로 운송용으로 제공 또는 임대하거나 이를 알선할 수 있다. 〈개정 2020.2.18.〉 1. 출·퇴근시간대(오전 7시부터 오전 9시까지 및 오후 6시부터 오후 8시까지를 말하며, 토요일, 일요일 및 공휴일인 경우는 제외한다) 승용자동차를 함께 타는 경우	

(계속)

> 2. 천재지변, 긴급 수송, 교육 목적을 위한 운행, 그 밖에 국토교통부령으로 정하는 사유에 해당되는 경우로서 시장·군수·구청장의 허가를 받은 경우

유상운송의 면책요건은 다음과 같다.

- 요금이나 대가(代價)를 받을 목적이어야 한다.
- 반복적이어야 한다. 실무적으로 운송횟수와 관계없이 면책처리하고 있다.
- 피보험자동차를 사용 또는 대여하여야 한다.

④ 시험용 등으로 사용

피보험자가 도로경주나 서킷(circuit) 경주 등에 경기 중이거나 경기에 나가기 위하여 연습 중에 발생한 사고와 자동차 제조사나 자동차 부품 제조사 등이 자동차의 성능을 시험하기 위하여 시험운전 중 발생한 사고는 면책대상이다. 그러나 입사시험, 운전자 채용시험, 자동차수리업자 등의 시운전, 시승, 검사장 검사 등은 이에 포함되지 않는다. 다수 참가자를 모집하는 자동차경주 등은 경기에 해당하며, 한패끼리 도로상에서의 경주는 경기에 포함되지 않는다.

⑤ 제3자와의 다른 계약

피보험자가 손해배상에 관하여 제3자와의 사이에 다른 계약을 맺고 있을 때 그 계약으로 말미암아 늘어난 손해는 보상하지 않는다. 그 이유로 보험회사가 예측할 수 없는 손해이며, 공모에 의한 도덕적 위험을 규제하기 위함이다.

⑥ 무면허 운전

피보험자 본인이 무면허 운전을 하였거나, 기명 피보험자의 명시적·묵시적 승인하에서 피보험자동차의 운전자가 무면허 운전을 하였을 때에 생긴 사고로 인한 손해는 보상하지 않는다. 단, 대물배상의 경우 「자배법」상 자동차보유자가 의무적으로 가입하여야 하는 대물배상 보험가입금액(2천만원) 한도 내에서는 보상한다.

⑦ 기왕증(旣往症)

약관상 보험금 지급기준에 의해 대인배상Ⅰ·Ⅱ, 자기신체사고, 무보험자동차에 의한 상해에 대한 보험금 산출 시, 해당 자동차사고가 있기 전에 이미 가지고 있던 증상에 대해서는 보상하지 않는다. 단, 이미 가지고 있던 증상이더라도 해당 사고로 인해 추가된 부분에 대해서는 보상한다.

3. 자동차보험 급여 관리

1) 자동차보험 환자 관리

(1) 교통사고 환자 접수

① 인적사항 파악

- 환자의 상태를 확인하고 해당과에 접수한다.

② 보증서 확인 접수

- 자동차 사고 시 보험 접수가 되었는지 확인하고 해당 보험 회사에 연락하여 대인접수를 확인하고 "진료비 지급보증서"를 받고 자손, 책임, 대인인지 확인한다.
  - 사고접수번호와 진료비 지급보증번호를 철저히 확인한다(진료비 청구 시 중요).
- 방문과 동시에 가해자나 보호자로부터 진료비지급보증을 받아야 한다.
- 가해자가 종합보험에 가입하였다 하더라도 사고조사과정에서 피해자로 변경될 수 있고, 피해나 부상이 경미하여 가해자가 진료비를 지급하는 경우도 있으므로 가해자 및 피해자의 보증을 동시에 받아 두는 것이 좋다.
- 진료비지급보증을 받지 못한 경우에는 국민건강보험(환자 요청 시)나 일반으로 접수한다.

③ 보험회사 및 경찰신고 권유

④ 자동차보험의 구분

- 면책사항에 해당되는 경우는 타 법령에 의한 보험적용이나 피해자가 전액 부담
- 관할경찰서 교통경찰에 의한 현장조사가 가해자와 피해자를 확정하는 가장 중요한 판단의 근거이다. 따라서 가해자와 피해자의 구별이 어려운 경우에는 관할경찰서 교통과에서 발행하는 "교통사고사실확인원"을 발급받아 오도록 한다.

⑤ 소속보험회사의 보증

⑥ 입·퇴원

- 환자의 진단이나 상태를 확인하고 입원 치료인지 통원 치료 대상자인지 확인한다.
  - 기왕증으로 인한 치료인지 사고와 관련된 상병으로 인한 치료인지 여부를 확인한다.
- 입원 환자인 경우 해당과의 진단이 몇 주가 나왔는지 확인한다(급수를 확인한다).
- 진단이 나온 주에 따라 입원하여 진단 기간 확인 후 퇴원 예정일 전에 퇴원 통보를 한다.
- 추가 진단이 있을 경우 통보 전 확인하여 환자에게 추가 진단 내용을 알린다.

도로교통법 시행규칙 [별지 제144호의7 서식] 교통사고사실확인원 〈개정 2022.3.30.〉

<table>
<tr><td colspan="3">교통사고사실확인원</td><td>교통사고
접수번호</td><td>광주광산경찰서
제2022-001234호</td></tr>
<tr><td>성 명</td><td>홍길동</td><td>주민등록번호</td><td colspan="2">651009-16XXXX</td></tr>
<tr><td>주 소</td><td colspan="4">광주광역시 동구 밤실로 147 (전화번호 :)</td></tr>
<tr><td>운전면허</td><td colspan="4">종별 : 기타불명 번호 :</td></tr>
<tr><td>사고차량</td><td colspan="4">차종 : 보행자 번호 : (소유자)</td></tr>
<tr><td rowspan="6">사고개요</td><td>발생일시</td><td colspan="3">2022. 7. 1 21:05</td></tr>
<tr><td>발생장소</td><td colspan="3">광주광역시 광산구 선암동 호남대학교 광산캠퍼스 앞</td></tr>
<tr><td>사고유형</td><td colspan="3">□ 차대차 □ 차량단독 ■ 차대사람 □ 기타</td></tr>
<tr><td>사고원인</td><td colspan="3">안전운전의무위반</td></tr>
<tr><td>피해내용</td><td colspan="3">인피 : 사망 0, 부상 1명 물피 : 0 원 상당</td></tr>
<tr><td>사고내용</td><td colspan="3">사고차량은 광산경찰서방향에서 영광방향으로 진행중이고 피해자는 도로좌측에서 우측으로 건너고 있는 것을 사고차량의 앞 부분으로 피해자를 충격한 사고임</td></tr>
<tr><td>용 도</td><td colspan="4">보험회사제출용</td></tr>
<tr><td>담 당 자</td><td colspan="4">광주광산경찰서 교통조사계 경위 나경찰</td></tr>
<tr><td colspan="5">위와 같이 교통사고를 취급한 사실이 있음을 확인합니다.
2022년 7월 3일
광 주 광 산 경 찰 서 장</td></tr>
</table>

210㎜×297㎜[일반용지60g/㎡(재활용품)]

그림 5.1 교통사고사실확인원의 예(앞)

(뒷면)

사고현장 약도

(축소비율 : 1/400)

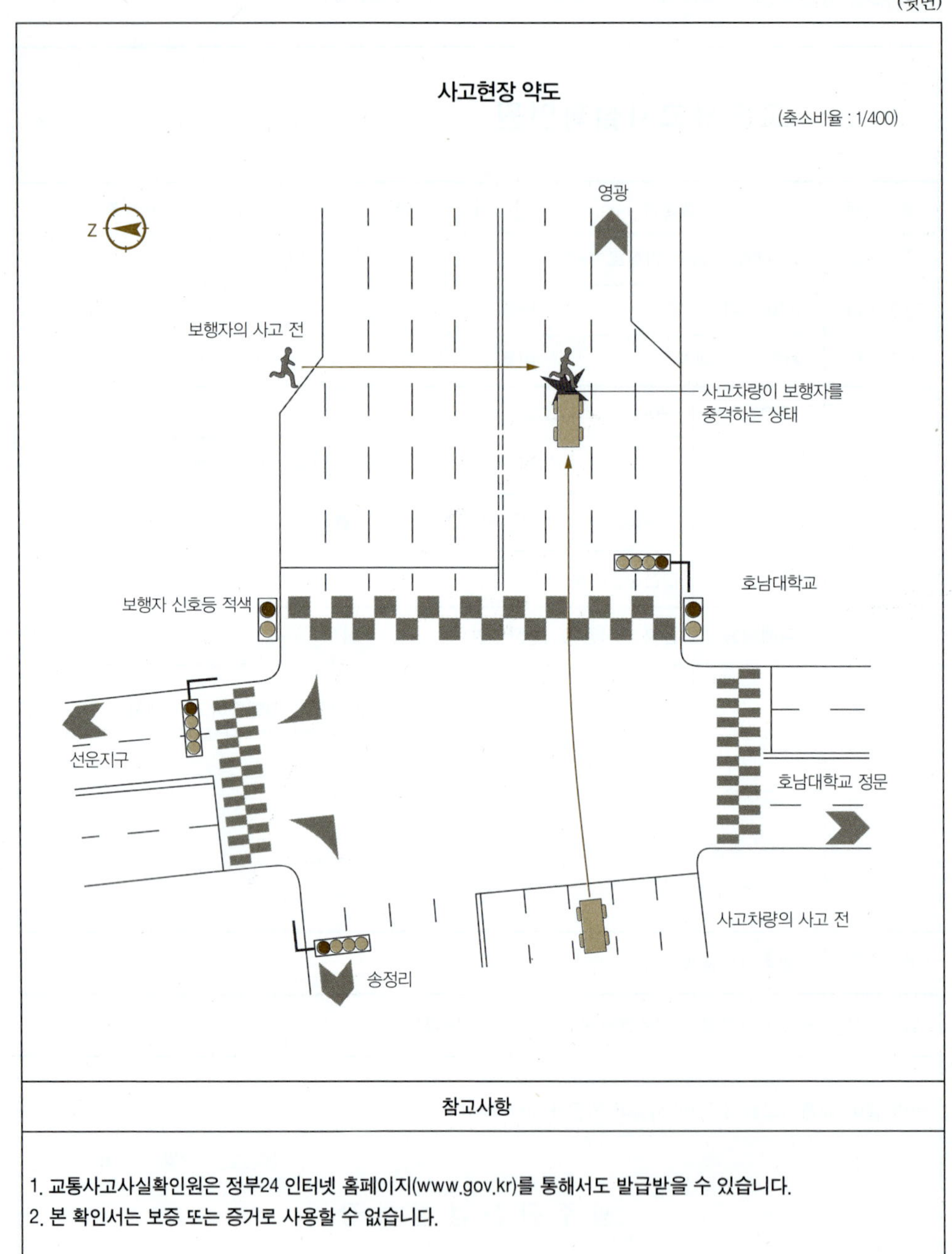

참고사항

1. 교통사고사실확인원은 정부24 인터넷 홈페이지(www.gov.kr)를 통해서도 발급받을 수 있습니다.
2. 본 확인서는 보증 또는 증거로 사용할 수 없습니다.

그림 5.1 교통사고사실확인원의 예(뒤)

자동차보험진료수가 심사업무처리에 관한 규정 [별지 제9호 서식] 〈개정 2014.9.1.〉

지급보증번호 :

교통사고환자에 대한 진료비 지급보증서

수　　신 : ○○병(의)원장 귀하
제　　목 : 교통사고환자에 대한 진료비 지급보증서

1. 귀 의료기관의 발전을 기원합니다.

2. 귀 의료기관에 진료한 다음 교통사고환자는 우리 회사(조합)가 보상책임을 지고 있는 피해자로서 우리 회사(조합)는 자동차손해배상 보장법 제12조제1항에 의거하여 귀 의료기관에 자동차보험진료수가기준에 의해 진료비를 지급할 것을 보증합니다.

- 다　　음 -

환 자 성 명	(남,여)	생 년 월 일	
접 수 번 호		피보험차량번호	
사 고 일 자		담 보 종 목	
상 해 급 수		보 상 한 도	
보상 담당자		연 락 처	
특 이 사 항			

20　년　월　일
○○보험주식회사　○○센터장 (인)

주소 :

210mm×297mm(일반용지 60g/㎡(재활용품))

그림 5.2 교통사고 환자에 대한 진료비 지급보증서

⑦ 진료비 청구

- 입원 및 통원 치료에 대하여 해당 보험회사에 치료비에 대한 청구를 한다.
- 보험회사 지급보다 진료비 지급 보증이 안 되어 있는 경우에는 환자에게 먼저 자보 수가 100%를 수납받고 차후에 진료비 지급 보증이 확인되었을 경우 보험회사로부터 환급받거나 병원에서 환불 후 보험사에 청구할 수 있으며 보험사에서 지급하는 한도를 초과했을 경우는 나머지 금액을 본인이 부담해야 한다.
- 보험회사와 분쟁이 있을 경우는 자동차보험진료수가분쟁심의회에 심사를 청구한다.
- 청구가 끝나면 자동차보험 관리 대장에 보험사별로 환자에 대한 인적 사항과 보험회사에서 지급받은 금액을 기입한다.

자배법 시행령	제11조(자동차보험 진료수가의 지급 의사 등의 통지)
① 법 제12조제1항에 따라 보험회사 등이 의료기관에 하는 통지는 서류, 팩스, 전산파일, 그 밖의 문서로 한다.	

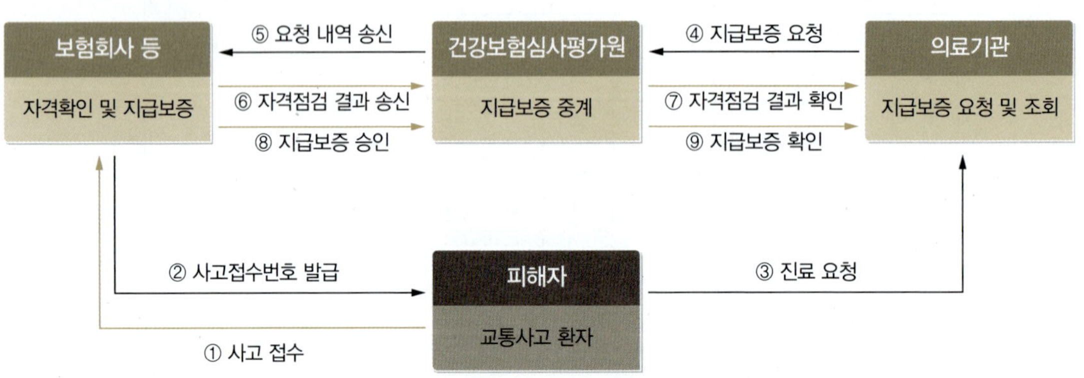

① 수급자 : 해당 보험회사 등에 사고 접수
② 보험회사 : 사고 접수 및 접수번호 발급
③ 수급자 : 의료기관 방문 후 진료 요청
④ 의료기관 : 심평원 업무포털을 이용 "환자 성명, 사고접수번호 등" 입력 후 지급보증 신청
⑤ 심평원 : 해당 보험회사에 지급보증 실시간 요청
⑥ 보험회사 : 지급보증 신청사항 자격점검 결과 송신(3분 이내)
⑦ 의료기관 : 자격점검 결과 확인
⑧ 보험회사 : 지급보증 결과 송신
⑨ 의료기관 : 심평원 업무포털을 통해 지급보증 처리 결과 확인

그림 5.3 지급보증정보 중계시스템 업무 흐름도

지급보증정보 중계시스템

의료기관에서 환자진료를 위한 지급보증을 요청하는 경우 보험회사 등은 승인 업무를 전화 또는 팩스 등으로 처리하고 있어서 지급보증 정보의 오류가 발생할 수 있는 현행 제도를 개선하여 의료기관에서 요청한 지급보증 정보를 보험회사에 실시간으로 송·수신할 수 있는 시스템을 구축하여 의료기관 편의성 및 진료비 청구·심사업무의 효율성을 제고하고자 2018년 5월 지급보증정보 중계시스템을 도입하여 2018년 9월부터 전체 보험회사 및 공제조합을 대상으로 서비스를 제공하고 있다.

• 제공방법 : 요양기관업무포털 → 자동차보험 → 지급보증정보

(2) 입원환자 외출·외박 기록관리

최근 소위 "나이롱환자"가 논란이 되어 국가기관과 지방자치단체에서 자보 입원환자에 대한 의료기관 점검이 실시되고 있으므로 입원환자 외출·외박 기록관리(대장)를 철저하게 관리하여야 한다. 외출 또는 외박에 관한 기록의 보존기간은 3년이다.

자배법 제13조(입원환자의 관리 등)

① 제12조제2항에 따라 보험회사 등에 자동차보험진료수가를 청구할 수 있는 의료기관은 교통사고로 입원한 환자(이하 "입원환자"라 한다)의 외출이나 외박에 관한 사항을 기록·관리하여야 한다.
② 입원환자는 외출하거나 외박하려면 의료기관의 허락을 받아야 한다.
③ 제12조제1항에 따라 자동차보험진료수가의 지급 의사 유무 및 지급 한도를 통지한 보험회사 등은 입원환자의 외출이나 외박에 관한 기록의 열람을 청구할 수 있다. 이 경우 의료기관은 정당한 사유가 없으면 청구에 따라야 한다.

(3) 진료기록의 열람

보험회사 등은 의료기관으로부터 자동차보험진료수가를 청구받으면 그 의료기관에 대하여 관계 진료기록의 열람을 청구할 수 있다. 심사 등을 위탁받은 전문심사기관은 심사 등에 필요한 자료를 의료기관에 요청할 수 있다. 보험회사 등은 보험금 지급 청구를 받은 경우 대통령령으로 정하는 바에 따라 경찰청 등 교통사고 조사기관에 대하여 교통사고 관련 조사기록의 열람을 청구할 수 있다. 이 경우 경찰청 등 교통사고 조사기관은 특별한 사정이 없는 한 열람하게 하여야 한다.

2) 진료수가의 청구·지급 절차 및 방법

(1) 진료비 청구 및 지급원칙

① 자동차보험회사

자동차보험회사는 교통사고 환자의 발생사실을 알면 지체없이 진료비의 지급의사유무와 그 지급한도액을 서류·팩스·E-mail 등을 통해 문서로서 의료기관에 통지하여야 한다. 한편, 보험회사·공제조합은 의료기관에서 진료비를 청구받은 날로부터 30일 이내에 지급하여야 한다.

자배법	제10조(보험금 등의 청구)

① 보험가입자 등에게 제3조에 따른 손해배상책임이 발생하면 그 피해자는 대통령령으로 정하는 바에 따라 보험회사 등에게 「상법」 제724조제2항에 따라 보험금 등을 자기에게 직접 지급할 것을 청구할 수 있다. 이 경우 피해자는 자동차보험진료수가에 해당하는 금액은 진료한 의료기관에 직접 지급하여 줄 것을 청구할 수 있다.
② 보험가입자 등은 보험회사 등이 보험금 등을 지급하기 전에 피해자에게 손해에 대한 배상금을 지급한 경우에는 보험회사 등에게 보험금 등의 보상한도에서 그가 피해자에게 지급한 금액의 지급을 청구할 수 있다.

자배법	제12조(자동차보험진료수가의 청구 및 지급)

① 보험회사 등은 보험가입자 또는 제10조제1항 후단에 따른 피해자가 청구하거나 그 밖의 원인으로 교통사고환자가 발생한 것을 안 경우에는 지체 없이 그 교통사고환자를 진료하는 의료기관에 해당 진료에 따른 자동차보험진료수가의 지급 의사 유무와 지급 한도를 알려야 한다.
② 제1항에 따라 보험회사 등으로부터 자동차보험진료수가의 지급 의사와 지급 한도를 통지받은 의료기관은 그 보험회사 등에게 제15조에 따라 국토해양부장관이 고시한 기준에 따라 자동차보험진료수가를 청구할 수 있다.
④ 제2항에 따라 의료기관이 자동차보험진료수가를 청구하면 보험회사 등은 30일 이내에 그 청구액을 지급하여야 한다. 다만, 보험회사 등이 제12조의2제1항에 따라 위탁한 경우 전문심사기관이 심사결과를 통지한 날부터 14일 이내에 심사결과에 따라 자동차보험진료수가를 지급하여야 한다. 〈개정 2015.6.22.〉

② 의료기관

의료기관은 보험회사에 청구할 수 있는 진료비를 환자나 보호자에게 청구해서는 안된다. 이를 어길 경우 청구금액의 2배의 과태료가 부과된다.

자배법　제12조(자동차보험진료수가의 청구 및 지급)

⑤ 의료기관은 제2항에 따라 보험회사 등에게 자동차보험진료수가를 청구할 수 있는 경우에는 교통사고환자(환자의 보호자를 포함한다)에게 이에 해당하는 진료비를 청구하여서는 아니 된다. 다만, 다음 각 호의 어느 하나에 해당하는 경우에는 해당 진료비를 청구할 수 있다.

1. 보험회사 등이 지급 의사가 없다는 사실을 알리거나 지급 의사를 철회한 경우
2. 보험회사 등이 보상하여야 할 대상이 아닌 비용의 경우
3. 제1항에 따라 보험회사 등이 알린 지급 한도를 초과한 진료비의 경우
4. 제10조제1항 또는 제11조제1항에 따라 피해자가 보험회사 등에게 자동차보험진료수가를 자기에게 직접 지급할 것을 청구한 경우
5. 그 밖에 국토교통부령으로 정하는 사유에 해당하는 경우

(2) 진료비 심사위탁

의료기관이 청구한 자동차보험진료비에 대한 심사는 가해차량 소유자가 계약한 손해보험회사에서 이루어졌으나 2012년 2월 심사업무가 건강보험심사평가원에 위탁할 수 있게 됨에 따라 2013년 7월 1일부터 심사평가원에서 자동차보험 심사업무를 수행하고 있다.

자배법　제12조의2(업무의 위탁)

① 보험회사 등은 제12조제4항에 따라 의료기관이 청구하는 자동차보험진료수가의 심사·조정 업무 등을 대통령령으로 정하는 전문심사기관(이하 "전문심사기관"이라 한다)에 위탁할 수 있다.

② 전문심사기관은 제1항에 따라 의료기관이 청구한 자동차보험진료수가가 제15조에 따른 자동차보험진료수가에 관한 기준에 적합한지를 심사한다.

③ 〈삭제 2015.6.22.〉

④ 제1항에 따라 전문심사기관에 위탁한 경우 청구, 심사, 지급, 이의제기 등의 방법 및 절차 등은 국토교통부령으로 정한다.

자배법 시행령　제11조의2(자동차보험진료수가 전문심사기관)

법 제12조의2제1항에서 "대통령령으로 정하는 전문심사기관"이란 「국민건강보험법」 제62조에 따른 건강보험심사평가원(이하 "건강보험심사평가원"이라 한다)을 말한다. 〈개정 2014.2.5.〉

자배법 시행규칙　제6조의2~제6조의3

제6조의2(자동차보험진료수가의 청구) ① 보험회사등이 법 제12조의2제1항 및 영 제11조의2에 따라 건강보험심사평가원(이하 "건강보험심사평가원"이라 한다)에 업무를 위탁한 경우에 의료기관은 건강보험심사평가원에 자동차보험진료수가를 청구하여야 한다.

(계속)

② 건강보험심사평가원은 제1항에 따라 진료수가를 청구받은 때에는 해당 보험회사 등에 청구받은 사실을 알려야 한다.

제6조의3(자동차보험진료수가의 심사·지급) ① 건강보험심사평가원은 제6조의2에 따라 자동차보험진료수가를 청구받은 때에는 그 청구 내용이 법 제15조제1항에 따른 자동차보험진료수가에 관한 기준에 적합한지를 심사하여야 한다.

② 건강보험심사평가원의 원장은 법 제14조제2항에 따라 제공받은 자료의 사실 여부 및 이 규칙 제6조의2에 따른 자동차보험진료수가 청구의 사실여부를 확인할 필요가 있는 경우에는 소속 직원으로 하여금 현지를 방문하여 확인하게 할 수 있다. 〈개정 2020.12.16.〉

③ 건강보험심사평가원의 원장은 제6조의2에 따라 자동차보험진료수가를 청구받은 날부터 15일 이내에 해당 의료기관 및 보험회사 등에 그 심사결과를 알려야 한다.

④ 보험회사 등은 제3항에 따라 자동차보험진료수가 심사결과를 통보받은 때에는 해당 의료기관에 자동차보험진료수가를 지급하여야 한다.

(3) 이의제기

의료기관 및 보험회사 등이 심사평가원의 진료수가 심사결과에 이의(불복)가 있을 때에는 심사결과통보서를 받은 날부터 90일 이내에 심사평가원에 이의제기를 하여야 한다. 또한, 의료기관은 진료수가의 지급 후 심사내역에 대하여 조정을 받은 경우 조정사유를 통보받은 날로부터 90일 이내에 이의제기를 하여야 한다.

의료기관이 심사평가원에 자동차보험진료수가를 청구하여 결정한 심사결과는 심사결정액과 조정금액으로 이루어진다. 이의제기 대상은 의료기관의 경우 조정금액, 보험회사 등의 경우 심사결정액이 해당된다.

자동차보험 진료수가 = 심사결정액 + 조정금액

자배법 시행규칙 제6조의4(이의제기 등)

① 의료기관 및 보험회사 등은 제6조의3제3항에 따른 건강보험심사평가원의 심사결과에 이의가 있는 때에는 심사결과를 통보받은 날부터 90일 이내에 건강보험심사평가원에 이의제기할 수 있다. 〈개정 2020.12.16.〉

② 건강보험심사평가원은 제1항에 따라 이의제기를 받은 때에는 이의제기를 받은 날부터 60일 이내에 해당 의료기관 및 보험회사 등에게 이의제기에 대한 심사결과를 알려야 한다. 〈개정 2020.12.16.〉

③ 제2항에 따라 심사결과를 통보받은 의료기관 및 보험회사 등은 그 결과에 따라 제6조의3 제4항에 따라 지급된 자동차보험진료수가를 정산하여야 한다. 〈신설 2014.2.7.〉

「자동차보험진료수가 심사업무처리에 관한 규정」 제28조(심사결과에 대한 이의제기 등)
① 의료기관 및 보험회사 등이 심사평가원의 진료수가 심사결과에 이의가 있을 때에는 규칙 제6조의4에 따라 심사결과통보서를 받은 날부터 90일 이내에 별지 제17호 서식에 따라 이의제기를 하여야 한다. ② 의료기관은 제23조제7항에 따른 조정사유에 대하여는 조정사유를 통보받은 날로부터 90일 이내에 이의제기를 하여야 한다. ③ 심사평가원은 제1항부터 제2항까지의 규정에 따른 이의제기를 받은 때에는 규칙 제6조의4 제2항에 따라 이의제기를 받은 날로부터 60일 이내에 별지 제18호 서식에 따른 문서로 의료기관 및 보험회사 등에게 이의제기에 대한 결과를 통보하여야 한다.

자동차보험 진료수가 청구 및 지급 업무흐름은 [그림 5.4]와 같다.

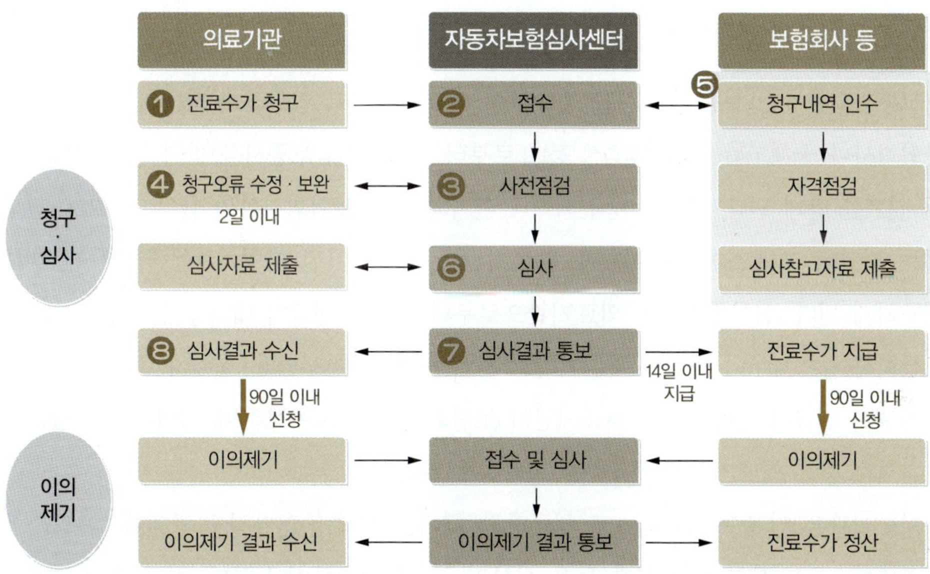

❶ 청구 : 월 또는 주 단위
❷ 접수 : 접수증 발급, 해당 보험사에 통보
❸ 사전점검 : 기재, 자격사항 오기여부 등 사전점검
❹ 청구오류 수정 · 보완 : 단가착오(A), 증빙자료 미제출(F), 코드착오(K) 등 요양기관의 청구 오류로 진료수가의 심사가 곤란한 경우, 사유를 명기하여 의료기관에 반송하거나 2일의 기간 내에 수정 · 보완 요청
❻ 심사 : 전문심사 – 필요한 경우, 전문위원 자문심사
❼ 결과통보 · 지급 : 청구일로부터 15일 이내 결과통보 / 통보일 14일 이내 지급
❽ 심사결과 수신 후 이의제기 : 결과통보일로부터 90일 이내 신청 / 60일 이내 처리

그림 5.4 진료수가 청구 및 지급 업무 흐름도[자6]

(4) 심사청구

이의 제기 결과가 자동차보험진료수가기준을 부당하게 적용한 것으로 판단되면 보험회사 등과 의료기관은 이의제기 결과를 통보받은 날로부터 30일 이내에 심의회에 그 심사를 청구할 수 있다. 이 경우 심사청구서 제출 방법은 우편 또는 직접 방문으로 한다.

심사청구는 교통사고환자별로 심사평가원의 "이의제기결과통보서"를 기준으로 청구하여야 한다.

「자동차보험진료수가 심사업무처리에 관한 규정」 제31조(심사청구)
① 제28조제3항에 따른 이의제기 결과가 자동차보험진료수가기준을 부당하게 적용한 것으로 판단되면 심사청구인은 별지 제20호 서식의 심사청구서를 심의회에 제출하여야 한다. 이 경우 심사청구서 제출 방법은 우편 또는 직접 방문으로 한다.

3) 자동차보험 업무흐름

교통사고환자는 보통 응급실을 경유하여 의료기관으로 입원하게 되는데, 환자의 해당 보험회사나 공제조합(이하 보험회사 등)으로부터 진료비지급보증서를 받아 해당 진료과에서 진료를 받게 된다. 치료가 종결되거나 환자와 해당 보험회사와의 합의가 이루어진 후에는 진료비 지급보증이 중지되며, 의료기관은 심사평가원 자동차보험센터에 진료비를 청구하게 된다. 심사평가원은 의료기관으로부터 청구된 진료비 내역을 심사하며, 필요시 보험회사 등으로부터 진료와 관련된 참고자료를 받을 수도 있다. 심사가 종료된 후 심사평가원은 진료비 심사결과를 의료기관과 보험회사 등으로 통보하며, 이의제기가 없는 한 보험회사 등은 의료기관에 진료비를 정산하게 된다.

의료기관은 진료수가를 최초로 청구하는 때에는 실제 구입가격을 확인할 수 있는 구입증빙자료를 첨부한 후 목록표 등을 심사평가원에 제출하여야 한다. 이 경우 목록표 등은 진료수가 청구 전에 도달될 수 있도록 하며, 목록표 등은 정보통신망(진료비청구포털, 요양기관업무포털)을 이용하여 제출한다.

자동차보험과 관련된 개략적인 업무흐름은 [그림 5.5]와 같다.

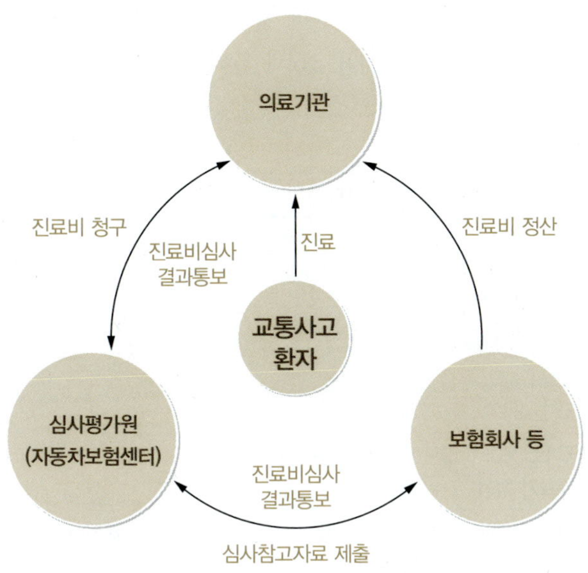

그림 5.5 자동차보험 업무흐름도

4) 자동차보험 진료수가

(1) 자동차보험 진료수가

「자배법」 제2조제7항에 의하면, "자동차보험 진료수가(診療酬價)"란 자동차의 운행으로 사고를 당한 자(이하 "교통사고환자")가 「의료법」에 따른 의료기관(이하 "의료기관")에서 진료를 받음으로써 발생하는 비용으로서 다음 각 목의 어느 하나의 경우에 적용되는 금액을 말한다.

가. 보험회사(공제사업자를 포함한다. 이하 "보험회사등"이라 함)의 보험금(공제금을 포함한다. 이하 "보험금등"이라 함)으로 해당 비용을 지급하는 경우

나. 자동차손해배상 보장사업의 보상금으로 해당 비용을 지급하는 경우

다. 교통사고환자에 대한 배상이 종결된 후 해당 교통사고로 발생한 치료비를 교통사고환자가 의료기관에 지급하는 경우

자동차보험 진료수가는 「국민건강보험법」에 의하여 보건복지부장관이 고시하는 건강보험요양급여비용에 준하여 인정하고 급여기준에서 정하지 아니하는 사항은 협의하여 정하고 있다.

(2) 진료수가 적용기준 및 방법

자동차보험 진료수가의 인정범위는 [표 5.6]과 같다.

표 5.6 자동차보험 진료수가의 인정범위

인정 범위
건강보험 기준(행위·치료재료·약제) • 보건복지부장관이 정한 내역 및 기준 • 보조기기에 대한 보험급여기준 • 응급의료수가기준
건강보험과 달리 적용하는 사항 • 「자동차보험진료수가에 관한 기준」[별표1] 적용
건강보험기준에 규정되지 않았거나 요양급여로 정하지 않은 진료항목[별표 2] • 「자동차보험진료수가에 관한 기준」[별표2] 적용
「산업재해보상보험 요양급여 산정기준」의 별표 "산재보험에서 추가로 인정하는 요양급여의 범위 및 비용산정기준"에 규정된 사항 다만, 제1절 치과보철의 [진료원칙] 중 제6호, 제7절 보험급여청구서 확인 및 진단서 발급수수료, 제10절 재활보조기구 처방 및 검수료, 제11절 이송료, 제14절 전신해부에 따른 비용, 제15절 재활치료료 중 제3호, 제18절 예방접종비용은 제외
비용이 정해지지 않은 행위 • 건강보험 급여에서 정한 가장 유사한 분류항목 준용
건강보험 기준의 비급여대상으로 상대가치점수가 정해지지 않은 행위, 해당 진료에 소용된 실제비용, 비급여 치료재료 및 상한금액이 정해지지 않은 약제는 실구입가
의료재활시설의 재활의학과 전문의가 다음의 어느 하나에 해당하는 환자의 동의를 받아 시범재활치료를 할 경우 1. 사고 후 2년 이내의 기간 동안 치료 중인 환자로서 적극적인 재활치료의 효과가 기대되는 경우 2. 사고 후 2년이 경과하였으나 부적절한 치료(전문재활치료를 중단한 경우 등)를 받은 환자로서 적극적인 재활치료의 효과가 기대되는 경우
심의회에서 정한 진료수가 기준

주) 건강보험 > 산재보험 > 자동차보험진료수가분쟁심의회 순서로 인정범위를 적용함

자동차보험 진료수가의 인정범위에서 제외되는 대상은 다음과 같다.

① 명백히 해당 자동차고와 인과관계가 없는 상병에 대한 진료비 : 해당 자동차사고 당시에는 증상이 없었으나 환자에게 고의 또는 중대한 과실이 없으며 의료기관 또한 고의 또는 과실 없이 진료 중에 발생한 증상(합병증)에 대한 진료비는 인정

② 기왕증 진료비 : 해당 자동차사고로 인하여 악화된 경우에는 그 악화로 인한 진료비는 인정

③ 교통사고환자의 요구로 발생한 상급병실료(기본입원료와의 차액) 및 상급종합병원·종합병원·병원·한방병원·요양병원(「정신건강증진 및 정신질환자 복지서비스 지원에 관한 법률」 제3조제5호에 따른 정신의료기관 중 정신병원인 요양병원, 「장애인복지법」 제58조제1

항제4호에 따른 의료재활시설로서 「의료법」 제3조의2의 요건을 갖춘 의료기관인 요양병원으로 한정한다. 이하 이 호에서 같다)의 2~3인실 사용 시 건강보험에서 정한 본인일부부담금(상급종합병원·종합병원·병원·한방병원의 2~3인실 사용 시 입원일수에 따른 입원료의 본인일부부담금 산정기준은 별표 3에 따른다)에 해당하는 입원료. 다만, 다음 각 목의 어느 하나에 해당되는 경우에는 그러하지 아니한다. 〈개정 2020.5.7.〉

가. 의료진이 치료 상 부득이하게 상급병실 및 상급종합병원·종합병원·병원·한방병원·요양병원의 2~3인실에 입원하여야 한다고 판단하여 입원하였을 때

나. 병실의 사정으로 부득이 상급병실 및 상급종합병원·종합병원·병원·한방병원·요양병원의 2~3인실 사용 시 7일의 범위에서는 그 병실의 입원료를 지급함. 다만, 7일을 초과했을 때에는 상급병실은 기본입원료만 지급하고 상급종합병원·종합병원·병원·한방병원·요양병원의 2~3인실 입원료는 건강보험에서 정한 본인일부부담금을 제외한 차액만 지급함.

키-1 상급병실료 〈신설 2022.4.18.〉

교통사고환자가 상급병실을 사용하는 경우, 세부적인 인정기준은 다음과 같음.

- 다음 -

가. 치료상 부득이하게 상급병실을 사용하는 경우

1) 건강보험의 격리실 입원료 산정기준(「건강보험 행위 급여·비급여 목록표 및 급여 상대가치점수」 제1편제2부제1장 기본진료료 [산정지침] 2.다.(6)격리실 입원료) 적용 가능 환자 (※ 이 경우, 격리실 입원료로 산정)

2) 정신질환으로 자신 또는 타인을 해할 우려가 높은 환자로 반드시 격리가 필요한 경우

3) 심전도, 산소포화도 등의 24시간 상시 모니터링이 필요한 경우

☞ 「자동차보험진료수가에 관한 기준」 제6조제1항제3호

④ 의료기관의 퇴원 또는 전원지시에 불응하는 경우에 그 지시일의 다음 날부터 그 의료기관에 입원함으로 인하여 증가된 진료비. 다만, 퇴원 또는 전원 지시에 따라 통원치료 또는 다른 의료기관으로 전원하여 발생한 진료비는 인정

표 5.7 자동차보험 진료수가의 인정범위와 인정 제외대상[자6]

인정범위 (「자동차보험 진료수가에 관한 기준」 제5조)	인정 제외대상 (「자동차보험 진료수가에 관한 기준」 제6조)
건강보험 기준(급여/비급여)	자동차사고와 인과관계가 없는 진료비
건강보험 기준과 달리 적용[별표1]	기왕증 진료비(다만, 자동차사고로 악화된 경우는 제외)
건강보험기준에서 규정되지 않았거나 요양급여로 정하지 아니한 진료항목에 대한 사항[별표2]	교통사고환자의 요구로 발생한 상급병실료 및 상급종합병원종합병원병원한방병원요양병원의 2~3인실 사용 시 건강보험에서 정한 본인일부부담금에 해당하는 비용(다만, 치료상 또는 병실 사정 등 예외 인정)
산업재해보상보험 산정기준[별표]	
자동차보험진료수가 적용기준 및 방법에 관한 세부사항[별표3]	의사의 퇴원 및 전원지시에 불응하여 증가된 진료비 (의료기관) 보험회사 등에 서면통지 (보험회사 등) 지급보증 중지 여부 회신
교통사고환자 시범재활치료 항목 및 기준에 관한 사항[별표4]	

인정범위에 해당하면 환자부담금은 없으며, 인정범위에서 제외되는 비용은 교통사고환자 등에게 청구할 수 있지만, 의료기관의 고의 또는 과실로 인한 합병증에 대한 진료비는 환자 등에게 청구할 수 없다.

산재보험 요양급여 산정기준의 [별표] 중 일부항목은 제외되며, [별표4]는 국립교통재활병원을 대상으로 2014년 9월 1일부터 시범운영 중이고, [별표2]와 산재보험 [별표]는 건강보험기준 개정으로 요양급여 범위에 포함되는 경우 그 날부터 건강보험 기준이 적용된다.

(3) 진료수가 산정방법

① 요양기관 종별 가산율

상급종합병원의 경우는 45%, 종합병원은 37%, 병원과 의원급 요양기관은 각각 21%와 15% (산재보험과 동일한 수준)

② 입원료 체감제

자동차보험의 경우, 건강보험과 달리 입원료는 입원 51일째부터 150일까지는 해당 점수의 90%를 산정하고, 입원 151일째부터는 해당 점수의 85%를 산정한다. 다만, 종합병원의 경우 입원기간에 관계없이 해당 점수의 100%를 산정하고, 상급종합병원 또는 전문요양기관의 경우 입원기간에 관계없이 해당점수의 100%에 병원관리료 100%를 가산하여 산정한다.

구분	입원료 체감률	
	자동차보험	건강보험
상급종합병원	기간 불문 : 100%, 병원관리료 : 100% 가산	1~15일 : 100%
종합병원	기간 불문 : 100%	16~30일 : 90%
병원·의원	51~150일 : 90%, 150일 초과 : 85%	30일 초과 : 85%

③ 주사료

피하 또는 근육내 주사(마-1), 수액제 주입로를 통한 주사(마-5-1)의 주)의 내용 및 정맥내 일시주사(마-2)의 (1일당)은 응급을 요하거나 진료상 반드시 필요한 경우에는 예외로 한다.

④ 응급의료관리료

응급의료수가기준의 산정기준에 의거 응급의료기관이 응급실에서 응급환자 또는 응급실에 내원한 환자에게 응급처치 및 응급의료를 행한 경우에는 초일에 한하여 응급의료관리료를 산정하되, 응급환자에 해당되지 않는 경우에도 보험회사 등이 응급의료관리료 전액을 부담해야 한다.

⑤ 초음파 검사

건강보험 급여기준은 중증질환자(등록 암환자, 뇌혈관질환자, 심장질환자) 및 희귀난치성 질환자인 산정특례 대상에 한하여 급여를 적용하고 있으나, 교통사고 환자에게 진료를 위해 의학적으로 필요한 경우에 시행한 초음파 검사(산정횟수 등)는 사례별로 인정한다.

2부
국민건강보험제도

6장 건강보험
7장 행위급여 및 산정지침
8장 요양급여비용 심사청구
9장 검사
10장 진단명기준 환자군(DRG)

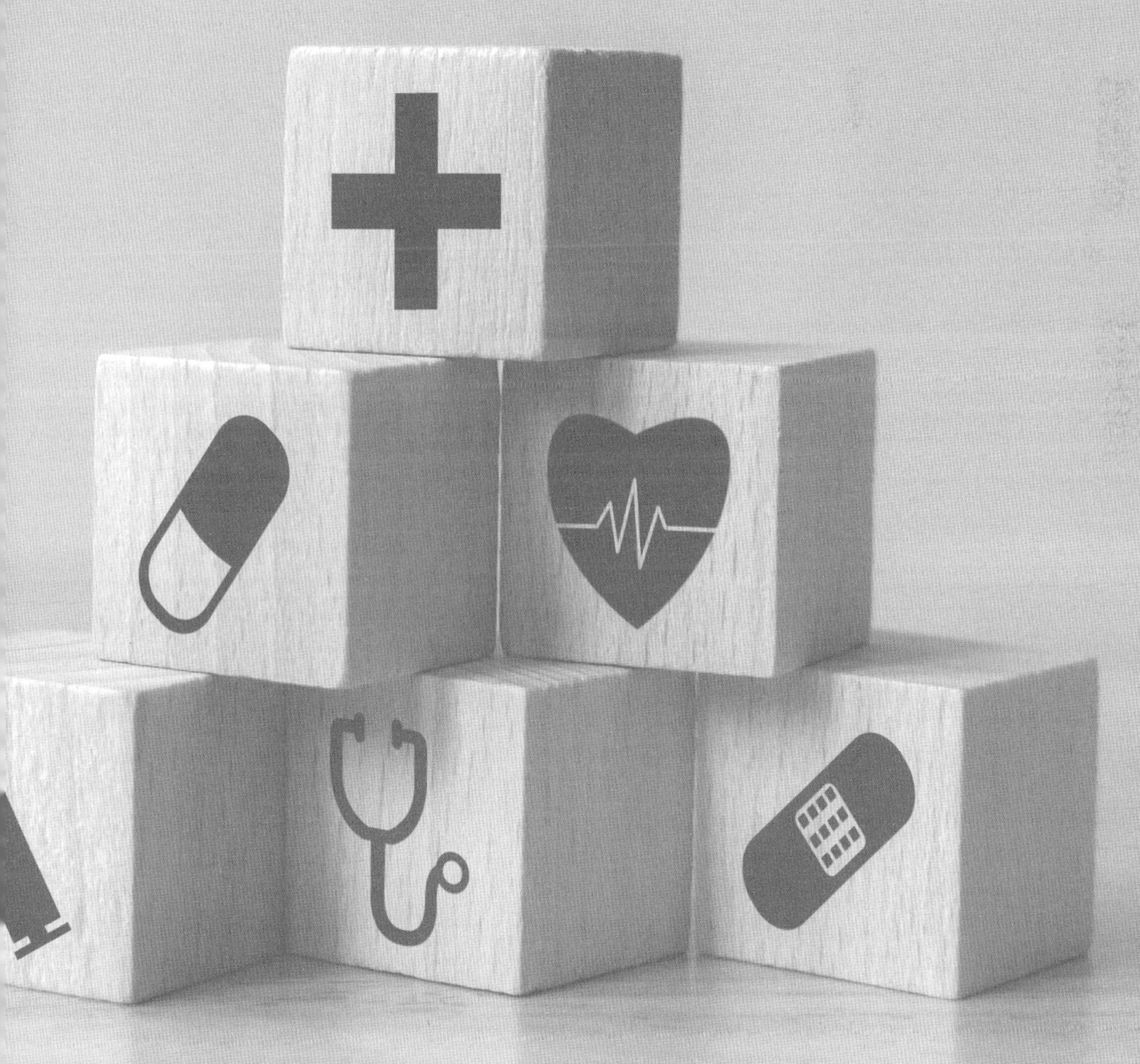

HEALTH
INSURANCE

6

건강보험

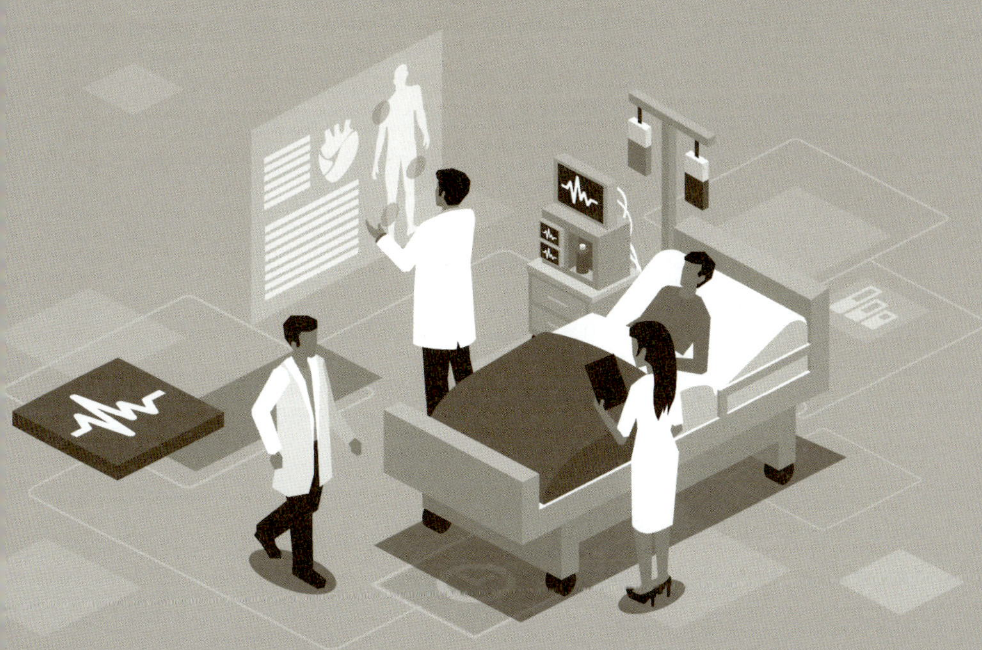

1. 국민건강보험법

1) 개요[건4,건8,사1,심1,원1]

(1) 의의와 특성

건강보험은 질병으로 인한 소득의 중단(병이 나서 결근하게 되어 못 받게 되는 봉급)이나 질병치료에 소요되는 진료비를 보장해 주는 제도이다. 질병 그 자체를 치료해 주는 "의료보장"과 질병으로 인한 소득 상실 부분을 보전해 주는 "소득보장"으로 구분된다.

국민건강보험법 제1조(목적)
이 법은 국민의 질병·부상에 대한 예방·진단·치료·재활과 출산·사망 및 건강증진에 대하여 보험급여를 실시함으로써 국민보건 향상과 사회보장 증진에 이바지함을 목적으로 한다.

⇒ 건강보험제도의 목적이 간병은 아님!!

(2) 건강보험 법령체계

① 헌법(憲法, constitution)

국가의 통치조직과 통치작용의 기본원리 및 국민의 기본권을 보장하는 근본 규범이다.

② 법률(法律)

국회에서 법률이라는 형식으로 제정한 규범이다.

③ 명령(命令, order)

- 법률에 따라 행정권에 의하여 정립되는 규범이다. 법의 일부로서의 명령은 행정입법

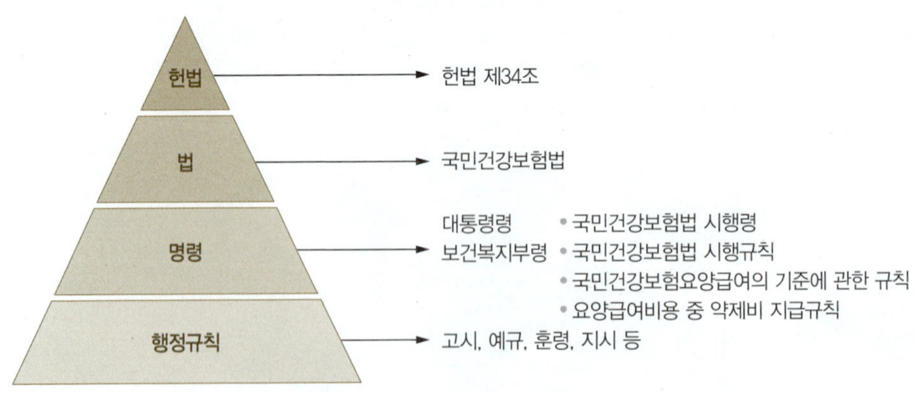

그림 6.1 우리나라의 국민건강보험 법령체계[심1]

에 의한 명령을 말한다.

- 명령은 내용에 따라 법규명령(法規命令)과 행정명령(行政命令)으로 나누어진다. 법규명령은 일반 국민의 권리·의무에 관한 사항을 규율하고 국가와 국민 모두에게 구속력을 가지는 명령이다. 행정명령은 행정규칙이라고도 하며, 일반 국민의 권리·의무에 관한 사항을 규율하지 않고 행정조직 내부에서만 구속력을 가지는 명령이다.
- 명령은 발령권자에 따라 대통령령(大統領令), 총리령(總理令)과 부령(部令)으로 나누어진다(헌법 제75조-제95조). 대통령령을 시행령(施行令)이라고 하며, 총리령과 부령을 시행규칙 또는 시행세칙이라고 한다.

④ 규칙(規則)

- 헌법이나 법률에 근거하여 정립되는 성문법의 한 형식이다.
- 헌법 또는 법률의 근거가 없더라도 행정기관이 행정목적의 달성을 위해 필요한 한도 내에서 직권으로 제정할 수 있는 행정입법(行政立法)으로서의 행정규칙이 있다. 규칙은 헌법과 법률의 하위규범이므로 헌법과 법률에 위반되는 내용을 규율할 수 없으며, 자치규칙이나 교육규칙은 해당 자치단체 조례(條例)의 범위 내에서 제정되어야 하고, 행정규칙은 일반 국민의 권리·의무에 관한 법규사항(法規事項)을 포함할 수 없다.

⑤ 고시(告示, notice)

- 행정기관이 결정한 사항, 또는 일정한 사항을 공식적으로 일반에게 널리 알리는 일이다.
- 공시(公示)를 필요로 하는 경우에 내려진다. 대외적(對外的)이기는 하나 명령적인 것은 아니다. 따라서 원칙적으로 법규성은 없으나 보충적으로 법규성을 가지는 일이 있으며, 일반처분성을 가지는 경우도 있다는 점이 중요하다.

⑥ 훈령

- 상급관청이 하급관청의 권한행사를 지시하기 위해 하는 일반적 형식의 명령이다.
- 상급관청이 하급관청에 대하여 훈령을 발하는 데 대한 특별한 법령의 규정이 있는 경우도 있지만, 그와 같은 법령의 규정이 없는 경우에도 상급관청은 그의 감독권(監督權)의 작용으로 훈령을 발할 수 있다.
- 훈령은 행정기관의 내부관계에서 하급관청에 대하여 발하여지는 것이기 때문에, 대외적으로 법규(法規)로서의 성질을 가지지 않는 것으로 인정하는 것이 보통이다.

(3) 국민건강보험법의 특성[건6]

① 강제가입

사(私)보험은 임의보험인데 반하여 사회보험은 강제보험의 성격을 가지는 것이 일반적 특성으로 「국민건강보험법」에 자격이 정하여진 자는 본인의 의사와 관계없이 건강보험을 당연히 적용하고 있다. 그 이유는 첫째, 임의적용을 할 경우에는 질병위험이 큰 사람들만 가입하여 보험재정이 불량하여 원활한 운영이 불가능하게 될 소지가 있고, 둘째, 전체가입자를 대상으로 위험분산을 통하여 균등한 의료서비스를 제공하고자 하는 정책목표를 구현하기 위함이다.

② 보험료 납부의 강제성

건강보험의 가입이 강제되고 건강보험제도의 실효성을 확보하기 위하여 피보험자에게는 보험료 납부의 의무가, 국가 또는 보험관리자에게는 보험료 징수의 강제성이 부여된다. 즉, 보험료를 법정기일까지 납부하지 아니할 경우에는 국세체납처분의 기준에 따라 강제 징수하게 된다.

③ 부담 능력에 따른 보험료의 차등 부담(형평부과)

보험료를 부담함에 있어서 소득 및 부담 능력에 따라 차등 부담한다는 점이다. 사(私)보험에서는 급여의 내용, 위험의 정도 등에 따라 보험료를 부담하고 있으나 건강보험은 사회보험으로서 급여내용에 관계없이 부담능력에 따라 보험료를 부담한다.

④ 보험급여의 균등한 수혜

개인이 부담한 보험료의 많고 적음에 관계없이 필요에 따라 균등한 요양급여를 받는다는 점이다. 보험료는 소득 등 부담능력에 따라 차등 부담하는 반면 요양급여는 기여한 보험료에 관계없이 균등하게 받는다.

⑤ 책임주체는 국가

건강보험은 원칙적으로 국가가 설계하고, 운영·관리해야 한다. 건강보장은 사회보장의 일종으로서 대한민국 「헌법」 제34조제2항 "국가는 사회보장·사회복지의 증진에 노력할 의무를 진다."에 규정된 국가의 의무이자 법적 책임이다. 또한 건강보험의 특성상 전체 국민이 가입과 보험료 납부에 강제성이 부여된다는 점에서 필연적으로 국가가 건강보험을 관리·운영하게 된다.

⑥ 단기보험

건강보험은 보험가입자의 질병, 부상, 분만 등을 보험사고로 취급하기 때문에 1회계년도를 기준으로 보험료 수입, 진료비 지급 등 정책계산이 이루어진다. 사회보험 중 건강보험과 고용보험은 단기보험에 해당하고 연금보험은 장기보험에 해당한다.

⑦ 수익자 부담

사회보험은 보험재정의 조달을 위해 반드시 보험대상자의 일정한 기여를 전제로 한다. 건강보험도 사회보험이므로 보험가입자가 보험료를 부담하여야 하며, 부담능력에 따른 공평한 보험료를 부과하고 있다. 보험료 부과는 모든 국민들에게 적용할 수 있는 "소득비례 단일 보험료 부과 체계"를 개발하여 의료보험통합으로 건강보험 출범과 동시에 시행할 예정이었으나, 자영업자들의 소득파악에 어려움이 있어 그 시행이 연기되고 있다.

(4) 우리나라 건강보험제도의 연혁[건6]

시기	주요 내용
의료보험의 도입	1963년 300인 이상 사업장의 보험가입 근거를 마련한 「의료보험법」 제정
강제적용의 도입	1977년 500인 이상 사업장 근로자에 대한 강제 적용
지역단위에의 도입	1981년부터 지역의료보험사업 시범 실시
전 국민 의료보험 실현	• 1988년 농어촌지역 의료보험 전면 실시 • 1989년 도시지역으로 의료보험 확대 실시 → 전국민 의료보험시대 개막
의료보험의 통합	• 1998년 12월 「국민건강보험법」 제정 • 2003년 지역·직장재정 통합 운영
4대 사회보험 징수 통합, 외국인 등 지역가입자 당연 적용	• 2011년 1월 국민건강보험공단과 국민연금공단, 근로복지공단에서 각각 수행하던 4대 사회보험(건강보험, 국민연금, 고용보험, 산재보험) 징수 업무를 국민건강보험공단으로 일원화 • 2019년 7월부터 6개월 이상 국내에 거주하는 외국인 및 재외국민은 직장가입자나 피부양자가 아닌 경우 지역가입자로 당연 적용

(5) 건강보험제도의 관리조직

① 보험자(insurer)

보험자는 보험료 징수와 급여 지급 등 건강보험 관리운영을 맡아서 하는 기구로 대부분의 나라에서는 공법상의 기구 또는 준자치적 비정부기관이 담당하고 있다. 보험자가 단일화되어 있는 경우(통합방식)도 있고, 여러 개의 건강보험조합으로 분립되어 있는 경우(조합방식)도 있다.

우리나라 건강보험의 보험자는 국민건강보험공단으로 통합방식을 채택하고 있다.

국민건강보험공단(보험자)

- 건강보험의 보험자는 국민건강보험공단이다.
- 요양급여의 주체는 국민건강보험공단이다.
- 국민건강보험공단의 이사장의 임명권은 대통령이다.

업무 등

① 가입자 및 피부양자의 자격관리

② 보험료 기타 이법에 의한 징수금의 부과·징수

③ 보험급여의 관리

④ 가입자 및 피부양자의 질병의 조기발견·예방 및 건강관리를 위하여 요양급여 실시 현황과 건강검진 결과 등을 활용하여 실시하는 예방사업으로 대통령령으로 정하는 사업 〈개정 2017.2.8.〉

⑤ 보험급여비용의 지급

⑥ 자산의 관리·운영 및 증식사업

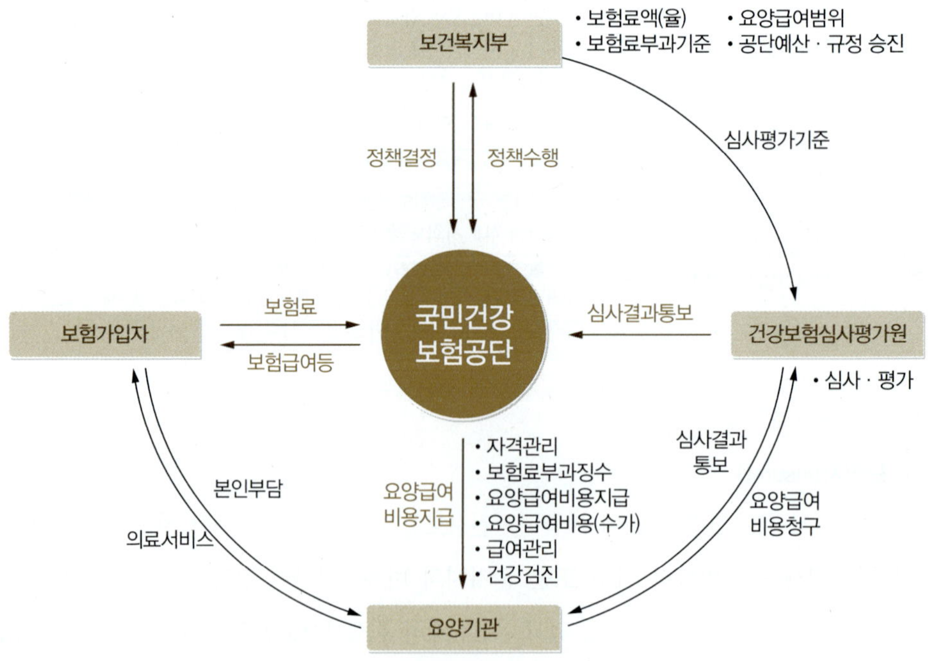

그림 6.2 국민건강보험 관리운영 체계[백1]

⑦ 의료시설의 운영

⑧ 건강보험에 관한 교육훈련 및 홍보

⑨ 건강보험에 관한 조사연구 및 국제협력

⑩ 이 법에서 공담의 업무로 정하고 있는 사항

⑪ 「국민연금법」, 「고용보험 및 산업재해보상보험의 보험료징수 등에 관한 법률」, 「임금채권보장법」 및 「석면피해구제법」에 따라 위탁받은 업무

⑫ 그 밖에 이 법 또는 다른 법령에 따라 위탁받은 업무

⑬ 그 밖에 건강보험과 관련하여 보건복지부장관이 필요하다고 인정한 업무

② 심사평가기구

요양기관이 제공한 의료서비스와 서비스비용의 적정성을 객관적이고 공정하게 심사·평가하여 공단이 지급할 비용을 확정하는 역할을 한다.

설립

요양급여비용을 심사하고 요양급여의 적정성을 평가하기 위하여 건강보험심사평가원을 설립한다.

업무 등

① 요양급여비용의 심사

② 요양급여의 적정성에 대한 평가

③ 심사 및 평가기준의 개발

④ 제1호 내지 제3호의 업무와 관련된 조사연구 및 국제협력

⑤ 다른 법률의 규정에 의하여 지급되는 급여비용의 심사 또는 의료의 적정성 평가에 관하여 위탁받은 업무

⑥ 건강보험과 관련하여 보건복지부장관이 필요하다고 인정한 업무

⑦ 기타 보험급여비용의 심사와 보험급여의 적정성 평가와 관련하여 대통령령이 정하는 업무

⇒ "대통령령이 정하는 업무"

1. 요양급여비용의 심사청구와 관련된 소프트웨어의 개발·공급·검사 등 전산 관리
2. 지급되는 요양비 중 보건복지부령으로 정하는 기관에서 받은 요양비에 대한 심사
3. 요양급여의 적정성 평가 결과의 공개

건강보험심사평가원의 심사수탁업무

1) 의료급여비용의 심사 : 「의료급여법 시행령」 제20조의 규정에 의거 급여비용의 심사 및 조정을 건강보험심사평가원에 위탁한다.

2) 보훈환자 진료비 심사 : 전국 5개 보훈병원은 국가유공자 등 국가보훈대상자의 진료비에 대하여 심사위탁계약에 따라 심사업무를 수행한다.

- 위탁병원 : 2005.10.1부터
- 5개 보훈병원 : 2008.10.1부터

3) 국가부담 진료비 심사 : 2005년 5월부터 보건복지부는 외국인 근로자 및 노숙자 등을 대상으로 국가부담 의료서비스 지원사업을 실시 중이며 동 대상자에게 진료후 청구한 진료비에 대해 심사를 실시하고 있다.

4) 응급의료비용 대지급 심사

5) 자동차보험 심사 : 일부 의료기관과 피해자의 도덕적 해이 및 보험금 누수현상이 문제됨에 따라 「자동차손해배상 보장법」 개정에 따라 전문기관(건강보험심사평가원 자동차보험센터)에 심사업무를 위탁하고 있다.

4. 법 제63조제1항제1호부터 제6호까지 및 이 항 제1호부터 제3호까지의 업무를 수행하기 위한 환자 분류체계의 개발·관리
5. 법 제63조제1항제1호부터 제6호까지 및 이 항 제1호부터 제4호까지의 업무와 관련된 교육·홍보

③ 회계

국민건강보험공단은 직장가입자와 지역가입자의 재정을 통합하여 운영한다. 1977년 건강보험 초기에는 조합방식을 채택하여 직장과 지역의 많은 의료보험조합으로 분리되어 있었다.

(6) 건강보험정책심의위원회

건강보험정책에 관한 다음 각 호의 사항을 심의·의결하기 위하여 보건복지부장관 소속으로 건강보험정책심의위원회를 둔다.

① 요양급여의 기준
② 요양급여비용에 관한 사항
③ 직장가입자의 보험료율
④ 지역가입자의 보험료부과점수당 금액
⑤ 그 밖에 건강보험에 관한 주요 사항으로서 대통령령으로 정하는 사항

▸요양급여기준 : 요양급여(진찰, 검사, 약제·치료재료의 지급, 처치·수술 등)를 행함에 있어 그 방법·절차·범위·상한 등에 대하여 보건복지부장관이 정한 기준으로, 요양급여의 내용과 비용이 「국민건강보험법」에 기초하여 정해진 요양급여비용의 내역에 적합한지 여부를 판단하는 근거이다.

(7) 건강보험법상의 정의

- 근로자 : 직업의 종류와 관계없이 근로의 대가로 보수를 받아 생활하는 사람(법인의 이사와 그 밖의 임원을 포함)으로서 공무원과 교직원을 제외한 사람
- 사용자
  ① 근로자가 소속되어 있는 사업장의 사업주
  ② 공무원이 소속되어 있는 기관의 장으로서 대통령령으로 정하는 사람
  ③ 교직원이 소속되어 있는 사립학교(「사립학교교직원 연금법」 제3조에 규정된 사립학교)를 설립·운영하는 자
- 사업장 : 사업소 또는 사무소
- 공무원 : 국가 또는 지방자치단체에서 상시 공무에 종사하는 사람
- 교직원 : 사립학교나 사립학교의 경영기관에서 근무하는 교원과 직원

(8) 건강보험 대상

- 피용자(被傭者), 자영업자, 공직자(공무원, 교직원, 군인 등) 등 일정한 소득원을 가진 경제활동인구와 그 부양가족으로서 보험료를 부담하고, 욕구가 발생(질병, 출산, 사망 등)하면 급여를 받는다.
- 정의
  피보험자 : 보험료를 부담하는 사람
  -피부양자 : 피보험자의 부양가족
  -피보험대상자 : 피보험자와 피부양자를 합한 것

① 적용대상 등

① 국내에 거주하는 국민은 이 법에 따른 건강보험(이하 "건강보험"이라 함)의 가입자(이하 "가입자"라고 함) 또는 피부양자가 된다. 다만, 다음 각 호의 어느 하나에 해당하는 사람은 제외한다.

1. 「의료급여법」에 따라 의료급여를 받는 사람(이하 "수급권자"라고 함)
2. 「독립유공자예우에 관한 법률」 및 「국가유공자 등 예우 및 지원에 관한 법률」에 따라 의료보호를 받는 사람(이하 "유공자 등 의료보호대상자"라고 함). 다만, 다음 각 목의 어느 하나에 해당하는 사람은 가입자 또는 피부양자가 된다.
   가. 유공자 등 의료보호대상자 중 건강보험의 적용을 보험자에게 신청한 사람

나. 건강보험을 적용받고 있던 사람이 유공자 등 의료보호대상자로 되었으나 건강보험의 적용배제신청을 보험자에게 하지 아니한 사람

② 제1항의 피부양자는 다음 각 호의 어느 하나에 해당하는 사람 중 직장가입자에게 주로 생계를 의존하는 사람으로서 소득 및 재산이 보건복지부령으로 정하는 기준 이하에 해당하는 사람을 말한다.

1. 직장가입자의 배우자

⇒ 배우자(配偶者)란 가입자의 처(아내) 또는 부(남편)을 말한다. 실질적으로 부부관계에 있는 사실혼(통반장 확인서, 인우보증서 등의 서류제출 시)도 배우자로 인정한다.

2. 직장가입자의 직계존속(배우자의 직계존속을 포함)

⇒ 존속(尊屬)이란 가입자의 혈통으로 연결된 관계, 즉 부모, 조부모, 증조부모 등 윗세대를 말함. 외조부도 포함되며 호적상의 양부모, 호적에 등재되지 않은 생부모, 계부, 계모도 포함된다.

3. 직장가입자의 직계비속(배우자의 직계비속을 포함)과 그 배우자

⇒ 비속(卑屬)이란 가입자를 중심으로 아랫세대에 속하는 자녀, 손자, 증손자녀를 말함. 실자(實子)뿐만 아니라 법률상의 양자, 계자, 호적에 등재되지 않은 생자녀도 포함된다. 배우자의 직계비속은 며느리, 사위를 말한다.

4. 직장가입자의 형제·자매

② 가입자의 종류

① 가입자는 직장가입자 및 지역가입자로 구분된다.

② 모든 사업장의 근로자 및 사용자와 공무원 및 교직원은 직장가입자가 된다. 다만, 다음 각 호의 어느 하나에 해당하는 사람은 제외한다.

1. 고용기간이 1개월 미만인 일용근로자
2. 「병역법」에 따른 현역병(지원에 의하지 아니하고 임용된 하사를 포함), 전환복무된 사람 및 무관후보생
3. 선거에 당선되어 취임하는 공무원으로서 매월 보수 또는 보수에 준하는 급료를 받지 아니하는 사람
4. 그 밖에 사업장의 특성, 고용형태 및 사업의 종류 등을 고려하여 대통령령으로 정하는 사업장의 근로자 및 사용자와 공무원 및 교직원

적용특례자[사2]

제109조(외국인등에 대한 특례) ① 정부는 외국정부가 사용자인 사업장의 근로자의 건강보험에 관하여 외국정부와의 합의에 의하여 이를 따로 정할 수 있다.

② 국내에 체류하는 재외국민 또는 외국인(이하 "국내체류 외국인등"이라 한다)이 적용대상사업장의 근로자, 공무원 또는 교직원이고 제6조제2항 각 호의 어느 하나에 해당하지 아니하면서 다음 각 호의 어느 하나에 해당하는 경우에는 제5조에도 불구하고 직장가입자가 된다. 〈개정 2016.3.22.〉

1. 「주민등록법」 제6조제1항제3호에 따라 등록한 사람
2. 「재외동포의 출입국과 법적 지위에 관한 법률」 제6조에 따라 국내거소신고를 한 사람
3. 「출입국관리법」 제31조에 따라 외국인등록을 한 사람

③ 제2항에 따른 직장가입자에 해당하지 아니하는 국내체류 외국인등이 다음 각 호의 요건을 모두 갖춘 경우에는 제5조에도 불구하고 지역가입자가 된다. 〈개정 2019.1.15.〉

1. 보건복지부령으로 정하는 기간 동안 국내에 거주하였거나 해당 기간 동안 국내에 지속적으로 거주할 것으로 예상할 수 있는 사유로서 보건복지부령으로 정하는 사유에 해당될 것
2. 다음 각 목의 어느 하나에 해당할 것
   가. 제2항제1호 또는 제2호에 해당하는 사람
   나. 「출입국관리법」 제31조에 따라 외국인등록을 한 사람으로서 보건복지부령으로 정하는 체류자격이 있는 사람

제110조(실업자에 대한 특례) ① 사용관계가 끝난 사람 중 직장가입자로서의 자격을 유지한 기간이 보건복지부령으로 정하는 기간 동안 통산 1년 이상인 사람은 지역가입자가 된 이후 최초로 제79조에 따라 지역가입자 보험료를 고지받은 날부터 그 납부기한에서 2개월이 지나기 이전까지 공단에 직장가입자로서의 자격을 유지할 것을 신청할 수 있다. 〈개정 2018.1.16.〉

② 제1항에 따라 공단에 신청한 가입자(이하 "임의계속가입자"라 한다)는 제9조에도 불구하고 대통령령으로 정하는 기간 동안 직장가입자의 자격을 유지한다. 다만, 제1항에 따른 신청 후 최초로 내야 할 직장가입자 보험료를 그 납부기한부터 2개월이 지난 날까지 내지 아니한 경우에는 그 자격을 유지할 수 없다. 〈신설 2013.5.22.〉

[영] 제77조(임의계속가입자 적용기간) ① 법 제110조제2항 본문에서 "대통령령으로 정하는 기간"이란 사용관계가 끝난 날의 다음 날부터 기산(起算)하여 36개월이 되는 날을 넘지 아니하는 범위에서 다음 각 호의 구분에 따른 기간을 말한다.

1. 법 제110조제1항에 따라 공단에 신청한 가입자(이하 "임의계속가입자"라 한다)가 법 제9조제1항제2호에 따라 자격이 변동되기 전날까지의 기간
2. 임의계속가입자가 법 제10조제1항에 따라 그 자격을 잃기 전날까지의 기간 〈개정 2018.6.26.〉

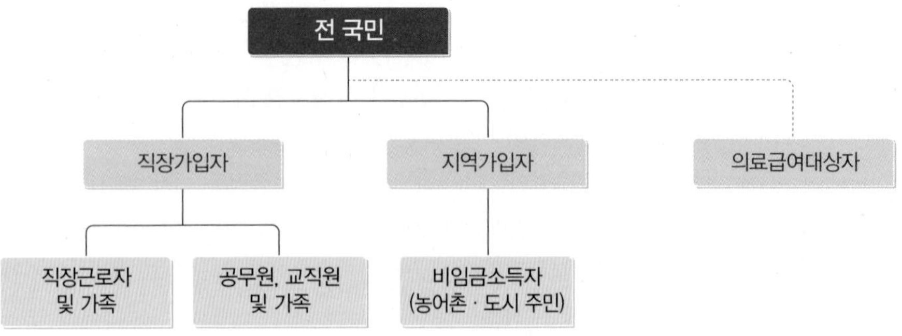

그림 6.3 국민건강보험법 적용대상의 구조[사2]

⇒ 직장가입자에서 제외되는 사람 : "대통령령으로 정하는 사업장의 근로자 및 사용자와 공무원 및 교직원"이라 함은 다음 각 호의 어느 하나에 해당하는 자를 말한다.

1. 비상근 근로자 또는 1개월 동안의 소정(所定)근로시간이 60시간 미만인 단시간근로자
2. 비상근 교직원 또는 1개월 동안의 소정근로시간이 60시간 미만인 시간제공무원 및 교직원
3. 소재지가 일정하지 아니한 사업장의 근로자 및 사용자
4. 근로자가 없거나 제1호에 해당하는 근로자만을 고용하고 있는 사업장의 사업주

③ 지역가입자는 직장가입자와 그 피부양자를 제외한 가입자를 말한다.

③ 자격의 취득 시기

① 가입자는 국내에 거주하게 된 날에 직장가입자 또는 지역가입자의 자격을 얻는다. 다만, 다음 각 호의 어느 하나에 해당하는 사람은 그 해당되는 날에 각각 자격을 얻는다.

1. 수급권자이었던 자는 그 대상자에서 제외된 날
2. 직장가입자의 피부양자이었던 자가 그 자격을 잃은 날
3. 유공자 등 의료보호대상자이었던 자는 그 대상자에서 제외된 날
4. 보험자에게 건강보험의 적용을 신청한 유공자 등 의료보호대상자는 그 신청한 날

② 제1항에 따라 자격을 얻은 경우 그 직장가입자의 사용자 및 지역가입자의 세대주는 그 명세를 보건복지부령이 정하는 바에 따라 자격을 취득한 날부터 14일 이내에 보

험자에게 신고하여야 한다.

④ 자격의 변동 시기

① 가입자는 다음 각 호의 어느 하나에 해당하게 된 날에 그 자격이 변동된다.

1. 지역가입자가 적용대상사업장의 사용자로 되거나, 근로자·공무원 또는 교직원(이하 "근로자 등"이라 함)으로 사용된 날
2. 직장가입자가 다른 적용대상사업장의 사용자로 되거나 근로자 등으로 사용된 날
3. 직장가입자인 근로자 등이 그 사용관계가 끝난 날의 다음 날
4. 적용대상사업장에 제7조제2호에 따른 사유가 발생한 날의 다음 날
5. 지역가입자가 다른 세대로 전입한 날

② ①항에 따라 자격이 변동된 경우 직장가입자의 사용자와 지역가입자의 세대주는 다음 각 호의 구분에 따라 그 명세를 보건복지부령으로 정하는 바에 따라 자격이 변동된 날부터 14일 이내에 보험자에게 신고하여야 한다.

1. ①항 제1호 및 제2호에 따라 자격이 변동된 경우 : 직장가입자의 사용자
2. ①항 제3호부터 제5호까지의 규정에 따라 자격이 변동된 경우 : 지역가입자의 세대주

③ 법무부장관 및 국방부장관은 직장가입자 또는 지역가입자가 제54조제3호 또는 제4호에 해당하면 보건복지부령으로 정하는 바에 따라 그 사유에 해당된 날부터 1개월 이내에 보험자에게 알려야 한다.

- 제54조제3호 : 현역병(지원에 의하지 아니하고 임용된 하사를 포함), 전환복무된 사람(예 의무소방대원, 의무경찰), 무관후보생
- 제54조제4호 : 교도소, 그 밖에 이에 준하는 시설에 수용되어 있는 경우

⑤ 자격의 상실 시기

① 가입자의 자격 상실

1. 사망한 날의 다음 날
2. 국적을 잃은 날의 다음 날
3. 국내에 거주하지 아니하게 된 날의 다음 날
4. 직장가입자의 피부양자가 된 날
5. 수급권자가 된 날

6. 건강보험을 적용받고 있던 사람이 유공자 등 의료보호대상자가 되어 건강보험의 적용배제신청을 한 날

② ①항에 따라 자격을 잃은 경우 직장가입자의 사용자와 지역가입자의 세대주는 그 명세를 보건복지부령으로 정하는 바에 따라 자격을 잃은 날부터 14일 이내에 보험자에게 신고하여야 한다.

⑥ 피부양자의 자격 취득

1. 신생아의 경우 : 출생한 날
2. 직장가입자의 자격 취득일 또는 가입자의 자격 변동일부터 90일 이내에 피부양자의 자격 취득신고를 한 경우 : 직장가입자의 자격 취득일 또는 가입자의 자격 변동일
3. 직장가입자의 자격 취득일 또는 가입자의 자격 변동일부터 90일을 초과하여 피부양자 자격 취득신고를 한 경우 : 국민건강보험공단에 피부양자 자격 취득신고서를 제출한 날. 다만, 천재지변, 질병·사고 등 공단이 정하는 본인의 책임이 없는 부득이한 사유로 90일을 넘겨 피부양자 자격 취득신고를 한 경우에는 직장가입자의 자격 취득일 또는 가입자의 자격 변동일로 한다.

(9) 건강보험 급여관리

① 보험급여

건강보험의 적용을 받는 가입자 및 피부양자에게 공단이 각종 형태로 실시하는 의료서비스이다.

② 보험급여의 형태

- 현물급여 : 요양기관(병·의원)등으로부터 본인이 직접 제공받는 의료서비스 일체로 요양급여와 건강검진이 있다.
- 현금급여 : 질병이나 출산으로 인해 일을 중단함으로써 봉급을 받지 못하는 경우 이를 보전(대체로 사유발생 당시 소득의 50~75%, 부양가족 수에 따라 증감)해 주는 것으로 가입자 및 피부양자의 신청에 의하여 공단에서 현금으로 지급된다.
- 법정급여 : 법에 의해서 당연히 해주어야 하는 급여이다.
- 임의급여 : 법에 규정한 요양급여 외에 대통령이 정하는 바에 의하여 지급되는 급여이다.

표 6.1 보험급여의 종류[사2,건8]

형태	급여의 종류	급여의 내용
현물급여	요양급여, 건강검진	요양급여(법 제41조), 일반건강검진, 암검진, 영유아건강검진(법 제52조, 영 제25조제1항)
현금급여	요양비 (출산비 포함)	가입자 또는 피부양자가 긴급, 기타 부득이한 사유로 인하여 요양기관에서 제외되는 의료기관 등에서 질병·부상·출산 등에 대하여 요양을 받거나 출산을 한 경우 지급하는 현금급여(법 제49조제1항, 영 제23조). 요양비는 요양급여에 상당하는 금액을 지급하고, 출산비는 출산자녀의 수에 상관없이 동일액을 지급한다.
	임신·출산 진료비	임신하거나 출산(유산 및 사산을 포함)한 가입자 또는 피부양자가 임신과 출산에 관련된 진료, 1세 미만 영유아에 대한 진료 및 처방, 그에 따른 약제·치료재료 구입 등의 비용. 지급액은 100만원(단태아), 140만원(다태아)의 범위에서 실제 부담한 금액으로 한다(법 50조, 영 23조).
	장애인보조기기 급여비	「장애인복지법」에 의하여 등록한 장애인이 가입자 및 피부양자에게 실시하는 보조기기에 대한 보험급여이다(법 51조).
	본인부담액 상한액	본인이 연간 부담한 비용의 총액이 해당 연도 본인부담상한액을 초과하는 경우에는 그 초과한 금액을 공단이 부담한다(영 19조). 이는 진료비 부담으로 인한 가계의 경제적 부담을 경감시킴으로써 건강보험 본연의 보장성을 확보하고 가계안정을 도모하려는 제도이다.

(10) 보험급여의 종류

① 요양급여

가입자 및 피부양자의 질병·부상·출산 등에 대하여 다음 각 호의 요양급여를 실시한다.

- 진찰·검사
- 약제·치료재료의 지급
- 처치·수술 및 그 밖의 치료
- 예방·재활
- 입원
- 간호
- 이송

② 건강검진

① 공단은 가입자 및 피부양자에 대하여 질병의 조기발견과 그에 따른 요양급여를 하기 위하여 건강검진을 실시한다.

② 건강검진의 대상·횟수·절차 기타 필요한 사항은 대통령령으로 정한다.

[영] 제25조(건강검진) 〈전문개정 2018.12.24.〉

① 법 제52조에 따른 건강검진(이하 "건강검진"이라 한다)은 2년마다 1회 이상 실시하되, 사무직에 종사하지 않는 직장가입자에 대해서는 1년에 1회 실시한다. 다만, 암검진은 「암관리법 시행령」에서 정한 바에 따르며, 영유아건강검진은 영유아의 나이 등을 고려하여 보건복지부장관이 정하여 고시하는 바에 따라 검진주기와 검진횟수를 다르게 할 수 있다.

(계속)

② 건강검진은 「건강검진기본법」 제14조에 따라 지정된 건강검진기관(이하 "검진기관"이라 한다)에서 실시해야 한다.

③ 공단은 건강검진을 실시하려면 건강검진의 실시에 관한 사항을 다음 각 호의 구분에 따라 통보해야 한다.

1. 일반건강검진 및 암검진 : 직장가입자에게 실시하는 건강검진의 경우에는 해당 사용자에게, 직장가입자의 피부양자 및 지역가입자에게 실시하는 건강검진의 경우에는 검진을 받는 사람에게 통보
2. 영유아건강검진 : 직장가입자의 피부양자인 영유아에게 실시하는 건강검진의 경우에는 그 직장가입자에게, 지역가입자인 영유아에게 실시하는 건강검진의 경우에는 해당 세대주에게 통보

특정암검사[건9]

- 본인 부담 없음 또는 20% 본인부담, 검진표에 표기됨
- 검진주기
  - 위암, 유방암, 자궁경부암, 폐암 : 2년
  - 간암 : 6개월
  - 대장암 : 1년
- 위암(만 40세 이상, 조영촬영 또는 내시경검사 후 이상 소견 시 조직검사 실시)
- 대장암(만 50세 이상, 분변검사 후 양성 반응 시 조영촬영 또는 내시경검사, 이상 소견 시 조직검사)
- 유방암(만 40세 이상 여성, 유방촬영 후 이상 소견 시 조직검사)
- 간암(만 40세 이상 간암 발생 고위험군, 초음파검사 및 알파휘토 단백검사)
- 자궁경부암(만 20세 이상 여성, 자궁질도말 세포병리검사)

영유아 건강검진실시[건9]

- 실시시기 : 2007. 11. 15부터 (의료급여수급권자 : 2008. 1. 1부터)
- 대상 : 생후 4개월부터 만 5세까지의 영유아
- 기간 : 4개월, 9개월, 18개월, 30개월, 42개월, 54개월, 66개월
- 검진횟수 : 총 10회(일반검진 7회, 구강검진 3회)
- 검진항목 : 일반문진 및 진찰, 신체계측, 건강교육, 발달평가 및 상담, 구강문진 및 진찰, 구강보건교육

- 검진비용
  - 건강보험가입자 및 피부양자 : 공단이 전액부담
  - 의료급여수급권자 : 국가와 지방자치단체가 전액부담
- 건강보험증 및 검진확인서(검진표를 지참하고 해당기관에 가서 검진을 받으면 됨)

생애전환기 건강진단

- 실시시기 : 대상자가 만 40세와 만 66세 연령에 도달하는 해

③ 요양비[건9]

(1) 요양기관을 이용할 수 없거나 요양기관이 없는 경우 : 이에 해당하는 사유로 질병·부상·출산〔사산(死産)의 경우에는 16주 이상인 경우를 말함〕에 대하여 요양을 받은 경우

구비서류

① 요양비지급청구서

② 요양비명세서 또는 세금계산서(약국의 경우에는 처방전과 세금계산서) 사본 1부

③ 요양기관에서 요양을 받을 수 없었던 사유를 증명할 수 있는 서류 1부

요양기관 이외의 장소에서 출산한 경우의 구비서류

① 요양비지급청구서

② 출산사실을 증명할 수 있는 서류 1부

(2) 만성신부전증환자가 의사의 처방전에 따라 복막관류액 또는 자동복막투석에 사용되는 소모성 재료를 요양기관 외의 의약품판매업소에서 구입·사용한 경우 : 복막관류액 구입비로 실구입금액(부가가치세 포함)의 80%를 지급

구비서류

① 요양비지급청구서

② 의사의 처방전 1부

③ 세금계산서 1부

(3) 산소치료를 필요로 하는 환자가 의사의 산소치료처방전에 따라 보건복지부장관이 정하여 고시하는 방법으로 산소치료를 받는 경우

구비서류

① 요양비지급청구서

② 산소치료처방전 1부

가정산소치료

1) 목적

호흡기 장애인 등을 포함한 중증의 만성심폐질환자가 가정에서 산소발생기로 산소치료를 받는 경우 보험급여를 적용하여 가입자 및 피부양자의 경제적 부담을 경감하고 건강보험의 보장성을 강화하기 위함(2006년 11월 1일 적용)

2) 보험급여 대상기준

- 장애인등록 여부와 관계없이 산소치료가 꼭 필요한 만성폐쇄성폐질(COPD)환자, 천식환자, 결핵환자
- 호흡기 1급, 2급 장애인(「장애인복지법 시행규칙」 제2조제1항 관련 장애인의 장애등급표)

3) 급여절차

산소치료를 필요로 하는 가입자 또는 피부양자가 내과, 결핵과, 흉부외과전문의(신생아의 경우에는 소아청소년과)에게 처방전을 발급받아 국민건강보험공단에 등록된 업소로부터 의료용 산소발생기를 임차하고, 「국민건강보험법 시행규칙」 제19조 규정에 의한 요양비지급청구서(산소치료)를 공단에 제출한다.

③ 산소치료를 하였음을 증명할 수 있는 서류 1부

④ 세금계산서 1부

(4) 당뇨병 환자가 의사의 처방전에 따라 혈당검사 또는 인슐린 주사에 사용되는 소모성 재료를 요양기관 외의 의료기기판매업소에서 구입·사용한 경우

구비서류

① 요양비지급청구서

② 의사의 처방전 1부

③ 세금계산서 1부

(5) 신경인성 방광환자가 의사의 처방전에 따라 자가도뇨에 사용되는 소모성 재료를 요양기관 외의 의료기기판매업소에서 구입·사용한 경우

구비서류

① 요양비지급청구서

② 의사의 처방전 1부

③ 세금계산서 1부

(6) 보건복지부장관이 정하여 고시하는 질환이 있는 사람으로서 인공호흡기 또는 기침 유발기를 필요로 하는 환자가 의사의 처방전에 따라 인공호흡기 또는 기침 유발기를 대여받아 사용하는 경우

구비서류

① 요양비지급청구서

② 의사의 처방전 1부

③ 인공호흡기 또는 기침 유발기의 대여를 증명할 수 있는 서류 1부

④ 세금계산서 1부

④ 장애인 보조기기 급여비

국민건강보험공단가입자 및 피부양자 중 등록 장애인에게 보조기기 유형별 상한액의 범위 내에서 실구입가의 80%를 지급한다.

(1) 지급상한기준

- 보조기기 유형별로 내구연한의 기간 내에 1회로 한다.
- 동일 유형의 상·하 의지를 양측으로 장착 또는 의·수지를 2개 이상 장착하는 경우에는 각각 1회로 인정한다.
- 내구연한 이내라도 훼손 및 마모 등으로 계속 장착하기에 부적절하거나 기타 부득이한 경우 교체하여야 할 의학적 소견이 있어서 진료담당 의사가 보조기기 처방전을 발행한 경우 지급한다.

(2) 청구절차

- 의사의 처방전을 발급받아 보조기기를 구입(세금계산서 또는 영수증을 수령)하고, 담당 의사의 검수 확인을 받은 후 공단 전국 어느 지사에나 청구 가능하다.
- 지급일 : 서류접수 후 지체 없이 지급한다.
- 청구기한 : 구입일로부터 3년 이내

구비서류

① 의사가 발행한 보조기기 처방전 및 보조기기 검수확인서 각 1부

② 요양기관 또는 보조기기 제조·판매자가 발행한 세금계산서 1부

③ 보조기기 중 전동휠체어, 전동스쿠터 및 자세보조용구에 대한 보험급여를 받으려는 사람 : 보조기기급여 신청서에 보조기기 처방전과 해당 검사 결과 관련 서류를 첨부

④ 보험급여의 지급을 청구하는 사람이 보조기기의 제조·판매자에게 지급할 것을 신청하는 경우에는 그 제조·판매자에게 해당 보조기기에 대한 급여비를 직접 지급할 수 있다. 이 경우 보험급여의 지급을 청구하는 사람은 해당 보조기기의 제

조·판매자가 「장애인 복지법」에 따라 개설된 의지·보조기 제조·수리업자이거나 「의료기기법」에 따라 허가받은 수입·제조·판매업자임을 증명하는 서류 1부

⑤ 부가급여

공단은 「건강보험법」에 규정한 요양급여 외에 대통령령이 정하는 바에 따라 임신·출산 진료비, 장제비, 상병수당, 그 밖의 급여를 실시할 수 있다. 〈개정 2013.5.22.〉

국민건강보험법 시행령 개정(대통령령 제2061호, 2007.12.27 공포)

- 2008년 1월 1일 장제비 폐지
- 사유 : 질병이나 부상의 예방과 치료를 주된 목적으로 하는 건강보험제도 본래의 목적과 거리가 있으므로 이를 폐지하고 절감되는 재원을 중증질환자 등을 위한 급여에 사용할 수 있도록 함으로써 건강보험재정안정과 건강보험의 보장성을 높임. 단, 2007년 12월 31일 이전 사망자 중 장제비 신청자에 대해서는 현행대로 지급한다.

「국민건강보험법 시행령」 제23조(부가급여)

① 법 제50조에 따른 부가급여는 임신·출산(유산 및 사산을 포함한다. 이하 같다) 진료비로 한다. 〈개정 2017.9.19.〉

② 제1항에 따른 임신·출산 진료비 지원 대상은 다음 각 호와 같다. 〈개정 2021.6.29.〉

1. 임신·출산한 가입자 또는 피부양자
2. 2세 미만인 가입자 또는 피부양자(이하 "2세 미만 영유아"라 한다)의 법정대리인(출산한 가입자 또는 피부양자가 사망한 경우에 한정한다)

③ 공단은 제2항 각 호의 어느 하나에 해당하는 사람에게 다음 각 호의 구분에 따른 비용을 결제할 수 있는 임신·출산 진료비 이용권(이하 "이용권"이라 한다)을 발급할 수 있다. 〈개정 2021.6.29.〉

1. 임신·출산한 가입자 또는 피부양자의 진료에 드는 비용
2. 임신·출산한 가입자 또는 피부양자의 약제·치료재료의 구입에 드는 비용
3. 2세 미만 영유아의 진료에 드는 비용
4. 2세 미만 영유아에게 처방된 약제·치료재료의 구입에 드는 비용

⑦ 이용권으로 결제할 수 있는 금액의 상한은 다음 각 호의 구분에 따른다. 다만, 보건복지부장관이 필요하다고 인정하여 고시하는 경우에는 다음 각 호의 상한을 초과하여 결제할 수 있다. 〈개정 2021.6.29.〉

1. 하나의 태아를 임신·출산한 경우: 100만원
2. 둘 이상의 태아를 임신·출산한 경우: 140만원

임신·출산에 대한 건강보험급여[백1]

- 출산장려정책의 일환으로 풍진검사와 선천성기형아검사에 대한 보험급여 실시(2004. 12. 1.)
- 자연분만을 유도하고 출산을 장려하기 위해 자연분만에 드는 본인부담액 전액 면제(2005. 1.)
- 산전(産前)진찰에 필요한 검사에 소요되는 비용에 대한 본인부담 경감을 위해 전자 바우처 형태의 부가급여 실시(2008. 12. 15.) → "고운맘 카드"에서 "국민행복카드 지원금"으로 변경
- 국민들의 건강보험 보장성을 확대하고 건강한 임신·출산 환경을 조성하기 위하여 임신부에 대한 임신·출산 진료비 지급 금액을 확대[둘 이상의 태아 70만원 → 90만원 → 100만원 → 140만원]
- 임신하거나 출산(유산 및 사산 포함)한 자로 대상자 범위 확대, 임신과 출산에 관련된 진료(출산 전후 산모의 건강관리와 관련된 진료 포함)로 급여범위 확대 (2017.9.19.)
- 임신·출산한 가입자 또는 피부양자, 2세 미만인 가입자 또는 피부양자로 지원대상 확대, 이용권으로 결제할 수 있는 금액 상한 확대[하나의 태아 : 100만원, 둘 이상의 태아 : 140만원] (2021.6.29.)

☞ **보건복지부 고시, 「임신·출산 진료비 지급 등에 관한 기준」**

- 임신·출산 진료비 이용권 사용범위 확대 : 출산 전후 산모의 건강관리와 관련된 진료 등으로 한정된 사용 범위 제한을 삭제하고, 영유아에 대한 의료비와 약제·치료재료 구입 등의 비용까지 사용할 수 있도록 함 (2018.12.31.)

⑥ 진료비 본인부담제

- 건강보험은 다른 사회보험과 달리 서비스 비용의 일부를 가입자가 부담하도록 하고 있다. 즉, 진료비의 일부를 환자가 부담한다.
- 수익자 부담을 두는 이유
  ① 서비스의 남용을 억제
  ② 수익자와 비수익자 간의 공평성을 도모
  ③ 수익의 정도와 수익자의 부담능력에 따라 부담을 달리함으로써 수익자의 책임을 촉구
  ④ 수익자 부담분을 사회보장 재원으로 재충당
- 진료비 본인부담제 형태 : ① 정률제, ② 정액제, ③ 공제제
- 우리나라 건강보험의 경우 본인부담제로 입원과 외래별로 또 외래의 경우 의료기관 유형별, 금액별로 본인부담의 형태가 다르다.

비용의 일부부담

요양급여를 받는 자는 대통령령으로 정하는 바에 따라 비용의 일부를 본인이 부담한다. 이 경우 선별급여에 대해서는 다른 요양급여에 비하여 본인일부부담금을 상향 조정할 수 있다.

본인이 연간 부담하는 본인일부부담금의 총액이 가입자의 소득수준 등에 따라 정하는 금액("본인부담상한액"이라 함)을 초과한 경우에는 공단이 그 초과 금액을 부담하여야 한다.

비용의 본인부담

본인부담상한제라 하며 고액 중증질환자의 의료비 부담을 덜어주기 위해 2004년 7월부터 도입한 제도로, 건강보험이 적용되는 의료비 중 진료받은 사람이 부담한 연간(1월 1일~12월 31일) 의료비(비급여는 제외)가 일정 기준을 넘는 경우, 그 넘는 금액을 공단이 전액 부담한다. 본인부담상한액은 2013년 12월 1일부터 전년도 말 보험료 부과수준에 따라 200~400만원의 3단계에서 7단계로 차등적용하고 있다. 소득이 가장 낮은 하위 10%는 상한액이 200만원에서 120만원으로 낮아지고, 소득이 가장 높은 상위 10%는 상한액이 400만원에서 500만원으로 높아졌다. 2015년부터는 본인부담상한액에 "전국소비자물가지수변동률"을 최대 5%까지 적용하여 본인부담상한액이 매년 변동된다. 저소득층의 가계 과부담이 되고 있는 의료비 부담을 덜어주기 위해 급성기 병원(요양병원을 제외한 요양기관) 및 요양병원 적정입원환자(120일 이하 입원)에 대해 2018년 1월부터 건강보험 소득하

소득분위별 본인부담상한액

소득수준	본인부담상한액									
	2014년	2017년	2018년		2020년		2021년		2022년	
			120일 이하*	120일 초과*	120일 이하	120일 초과	120일 이하	120일 초과	120일 이하	120일 초과
1분위	120만원	122만원	80만원	124만원	81만원	125만원	81만원	125만원	83만원	128만원
2분위	150만원	153만원	100만원	155만원	101만원	157만원	101만원	157만원	103만원	160만원
3분위										
4분위	200만원	205만원	150만원	208만원	152만원	211만원	152만원	211만원	155만원	217만원
5분위										
6분위	250만원	256만원	260만원		281만원		282만원		289만원	
7분위										
8분위	300만원	308만원	313만원		351만원		352만원		360만원	
9분위	400만원	411만원	418만원		431만원		433만원		443만원	
10분위	500만원	514만원	523만원		582만원		584만원		598만원	

* 2018년 이후에는 1~5분위까지 요양병원 입원일수 120일 초과 여부에 따라 상한액이 다름

»본인부담상한액 산정방법 : 해당 연도 본인부담상한액 = 전년도 본인부담상한액 × (1 + 전국소비자물가변동률)

위 50%의 진료비 연간 본인부담상한액이 대폭 낮아진다. 의료급여2종 수급자의 연간 본인부담상한액도 120만원에서 80만원으로 낮아진다.

요양급여비용 중 본인일부부담금의 부담률 및 부담액(영 제19조제1항 관련 [별표 2]) 〈개정 2021.11.1.〉

1. 가입자 또는 피부양자는 요양급여비용 중 다음 각 목의 어느 하나에 해당하는 금액(100원 미만은 제외한다)을 부담한다. 다만, 입원진료의 경우에는 100원 미만의 금액도 부담한다.

  가. 입원진료(나목의 표 중 보건복지부장관이 정하는 의료장비를 이용한 진료의 경우는 제외한다) 및 보건복지부장관이 정하는 요양급여를 받은 경우(약국 또는 한국희귀·필수의약품센터인 요양기관에서 처방전에 따라 의약품을 조제받는 경우를 포함한다)는 다음의 구분에 따라 계산한 금액

    1) 요양급여비용 총액(보건복지부장관이 정하여 고시하는 식대와 장애인 치과진료에 대한 가산금액은 제외한다)의 100분의 20에 입원기간 중 식대〔입원환자의 식사의 질과 서비스에 영향을 미치는 부가적 요소에 드는 비용에 해당하는 가산금액(이하 "식대가산금액"이라 한다)을 포함한다. 이하 이 호, 제2호 및 제3호가목·나목·아목에서 같다〕의 100분의 50을 더한 금액.

구분	본인부담액		
	요양급여비용 총액	고가특수의료장비총액 (CT, MRI, PET)	식대 총액
일반환자	20%	외래 본인부담율	50%
15세 이하(신생아 제외)	5%		
신생아(28일 이내)	면제		
자연분만			
고위험 임신부			

- 다만, 상급종합병원에서 법 제43조에 따라 신고한 입원병실 중 일반입원실의 2인실·3인실·4인실 및 정신과 입원실의 2인실·3인실·4인실을 이용한 경우에는 그 입원료에 한정하여 각각 100분의 50·100분의 40·100분의 30으로 하고, 종합병원·병원·한방병원·요양병원(「장애인복지법」 제58조제1항제4호에 따른 장애인 의료재활시설로서 「의료법」 제3조의2의 요건을 갖춘 의료기관

인 요양병원으로 한정한다)·정신병원에서 법 제43조에 따라 신고한 입원병실 중 일반입원실의 2인실·3인실 및 정신과 입원실의 2인실·3인실을 이용한 경우에는 그 입원료에 한정하여 각각 100분의 40·100분의 30으로 한다.

- 보건복지부장관이 정하여 고시하는 격리 입원에 대해서는 그 입원료에 한정하여 100분의 10으로 한다.

상급종합병원·종합병원 2·3인실 본인일부부담금 〈시행 2018.7.1.〉

구분	본인일부부담금의 부담률		
	2인실	3인실	4인실
상급종합병원	50%	40%	30%
종합병원	40%	30%	-

2) 「의료법」 제3조제2항제3호라목에 따른 요양병원에서 입원진료를 받는 사람 중 입원치료보다는 요양시설이나 외래진료를 받는 것이 적합한 환자로서 보건복지부장관이 정하여 고시하는 환자군에 해당하는 경우에는 요양급여비용 총액의 100분의 40에 입원기간 중 식대의 100분의 50을 더한 금액

나. 외래진료의 경우 및 보건복지부장관이 정하는 의료장비·치료재료를 이용한 진료의 경우에는 다음 표의 구분에 따라 계산한 금액

기관 종류	소재지	환자 구분	본인부담액
상급 종합병원	모든 지역	일반환자	진찰료 총액 + (요양급여비용 총액 - 진찰료총액) × 60/100. 다만, 임신부 외래진료의 경우에는 요양급여비용 총액의 40/100, 1세 미만 영유아 외래진료의 경우에는 요양급여비용 총액의 20/100으로 한다.
		의약분업 예외환자	진찰료 총액 + (요양급여비용 총액 - 약값 총액 - 진찰료 총액) × 60/100 + 약값 총액×30/100. 다만, 임신부 외래진료의 경우에는 (요양급여비용 총액-약값 총액)×40/100+ 약값 총액×30/100, 1세 미만 영유아 외래진료의 경우에는 (요양급여비용 총액-약값 총액)×20/100+약값 총액×21/100로 한다.
종합병원	동 지역	일반환자	요양급여비용 총액 × 50/100(임신부 외래진료의 경우에는 30/100, 1세 미만 영유아 외래진료의 경우에는 15/100)
		의약분업 예외환자	(요양급여비용 총액 - 약값 총액) × 50/100(임신부 외래진료의 경우에는 30/100, 1세 미만 영유아 외래진료의 경우에는 15/100)+약값 총액×30/100(1세 미만 영유아의 경우에는 21/100)
종합병원	읍·면 지역	일반환자	요양급여비용 총액 × 45/100(임신부 외래진료의 경우에는 30/100, 1세 미만 영유아 외래진료의 경우에는 15/100)
		의약분업 예외환자	(요양급여비용 총액 - 약값 총액) × 45/100(임신부 외래진료의 경우에는 30/100, 1세 미만 영유아 외래진료의 경우에는 15/100)+약값 총액×30/100(1세 미만 영유아의 경우에는 21/100)

(계속)

기관 종류	소재지	환자 구분	본인부담액
병원, 치과병원, 한방병원, 요양병원	동 지역	일반환자	요양급여비용 총액 × 40/100(임신부 외래진료의 경우에는 20/100, 1세 미만 영유아 외래진료의 경우에는 10/100)
		의약분업 예외환자	(요양급여비용 총액 – 약값 총액) × 40/100(임신부 외래진료의 경우에는 20/100, 1세 미만 영유아 외래진료의 경우에는 10/100)+약값 총액× 30/100(1세 미만 영유아의 경우에는 21/100)
	읍·면 지역	일반환자	요양급여비용 총액 × 35/100(임신부 외래진료의 경우에는 20/100, 1세 미만 영유아 외래진료의 경우에는 10/100)
		의약분업 예외환자	(요양급여비용 총액 – 약값 총액) × 35/100(임신부 외래진료의 경우에는 20/100, 1세 미만 영유아 외래진료의 경우에는 10/100)+약값 총액× 30/100(1세 미만 영유아의 경우에는 21/100)
의원, 치과의원, 한의원, 보건의료원	모든 지역	일반환자	요양급여비용 총액 × 30/100(임신부 외래진료의 경우에는 10/100, 1세 미만 영유아 외래진료의 경우에는 5/100). 다만, 요양급여를 받는 사람이 65세 이상이면서 해당 요양급여비용 총액이 보건복지부령으로 정하는 금액을 넘지 않으면 보건복지부령으로 정하는 금액을 본인일부부담금으로 한다.
		의약분업 예외환자	요양급여비용 총액 × 30/100(임신부 외래진료의 경우에는 10/100, 1세 미만 영유아 외래진료의 경우에는 5/100) + 약값 총액 × 30/100(1세 미만 영유아의 경우에는 21/100). 다만, 요양급여를 받는 사람이 65세 이상이면서 해당 요양급여비용 총액이 보건복지부령으로 정하는 금액을 넘지 않으면 보건복지부령으로 정하는 금액을 본인일부부담금으로 한다.
보건소, 보건지소, 보건진료소	모든 지역		요양급여비용 총액 × 30/100. 다만, 요양급여를 받는 사람이 65세 이상이면서 해당 요양급여비용 총액이 보건복지부령으로 정하는 금액을 넘지 않으면 보건복지부령으로 정하는 금액을 본인일부부담금으로 한다.

비고 1. 위 표에서 "의약분업 예외환자"란 「약사법」 제23조제4항제3호 중 조현병(調絃病) 또는 조울증 등으로 자신 또는 타인을 해칠 우려가 있는 정신질환자, 같은 항 제4호 중 「감염병의 예방 및 관리에 관한 법률」에 따른 제1군 감염병환자 및 같은 항 제8호·제9호에 해당하는 환자를 말한다. 다만, 제1호가목에 따라 요양급여비용 총액의 100분의 20을 적용받는 사람은 제외한다.

2. 위 표에서 "약값 총액"이란 요양기관이 해당 약제를 구입한 금액의 총액을 말한다.
3. 보건복지부장관이 정하는 의료장비를 이용한 입원진료인 경우의 요양급여비용 총액은 의료장비를 이용한 비용의 총액으로 한정한다.
4. 요양기관의 외래진료를 통하여 주기적으로 의사의 처방에 따라 구입(사용)하여야 하는 치료재료 중 보건복지부장관이 정하여 고시하는 치료재료의 경우에는 해당 치료재료 비용 및 관련 행위(교체를 위한 직접적 행위에 한정한다. 이하 같다) 비용을 제외한 요양급여비용 총액을 위 표의 요양급여비용 총액으로 하여 위 표에 따라 산정한 금액에 해당 치료재료 비용 및 관련 행위 비용의 100분의 20(1세 미만 영유아의 경우에는 14/100)을 더한 금액을 본인부담액으로 한다. 다만, 제3호 마목이 적용되는 중증질환자는 제외한다.
5. 보건복지부장관이 정하는 질병의 환자가 요양기관(의원으로 한정한다)에 보건복지부장관이 정하는 절차 또는 방법에 따라 외래진료를 지속적으로 받겠다는 의사를 표시한 경우에는 해당 질병에 대하여 그 다음 진료부터 (진찰료 총액 × 20/100) + {(요양급여비용 총액 – 진찰료 총액) × 30/100}에 해당하는 금액을 본인부담액으로 한다. 다만, 요양급여를 받는 사람이 65세 이상인 경우에는 요양급여비용 총액이 보건복지부령으로 정하는 금액을 넘지 않으면 보건복지부령으로 정하는 금액을 본인부담액으로 한다.
   → 만성질환관리료(고혈압[I10] 또는 당뇨병(E11] 환자에 해당)
6. 임신부가 유산 또는 사산을 한 경우 해당 유산 또는 사산에 따른 외래진료는 위 표에 따른 임신부 외래진료에 포함한다.

외래진료 등의 요양급여비용 총액에 관한 조건 및 본인부담액(칙 제13조제1항 관련) 〈개정 2018.6.29.〉

1) 65세 이상

기관 종류	요양급여비용 총액에 관한 조건		본인부담액
의원·치과의원(의약분업 예외지역은 제외) 및 보건의료원(한방과는 제외)	15,000원 이하		1,500원
	15,000원 초과 20,000원 이하		요양급여비용 총액×10/100
	20,000원 초과 25,000원 이하		요양급여비용 총액×20/100(주)
	25,000원 초과		요양급여비용 총액×30/100(주)
의원·치과의원(의약분업 예외지역만 해당), 보건의료원(한방과만 해당) 및 한의원	투약처방을 하는 경우	15,000원 이하	1,500원
		15,000원 초과 25,000원 이하	요양급여비용 총액×10/100
		25,000원 초과 30,000원 이하	요양급여비용 총액×20/100(주)
		30,000원 초과	요양급여비용 총액×30/100(주)
	투약처방을 하지 않는 경우	15,000원 이하	1,500원
		15,000원 초과 20,000원 이하	요양급여비용 총액×10/100
		20,000원 초과 25,000원 이하	요양급여비용 총액×20/100(주)
		25,000원 초과	요양급여비용 총액×30/100(주)

㈜ 보건복지부장관이 정하는 정신건강의학과 외래진료(개인정신치료 및 집단정신치료)의 경우에는 10/100

2) 65세 미만

환자구분	본인부담액
일반환자	요양급여비용 총액×30/100〔임신부 외래진료 및 보건복지부장관이 정하는 정신건강의학과 외래진료(개인정신치료 및 집단정신치료)의 경우에는 10/100, 1세 미만 영유아 외래진료의 경우에는 5/100〕
의약분업 예외환자	(요양급여비용 총액－약값 총액)×30/100〔임신부 외래진료 및 보건복지부장관이 정하는 정신건강의학과 외래진료(개인정신치료 및 집단정신치료)의 경우에는 10/100, 1세 미만 영유아 외래진료의 경우에는 5/100〕＋약값 총액×30/100(1세 미만 영유아의 경우에는 21/100)

3) 보건소, 보건지소, 보건진료소에서 요양급여를 받는 경우 해당 요양급여비용 총액이 12,000원을 넘지 않을 때의 본인부담액은 다음과 같다.

기관 종류	진료내용 또는 투약일수		본인부담액
보건소	의과 치과	처방전만을 발급한 경우	500원
		1일분 이상 3일분 이하의 투약을 한 경우	1,100원
		4일분 이상 6일분 이하의 투약을 한 경우	1,300원
		7일분 이상 투약을 한 경우	1,600원
	한방과	침·뜸(灸)·부항 등의 시술만 한 경우	1,100원
		1일분 투약만 한 경우	1,100원

(계속)

기관 종류	진료내용 또는 투약일수		본인부담액
보건소	한방과	2일분 투약만 한 경우	1,300원
		3일분 투약만 한 경우	1,600원
		4일분 이상 투약만 한 경우	2,000원
		침·뜸(灸)·부항 등의 시술과 1일분 투약을 한 경우	1,300원
		침·뜸·부항 등의 시술과 2일분 투약을 한 경우	1,600원
		침·뜸·부항 등의 시술과 3일분 투약을 한 경우	1,800원
		침·뜸·부항 등의 시술과 4일분 이상 투약을 한 경우	2,200원
보건지소	의과 치과	처방전만을 발급한 경우	500원
		1일분 이상 3일분 이하 투약을 한 경우	900원
		4일분 이상 6일분 이하 투약을 한 경우	1,100원
		7일분 이상 투약을 한 경우	1,400원
	한방과	침·뜸·부항 등의 시술만 한 경우	1,100원
		1일분 투약만 한 경우	1,100원
		2일분 투약만 한 경우	1,300원
		3일분 투약만 한 경우	1,600원
		4일분 이상 투약만 한 경우	2,000원
		침·뜸·부항 등의 시술과 1일분 투약을 한 경우	1,300원
		침·뜸·부항 등의 시술과 2일분 투약을 한 경우	1,600원
보건지소	한방과	침·뜸·부항 등의 시술과 3일분 투약을 한 경우	1,800원
		침·뜸·부항 등의 시술과 4일분 이상 투약을 한 경우	2,200원
보건진료소	모든 경우		900원

비고 : 보건소 또는 보건지소의 의과 및 치과에서 재활 및 물리치료를 받고 요양급여비용 총액이 12,000원을 넘지 않는 경우의 본인부담액은 위 표의 진료내용 또는 투약일수에 따른 본인부담액에 1일당 500원(재활 및 물리치료 본인부담액)을 더한 금액으로 한다.

다. 약국 또는 한국희귀·필수의약품센터의 경우

1) 진료를 담당한 의사 또는 치과의사가 발행한 처방전에 따라 의약품을 조제받은 경우에는 요양급여비용 총액의 100분의 30(요양급여를 받는 사람이 65세 이상인 경우 요양급여비용 총액이 보건복지부령으로 정하는 금액을 넘지 않으면 보건복지부령으로 정하는 금액). 다만, 제1호가목 중 보건복지부장관이 정하는 요양급여를 받은 경우(약국 또는 한국희귀·필수의약품센터인 요양기관에서 처방전에 따라 의약품을 조제받는 경우를 포함한다)는 제외한다.

2) 「약사법」 제23조제3항제1호에 따라 의료기관이 없는 지역에서 조제하는 경우로서 진료를 담당한 의사 또는 치과의사가 발행한 처방전에 따르지 않고 의약품을 조제받은 경우에는 다음의 구분에 따라 산정한 금액

가) 요양급여비용 총액이 보건복지부령으로 정하는 금액을 넘는 경우에는 요양급여비용 총액의 100분의 40

나) 요양급여비용 총액이 보건복지부령으로 정하는 금액을 넘지 않는 경우에는 보건복지부령으로 정하는 금액

3) 1)에도 불구하고 상급종합병원 또는 종합병원의 의사가 발행한 처방전에 따라 질병의 중증도를 고려하여 보건복지부장관이 정하여 고시하는 질병에 대한 의약품을 조제받은 경우〔읍·면 지역 소재 종합병원의 의사가 발행한 처방전에 따라 의약품을 조제받거나 「한국보훈복지의료공단법」에 따른 보훈병원의 의사나 「독립유공자예우에 관한 법률」, 「국가유공자 등 예우 및 지원에 관한 법률」, 「5·18 민주유공자예우에 관한 법률」, 「참전유공자예우 및 단체설립에 관한 법률」, 「고엽제후유의증 등 환자지원 및 단체설립에 관한 법률」, 「특수임무유공자 예우 및 단체설립에 관한 법률」 및 「제대군인지원에 관한 법률」에 따라 국가보훈처장이 진료를 위탁한 상급종합병원 또는 종합병원의 의사가 해당 법률에서 정한 의료지원대상자에게 발행한 처방전에 따라 의약품을 조제받은 경우는 제외한다〕에는 다음의 금액

가) 상급종합병원의 의사가 발행한 처방전에 따라 의약품을 조제받은 경우 : 요양급여비용 총액의 100분의 50

나) 종합병원의 의사가 발행한 처방전에 따라 의약품을 조제받은 경우 : 요양급여비용 총액의 100분의 40

약국 또는 한국희귀·필수의약품센터를 이용한 경우의 요양급여비용 총액에 관한 조건 및 본인부담액(칙 제13조제2항 관련) 〈개정 2018.6.29.〉

요양급여비용 총액에 관한 조건			본인부담액
1. 처방조제	65세 이상 10,000원 이하		1,000원
	65세 이상 10,000원 초과 12,000원 이하		요양급여비용 총액×20/100
	12,000원 초과, 65세 미만		요양급여비용 총액×30/100
2. 직접조제	4,000원 초과		요양급여비용 총액×40/100
	4,000원 이하	투약일수 1일	1,400원
		투약일수 2일	1,600원
		투약일수 3일 이상	2,000원

2. 제1호에도 불구하고 제21조제3항제2호에 따라 보건복지부장관이 정하여 고시하는 질병군에 대하여 입원진료를 받는 경우에는 다음 각 목의 구분에 따라 계산한 금액에 입원기간 중 식대의 100분의 50을 더한 금액을 부담한다. 이 경우 질병군 분류번호 결정 요령, 평균 입원 일수, 입원실 이용 비용 등 해당 질병군의 본인일부부담금 산정에 필요한 사항은 보건복지부장관이 정하여 고시한다.

가. 다음 계산식에 따라 계산한 금액의 100분의 20

질병군에 대한 본인부담액의 계산식

[질병군별 기준 상대가치점수＋(입원 일수－질병군별 평균 입원 일수)×질병군별 일당 상대가치점수]×제21조제1항에 따라 정해진 상대가치점수의 점수당 단가

비고 :

1. 위 표에서 "질병군별 기준 상대가치점수"란 질병군별 평균 입원 일수만큼 입원했을 때 발생하는 입원 건당 상대가치점수를 말한다.
2. 위 표에서 "질병군별 일당 상대가치점수"란 입원 일수가 1일 증가함에 따라 추가되는 질병군별 상대가치점수를 말한다.

나. 가목에도 불구하고 보건복지부장관이 정하여 고시하는 입원실을 이용한 경우에는 가목에 따라 계산한 금액에 보건복지부장관이 정하여 고시하는 입원료 계산식에 따라 계산한 금액을 더한 금액

다. 삭제 〈2021.11.1.〉

라. 가목 및 나목에도 불구하고 제1호나목에 따라 보건복지부장관이 정하는 의료장비를 이용한 진료의 경우에는 가목 또는 나목에 따라 계산한 금액에 제1호나목 표의 구분에 따라 계산한 금액을 더한 금액

3. 제1호와 제2호에도 불구하고 다음 각 목의 어느 하나에 해당하는 경우에는 그 각 목에서 정하는 금액을 부담한다. 다만, 상급종합병원·종합병원·병원·한방병원·요양병원(「정신건강증진 및 정신질환자 복지서비스 지원에 관한 법률」 제3조제5호에 따른 정신의료기관 중 정신병원인 요양병원 및 「장애인복지법」 제58조제1항제4호에 따른 의료재활시설로서 「의료법」 제3조의2의 요건을 갖춘 의료기관인 요양병원으로 한정한다)에서 법 제43조에 따라 신고한 입원병실 중 일반입원실의 2인실·3인실 및 정신과 폐쇄병실의 2인실·3인실을 이용한 경우는 그 입원료에 한정하여 제1호가목1) 단서에서 정하는 금액을 부담한다.

가. 다음의 경우에는 입원기간 중 식대의 100분의 50

1) 자연분만에 대한 요양급여

2) 「모자보건법」 제2조제4호에 따른 신생아 및 보건복지부장관이 정하는 기준에 해당하는 영유아에 대한 입원진료로서 보건복지부장관이 정하는 요양급여

3) 보건복지부장관이 정하여 고시하는 결핵질환을 가진 사람에 대하여 보건복지부장관이 정하는 요양급여

4) 「장기등 이식에 관한 법률」 제4조제2호에 따른 장기 등 기증자(뇌사자 또는 사망한 사람만 해당한다)의 장기 등(같은 법 제4조제1호에 따른 장기 등을 말한다) 적출에 대하여 보건복지부장관이 정하는 요양급여

나. 다음의 경우(라목에 해당하는 사람에 대한 요양급여는 제외한다)에는 요양급여비용 총액의 100분의 10에 입원기간 중 식대의 100분의 50을 더한 금액

1) 삭제 〈2017.9.29.〉

2) 보건복지부장관이 정하여 고시하는 희귀난치성질환을 가진 사람에 대하여 보건복지부장관이 정하는 요양급여

3) 보건복지부장관이 정하여 고시하는 고위험 임신부에 대한 입원진료로서 보건복지부장관이 정하는 요양급여 〈신설 2016.12.30.〉

4) 삭제 〈2018.12.24.〉

다. 다음의 경우에는 본인이 부담할 비용의 부담률의 100분의 70에 해당하는 금액

1) 1세 이상 6세 미만인 가입자 또는 피부양자가 상급종합병원, 종합병원, 병원, 치과병원, 한방병원, 요양병원, 의원, 치과의원, 한의원 및 보건의료원에서 외래진료를 받는 경우

2) 6세 미만인 가입자 또는 피부양자가 보건소, 보건지소 및 보건진료소에서 외래진료를 받는 경우로서 요양급여비용 총액이 보건복지부령으로 정하는 금액을 넘는 경우. 다만, 요양급여비용 총액이 보건복지부령으로 정하는 금액을 넘지 않는 경우에는 제1호나목 표에 따른 금액을 부담한다.

3) 6세 미만인 가입자 또는 피부양자가 약국 또는 한국희귀·필수의약품센터인 요양기관에서 처방전에 따라 의약품을 조제받는 경우

라. 보건복지부장관이 정하여 고시하는 희귀난치성질환 또는 중증질환(이하 "희귀난치성질환 등"이라 한다)을 가진 사람, 희귀난치성질환 등 이외의 질환으로 6개월 이상 치료를 받고 있거나 6개월 이상 치료가 필요한 사람 또는 18세 미만의 아동(이하 "희귀난치성질환자 등"이라 한다) 중 희귀난치성질환자 등이 속한 세대(배우자를 포함한다)의 소득 및 재산을 더하여 계산한 가액(이하 "소득인정액"이라 한다)이 「국민기초생활 보장법」 제2조제11호에 따른 기준 중위소득의 100분의 50 이하이고, 희귀난치성질환자 등의 1촌의 직계혈족 및 그 배우자(이하 "부양의무자"라 한다)가 없거나 부양의무자가 있어도 부양능력이 없거나 부양을 받을 수 없는 사람으로서 보건복지부령으로 정하는 바에 따라 공단의 본인일부부담금 경감 인정 신청을 하여 그 경감 인정을 받은 사람에 대한 요양급여의 경우에는 다음의 구분에 따라 계산한 금액. 이 경우 소득인정액 산정이 기준이 되는 세대의 범위, 소득 및 재산의 범위, 소득인정액 산정방법 등 소득인정액의 산정에 필요한 사항 및 부양의무자가 부양능력이 없거나 부양을 받을 수 없는 경우의 구체적인 기준은 보건복지부령으로 정한다.

1) 희귀난치성질환 등을 가진 사람인 경우에는 입원기간 중 식대(식대가산금액은 제외한다. 이하 이 목에서 같다)의 100분의 20

2) 희귀난치성질환 등 이외의 질환으로 6개월 이상 치료를 받고 있거나 6개월 이상 치료가 필요한 사람 또는 18세 미만의 아동인 경우에는 다음 표에 해당하는 금액에 입원기간 중 식대의 100분의 20을 더한 금액. 다만, 가목에 해당하거나 6세 미만 아동의 입원진료 또는 보건복지부장관이 정하여 고시하는 중증질환으로 요양급여를 받는 경우에는 입원기간 중 식대의 100분의 20만을 부담한다.

<table>
<tr><th>기관 종류</th><th colspan="2">구분</th><th>본인부담액</th></tr>
<tr><td>상급
종합병원</td><td colspan="2">외래진료 및 입원진료</td><td>요양급여비용 총액의 100분의 14에 해당하는 금액. 다만, 다음의 어느 하나에 해당하는 경우에는 그 다음의 구분에 따라 계산한 금액을 부담한다.
가) 정신건강의학과 입원진료 또는 나목 2)(치매는 제외한다)에 따라 보건복지부장관이 정하는 요양급여를 받는 경우에는 해당 요양급여비용 총액의 100분의 10
나) 제1호 나목(임신부 외래진료만 해당한다), 이호 나목 2)(치매만 해당한다)·3), 마목, 차목 또는 하목에 따라 보건복지부장관이 정하는 요양급여를 받는 경우에는 해당 요양급여비용 총액의 100분의 5
다) 자목(6세 이상 15세 이하 아동의 입원진료만 해당한다)에 따라 보건복지부장관이 정하는 요양급여를 받는 경우에는 해당 요양급여비용 총액의 100분의 3
라) 1세 미만 영유아 외래진료의 경우에는 요양급여비용 총액의 100분의 5</td></tr>
<tr><td rowspan="2">종합병원,
병원,
치과병원,
한방병원,
요양병원</td><td rowspan="2">「의료급여법 시행령」 별표 1 제2호가목 2 가)에 따른 만성질환자에 해당하는 사람이 그 만성질환에 대하여 외래진료를 받거나 해당 만성질환자가 나목 2)(치매를 제외한다) 또는 마목에 따른 외래진료에 대하여 보건복지부장관이 정하는 요양급여를 받는 경우</td><td>「약사법」 제23조제4항에 따라 의사 또는 치과의사가 의약품을 직접 조제하는 경우와 법률 제8365호 약사법 전부개정법률 부칙 제8조에 따라 한의사가 한약 및 한약제제를 직접 조제하는 경우</td><td>1,500원. 다만, 1세 미만 영유아 외래진료의 경우에는 본인일부부담금 없음</td></tr>
<tr><td>그 밖의 외래진료</td><td>1,000원. 다만, 1세 미만 영유아 외래진료의 경우에는 본인일부부담금 없음</td></tr>
<tr><td>종합병원,
병원,
치과병원,
한방병원,
요양병</td><td colspan="2">그 밖의 외래진료 및 입원진료</td><td>요양급여비용 총액의 100분의 14에 해당하는 금액. 다만, 다음의 어느 하나에 해당하는 경우에는 그 다음의 구분에 따라 계산한 금액을 부담한다.
가) 정신건강의학과 입원진료 또는 나목 2)(치매는 제외한다)에 따라 보건복지부장관이 정하는 요양급여를 받는 경우에는 해당 요양급여비용 총액의 100분의 10
나) 제1호나목(임신부 외래진료만 해당한다), 이호 나목 2)(치매만 해당한다)·3), 마목, 차목 또는 하목에 따라 보건복지부장관이 정하는 요양급여를 받는 경우에는 해당 요양급여비용 총액의 100분의 5
다) 자목(6세 이상 15세 이하 아동의 입원진료만 해당한다)에 따라 보건복지부장관이 정하는 요양급여를 받는 경우에는 해당 요양급여비용 총액의 100분의 3
라) 1세 미만 영유아 외래진료의 경우에는 요양급여비용 총액의 100분의 5</td></tr>
</table>

(계속)

<table>
<tr><th>기관 종류</th><th colspan="2">구분</th><th>본인부담액</th></tr>
<tr><td rowspan="3">의원,
치과의원,
한의원,
보건의료원</td><td rowspan="2">외래진료</td><td>「약사법」 제23조제4항에 따라 의사 또는 치과의사가 의약품을 직접 조제하는 경우와 법률 제8365호 약사법 전부개정법률 부칙 제8조에 따라 한의사가 한약 및 한약제제를 직접 조제하는 경우</td><td>1,500원. 다만, 1세 미만 영유아 외래진료의 경우에는 본인일부부담금 없음</td></tr>
<tr><td>그 밖의 외래진료</td><td>1,000원. 다만, 1세 미만 영유아 외래진료의 경우에는 본인일부부담금 없음</td></tr>
<tr><td colspan="2">입원진료</td><td>요양급여비용 총액의 100분의 14에 해당하는 금액. 다만, 다음의 어느 하나에 해당하는 경우에는 그 다음의 구분에 따라 계산한 금액을 부담한다.
가) 정신건강의학과 입원진료 또는 나목 2)(치매는 제외한다)에 따라 보건복지부장관이 정하는 요양급여를 받는 경우에는 해당 요양급여비용 총액의 100분의 10
나) 나목 2)(치매만 해당한다)·3), 마목 또는 차목(입원진료만 해당한다)에 따라 보건복지부장관이 정하는 요양급여를 받는 경우에는 해당 요양급여비용 총액의 100분의 5
다) 자목(6세 이상 15세 이하 아동의 입원진료만 해당한다)에 따라 보건복지부장관이 정하는 요양급여를 받는 경우에는 해당 요양급여비용 총액의 100분의 3</td></tr>
<tr><td>보건소,
보건지소,
보건진료소</td><td colspan="2">외래·입원 진료</td><td>없음</td></tr>
<tr><td>약국,
한국희귀·
필수의약품
센터</td><td colspan="2">「약사법」 제23조제3항 단서에 따라 처방전에 따르지 않고 직접 조제한 경우</td><td>900원</td></tr>
<tr><td rowspan="2">약국,
한국희귀·
필수의약품
센터</td><td colspan="2">보건소, 보건지소 및 보건진료소를 제외한 요양기관에서 발급한 처방전에 따라 조제한 경우</td><td>500원</td></tr>
<tr><td colspan="2">보건소, 보건지소 및 보건진료소에서 발급한 처방전에 따라 조제한 경우</td><td>없음</td></tr>
</table>

비고 1. 「약사법」 제23조제4항에 따라 의사 또는 치과의사가 의약품을 직접 조제하거나 법률 제8365호 약사법 전부개정법률 부칙 제8조에 따라 한의사가 한약 및 한약제제를 직접 조제하고 처방전을 함께 발급하는 경우에는 1,000원을 부담한다.

2. 외래진료로서 전산화단층촬영(CT), 자기공명영상진단(MRI) 등 보건복지부장관이 정하여 고시하는 장비를 이용한 진료에 대해서는 그 의료장비를 이용한 비용 총액의 100분의 14〔나목2)(치매는 제외한다)에 따른 환자의 경우에는 100분의 10, 나목2)(치매만 해당한다)·4), 마목, 하목 또는 제1호나목(임신부 외래진료만 해당한다)에 따른 환자의 경우에는 100분의 5〕를 부담한다.

3. 제21조제3항제2호에 따른 질병군에 대한 입원진료의 경우 본인일부부담금은 제2호가목 또는 나목에 따라 계산한 금액에 위 표의 해당 기관 종류별 입원진료에 해당하는 본인부담률을 곱한 금액으로 한다. 다만, 같은 호 다목에 따른 요양급여비용 열외군인 경우 본인일부부담금은 같은 호 가목 또는 나목의 계산식에 따라 계산한 금액에 같은 호 다목에 따른 고시에서 정한 금액을 더한 금액에 위 표의 해당 기관 종류별 입원진료에 해당하는 본인부담률을 곱한 금액으로 한다.

4. 보건복지부장관이 정하여 고시하는 격리입원에 대해서는 그 입원료에 한정하여 해당 입원료의 100분의 5를 부담한다.

5. 임신부가 유산 또는 사산을 한 경우 해당 유산 또는 사산에 따른 외래진료는 위 표에 따른 임신부 외래진료에 포함한다.

3) 희귀난치성질환 등을 가진 사람 중 65세 이상인 사람이 틀니 요양급여를 받는 경우에는 해당 요양급여비용 총액의 100분의 5 〈개정 2018.6.26.〉
4) 희귀난치성질환 등 외의 질환으로 6개월 이상 치료를 받고 있거나 6개월 이상 치료가 필요한 사람 중 65세 이상인 사람이 틀니 요양급여를 받는 경우에는 해당 요양급여비용 총액의 100분의 15 〈개정 2018.6.26.〉
5) 희귀난치성질환 등을 가진 사람 중 65세 이상인 사람이 치과 임플란트 요양급여를 받는 경우에는 해당 요양급여비용 총액의 100분의 10 〈개정 2018.6.26.〉
6) 희귀난치성질환 등 외의 질환으로 6개월 이상 치료를 받고 있거나 6개월 이상 치료가 필요한 사람 중 65세 이상인 사람이 치과 임플란트 요양급여를 받는 경우에는 해당 요양급여비용 총액의 100분의 20 〈개정 2018.6.26.〉
7) 2)에도 불구하고 희귀난치성질환 등 외의 질환으로 6개월 이상 치료를 받고 있거나 6개월 이상 치료가 필요한 사람 또는 18세 미만의 아동이 상급종합병원 또는 종합병원의 의사가 발행한 처방전에 따라 질병의 중증도를 고려하여 보건복지부장관이 정하여 고시하는 질병에 대한 의약품을 조제 받은 경우〔읍·면 지역 소재 종합병원의 의사가 발행한 처방전에 따라 의약품을 조제 받거나 「한국보훈복지의료공단법」에 따른 보훈병원의 의사나 「독립유공자예우에 관한 법률」, 「국가유공자 등 예우 및 지원에 관한 법률」, 「보훈보상대상자 지원에 관한 법률」, 「5·18민주유공자예우에 관한 법률」, 「참전유공자 예우 및 단체설립에 관한 법률」, 「고엽제후유의증 등 환자지원 및 단체설립에 관한 법률」, 「특수임무유공자 예우 및 단체설립에 관한 법률」 및 「제대군인지원에 관한 법률」에 따라 국가보훈처장이 진료를 위탁한 상급종합병원 또는 종합병원의 의사가 해당 법률에서 정한 의료지원 대상자에게 발행한 처방전에 따라 의약품을 조제 받은 경우는 제외한다〕에는 요양급여비용 총액의 100분의 3. 다만, 본인일부부담금이 500원 미만이 되는 경우에는 500원을 본인일부부담금으로 한다.
8) 2)에도 불구하고 희귀난치성질환 등 외의 질환으로 6개월 이상 치료를 받고 있거나 6개월 이상 치료가 필요한 사람 또는 18세 미만 아동의 입원진료로서 제왕절개분만에 대한 요양급여를 받는 경우에는 입원기간 중 식대의 100분의 20

9) 희귀난치성질환 등을 가진 사람이 보건복지부장관이 정하여 고시하는 추나요법에 대하여 보건복지부장관이 정하는 요양급여를 받는 경우에는 해당 요양급여비용의 100분의 30. 다만, 보건복지부장관이 따로 정하여 고시하는 추나요법에 대하여 요양급여를 받는 경우에는 해당 요양급여비용의 100분의 80으로 한다. 〈신설 2019.7.16.〉

10) 희귀난치성질환 등 이외의 질환으로 6개월 이상 치료를 받고 있거나 6개월 이상 치료가 필요한 사람 또는 18세 미만 아동이 보건복지부장관이 정하여 고시하는 추나요법에 대하여 보건복지부장관이 정하는 요양급여를 받는 경우에는 해당 요양급여비용의 100분의 40. 다만, 보건복지부장관이 따로 정하여 고시하는 추나요법에 대하여 요양급여를 받는 경우에는 해당 요양급여비용의 100분의 80으로 한다. 〈신설 2019.7.16.〉

마. 보건복지부장관이 정하여 고시하는 중증질환자에 대하여 보건복지부장관이 정하는 요양급여(라목에 해당하는 사람에 대한 요양급여는 제외한다)의 경우에는 요양급여비용 총액의 100분의 5에 입원기간 중 식대의 100분의 50을 더한 금액

바. 65세 이상 사람이 틀니 요양급여(라목에 해당하는 사람에 대한 요양급여는 제외한다)를 받는 경우에는 그 요양급여비용 총액의 100분의 30 〈개정 2018.6.26.〉

사. 65세 이상 사람이 치과 임플란트 요양급여(라목에 해당하는 사람에 대한 요양급여는 제외한다)를 받는 경우에는 해당 요양급여비용 총액의 100분의 30 〈개정 2018.6.26.〉

아. 제왕절개분만을 위한 입원진료에 대하여 요양급여[라목 8)에 해당하는 사람에 대한 요양급여는 제외한다]를 받는 경우에는 요양급여비용 총액의 100분의 5에 입원기간 중 식대의 100분의 50을 더한 금액

자. 15세 이하 아동의 입원진료에 대하여 보건복지부장관이 정하는 요양급여[가목 2) 및 라목에 해당하는 사람에 대한 요양급여는 제외한다]를 받는 경우에는 해당 요양급여비용 총액의 100분의 5에 입원기간 중 식대의 100분의 50을 더한 금액

차. 18세 이하 아동의 치아홈메우기 외래진료 또는 16세 이상 18세 이하 아동의 치아홈메우기 입원진료에 대하여 보건복지부장관이 정하는 요양급여(라목에 해당하는 사람에 대한 요양급여는 제외한다)를 받는 경우에는 해당 요양급여비용 총액의 100분의 10

카. 보건복지부장관이 정하여 고시하는 난임진료(인공수정 및 체외수정시술을 포함한다)에 대하여 보건복지부장관이 정하는 요양급여(라목에 해당하는 사람에 대한 요양급여는 제외한다)를 받는 경우에는 해당 요양급여비용 총액의 100분의 30

타. 다음의 경우에는 본인일부부담금은 없는 것으로 한다. 〈신설 2020.6.2.〉

1) 제25조제3항제1호에 따른 일반건강검진 결과에 따라 보건복지부장관이 정하여 고시하는 질환이나 질병에 대하여 추가적인 진료 또는 검사의 필요성이 인정되는 사람이 그 질환이나 질병에 대하여 일반건강검진을 받은 날이 속하는 연도의 다음 연도 1월 31일까지 보건복지부장관이 정하여 고시하는 요양급여(의원 및 병원만 해당한다)를 받는 경우

2) 「의료법」 제34조에 따른 원격의료에 대하여 보건복지부장관이 정하여 고시하는 요양급여를 받는 경우 〈시행 2020.7.1.〉

3) 요양급여를 의뢰받은 요양기관이 환자의 상태가 호전됨에 따라 요양급여를 의뢰한 요양기관 등으로 환자를 회송(回送)하는 경우로서 해당 환자가 회송과 관련하여 보건복지부장관이 정하여 고시하는 요양급여를 받는 경우

파. 보건복지부장관이 정하여 고시하는 항목에 대해 정신건강의학과 외래진료를 받은 경우(라목에 해당하는 사람에 대한 요양급여는 제외한다)에는 다음 표에 따라 계산한 금액에 제1호나목에 따라 계산한 금액(다음 표에 따라 보건복지부장관이 정하여 고시하는 항목에 대한 요양급여비용을 계산한 금액은 제외한다)을 더한 금액. 다만, 6세 미만의 경우에는 본인이 부담할 비용의 부담률(제1호나목 및 다음 표에 따른 부담률을 말한다)의 100분의 70에 해당하는 금액으로 하고, 65세 이상인 경우에는 요양급여비용 총액이 보건복지부령으로 정하는 금액을 넘지 않으면 보건복지부령으로 정하는 금액으로 한다.

기관 종류	본인일부부담금
상급종합병원	보건복지부장관이 정하여 고시하는 항목에 대한 요양급여비용 × 40/100
종합병원	보건복지부장관이 정하여 고시하는 항목에 대한 요양급여비용 × 30/100
병원, 치과병원, 한방병원, 요양병원	보건복지부장관이 정하여 고시하는 항목에 대한 요양급여비용 × 20/100
의원, 치과의원, 한의원, 보건의료원	보건복지부장관이 정하여 고시하는 항목에 대한 요양급여비용 × 10/100

하. 보건복지부장관이 정하여 고시하는 조산아(早産兒)와 저체중 출생아의 외래진료(출생일로부터 5년이 되는 날까지의 외래진료를 말한다)에 대한 요양급여로서 보건복지부장관이 정하는 요양급여의 경우에는 요양급여비용 총액의 100분의 5 〈개정 2019.10.22.〉

거. 가목 1)·2)·3), 나목, 다목 1), 마목, 자목 및 하목에도 불구하고 보건복지부장관이 정하여 고시하는 추나요법에 대하여 보건복지부장관이 정하는 요양급여를 받는 경우에는 해당 요양급여비용의 100분의 50. 다만, 보건복지부장관이 따로 정하여 고시하는 추나요법에 대하여 요양급여를 받는 경우에는 해당 요양급여비용의 100분의 80으로 한다. 〈신설 2019.7.16.〉

너. 라목에도 불구하고 보건복지부장관이 정하여 고시하는 경증질환자가 상급종합병원에서 외래진료를 받는 경우에는 요양급여비용 총액에 보건복지부장관이 정하여 고시하는 본인부담률을 곱한 금액

4. 제1호부터 제3호까지의 규정에도 불구하고 선별급여 항목의 경우에는 요양급여비용의 100분의 100의 범위에서 보건복지부장관이 정하여 고시하는 금액을 부담한다.

☞ 선별급여 〈신설 2014.8.29.〉

관련 규정 : 「요양급여비용의 100분의 100 미만의 범위에서 본인부담률을 달리 적용하는 항목 및 부담률의 결정 등에 관한 기준」

5. 제1호 및 제3호에도 불구하고 「의료법」 제3조제2항제3호라목에 따른 요양병원 외의 요양기관에서 입원진료를 받는 경우로서 법 제43조에 따라 신고한 입원병실 중 일반입원실에 16일 이상 연속하여 입원하는 환자의 경우에는 요양급여비용 총액 중 입원료에 한정하여 다음 표의 구분에 따라 계산한 금액을 부담한다. 다만, 제21조제3항제2호에 따라 보건복지부장관이 정하여 고시하는 질병군에 대하여 입원진료를 받는 경우 및 질병 또는 환자 특성상 16일 이상 장기입원이 불가피한 경우로 보건복지부장관이 정하여 고시하는 경우는 제외한다.

구분	본인일부부담금	
	입원일수	입원일수
가. 상급종합병원의 5인실 이상, 요양기관의 4인실 이상	16일째 입원일부터 30일째 입원일까지의 입원료×25/100	31일째 입원일부터의 입원료×30/100
나. 상급종합병원의 4인실, 종합병원·병원·한방병원의 3인실	16일째 입원일부터 30일째 입원일까지의 입원료×35/100	31일째 입원일부터의 입원료×40/100

(계속)

구분	본인일부부담금	
	입원일수	입원일수
다. 상급종합병원의 3인실, 종합병원·병원·한방병원의 2인실	16일째 입원일부터 30일째 입원일까지의 입원료×45/100	31일째 입원일부터의 입원료×50/100
라. 상급종합병원의 2인실	16일째 입원일부터 30일째 입원일까지의 입원료×55/100	31일째 입원일부터의 입원료×60/100

6. 제1호부터 제5호까지의 규정에도 불구하고 다음 각 목의 어느 하나에 해당하는 경우에는 보건복지부령으로 정하는 항목의 요양급여비용의 100분의 100의 범위에서 보건복지부령으로 정하는 금액을 부담한다.
   가. 법 제53조제3항에 따라 급여가 제한되는 경우
   나. 법 제54조제3호 및 제4호에 따라 급여가 정지되는 경우
   다. 법 제109조제10항에 따라 공단이 보험급여를 하지 않는 경우 〈신설 2019.7.16.〉
   라.「학교폭력 예방 및 대책에 관한 법률」 제2조제1호에 따른 학교폭력 중 학생 간의 폭행에 의한 경우
   마. 보험재정에 상당한 부담을 준다고 인정되는 경우
   바. 그 밖에 보건복지부령으로 정하는 경우

본인부담상한액의 산정방법

(영 제19조제4항 관련 [별표 3]) 〈개정 2021.6.29.〉

1. 본인부담상한액은 지역가입자의 세대별 보험료 부담수준 또는 직장가입자의 개인별 보험료 부담수준(이하 "상한액기준보험료"라 한다)에 따라 그 금액을 달리한다. 이 경우 상한액기준보험료의 구체적인 산정 기준·방법 등에 관하여 필요한 사항은 보건복지부장관이 정하여 고시한다.
2. 가입자 또는 피부양자의 본인부담상한액은 나목에 따른 상한액기준보험료의 구간별로 가목의 산정 방법에 따라 산정한다.
   가. 본인부담상한액 산정 방법
      1) 계산식

      해당 연도 본인부담상한액 = 전년도 본인부담상한액 × (1 + 전국소비자물가변동률)

      2) 전국소비자물가변동률은 「통계법」 제3조에 따라 통계청장이 매년 고시하는 전전년도와

(계속)

대비한 전년도 전국소비자물가변동률을 적용하되, 그 전국소비자물가변동률이 100분의 5를 넘는 경우에는 100분의 5를 적용한다.

3) 1)의 계산식에 따라 해당 연도 본인부담상한액을 산정한 경우에 1만원 미만의 금액은 버린다.

- 입원진료비 외에 외래진료비, 약제비도 포함된다.
- 사전적용 : 동일 요양기관에 계속 입원으로 진료건당 본인부담액 상한을 초과하는 경우 요양기관은 초과금액을 심사평가원에 청구하여 공단으로부터 비용을 지급받는다. 2020년 1월 1일부터 요양병원에 계속 입원으로 본인부담액 상한을 초과하는 경우 그 초과금액을 환자에게 직접 지급하는 것으로 변경되었다.
- 사후적용 : 환자는 요양기관에 본인부담액을 납부하고 공단이 본인부담액 초과금액을 환급한다.

본인일부부담금 산정특례 대상 및 본인 부담률[건30]

「본인일부부담금 산정특례에 관한 기준」에 명시되어 있는 산정특례 대상 중 본인부담이 경감되는 산정특례 대상은 암질환, 심장뇌혈관질환, 만성신부전, 혈우병, 장기이식, 정신질환, 희귀난치성질환 등이며, 본인부담률이 인상되는 산정특례 대상은 감기, 고혈압 등 52개 질환으로 대형병원 처방전에 따라 약국에서 조제 받는 경우 약국 요양급여비용 총액 30%에 본인 부담율이 10~20% 더해져 40% 또는 50%가 된다.

표 6.2 본인일부부담금 산정특례 대상 및 본인 부담률

구분	대상	본인 부담률	비고
중증질환자	등록 암환자 (등록일로부터 5년)	5%	경감
	중증화상환자 (등록일로부터 5년) [보건복지부장관이 지정한 권역외상센터에 대하여 적용, 2016. 1. 1. 시행]		
	뇌혈관질환 및 심장질환(수술 또는 약제투여당 최대 30일)		
	복잡 선천성 심기형질환자 또는 별도 정해진 수술 중 심장이식술을 받은 경우(최대 60일)		
	I60~I62에 해당하는 상병의 중증 뇌출혈환자가 급성기에 입원하여 진료를 받은 경우(최대 30일)		

(계속)

<table>
<tr><th>구분</th><th>대상</th><th>본인 부담률</th><th>비고</th></tr>
<tr><td>희귀질환 및
중증난치질환자</td><td>등록 희귀질환자 및 중증난치질환자</td><td>10%</td><td>경감</td></tr>
<tr><td rowspan="4">가정간호</td><td>등록 암·희귀난치성질환·중증화상 제외환자</td><td>20%</td><td rowspan="8">경감</td></tr>
<tr><td>등록 암·중증화상환자</td><td>5%</td></tr>
<tr><td>등록 희귀난치성질환자</td><td>10%</td></tr>
<tr><td>등록 결핵환자</td><td>없음</td></tr>
<tr><td rowspan="2">임신부</td><td>고위험 임신부 입원진료 [2015. 7. 1. 시행]
- 조기진통, 분만 관련 출혈, 중증 임신중독증
- 한도 : 300만원</td><td>10%</td></tr>
<tr><td>임신부 외래진료 [2017. 1. 1. 시행]</td><td>40% (상급종합)
30% (종합병원)
20% (병원)
10% (의원)</td></tr>
<tr><td>조산아와 저체중 출생아</td><td>외래진료를 받거나 약국 또는 한국희귀의약품센터에서 처방전에 따라 의약품을 조제받는 경우 [2020. 1. 1. 시행]
- 조산아 : 재태기간 37주 미만
- 저체중 출생아 : 출생체중 2,500g 이하
- 출생일(주민등록상의 생년월일)로부터 5년이 되는 날까지</td><td>5%</td></tr>
<tr><td>외래진료 시 약국</td><td>고혈압 등 100개 질환</td><td>50% (상급종합)
40% (종합병원)</td><td>추가
부담</td></tr>
</table>

표 6.3 본인일부부담금 산정특례 신청절차

<table>
<tr><th></th><th>구분</th><th>암</th><th>심장/뇌혈관질환</th><th>희귀난치성 질환</th><th>결핵</th><th>중증화상</th></tr>
<tr><td>1</td><td>특례기간</td><td>5년</td><td>입원해 1회 수술당 최고 30일(중복기간은 제외됨)
심기형환자/심장이식술은 60일</td><td>5년</td><td>일반결핵 2년
다제내성 5년</td><td>1년</td></tr>
<tr><td>2</td><td>본인부담</td><td>5%</td><td>5%</td><td>10%</td><td>5%</td><td>5%</td></tr>
<tr><td>3</td><td>신청절차</td><td colspan="5">① 직접신청 : 담당의사가 확진하여 발행한 “건강보험산정특례등록신청서”를 건강보험공단에 제출
② 병원신청 : 확진 후 “건강보험산정특례등록신청서”를 작성하여 공단·요양기관에 제출
③ 심장·뇌혈관질환의 경우는 별도의 등록절차 없음(요양기관의 요양급여청구만으로 가능)</td></tr>
<tr><td>4</td><td>특례적용</td><td colspan="5">① 확진(판정)일로부터 30일(토·일요일, 공휴일 포함)이내에 신청할 경우 : 확진일부터 적용
② 확진(판정)일로부터 30일(토·일요일, 공휴일 포함)이후에 신청할 경우 : 신청일부터 적용</td></tr>
<tr><td>5</td><td>적용범위</td><td colspan="5">외래 또는 입원진료(질병 관련 입원, CT·MRI·PET), 약국 포함</td></tr>
<tr><td>6</td><td>재등록</td><td colspan="5">1. 암 : 특례기간 5년 종료시점에 잔존암·전이암이 있거나, 재발되어 항암치료 중인 경우→만료 1개월 전부터 신청 가능하며 만료일 다음날부터 추가 5년을 적용
2. 희귀난치성질환 : 특례기간 5년 종료 시점에 해당질환으로 계속치료 중인 경우→종료 3개월 전부터 신청 가능</td></tr>
</table>

본인일부부담금 산정특례에 관한 기준

고시 제2000-42호, 제정 2000. 7. 18.

보건복지부 고시 제2021-362호, 개정 2021. 12. 31.

제1조(목적) 이 본인일부부담금 산정특례에 관한 기준은 국민건강보험법시행령 제19조제1항의 본인일부부담금에 관하여 위임된 사항과 그 시행에 필요한 사항을 규정함을 목적으로 한다. 〈신설 2020.12.24.〉

제2조(가정간호 산정특례 대상) 「의료법」 제33조 및 같은 법 시행규칙 제24조에 의한 가정간호에 대한 요양급여 시에도 국민건강보험 시행령(이하 "영"이라 한다) 제19조제1항 [별표2] 제1호가목 및 제3호에 의하여 요양급여비용총액의 100분의 20에 해당하는 금액을 부담하는 대상은 별표 1과 같다. 다만, 제4조, 제5조, 제5조의2에 따라 등록한 환자는 각 조에서 정한 금액을 부담한다. 〈개정 2020.12.24.〉

제2조의2(가정형 호스피스·완화의료 산정특례 대상) 「국민건강보험법」 제41조의5 및 「국민건강보험 요양급여의 기준에 관한 규칙」 제8조의3제2호, 「호스피스·완화의료 및 임종과정에 있는 환자의 연명의료결정에 관한 법률」(이하 "연명의료결정법"이라 한다) 제2조제6호에 의한 가정형 호스피스·완화의료(이하 "호스피스"라 한다)에 대한 요양급여 시에도 영 제19조제1항 [별표 2] 제1호가목 및 제3호에 의하여 요양급여비용총액의 100분의 20에 해당하는 금액을 부담하는 대상은 별표 2와 같다. 다만, 제4조, 제5조에 따라 등록한 환자는 각 조에서 정한 금액을 부담한다. 〈개정 2020.12.24.〉

제3조(고가특수의료장비 산정특례 대상) 영 제19조제1항 [별표 2] 제1호나목에 의하여 입원진료의 경우에도 외래진료의 본인일부부담금 산정방법에 따라 산정한 금액을 본인이 부담하는 고가의료장비는 다음 각호와 같다. 다만, 제4조, 제5조, 제5조의2에 의한 본인일부부담금 산정특례대상자는 제외한다.

1. 전산화단층영상진단(CT)
2. 자기공명영상진단(MRI)
3. 양전자단층촬영(PET)

제4조(중증질환자 산정특례 대상) 영 제19조제1항 [별표 2] 제3호마목에 의한 요양급여(당일 발행한 처방전으로 약국 또는 한국희귀·필수의약품센터인 요양기관에서 의약품을 조제받는 경우도 포함)로 외래 또는 입원진료(질병군 입원진료 포함)시 요양급여비용총액의 100분의 5에 해당하는 금액을 부담하는 대상은 별표 3과 같다.

제5조(희귀질환 및 중증난치질환자 산정특례 대상) 영 제19조제1항 별표2 제3호나목2)에 의한 요양급여(당일 발행한 처방전으로 약국 또는 한국희귀·필수의약품센터인 요양기관에서 의약품을 조제받는 경우도 포함)로 외래 또는 입원진료(질병군 입원진료 및 고가의료장비 사용의 경우를 포함한다)시 요양급여비용총액의 100분의 10 또는 영 별표2 제2호가목의 산식에 따라 계산한 금액의 100분의 10에 해당하는 금액을 부담하는 희귀질환 대상은 별표4와 같고 중증난치질환은 별표4의2와 같다. 〈개정 2020.12.24.〉

제5조의2(결핵질환자 및 잠복결핵감염자의 산정특례 대상) 영 제19조제1항 별표2 제3호가목3)에 의한 요양급여(당

(계속)

일 발행한 처방전으로 약국 또는 한국희귀·필수의약품센터인 요양기관에서 의약품을 조제받는 경우도 포함)로 외래 또는 입원진료(질병군 입원진료 포함 및 고가의료장비 사용의 경우를 포함한다)시 본인부담의 제외 대상은 별표 5와 같다. 〈개정 2021.6.22.〉

제5조의3(중증난치질환의 정의) 중증난치질환이란 치료법은 있으나 완치가 어렵고 지속적인 치료가 필요하고 치료를 중단하는 경우 사망 또는 심각한 장애를 초래하는 수준의 증상을 보이며 진단 및 치료에 드는 사회·경제적 부담이 상당한 수준을 보이는 질환으로 별표4의2에 해당하는 질환을 말한다. 〈신설 2018.11.30.〉

제6조(약국 요양급여비용총액의 본인부담률 산정특례대상) 영 제19조제1항 [별표 2] 제1호다목3)에 따라 상급종합병원 외래진료 시에는 약국 요양급여비용총액의 100분의 50, 종합병원 외래진료 시에는 약국 요양급여비용총액의 100분의 40에 해당하는 금액을 부담하는 질병은 별표 5와 같다. 〈개정 2020.6.30.〉

제7조 (산정특례 등록 신청 등) ① 제4조, 제5조 및 제5조의2의 산정특례 대상에 해당하여 등록을 하려는 사람(이하 "등록신청인"이라 한다)은 요양기관에서 확인한 별지 제1호서식, 별지 제1호의2서식, 별지 제2호서식, 별지 제3호서식 또는 별지 제3호의2서식의 건강보험 산정특례 등록신청서를 국민건강보험공단(이하 "공단"이라 한다) 또는 요양기관에 제출하여야 한다. 이 경우 그 등록 신청일은 건강보험 산정특례 등록신청서, 별지 제2호서식의 건강보험(희귀, 중증난치, 중증치매) 산정특례 등록신청서가 공단에 제출된 날로 한다. 〈개정 2021.6.22.〉

② 제5조의 산정특례 대상자 중 극희귀질환자, 상세불명 희귀질환자 및 기타 염색체이상질환자는 공단 이사장이 사전에 승인한 요양기관을 통하여 공단에 제1항의 신청을 하여야 한다. 다만, 상세불명 희귀질환자 및 기타 염색체이상질환자는 질병관리본부 희귀질환 전문위원회로부터 상세불명희귀질환 및 기타염색체이상질환군의 질환임을 판정받은 후에 신청하여야 한다. 〈개정 2018.11.30.〉

③ 산정특례는 진단확진일로부터 30일 이내 신청 시 확진일로부터 소급하여 적용하고, 30일 이후에 신청 시 신청일부터 적용한다. 다만, 상세불명희귀질환 및 기타염색체이상질환군의 산정특례는 질병관리본부 희귀질환 전문위원회에서 상세불명희귀질환 및 기타염색체이상질환임을 판정한 날로부터 적용한다. 〈개정 2018.11.30.〉

④ 제3항에도 불구하고 제4조 중 암환자로 등록된 자가 산정특례 적용기간 중 추가로 발생한 다른 암종(전이암 제외)에 대하여 산정특례를 신청한 경우, 추가로 발생한 암의 진단확진일 부터 적용한다.

⑤ 요양기관은 건강보험 산정특례 등록신청서 작성·제출 등에 소요되는 비용의 지급을 공단 또는 등록신청인에게 별도로 청구하지 못한다. 〈개정 2020.12.24.〉

⑥ 공단 이사장은 산정특례 등록 신청을 위해 필요한 질환별 특례 충족기준을 등록신청인 및 요양기관에 제공하고, 등록신청인 및 요양기관은 충족 여부를 확인한 후 신청하여야 한다. 〈개정 2020.12.24.〉

⑦ 공단은 산정특례 등록 자료의 확인이 필요하다고 인정되는 경우 산정특례 등록자 및 요양기관에 검사내역 등 자료를 제공하도록 요청할 수 있다.

⑧ 제7항에 따라 자료 제공을 요청받은 자는 성실히 이에 응하여야 한다.

⑨ 제1항에도 불구하고 제5조의2의 대상자가 결핵치료를 위하여 여러 요양기관에서 요양급여를 받는 경우 요

(계속)

양기관마다 별지 제3호 서식의 건강보험 산정특례 등록신청서를 공단 또는 요양기관에 제출하여야 한다. 〈개정 2020.12.24.〉

⑩ 제9항에 의거 산정특례 등록 신청된 요양기관은 다음 각 호의 산정특례 종료사유가 발생한 경우 공단에 산정특례 종료신청을 하여야 한다. 다만, 공단이 국가 등으로부터 「결핵예방법 시행규칙」 제3조제2항에 따라 신고한 자료를 확인할 수 있는 경우에는 종료신청을 하지 아니 할 수 있다.

1. 완치 또는 완료
2. 중단 및 다른 요양기관으로 전원
3. 사망
4. 진단변경

제7조의2(극희귀질환자 및 상세불명 희귀질환자 및 기타염색체이상질환자 등록 신청 요양기관의 승인 및 자료의 제출 등) ① 공단 이사장은 제7조제2항의 등록 신청을 할 수 있는 요양기관의 승인 및 승인 취소 등의 관리를 실시한다. 이 경우 요양기관은 이에 필요한 서류를 공단에 제출하여야 한다.

② 제1항에 따른 요양기관은 제7조제2항 단서에 따른 상세불명 희귀질환자 및 기타염색체이상질환자의 상세불명 질환 판정에 필요한 임상자료를 공단 또는 질병관리본부에 제출하여야 한다. 〈개정 2018.11.30.〉

제8조(산정특례 재등록) ① 제4조 및 제5조의 산정특례 대상자가 다음 각 호의 어느 하나에 해당하는 경우에는 산정특례 재등록을 신청할 수 있다. 이 경우 공단 이사장은 제1호의2에 해당하여 재등록을 신청하는 사람에 대하여는 1회에 한하여 재등록할 수 있다. 〈개정 2020.12.24.〉

1. 건강보험 산정특례 등록신청서에 따라 등록한 암환자가 특례기간 종료시점에 잔존암, 전이암이 있거나, 추가로 재발이 확인되는 경우로서 암조직의 제거·소멸을 목적으로 수술, 방사선·호르몬 등의 항암치료 중인 경우이거나, 항암제를 계속 투여 중인 경우

1의2. 별지 제1호의2서식의 건강보험 산정특례 등록신청서에 따라 등록한 중증화상환자(별표3 제4호라목에 해당하는 상병으로 등록된 사람은 제외한다)가 산정특례 적용 종료일부터 2년 이내에 별첨 3의 수술을 받는 경우 〈신설 2020.12.24.〉

2. 건강보험 산정특례 등록신청서에 따라 등록한 희귀난치성질환자 및 중증난치질환자가 특례기간 종료시점에 등록된 희귀질환자 및 중증난치질환자의 잔존이 확인되는 경우로서 해당 질환으로 계속 치료 중인 경우

3. 건강보험 산정특례 등록신청서에 따라 등록한 상세불명희귀질환자 및 기타염색체이상질환자가 특례기간 종료시점에 질병관리본부 희귀질환 전문위원회로부터 임상 경과 검토 결과 재등록 대상자로 판정받은 경우

② 재등록에 관하여는 제7조를 준용한다.

제9조(본인부담경감 대상 희귀난치성질환자 및 중증질환자) 영 제19조제1항 [별표 2] 제3호라목의 "보건복지부장관이 정하여 고시하는 희귀난치성질환 또는 중증질환을 가진 사람"이란 다음 각 호에 해당하는 사람〔등록(재등록을 포함한다)이 필요한 경우에는 해당 등록을 한 사람을 말한다〕으로서 해당 산정특례의 적용을 받을 수 있는 기간이 지나지 않은 사람을 말한다.

1. 별표 3의 중증질환자 산정특례 대상 중 암환자 및 중증화상환자

(계속)

2. 별표 4의 희귀질환자 및 별표 4의2의 중증난치질환자 산정특례 대상. 다만, 별표 4의2의 구분 제4호의 정신질환과 구분 제6호 및 제7호의 치매상병으로 요양급여를 받은 자는 제외한다. 〈개정 2018.11.30.〉

3. 제5조의2에 해당하는 자

제10조(치매질환 산정특례 적용 등) ① 요양기관(건강보험법 제42조제1항제2호의 약국은 제외한다)은 별표 4의2 구분 제7호에 해당하는 자를 진료할 경우에는 산정특례 적용일수 관리에 필요한 정보를 공단에 제출하고 공단의 승인이 이루어진 경우 산정특례 적용을 하여야 한다. 〈개정 2018.11.30.〉

② 공단은 제1항에 의거 요양기관에서 승인 신청이 접수된 경우 신청내역을 확인하고 이상이 없는 경우 즉시 승인하여야 한다.

③ 건강보험법 제42조제1항제2호의 약국은 제1항에 따라 산정특례를 적용하는 경우에는 별표 4의2 구분 제7호에 따라 발급된 처방전인지 여부를 확인하여야 한다. 〈개정 2018.11.30.〉

[별표 1] 가정간호 산정특례 대상(제2조 관련) 〈개정 2021.6.22.〉

구분	대 상	특정기호
1	등록 암환자·희귀질환자·중증난치질환자·중증화상환자·결핵질환자·잠복결핵감염자·치매 환자를 제외한 환자가 가정간호를 받은 경우(등록 암환자·희귀질환자·중증난치질환자·중증화상환자·결핵질환자·잠복결핵감염자·치매 환자가 타 상병만으로 가정간호를 받은 경우 포함)	V008
2	등록 암환자가 등록일로부터 5년간 해당 상병(C00~C97, D00~D09, D32~D33, D37~D48)으로 가정간호를 받은 경우	V194
3	별표 4에 의거 등록 희귀질환자가 등록일로부터 5년간 고시에서 정한 해당 상병으로 가정간호를 받은 경우. 단, 상세불명 희귀질환은 등록일로부터 1년	V231
4	별표 4의2에 의거 등록 중증난치질환자가 등록일로부터 5년간 해당 상병으로 가정간호를 받은 경우	V293
5	등록 중증화상환자가 등록일로부터 1년간 고시에서 정한 해당 상병으로 가정간호를 받는 경우	V251
6	별표 5에 의거 등록한 결핵질환자가 특례기간 동안 결핵질환으로 가정간호를 받는 경우	V274
	별표 5에 의거 등록한 잠복결핵감염자가 등록일로부터 1년간 잠복결핵감염으로 가정간호를 받는 경우 〈신설 2021.6.22.〉	
7	별표 4의2 구분 제6호에 의거 등록한 치매질환자가 등록일로부터 5년간 해당 상병으로 가정간호를 받은 경우	V801
	별표 4의2 구분 제7호에 의거 등록한 치매질환자가 제10조 제1항에 의거 해당상병으로 가정간호를 받은 경우	V811

[별표 2의2] 가정형 호스피스 산정특례 대상 〈신설 2020.8.27., 시행 2020.9.1.〉

요양급여비용총액의 100분의 20을 본인일부부담. 단, 제4조, 제5조에 따라 등록한 환자는 각 조에서 정한 금액을 부담한다.

(계속)

구분	대 상	특정기호
1	「연명의료결정법」 제2조제6호 각 목에 의한 말기환자가 가정형 호스피스를 받은 경우(다만, 이미 산정특례 적용을 받고 있는 말기환자는 제외)	V301
2	등록 암환자가 등록일로부터 5년간 해당 상병(C00~C97, D00~D09, D32~D33, D37~D48)으로 가정형 호스피스를 받은 경우	V302
3	별표 4에 따라 등록 희귀질환자 중 원발성 담즙성 경변증(K74.3) 환자가 등록일로부터 5년간 해당 상병으로 가정형 호스피스를 받은 경우	V303
4	별표 4의2에 따라 중증난치질환자 중 인체면역결핍바이러스병(B20~B24) 환자가 5년간 해당 상병으로 가정형 호스피스를 받은 경우	V304

[별표 3] 중증질환자 산정특례 대상 〈개정 2020.12.24. 시행 2021.1.1.〉

외래 또는 입원진료(질병군 입원진료 및 고가의료장비사용 포함)시 요양급여비용총액의 100분의 5 본인일부부담

<table>
<tr><th>구분</th><th colspan="2">대 상</th><th>특정기호</th></tr>
<tr><td>1</td><td colspan="2">「본인일부부담금 산정특례에 관한 기준」 제7조에 따라 산정특례 대상으로 등록된 암환자가 등록일로부터 5년간 해당 상병(C00~C97, D00~D09, D32~D33, D37~D48)으로 진료를 받은 경우</td><td>V193</td></tr>
<tr><td rowspan="2">2</td><td colspan="2">[별첨1]에 해당하는 상병의 뇌혈관질환자가 해당 상병의 치료를 위하여 [별첨1]에 해당하는 수술을 받은 경우 최대 30일</td><td>V191</td></tr>
<tr><td colspan="2">[별첨1]에서 I60~I62에 해당하는 상병의 중증뇌출혈환자가 급성기에 입원하여 진료를 받은 경우 최대 30일 *[별첨1]에 해당하는 수술을 받지 않은 경우</td><td>V268</td></tr>
<tr><td>2</td><td colspan="2">[별첨1]에서 I63에 해당하는 상병의 뇌경색증환자가 증상 발생 24시간 이내에 병원에 도착하여 입원 진료 중 NIHSS가 5점 이상인 경우 최대 30일
*[별첨1]에 해당하는 수술을 받지 않은 경우 〈신설 2016.6.30.〉</td><td>V275</td></tr>
<tr><td>3</td><td colspan="2">[별첨 2]에 해당하는 상병의 심장질환자가 해당 상병의 치료를 위하여 [별첨 2]에 해당하는 수술 또는 약제투여를 받은 경우 최대 30일
*단, [별첨 2]에 해당하는 상병 중 복잡 선천성 심기형질환자 또는 [별첨 2]에 해당하는 수술 중 심장이식술을 받은 경우 최대 60일</td><td>V192</td></tr>
<tr><td rowspan="3">4</td><td rowspan="3">다음 각 목의 어느 하나에 해당하여 제7조에 따라 산정특례 대상으로 등록된 중증화상환자가 같은 조 제3항 본문에 따른 적용일부터 1년간 해당상병으로 진료를 받는 경우</td><td>가. 「본인일부부담금 산정특례에 관한 기준」 [별첨 3]에서 중증도 기준의 제1호 각 목의 어느 하나의 상병에 해당하면서 체표면적 기준의 제1호 각 목의 어느 하나에 해당하는 경우</td><td>V247</td></tr>
<tr><td>나. 「본인일부부담금 산정특례에 관한 기준」 [별첨 3]에서 중증도 기준의 제2호 각 목의 어느 하나의 상병에 해당하면서 체표면적 기준의 제2호 각 목의 어느 하나에 해당하는 경우</td><td>V248</td></tr>
<tr><td>다. 「본인일부부담금 산정특례에 관한 기준」 [별첨 3]의 상병 중 제3호에 해당하는 상병(기능 및 일상생활에 중요한 영향을 주는 경우에 한함)으로 입원진료를 받는 경우</td><td>V305</td></tr>
</table>

(계속)

구분	대 상		특정기호
4	*단, 등록기간 종료 후 2년 이내에 별첨 3의 수술을 받는 경우 1년간 재등록할 수 있음(V306은 제외)	라. 「본인일부부담금 산정특례에 관한 기준」 [별첨 3]의 상병 중 제3호에 해당하는 상병(기능 및 일상생활에 중요한 영향을 주는 경우에 한함)에 대해 외래진료를 받은 환자가 수상(受傷)한 날부터 3년 이내에 입원하여 같은 고시 [별첨 3]의 수술을 받는 경우	V306
		마. 「본인일부부담금 산정특례에 관한 기준」 [별첨 3]의 상병 중 제4호에 해당하는 경우	V250
5	손상 중증도점수(ISS) 15점 이상에 해당하는 중증외상환자가 「응급의료에 관한 법률」 제30조의2에 따른 권역외상센터에 입원하여 진료를 받은 경우 최대 30일 〈신설 2015.12.22.〉		V273

▸▸ 손상 중증도점수(ISS) : 보건복지부장관이 정한 권역외상센터 운영지침에서 정한 외상환자 분류도구로, 운영지침에서 정한 바에 따라 의학적 판단 하에 측정된 점수

[별표 4] 희귀난치성질환자 산정특례 대상(제5조 관련)

제7조에 따라 산정특례 대상으로 등록된 희귀질환자가 등록일로부터 5년간 해당 상병으로 진료를 받은 경우. 단, 상세불명희귀질환은 등록일로부터 1년간 해당 임상 소견으로 진료를 받은 경우로 함.

[별표 4의2] 중증난치질환자 산정특례 대상

외래 또는 입원진료(질병군 입원진료 및 고가의료장비사용 포함) 시 요양급여비용 총액의 100분의 10을 본인일부부담(별지 제2호 서식에 따라 등록. 단, 인체면역결핍바이러스질환(B20~B24)은 등록에서 제외)한 환자가 등록일로부터 5년간 해당 상병으로 진료를 받은 경우.

[별표 5] 시행령 별표2 제3호가목3)에 따른 결핵 질환의 적용 범위

시행령 별표2 제3호가목3)에 따라 본인부담의 제외 대상이 되는 결핵질환은 결핵질환과 잠복결핵감염으로 환자의 세부기준은 아래와 같으며, 해당 환자가 결핵질환과 잠복결핵감염 치료를 진료 받은 당일 외래진료 또는 입원진료에 대해 적용 〈개정 2021.6.22.〉

구분	대상 및 적용기간	특정기호
결핵질환	가. 대상 : 「결핵예방법 시행규칙」 제3조에 따라 신고한 결핵질환자 중 결핵치료가 진행 중인 자가 항결핵제 내성(U84.3) 및 결핵(A15~A19)상병으로 확진받아 공단에 산정특례로 등록한 자 나. 적용기간 : 산정특례 적용시작일부터 「결핵예방법 시행규칙」 제3조 및 별지서식의 치료결과 보고에 따른 산정특례 종료일까지 - 산정특례 종료일은 「결핵예방법 시행규칙」 제3조 및 별지서식의 치료결과보고에서 치료결과 구분항목이 "완치" 또는 "완료"일 경우는 치료종료일을, "사망"은 사망일을, "진단변경"은 진단변경일로 "중단 및 다른 의료기관으로 전원"은 해당 요양기관의 최종 진료일로 한다.	V000
잠복결핵감염	가. 대상 : 「결핵예방법」 제2조제5호의 잠복결핵감염자이면서 고시 제5조의2에 따라 산정특례대상으로 등록한 자 나. 적용기간 : 산정특례 적용시작일부터 1년간 해당 상병으로 진료를 받은 경우 *단, 등록기간 종료 후 진료담당의사의 의학적 판단 하에 등록기간을 6개월 연장할 수 있음	V010

(계속)

[별표 6] 약국 요양급여비용총액의 본인부담률 산정특례 대상 〈개정 2021.12.31.〉

1. 상급종합병원 외래진료 시 발급받은 처방전에 따라 약국에서 조제 받는 경우 약국 요양급여비용총액의 100분의 50, 종합병원 외래진료 시 발급받은 처방전에 따라 약국에서 조제 받는 경우 약국 요양급여비용총액의 100분의 40을 본인일부부담하는 대상은 다음 표와 같다.
2. 제1호에도 불구하고, 다음 각 목의 어느 하나에 해당하는 경우에는 약국 요양급여비용총액의 본인부담률 산정특례 대상에서 제외한다. 이 경우 특정기호는 V100으로 한다.
   가. 특정기호가 V252인 대상 중 E11.9, E12.9, E13.9, E14.9 상병에 해당하는 경우로서 인슐린을 처방(인슐린 단독요법 또는 인슐린과 경구용 치료제의 병용 요법)받거나 투여 중인 경우
   나. 특정기호가 V352인 대상 중 다음의 어느 하나에 해당하는 경우
      1) A04.4, B00.8, G53.8, J41 상병으로서 6세 미만의 소아인 경우
      2) 「의료법」 제3조제2항제1호의 의원급 의료기관에서 같은 법 같은 조 같은 항 제3호마목의 종합병원(단, 같은 법 제3조의4에 따라 상급종합병원으로 지정된 종합병원 제외)으로 요양급여를 의뢰한 경우. 이 경우 요양급여 의뢰는 의료인의 의학적 판단에 따라 「국민건강보험 요양급여의 기준에 관한 규칙」 제6조 규정에 의한 것으로, 산정특례 대상에서 제외하는 기간은 요양급여의뢰서가 해당 종합병원에 접수된 날로부터 90일까지로 한다.

[별지 제1호] 본인일부부담금 산정특례에 관한 기준 〈개정 2020.12.24.〉

건강보험 (암) 산정특례 등록 신청서

※ 뒷면의 유의사항 및 작성방법을 참고하여 작성해 주시기 바랍니다. ※ 해당란에 ☑표기 (앞 면)

산정특례번호 *공단기재사항		접수일자 *공단기재사항
수진자	① 건강보험증번호	② 가입자(세대주)
	③ 성명	④ 주민(외국인)등록번호
	⑤ 휴대전화번호	⑥ 자택전화번호
	⑦ 이메일주소	⑧ 등록결과 통보방법 □ 알림톡 □ 이메일
	⑨ 주소	

【요양기관 확인란】

① 신청구분 □ 신규암 □ 재등록암 □ 중복암

② 진료과목	③ 진료구분 □ 입원 □ 외래	④ 진단확진일
⑤ 상병명 (□원발 □전이)	⑥ 상병코드	⑦ 특정기호 V193

⑧ 최종확진방법 ※중복체크가능

□ 1. 조직학적 검사
□ 2. 세포학적 검사
□ 3. 영상검사 □ MRI □ CT (소견 :)
□ Sono □ 기타 ( )
□ 4. □ 특수 생화학적 검사 □ 면역학적 검사 □ 혈액학적 검사
□ 5. 조직검사 없는 진단적 수술
□ 6. 기타( )

⑨ 조직학적·세포학적 검사 필수인 상병에서 조직학적·세포학적 검사 불가하여 등록기준 미충족한 경우에만 작성*

* 상병별 등록기준을 미충족한 경우에는 전문의가 환자상태 및 진료소견을 구체적으로 기재 후 신청서를 발행하여야 함

⑨-1 조직학적·세포학적 검사 미실시 사유 ※중복체크가능

□ 1. 전신상태가 ECOG performance status 3 이상인 경우
□ 2. 출혈 위험성이 큰 경우
□ 3. 검사를 위한 전신마취 및 수술을 견딜 수 없는 경우
□ 4. 감염 위험성이 높은 경우
□ 5. 기타( )

⑨-2 환자상태 및 진료소견(확진의견을 포함하여 구체적으로 기재)

위의 기록한 사항이 사실임을 확인합니다.

년 월 일

요양기관명 (기호) : ( ) (직 인)

담당의사 (면허번호/전문의 자격번호) : (/) (서명 또는 인)

담당의사 전문과목 :

상기와 같이 건강보험 산정특례 등록을 신청합니다. 신청일 년 월 일

신청인 (서명 또는 인)

수진자와의 관계 ( )

국민건강보험공단 이사장 귀하

(뒷 면)

개인정보 수집 및 제공 안내

1. 「국민건강보험법」 제44조(비용의 일부부담)
2. 「국민건강보험법 시행령」 제19조(비용의 본인부담), 제81조(민감정보 및 고유식별정보의 처리)
3. 「본인일부부담금산정특례에 관한 기준」 (보건복지부 고시)
   - 공단은 위 법령 등에서 정하는 소관 업무수행을 위하여 건강보험증번호, 세대주 성명, 수진자 성명, 주민등록번호, 외국인등록번호, 전화번호, 이메일주소, 주소, 신청인 성명, 수진자와의 관계, [요양기관 확인란]에 기록된 신청구분, 진료과목, 진료구분, 진단확진일, 상병명, 상병코드, 특정기호, 최종확진방법, 조직학적·세포학적 검사 미실시 사유, 환자상태 및 진료소견을 수집·이용할 수 있습니다.
   - 공단이 수집·이용하고 있는 개인정보는 「개인정보 보호법」에 따른 경우에만 제3자에게 제공됩니다.

유 의 사 항

1. 「국민건강보험법」 제57조(부당이득의 징수)
   - 산정특례 등록신청서에 기재된 [요양기관 확인란]이 허위로 기재된 경우 위 법령 및 의료관계법령(의료법 제66조 등)에 의거, 제1항 및 제3항에 의해 속임수나 그 밖의 부당한 방법으로 보험급여를 받은 사람이나 보험급여 비용을 받은 요양기관에 대하여 해당 요양급여비용을 부당한 것으로 확인·결정하여 보험급여 비용의 전부 또는 일부를 징수할 수 있습니다.
2. 「본인일부부담금 산정특례에 관한 기준」 (보건복지부 고시)
   - 고시 제7조(산정특례 등록 신청 등) 제7항 및 제8항에 의해 공단에서 산정특례 등록 자료의 확인이 필요하다고 인정되는 경우 산정특례 등록자 및 요양기관에 검사내역 등 자료를 제공하도록 요청할 수 있습니다.
3. 산정특례 등록신청서 발급에 대한 비용은 등록신청인 또는 공단에 별도로 청구할 수 없습니다.
4. 요양기관 확인란은 반드시 해당 상병으로 확진한 요양기관 및 담당의사가 작성 후 자필서명·확인하여야 합니다.
5. 산정특례는 진단확진일로부터 30일 이내 신청 시 확진일로부터 소급하여 적용하고, 30일 이후에 신청 시 신청일부터 적용됩니다.
6. **산정특례 등록신청서의 기재사항이 사실과 상이할 경우, 산정특례 등록내역이 원천 취소될 수 있습니다.**
7. **등록신청은 요양기관 수진자 조회 시 [산정특례 대상자 조회]와 연관되므로 본인서명이 필수로 요구됩니다.**
   ※ 단, 수진자가 미성년인 경우 또는 중증치매·정신질환·의식불명 등으로 수진자 본인의 인지능력이 저하되거나 의사판단이 어려워 위임이 불가한 경우 대리인의 동의가 필요하므로 신분증과 공단 전산 또는 가족관계서류를 확인(징구) 후 등록함
   - 미성년자 : 부모(법정대리인) - 인지능력과 의사판단이 어려워 위임이 불가한 경우 : 배우자 또는 성년인 직계존비속 등
8. **산정특례 등록 이후 모든 요양기관에서 수진자 자격조회를 통해 수진자의 산정특례 등록정보를 확인할 수 있습니다.**

작 성 방 법

【수진자】

①,② : 산정특례 등록 신청인의 건강보험증번호와 건강보험증 가입자(세대주)명을 각각 기재합니다.
③,④ : 산정특례 신청인의 성명을 한글로, 주민(외국인)등록번호를 아라비아숫자로 기재합니다.
⑤ : 등록결과 통보 등을 위해 수진자 또는 수진자 대리인의 연락 가능한 휴대전화번호를 기재합니다.
⑥ : 수진자 또는 수진자 대리인의 연락 가능한 자택전화번호를 기재합니다.(부재시 생략 가능)
⑦ : 등록결과 통보 등을 위해 수진자 또는 수진자 대리인의 연락 가능한 이메일주소를 기재합니다.
⑧ : 등록결과를 통보 받을 방법(알림톡 또는 이메일)을 선택하여 필수적으로 "✔" 표시합니다.
⑨ : 신청 시점에서의 수진자의 주소를 기재합니다.

【요양기관 확인란】

① : 신규암, 재등록암, 중복암 신청 여부를 해당란에 "✔" 표시합니다.
② : 질환의 확진을 실시한 진료과목을 기재합니다.
③ : 입원 또는 외래 여부를 해당란에 "✔" 표시합니다.
④ : 최종확진방법에 의하여 의사가 해당질환으로 판정한 날을 아라비아숫자로 기재합니다.
⑤,⑥,⑦ : 확진한 질환의 상병명, 상병코드, 특정기호를 기재합니다.
⑧ : 최종확진방법 작성 시, 해당 상병의 등록기준(검사기준 및 필수검사항목)을 확인하여 기재합니다.
 - (검사항목) 1~6에 해당하는 내역을 "✔" 표시 또는 텍스트 형태로 기재합니다.
⑨ : 해당 상병의 등록기준을 확인하여 조직학적·세포학적 검사가 필수인 상병에서 조직학적·세포학적 검사 불가하여 암 산정특례 등록기준을 미충족한 경우에만 작성합니다. 이 경우에는 전문의가 건강보험(암)산정특례 등록 신청서를 작성 및 발행해야 합니다.
⑨-1 : 조직학적·세포학적 검사가 불가한 사유를 한 가지 이상 "✔" 표시 또는 텍스트 형태로 기재합니다.
⑨-2 : 확진 의견을 포함하여 진료내역에 대한 의학적 소견을 구체적으로 기재합니다.

[별지 제1호의2] 본인일부부담금 산정특례에 관한 기준 〈개정 2020.12.24.〉

건강보험 (중증화상) 산정특례 등록 신청서

※ 뒷면의 유의사항 및 작성방법을 참고하여 작성해 주시기 바랍니다. (앞 면)

산정특례번호 *공단기재사항		접수일자 *공단기재사항
수진자	① 건강보험증번호	② 가입자(세대주)
	③ 성명	④ 주민(외국인)등록번호
	⑤ 휴대전화번호	⑥ 자택전화번호
	⑦ 이메일주소	⑧ 등록결과 통보방법 □ 알림톡 □ 이메일
	⑨ 주소	

【요양기관 확인란】

① 신청구분 □ 신규등록 □ 재등록

② 진료과목	③ 구분 □ 입원 □ 외래	④ 진단확진일 (V306의 경우 최초수상일)
⑤ 상병명	⑥ 상병코드	⑦ 특정기호

⑧ 최종확진방법 (임상적 소견으로 최종 진단 시 기재)

⑨ 재등록 또는 V306으로 신규등록하는 경우에만 작성

⑨-1. 수술개시일 ( )

⑨-2. 수술명 및 수술코드

□ 1. 반흔구축성형술(운동제한이 있는 것) (N0241)

□ 2. 반흔구축성형술 및 식피술(운동제한이 있는 것) (N0242~N0247, NA241~NA243)

□ 3. 반흔구축성형술 및 국소피판술(운동제한이 있는 것) (N0249)

위의 기록한 사항이 사실임을 확인합니다.

년 월 일

요양기관명 (기호) : ( ) (직 인)

담당의사 (면허번호/전문의 자격번호) : (/) (서명 또는 인)

담당의사 전문과목 :

상기와 같이 건강보험 산정특례 등록을 신청합니다.

신청일 년 월 일

신청인 (서명 또는 인)

수진자와의 관계 ( )

국민건강보험공단 이사장 귀하

1. 「국민건강보험법」 제44조(비용의 일부부담)
2. 「국민건강보험법 시행령」 제19조(비용의 본인부담), 제81조(민감정보 및 고유식별정보의 처리)
3. 「본인일부부담금산정특례에 관한 기준」 (보건복지부 고시)
   - 공단은 위 법령 등에서 정하는 소관 업무수행을 위하여 건강보험증번호, 세대주 성명, 수진자 성명, 주민등록번호, 외국인등록번호, 전화번호, 이메일주소, 주소, 신청인 성명, 수진자와의 관계, [요양기관 확인란]에 기록된 진료과목, 진료구분, 진단확진일, 최초수상일, 상병명, 상병코드, 특정기호, 최종확진방법, 수술개시일 및 수술명 등을 수집·이용할 수 있습니다.
   - 공단이 수집·이용하고 있는 개인정보는 「개인정보보호법」에 따른 경우에만 제3자에게 제공됩니다.

유 의 사 항

1. 「국민건강보험법」 제57조(부당이득의 징수)
   - 산정특례 등록신청서에 기재된 [요양기관 확인란]이 허위로 기재된 경우 위 법령 및 의료관계법령(의료법 제66조 등)에 의거, 제1항 및 제3항에 의해 속임수나 그 밖의 부당한 방법으로 보험급여를 받은 사람이나 보험급여 비용을 받은 요양기관에 대하여 해당 요양급여비용을 부당한 것으로 확인·결정하여 보험급여 비용의 전부 또는 일부를 징수할 수 있습니다.
2. 「본인일부부담금 산정특례에 관한 기준」 (보건복지부 고시)
   - 고시 제7조(산정특례 등록 신청 등) 제7항 및 제8항에 의해 공단에서 산정특례 등록 자료의 확인이 필요하다고 인정되는 경우 산정특례 등록자 및 요양기관에 검사내역 등 자료를 제공하도록 요청할 수 있습니다.
3. 산정특례 등록신청서 발급에 대한 비용은 등록신청인 또는 공단에 별도로 청구할 수 없습니다.
4. 요양기관 확인란은 반드시 해당 상병으로 확진한 요양기관 및 담당의사가 작성 후 자필서명·확인하여야 합니다.
5. 산정특례는 진단확진일로부터 30일 이내 신청 시 확진일로부터 소급하여 적용하고, 30일 이후에 신청 시 신청일부터 적용됩니다.
6. **산정특례 등록신청서의 기재사항이 사실과 상이할 경우, 산정특례 등록내역이 원천 취소될 수 있습니다.**
7. **등록신청은 요양기관 수진자 조회 시 [산정특례 대상자 조회]와 연관되므로 본인서명이 필수로 요구됩니다.**
   ※ 단, 수진자가 미성년인 경우 또는 중증치매·정신질환·의식불명 등으로 수진자 본인의 인지능력이 저하되거나 의사판단이 어려워 위임이 불가한 경우 대리인의 동의가 필요하므로 신분증과 공단 전산 또는 가족관계서류를 확인(징구) 후 등록함
   - 미성년자 : 부모(법정대리인) - 인지능력과 의사판단이 어려워 위임이 불가한 경우 : 배우자 또는 성년인 직계존비속 등
8. **산정특례 등록 이후 모든 요양기관에서 수진자 자격조회를 통해 수진자의 산정특례 등록정보를 확인할 수 있습니다.**

작 성 방 법

【수진자】

①,② : 산정특례 등록 신청인의 건강보험증번호와 건강보험증 가입자(세대주)명을 각각 기재합니다.
③,④ : 산정특례 신청인의 성명을 한글로, 주민(외국인)등록번호를 아라비아숫자로 기재합니다.
⑤ : 등록결과 통보 등을 위해 수진자 또는 수진자 대리인의 연락 가능한 휴대전화번호를 기재합니다.
⑥ : 수진자 또는 수진자 대리인의 연락 가능한 자택전화번호를 기재합니다.(부재시 생략 가능)
⑦ : 등록결과 통보 등을 위해 수진자 또는 수진자 대리인의 연락 가능한 이메일주소를 기재합니다.
⑧ : 등록결과를 통보 받을 방법(알림톡 또는 이메일)을 선택하여 필수적으로 "✔" 표시합니다.
⑨ : 신청 시점에서의 수진자의 주소를 기재합니다.

【요양기관 확인란】

① : 신규등록 또는 재등록 신청 여부를 해당란에 "✔" 표시합니다.
※ 특정기호 V306에 해당하는 상병으로 확진된 경우 재등록이 불가능합니다.
② : 질환의 확진을 실시한 진료과목을 기재합니다.
③ : 요양기관 확진 시 입원 또는 외래 여부를 해당란에 "✔" 표시합니다.
④ : 최종확진방법에 의하여 의사가 해당질환으로 판정한 날을 아라비아숫자로 기재합니다.
※ 특정기호 V306으로 등록하는 경우에는 '최초 수상일'을 아라비아숫자로 기재합니다.
⑤,⑥,⑦ : 확진한 질환의 상병명, 상병코드, 특정기호를 기재합니다.
⑧ : 확진 의견을 포함하여 진료내역에 대한 의학적 소견을 구체적으로 기재합니다.
⑨ : 재등록 또는 V306으로 신규 등록하는 경우에만 작성합니다.
⑨-1 : [별첨3]의 수술을 시행한 수술개시일을 작성합니다.
⑨-2 : 해당하는 수술명 및 수술코드에 "✔" 표시합니다.

건강보험 중증화상 산정특례 제도 안내

1. **제도 목적** : 중증화상 치료에 소요되는 고액의 진료비 부담 완화
2. **중증화상 산정특례 등록대상**
   - 「본인일부부담금 산정특례에 관한 기준」 [별표3]의 중증도 기준 및 체표면적 기준을 충족하거나 기능 및 일상생활에 중요한 영향을 주는 안면부, 수부, 족부 등의 부위의 수상 또는 안구화상으로 입원하는 경우
3. **산정특례 등록 후 해당 중증화상으로 진료 받는 경우 본인부담률 : 5%**
   ※ 비급여, 100분의100본인부담 항목, 선별급여 등은 산정특례 적용대상에서 제외
4. **적용기간** :등록일로부터 1년(단, 적용기간 종료일로부터 2년 이내에 [별첨3]에 해당하는 수술을 받는 경우 재등록 가능)

[별지 제2호] 본인일부부담금 산정특례에 관한 기준 〈개정 2020.12.24.〉

건강보험 (희귀, 중증난치, 중증치매) 산정특례 등록 신청서

※ 뒷면의 유의사항 및 작성방법을 참고하여 작성해 주시기 바랍니다. (앞 면)

□ 희귀질환 □ 중증난치질환 □ 중증치매 ※ 해당란에 ☑표기		
산정특례번호 *공단기재사항		접수일자 *공단기재사항
수진자	① 건강보험증번호	② 가입자(세대주)
	③ 성명	④ 주민(외국인)등록번호
	⑤ 휴대전화번호	⑥ 자택전화번호
	⑦ 이메일주소	⑧ 등록결과 통보방법 □ 알림톡 □ 이메일
	⑨ 주소	

【요양기관 확인란】

① 신청구분 □ 신규등록 □ 재등록

② 진료과목	③ 진료구분 □ 입원 □ 외래	④ 진단확진일
⑤ 상병명	⑥ 상병코드	⑦ 특정기호

⑧ 최종확진방법 ※ 중복 체크 가능

□ 1. 영상검사 □ X-ray □ CT □ Sono □ MRI □ 기타 ( )

□ 2. 특수생화학/면역학, 도말/배양검사 등

□ 3. 유전학적 검사

□ 4. 조직학적 검사

□ 5. 임상적 소견

□ 6. 기타 (검사)

⑨ 질병정보 – 가족력 ※ 희귀질환(극희귀·상세불명 희귀·기타염색체 이상질환 포함) 필수

□ 없음 □ 있음 (□ 조부 □ 조모 □ 외조부 □ 외조모 □ 부 □ 모 □ 동성형제 □ 이성형제 □ 자 □ 녀)

위의 기록한 사항이 사실임을 확인합니다.

년 월 일

요양기관명 (기호) : ( ) (직 인)

담당의사 (면허번호/전문의 자격번호) : (/) (서명 또는 인)

담당의사 전문과목 :

상기와 같이 건강보험 산정특례 등록을 신청합니다.

신청일 년 월 일

신청인 (서명 또는 인)

수진자와의 관계 ( )

국민건강보험공단 이사장 귀하

1. 「국민건강보험법」 제44조(비용의 일부부담)
2. 「국민건강보험법 시행령」 제19조(비용의 본인부담), 제81조(민감정보 및 고유식별정보의 처리)
3. 「본인일부부담금산정특례에 관한 기준」 (보건복지부 고시)
 - 공단은 위 법령 등에서 정하는 소관 업무수행을 위하여 건강보험증번호, 세대주 성명, 수진자 성명, 주민등록번호, 외국인등록번호, 전화번호, 이메일주소, 주소, 신청인 성명, 수진자와의 관계, [요양기관 확인란]에 기록된 신청구분, 진료과목, 진료구분, 진단확진일, 상병명, 상병코드, 특정기호, 최종확진방법, 질병정보-가족력을 수집·이용할 수 있습니다.
 - 공단이 수집·이용하고 있는 개인정보는 「개인정보보호법」에 따른 경우에만 제3자에게 제공됩니다.

(뒷 면)

유 의 사 항

1. 「국민건강보험법」 제57조(부당이득의 징수)
   - 산정특례 등록신청서에 기재된 [요양기관 확인란]이 허위로 기재된 경우 위 법령 및 의료관계법령(의료법 제66조 등)에 의거, 제1항 및 제3항에 의해 속임수나 그 밖의 부당한 방법으로 보험급여를 받은 사람이나 보험급여 비용을 받은 요양기관에 대하여 해당 요양급여비용을 부당한 것으로 확인·결정하여 보험급여 비용의 전부 또는 일부를 징수할 수 있습니다.
2. 「본인일부부담금 산정특례에 관한 기준」(보건복지부 고시)
   - 고시 제7조(산정특례 등록 신청 등) 제7항 및 제8항에 의해 공단에서 산정특례 등록 자료의 확인이 필요하다고 인정되는 경우 산정특례 등록자 및 요양기관에 검사내역 등 자료를 제공하도록 요청할 수 있습니다.
3. 산정특례 등록신청서 발급에 대한 비용은 등록신청인 또는 공단에 별도로 청구할 수 없습니다.
4. 요양기관 확인란은 반드시 해당 상병으로 확진한 요양기관 및 담당의사가 작성 후 자필서명·확인하여야 합니다.
5. 산정특례는 진단확진일로부터 30일 이내 신청 시 확진일로부터 소급하여 적용하고, 30일 이후에 신청 시 신청일부터 적용됩니다.
6. **산정특례 등록신청서의 기재사항이 사실과 상이할 경우, 산정특례 등록내역이 원천 취소될 수 있습니다.**
7. **등록신청은 요양기관 수진자 조회 시 [산정특례 대상자 조회]와 연관되므로 본인서명이 필수로 요구됩니다.**
   ※ 단, 수진자가 미성년인 경우 또는 중증치매·정신질환·의식불명 등으로 수진자 본인의 인지능력이 저하되거나 의사판단이 어려워 위임이 불가한 경우 대리인의 동의가 필요하므로 신분증과 공단 전산 또는 가족관계서류를 확인(징구) 후 등록함
   - 미성년자 : 부모(법정대리인) - 인지능력이 저하되거나 의사판단이 어려워 위임이 불가한 경우 : 배우자 또는 성년인 직계존비속 등
8. **산정특례 등록 이후 모든 요양기관에서 수진자 자격조회를 통해 수진자의 산정특례 등록정보를 확인할 수 있습니다.**

작 성 방 법

【수진자】

①,② : 산정특례 등록 신청인의 건강보험증번호와 건강보험증 가입자(세대주)명을 각각 기재합니다.
③,④ : 산정특례 신청인의 성명을 한글로, 주민(외국인)등록번호를 아라비아숫자로 기재합니다.
⑤ : 등록결과 통보 등을 위해 수진자 또는 수진자 대리인의 연락 가능한 휴대전화번호를 기재합니다.
⑥ : 수진자 또는 수진자 대리인의 연락 가능한 자택전화번호를 기재합니다.(부재시 생략 가능)
⑦ : 등록결과 통보 등을 위해 수진자 또는 수진자 대리인의 연락 가능한 이메일주소를 기재합니다.
⑧ : 등록결과를 통보 받을 방법(알림톡 또는 이메일)을 선택하여 필수적으로 "✔" 표시합니다.
⑨ : 신청 시점에서의 수진자의 주소를 기재합니다.

【요양기관 확인란】

① : 신규등록 또는 재등록 신청 여부를 해당란에 "✔" 표시합니다.
② : 질환의 확진을 실시한 진료과목을 기재합니다.
③ : 요양기관 확진 시 입원 또는 외래 구분을 해당란에 "✔" 표시합니다.
④ : 최종확진방법에 의하여 의사가 해당질환으로 판정한 날을 아라비아 숫자로 기재합니다.
⑤,⑥,⑦ : 확진한 질환의 상병명, 상병코드, 특정기호를 기재합니다.
⑧ : 최종확진방법 작성 시, 해당 상병의 등록기준(검사기준 및 필수검사항목)을 확인하여 기재합니다.
 - (검사항목) 1~6에 해당하는 내역을 "✔" 표시 또는 텍스트 형태로 기재합니다.
⑨ : 가족력 여부를 해당란에 "✔" 표시합니다.
 - 가족력이 없는 경우 '없음'에 표시하고, 있는 경우 '있음'에 표시 후 해당 사항을 체크합니다.

건강보험 희귀질환, 중증난치질환 및 중증치매 산정특례 제도 안내

1. **제도 목적** : 희귀질환, 중증난치질환 및 중증치매 치료에 소요되는 고액의 진료비 부담 완화
2. **희귀질환, 중증난치질환 및 중증치매 산정특례 등록대상**
   - 희귀질환 : 보건복지부 고시「본인일부부담금 산정특례에 관한 기준」[별표4]의 해당상병 중 산정특례 검사기준 및 필수검사항목을 충족하는 것으로 확진된 희귀질환환자
   - 중증난치질환 및 중증치매 : 보건복지부 고시「본인일부부담금 산정특례에 관한 기준」[별표4의2]의 해당상병 중 산정특례 검사기준 및 필수검사항목을 충족하는 것으로 확진된 중증난치질환 및 중증치매환자
   ※ 신생아의 호흡곤란(상병코드 P22.0, P22.8, P22.9) 상병은 생후 24개월 이내 신청 가능, 최초 등록 후 재등록 불가
   인체면역바이러스질환(상병코드 B20~B24)는 등록하지 않고 산정특례 적용
3. **산정특례 등록 후 해당 희귀질환, 중증난치질환 및 중증치매로 진료 받는 경우 본인부담률** : 10%
   ※ 비급여, 100분의100본인부담항목, 선별급여 등은 산정특례 적용대상에서 제외
4. **적용기간** : 산정특례 적용시작일로부터 5년째 되는 날의 전날 (단, 중증치매 V810의 경우 연간 최대 120일)

[별지 제3호] 본인일부부담금 산정특례에 관한 기준 〈개정 2020.12.24.〉

건강보험 (결핵) 산정특례 등록 신청서

※ 뒷면의 유의사항 및 작성방법을 참고하여 작성해 주시기 바랍니다. (앞 면)

□ 결핵 □ 중증화상 ※ 해당란에 ☑표기		
산정특례번호 *공단기재사항		접수일자 *공단기재사항
수진자	① 건강보험증번호	② 가입자(세대주)
	③ 성명	④ 주민(외국인)등록번호
	⑤ 휴대전화번호	⑥ 자택전화번호
	⑦ 이메일주소	⑧ 등록결과 통보방법 □ 알림톡 □ 이메일
	⑨ 주소	

【요양기관 확인란】

① 진료과목	② 구분 □ 입원 □ 외래	③ 진단확진일
④ 상병명	⑤ 상병코드	⑥ 특정기호

⑦ 최종확진방법 ※ 중복 체크 가능

□ 1. 영상검사 □ X-ray □ CT □ Sono □ MRI □ 기타 ( )
□ 2. 도말/배양검사 □ 도말 □ 배양
□ 3. 조직학적 검사
□ 4. 임상적 소견 ( )
□ 5. 기타 (검사)

⑧ 타 요양기관의 검사결과로 확진한 경우, 해당사항 체크 ※ 중복 체크 가능

□ 없음 □ 있음 (□ 1.영상검사 □ 2.도말/배양검사 □ 3.조직학적 검사 □ 5.기타)

위의 기록한 사항이 사실임을 확인합니다.

년 월 일

요양기관명 (기호) : ( ) (직 인)

담당의사 (면허번호/전문의 자격번호) : (/) (서명 또는 인)

담당의사 전문과목 :

상기와 같이 건강보험 산정특례 등록을 신청합니다.

신청일 년 월 일

신청인 (서명 또는 인)

수진자와의 관계 ( )

국민건강보험공단 이사장 귀하

1. 「국민건강보험법」 제44조(비용의 일부부담)
2. 「국민건강보험법 시행령」 제19조(비용의 본인부담), 제81조(민감정보 및 고유식별정보의 처리)
3. 「본인일부부담금산정특례에 관한 기준」 (보건복지부 고시)
   - 공단은 위 법령 등에서 정하는 소관 업무수행을 위하여 건강보험증번호, 세대주 성명, 수진자 성명, 주민등록번호, 외국인등록번호, 전화번호, 이메일주소, 주소, 신청인 성명, 수진자와의 관계, [요양기관 확인란]에 기록된 진료과목, 진료구분, 진단확진일, 상병명, 상병코드, 특정기호, 최종확진방법을 수집·이용할 수 있습니다.
   - 공단이 수집·이용하고 있는 개인정보는 「**개인정보보호법**」에 따른 경우에만 제3자에게 제공됩니다.

(뒷 면)

유 의 사 항

1. 「국민건강보험법」 제57조(부당이득의 징수)
   - 산정특례 등록신청서에 기재된 [요양기관 확인란]이 허위로 기재된 경우 위 법령 및 의료관계법령(의료법 제66조 등)에 의거, 제1항 및 제3항에 의해 속임수나 그 밖의 부당한 방법으로 보험급여를 받은 사람이나 보험급여 비용을 받은 요양기관에 대하여 해당 요양급여비용을 부당한 것으로 확인·결정하여 보험급여 비용의 전부 또는 일부를 징수할 수 있습니다.
2. 「본인일부부담금 산정특례에 관한 기준」 (보건복지부 고시)
   - 고시 제7조(산정특례 등록 신청 등) 제7항 및 제8항에 의해 공단에서 산정특례 등록 자료의 확인이 필요하다고 인정되는 경우 산정특례 등록자 및 요양기관에 검사내역 등 자료를 제공하도록 요청할 수 있습니다.
3. 산정특례 등록신청서 발급에 대한 비용은 등록신청인 또는 공단에 별도로 청구할 수 없습니다.
4. 요양기관 확인란은 반드시 해당 상병으로 확진한 요양기관 및 담당의사가 작성 후 자필서명·확인하여야 합니다.
5. 산정특례는 진단확진일로부터 30일 이내 신청 시 확진일로부터 소급하여 적용하고, 30일 이후에 신청 시 신청일부터 적용됩니다.
6. **산정특례 등록신청서의 기재사항이 사실과 상이할 경우, 산정특례 등록내역이 원천 취소될 수 있습니다.**
7. **등록신청은 요양기관 수진자 조회 시 [산정특례 대상자 조회]와 연관되므로 본인서명이 필수로 요구됩니다.**
   ※ 단, 수진자가 미성년인 경우 또는 중증치매·정신질환·의식불명 등으로 수진자 본인의 인지능력이 저하되거나 의사판단이 어려워 위임이 불가한 경우 대리인의 동의가 필요하므로 신분증과 공단 전산 또는 가족관계서류를 확인(징구) 후 등록함
   - 미성년자 : 부모(법정대리인) - 인지능력과 의사판단이 어려워 위임이 불가한 경우 : 배우자 또는 성년인 직계존비속 등
8. **산정특례 등록 이후 모든 요양기관에서 수진자 자격조회를 통해 수진자의 산정특례 등록정보를 확인할 수 있습니다.**

※ 결핵치료를 위하여 수진자가 여러 요양기관에서 요양급여를 받는 경우에는 요양기관마다 산정특례 등록 신청서를 공단 또는 요양기관에 제출하여야 합니다.

※ 결핵 산정특례 등록은 결핵예방법 시행규칙 제3조에 따라 질병관리본부에 신고여부 확인 후 승인처리 됩니다.
(FAX/내방/우편으로 결핵 산정특례 등록 신청 시, '결핵환자등 신고·보고서' 제출 필수)

작 성 방 법

【수진자】

①,② : 산정특례 등록 신청인의 건강보험증번호와 건강보험증 가입자(세대주)명을 각각 기재합니다.
③,④ : 산정특례 신청인의 성명을 한글로, 주민(외국인)등록번호를 아라비아숫자로 기재합니다.
⑤ : 등록결과 통보 등을 위해 수진자 또는 수진자 대리인의 연락 가능한 휴대전화번호를 기재합니다.
⑥ : 수진자 또는 수진자 대리인의 연락 가능한 자택전화번호를 기재합니다.(부재시 생략 가능)
⑦ : 등록결과 통보 등을 위해 수진자 또는 수진자 대리인의 연락 가능한 이메일주소를 기재합니다.
⑧ : 등록결과를 통보 받을 방법(알림톡 또는 이메일)을 선택하여 필수적으로 "✔" 표시합니다.
⑨ : 신청 시점에서의 수진자의 주소를 기재합니다.

【요양기관 확인란】

① : 질환의 확진을 실시한 진료과목을 기재합니다.
② : 요양기관 확진 시 입원 또는 외래 여부를 해당란에 "✔" 표시합니다.
③ : 최종확진방법에 의하여 의사가 해당질환으로 판정한 날을 아라비아숫자로 기재합니다.
④,⑤,⑥ : 확진한 질환의 상병명, 상병코드, 특정기호를 기재합니다.
⑦ : 최종확진방법 작성 시, 해당 상병의 등록기준(검사기준 및 필수검사항목)을 확인하여 기재하시기 바랍니다.
- (검사항목) 1~5에 해당하는 내역을 "✔" 표시 또는 텍스트 형태로 기재합니다.
⑧ : 타 요양기관의 검사결과로 확진한 경우에 한하여 기재하며, 해당 검사내역에 "✔" 표시합니다.

건강보험 결핵 및 중증화상 산정특례 제도 안내

1. **제도 목적** : 결핵 및 중증화상 치료에 소요되는 고액의 진료비 부담 완화
2. **결핵/중증화상 산정특례 등록대상**
   - 결핵 : 보건복지부 고시 「본인일부부담금 산정특례에 관한 기준」 [별표5]의 해당상병 중 산정특례 검사기준 및 필수검사항목을 충족하는 것으로 확진된 결핵환자
   - 중증화상 : 「본인일부부담금 산정특례에 관한 기준」 [별표3]의 체표면적 및 깊이기준을 충족하거나 특정부위의 화상 환자
3. **산정특례 등록 후 해당 결핵, 중증화상으로 진료 받는 경우 본인부담률** : 0%(결핵) / 5%(중증화상)
   ※ 비급여, 100분의100본인부담 항목, 선별급여 등은 산정특례 적용대상에서 제외
4. **적용기간**
   - 결핵 : 산정특례 적용시작일부터 결핵예방법 시행규칙 제3조 및 별지서식의 치료결과보고에 따른 산정특례 종료일까지
   - 중증화상 : 등록일로부터 1년(단, 적용기간 종료 후 진료담당의사의 의학적 판단 하에 적용기간 6개월 연장가능)

[별지 제3호의2] 본인일부부담금 산정특례에 관한 기준 〈신설 2021.6.22.〉

건강보험 (잠복결핵감염) 산정특례 등록 신청서

※ 뒷면의 유의사항 및 작성방법을 참고하여 작성해 주시기 바랍니다. (앞 면)

산정특례번호 *공단기재사항		접수일자 *공단기재사항
수진자	① 건강보험증번호	② 가입자(세대주)
	③ 성명	④ 주민(외국인)등록번호
	⑤ 휴대전화번호	⑥ 자택전화번호
	⑦ 이메일주소	⑧ 등록결과 통보방법 □ 알림톡 □ 이메일
	⑨ 주소	

【요양기관 확인란】		
① 진료과목	② 구분 □ 입원 □ 외래	③ 진단확진일
④ 상병명	⑤ 상병코드	⑥ 특정기호
⑦ 최종확진방법 ※ 중복 체크 가능		
□ 1. TST □ 2. IGRA □ 3. 영상검사 상 활동성결핵 아님 □ 4. 도말/배양검사 상 활동성결핵 아님 □ 5. 조직학적 검사 상 활동성결핵 아님 □ 6. 기타 (□ 1.결핵 발병 고위험군 □ 2.전염성 결핵질환자의 접촉자)		
위의 기록한 사항이 사실임을 확인합니다. 년 월 일 요양기관명 (기호) : ( ) (직 인) 담당의사 (면허번호/전문의 자격번호) : (/) (서명 또는 인) 담당의사 전문과목 :		

상기와 같이 건강보험 산정특례 등록을 신청합니다.

신청일 년 월 일

신청인 (서명 또는 인)

수진자와의 관계 ( )

국민건강보험공단 이사장 귀하

본인부담 및 개인정보 처리에 관한 안내사항
1.「국민건강보험법」 제44조(비용의 일부부담) 2.「국민건강보험법 시행령」 제19조(비용의 본인부담), 제81조(민감정보 및 고유식별정보의 처리) 3.「본인일부부담금산정특례에 관한 기준」(보건복지부 고시) - 공단은 위 법령 등에서 정하는 소관 업무수행을 위하여 건강보험증번호, 세대주 성명, 수진자 성명, 주민등록번호, 외국인등록번호, 전화번호, 이메일주소, 주소, 신청인 성명, 수진자와의 관계, [요양기관 확인란]에 기록된 진료과목, 진료구분, 진단확진일, 상병명, 상병코드, 특정기호, 최종확진방법을 수집·이용할 수 있습니다. - 공단이 수집·이용하고 있는 개인정보는「개인정보보호법」에 따른 경우에만 제3자에게 제공됩니다.

210㎜ × 297㎜[백상지(80g/㎡) 또는 중질지(80g/㎡)]

유 의 사 항

1. 「국민건강보험법」 제57조(부당이득의 징수)
   - 산정특례 등록신청서에 기재된 [요양기관 확인란]이 허위로 기재된 경우 위 법령 및 의료관계법령(의료법 제66조 등)에 의거, 제1항 및 제3항에 의해 속임수나 그 밖의 부당한 방법으로 보험급여를 받은 사람이나 보험급여 비용을 받은 요양기관에 대하여 해당 요양급여비용을 부당한 것으로 확인·결정하여 보험급여 비용의 전부 또는 일부를 징수할 수 있습니다.
2. 「본인일부부담금 산정특례에 관한 기준」(보건복지부 고시)
   - 고시 제7조(산정특례 등록 신청 등) 제7항 및 제8항에 의해 공단에서 산정특례 등록 자료의 확인이 필요하다고 인정되는 경우 산정특례 등록자 및 요양기관에 검사내역 등 자료를 제공하도록 요청할 수 있습니다.
3. 산정특례 등록신청서 발급에 대한 비용은 등록신청인 또는 공단에 별도로 청구할 수 없습니다.
4. 요양기관 확인란은 반드시 해당 상병으로 확진한 요양기관 및 담당의사가 작성 후 자필서명·확인하여야 합니다.
5. 산정특례는 진단확진일로부터 30일 이내 신청 시 확진일로부터 소급하여 적용하고, 30일 이후에 신청 시 신청일부터 적용됩니다.
6. **산정특례 등록신청서의 기재사항이 사실과 상이할 경우, 산정특례 등록내역이 원천 취소될 수 있습니다.**
7. **등록신청은 요양기관 수진자 조회 시 [산정특례 대상자 조회]와 연관되므로 본인서명이 필수로 요구됩니다.**
   ※ 단, 수진자가 미성년인 경우 또는 중증치매·정신질환·의식불명 등으로 수진자 본인의 인지능력이 저하되거나 의사판단이 어려워 위임이 불가한 경우 대리인의 동의가 필요하므로 신분증과 공단 전산 또는 가족관계서류를 확인(징구) 후 등록함
   - 미성년자 : 부모(법정대리인) - 인지능력이 저하되거나 의사판단이 어려워 위임이 불가한 경우 : 배우자 또는 성년인 직계존비속 등
8. **산정특례 등록 이후 모든 요양기관에서 수진자 자격조회를 통해 수진자의 산정특례 등록정보를 확인할 수 있습니다.**

작 성 방 법

【수진자】

①,② : 산정특례 등록 신청인의 건강보험증번호와 건강보험증 가입자(세대주)명을 각각 기재합니다.
③,④ : 산정특례 신청인의 성명을 한글로, 주민(외국인)등록번호를 아라비아숫자로 기재합니다.
⑤ : 등록결과 통보 등을 위해 수진자 또는 수진자 대리인의 연락 가능한 휴대전화번호를 기재합니다.
⑥ : 수진자 또는 수진자 대리인의 연락 가능한 자택전화번호를 기재합니다.(부재시 생략 가능)
⑦ : 등록결과 통보 등을 위해 수진자 또는 수진자 대리인의 연락 가능한 이메일주소를 기재합니다.
⑧ : 등록결과를 통보 받을 방법(알림톡 또는 이메일)을 선택하여 필수적으로 "✔" 표시합니다.
⑨ : 신청 시점에서의 수진자의 주소를 기재합니다.

【요양기관 확인란】

① : 질환의 확진을 실시한 진료과목을 기재합니다.
② : 요양기관 확진 시 입원 또는 외래 여부를 해당란에 "✔" 표시합니다.
③ : 최종확진방법에 의하여 의사가 해당질환으로 판정한 날을 아라비아숫자로 기재합니다.
④,⑤,⑥ : 확진한 질환의 상병명, 상병코드, 특정기호를 기재합니다.
⑦ : 최종확진방법 작성 시, 해당 상병의 등록기준(검사기준 및 필수검사항목)을 확인하여 기재하시기 바랍니다.
- (검사항목) 1~6에 해당하는 내역을 "✔" 표시 또는 텍스트 형태로 기재합니다.

건강보험 잠복결핵감염 산정특례 제도 안내

1. **제도 목적** : 잠복결핵 치료에 소요되는 고액의 진료비 부담 완화
2. **잠복결핵감염 산정특례 등록대상**
   - 보건복지부 고시「본인일부부담금 산정특례에 관한 기준」[별표5]의 잠복결핵감염 산정특례 검사기준 및 필수검사항목을 충족하는 것으로 확진된 잠복결핵감염자
3. **산정특례 등록 후 해당 잠복결핵감염으로 진료 받는 경우 본인부담률 : 0%**
   ※ 비급여, 100분의100본인부담 항목, 선별급여 등은 산정특례 적용대상에서 제외
4. **적용기간** : 등록일로부터 1년(단, 적용기간 종료 후 진료담당의사의 의학적 판단 하에 적용기간 6개월 연장 가능)

[별첨1] 본인부담금 산정특례 뇌혈관질환의 상병명 및 수술명

상병명(상병코드)
가. 뇌혈관질환 (I60~I67) 나. 경동맥의 동맥류 및 박리 (I72.0) 다. 후천성 동정맥루 (I77.0) 라. 순환계통의 기타 선천기형 (Q28.0~Q28.3) 마. 두개내손상 (S06)
수술명(수술코드)
가. 혈종제거를 위한 개두술 (S4621, S4622) 나. 뇌동맥류수술 (S4641, S4642) 다. 뇌동정맥기형적출술 (S4653~S4658) 라. 두개강내 혈관문합술 (S4661, S4662) 마. 단락술 또는 측로조성술 (S4711~S4715) 〈개정 2020.09.08.〉 바. 뇌엽절제술 (S4780) 사. 뇌 기저부 수술 (S4801~S4803) 아. 중추신경계정위수술-혈종제거 (S4756) 자. 경피적풍선혈관성형술 (M6593, M6594, M6597) 차. 경피적뇌혈관약물성형술 (M6599) 카. 경피적혈관내 금속스텐트삽입술 (M6601, M6602, M6605) 타. 경피적 혈전제거술 (M6630, M6632, M6635, M6636, M6637, M6639) 파. 혈관색전술 (M1661~M1667, M6644) 하. 천두술 (N0322~N0324) 거. 개두술 또는 두개절제술 (N0333) 너. 혈관내 죽종제거술 (O0226, O0227, O2066) 더. 경동맥결찰술 (S4670) 러. 뇌내시경수술 (S4744) 머. 뇌 정위적 방사선수술 (HD113~HD115)

[별첨2] 본인부담금 산정특례 심장질환의 상병명, 수술명 및 약제성분명 〈개정 2021.4.9.〉

상병명(상병코드)
가. 심장의 양성신생물 (D15.1) 나. 심장 침범이 있는 류마티스 열 (I01) 다. 만성 류마티스심장질환 (I05~I09) 라. 허혈심장질환 (I20~I25) 마. 폐성 심장병 및 폐순환의 질환 (I26, I28) 바. 기타 형태의 심장병 (I30~I51) 사. 대동맥의 죽상경화증 (I70.0) 아. 대동맥동맥류 및 박리 (I71) 자. 달리 분류된 질환에서의 동맥, 세동맥 및 모세혈관의 장애 (I79.0, I79.1) 차. 대동맥궁증후군[다까야수] (M31.4) 카. 순환계통의 선천기형 (Q20~Q25) 타. 대정맥혈관의 선천기형 (Q26.0~Q26.4, Q26.8, Q26.9) 파. 흉부혈관의 손상, 심장의 손상 (S25~S26)

(계속)

수술명(수술코드)	약제성분명
가. 동맥관 우회로 조성술 (OA640~OA641, OA647~OA649, O1640~O1641, O1643~O1649) 나. 심장 창상봉합술 (O1660) 다. 동맥관개존폐쇄술 (O1671, O1672) 라. 대동맥축착증수술 (O1680) 마. 폐쇄식 승모판 교련 절개술 (O1690) 바. 심혈관단락술 (O1701, O1702) 사. 폐동맥결찰술 (O1703, O1704) 아. 심방중격결손조성술 (O1705) 자. 심방, 심실중격결손증수술 (O1710, O1711, O1721~O1723) 차. 판막협착증수술 (O1730, O1740, O1750, O1760) 카. 심방중격결손증 겸 폐동맥판협착증수술 (O1770) 타. 판막성형술 (O1781~O1784) 파. 인공판막치환술 (O1791~O1793, O1797) 하. 인공판막재치환술 (O1794~O1796, O1798) 거. 비봉합 대동맥판막치환술 (O1799) 〈신설 2016.11.28.〉 너. 활로씨 4 증후군 근본수술 (O1800) 더. 심실중격결손증 겸 폐동맥판협착증수술 (O1810) 러. 심내막상결손증 수술 (O1821, O1822) 머. 좌심실류절제술 (O1823) 버. 좌심실용적축소성형술 (O1824) 서. 좌심실, 우심실 유출로 성형술 (O1825, O1826) 어. 관상동맥 내막절제술 (O1830) 저. 발살바동 동맥류파열수술 (O1840) 처. 동정맥기형교정술 (O1841) 커. 기타 복잡기형에 대한 심장수술 (O1851, O1852) 터. 좌우폐동맥 성형술 (O1861) 퍼. 기능적 단심실증 교정술 (O1873, O1874) 허. 라스텔리씨수술 (O1875) 고. 총 폐정맥 환류이상증 수술 (O1878) 노. 대혈관전위증 수술 (O1879) 도. 심실 보조장치 치료술(O0881, O0882, O0883, O0886, O0887, O0888, O0889) 〈신설 2018.9.27.〉 로. 인공심폐순환(O1890) 모. 개흉심장마사지(O1895) 보. 부분체외순환(O1901~O1902) 소. 체외순환막형산화요법(O1903~O1904, O1907) 〈신설 2020.08.18.〉 오. 국소관류(O1910) 조. 대동맥내풍선펌프(O1921, O1922) 초. 심낭루조성술(O1931) 코. 심낭창형성술(O1932, O1935) 토. 심막절제술(O1940) 포. 폐동맥혈전제거술(O1950) 호. 대동맥-폐동맥 창 폐쇄술(O1960) 구. 심내이물제거술(O1970)	가. Alteplase 주사제 나. Tenecteplase 주사제 다. Urokinase 주사제

(계속)

수술명(수술코드)	약제성분명
누. 심장종양제거술(O1981, O1982) 두. 심박기거치술(O2001, O2004, O2005, O2009, O0203~O0210, O0241~O0243) 루. 부정맥수술(O2006, O2007) 무. 심율동전환 제세동기거치술(O0211, O0212, O2211, O2212) 부. 동맥류 절제술(O2031~O2033) 수. 혈전제거술-심장(O0260) 〈신설 2020.11.10.〉 우. 경피적 동맥관개존 폐쇄술(M6510) 주. 경피적 심방중격결손폐쇄술(OZ751) 추. 경피적 근성부 심실중격결손 폐쇄술(M6513) 쿠. 경피적 심장중격절개술(M6521, M6522) 투. 경피적 심장 판막성형술(M6531~M6533) 푸. 부정맥의 고주파절제술(M6541~M6543, M6546~M6548, M6550) 및 냉각절제술(M0651, M0657, M0658, M0661, M0662) 후. 경피적 관상동맥확장술(M6551, M6552, M6553, M6554) 그. 경피적 관상동맥스텐트삽입술(M6561~M6564, M6565~M6567) 느. 경피적 관상동맥죽상반절제술(M6571, M6572) 드. 경피적 대동맥판삽입(M6580, M6581, M6582) 르. 경피적 폐동맥판 삽입술(M6585) 〈신설 2018.12.24.〉 므. 경피적 풍선혈관성형술(M6595~M6597) 브. 경피적 혈관내 금속스텐트삽입술(M6603~M6605) 스. 경피적 혈관내 스텐트-이식설치술(M6611~M6613) 으. 대동맥 혈관내 이식편 고정술(M6651, M6652) 〈신설 2021.1.13.〉 즈. 경피적 혈관내 죽종제거술(M6620) 츠. 경피적 혈전제거술(M6632, M6634, M6638, M6639) 크. 혈관색전술(M6644) 트. 심장이식술(Q8080) 프. 심장 및 폐이식술(Q8103)	

[별첨3] 중증화상 본인부담금 산정특례 상병코드 및 상병명 〈개정 2020.12.24.〉

상병명(상병코드)		
구분	중증도	체표면적
1	가. 머리 및 목의 2도 화상(T20.2) 나. 몸통의 2도 화상(T21.2) 다. 손목 및 손을 제외한 어깨와 팔의 2도 화상(T22.2) 라. 손목 및 손의 2도 화상(T23.2) 마. 발목 및 발을 제외한 엉덩이 및 다리의 2도 화상(T24.2) 바. 발목 및 발의 2도 화상(T25.2) 사. 상세불명 신체부위의 2도 화상(T30.2)	가. 신체표면의 20-29%를 침범한 화상(T31.2) 나. 신체표면의 30-39%를 침범한 화상(T31.3) 다. 신체표면의 40-49%를 침범한 화상(T31.4) 라. 신체표면의 50-59%를 침범한 화상(T31.5) 마. 신체표면의 60-69%를 침범한 화상(T31.6) 바. 신체표면의 70-79%를 침범한 화상(T31.7) 사. 신체표면의 80-89%를 침범한 화상(T31.8) 아. 신체표면의 90% 이상을 침범한 화상(T31.9)

(계속)

상병명(상병코드)		
구분	중증도	체표면적
2	가. 머리 및 목의 3도 화상(T20.3) 나. 몸통의 3도 화상(T21.3) 다. 손목 및 손을 제외한 어깨와 팔의 3도 화상(T22.3) 라. 손목 및 손의 3도 화상(T23.3) 마. 발목 및 발을 제외한 엉덩이 및 다리의 3도 화상(T24.3) 바. 발목 및 발의 3도 화상(T25.3) 사. 상세불명 신체부위의 3도 화상(T30.3)	가. 신체표면의 10-19%를 침범한 화상(T31.1) 나. 신체표면의 20-29%를 침범한 화상(T31.2) 다. 신체표면의 30-39%를 침범한 화상(T31.3) 라. 신체표면의 40-49%를 침범한 화상(T31.4) 마. 신체표면의 50-59%를 침범한 화상(T31.5) 바. 신체표면의 60-69%를 침범한 화상(T31.6) 사. 신체표면의 70-79%를 침범한 화상(T31.7) 아. 신체표면의 80-89%를 침범한 화상(T31.8) 자. 신체표면의 90% 이상을 침범한 화상(T31.9)
3	가. 머리 및 목의 3도 화상(T20.3) 중 안면부에 수상한 경우 나. 몸통의 3도 화상(T21.3) 중 성기 또는 회음부에 수상한 경우 다. 손목 및 손의 3도 화상(T23.3) 라. 발목 및 발의 3도 화상(T25.3) 마. 눈 및 부속기의 화상(T26.0~T26.4)	
4	가. 호흡기도의 화상(T27.0~T27.3) 나. 기타 내부기관의 화상(T28.0~T28.3)	
수술명(수술코드)		
1. 반흔구축성형술(운동제한이 있는 것) (N0241) 2. 반흔구축성형술 및 식피술(운동제한이 있는 것) (N0242~N0247, NA241~NA243) 3. 반흔구축성형술 및 국소피판술(운동제한이 있는 것) (N0249)		

⑦ 보험급여의 제한

고의 또는 중대한 과실로 인한 범죄행위(음주운전, 방화 등)에 기인한 사고나 고의적인 사고(음독, 투신 등)로 인한 진료 시에는 건강보험급여가 제한된다.

① 공단은 보험급여를 받을 수 있는 자가 다음의 어느 하나에 해당하는 때에는 보험급여를 하지 않는다.

- 고의 또는 중대한 과실로 인한 범죄행위에 그 원인이 있거나 고의로 사고를 일으킨 경우
- 고의 또는 중대한 과실로 공단이나 요양기관의 요양에 관한 지시에 따르지 아니한 경우
- 고의 또는 중대한 과실로 제55조에 따른 문서와 그 밖의 물건의 제출을 거부하거나 질문 또는 진단을 기피한 경우

• 업무 또는 공무로 생긴 질병·부상·재해로 다른 법령에 따른 보험급여나 보상(報償) 또는 보상(補償)을 받게 되는 경우

▶ 보상(報償, compensation) : 특정의 재산 소유자에게 부과된 부담, 희생을 회복시키기 위해 국가가 이전 재산 소유자가 당한 손해를 보상하는 조치이다.

▶보상(補償, reward) : 특정 행동에 대하여 그 행위자에게 주어지는 긍정적이거나 매력적인 모든 형태의 대가이다.

② 공단은 보험급여를 받을 수 있는 사람이 다른 법령에 따라 국가나 지방자치단체로부터 보험급여에 상당하는 급여를 받거나 보험급여에 상당하는 비용을 지급받게 되는 경우에는 그 한도에서 보험급여를 하지 않는다.

「국민건강보험 요양급여의 기준에 관한 규칙」 제4조(급여의 제한여부의 조회 등)

① 요양기관은 가입자 등이 법 제53조제1항·제2항 또는 법 제58조제2항에 해당되는 것으로 판단되는 경우에도 요양급여를 실시하되, 지체없이 별지 제2호서식에 의한 급여제한여부조회서에 의하여 공단에 급여제한 여부를 조회하여야 한다. 〈개정 2012.8.31.〉
② 제1항에 따라 조회 요청을 받은 공단은 7일(공휴일을 제외한다. 이하 같다) 이내에 급여제한 여부를 결정한 후 요양기관에 별지 제2호의2서식의 급여제한 여부 결정통보서로 회신하여야 하며, 회신을 받은 요양기관은 공단의 결정내용을 요양급여를 개시한 날부터 소급하여 적용하여야 한다. 〈개정 2015.5.29.〉
③ 제2항의 규정에 불구하고 회신이 있기 전에 요양급여가 종료되거나 회신 없이 7일이 경과된 때에는 공단이 당해 요양기관에 대하여 요양급여를 인정한 것으로 본다. 다만, 공단이 7일이 경과된 후에 급여제한을 결정하여 회신한 때에는 요양기관은 회신을 받은 날부터 공단의 결정에 따라야 한다.

③ 공단은 가입자가 대통령령으로 정하는 기간 이상 다음 각 호의 보험료를 체납한 경우 그 체납한 보험료를 완납할 때까지 그 가입자 및 피부양자에 대하여 보험급여를 실시하지 아니할 수 있다. 다만, 보험료의 체납기간에 관계없이 월별 보험료의 총체납횟수(이미 납부된 체납보험료는 총체납횟수에서 제외)가 대통령령으로 정하는 횟수 미만인 경우에는 그러하지 아니하다.

1. 소득월액보험료
2. 세대단위의 보험료

[영] 제26조(급여의 제한)

① "대통령령으로 정하는 기간"이란 1개월을 말한다.
② "대통령령으로 정하는 횟수"란 6회를 말한다.

급여제한 여부 조회서 (사고부상, 교통사고 등)

※ [ ]에는 해당되는 곳에 √표를 합니다.

(앞쪽)

접수번호	접수일	처리기간

수신기관명(관할지사)		건강보험증번호	
가입자 또는 세대주	성 명	주민등록번호	
환 자	성 명	주민등록번호	
	주 소 (전화 :)		
진 료 구 분	[ ]입원 [ ]외래	진료(조제투약)기간 . . .~ . . .	
발 생 원 인	사고부상 [ ]근무중사고 [ ]넘어짐 [ ]폭행 [ ]자해 [ ]레저활동 [ ]기타( )		
	교통사고 [ ]운전중 [ ]보행중 [ ]기타( )		
발 생 장 소	[ ]가정 [ ]회사내 [ ]공사현장 [ ]학교 [ ]음식점 [ ]도로 [ ]기타( )		
내 원 일 시	년 월 일 시 분(24시간제)		
내 원 방 법	[ ]119 [ ]사설응급차량 [ ]기타( )		
상 병 명		상병분류 기 호	상병외인 분류기호
조 회 사 유 (난이 부족한 경우 뒷면 활용)			

「국민건강보험 요양급여의 기준에 관한 규칙」 제4조제1항에 따라 위 환자에 대한 요양급여제한 여부를 조회하오니 회신하여 주시기 바랍니다.

년 월 일

요양기관 명칭(기호):

소재지:

대표자: [인]

국민건강보험공단이사장 귀하

유 의 사 항
1. 이 조회서는 요양기관이 2부를 작성하여 1부는 보관하고, 1부를 공단에 송부하면, 공단은 급여제한 여부를 결정하여 요양기관에 통보합니다.
2. 요양기관은 우선 요양급여를 하고 이 조회서를 지체 없이 공단에 조회하여야 하며, 공단은 7일(공휴일 제외) 이내에 이를 회신하여야 합니다.

210㎜×297㎜[백상지 80g/㎡(재활용품)]

(뒤쪽)

조 회 사 유

④ 공단은 제77조제1항제1호에 따라 납부의무를 부담하는 사용자가 제69조제4항제1호에 따른 보수월액보험료를 체납한 경우에는 그 체납에 대하여 직장가입자 본인에게 귀책사유가 있는 경우에 한하여 제3항의 규정을 적용한다. 이 경우 해당 직장가입자의 피부양자에게도 제3항의 규정을 적용한다.

⑧ 급여의 정지

보험급여를 받을 수 있는 사람이 다음 각 호의 어느 하나에 해당하면 그 기간에는 보험급여를 하지 아니한다. 다만, 제3호 및 제4호의 경우에는 제60조에 따른 요양급여를 실시한다.

① 〈삭제 2020.4.7.〉

② 국외에 체류하는 경우 〈개정 2020.4.7.〉

③ 「병역법」에 따른 현역병(지원에 의하지 아니하고 임용된 하사를 포함), 전환 복무된 사람 및 무관후보생에 해당되게 된 경우(2004.4.30. 급여실시)[건10]

⑤ 교도소, 그 밖에 이에 준하는 시설에 수용되어 있는 경우(2005.7.13. 급여실시)[건10]

※ 공익근무요원은 급여의 정지 대상이 아니다.

⑨ 구상권

구상권이란? 국민건강보험공단은 제3자(피해자인 수급권자에게 불법행위 등으로 인한 손해배상 책임을 지는 자)의 행위에 의하여 상해를 입고 보험급여를 받았을 경우에는 그 급여에 소요된 비용의 한도 내에서 그 제3자에 대한 손해배상청구의 권리를 갖게 되는데, 이 권리를 구상권(求償權)이라 한다.

구상권을 행사하는 것은 보험자가 부담하지 않아도 될 비용을 제3자 행위에 의하여 부담하게 된 것이므로 보험사고의 원인 책임자인 제3자로부터 그 부담분을 사후적으로 보전하려는 취지이다.

제3자 행위로 인한 급여통보 가입자는 자신이나 피부양자의 보험급여사유 발생이 제3자의 행위로 인한 때에는 제3자의 행위로 인한 급여통보서를 지체없이 공단에 제출하여야 한다. 한편, 보험급여를 받은 사람이 제3자로부터 이미 손해배상을 받은 경우에는 공단은 그 배상액 한도에서 보험급여를 하지 않는다.

⑩ 부당이득금

부당이득금이란? 공단은 속임수나 그 밖의 부당한 방법으로 보험급여를 받은 사람이나 보험급여 비용을 받은 요양기관에 대하여 그 보험급여나 보험급여 비용에 상당하는 금액의 전부 또는 일부를 징수하게 되는데, 이를 부당이득금이라 한다.

부당이득금의 징수

① 사용자나 가입자의 거짓 보고나 거짓 증명 또는 요양기관의 거짓 진단에 따라 보험급여가 실시된 경우 공단은 이들에게 보험급여를 받은 사람과 연대하여 징수금을 내게 할 수 있다.

② 공단은 속임수나 그 밖의 부당한 방법으로 보험급여를 받은 사람과 같은 세대에 속한 가입자(속임수나 그 밖의 부당한 방법으로 보험급여를 받은 사람이 피부양자인 경우에는 그 직장가입자를 말함)에게 속임수나 그 밖의 부당한 방법으로 보험급여를 받은 사람과 연대하여 징수금을 내게 할 수 있다.

③ 요양기관이 가입자나 피부양자로부터 속임수나 그 밖의 부당한 방법으로 요양급여 비용을 받은 경우 공단은 해당 요양기관으로부터 이를 징수하여 가입자나 피부양자에게 지체 없이 지급하여야 한다.

부당이득금 발생의 유형[건23]

① 자격상실 후 급여 : 직장 퇴직 후 건강보험증을 반납하지 않고 계속 사용하는 경우, 피부양자 중 자격상실된 자를 신고하지 않고 계속 사용하는 경우

② 건강보험증 대여 : 건강보험증을 타인에게 대여하여 진료하게 하는 행위

③ 제3자에 의한 상해 : 가해자로부터 배상을 받은 경우와 배상을 포기 또는 면제하기로 합의한 후 건강보험으로 진료한 경우

④ 업무상 재해 : 업무 중 업무와 관련된 상병 발생 시 건강보험으로 진료한 경우

⑤ 이중 수급 : 요양기관에서 분만 후 자택에서 분만한 것으로 서류를 작성하여 요양비를 청구하는 경우, 자격을 이중으로 취득하고 요양비를 이중으로 청구하는 경우

⑥ 위장취업 : 이해관계자를 회사에 상시 근무자인 것처럼 소정의 입사서류를 작성·신고하여 자격을 취득하게 하는 행위

⑦ 범죄행위 및 자해행위 : 자신의 범죄행위에 기인하거나 고의로 사고를 발생시키고 건강보험으로 진료하는 행위

⑧ 타법상 대상 : 다른 법령에 의하여 요양을 받거나 요양비를 지급받은 경우

⑪ 현역병 등에 대한 요양급여비용의 지급

공단은 현역병 또는 교도소, 그 밖에 이에 준하는 시설에 수용되어 있는 경우에 해당하는 사람이 요양기관에서 대통령령이 정하는 치료 등을 받은 경우, 그에 따라 공단이 부담하는 비용을 법무부장관·국방부장관·국민안전처장관 또는 경찰청장으로부터 예탁받아 지급할 수 있다. 이 경우 법무부장관·국방부장관·국민안전처장관 또는 경찰청장은 예산상 불가피한 경우를 제외하고는 연간 소요될 것으로 예상되는 요양급여비용을 대통령령이 정하는 바에 따라 미리 공단에 예탁하여야 한다.

현역병 등은 군병원 등의 의료기관에서 자체적으로 의료행위를 실시하기 때문에, 「국민건강보험법」 제6조제2항제2호에 의거하여 현역병 등은 원칙적으로 요양급여 적용대상에서 제외된다. 그러나 부득이한 사유로 인하여 민간 의료기관에서 치료를 받는 경우가 발생할 수도 있는 바, 본 조문은 이를 대비하여 국방부 등 현역병 등에 대한 관리부처가 요양급여비용을 예탁하고, 해당 비용으로 현역병 등에 대한 일정한 요양급여를 시행할 수 있도록 하기 위해 규정되었다.[건27]

(11) 보험료 건강보험 재원조달 체계

① 직장근로자(직장가입자)와 농·어민, 도시자영자(지역가입자)의 보험료, 국고와 건강증진기금으로 재원을 조달한다.

② 국고 : 해당연도 보험료 예상수입액의 14%

법 제108조(보험재정에 대한 정부지원)
① 국가는 매년 예산의 범위에서 해당 연도 보험료 예상 수입액의 100분의 14에 상당하는 금액을 국고에서 공단에 지원한다. ② 공단은 「국민건강증진법」에서 정하는 바에 따라 같은 법에 따른 국민건강증진기금에서 자금을 지원받을 수 있다.

국민건강증진법	제22조(기금의 설치 등)
① 보건복지부장관은 국민건강증진사업의 원활한 추진에 필요한 재원을 확보하기 위하여 국민건강증진기금(이하 "기금"이라 한다)을 설치한다. ② 기금은 다음 각 호의 재원으로 조성한다. 1. 제23조제1항의 규정에 의한 부담금 ⇒ 담배 중 궐련 및 전자담배에 부과 2. 기금의 운용 수익금	

③ 건강증진기금 : 해당연도 보험료 예상수입액의 6%, 단, 부담금 예상수입액의 65% 이내로 구성

(12) 보험료의 부담

우리나라 건강보험의 보험료는 직장, 공직자, 지역별로 다르다.

직장가입자와 공직자

- 소득비례 보험료를 부담하며 2022년에는 표준보수월액의 6.99%(2021년 6.86%)이다.
- 직장가입자는 고용주와 피용자가 보험료를 각각 반씩 부담한다.
- 공직자의 경우 공무원과 국공립학교 교직원은 정부와 본인이 각각 반씩 부담한다.
- 사립학교교직원은 본인, 학교법인, 정부가 각각 5 : 3 : 2로 분담한다.

지역가입자

- 가입자의 소득(이자, 배당, 사업, 근로, 연금 등), 재산(부동산, 전·월세, 자동차 포함)을 참작하여 정한 부과요소별 점수를 합산한 보험료 부과점수에 점수당 금액(2022년 205.3원)을 곱하여 보험료를 산정한 후 경감률 등을 적용하여 부과하되, 연(年)소득 100만원(2021년 기준)을 기준으로 달리 적용하고 있다.

지역가입자 건강보험료 = (소득점수 + 재산점수 + 자동차점수) × 점수당 금액

- 연소득 100만원 초과 시 : 부과요소별 부과점수[소득+재산(전·월세 포함)+자동차]×부과점수당 금액
- 연소득 100만원 이하 : 소득최저보험료+부과요소별 부과점수[재산(전·월세 포함)+자동차]×부과점수당 금액

- 2021년 건강보험료 하한금액과 상한금액은 각각 14,380원과 3,523,950원이다.
- 지역가입자의 보험료는 그 가입자가 속한 세대의 지역가입자 전원이 연대하여 부담한다.

① 보험료

① 공단은 건강보험사업에 드는 비용에 충당하기 위하여 보험료의 납부의무자로부터 보험료를 징수한다.

② 제1항에 따른 보험료는 가입자의 자격을 취득한 날이 속하는 달의 다음 달부터 가입자의 자격을 잃은 날의 전날이 속하는 달까지 징수한다. 다만, 가입자의 자격을

매월 1일에 취득한 경우에는 변동된 자격을 기준으로 징수한다.

③ 직장가입자의 월별 보험료액은 다음 각 호에 따라 산정한 금액으로 한다.

1. 보수월액보험료 : 보수월액에 보험료율을 곱하여 얻은 금액
2. 소득월액보험료 : 소득월액에 보험료율을 곱하여 얻은 금액 〈시행 2018.7.1.〉
   - 보수월액 : 직장가입자가 지급받는 보수를 기준으로 하여 산정한다.
   - 소득월액 : 보수월액의 산정에 포함된 보수를 제외한 직장가입자의 소득("보수외 소득")이 대통령령으로 정하는 금액을 초과하는 경우 다음 계산식에 따라 산정한다. 〈시행 2018.7.1.〉

(연간 보수외 소득 – 대통령령으로 정하는 금액) × 1/12

3. 직장가입자의 보험료율은 1,000분의 80의 범위(8%)에서 건강보험정책심의위원회의 의결을 거쳐 대통령령으로 정한다.

④ 지역가입자의 월별 보험료액은 세대 단위로 산정하되, 지역가입자가 속한 세대의 월별 보험료액은 보험료부과점수에 보험료부과점수당 금액을 곱한 금액으로 한다. 보험료부과점수는 지역가입자의 소득 및 재산을 기준으로 산정한다.

지역가입자 건강보험료 = (소득 점수 + 재산 점수 + 자동차 점수) × 점수당 금액

⑤ 지역가입자의 월별 보험료액은 가입자의 보험료 평균액의 일정비율에 해당하는 금액을 고려하여 대통령령으로 정하는 기준에 따라 상한 및 하한을 정한다.

표 6.4 2022년 월별 건강보험료액의 상한과 하한

구분	상한	하한
직장가입자의 보수월액 보험료	7,307,100원	19,500원
직장가입자의 소득월액 보험료 및 지역가입자의 월별 보험료액	3,653,550원	-
지역가입자의 월별 보험료액	-	14,650원

☞ 「월별 건강보험료액의 상한과 하한에 관한 고시」, 보건복지부고시 제2021-339호, 2021.12.30.

표 6.5 건강보험료의 산정과 부담주체[사2]

구분	직장(사기업)	공무원, 교직원	지역(농·어민, 도시자영업자)
보험료 (법 제69조)	• 보수월액×보험료율		• 세대단위로 산정 • 보험료 부과점수×점수당 금액
부담주체 (법 제76조)	• 근로자 50% • 사용자 50%	• 공무원의 경우 공무원 본인과 국가지방자치단체가 각각 50%씩 부담 • 사립학교교직원의 경우 교직원 본인 50%, 학교경영자 30%, 국가 20% 부담	• 세대구성원이 연대하여 100% 부담 • 세대주가 자진납부 또는 보험자가 방문접수
	• 사용자가 원천징수하여 공단에 납부		

표 6.6 직장가입자의 보험료율

연도	2018	2019	2020	2021	2022
직장가입자의 보험료율(%)	6.24	6.46	6.67	6.86	6.99
지역가입자의 보험료 부과점수당 금액(원)	183.3	189.7	195.8	201.5	205.3

② 보험료 납부의무

① 직장가입자의 보험료는 다음 각 호의 구분에 따라 그 각 호에서 정한 자가 납부한다.

1. 보수월액보험료 : 사용자. 이 경우 사업장의 사용자가 2명 이상인 때에는 그 사업장의 사용자는 해당 직장가입자의 보험료를 연대하여 납부한다.
2. 소득월액보험료 : 직장가입자

② 지역가입자의 보험료는 그 가입자가 속한 세대의 지역가입자 전원이 연대하여 납부한다. 다만, 소득 및 재산이 없는 미성년자와 소득 및 재산 등을 고려하여 대통령령으로 정하는 기준에 해당하는 미성년자는 납부의무를 부담하지 아니한다. 〈시행 2018.7.1.〉

③ 연체금

공단은 보험료 등의 납부의무자가 납부기한까지 보험료 등을 내지 아니하면 그 납부기한이 지난 날부터 매 1일이 경과할 때마다 체납된 보험료 등의 1천분의 1에 해당하는 금액을 가산한 연체금을 징수한다. 이 경우 연체금은 체납된 보험료 등의 1천분의 30을 넘지 못한다. 〈개정 2016.2.3.〉

2) 건강보험제도의 연혁[건4,건8,건10,백1]

① 임의보험 사업기(1963.12~1977.6)

- 1963.12.16. : 국가재건최고회의에서 「의료보험법」 제정
  - 강제가입이 아닌 임의가입형태로 법제화되었기 때문에 법이 제대로 기능을 발휘하지 못한 상태에서 사문화(死文化)됨
  - 조합 임의설립(300인 이상 사업장)
- 1976.12.22. : 의료보험법 전문(2차) 개정
  - 500인 이상 사업장 당연적용(공무원, 교직원, 군인제외), 조합방식

② 사회보험확장기(1977.7~1989.6)

- 제4차 경제개발 5개년 계획으로 의료보장제도 실시
  - 피용자 의료보험의 단계적 실시
  - 1977.1. : 생활보호대상자 등에 대하여 의료보호 실시
  - 국민 부담능력 등을 고려하여 실시 가능한 임금소득계층부터 점진적으로 의료보험 적용 확대
  - 1977.7.1. : 직장의료보험 실시(500인 이상 사업장, 최초 강제 적용), 1종 의료보험조합(486개소) 업무개시
  - 1979.1.1. : 공무원 및 사립학교교직원 의료보험 실시
  - 1979.7.1. : 300인 이상 사업장 의료보험 당연적용
  - 1981.1.1. : 100인 이상 사업장 의료보험 당연적용(16인 이상 사업장 임의가입)
- 1980년 이후 전국민의료보험 확대 실시를 위한 기반조성
  - 1981.7.1. : 지역의료보험 1차 시범사업 실시(홍천, 옥구, 군위)
  - 1981.12.1. : 직종의료보험조합 발족〔문화예술인, 이·미용(理·美容)〕
  - 1982.7.1. : 지역의료보험 제2차 시범사업(강화, 보은, 목포)
  - 1982.12.21. : 16인 이상 사업장 당연적용 및 5인 이상 사업장 임의적용
  - 1984.5.1. : 목포에서 의약분업 시범사업 실시(8개월 시한)
- 한방의료보험 실시
  - 1984.12.1. : 한방의료보험 시법사업(청주, 청원) 실시
  - 1987.2.1. : 한방의료보험 전국확대

③ **전국민 의료보험기(1989.7~1998.10)**

- 1988.1.1. : 농·어촌 지역의료보험 전국 확대 실시
- 1988.7.22. : 5인 이상 사업장까지 의료보험 당연적용 확대
- 1989.7.1. : 도시지역의료보험 전국적 실시

  ⇒ 제도도입 후 12년 만에 전국민 의료보험을 달성함
- 1989.10.1. : 약국 의료보험 실시(1982.8~1984.12 의약분업 시범운영, 목포)

④ **의료보험 통합기(1998.10~현재)**

• 의료보험조직 통합

- 1998.10. : 1차 조직 통합(공무원·사립학교교직원의료보험 및 227개 지역의료보험조합 통합) ⇒ 국민의료보험관리공단 업무개시
- 2000.7. : 의료보험조직 완전통합(국민의료보험관리공단 및 139개 직장조합 통합) ⇒ 국민건강보험공단 및 건강보험심사평가원 업무개시

• 건강보험 재정 완전통합 및 노인장기요양보험 실시

- 1999.2 8. : 국민건강보험법 제정(의료보험관리체계를 단일보험자로 통합운영하기 위한 국민건강보험법의 제정으로 국민의료보험법은 폐지됨)
- 2000.3. : 보험자직영병원 개원
- 2002.1. : 「국민건강보험재정건전화특별법」 제정·시행(건강보험정책심의위원회 설치, 보험재정에 대한 정부지원율 명시)
- 2003.7.1. : 지역·직장 가입자 재정 통합 운영(건강보험재정 완전통합)
- 2007.1. : 「국민건강보험재정건전화특별법」 만료(2006.12.31)에 따른 해당 법령 근거 국민건강보험법 삽입 시행
- 2008.7.1. : 노인장기요양보험 실시
- 2011.1.1. : 4대보험(건강보험, 산재보험, 국민연금, 고용보험) 보험료 통합 징수 실시

3) 국민건강보험 요양급여의 기준에 관한 규칙[칙1]

(1) 요양급여의 절차

요양급여는 1단계 요양급여와 2단계 요양급여로 구분하며, 가입자 또는 피부양자는 1단계 요양급여를 받은 후 2단계 요양급여를 받아야 한다.

① 1단계 요양급여 : 상급종합병원(종합병원 및 특수진료기관)을 제외한 곳

② 2단계 요양급여 : 상급종합병원

상급종합병원에서 1단계 요양급여를 받을 수 있는 경우

- 응급환자인 경우
- 분만의 경우
- 치과
- 「장애인복지법」에 의한 등록 장애인 또는 단순 물리치료가 아닌 작업치료·운동치료 등의 재활치료가 필요하다고 인정되는 자가 재활의학과에서 요양급여를 받는 경우
- 가정의학과
- 당해 요양기관에서 근무하는 가입자
- 혈우병 환자가 요양급여를 받는 경우

(2) 요양급여의 신청

① 1단계 요양급여 신청

건강보험증 또는 신분증명서를 제출하여야 한다. 〔미지참 시 14일(공휴일 제외) 이내에 제출〕 〈개정 2015.1.5.〉

② 2단계 요양급여 신청

상급종합병원에서의 요양급여가 필요하다는 의사소견이 기재된 건강진단·건강검진결과서 또는 요양급여의뢰서를 건강보험증 또는 신분증명서(주민등록증, 운전면허증 및 여권)와 함께 제출한다.

(3) 요양급여의 범위

① 요양급여의 범위는 다음과 같다.

1. 요양급여(약제를 제외) : 보건복지부장관이 비급여 대상으로 정한 것을 제외한 일체의 것
2. 요양급여(약제에 한함) : 요양급여 대상으로 보건복지부장관이 결정하여 고시한 것

② 보건복지부장관은 제1항의 규정에 의한 요양급여 대상을 급여목록표로 정하여 고시하되, 요양급여행위, 약제 및 치료재료로 구분하여 고시하고 있다.

(4) 선별급여 〈시행 2017.3.23.〉

① 요양급여를 결정함에 있어 경제성 또는 치료 효과성 등이 불확실하여 그 검증을 위

하여 추가적인 근거가 필요하거나, 경제성이 낮아도 가입자와 피부양자의 건강 회복에 잠재적 이득이 있는 등 대통령령으로 정하는 경우에는 예비적인 요양급여인 선별급여로 지정하여 실시할 수 있다.

② 보건복지부장관은 대통령령으로 정하는 절차와 방법에 따라 선별급여에 대하여 주기적으로 요양급여의 적합성을 평가하여 요양급여 여부를 다시 결정하고, 요양급여의 기준을 조정하여야 한다.

③ 관련 규정 : 「선별급여 지정 및 실시 등에 관한 기준」

「국민건강보험 요양급여의 기준에 관한 규칙」 제14조의3~제14조의5

선별급여의 예

행위

분류번호	코드	분류	본인부담률(액)
누-012	D0120	MMP-9(편측)[일반면역검사]-간이검사	80%
누-574	D5740	sFlt-1/PIGF[정밀면역검사](정량)	50%
나-765-1	EZ937	캡슐내시경검사[소장질환 진단목적에 한함] Capsule Endoscopy	80%
다-336-다	HK030040	양전자방출단층촬영-뇌-C11 메치오닌	80%
자-200-나-(1)(가)3)	O0230	경정맥 체내용 심박기 거치술 : 전극유도선이 없는 심박기 거치술	50%
자-504	S5039	녹내장수술[레이저사용 수술 포함] 차. 녹내장 슈렘관 스텐트 삽입술	50%
자-651-2	M6511	경피적 좌심방이 폐색술	80%
자-658	M6580 M6581 M6582	경피적 대동맥판삽입 Transcatheter Aortic Valve Implantation 가. 심첨하부 접근 Transapical Approach 나. 상행대동맥 접근 Transaortic Approach 다. 대퇴동맥, 쇄골하동맥 접근 Transfemoral, Transsubclavian Approach	80%
자-677-3	M6774 M6775	가. 경피적 냉동제거술[유도료 별도산정] : 간암 라. 경피적 냉동제거술[유도료 별도산정] : 근골격계 종양	80%

치료재료

코드	품명	본인부담률(액)
G2201021	PORTICO TRANSCATHETER HEART VALVE	80%
M2045009	CAIMAN PL718SU	80%
TSA02203	ALLOMEND	50%

(5) 비급여대상[칙1,건12]

① 비급여 진료비용의 범위

- 「국민건강보험법」 제41조 제4항, 「의료급여법」 제7조제3항 및 「국민건강보험 요양급여의 기준에 관한 규칙」 별표 2(제9조제1항 관련)에서 규정된 "비급여대상"을 의미한다.
  - "100 : 100 전액 본인부담금"은 건강보험 급여항목이므로, 비급여진료비용이 아니다.
  - 환자의 직접적 진료행위와 관련이 없는 부대비용(주차요금, 장례식장 비용 등)은 비급여 항목이 아니다.
- 비급여 진료비용이란 건강보험 및 의료급여 적용 대상자에 한하여 성립되는 개념이므로, 건강보험 가입자 또는 의료급여 수급자가 아닌 외국인환자에 대한 진료비용은 포함되지 아니한다.

표 6.7 비급여대상

구분	내용	예시
법적 비급여	•「국민건강보험 시행규칙」 제16조(요양급여비용의 본인부담)에 의거 별도로 고시된 항목	코성형수술, 예방접종, 보철, 발기부전치료 등
한시적 비급여	•보험재정의 부담을 초래하는 경우 •대체 가능 및 비용효과적 측면에서 고가인 경우 •건강보험제도의 여건상 요양급여로 인정하기 어려운 경우	초음파[주)], 광중합형 복합레진 한방물리요법
100:100 전액본인부담	•보건복지부 고시에 의하여 공식적으로 환자가 건강보험수가의 전액을 본인이 부담해야 하는 진료비	급여절차 미이행 구급차 이용료
임의 비급여 (일반수가)	•「국민건강보험법」 제41조제3항, 「의료급여법」 제7조제3항 및 「국민건강보험 요양급여의 기준에 관한 규칙」 별표 2(제9조 제1항 관련)에서 규정된 "비급여대상"을 의미 •비급여행위 또는 비급여약제에 대하여 병원(또는 약국)의 관행수가(일반수가)로 본인이 전액 부담하는 수가 예) 상급병실료 차액, MRI(인정기준외 촬영 시), PET(인정기준 외 촬영시), 치과 임플란트료, 양수염색체검사료, 다빈치로봇수술료 등 •미결정행위(약제, 재료 포함)의 신청 후 고시 이전까지 기간은 본인에게 부담시킴	인정기준외 약·재료 미결정행위

주) 초음파검사 : 급여대상은 중증질환자(등록 암환자, 심장 질환자, 뇌혈관 질환자) 및 희귀난치성 질환자 산정특례 대상에 한하여 적용됨(2013.10.1. 진료분부터)

② 「국민건강보험 요양급여의 기준에 관한 규칙」 별표 2(제9조제1항 관련) 〈개정 2021.10.1.〉

(1) 업무 또는 일상생활에 지장이 없는 경우에 실시 또는 사용되는 행위·약제 및 치료재료

가. 단순한 피로 및 권태

나. 주근깨, 다모(多毛), 무모(無毛), 백모증(白毛症), 딸기코(주사비), 점(모반)·사마귀·여드름·노화현상으로 인한 탈모 등 피부질환

➡백반(또는 백납) : 후천적으로 피부의 색소가 소실되는 전신성 질환으로 얼굴, 목, 손 등 노출부위에 대한 치료는 급여대상으로 규정하고 있다.

➡안와 : 눈을 감싸고 있는 뼈

다. 발기부전(impotence), 불감증 또는 생식기 선천성기형 등의 비뇨생식기 질환

라. 단순 코골음

마. 질병을 동반하지 아니한 단순포경(phimosis) : 귀두포피염으로 포경수술을 한 경우 급여대상이다.

바. 검열반 등 안과질환 : 검열반은 눈의 앞쪽 결막에 생기는 노란결절이다.

사. 기타 가목 내지 바목에 상당하는 질환으로서 보건복지부장관이 정하여 고시하는 질환

(2) 신체의 필수 기능개선 목적이 아닌 경우에 실시 또는 사용되는 행위·약제 및 치료재료

가. 쌍꺼풀수술(이중검수술), 코성형수술(융비술), 유방확대·축소술, 지방흡인술, 주름살 제거술 등 미용목적의 성형수술과 그로 인한 후유증 치료

나. 사시교정, 안와격리증의 교정 등 시각계 수술로써 시력개선의 목적이 아닌 외모개선 목적의 수술

➡안와격리증(hypertelorism) : 두 눈 사이의 거리가 정상범위를 벗어나 멀리 떨어져 있는 질환으로 안와와 안와 사이의 거리가 넓은 경우를 말한다. 선천적인 경우가 대부분이지만 교통사고 등의 외상으로도 생길 수 있다.

다. 치과교정. 다만, 선천성 기형으로 저하된 씹는 기능 및 발음 기능을 개선하기 위한 치과교정으로서 보건복지부장관이 정하여 고시하는 경우는 제외한다.

라. 씹는 기능 및 발음 기능의 개선 목적이 아닌 외모개선 목적의 턱얼굴(악안면) 교정술

마. 관절운동 제한이 없는 반흔구축성형술 등 외모개선 목적의 반흔제거술

바. 안경, 콘텍트렌즈 등을 대체하기 위한 시력교정술

사. 질병 치료가 아닌 단순히 키 성장을 목적으로 하는 진료 〈신설 2018.6.29.〉

아. 그 밖에 가목부터 사목까지에 상당하는 외모개선 목적의 진료로서 보건복지부장관이 정하여 고시하는 진료

(3) 예방진료로서 질병·부상의 진료를 직접목적으로 하지 아니하는 경우에 실시 또는 사용되는 행위·약제 및 치료재료

가. 본인의 희망에 의한 건강검진(공단이 가입자 등에게 실시하는 건강검진 제외)

나. 예방접종(파상풍 혈청주사 등 치료목적으로 사용하는 예방주사 제외)

다. 구취제거, 치아착색물질제거, 치아 교정 및 보철을 위한 치석제거 및 구강보건증진 차원에서 정기적으로 실시하는 치석제거. 다만, 치석제거만으로 치료가 종료되는 전악(全顎) 치석제거로서 보건복지부장관이 정하여 고시하는 경우는 제외

라. 불소국소도포, 치면열구전색(치아홈메우기) 등 치아우식증 예방을 위한 진료[다만, 18세 이하의 치아우식증에 이환되지 않은 순수 건전치아인 제1큰어금니 또는 제2큰어금니에 대한 치면열구전색(치아홈메우기)은 제외]

➠치면열구전색 : 어금니 씹는 면에 있는 주름에 충치가 많이 발생하는데 그 곳을 메워주어 충치를 예방하는 것을 말한다.

마. 멀미 예방, 금연 등을 위한 치료

바. 유전성질환 등 태아 또는 배아의 이상 유무를 진단하기 위한 유전학적 검사

사. 장애인 진단서 등 각종 증명서 발급을 목적으로 하는 진료

아. 기타 가목 내지 마목에 상당하는 예방진료로서 보건복지부장관이 정하여 고시하는 예방진료

(4) 보험급여 시책상 요양급여로 인정하기 어려운 경우 및 그 밖에 건강보험급여원리에 부합하지 아니하는 경우로서 다음 각목에서 정하는 비용·행위·약제 및 치료재료

가. 가입자 등이 다음 표에 따른 요양기관으로서 다음 각 항목 중 어느 하나의 요건을 갖춘 요양기관에서 1개의 입원실에 1인(「의료법」 제3조제2항제1호에 따른 의원급 의료기관 및 제3호나목에 따른 치과병원의 경우 3인 이하)이 입원할 수 있는 병상(이하 "상급병상"이라 한다)을 이용한 경우에는 다음 표의 구분에 따라 부담하는 비용. 다만, 격리치료 대상인 환자가 1인실에 입원하는 경우 등 보건복지부장관이 정하여 고시하는 불가피한 경우에는 비급여대상에서 제외한다. 〈개정 2020.6.29.〉

요양기관 구분	비용
「의료법」 제3조제2항제1호에 따른 의원급 의료기관	제8조에 따라 고시한 요양급여대상인 입원료(이하 "입원료"라 한다) 외에 추가로 부담하는 입원실 이용 비용
「의료법」 제3조제2항제3호나목에 따른 치과병원	
「의료법」 제3조제2항제3호가목에 따른 병원 중 진료과목에 소아청소년과 또는 산부인과를 둔 병원으로서 보건복지부장관이 정하여 고시하는 요건을 갖춘 병원(이하 "아동·분만병원"이라 한다)	
상급종합병원	입원실 이용비용 전액
「의료법」 제3조제2항제3호에 따른 병원급 의료기관(치과병원 및 아동·분만병원은 제외한다)	

(1) 의료법령에 따라 허가를 받거나 신고한 병상 중 입원실 이용비용을 입원료만으로 산정하는 일반병상(이하 "일반병상"이라 한다)을 다음의 구분에 따라 운영하는 경우. 다만, 규칙 제12조제1항 또는 제2항에 따라 제출한 요양기관 현황신고서 또는 요양기관 현황 변경신고서 상의 격리병실, 무균치료실, 특수진료실 및 중환자실과 「의료법」 제27조제3항제2호에 따른 외국인환자를 위한 전용 병실 및 병동의 병상은 일반병상 및 상급병상의 계산에서 제외한다.

(가) 의료법령에 따라 신고한 병상이 10병상을 초과하는 의원급 의료기관, 치과병원 및 산부인과 또는 주산기(周産期) 전문병원 및 아동·분만병원 : 일반병상을 총 병상의 2분의 1 이상 확보할 것

(나) 병원급 의료기관(치과병원 및 아동·분만병원을 제외한다): 일반병상을 총 병상의 5분의 3 이상 확보할 것

(다) 종합병원 및 상급종합병원: 일반병상을 총 병상의 5분의 4 이상 확보할 것

(2) 의료법령에 의하여 신고한 병상이 10병상 이하인 경우

나. 가목에도 불구하고 다음 각 항목에 해당하는 경우에는 다음의 구분에 따른 비용

(1) 가입자 등이 요양병원(정신병원, 장애인 의료재활시설로서 「의료법」 제3조의2의 요건을 갖춘 의료기관은 제외한다. 이하 같다) 중 입원실 이용비용을 입원료만으로 산정하는 일반병상(규칙 제12조제1항 또는 제2항에 따라 제출한 요양기관 현황신고서 또는 요양기관 현황 변경신고서 상의 격리병실, 무균치료실, 특수진료실 및 중환자실과 「의료법」 제27조제3항제2호에 따른 외국인환자를 위한 전용 병실 및 병동의 병상은 제외한다)을 50퍼센트 이상 확보하여 운영하는 요양병원에서 1개의 입원실에 5인 이하가 입원할 수 있는 병상을 이용하는 경우 : 입원료 외에 추가로 부담하는 입원실 이용비용

(2) 가입자 등이 가목(1)에서 정한 요건을 갖춘 상급종합병원, 종합병원, 병원 중 호스피스전문기관으로 지정된 요양기관에서 1인실 병상을 이용하여 호스피스·완화의료를 받는 경우(격리치료 대상인 환자가 1인실에 입원하는 경우, 임종실을 이용하는 경우 등 보건복지부장관이 정하여 고시하는 불가피한 경우는 제외한다) : 호스피스·완화의료 입원실의 입원료 중 4인실 입원료 외에 추가로 부담하는 입원실 이용비용

다. 선별급여를 받는 사람이 요양급여비용 외에 추가로 부담하는 비용

라. 장애인에게 보험급여를 실시하는 보조기기를 제외한 보조기·보청기·안경 또는 콘택트렌즈 등 보조기기. 다만, 보청기 중 보험급여의 적용을 받게 될 수술과 관련된 치료재료인 보건복지부장관이 정하여 고시하는 보청기는 제외한다.

마. 친자 확인을 위한 진단

바. 치과의 보철(보철재료 및 기공료 등을 포함한다) 및 치과 임플란트를 목적으로 실시한 부가수술(골이식수술 등을 포함한다). 다만, 보건복지부장관이 정하여 고시하는 65세 이상 노인의 틀니 및 치과 임플란트는 제외한다. 〈개정 2018.6.29.〉

사. 및 아. 삭제 〈2002.10.24.〉

자. 일반의약품으로서「약사법」제23조에 따른 조제에 의하지 아니하고 지급하는 약제

차. 삭제 〈2006.12.29.〉

카. 삭제 〈2018.12.31.〉

타. 장기이식을 위해 다른 의료기관에서 채취한 골수 등 장기의 운반에 소요되는 비용

파. 마약류중독자의 치료보호에 소요되는 비용

하. 요양급여 대상 또는 비급여 대상으로 결정·고시되기 전까지의 신의료기술 등

거. 제한적 의료기술

너. 의료기기를 장기이식 또는 조직이식에 사용하는 의료행위

더. 그밖에 요양급여를 함에 있어서 비용효과성 등 진료상의 경제성이 불분명하여 보건복지부장관이 정하여 고시하는 검사·처치·수술 기타의 치료 또는 치료재료

기성한약서

기성한약서라는 말은「약사법 시행령」제27조 한약업사의 필기시험과목에 등장하고 있는데, 방약합편, 동의보감, 향약집성방, 사상의학, 본초강목 등 11종이나 명확한 규정은 없다. 2008년 기성한약서는 기존한약서로 명칭이 변경되었다.

(5) 보건복지부장관이 정하여 고시하는 질병군에 대한 입원진료의 경우에는 (1)~(4)[(4)의 하목을 제외], (7)에 해당되는 행위·약제 및 치료재료. 다만, (2)의 사목, (3)의 아목, (4)의 더목은 다음 각목에서 정하는 경우에 한정한다.

가. 보건복지부장관이 정하여 고시하는 행위 및 치료재료

나. 질병군 진료 외의 목적으로 투여된 약제

(6) 호스피스·완화의료 입원진료의 경우에는 (1)부터 (3)까지, (4)의 나목(2)·더목에 해당되는 행위·약

제 및 치료재료. 다만, (2)의 사목, (3)의 아목 및 (4)의 더목은 보건복지부장관이 정하여 고시하는 행위 및 치료재료에 한정한다.

(7) 건강보험제도의 여건상 요양급여로 인정하기 어려운 경우

가. 보건복지부장관이 정하여 고시하는 한방물리요법

나. 한약첩약 및 기성한의서의 처방 등을 근거로 한 한방생약제제

(8) 약사법령에 따라 허가를 받거나 신고한 범위를 벗어나 약제를 처방·투여하려는 자가 보건복지부장관이 정하여 고시하는 절차에 따라 의학적 근거 등을 입증하여 비급여로 사용할 수 있는 경우. 다만, 중증환자에게 처방·투여하는 약제 중 보건복지부장관이 정하여 고시하는 약제는 건강보험심사평가원장의 공고에 따른다. 〈신설 2018.6.29.〉

4) 요양급여비용의 본인부담

(1) 요양급여비용의 본인부담 항목(=전액본인부담)(칙 제16조 관련 [별표 6])

가. 다음에 해당되는 경우에는 소요된 비용총액

ⓐ 요양급여의 절차에 따르지 않고 요양기관을 이용한 경우

ⓑ 현역병(지원에 의하지 않고 임용된 하사를 포함), 전환복무된 사람 또는 무관후보생으로 군에 복무 중인 가입자 또는 피부양자 및 교도소 또는 그 밖에 이에 준하는 시설에 수용되어 있는 가입자 또는 피부양자가 요양기관을 이용한 경우

ⓒ 가입자 또는 피부양자가 보험료 체납으로 급여제한을 받은 기간에 요양기관을 이용한 경우

ⓓ 학교폭력 중 학생 간의 폭행에 의한 부상 또는 질병으로 요양기관을 이용한 경우

ⓔ 요양병원 중 정신병원과 장애인 의료재활시설을 제외한 요양병원에서 입원진료를 받는 가입자 또는 피부양자가 요양급여를 의뢰하지 않고 다른 요양기관에서 진료를 받는 경우 〈개정 2019.6.12.〉

ⓕ 보험급여를 하지 않는 기간에 요양기관을 이용한 경우

나. 다음에 해당하는 경우에는 보건복지부장관이 정하여 고시하는 공단이 부담하는 요양급여비용의 상한금액을 초과하 는 비용

ⓐ 요양급여의 필요성이 의학적으로 인정되는 약제·치료재료로서 해당 약제·치료재료의 상한금액이 대체 가능한 약제·치료재료의 상한금액의 2배 이상인 경우

ⓑ 약제·치료재료에 대한 요양급여비용이 연간 200억원 이상 소요되어 보험재정에 상당한 부담을 줄 우려가 있는 약제·치료재료의 경우

다. 다음의 어느 하나에 해당하는 보험급여 항목의 경우에는 해당 보험급여 항목의 성격, 유형 및 빈도 등을 고려하여 보건복지부장관이 정하여 고시하는 비용

ⓐ 보건복지부장관이 정하여 고시하는 고가의 의료장비 또는 의료용품 등을 사용하는 보험급여 항목으로서 해당 항목의 요양급여비용이 보험재정에 상당한 부담을 준다고 인정되는 경우

ⓑ 대체 가능한 다른 요양급여 항목에 비하여 상대적으로 보험급여비용이 높아 보험재정에 상당한 부담을 준다고 인정되는 경우

라. 왜소증의 원인감별을 위해 실시한 검사비용. 다만, 진단결과 기질성 원인으로 판단된 경우 진단에 소요된 검사비용은 소급 정산한다. 〈삭제 2018.6.29.〉

마. 혈액성분 채집술을 위한 혈액 제공 적합성 검사에서 부적합으로 판정되어 혈액성분 채집술을 실시하지 않은 경우 소요된 검사비용

바. 요양기관의 과실이 없는 상태에서 가입자 또는 피부양자가 기피하여 준비된 혈액을 폐기하였을 경우의 혈액비용과 미리 채혈한 자기혈소판을 수혈하지 못한 경우 이에 든 비용

사. 요양기관의 구급차를 이용하여 이송되었을 경우의 이송처치료 및 응급의료수가(應急醫療酬價) 기준에서 정한 응급의료관리료 산정 대상이 아닌 환자의 응급의료관리료. 다만, 응급의료관리료 산정대상이 아닌 환자가 보건복지부장관이 정하여 고시하는 의료취약지에 위치한 지역응급의료기관에 내원하는 경우에는 요양급여비용 중 본인일부부담금

아. 보건복지부장관이 정하여 고시하는 질병군에 대한 입원진료의 경우에는 가목에 해당하는 비용 및 사목 중 이송처치료에 해당하는 비용

자. 「호스피스·완화의료 및 임종과정에 있는 환자의 연명의료결정에 관한 법률」 제28조

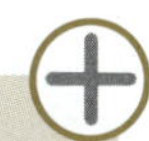

통증자가조절법(PCA, Patient Controlled Analgesia)

통증이 있을 때마다 정맥이나 경막외강으로 설치된 통증자가조절장치를 통해 환자가 스스로 진통제를 투여하는 방법이다. 통증이 있으면 진통제를 요구하게 되고 통증이 감소되면 진통제 요구가 사라지는 음성 되먹임 기전(negative feedback loop)에 기초를 둔다.

에 따라 호스피스전문기관으로 지정된 요양기관에서 호스피스·완화의료의 입원진료를 받는 경우에는 가목에 해당하는 비용 및 사목 중 이송처치료에 해당하는 비용

(2) 요양급여비용의 본인부담률

요양급여비용의 100분의 100. 다만, (1)의 다목의 경우에는 100분의 70에서 100분의 100 범위에서 보건복지부장관이 정하여 고시하는 부담률을 적용한다.

5) 신의료기술

(1) 신의료기술의 범위

신의료기술의 범위는 완전히 새로운 시술, 기존 행위와 목적·대상·방법이 변경된 시술, 이미 확립된 기술이나 적용수가 미등재 항목이 모두 포함되므로 주의를 요구하며 착오 적용하고 있는 검사 항목이 없는지 확인이 필요하다.

보건복지부는 현재 신의료기술 평가와 관련한 자료의 수집·조사 등에 수반되는 업무를 한국보건의료연구원 기관에 위탁하고 있다.

(2) 관련 법령

① 의료법 제53조(신의료기술의 평가)

① 보건복지부장관은 국민건강을 보호하고 의료기술의 발전을 촉진하기 위하여 대통령령으로 정하는 바에 따라 제54조에 따른 신의료기술평가위원회의 심의를 거쳐 신의료기술의 안전성·유효성 등에 관한 평가(이하 "신의료기술평가"라 한다)를 하여야 한다. 〈개정 2010.1.18.〉

② 제1항에 따른 신의료기술은 새로 개발된 의료기술로서 보건복지부장관이 안전성·유효성을 평가할 필요성이 있다고 인정하는 것을 말한다. 〈개정 2010.1.18.〉

③ 보건복지부장관은 신의료기술평가의 결과를 「국민건강보험법」 제64조에 따른 건강보험심사평가원의 장에게 알려야 한다. 이 경우 신의료기술평가의 결과를 보건복지부령으로 정하는 바에 따라 공표할 수 있다. 〈개정 2011.12.31.〉

④ 그 밖에 신의료기술평가의 대상 및 절차 등에 필요한 사항은 보건복지부령으로 정한다. 〈개정 2010.1.18.〉

② 신의료기술평가에 관한 규칙

제2조(신의료기술평가의 대상) ① 「의료법」 제53조에 따른 신의료기술평가의 대상은 다

음 각 호와 같다.

1. 안전성·유효성이 평가되지 않은 의료기술로서 보건복지부장관이 평가가 필요하다고 인정한 의료기술
2. 제1호에 해당하는 의료기술 중 보건복지부장관이 평가가 필요하다고 인정한 의료기술
3. 신의료기술로 평가받은 의료기술의 사용목적, 사용대상 및 시술방법 등을 변경한 경우로서 보건복지부장관이 평가가 필요하다고 인정한 의료기술 〈신설 2019.3.15.〉

제3조(신의료기술평가의 절차) ① 제2조에 따라 신의료기술평가 또는 신의료기술평가의 유예를 신청하려는 자는 「국민건강보험 요양급여의 기준에 관한 규칙」 제9조의2제1항에 따른 요양급여대상·비급여대상 여부 확인을 거쳐 신청서 다음 각 호의 구분에 따라 신청서 및 의견서를 보건복지부장관에게 제출해야 한다.

1. 제2조제1항에 따라 신의료기술평가를 신청하려는 경우: 다음 각 목의 서류
   가. 별지 제1호서식에 따른 신의료기술평가 신청서
   나. 별지 제1호의2서식에 따른 의료기술의 잠재성에 대한 의견서(의료기술의 안전성·유효성·잠재성의 평가를 신청하려는 경우로 한정한다)
2. 제2조제2항에 따라 신의료기술평가의 유예를 신청하려는 경우: 별지 제2호서식에 따른 신의료기술평가 유예 신청서

제4조(평가결과의 통보 등) ① 보건복지부장관은 제3조제1항, 제3조의2제2항 및 제3조의4제1항에 따른 신청서를 접수한 날부터 90일 이내에 해당 의료기술의 평가 대상 여부를 신청인에게 통보하여야 한다.

② 보건복지부장관은 해당 의료기술이 평가 대상인 경우 신청서를 접수한 날부터 250일(해당 의료기술이 체외진단 검사 또는 유전자 검사인 경우에는 140일) 이내에 해당 의료기술의 안전성·유효성 및 잠재성에 대한 평가결과를 신청인(제3조의2제3항의 신청에 대한 평가결과의 경우에는 식품의약품안전처장을 거쳐야 한다)과 건강보험심사평가원의 장에게 통보하여야 하고, 해당 의료기술의 안전성·유효성에 대한 평가결과, 사용기간, 사용목적, 사용대상 및 시술방법 등을 고시해야 한다. 〈개정 2019.3.15.〉

③ 국민건강보험 요양급여의 기준에 관한 규칙

제10조(행위·치료재료의 요양급여 결정신청) ① 요양기관, 의약관련 단체 또는 치료재료의

제조업자·수입업자는 법 제41조의3제1항에 따른 행위·치료재료(이하 "행위·치료재료"라 한다)에 대한 요양급여대상 여부의 결정신청을 하려는 경우에는 다음 각 호의 구분에 따른 날부터 30일 이내에 보건복지부장관에게 신청하여야 한다. 〈개정 2020.4.3.〉

1. 행위의 경우에는 다음 각 목에서 정한 날
   가. 「신의료기술평가에 관한 규칙」 제3조제5항에 따른 신의료기술평가의 유예 고시(이하 "평가 유예 고시"라 한다) 이후 가입자등에게 최초로 실시한 날
   나. 「신의료기술평가에 관한 규칙」 제4조제2항에 따른 신의료기술의 안전성·유효성 등의 평가결과 고시(이하 "평가결과 고시"라 한다) 이후 가입자등에게 최초로 실시한 날
   다. 「신의료기술평가에 관한 규칙」 제4조제2항에 따른 혁신의료기술의 안전성 등의 평가결과 고시(이하 "혁신의료기술 고시"라 한다) 이후 가입자등에게 최초로 실시한 날
2. 치료재료의 경우에는 다음 각 목에서 정한 날
   가. 「약사법」 또는 「의료기기법」에 따른 품목허가·인증 또는 품목신고 대상인 치료재료인 경우에는 식품의약품안전처장으로부터 품목허가·인증을 받거나 품목신고를 한 날. 다만, 품목허가·인증 또는 품목신고 대상이 아닌 치료재료의 경우에는 해당 치료재료를 가입자등에게 최초로 사용한 날
   나. 「인체조직안전 및 관리 등에 관한 법률」 제3조제1호에 따른 인체조직(이하 "인체조직"이라 한다)의 경우에는 식품의약품안전처장으로부터 조직은행 설립허가를 받은 날. 다만, 다음의 어느 하나의 경우에는 그 해당하는 날
      1) 수입인체조직의 경우에는 식품의약품안전처장이 정하는 바에 따라 안전성에 문제가 없다는 통지를 받은 날
      2) 조직은행 설립허가 당시의 취급품목이 변경된 경우에는 식품의약품안전처장이 그 변경사실을 확인한 날
   다. 「의료기기법」 제15조의2제1항 각 호 외의 부분에 따른 희소·긴급도입 필요 의료기기(이하 "희소·긴급도입 필요 의료기기"라 한다)의 경우에는 식품의약품안전처장으로부터 공급 결정에 관한 통보를 받은 날
   라. 가목부터 다목까지의 규정에도 불구하고 신의료기술평가 대상이 되는 치료재료의 경우에는 제1호가목부터 다목까지에 따른 고시 이후 해당 치료재료

를 가입자등에게 최초로 사용한 날

마. 가목부터 다목까지의 규정에도 불구하고 제9조의2제1항 및 제2항에 따라 요양급여대상 또는 비급여대상 여부의 확인을 신청한 경우에는 같은 조 제3항에 따라 결과를 통보받은 날

④ 신의료기술평가의 절차와 방법 등에 관한 규정[보건복지부 고시 제2022-60호, 2022.3.8.]

제4조(평가 절차 및 방법) ① 접수된 신의료기술의 평가절차 및 평가유예 신의료기술의 대상선정 절차는 별표 1과 같다.

☞ 의학 교과서 및 가이드라인 등에서 확립된 의료기술로 명시된 경우, 평가대상 여부 확인 및 소위원회를 통한 심층평가 없이 신의료기술평가위원회에서 신의료기술로 즉시 인정하는 것으로 평가절차가 개선되었다.

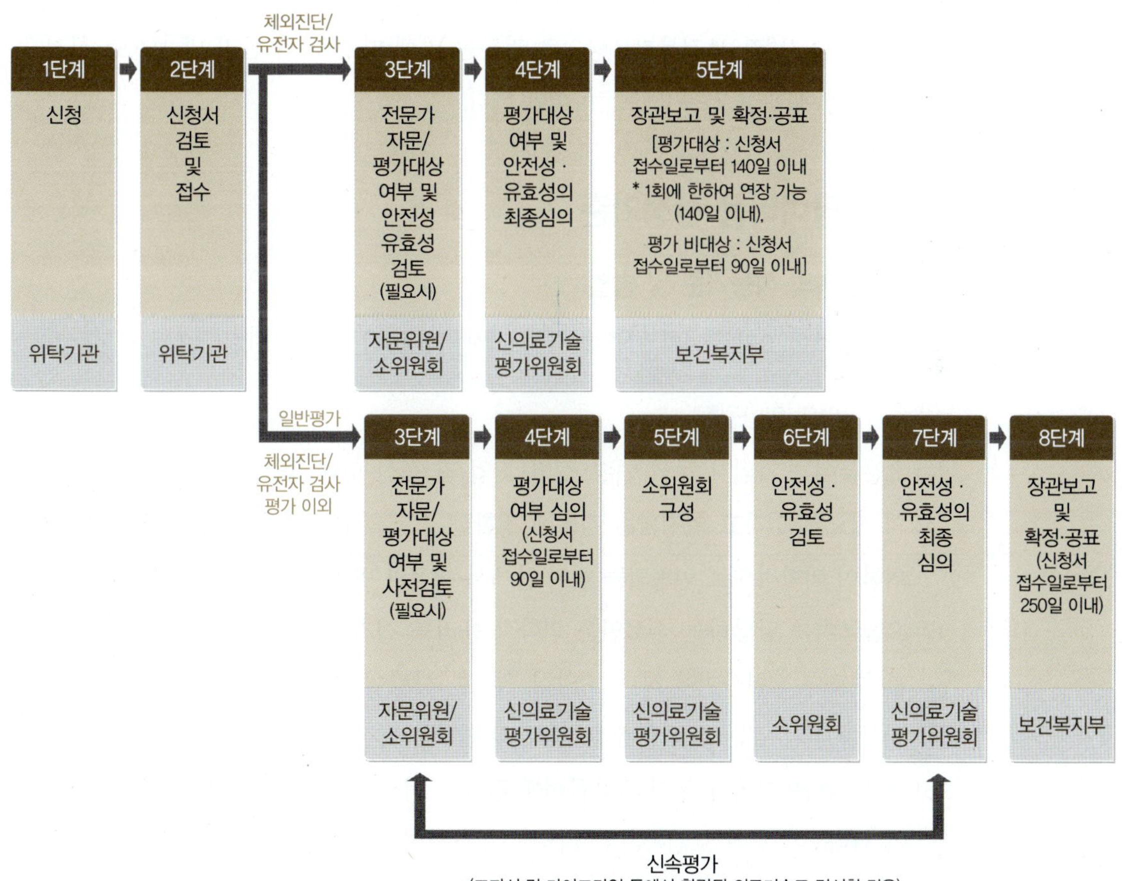

그림 6.4 [별표 1] 신의료기술평가 절차

6) 서류보존

(1) 요양기관은 요양급여가 끝난 날부터 5년간 요양급여비용의 청구에 관한 서류를 보존하여야 한다. 다만, 약국 등 보건복지부령으로 정하는 요양기관은 처방전을 요양급여비용을 청구한 날부터 3년간 보존하여야 한다.

① 요양급여비용 심사청구서 및 요양급여비용 명세서

② 약제·치료재료, 그 밖의 요양급여의 구성 요소의 구입에 관한 서류

③ 개인별 투약기록 및 처방전(약국 및 한국희귀·필수의약품센터의 경우만 해당한다)

④ 그 밖에 간호관리 등급료의 산정자료 등 요양급여비용 산정에 필요한 서류 및 이를 증명하는 서류

⑤ 제1호부터 제4호까지의 서류 등을 디스켓, 마그네틱테이프 등 전산기록장치를 이용하여 자기매체에 저장하고 있는 경우에는 해당 자료

(2) 사용자는 3년간 보건복지부령으로 정하는 바에 따라 자격 관리 및 보험료 산정 등 건강보험에 관한 서류를 보존하여야 한다.

2. 요양급여비용 산정기준

1) 요양급여의 적용기준 및 방법[칙1]

「국민건강보험 요양급여의 기준에 관한 규칙」 [별표 1] 〈개정 2019.6.12.〉

(1) 요양급여의 일반원칙

(1) 요양급여는 가입자 등의 연령·성별·직업 및 심신 상태 등의 특성을 고려하여 진료의 필요가 있다고 인정되는 경우에 정확한 진단을 토대로 하여 환자의 건강증진을 위하여 의학적으로 인정되는 범위 안에서 최적의 방법으로 실시하여야 한다.

(2) 요양급여를 담당하는 의료인은 의학적 윤리를 견지하여 환자에게 심리적 건강효과를 주도록 노력하여야 하며, 요양상 필요한 사항이나 예방의학 및 공중보건에 관한 지식을 환자 또는 보호자에게 이해하기 쉽도록 적절하게 설명하고 지도하여야 한다.

(3) 요양기관은 가입자 등의 요양급여에 필요한 적정한 인력·시설 및 장비를 유지하여야 한다. 이 경우 보건복지부장관은 인력·시설 및 장비의 적정기준을 정하여 고시할 수 있다.

(4) (3)의 규정에 불구하고 가입자 등에 대한 최적의 요양급여를 실시하기 위하여 필요한 경우, 보건복지부장관이 정하여 고시하는 바에 따라 다른 기관에 검사를 위탁하거나, 당해 요양기관에 소속되지 아니한 전문성이 뛰어난 의료인을 초빙하거나, 다른 요양기관에서 보유하고 있는 양질의 시설·인력 및 장비를 공동 활용할 수 있다.

(5) 요양기관은 요양급여에 필요한 약제·치료재료를 직접 구입하여 가입자 등에게 지급하여야 한다. 다만, 다음의 ①에 해당하는 경우에는 그러하지 아니하다.

① 「약사법」 제23조제1항 본문에 따라 의사 또는 치과의사가 직접 약제를 조제할 수 없는 경우 (※제23조제1항 : 의약품의 조제-약사 및 한약사가 아니면 의약품을 조제할 수 없음)

② 「약사법」 제23조제4항에 따라 의사 또는 치과의사가 직접 약제를 조제할 수 있는 경우 중 보건복지부장관이 정하는 경우

(6) 개설자가 동일한 요양기관은 동일 가입자 등의 동일상병에 대하여 같은 날 외래로 요양급여를 중복하여 실시하여서는 아니 된다. 이 경우 요양급여 중복의 범위는 보건복지부장관이 정하여 고시한다.

(7) 「의료급여법」에 따라 의료급여를 받는 자가 건강보험의 가입자 또는 피부양자로 자격이 변동된 경우 요양급여의 기간 또는 인정개수 등을 정하고 있는 행위·약제 및 치료재료에 대하여는 건강보험의 요양급여 내용과 의료급여의 수급 내용을 연계하여 적용한다.

(8) 요양급여는 연구 또는 시험(임상연구는 제외)의 목적으로 이루어지는 의료행위 등에는 실시해서는 아니 된다. 다만, 보건복지부장관이 정하여 고시하는 기준 및 절차 등에 따라 이루어지는 임상연구 또는 임상시험과 관련하여 해당 연구 또는 시험에 참여하는 환자의 질병이나 부상 등을 위한 진료 및 치료 등의 통상적 요양급여로서 보건복지부장관이 정하는 요양급여는 그렇지 않다.

(2) 진찰·검사·처치·수술 기타의 치료

(1) 각종검사를 포함한 진단 및 치료행위는 진료상 필요하다고 인정되는 경우에 한하여야 하며 연구의 목적으로 하여서는 안 된다.

(2) 질병군에 대한 입원진료의 경우 그 입원진료 기간 동안 행하는 것이 의학적으로 타당한 검사·처치 등의 진료행위는 해당 입원진료에 포함하여 행하여야 한다.

(3) 약제의 지급

(1) 처방·조제

ⓐ 영양공급·안정·운동 및 기타 요양상 주의를 함으로써 치료효과를 얻을 수 있다고 인정되는 경우에는 의약품을 처방·투여하여서는 아니 되며, 이에 관하여 적절하게 설명하고 지도하여야 한다.

ⓑ 의약품은 약사법령에 의하여 허가 또는 신고된 사항(효능·효과 및 용법·용량 등)의 범위 안에서 환자의 증상 등에 따라 필요·적절하게 처방·투여하여야 한다. 다만, 안전성·유효성 등에 관한 사항이 정하여져 있는 의약품 중 진료상 반드시 필요하다고 보건복지부장관이 정하여 고시하는 의약품의 경우에는 허가사항의 범위를 초과하여 처방·투여할 수 있으며, 중증환자에게 처방·투여하는 약제로서 보건복지부장관이 정하여 고시하는 약제의 경우에는 건강보험심사평가원장이 공고한 범위 안에서 처방·투여할 수 있다.

ⓒ 요양기관은 중증환자에 대한 약제의 처방·투여 시 해당 약제 및 처방·투여의 범위가 ⓑ의 허용범위에는 해당하지 아니하나, 해당 환자의 치료를 위하여 특히 필요한 경우에는 건강보험심사평가원장에게 해당 약제의 품목명 및 처방·투여의 범위 등에 관한 자료를 제출한 후 건강보험심사평가원장이 중증질환심의위원회의 심의를 거쳐 인정하는 범위 안에서 처방·투여할 수 있다.

ⓓ 식품의약품안전처장이 긴급한 도입이 필요하다고 인정한 품목의 경우에는 식품의약품안전처장이 인정한 범위 안에서 처방·투여하여야 한다.

ⓔ 항생제·스테로이드제제 등 오남용의 피해가 우려되는 의약품은 환자의 병력·투약력 등을 고려하여 신중하게 처방·투여하여야 한다.

ⓕ 진료상 2품목 이상의 의약품을 병용하여 처방·투여하는 경우에는 1품목의 처방·투여로는 치료효과를 기대하기 어렵다고 의학적으로 인정되는 경우에 한한다.

(2) 주사

ⓐ 주사는 경구투약을 할 수 없는 경우, 경구투약 시 위장장애 등의 부작용을 일으킬 염려가 있는 경우, 경구투약으로 치료효과를 기대할 수 없는 경우 또는 응급환자에게 신속한 치료효과를 기대할 필요가 있는 경우에 한한다.

ⓑ 동일 효능의 먹는약과 주사제는 병용하여 처방·투여하여서는 아니 된다. 다만, 경구투약만으로는 치료효과를 기대할 수 없는 불가피한 경우에 한하여 병용하

여 처방·투여할 수 있다.

ⓒ 혼합주사는 치료 효과를 높일 수 있다고 의학적으로 인정되는 경우에 한한다.

ⓓ 당류제제·전해질제제·복합아미노산제제·혈액대용제·혈액 및 혈액성분제제의 주사는 의학적으로 특히 필요하다고 인정되는 경우에 한한다.

(4) 치료재료의 지급

치료재료는 「약사법」, 기타 다른 관계법령에 의하여 허가·신고 또는 인정된 사항(효능·효과 및 사용방법)의 범위 안에서 환자의 증상에 따라 의학적 판단에 의하여 필요·적절하게 사용한다. 다만, 안전성·유효성 등에 관한 사항이 정하여져 있는 치료재료 중 진료에 반드시 필요하다고 보건복지부장관이 정하여 고시하는 치료재료의 경우에는 허가·신고 또는 인정된 사항(효능·효과 및 사용방법)의 범위를 초과하여 사용할 수 있다.

(5) 예방·재활

재활 및 물리치료(이학요법)는 약물투여 또는 처치 및 수술 등에 의하여 치료효과를 얻기 곤란한 경우로서 재활 및 물리치료(이학요법)가 보다 효과가 있다고 인정되는 경우에 행한다.

(6) 입원

(1) 입원은 진료상 필요하다고 인정되는 경우에 한하며 단순한 피로회복, 통원불편 등을 이유로 입원지시를 하여서는 아니 된다.

(2) 퇴원은 의학적 타당성과 퇴원계획의 충분성 등을 신중하게 고려하여 적절한 시기에 행하여져야 한다.

(3) 입원환자에 대한 식사제공은 환자의 치료에 적합한 수준에서 의료법령 및 식품위생법령에서 정하는 기준에 맞게 위생적인 방법으로 제공하여야 한다.

(7) 가정간호

가정간호는 진료상 퇴원 후 계속적인 치료와 관리가 필요한 경우에 의사나 한의사의 진단과 처방에 의하여 가정전문간호사가 실시하여야 한다.

(8) 의료장비

(1) 요양기관은 의료기기를 사용할 경우 식품의약품안전처장의 제조 또는 수입 허가를 받거나 신고한 것에 한하여 그 허가 또는 신고된 범위에서 사용하여야 한다.

(2) 요양기관은 진단용 방사선 발생장치를 사용할 경우 시장·군수·구청장(자치구의 구청장을 말한다)에게 신고한 것에 한하여 사용하여야 하며, 검사를 받지 아니하거나 검사결과 부적합 판정을 받은 진단용 방사선 발생장치를 사용하여서는 아니 된다.

(3) 요양기관은 치료용 방사선 발생장치를 사용할 경우 원자력안전위원회의 사용허가를 받거나 신고 후 사용하여야 하며, 검사를 받지 아니하거나 검사결과 부적합 판정을 받은 치료용 방사선 발생장치를 사용하여서는 아니 된다.

(4) 요양기관은 특수의료장비를 사용할 경우 시장·군수·구청장(자치구의 구청장을 말한다. 이하 같다)에게 등록한 것만을 사용하여야 하며, 검사를 받지 아니하거나 검사결과 부적합 판정을 받은 특수의료장비를 사용하여서는 아니 된다.

(5) 요양기관은 그 밖에 다른 법령에서 정하고 있는 의료장비를 사용할 경우 해당 법령에서 정하고 있는 의료장비의 사용기준에 맞게 사용하여야 한다.

(6) (1)부터 (4)까지의 규정에도 불구하고 안전성·유효성 등에 관한 사항이 정하여져 있는 의료장비 중 진료에 반드시 필요하다고 보건복지부장관이 정하여 고시하는 의료장비의 경우에는 관계 법령상의 허가 또는 신고된 범위를 초과하여 사용할 수 있다.

(7) 의료장비의 현황을 신고 받은 건강보험심사평가원장은 해당 의료장비의 제조·수입업체, 품목, 제조연월 등 의료장비의 품질 관리 및 이력 관리에 필요한 사항을 식별 부호화하여 관리할 수 있다. 이 경우 식별 부호화의 방법 및 절차에 필요한 사항은 보건복지부장관이 정하여 고시한다.

3. 의약분업 제도

1) 의약분업의 개요[건4,건8,심1]

의약분업은 의사가 진단·처방하고 약사는 의사의 처방에 따라 의약품을 조제하는 제도로 2000년 7월 1일부터 시행하고 있다. 의사(치과의사 포함)는 전문의약품과 일반의약품을 처방할 수 있고 약사는 의사의 처방전에 의하여 전문의약품과 일반의약품을 조제하여야 한다. 또한 의사는 외래환자에 대하여 원외처방전을 발행해야 하며, 약국의 약사만이 원외처방전에 의해 조제할 수 있다.

약국개설자는 의사의 처방전에 의하여 조제하는 경우를 제외하고는 전문의약품을 판매할 수 없으나, 일반의약품은 의사의 처방전 없이 판매할 수 있도록 하고 있다.

[환자보관용]

차트번호 : 633390
내원번호 : 5347450

처 방 전

[V]건강보험 [ ]의료급여 [ ]산업재해보험 [ ]자동차보험 [ ] 기타( )

※ [ ]안에 해당하는 곳에 "V" 표시를 합니다.

요양기관기호: 36100641

발급연월일 및 번호	2021년 12월 24일 제 321 호	의료기관	명칭	첨단종합병원
환자 성명			주소	광주광역시 광산구 첨단중앙로170번길59
환자 주민등록번호			전화번호	(062)601-8000
			팩스번호	(062)601-8199

질병분류기호	M6586	처방 의료인의 성명	조성원 (정형외과5) 동일타과 #3 (서명 또는 날인)	면허종류	의사
				면허번호	제 83586 호

* 환자의 요구가 있을 때에는 질병분류기호를 적지 않습니다.

처방 의약품의 명칭	1회 투약량	1일 투여횟수	총 투약일수	본인부담률 구분코드	용법
[4][652603750] 록프라정 60mg (알보젠)	1.000	3	7		하루 3회;식사 30분 후 복용
[4][649501540] 알소벤정 100mcg-임부금기(유니메	1.000	3	7		
[5][644308510] 실로스탄씨알정200mg (유나이티드)	1.000	1	7		하루 1회;아침식사 30분 후 복용
[5][642404600] 브로멜라인장용정100mg(12세미만금	1.000	2	7		하루 2회;아침-저녁 식사 30분 후 복용

주사제 처방명세([ ]원 내 조제, [ ]원 외 처방)	조제시 참고사항	본인부담 구분기호
		V252

사용기간	발급일부터 (3) 일간	사용기간내에 약국에 제출하여야 합니다.

의 약 품 조 제 명 세

조제명세	조제기관의 명칭		처방의 변경·수정·확인·대체시 그 내용 등
	조제약사	성명 (서명또는날인)	첨단종합병원
	조제량(조제일수)		
	조제년월일		

항목설명
1. 본인부담률 구분코드: 「국민건강보험법 시행령」 별표2 제4호 및 제6호에 따른 약제를 처방한 경우 본인이 부담할 비용의 부담률에 부여된 해당 구분코드를 적습니다.
(구분코드)
· A : 100분의 50 본인부담, B : 100분의 80 본인부담, D : 100분의 30 본인부담, E : 100분의 90 본인부담
· U : 건강보험(의료급여) 100분의 100 본인부담, V : 보훈 등 100분의 100 본인부담, W : 비급여
2. 본인부담 구분기호 : 「본인일부부담금 산정특례에 관한 기준」 등 보건복지부장관이 정하여 고시하는 본인부담 산정특례 대상 특정기호 등을 적습니다.

그림 6.5 처방전의 예

2) 의약분업의 기대효과[건4,건8,심1]

① 의약품의 오남용 예방

- 의약분업의 실시로 전문의약품은 의사의 처방전 없이 약국에서 구입할 수 없으므로 소비자의 의약품 오남용을 제도적으로 예방할 수 있다.

② 의약품 적정사용으로 약제비 절감

- 의약품의 필요와 사용을 일치시킴으로써 과잉투약을 방지한다.
- 불필요한 의약품의 소비감소와 주사제를 경구제로 대체한다.
- 의약품 거래 투명화로 의약품의 납품 및 약가 비리소재를 제거한다.

③ 환자의 알권리가 확실하게 보장

- 처방전 2부 발급(환자, 약사), 의약품의 포장마다 제조업소명 및 제품명을 표시
- 처방전의 공개에 따라 의사는 적정한 처방인지 여부를 한 번 더 생각하고 약사는 처방전에 의심이 나는 경우 이를 확인해야 할 법적 의무가 있어 처방 의약품의 배합과 상호작용 등을 점검함으로써 약화사고를 예방할 수 있다.

④ 약화(藥化)사고의 예방 및 의약서비스의 수준 향상

- 의사가 처방할 수 있는 의약품 사용 폭이 확대된다.
- 의사의 처방과 약사의 조제를 통한 상호 견제·보완 및 이중점검으로 의약품 사용을 합리화하고, 국민에게는 양질의 의약서비스를 제공할 수 있는 체계가 구축된다.
- 중복처방을 방지하고 처방 의약품 간의 배합금기 및 상호작용 등을 관리할 수 있다.

⑤ 제약산업의 발전 및 의약품 유통구조의 정상화

- 약효동등성이 확보된 우수의약품만 유통이 증가한다.
- 품질 및 치료효과가 의약품 사용의 기준이 된다.
- 제약기업은 품질경쟁, 신제품 개발에 주력하게 된다.

⑥ 의사는 진료, 약사는 조제투약(전문분야에 전념)

- 전문성 및 의료서비스 제공수준이 향상된다.

3) 의약분업의 시행 내용 건4,건8,심1

① 의약분업 대상 기관

(1) 대상 기관

- 모든 의료기관을 의약분업 대상으로 한다.
- 보건소 및 보건지소(보건복지부장관이 지정)는 「지역보건법」에 의한 지역주민의 외래 진료 업무에 대해 의약분업을 실시한다.

(2) 의약분업 예외기관

- 의약분업 예외지역의 의료기관, 보건지소 및 약국
- 재해지역
- 한방의료기관(단, 한방의료기관에서 양방(洋方)진료를 받을 경우 분업 적용)
- 동물병원

② 의약분업 대상 환자

(1) 의약분업 대상 환자

- 외래환자(예외환자인 경우는 원내 근무약사가 직접 조제 가능함)
- 의료급여환자(진료 및 투약에 해당하는 수가는 "의료급여에 관한 수가" 적용)
- 산재보험환자(약국소재지를 관할하는 근로복지공단 지사에 약제비 청구)
- 자동차보험환자(사후 상환제) : 환자가 약제비 전액 납부 후 약국에서 영수증 발급 받음
- 외국인(국내 거주·체류)
- 외국보험사에 소속된 한국선원(국내에서 발생하는 진료 및 투약)

(2) 의약분업 예외 환자

- 입원환자, 응급환자(응급의료에 관한 법률)
- 정신분열증, 조울증 등으로 자신 또는 타인을 해할 우려가 있는 정신질환자
- 의료기관 또는 약국이 없는 지역 및 재해지역에서 진료하는 환자
- 병역의무 중인 자와 교정시설, 소년보호 시설 등에 수용 중인 자
- 「장애인복지법」에 의한 1, 2급 장애인
- 1군 감염병, 파킨슨병, 한센병, AIDS, 장기이식 후 치료를 받는 환자
- 사회복지시설(노인, 아동, 장애시설 등)에 입소한 자. 단, 사회복지시설 수용자가 인근 의료기관을 내원하여 진료를 받을 경우에는 의약분업이 적용된다.
- 결핵치료환자(보건소 및 결핵협회 부속의원에 한함)

- 노숙자, 부랑아, 행려환자 및 농촌활동 등 사회봉사활동에서의 투약
- 산업재해에 의한 진폐증환자
- 「한국보훈복지의료공단법」, 「국가유공자 등 예우 및 지원에 관한 법률」에 의한 상이등급 1급 내지 3급 해당자 및 「고엽제후유증 등 환자지원 및 단체설립에 관한 법률」에 의하여 진료비 전액을 국가가 부담하는 환자

③ 의약분업 대상 지역

(1) 의약분업 대상 지역

- 일부 예외를 제외한 전국의 모든 지역

(2) 의약분업 예외 지역

- 의료기관 또는 약국이 개설되어 있지 않은 읍·면 지역 및 도서지역
- 의료기관과 약국이 개설되어 있으나, 의료기관과 약국이 실거리(도보 또는 교통편을 이용한 실제거리)로 1.5km 이상 떨어져 있는 등 해당 지역 주민이 의료기관과 약국을 함께 이용하기 어렵다고 인정되는 지역은 시·도지사가 예외 지역의 범위에 포함시킬 수 있음
- 공단지역 내에 개설된 부속의료기관과 인근 약국 간 거리가 실거리로 1km 이상 떨어져 있어 해당 공단의 종사자가 부속의료기관과 약국을 함께 이용하기 어렵다고 시·도지사가 인정하는 공단지역
- 재해 발생 지역

④ 의약분업 대상 의약품

(1) 의약분업 대상 의약품

- 모든 전문의약품

(2) 의약분업 예외 의약품

- 진단용(검사용)의약품, 전염병 예방접종약, 희귀의약품
- 의료기관 조제실 제제, 마약, 방사선 의약품
- 신장 투석액 및 이식정 등 투약 시에 기계·장치를 이용하거나 시술이 필요한 의약품
- 검사를 위하여 필요하거나 수술 및 처치에 사용되는 의약품
- 예외 의약품과 함께 사용되는 의약품(동시에 투약되어야 하는 경우)
- 주사제

표 6.8 의약분업 예외 구분코드

구분	코드	예외 사유
지역	01	약국이 없는 지역, 재해발생 지역, 보건 기관 중 예외기관
환자	11	응급환자
	13	「정신보건법」에 의한 정신요양시설에 수용 중인 정신질환자 및 정신분열증·조울증 등 자신 또는 타인을 해할 우려가 있는 정신질환자
	15	「감염병의 예방 및 관리에 관한 법률」에 따른 제1군 감염병 환자
	17	「국가유공자 등 예우 및 지원에 관한 법률」에 따른 상이등급 1급부터 3급 해당자까지에 해당하는 자, 「5·18민주유공자예우에 관한 법률」에 따른 5·18민주화운동 부상자 중 장해등급 1급부터 4급까지에 해당하는 자
	19	장애인복지 관련 법령에 따른 1급·2급 장애인 및 이에 준하는 장애인. 「장애인복지법」에 따른 1급·2급 장애인 및 중증장애인 보호자와 동반한 소아환자, 고엽제후유의증환자 지원 등에 관한 법령에 따른 고도장애인
	21	파킨슨질환자, 한센병환자
	23	장기이식을 받은 자에 대하여 이와 관련된 치료를 하거나 후천성면역결핍증환자에 대하여 해당 질병을 치료하기 위하여 조제하는 경우
	25	「사회복지사업법」에 따른 사회복지시설 입소자
	27	가정간호 대상자, 방문보건의료사업 대상자
	29	협진(한양방, 양한방, 양양방)환자
	31	「형의 집행 및 수용자의 처우에 관한 법률」 및 「군에서의 형의 집행 및 군수용자의 처우에 관한 법률」에 따른 교정시설, 「보호소년 등의 처우에 관한 법률」에 따른 보호소년수용시설, 「치료감호 등에 관한 법률」에 따른 치료감호시실 수용자
약품	41	감염병 예방접종약, 진단용 의약품
	43	보건소, 보건지소, 결핵협회 부속의원에서 「결핵예방법」에 따라 결핵치료제를 투여하는 경우
	45	의료기관 조제실 제제·임상시험용 의약품·마약·방사성의약품·신장투석액 및 이식정 등 투약을 위하여 기계·장치를 이용하거나 시술이 필요한 의약품, 식품의약품안정처장이 정하는 희귀의약품
	47	6세 이하의 소아에게 투약하는 항암제(경구)
	52	주사제를 원내 투약하는 경우
	55	검사를 위하여 필요하거나 수술 및 처치에 사용하는 의약품
	57	예외 약제와 동시 투여하는 약제
기타	61	국군의료시설, 경찰병원 또는 중앙소방전문치료센터에서 그 업무수행으로 군인환자, 경찰환자·소방공무원인 환자에 대하여 조제하는 경우 등
	99	퇴장방지의약품 사용장려비용을 청구하는 경우

⑤ **약제 및 치료재료의 구입금액에 대한 산정기준 [보건복지부 고시 제2010-96호 제2조]**

(1) 구입약가의 산정

① 약제의 구입금액은 다음과 같이 산정한다.

1. 분기별 구입한 약제 총액의 합을 총 구입량으로 나눈 가격(이하 "분기 가중평균가격"이라 한다)을 다음 분기 둘째 달 초일 진료분부터 3개월까지의 진료분의 구입약가로 산정한다. 다만, 분기 가중평균가격이 상한금액을 초과하는 경우에는 상한금액을 구입약가로 산정한다.

2. 분기마다 약제 구입이 발생되지 않는 경우에는 약제 구입이 발생한 마지막 분기 가중평균가격을 계속하여 구입약가로 산정한다. 다만, 분기 가중평균가격이 없는 경우 또는 상한금액 인상 전에 구입하였던 약제로서 재고량이 없어 상한금액 인상 후 새로 구입하였음을 요양기관에서 증명하는 경우에는 가장 최근에 구입한 약제의 실구입 가격을 구입약가로 산정한다.

3. 요양기관에서 처음 구입하여 사용한 약제에 대하여는 상한금액표에 의한 상한금액 범위 내에서 최초 구입한 가격을 분기별 가중평균가격이 산정되어 적용되기

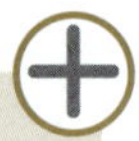

퇴장방지의약품제도

퇴장방지의약품은 환자 진료에 꼭 필요하지만 경제성이 없는 의약품의 원활한 생산을 위해 생산 원가가 보전되도록 약가에 반영하는 의약품이다. 퇴장방지의약품 생산과 관련하여 제약사들이 돈이 안 되어 생산을 꺼릴 경우 정부가 원가 보전 등을 통해 생산을 지원하는 제도로 1999년 도입되었다.

2020년 1월 기준 653개 약품이 퇴장방지의약품으로 지정되어 있으며 다음의 3가지 분류된다.[건25]

(1) 생산원가보전대상 의약품 : 환자진료에 반드시 필요한 의약품으로 채산성이 없어 생산 또는 수입을 기피하여 공급이 원활하지 못하여 생산원가 보전이 필요한 품목

(2) 사용장려비용 지급대상 의약품 : 고가약제를 대체하는 효과가 있어 비용효과적인 측면에서 특별히 관리하여야 할 품목(상한금액의 10%에 해당하는 사용장려비 지급)

(3) 사용장려비용지급 및 원가보전대상의약품

퇴장방지의약품의 지정 기준

(1) 다른 약제에 비하여 저가인 약제로 품절이 빈번하게 발생하거나 원가의 상승 등으로 생산 또는 수입이 기피되어 임상 진료에 지장을 초래하는 약제

(2) 다른 약제에 비하여 저가이면서 약제의 특성상 타약제의 대체효과가 있어 비용효과적인 측면에서 특별히 관리하여야 할 약제

(3) 퇴장방지의약품으로 지정된 약제와 동일투여경로, 성분, 제형인 약제는 당연 지정

(4) WHO 필수의약품은 우선지정대상으로 검토

전까지의 구입약가로 산정한다.

4. 요양기관이 반품 처리 등으로 재고량이 없는 약제를 종전과 다른 가격으로 새로 구입한 경우에는 처음 구입하여 사용한 약제로 보아 상한금액표에 따른 상한금액 범위에서 새로 구입한 가격을 분기 가중평균가격이 산정되어 적용되기 전까지의 구입약가로 산정한다.
5. 분기 가중평균가격 산출 시 적용된 약제구입량보다 다음 분기 둘째 달부터 3개월간 동 가중평균가격을 적용하여 상환받는 약제의 사용량이 많을 경우, 구입량을 초과하여 사용한 약제의 구입약가는 새로운 분기별 가중평균가격이 산정되어 적용되기 전까지 상한금액표에 따른 상한금액 범위에서의 실 구입가격으로 산정한다. 다만, 구입량보다 초과하여 사용한 시점이 월의 둘째 날 이후인 경우에는 다음 달부터 산정한다.

② 제1항에도 불구하고 조산원, 보건소, 보건지소 및 보건진료소의 경우에는 보건복지부장관이 불가피하다고 인정하는 경우를 제외하고는 소정 행위수가에 포함되므로 구입약가를 별도로 산정하지 아니한다.

③ 제1항에도 불구하고 원료의약품은 요양기관의 실구입 가격에 따라 산정하고, 의료기관 조제실제제는 해당 약제의 제1항에 따라 산정된 구입약가 및 원료의약품의 실구입 가격으로 산정한다.

④ 제1항 및 제3항에도 불구하고 상대가치점수표 중에서 별도로 산정할 수 없도록 규정한 경우에는 소정 행위수가에 포함되므로 구입약가를 별도로 산정하지 아니한다.

표 6.9 약제 구입금액 산정 예

분기	구입월	신고	약가적용 (진료월)	가중평균가격
1/4분기	1~3월	4/14	5/1~7/31	(구입가×구입량)/전체구입량 ⓐ 100원×150개=15,000 ⓑ 99원×100개=9,900 ⓒ 97원×300개=29,100 15,000+9,900+29,100=54,000 54,000/550=98.18원
2/4분기	4~6월	7/14	8/1~10/31	
3/4분기	7~9월	10/14	11/1~1/31	
4/4분기	10~12월	1/14	2/1~4/30	

⑤ 신고 : 매분기 첫째 달의 14일까지

「약제 및 치료재료의 구입금액에 대한 산정기준」에 의거 요양기관은 전분기에 구입한 의약품의 구입내역을 매분기 첫째달 14일까지 목록표를 제출하여야 하며, 치료재료, 조제·제제약 등에 대한 구입내역은 구입 시마다 제출하되, 반드시 요양급여비용명세서 접수 7일 전까지 제출하여야 한다.

(2) 구입치료재료대의 산정

치료재료에 대한 비용은 「치료재료 급여·비급여 목록 및 상한금액표」의 상한금액 범위 내에서 요양기관이 구입한 실구입가로 산정한다.

4. 치료재료

1) 치료재료 정의[건6, 건30]

(1) 건강보험법에서 사용되는 치료재료의 개념

건강보험 적용대상자의 진료에 사용되는 재료로서 관련 규정과 절차에 따라 보건복지부장관이 인정·고시한 품목으로 식품의약품안전처장 또는 관계법령에 의하여 허가(인증) 또는 신고를 필한 소모성 재료이다.

(2) 치료재료 종류

① 「의료기기법」에 의한 의료기기 중 주로 소모성 의료기기 : 인공관절, 인공심장판막, 인공수정체, 인공심장박동기 등이며, CT, MRI 등은 의료장비로 분류한다.

② 「약사법」에 의한 의약외품 : 거즈, 붕대, 탄력붕대 등 일부 품목

③ 「인체조직안전 및 관리 등에 관한 법률」에 의한 인체조직 : 뼈, 힘줄(건[腱]), 피부, 연골, 혈관 등

④ A4용지, 배터리, 디스켓 등 공산품

2) 치료재료 비용 산정

(1) 치료재료 비용 산정방법

① 상한금액 내 실구입가로 산정한다.

② 정액수가 산정 : 급여기준으로 고시한다. 관절경, 복강경 수술 시 치료재료 비용 등

③ 행위수가 "주" 항목에 정해진 금액 : 혈액투석 재료대, 체외충격파쇄석술 재료대 등

3) 보험등재[건20]

(1) 치료재료 등재방식

	Negative List System
제도개요	•모든 치료재료는 요양급여 또는 비급여대상으로 구분 •비급여로 고시되지 않은 항목은 모두 요양급여 대상
시행일	2000.7.1
등재신청	식약청 허가일로부터 30일 이내 의무신청
보험등재처리기간	결정신청서를 제출한 이후 100일 이내 결정 〈개정 2017.1.9.〉
고시방식	치료재료 급여비급여 목록 및 급여 상한금액 고시

치료재료 중 비급여대상

- 업무 또는 일상생활에 지장이 없는 경우, 신체의 필수 기능 개선 목적이 아닌 경우, 예방진료로서 질병부상의 진료를 직접 목적으로 하지 아니하는 치료재료
- 안전성 또는 유효성은 입증되었으나 요양급여를 함에 있어서 비용효과성 등 진료상의 경제성이 불분명하여 보건복지부장관이 정하여 고시하는 치료재료

(2) 치료재료 등재현황

2016년 11월 기준 26,479품목이 치료재료로 등재되어 있다.[건30]

① 본인일부부담품목 : 상한금액 고시

② 별도산정불가품목 : 행위비용에 포함되어 있어 치료재료 비용을 별도로 산정할 수 없는 품목

③ 비급여품목 : 상한금액을 정하지 않음

5. 수가

1) 수가계약[백1]

2000년 7월 1일부터 시행된 「국민건강보험법」 제42조(2017년 현재 제45조)에 의거 요양급여비용의 산정은 계약으로 정하도록 하고, 요양급여의 범위·방법·절차·상한 등 요양급여의 기준은 보건복지부령으로 정하도록 하고 있다. 「국민건강보험법 시행령」 제21조에 따라 계약체결의 대상은 각 요양급여의 상대가치점수의 점수당 단가로 하되, 요양급여의 상대가치점수, 약재·치료재료(협상대상 의약품 및 상대가치점수가 적용되는 약제·치료재료는 제외)에 대한 비용은 보건복지부장관이 고시하도록 규정하고 있다(그림 6.6).

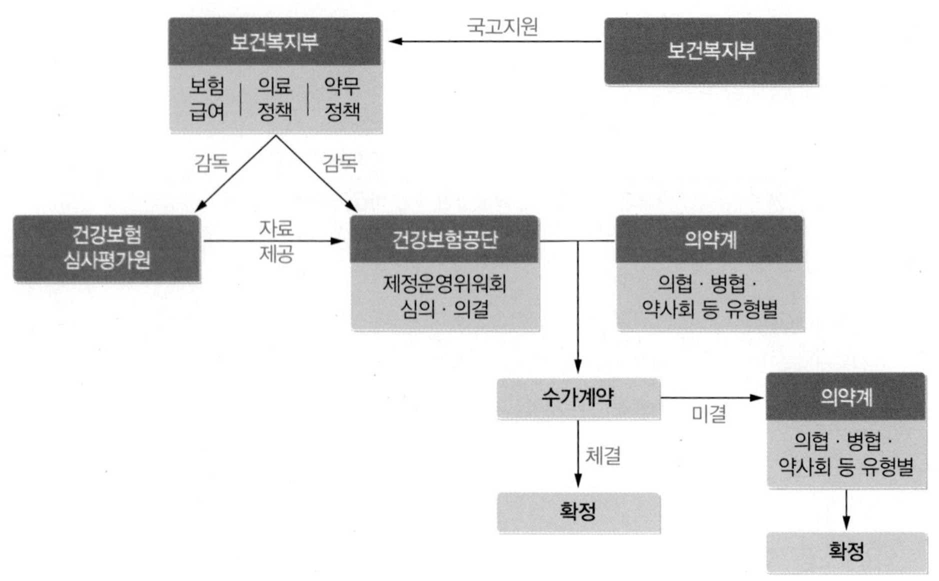

그림 6.6 수가계약의 절차[백1]

2) 요양급여비용의 계약대상[백1]

요양급여비용의 계약대상은 자원기준 상대가치점수(Resource Based Relative Value Scale, RBRVS)에 따른 각 분류항목별 상대가치점수를 금전화하는 환산지수(즉, 상대가치점수당 단가)로서, 요양급여비용을 부담할 공단과 비용의 지급을 청구하는 의약계를 대표하는 자 간에 계약체결을 하도록 하고 있다.

계약기간은 1년이며 그 직전 계약기간 만료일이 속하는 연도의 5월 31일까지 체결하여야 하며, 그 기한까지 계약이 체결되지 아니하는 경우 보건복지부장관이 건강보험정책심의위원회의 의결을 거쳐 정하는 금액을 요양급여비용으로 한다. ☞「국민건강보험법」 제45조(요양급여비용의 산정 등)

3) 상대가치점수

상대가치점수는 요양급여에 소요되는 시간, 노력 등 업무량, 인력, 시설, 장비 등 자원의 양과 요양급여의 위험도를 고려하여 요양급여가치를 각 항목 사이의 상대적 점수로 나타낸 것이다.

(예시) 자-49 추간판제거술(관혈적, 요추)[건18]

상대가치점수 : 6,500.15점		
의사업무량 : 661.17점	주시술자(의사)의 전문적 노력에 대한 보상 : 시간, 강도를 고려한 상대가치	관련전문가 단체 : 의협, 치협, 한의협, 약사회에 개발 위임
진료비용 : 5,341.96점	주시술자를 제외한 임상인력의 임금, 진료시설, 의료장비 및 의료소모품 비용을 고려한 상대가치	임상전문가 패널(CPEP) : 행위별 직접 비용 자료 구축
위험도 : 497.02점	의료사고와 관련된 분쟁해결비용을 고려한 상대가치	진료과목별 : 진료과별 의료사고 관련 비용조사

국민건강보험 요양급여의 기준에 관한 규칙 제12조(상대가치점수 등의 조정 등)

① 제10조제1항 및 제10조의2제1항에 따른 요양기관, 의약관련 단체, 약제·치료재료의 제조업자·위탁제조판매업자(약제의 경우만 해당한다)·수입자(치료재료가 인체조직인 경우에는 「인체조직 안전 및 관리 등에 관한 법률」 제13조에 따른 조직은행의 장을 말한다) 또는 가입자 등은 이미 고시된 요양급여대상의 상대가치점수·상한금액, 요양급여대상·비급여대상의 조정을 보건복지부장관이 정하여 고시하는 바에 따라 보건복지부장관에게 신청할 수 있다.

4) 상대가치점수당 단가[건6]

요양기관 유형별 상대가치점수당 단가는 매년 말 보건복지부장관이 정하여 고시한다.

유형별 분류	점수당 단가								
	2014년	2015년	2016년	2017년	2018년	2019년	2020년	2021년	2022년
병원, 요양병원 및 종합병원	68.8원	70.0원	71.0원	72.3원	73.5원	74.9원	76.2원	77.3원	78.4원
의원	72.2원	74.4원	76.6원	79.0원	81.4원	83.4원	85.8원	87.6원	90.2원
치과의원 및 치과병원	75.8원	77.5원	79.0원	80.9원	83.1원	84.8원	87.4원	88.7원	90.7원
한의원 및 한방병원	74.4원	76.0원	77.7원	80.0원	82.3원	84.8원	87.3원	89.8원	92.6원
조산원	110.0원	113.5원	117.1원	121.4원	125.5원	130.1원	135.2원	140.3원	146.1원
약국, 한국희귀·필수의약품센터	72.8원	75.1원	77.4원	80.1원	82.4원	85.0원	88.0원	90.9원	94.2원
보건소, 보건의료원, 보건지소, 보건진료소	71.0원	73.1원	74.9원	77.1원	79.3원	81.5원	83.8원	86.1원	88.5원

5) 수가

요양급여비용(수가)은 진료행위의 상대가치점수에 수가계약에 의해 확정된 점수당 단가

(환산지수)를 곱하여 산출한다.

2022년 수가	추간판제거술(관혈적, 요추)	수가
의료기관 유형	상대가치점수 × 점수당 단가(환산지수)	10원 미만 4사5입
종합병원	6500.15점 × 78.4원	509,610원
의원	6500.15점 × 90.2원	586,310원

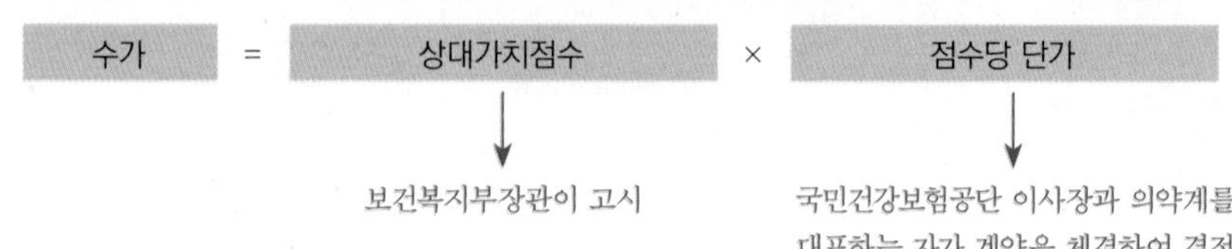

6. 전문병원과 상급종합병원 지정

1) 전문병원

(1) 추진배경[백1]

전문병원 제도는 중소병원의 경쟁력 강화, 국민의 전문적인 의료 수요의 증대 등으로 1990년대 초부터 논의가 본격화되었고, 2000년 1월 「의료법」 개정으로 전문병원의 법적 근거를 마련한 후 2011년 1월 전문병원의 지정기준절차 등을 포함한 「전문병원의 지정 및 평가 등에 관한 규칙」과 관련 고시를 제정하였다.

(2) 법적 근거

- **「의료법」 제3조의5(전문병원 지정)** ① 보건복지부장관은 병원급 의료기관 중에서 특정 진료과목이나 특정 질환 등에 대하여 난이도가 높은 의료행위를 하는 병원을 전문병원으로 지정할 수 있다.

  ② 제1항에 따른 전문병원은 다음 각 호의 요건을 갖추어야 한다.

  1. 특정 질환별·진료과목별 환자의 구성비율 등이 보건복지부령으로 정하는 기준에 해당할 것
  2. 보건복지부령으로 정하는 수 이상의 진료과목을 갖추고 각 진료과목마다 전속하는 전문의를 둘 것

  ③ 보건복지부장관은 제1항에 따라 전문병원으로 지정하는 경우 제2항 각 호의 사항 및 진료의 난이도 등에 대하여 평가를 실시하여야 한다.

④ 보건복지부장관은 제1항에 따라 전문병원으로 지정받은 의료기관에 대하여 3년마다 제3항에 따른 평가를 실시하여 전문병원으로 재지정할 수 있다. 〈개정 2015.1.28.〉

⑤ 보건복지부장관은 제1항 또는 제4항에 따라 지정받거나 재지정받은 전문병원이 다음 각 호의 어느 하나에 해당하는 경우에는 그 지정 또는 재지정을 취소할 수 있다. 다만, 제1호에 해당하는 경우에는 그 지정 또는 재지정을 취소하여야 한다. 〈신설 2015.1.28.〉

1. 거짓이나 그 밖의 부정한 방법으로 지정 또는 재지정을 받은 경우
2. 지정 또는 재지정의 취소를 원하는 경우
3. 제4항에 따른 평가 결과 제2항 각 호의 요건을 갖추지 못한 것으로 확인된 경우

⑥ 보건복지부장관은 제3항 및 제4항에 따른 평가업무를 관계 전문기관 또는 단체에 위탁할 수 있다. 〈개정 2015.1.28.〉

⑦ 전문병원 지정·재지정의 기준·절차 및 평가업무의 위탁 절차 등에 관하여 필요한 사항은 보건복지부령으로 정한다. 〈개정 2015.1.28.〉

• **「전문병원의 지정 및 평가에 관한 규칙」 제2조(전문병원의 지정 기준)** ① 「의료법」(이하 "법"이라 한다) 제3조의5제1항에 따른 전문병원의 지정 기준은 다음 각 호의 구분과 같다.

1. 한방병원을 제외한 병원급 의료기관의 전문병원 지정 기준: 별표 1
2. 한방병원의 전문병원 지정 기준: 별표 2

② 제1항제1호에도 불구하고 다음 각 호의 구분에 따라 그 지정 기준을 완화하여 적용할 수 있다. 다만, 제1호 및 제2호에 따른 별표 1 제4호가목의 지정 기준의 완화를 중복하여 적용하지 아니한다. 〈개정 2017.6.29.〉

1. 보건복지부장관이 정하여 고시하는 특정 지역에서의 전문병원 지정의 경우: 별표 1 제2호가목, 제4호가목 및 제5호에 따른 지정 기준의 30퍼센트 범위 내 완화
2. 보건복지부장관이 정하여 고시하는 특정 질환 또는 특정 진료과목 전문병원 지정의 경우: 별표 1 제4호가목에 따른 지정 기준의 30퍼센트 범위 내 완화

• **「전문병원의 지정 등에 관한 고시」**

(3) 지정기준

전문병원은 병원급 의료기관 중에서 특정 진료과목이나 특정 질환 등에 대하여 난이도가 높은 의료행위를 하는 병원을 보건복지부장관이 지정할 수 있도록 함에 따라, 3가지 영역으로 전문병원의 지정 기준을 설정하여 특정 요건 및 난이도 등에 대한 평가를 실시하도록 하였다. 한방병원의 전문병원 지정 기준과 한방병원을 제외한 병원급 의료기관의 전문병원 지정기준을 별도로 정하고 있다.

- 구조적 측면 : 질환별·진료과목별 환자의 구성비율, 진료량, 의료인력, 필수 진료과목, 병상수를 조건으로 설정하여 전문병원의 외형적 조건으로 구성된다.
- 과정적 측면 : 환자의 안전과 시설안전 관련사항으로 양질의 진료체계 구성에 대한 의료기관 인증을 조건으로 구성된다.
- 진료결과적 측면 : 임상 질 평가〔환자의 재원일수(在院日數), 합병증 발생률, 재수술률, 재입원율, 치료 결과 등〕와 요양급여 등의 적정성 평가를 적용한다. 의료기관 인증과 임상 질 지표는 2014년부터 적용된다.

(4) 지정절차

- 전문병원의 지정은 12개 질환〔관절, 뇌혈관, 대장항문, 수지접합, 심장, 알코올, 유방, 척추, 화상, 주산기(周産期), 한방중풍, 한방척추〕, 7개 진료과목(산부인과, 소아청소년과, 신경과, 안과, 외과, 이비인후과, 한방부인과)을 대상으로 절대기준에 대한 평가 후 특정질환 또는 진료과목별 상대평가를 실시하여 전문병원심의위원회의 심의를 통해 보건복지부장관이 최종 지정한다.
- 지정주기는 3년이며, 3년마다 재평가를 통해 재지정 또는 취소할 수 있다.
- 전문병원으로 지정된 의료기관은 의료기관 명칭표시판에 전문병원으로 지정받은 사실을 표기할 수 있고 전문병원임을 광고할 수 있게 된다.

제4기(2021년~2023년) 전문병원 지정분야[긴6]

지정분야	의과(16)	한방(3)
질환	관절, 뇌혈관, 대장항문, 수지접합, 심장, 알코올, 유방, 척추, 화상, 주산기	한방중풍, 한방척추
진료과목	산부인과, 소아청소년과, 신경과, 안과, 외과, 이비인후과	한방부인과

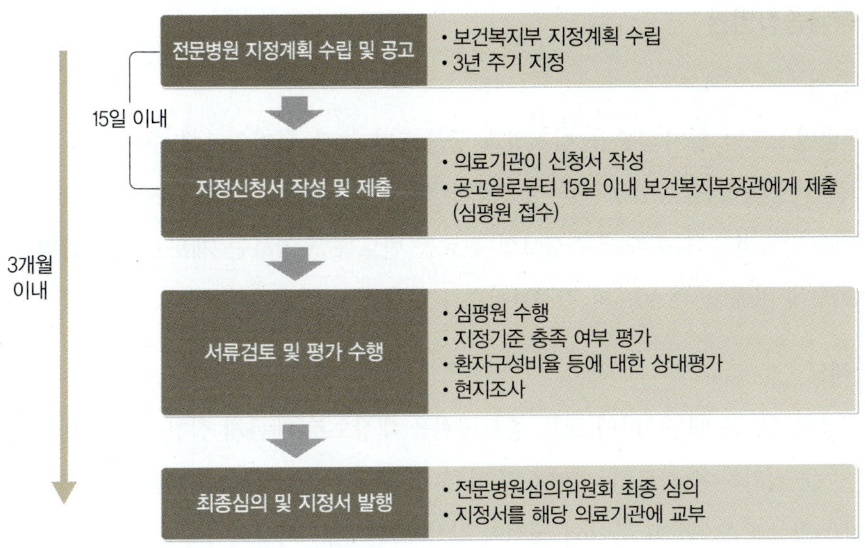

그림 6.7 **전문병원 지정절차**[백1]

(5) 질환별·진료과목별 환자의 구성비율

해당 병원이 진료한 전체 입원 연환자(특정기간동안 입원환자의 입원일수를 환자수로 환산한 연인원) 중 주요 진단 범위 또는 환자 유형에 속하는 환자의 구성비율이 각각 해당 기준 이상이어야 한다.

(6) 질환별·진료과목별 진료량

해당 병원이 진료한 보건복지부장관이 정하여 고시하는 전문진료질병군 및 일반진료질병군(외과 및 재활의학과의 경우 단순진료질병군을 포함) 또는 환자유형에 속하는 입원 연환자 수가 전체 병원급 의료기관이 진료한 보건복지부장관이 정하여 고시하는 전문진료질병군 및 일반진료질병군 또는 환자유형에 속하는 입원 연환자의 상위 30% 이상이어야 한다.

(7) 필수진료과목

질환별 또는 진료과목별로 필수 진료과목을 갖추어야 하고, 필수 진료과목마다 전속하는 전문의를 두어야 한다.

2) 상급종합병원

(1) 목적

대형병원으로의 환자집중을 방지하고 중증도가 높은 환자진료에 주력하기 위하여 일정 기준을 충족하는 종합병원을 상급종합병원으로 인정하고, 의원 또는 병원에서 진료의뢰서를 발급받은 경우에만 건강보험 진료를 받도록 운영하는 제도로서 종합병원(25%), 병원(20%)에 비해 높은 30%의 건강보험수가 가산율을 적용한다.

(2) 개요

상급종합병원은 매 3년마다 모든 종합병원을 대상으로 새롭게 신청을 받으며, 의료서비스 수준을 평가하여 의료법 제58조에 따른 의료기관 평가 결과 중환자, 감염관리, 질향상체계(질향상과 환자안전) 분야의 성적이 각각 70점(양호) 이상이어야 한다.

진료권역(10개)별 소요병상 수를 고려, 진료권역별로 지정하고 있으며, 2016년 현재 44개이다.

(3) 인정기준

시설, 장비, 의료인수, 환자 구성상태, 의료서비스 수준, 진료권역별 소요병상 충족도, 연평균 1일 입원환자 10명당 의사 1명, 2.3명당 간호사 1명 이상이어야 한다.

(4) 법적근거

- **「의료법」 제3조의4(상급종합병원 지정)** ① 보건복지부장관은 다음 각 호의 요건을 갖춘 종합병원 중에서 중증질환에 대하여 난이도가 높은 의료행위를 전문적으로 하는 종합병원을 상급종합병원으로 지정할 수 있다. 〈개정 2010.1.18.〉

  1. 보건복지부령으로 정하는 20개 이상의 진료과목을 갖추고 각 진료과목마다 전

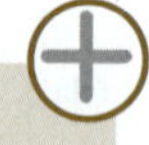

상급종합병원 지정기준을 위한 질병군 분류

구분	분류 기준	질병의 종류
전문진료질병군	희귀성 질병, 합병증 발생의 가능성이 높은 질병, 치사율이 높은 질병, 진단난이도가 높은 질병, 진단을 위한 연구가 필요한 질병	각 질병군에 해당하는 질병의 종류는 보건복지부장관이 정하여 고시한다.
일반진료질병군	모든 의료기관에서 진료가 가능하거나 진료를 하여도 되는 질병	
단순진료질병군	진료가 간단한 질병, 일반적으로 진료의 결과가 치명적이 아닌 질병, 그 밖에 상급종합병원에서 진료를 받지 않아도 되는 질병	

속하는 전문의를 둘 것

2. 제77조제1항에 따라 전문의가 되려는 자를 수련시키는 기관일 것

3. 보건복지부령으로 정하는 인력·시설·장비 등을 갖출 것

4. 질병군별(疾病群別) 환자구성 비율이 보건복지부령으로 정하는 기준에 해당할 것

- 「상급종합병원의 지정 및 평가에 관한 규칙」
- 「상급종합병원의 지정 및 평가규정」

(5) 상급종합병원의 지정기준 〈개정 2020.6.29.〉

지정기준	주요 내용
진료기능	• 지정 신청일 이전 1년 동안 필수 진료과목(9개)을 포함하여 20개 이상의 진료과목을 갖추고 각 진료과목마다 전속하는 전문의 1명 이상을 둘 것 • 중앙응급의료센터·권역응급의료센터 또는 지역응급의료센터로 지정받았을 것
교육기능	• 레지던트의 수련병원등으로 지정받았을 것
인력	• 지정 신청일 이전 1년 동안 의사는 연평균 1일 입원환자 10명당 1명 이상, 간호사는 연평균 1일 입원환자 2.3명당 1명 이상 이상(외래환자 3명은 입원환자 1명으로 환산하고, 의료인 수는 해당 기간 중 실제 근무한 개월 수를 연간으로 환산하는 방법)을 사용
시설	• 지정 신청일 전월 말까지 성인·소아 및 신생아중환자실을 설치하고, 지정신청 전 1년간 전담간호사를 둘 것 • 성인·소아 및 신생아중환자실에 세부기준을 충족하는 전담 전문의 각각 1명 이상 배치 • 환자의 진료·검사·질환 또는 임상 등에 관한 정보교류를 위하여 보건복지부장관이 정하는 기준에 따라 정보협력체계를 갖출 것 • 중증질환에 대한 고난이도 감염 관리의 전문성 강화를 위하여 보건복지부장관이 정하여 고시하는 기준에 따라 병문안객의 관리 및 통제 등을 위한 운영체계, 통제시설 및 보안인력 등을 갖출 것
장비	• 특수의료장비 중 전산화단층촬영기, 자기공명영상촬영기 및 유방촬영용 장치는 등록된 품질관리검사기관의 정기적인 품질관리검사에서 적합 판정을 받았을 것
질병군별 환자의 구성비율	• 지정 신청일 이전 2년 6개월 동안 - 전문진료 질병군에 속하는 입원환자의 비율이 해당 의료기관이 진료한 전체 입원환자의 30% 이상 - 단순진료 질병군에 속하는 입원환자의 비율은 14% 이하 • 지정 신청일 이전 2년 6개월 동안 보건복지부장관이 정하여 고시하는 질병에 속하는 외래환자의 비율이 해당 의료기관이 진료한 전체 외래환자의 11% 이하일 것
의료 서비스 수준	• 「의료법」에 따른 인증 또는 조건부인증을 받았을 것 • 심장질환, 뇌질환, 암, 항생제를 사용하는 수술 등 보건복지부장관이 정하여 고시하는 평가 항목에 대한 건강보험심사평가원의 가장 최근의 요양급여 적정성 평가결과가 보건복지부장관이 정하여 고시하는 기준에 따라 산정한 점수의 2분의 1 이상에 해당할 것

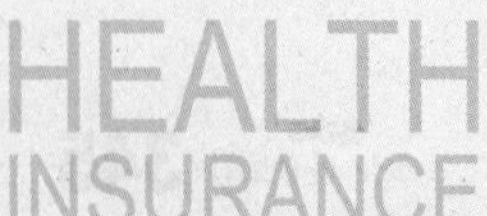

7

행위급여 및 산정지침

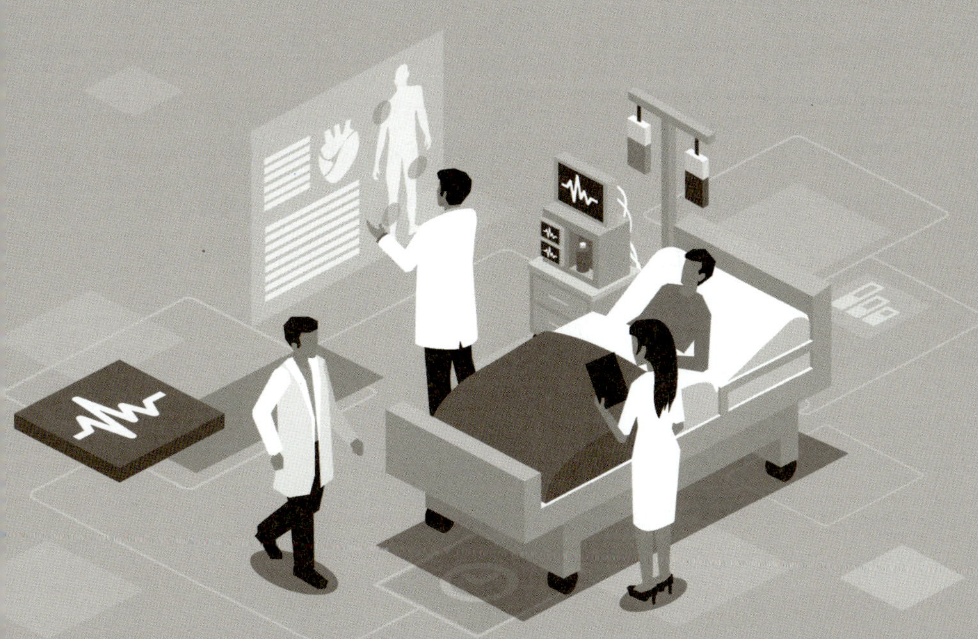

1. 일반원칙[건6]

1) 행위급여 일반원칙

건강보험행위 급여·비급여 목록표 및 급여 상대가치점수 제1편 제1부

1) 요양기관이 요양급여를 실시하고 행위에 대한 비용을 산정할 때에는 각 분류항목의 상대가치점수에 점수당 단가를 곱하여 10원 미만은 4사5입한 금액으로 산정한다. 다만, 요양기관 종별 가산율에 의하여 산출된 금액에 대하여는 원 미만을 4사5입한다.

▶▶종별 가산율[건6] : 요양기관 종별(의원급, 병원급, 치과, 조산원, 보건기관 등)에 따라 투자비용 및 인력 운용에 대한 보상차원에서 행위료를 차별적으로 계산한 것

2) 각종 가감률에 의하여 산출된 금액에 대하여는 상대가치점수에 가감률을 곱하여 총 점수(소수점 이하 셋째 자리에서 4사5입)를 산출하고, 각종 가감률이 복합 적용될 경우에는 가감률을 모두 합한 총 가감률을 상대가치점수에 곱하여 총 점수(소수점 이하 셋째 자리에서 4사5입)를 산출한다. 이 경우 가감률이 중복 적용될 경우에는 중복 가산하지 아니한다.

▶▶가감률 합산 : 만 8세 미만의 소아에 흉부[직접] 1매를 방사선단순영상촬영한 후 영상의학과 전문의가 판독한 경우 영상의학과 전문의 판독가산 10% + 만 8세 미만 소아가산 10% = 20%

2) 요양기관 종별 가산율

1) 다음 각 항의 요양기관은 30%
   ① 상급종합병원으로 인정받은 종합병원
   ② 상급종합병원에 설치된 치과대학부속 치과병원
   ③ 상급종합병원에 설치된 한의과대학 부속한방병원 : 8개 진료과목(한방내과, 한방부인과, 한방소아과, 한방신경정신과, 침구과, 한방안·이비인후·피부과, 한방재활의학과 및 사상체질과)을 모두 설치하고 각 진료과목별 한방전문의를 충족하는 경우
   ④ 상급종합병원에 설치된 특수전문병원
2) 다음 각 항의 요양기관은 25%
   ① 상급종합병원을 제외한 종합병원
   ② 상급종합병원에 설치된 경우를 제외한 치과대학부속 치과병원
   ③ 1)의 ③항의 조건을 만족하지 못하는 한의과대학 부속 한방병원

한의과대학 부속 한방병원의 종별가산율 적용기준

1. 한의과대학 부속 한방병원은 교육법 및 사립학교법의 규정에 의하여 한의과대학을 설치·운영하면서 임상교육 및 실습을 할 수 있도록 부속 한방병원을 설치·운영할 때 이를 부속 한방병원이라 말함.
2. 따라서 학교법인이 설치·운영하는 한방병원이라 할지라도 한의과대학 부속병원으로 개설한 것이 아니고 학교병원으로 개설허가를 받은 경우에는 20%의 종별 가산율을 적용하여야 함.

3) 다음 각 항의 요양기관은 20%

① 병원

② 위 "1)-②" 또는 "2)-②"에 해당되지 아니하는 치과병원

③ 위 "1)-③" 또는 "2)-③"에 해당되지 아니하는 한방병원

④ 요양병원

4) 의원, 치과의원, 한의원, 보건의료원 : 15%

5) 다음 각 항의 요양기관은 종별가산율을 적용하지 않는다.

① 약국 및 한국희귀·필수의약품센터

② 조산원, 보건소, 보건지소, 보건진료소

③ 「의료법」 제35조에 의한 부속 의료기관

3) 종별가산 비적용 대상

1) 바이러스 혈청검사(나-476)

2) 약제비, 치료재료대 등

3) 영상저장 및 전송시스템(PACS)을 이용한 처리비용, C-Arm형 영상증폭장치 이용료

4) 혈액성분제제 : 생혈, 교환, 자가조모혈세포이식 준비-냉동처리료 및 보관, 자가수혈 채혈료, 연성신요관경하 요관협착확장술, 연성신요관경하 결석제거술

5) 퇴장방지의약품 사용장려비

6) 「검체검사 위탁에 관한 기준」에서 정한 수탁기관으로 위탁하는 경우의 검사료 및 위탁검사관리료

7) Infusion Pump 등 사용료

8) 마취통증의학과 전문의 초빙료

9) 응급 기본진료료(2016.1.1. 신설)

10) 기타 보건복지부장관이 별도로 정하는 경우 〈시행 2020.10.1.〉

4) 차등수가

치과의원, 한의원, 보건의료원, 약국 및 한국희귀·필수의약품센터의 경우에는 의사, 치과의사, 한의사, 약사 1인당 1일 진찰횟수, 약국 및 한국희귀·필수의약품센터의 경우에는 조제건수(처방전 매수를 말함)에 따라서 요양기관에 진찰료와 조제료 등(조제료, 약국관리료, 조제기본료, 복약지도료를 말함)을 아래와 같이 차등지급한다. 다만, 「의료법」 제35조에 의한 부속의료기관은 해당 산정항목에 대하여 공휴·야간 가산 등 각종 가산을 산정하지 않으며, 공무상 요양에 소요된 비용의 산정은 「산업재해보상보험법(이하 "산재법")」의 관련 규정에 의한 기준에 의한다.

1) 치과의원, 한의원, 보건의료원의 의사, 치과의사, 한의사는 1인당 1일 진찰횟수를 기준으로 진찰료에 대하여, 약국 및 한국희귀·필수의약품센터의 약사는 1인당 1일 조제건수(의약분업 예외지역에서는 직접조제건수 포함)를 기준으로 조제료 등에 대하여 다음과 같이 차등지급한다.
   ① 75건 이하 : 100%
   ② 75건 초과~100건까지 : 90%
   ③ 100건 초과~150건까지 : 75%
   ④ 150건 초과 : 50%
2) 차등지급되는 진찰료(약국 및 한국희귀·필수의약품센터의 경우에는 조제료 등을 말함)는 차등지수에 1개월(또는 1주일)간 총 진찰료를 곱하여 산출하되 10원 미만은 4사5입한 금액으로 산출하며 차등지수는 의사, 치과의사, 한의사, 약사 1인당 1일 평균 진찰횟수(약사의 경우에는 조제건수)를 n으로 할 때에 다음과 같이 산정하되 소수점 여덟째 자리에서 4사5입한다.
   ① n이 75 이하일 경우에는 차등지수를 1로 한다.
   ② n이 75를 초과하여 100 이하일 경우에는 {75×1.00+(n−75)×0.90}/n
   ③ n이 100을 초과하여 150 이하일 경우에는 {75×1.00+25×0.90+(n−100)×0.75}/n
   ④ n이 150을 초과하는 경우에는 {75×1.00+25×0.90+50×0.75+(n−150)×0.50}/n
3) 의사, 치과의사, 한의사 1인당 1일 평균 진찰횟수, 약사 1인당 1일 평균 조제건수는 내원환자의 순서 및 초·재진을 구분하지 아니하고 1개월(또는 1주일)간 총 진찰(조제)

횟수의 합을 구하고 이를 해당 요양기관이 「국민건강보험법 시행규칙」 제12조제1항 및 제2항의 규정에 의하여 통보한 의사, 치과의사, 한의사가 진료한 총일수, 약국 및 한국희귀·필수의약품센터의 약사가 조제한 총일수로 나누어서 계산하되 소수점 첫째 자리에서 절사하여 산정한다.

4) 진료(조제)일수는 1개월(또는 1주일) 동안 의사(약사)가 실제 진료(조제)한 날수를 말한다.

5) 예외규정

1) 「의료법」 제35조에 의한 부속 의료기관은 해당 산정항목에 대하여 공휴·야간가산 등 각종 가산을 산정하지 아니한다.

2) 공무원 및 교직원의 공무상 질병 또는 부상에 대한 요양급여에 소요비용의 산정은 「산업재해보상보험법」 제40조제5항의 규정에 의한 기준에 의한다.

2. 산정지침

1) 기본 진료료[건6]

(1) 기본 산정지침

1) 진찰료는 외래에서 환자를 진찰한 경우에 처방전의 발행과는 관계없이 산정하며, 초진환자를 진찰하였을 경우에는 초진진찰료, 재진환자를 진찰하였을 경우에는 재진진찰료를 산정한다. (처방전은 진찰료에 비용 포함)

(1) 진찰료는 기본진찰료와 외래관리료(진찰료에서 기본진찰료를 제외한 점수)의 소정점수를 합하여 산정한다.

(2) 초진환자란 해당 상병으로 동일 진료과목 의사에게 진료받은 경험이 없는 환자를 말한다.

(3) 재진환자란 해당 상병으로 동일 진료과목 의사에게 계속 진료받고 있는 환자를 말한다.

(4) 해당 상병으로 치료가 종결되지 아니하여 계속 내원하는 경우 내원 간격에 상관없이 재진환자로 본다. 또한, 완치 여부가 불분명하여 치료의 종결 여부가 명확하지 아니한 경우 90일 이내에 내원 시 재진환자로 본다.

(5) 해당 상병의 치료가 종결된 후 동일 상병이 재발하여 30일 이내에 내원한 경우에는 재진환자로 본다. 다만, 치료종결 후 30일 이후에 내원한 경우에는 초진환자로 본다.

(6) 치료의 종결이라 함은 해당 상병의 치료를 위한 내원이 종결되었거나 투약이 종결되었을 때로 본다.

초진진찰료와 재진진찰료 산정의 예
• 급성편도염으로 3월 1일 내원한 환자가 5일분의 약을 처방받고 귀가한 후 2주일 후 급성편도염으로 재내원 시 동일 상병의 재발로 보아 재진진찰료를 산정하여야 한다. 그러나 2달 뒤 급성편도염으로 재내원한 경우는 초진진찰료를 산정할 수 있다. • 고혈압, 당뇨병 등의 만성질환은 치료종결의 의미가 없으므로 동일 요양기관 재내원 시에는 재진진찰료로 산정되어야 한다.

(7) 진찰료 중 기본진찰료는 병원관리 및 진찰권 발급 등, 외래관리료는 외래환자의 처방 등에 소요되는 비용을 포함한다.

① 물리치료 주사 등을 일시에 처방 지시하여 의사의 진찰행위 없이 매일 또는 반복하여 내원하여 물리치료, 주사 등을 시술받은 경우 또는 주사제를 처방한 당일이 아닌 다른 날에 의사의 진찰 없이 주사를 실시한 경우에는 49.09점을 산정한다.

② 진료담당의사와 상담한 후 「의료법」 제17조의2제2항에 따라 대리수령자가 처방전 및 약제를 수령한 경우에는 재진진찰료 소정점수의 50%를 산정한다. 〈개정 2020.2.25.〉

2) 진찰료를 1회 산정하는 경우

(1) 동일의사가 동시에 2가지 이상의 상병에 대하여 진찰을 한 경우

(2) 하나의 상병에 대한 진료를 계속 중에 다른 상병이 발생하여 동일 의사가 동시에 진찰을 한 경우

(3) 동일한 상병에 대하여 2인 이상의 의사가 동일한 날에 진찰을 한 경우

응급실의 진료의사가 환자 상태를 종합적으로 파악하고 다른 진료과목·전문분야 전문의에게 진료를 요청하여 해당 전문의가 응급환자를 직접 진료한 경우에는 진료과목(전문분야)별로 진찰료를 각각 산정한다.

진찰료를 1회 산정하는 경우의 예

수술 후 난소암으로 산부인과 의사를 만났고, 방사선치료 목적으로 방사선종양학과 의사를 만났다고 하더라도 동일 상병이고 동일한 날에 진찰하였으므로 진찰료는 하나만 산정해야 한다.

3) 2개 이상의 진료과목이 설치되어 있고 해당과의 전문의가 상근하는 요양기관에서 동일 환자의 다른 상병에 대하여 전문과목 또는 전문분야가 다른 진료 담당의사가 각각 진찰한 경우에는 진찰료를 각각 산정할 수 있다.

4) 진료 담당의사가 검사·방사선진단 등을 처방하였으나 요양기관의 사정에 의하여 진료 당일에 검사·방사선진단 등을 실시하지 못한 경우에는 검사·방사선진단을 실시한 당일의 진찰료를 산정할 수 없다.

5) 의료기관의 의사 또는 치과의사가 작성·교부한 처방전에 따라 요양기관인 약국 또는 한국희귀·필수의약품센터에서 조제 받은 주사제를 투여받기 위해서 해당 요양기관에 당일 재내원하는 경우에는 진찰료를 별도 산정하지 않는다.

6) 「노인장기요양보험법」에 의거 시설급여를 제공하는 장기요양기관 내에서 의료기관 소속 촉탁의 또는 협약 의료기관 의사가 시설입소자에게 원외처방전을 교부한 경우에는 진찰료 중 외래관리료 소정점수를 산정한다.

(2) 가산항목

1) 소아가산 초진

- 만 1세 미만, 만 1세 이상에서 만 6세 미만의 소아에 대하여는 초진 및 재진 진찰료에 별도 가산을 적용한다.

2) 치과 가산

- 치과에서 장애인으로 등록되어 있는 뇌병변장애인, 지적장애인, 정신장애인, 자폐성장애인에 대하여는 9.03점을 가산한다.

3) 야간·공휴 가산

- 야간 가산 : 평일 18시~다음날 09시
- 공휴 가산 : 관공서의 공휴일만 적용
- 진찰료 중 기본진찰료(초진 또는 재진) 소정점수의 30%를 가산한다.

4) 의원급 및 병원급 요양기관에서의 소아 가산

- 의원급 및 병원급(종합병원 이상은 제외, 요양병원, 치과 및 한방 병·의원 포함) 요양기관에서 만 6세 미만의 소아에 대하여 20시~익일 07시에는 진찰료 중 기본 진찰료(초진·재진) 소정점수의 100%를 가산한다.
  - 야간시간대의 응급실 내원환자의 비율이 높은 점을 고려, 야간 진료 의료기관(병·의원)을 확대하여 소아 경증환자가 외래진료를 받을 수 있도록 유도하기 위함이다.
  - 의원급의 6세 미만 진찰료는 "진찰료 소정점수+진찰료 중 기본 진찰료 소정점수 ×1(100% 가산)+연령대별 가산(만 1세 미만, 만 1세 이상~만 3세 미만, 만 3세 이상~만 6세 미만의 3단계)"으로 이루어진다.

연령 구분	평일/토요/공휴 구분	내원시간	가산율(%)
만 6세 미만	평일	18시~20시 미만	30
		20시~익일 07시	100
		07시 초과~09시	30
	토요일	13시~20시 미만	30
		20시~익일 07시	100
		07시 초과~09시	30
	공휴일	20시~익일 07시	100
		그 외 시간	30
만 6세 이상	평일	18시~익일 09시	30
	토요/공휴	13시~익일 09시/공휴일	30

5) 의원 토요 가산 : 토요일 09시~13시 전의 진료 시에는 의원급 요양기관(보건의료원 포함)에 한하여 기본진찰료 소정점수의 30%를 별도 산정한다.
6) 물리치료, 주사 등을 일시에 처방 지시하여 의사의 진찰행위 없이 매일 또는 반복하여 내원하여 물리치료, 주사 등을 시술받은 경우 또는 주사제를 처방한 당일이 아닌 다른 날에 의사의 진찰 없이 주사를 실시한 경우에는 49.09점을 산정한다.
7) 환자가 직접 내원하지 아니하고 환자 가족이 내원하여 진료 담당의사와 상담한 후 약제를 수령하거나 처방전만을 발급받는 경우에는 재진진찰료 소정점수의 50%를 산정한다.
8) 「사회복지사업법」에 따른 사회복지시설(「노인장기요양보험법」에 따른 장기요양기관을 포함) 내에서 의료기관 소속 촉탁의 또는 협약 의료기관 의사가 시설입소자(사회복지

시설에서 숙식하는 자를 뜻함)에게 원외처방전을 교부한 경우에는 진찰료 중 외래관리료 소정점수를 산정한다.

건강검진 실시 당일 진찰료산정방법 [보건복지부 고시 제2017-249호, 2018.1.1. 시행]

1. 「국민건강보험법」 제52조에 의거 가입자 및 피부양자에게 실시하는 건강검진 당일 동일 요양기관에서 건강검진과는 별도로 질환에 대한 진찰이 이루어져 진찰 이외에 의사의 처방(약제 처방전 발급, 「건강보험 행위 급여·비급여 목록표 및 급여 상대가치점수」에 의하여 산정 가능한 진료행위)이 발생한 경우 해당 진찰료는 다음과 같이 산정함.

- 다음 -

「건강보험 행위 급여·비급여 목록표 및 급여 상대가치점수」 제1편제2부제1장 기본진료료 [산정지침] 1. 진찰료 '가'에 의거 초진(또는 재진)진찰료의 50%를 산정하며, 코드는 다음과 같이 기재함. 진찰료 산정 사유에 대하여는 진료기록부에 기록하고, 「요양급여비용 청구방법, 심사청구서·명세서서식 및 작성요령」에 의하여 작성·청구토록 함.

(가) 일반건강검진 시 질환에 대한 진찰이 이루어진 경우 : 산정코드 세 번째 자리에 3으로 기재

(나) 암검진 시 질환에 대한 진찰이 이루어진 경우 : 산정코드 세 번째 자리에 5로 기재

(다) 영유아 건강검진 시 질환에 대한 진찰이 이루어진 경우 : 산정코드 세 번째 자리에 2로 기재

2. 상기 '1'항에도 불구하고 「건강보험 행위 급여·비급여 목록표 및 급여 상대가치점수」 제1편제2부제1장 기본진료료 [산정지침]에 의거 2개 이상의 진료과목이 설치되어 있고 해당 과의 전문의가 상근하는 요양기관에서 건강검진 당일 검진 실시 의사와 전문과목 및 전문분야가 다른 진료담당의사가 건강검진과는 별도로 질환에 대하여 진료한 경우에 한하여 초진(또는 재진) 진찰료를 산정할 수 있음.
3. 또한, 건강검진을 실시한 요양기관에서 동일 의사에게 검진 결과에 대해 다른 날 설명하는 것은 검진결과 상담에 해당되어 진찰료를 별도 산정할 수 없으나, 검진결과 이상소견에 대해 단계적 정밀검사 또는 별도의 진료가 이루어진 경우에는 재진진찰료를 산정함.

⑶ 구성

1) 입원료 등의 소정점수에는 입원환자 의학관리료(소정점수의 40%), 입원환자 간호관리료(소정점수의 25%), 입원환자 병원관리료(소정점수의 35%)가 포함되어 있으며 요양기관 종별에 따라 산정한다.
2) 입원료 등을 산정하기 위해서는 「국민건강보험법」 제43조 및 동법 시행규칙 제12조에 따라 요양기관의 병실 및 병상 현황을 건강보험심사평가원에 신고하여야 한다.

표 7.1 입원료 세부 항목에 대한 내용과 구성비율

세부 항목	내용	소정점수 내 비율
입원환자 의학관리료	입원환자에게 제공되는 회진, 질병치료 상담, 교육 등의 직접행위와 의무기록 및 진료계획 작성 등 간접행위 포함	40%
입원환자 간호관리료	간호사의 투약, 주사, 간호, 상담 등의 비용뿐만 아니라 간호기록지 작성, 환자 진료보조 행위 등의 비용 포함	25%
입원환자 병원관리료	병원의 비품 및 부대시설을 포함한 공간 점유·사용비, 환자복, 침구 등 세탁비용, 비품 및 시설관리 비용(인건비, 전기료, 수도료, 수리비용 등), 시설 감가상각비 등 포함	35%

3) 입원료 등은 입원료(가-2, 일반병동 입원 시 산정)와 낮병동 입원료(가-6), 신생아 입원료(가-7), 중환자실 입원료(가-9), 격리실 입원료(가-10), 무균치료실 입원료(가-4), 납차폐특수치료실 입원료(가-10-1), 집중치료실입원료(가-3-1) 등 특수병실 입원료가 있으며, 입원료와 특수병실 입원료는 중복하여 산정하지 않는다.

(4) 입원료 산정방법

1) 1일당으로 산정한다. 입원일수는 양일법(입원일, 퇴원일 포함)으로 계산한다.

- 입원료는 단입제로 산정하므로 1박 2일 입원한 경우 재원기간이 2일이라도 1일만 산정하여야 한다.

2) 1일이라 함은 12시(정오)부터 다음날 12시(정오)까지를 의미한다.

3) 0시~06시 사이에 입원하거나 18시~24시 사이에 퇴원하는 경우는 입원료 소정점수의 50%를 별도로 산정한다. 단, 환자의 사유로 퇴원 지연 시에만 산정 가능 (그러므로 지연 시 사유 의무기록 꼭 요망!)

- 6시~12시 사이에 입원하거나 12시~18시 사이에 퇴원하는 경우에는 동기간의 입원료는 별도 산정하지 아니한다.
- 입원과 퇴원이 24시간 이내에 이루어진 경우에는 전체 입원시간이 6시간 이상인 경우에 한하여 1일의 입원료를 산정한다.

4) 입원료(가-2 입원료, 가-9 중환자실입원료, 가-10 격리실입원료)는 입원 16일째부터 30일째까지는 해당 점수의 90%를 산정한다. (10% 체감제 적용)

5) 입원료(가-2 입원료, 가-9 중환자실입원료, 가-10 격리실입원료)는 입원 31일째부터는 해당점수의 85%를 산정한다. (15% 체감제 적용)

입원료 체감제

건강보험	1~15일	16~30일	31일 이후
	100%	90%	85%
산업재해보상보험 자동차보험	1~50일	51~150일	151일 이후
	100%	90%	85%
요양병원	1~180일	181~360일	361일 이후
	100%	95%	90%

중환자실 입원료(가9-가)는 입원 16일째부터 입원료를 체감하도록 정하고 있으나, 간헐적으로 입원한 경우에도 합산하여 체감 적용토록 정하고 있다. 그러나 중환자실 입원의 특성 등을 고려하여 입원기간 중에 일반병실 등과 중환자실을 전실(專室)한 경우 중환자실 입실 시점마다 1일로 기산하여 중환자실 입원료를 산정한다. 다만, 중환자실에서 일반병실로 전실하였다가 상태가 악화되어 당일에 중환자실로 다시 전실하는 경우 중환자실에 계속 입원한 것으로 산정한다.

(예시) 일반병실(16일) → 중환자실(15일) → 일반병실(5일) → 중환자실(6일) :
중환자실 입원료 100%×15일, 100%×6일로 산정

(5) 입원료 가산

1) 내과질환자, 정신질환자, 만 8세 미만의 소아환자에 대하여는 소정점수의 30%를 가산한다. 2) 또는 3)에 해당하는 경우는 제외한다.

2) 강내치료를 위하여 밀봉소선원치료실에 입원한 경우에는 3일 이내의 기간 동안 소정점수의 100%를 가산한다.

3) 방사성 옥소를 이용한 개봉선원치료를 위하여 원자력 법령에 의한 시설을 갖춘 요양기관에서 납으로 차폐된 특수치료실에서 관리하는 경우에는 소정점수의 200%를 가산한다.

(6) 간호인력 확보 수준에 따른 입원환자 간호관리료 차등제

1) 일반병동의 직전 분기 평균 병상 수 대비 해당 병동에서 간호업무에 종사하는 직전 분기 평균 간호사 수(일반병상 수/일반병상 간호사 수)에 따라 1~7등급으로 구분한다. 다만, 의원, 치과의원, 한의원, 보건의료원은 7등급에 해당되는 경우에도 6등급을 적용한다.

2) 일반병동의 병상은 요양기관 전체 병상에서 응급실, 신생아실, 분만실, 회복실, 중환자실, 격리실, 무균치료실, 인공신장실, 납차폐특수치료실, 낮병동 등을 제외한 "가-2 입원료"를 산정하는 병상을 말한다. 이때 별도의 병동으로 구분 운영하지 않는 격리실, 무균치료실, 납차폐특수치료실 등은 일반병동의 병상으로 본다.

☞ 2008.7.1.부터 「정신건강증진 및 정신질환자 복지서비스 지원에 관한 법률」에 의한 정신의료기관 중 폐쇄병동은 각 병원에서 간호등급을 적용할 것인지, 미적용할 것인지를 선택할 수 있게 함.

3) 간호인력 확보 수준에 따른 입원료는 등급별로 다음과 같이 가감하여 산정한다. 〈시행 2018.7.1.〉

(1) 상급종합병원

① 1등급 : 2등급 입원료에 2등급 입원료 소정점수의 10% 가산

② 2등급 : 3등급 입원료에 3등급 입원료 소정점수의 10% 가산

③ 3등급 : 4등급 입원료에 4등급 입원료 소정점수의 10% 가산

④ 4등급 : 5등급 입원료에 5등급 입원료 소정점수의 15% 가산

⑤ 5등급 : 6등급 입원료에 6등급 입원료 소정점수의 10% 가산

⑥ 6등급 : 입원료 소정점수로 산정 (기본)

(2) 종합병원

① 1등급 : 2등급 입원료에 2등급 입원료 소정점수의 10% 가산

② 2등급 : 3등급 입원료에 3등급 입원료 소정점수의 10% 가산

③ 3등급 : 4등급 입원료에 4등급 입원료 소정점수의 15% 가산

④ 4등급 : 5등급 입원료에 5등급 입원료 소정점수의 10% 가산

⑤ 5등급 : 6등급 입원료에 6등급 입원료 소정점수의 10% 가산

⑥ 6등급 : 입원료 소정점수로 산정

⑦ 7등급

㈎ 의료취약지역 소재 요양기관은 6등급 입원료 소정점수

㈏ 서울특별시 및 광역시 구지역 소재 요양기관은 입원료 소정점수의 5%를 감산

㈐ 위 ① 및 ②에 해당되지 아니하는 요양기관은 입원료 소정점수의 2%를 감산

(3) 병원, 치과병원, 한방병원

① 1등급 : 2등급 입원료에 2등급 입원료 소정점수의 10% 가산

② 2등급 : 3등급 입원료에 3등급 입원료 소정점수의 10% 가산

③ 3등급 : 4등급 입원료에 4등급 입원료 소정점수의 10% 가산

④ 4등급 : 5등급 입원료에 5등급 입원료 소정점수의 10% 가산

⑤ 5등급 : 6등급 입원료에 6등급 입원료 소정점수의 20% 가산

⑥ 6등급 : 입원료 소정점수로 산정

⑦ 7등급

㈎ 의료취약지역 소재 요양기관은 6등급 입원료 소정점수

㈏ 서울특별시 및 광역시 구지역 소재 요양기관은 입원료 소정점수의 5%를 감산

㈐ 위 ① 및 ②에 해당되지 아니하는 요양기관은 입원료 소정점수의 2%를 감산

(4) 의원, 치과의원, 한의원, 보건의료원

① 1등급 : 입원료 소정점수의 50% 가산

② 2등급 : 입원료 소정점수의 40% 가산

③ 3등급 : 입원료 소정점수의 30% 가산

④ 4등급 : 입원료 소정점수의 20% 가산

⑤ 5등급 : 입원료 소정점수의 10% 가산

⑥ 6등급 : 입원료 소정점수로 산정

4) 입원환자 간호관리료 차등제 산정현황을 미제출한 종합병원, 병원, 치과병원, 한방병원의 입원료 산정방법 중 의료취약지역 소재에 해당되지 아니하는 요양기관은 10%를 감산한다.

(7) 입원료 종류별 특징

① 가-2 입원료

1) 일반병동 입실 시 매일 산정되는 수가로, 6인실을 기본으로 하는 기본입원료와 5인실 입원료, 4인실 입원료가 있다.

2) 2인실과 3인실 입원료는 6인실 입원료를 보험급여로 계산하고 비급여인 상급병실 차액을 별도로 산정할 수 있다. 1인실 이상의 입원료는 6인실 입원료를 보험급여로 산정할 수 없으며 비급여인 상급병실 비용만을 산정할 수 있다.

3) 내과질환자, 정신질환자, 만 8세 미만의 소아환자에 대하여는 소정점수의 30%를 가산한다.

4) 강내치료를 위하여 밀봉소선원치료실에 입원한 경우에는 3일 이내의 기간 동안 소정점수의 100%를 가산한다.

② 가-4 무균치료실 입원료

조혈모세포이식환자를「조혈모세포이식의 요양급여에 관한 기준」제3조제2항제1호의 기준에 적합한 무균치료실에 격리하여 치료한 경우에 산정한다. 이때 무균치료실의 청정도 유지를 위한 세균검사 및 기타 소모품의 비용은 소정점수에 포함되어 있으므로 별도 산정하지 않는다.

③ 가-5 회송료

1) 〈삭제 2020.7.23.〉

2) 〈삭제 2020.7.23.〉

입원과 외래에 대해 회송료 I 과 회송료 II가 신설되었다.

④ 가-6 낮병동 입원료

1) 분만 후 당일 귀가 또는 이송하여 입원료를 산정하지 아니한 경우에 산정한다.

2) 지역응급의료기관, 응급의료시설, 응급의료기관이 아닌 종합병원 응급실, 수술실 등에서 처치·수술 등을 받고 6시간 이상 관찰 후 당일 귀가 또는 이송하여 입원료를 산정하지 아니한 경우에 산정한다.

3) 정신건강의학과의 낮병동에서 6시간 이상 진료를 받고 당일 귀가한 경우에 산정한다.

4) 낮병동 입원료를 산정하는 당일 외래 또는 지역응급의료기관, 응급의료시설, 응급의료기관이 아닌 종합병원 응급실에서 진찰을 행한 경우에는 진찰료를 함께 산정할 수 있다. 다만, 예정된 수술을 위해 내원하는 경우 또는 정신건강의학과의 낮병동에서 매일 또는 반복하여 진료를 받는 경우에는 진찰료를 산정하지 아니한다.

5) 낮병동 입원료를 산정하는 당일의 본인 일부부담금은 입원진료 본인일부부담률에 따라 산정한다.

⑤ 가-7 신생아 입원료

1) 신생아를 신생아실(신생아실 입원료) 또는 질병이 없는 신생아를 모자동실(母子同室)(모자동실 입원료)에서 진료·간호한 경우에 산정한다.

2) 신생아제대 처치, 기저귀 교환, 혈압·맥박·호흡 측정, 목욕 등의 비용과 기저귀 비용이 포함되어 있으므로 그 비용을 별도 산정하지 아니한다.

3) 신생아 입원진료 시 본인부담금 면제 대상 적용범주

(1) 대상

① 「모자보건법」 제2조 제3호에 의거 출생 후 28일 미만의 영유아

② 제태기간 37주 미만의 조산아 또는 출생체중 2,500g 이하의 저체중출생아 (low birth weight infant)

(2) 기간 : 입원에서 퇴원까지(입원 전 기간)

⑥ 가-8 협의진찰료

1) 협의진찰료는 입원 중인 환자의 특별한 문제에 대한 평가 및 관리를 위하여 그 환자의 주치의가 아닌 다른 진료과목[또는 세부 전문과목(분야)] 의사의 견해나 조언을 얻는 경우 산정하며, 협의진료를 요청하는 특별한 문제 및 협의 진료의사의 견해 등을 의무기록에 명시하여야 한다.

(1) 동일 진료과목 또는 동일 세부 전문과목(분야)에 협진의뢰 시는 산정할 수 없다.

(2) 협의진찰료 산정시점은 회신(answer)을 받은 시점을 기준으로 산정한다.

2) 협의진찰료는 진료과목 또는 세부 전문과목(분야)별로 산정한다.

(1) 상급종합병원, 상급종합병원에 설치된 치과대학부속치과병원은 입원기간 중 30일 5회(단, 중환자실의 경우 추가 산정 가능)

(2) 종합병원, 상급종합병원에 설치된 경우를 제외한 치과대학부속치과병원 : 입원기간 중 30일에 3회 이내

(3) 병원·한방병원·치과병원 : 입원기간 중 30일에 2회 이내

(4) 요양병원·의원·한의원·치과의원·보건의료원 : 입원기간 중 30일에 1회 이내

3) 내과의 세부 전문분야별(호흡기내과, 혈액종양내과, 순환기내과, 신장내과, 내분비내과, 소화기내과) : 「의료법」 제47조에 의한 감염관리위원회 및 감염관리실을 설치 운영하는 요양기관에서 감염 전문관리를 실시한 경우에도 협의진찰료 산정이 가능하다. 〈개정 2014.7.22.〉

⑦ 가-8-1 집중영양 치료료

1) 영양상태가 불량하거나 영양불량 위험이 있는 환자를 선별하여 영양공급 관련 전문

가로 구성된 집중영양지원팀(의사, 약사, 간호사, 임상영양사로 구성)이 영양집중서비스를 제공, 영양상태 재평가, 모니터링 등을 통해 치료에 긍정적으로 영향을 미치는 행위이다.

2) 산정기준 : 종합병원 이상 입원환자를 대상으로 환자당 주1회, 1팀당 30일 이내 산정한다.

3) 산정대상 : 담당의사의 처방을 받아 영양집중 치료팀이 집중영양치료를 실시하고, 그 내용을 의무기록에 기록한 경우에 산정한다.

⑧ 가-8-2 원격협의 진찰료

1) 원격협의진찰료는 요양기관이「의료법 시행규칙」제29조에 따른 시설과 장비를 갖추고,「의료법」제34조에 따라 원격협진을 행한 경우 산정하며, 아래 요건을 충족하여야 한다. 〈시행 2020.07.01.〉

(1) 원격협의진찰료 의뢰료

- 의사·치과의사·한의사가 다른 요양기관의 의사·치과의사·한의사의 의료지식이나 기술 지원이 필요하여 정보통신망으로 원격협진을 의뢰한 경우 산정함.
- 원격협진을 의뢰한 사유와 내용 및 결과 등에 대하여 환자에게 충분히 설명하여야 함.

(2) 원격협의진찰료 자문료

- 의사·치과의사·한의사가 원격협진을 의뢰한 의료인에게 의료지식이나 기술을 정보통신망으로 지원한 경우 산정함

2) 자문료

(1)「응급의료에 관한 법률」에 따라 지정받은 응급의료기관의 응급실에서 자문한 경우 소정점수의 100%를 가산한다. 다만, 응급실에 내원한 정신질환자를 대상으로 자문한 경우 소정점수의 100%를 추가로 가산한다.

(2) 응급실에 내원한 정신질환자의 적용범위는 다음과 같다. 〈개정 2022.02.28.〉

① 응급진료 및 응급처치가 필요한 신체적 문제를 동반한 정신질환자

② 자·타해 위험성이 있는 정신응급환자, 중증 정신질환 등 의사가 원격협진이 필요하다고 판단한 경우

4) 원격협의 진찰료 자문료의 '응급실에 내원한 정신질환자 가산'은 '응급의료기관 가산'을 포함한 수가로 중복 가산하지 않는다.

⑨ 가-9 중환자실 입원료

1) 중환자실의 시설·장비를 갖춘 중환자실(ICU)이 설치된 상급종합병원, 종합병원, 병원에서 지극히 심각한 질환이나 손상을 입어 집중적인 치료 및 간호가 필요한 성인 또는 소아환자(일반 중환자실 입원료 또는 소아 중환자실 입원료) 또는 신생아(신생아 중환자실 입원료)를 중환자실에서 진료한 경우 산정한다.

2) 중환자실 1 unit당 1인 이상의 전담의를 두는 경우에는 272.06점을 별도 산정한다. 다만, 상급종합병원, 종합병원은 353.68점을 별도 산정한다.

3) 중환자실 1 unit당 1인 이상의 전문의를 포함하여 전담의를 두는 경우에는 421.71점을 별도 산정한다. 다만, 상급종합병원, 종합병원은 548.22점을 별도 산정한다.

4) 간호인력 확보 수준에 따라 등급별로 일반 중환자실, 신생아 중환자실, 소아 중환자실 입원료를 가감한다.

⑩ 가-10 격리실 입원료

1) 일반격리실과 음압격리실로 구분하며, 1인용·2인용·다인용 입원료로 구성된다.

2) 다음에 해당하는 경우에 산정하며, 다만, 해당 전염성환자만을 수용하는 요양기관에서는 입원료(가-2 입원료)로 산정한다.

   (1) 면역이 억제된 환자를 보호하기 위하여 일반환자와 격리하여 치료한 경우

   (2) 일반환자를 보호하기 위하여 전염력이 강한 전염성환자를 일반환자와 격리하여 치료한 경우

   (3) 중증화상환자 진료에 격리가 반드시 필요하여 치료한 경우

   (4) 기타 보건복지부장관이 반드시 격리가 필요하다고 인정하여 고시하는 경우

⑪ 가-10-1 납차폐특수치료실 입원료

방사선옥소를 이용한 개봉선원치료를 위하여 「원자력안전법 시행령」에 의한 시설을 갖춘 요양기관에서 납으로 차폐된 특수치료실에서 관리하는 경우 산정한다.

⑫ 가-11 의약품관리료

1) 의약품관리료는 약국 및 의료기관에서 의약품을 구입하고 재고관리 등으로 발생하는 비용을 보상하기 위한 것으로 투약 및 조제료, 주사료 외에 별도로 산정하는 수가이다.

2) 의약품관리료는 실제 투약이 이루어진 경우에 산정하되, 의료기관 종별 가산율이나

소아 가산은 적용하지 아니한다. 퇴원환자에게 투약한 경우에는 외래환자로 간주하여 외래환자 의약품관리료로 산정하되, 퇴원 다음날부터 산정한다.

3) 외래환자 의약품관리료 산정방법

(1) 상급종합병원, 종합병원, 병원, 치과병원, 요양병원·한방병원 내 의·치과(병원급 이상)

① 외래환자에게 투약한 경우 방문당으로 산정한다.

② 외용약 및 주사제(약가를 산정하지만 주사료 등이 발생하지 아니하는 경우를 포함)를 복합 또는 단독으로 조제한 경우에도 외래환자 의약품관리료[방문당] 소정점수를 산정한다.

(2) 의원, 치과의원, 보건의료원 의·치과(의원급)

① 내복약 조제일수에 따라 산정한다.

② 외용약 또는 주사제를 내복약과 복합으로 조제한 경우에는 내복약의 조제일수에 의한다.

③ 위 "①"의 규정에도 불구하고 외용약 및 주사제(약가를 산정하지만 주사료 등이 발생하지 아니하는 경우를 포함)를 복합 또는 단독으로 조제한 경우에는 1일분 소정점수를 산정한다.

4) 입원환자 의약품관리료는 입원환자에 대하여 입원기간 중 투약한 경우에 투약 일수에 따라 산정한다.

5) 한방병원, 한의원, 보건의료원 한의과, 상급종합병원·종합병원·병원·요양병원·치과병원 내 한의과 등은 산정하지 아니한다. (의약분업 적용 제외 대상)

6) 1일 내원하여 2개 이상의 진료과목에서 진료를 받고 각각 투약한 경우의 외래환자 의약품관리료는 동일 환자가 2개 이상 전문과목 전문의가 각각 상근하는 의료기관에서 다른 상병으로 전문과목별로 진찰료를 받은 경우에는 이를 별도의 방문과 진찰로 보아 진찰료를 각각 산정하고 있으므로 외래환자 의약품관리료도 각각 산정한다.

⑬ 가-11-1 혈액관리료

1) 환자에게 안전하고 적절한 수혈이 이루어지기 위해 의료기관에서 혈액의 입고, 보관, 출고, 검사 및 장비 정도 관리 등에 소요되는 비용이다.

2) 산정기준 : 질병관리청에서 위탁 운영하는 한국혈액안전감시체계에 가입한 기관으로 혈액은행을 24시간 운영하며, 혈액은행 업무를 담당하는 진단검사의학과 전문의 1인 이상, 임상병리사 3인 이상(전담 1인 이상)의 인력을 갖추고 온도 감시장치가 장착

된 혈액전용 냉장고·냉동고, 혈소판 교반기와 전용해동기를 각 1대 이상 보유하며, 수혈위원회를 구성하여 연 2회 이상 개최하는 경우에 산정한다.

⑭ 가-12 보육기료[1일당]

1) 질병이 있는 신생아를 보육기에서 진료한 경우에 산정한다.

2) 신생아 보육기 인정기준

(1) 저체중아의 2,100g 도달 시까지

(2) 광선요법(phototherapy) 치료 목적 시

3) 고위험 산모에서 태어난 출생아나 질환이 있는 신생아의 경우 경과에 따라 사례별로 인정한다.

⑮ 가-13 가정간호 기본방문료[방문당]

1) 진료 담당의사 또는 한의사의 진단과 처방에 따라 가정전문간호사가 환자의 자택을 방문하여 가정간호 대상 환자에게 가정간호를 행하는 경우에 산정하되, 환자 특성, 진료내용, 소요시간 등에 불문하고 모든 환자에게 동일하게 적용한다.

2) 다음에 해당하는 경우에는 가정간호 기본방문료 이외에 입원환자 산정기준에 따라 별도로 산정할 수 있다. 다만, 의약품관리료는 외래환자 의약품관리료를 산정하고, 조제료는 퇴원환자 조제료를 산정한다.

① 진료담당의사의 진단과 처방에 따라 가정전문간호사가 환자의 가정을 방문하여 검사(요일반검사, 반정량 당검사, 경피적혈액산소포화도 측정에 한함), 투약, 주사 및 처치(처치 및 수술료에 분류되지 아니한 간단한 처치의 비용은 기본방문료에 포함되므로 별도 산정하지 아니한다) 등을 실시한 경우

② 진료담당의사의 진단과 처방에 따라 가정전문간호사가 환자의 가정을 방문하여 검사에 필요한 검체를 채취하여 검사한 경우. 이때 검체채취, 검체운반 등에 따른 비용은 별도 산정하지 아니한다.

3) 교통비는 가정전문간호사가 진료담당의사의 진단과 처방에 따라 환자 자택을 방문하는 경우 소요시간, 방문지역에 불문하고 1회 방문당 108.30점 환자 본인이 100분의 100을 부담한다.

4) 만 1세 미만의 소아에 대해서는 소정점수의 50%를 가산하며, 만 1세 이상 만 6세 미만의 소아 또는 만 70세 이상의 노인에 대하여는 소정점수의 30%를 가산한다. 〈시행 2017.7.1.〉

5) 평일 18시(토요일 13시)~익일 9시 또는 공휴일에 가정방문을 실시한 경우에는 소정 점수의 50%를 가산한다.

⑯ 가-14 만성질환관리료(의원급)

1) 만성질환 : 6개월 또는 1년 이상 계속되는 질환으로, 그 증세가 완만히 나타나 장기간 지속되며 여러 가지 위험요인이 복합적으로 작용하여 발생하는 질병을 말한다.[심1] 노인인구의 증가와 식습관의 서구화 등으로 인해 만성질환이 증가하고 있으며, 4대 만성질환(고혈압, 당뇨병, 뇌혈관질환, 심장질환) 진료비가 2007년 전체 진료비의 8.7%를 점유하고 있다[심1].

2) 고혈압, 당뇨병 등의 상병으로 지속적으로 내원하는 재진환자에 대하여 교육, 상담 등을 통하여 환자가 자신의 질병을 이해하고 합병증을 예방할 수 있도록 관리체계를 수립한 경우에 산정한다.

3) 대상 환자 : 의원급 요양기관(보건의료원 포함)의 외래에서 진료한 환자로서 고혈압(I10~I13, I15), 당뇨병(E10~E14), 정신 및 행동장애(F00~F99, G40~G41), 호흡기결핵(A15~A16, A19), 심장질환(I05~I09, I20~I27, I30~I52), 대뇌혈관질환(I60~I69), 신경계질환(G00~G37, G43-G83), 악성신생물(C00~C97, D00~D09), 갑상선의 장애(E00~E07), 간의 질환(B18, B19, K70~K77), 만성신부전증(N18)을 주상병으로 하는 자에 한한다.

4) 기관당 한 환자에 대하여 연간 12회 이내(단, 월 2회 이내)로 산정한다.

5) 해당 기관은 개인별 진료기록부에 만성질환자 관리내역을 기록·보관하여야 한다.

6) 재진진찰료 본인부담률 경감 : 고혈압(I10) 또는 당뇨병(E11)을 주상병으로 진료한 경우에 한하여 환자가 지속적으로 관리받을 의사를 표명한 다음날부터 직접 내원하여 진료받은 경우 재진 진찰료로 적용한다. 본인부담액은 다음과 같으며 100원 미만은 절사한다.

$$(\text{진찰료 총액} \times 20/100) + \{(\text{요양급여비용 총액} - \text{진찰료 총액}) \times 30/100\}$$

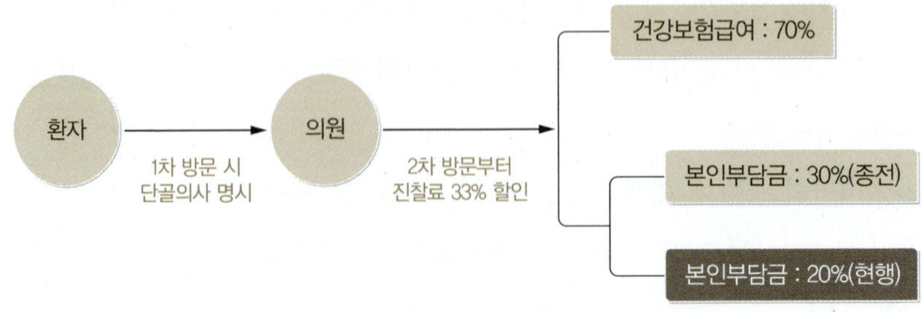

표 7.2 만성질환 관리제와 만성질환 관리료 비교

구분	만성질환 관리제	만성질환 관리료
수가	재진진찰료-의원-만성질환관리제(AA250)	재진진찰료(AA254)+만성질환관리료(AH200)
대상 질환(주상병)	고혈압(I10) 또는 당뇨병(E11)	고혈압(I10-I13, I15), 당뇨병(E10-E14), 정신 및 행동장애(F00-F99 , G40-G41), 호흡기 결핵(A15-A16, A19), 심장질환(I05-I09, I20-I27, I30-I52), 대뇌혈관질환(I60-I69), 신경계질환(G00-G37, G43-G83), 악성신생물(C00-C97, D00-D09), 갑상선의 장애(E00-E07), 간의 질환(B18, B19, K70-K77), 만성신부전증(N18)을 주상병으로 하는 자
대상기관	의원	의원급 요양기관(보건의료원 포함)
대상 환자	대상기관에서 진료 받는 건강보험 환자 중 의사로부터 지속적인 질환관리의 필요성에 대한 설명을 듣고, 지속적인 관리를 받을 의사를 표명한 환자	환자 자격조건과 무관하게 해당 상병으로 대상기관에 지속적으로 내원하는 재진환자
적용시점	지속적인 관리를 받을 의사를 표명한 다음날부터	재진 시
혜택	재진진찰료 본인부담률 경감(30% 20%) 적용	2,020원 별도 지급
횟수제한	-	기관당 한 환자에 대하여 연간 12회(단, 월 2회 이내)
기록	대상 환자가 의사를 표명한 사실을 진료기록부에 기록·보관해야 함	개인별 진료기록부에 만성질환자 관리내역을 기록·보관해야 함

⑰ 가-15 다학제 통합진료료

1) 최근 의학기술의 발달로 전문영역이 세분화되면서 치료방법의 결정 등을 위한 여러 진료과목 간의 협력이 중요시되고 있으나, 동일상병의 외래에서 주치의 1인에 대한 진찰비만 인정되고 있다.
2) 다학제 통합진료료(Multidisciplinary Care)는 진단 및 치료에 관련된 각 진료과목 전문의들의 의견을 동시에 제공하는 진료로서, 진단과 치료에 관련된 전문의 3 ~ 7인 이상이 동시에 진료에 참여하여 진단 및 치료계획 수립을 위해 학제간의 다양한 의견을 모아 한번에 도출하는 것이다.
3) 산정기관 : 상급종합병원, 종합병원
4) 급여대상 : 「본인일부부담금 산정특례에 관한 기준」에 의한 산정특례 대상 중 미등록암환자, 중증질환자, 희귀난치성질환자, 결핵질환에 해당하는 환자로 외래 및 입원 진료 시

5) 산정횟수 : 질환별 환자 당 3회 이내로 인정함. 다만, 소견서를 참조하여 2회 이내로 추가 인정할 수 있다.

6) 산정기준

(1) 상근하는 서로 다른 전문과목 [또는 세부 전문과목(분야)] 전문의가 동시에 대면 진료에 참여하여야 한다.

(2) 다학제통합진료 시간 및 장소, 참여의사 성명 및 서명, 치료방침 및 결정사유, 설명한 내용 등을 진료기록부에 기록하여야 한다.

(3) 참여의사 수 3인~9인 이상으로 상대가치점수가 세분화되어 있다.

〈2018.1.1. 시행〉

⑱ 가-22 의료 질 평가 지원금

의료 질 평가 지원금은 종합병원을 적용 대상으로 의료의 질을 높이는 데 기여한 의료기관을 지원하여 국민이 수준 높은 의료 혜택을 받을 수 있도록 하기 위하여 도입되었다. 평가영역은 의료 질과 환자안전, 공공성, 의료 전달체계, 교육수련 및 연구개발 등으로 평가계획에 의하여 매년 적용기관이 제출한 자료를 보건복지부장관 소속의 "의료 질 평가심의위원회"에서 심의하여 각 영역별 등급에 따라 지원금을 산정한다.

☞ 「의료질평가지원금 산정을 위한 기준」 [보건복지부 고시 제2017-142호, 2017.8.11.]

1) 「의료질평가지원금 산정을 위한 기준」의 평가결과에 따라 상급종합병원, 종합병원에 한하여 3개 분야(의료 질과 환자안전·공공성·의료 전달체계 분야, 교육수련 분야, 연구개발 분야)별 최종등급에 해당하는 소정점수를 산정한다. 다만, 보건복지부 장관이 별도로 정하는 경우는 의료질평가지원금 산정을 제외한다.

2) 입원 의료질 평가지원금은 각 분야의 등급별 의료 질 평가 지원금을 다음 항목의 산정횟수와 동일하게 산정한다. 다만, 입원료 중 병원관리료만을 산정하는 경우에는 제외한다.

(1) 입원료(가-2)

(2) 집중치료실 입원료(가-3-1)

(3) 무균치료실 입원료(가-4)

(4) 낮병동 입원료(가-6)

(5) 신생아 입원료(가-7가, 가-7나)

(6) 중환자실 입원료(가-9-가, 가-9-나, 가-9-다)

(7) 격리실 입원료(가-10)

(8) 납차폐특수치료실 입원료(가-10-1)

3) 외래 의료질 평가지원금은 각 분야의 등급별로 아래 항목의 산정횟수와 동일하게 산정한다.

(1) 외래환자 진찰료(가-1), 다만 재진진찰료(가-1나)의 "주6" 및 "주8"은 제외

(2) 응급진료 전문의 진찰료(응-2)

(3) 권역외상센터 전문의 진찰료(응-2-1)

⑲ 가-23 교육·상담료

1) 교육·상담 등을 통하여 환자가 자신의 질환 및 치료과정을 이해하여 합병증 예방 등 자기관리를 할 수 있도록 지속적인 관리체계를 수립한 경우로서, 대상 환자(질환), 교육 내용 및 방법, 교육팀 구성, 교육환경, 교육시간, 효과평가 등 관리 요건을 모두 충족한 경우에 인정한다.

2) 대상 환자(질환) : (1)~(4)에 해당하고 진료 담당의사가 치료 효과를 높이기 위하여 교육 필요성을 인정하는 경우

(1) 암환자 : "한국표준질병사인분류표"에 의한 질병코드 C00~C97, D05, D45~D47에 해당하는 환자

(2) 심장질환 : "한국표준질병사인분류표"에 의한 질병코드 I20~I25, I05~I08, I31.0, I31.1, I31.9, I32.8, I34~I37, I42~I50, I51.0, I51.3, I51.4, I51.5, I51.6, I51.7, Q20~Q26에 해당하는 환자

(3) 장루·요루

① 지속적인 장루 또는 요루 유지가 필요한 환자

② 자연적으로 형성된 루(fistula)를 통해 분변(뇨) 배출이 이루어지는 환자

(4) 만성신부전

① 투석이 필요 없는 환자 : 투석이 필요 없는 만성신장병 3기, 4기, 5기에 해당하는 환자

② 복막투석 : 지속적인 복막투석을 처음 실시하는 환자

③ 혈액투석 : 혈액투석을 처음 실시하는 환자

3) 항암화학요법, 방사선치료, 수술 후로 구분하여 병원급 이상 의료기관에서 산정할 수 있다. 〈신설 2015.10.16.〉

4) 6세 미만의 소아환자와 보호자에게 직접 교육한 경우 소정점수의 10%를 가산한다.

⑳ 가-24가 전문병원관리료와 가-24-1 전문병원 의료 질 지원금 〈시행 2016.2.1.〉

1) 전문병원관리료는 「의료법」 제3조의5에 따라 전문병원으로 지정받은 의료기관에서 산정한다. 종합병원의 경우 소정점수의 60%를 산정한다.

(1) 전문병원 입원관리료는 다음과 같이 각 분야별로 소정점수를 산정한다.

① 1분야는 뇌혈관, 수지접합, 심장, 알코올, 유방, 화상, 주산기질환 및 소아·청소년과, 재활의학과 진료과목으로 지정받은 전문병원에서 산정한다.

② 2분야는 중풍질환 및 산부인과, 안과, 외과, 이비인후과, 신경과, 한방부인과 진료과목으로 지정받은 전문병원에서 산정한다.

③ 3분야는 관절, 대장항문, 척추질환으로 지정받은 전문병원에서 산정한다.

④ 전문병원 입원관리료 산정횟수는 아래 항목의 산정횟수와 동일하게 산정한다. 다만, 입원료 중 병원관리료만을 산정하는 경우에는 제외한다.

(가) 입원료(가-2)

(나) 집중치료실 입원료(가-3-1)

(다) 무균치료실 입원료(가-4)

(라) 낮병동 입원료(가-6)

(마) 신생아 입원료(가-7-가, 가-7-나)

(바) 중환자실 입원료(가-9), 일부는 제외

(사) 격리실 입원료(가-10)

(아) 납차폐 특수치료실 입원료(가-10-1)

(2) 전문병원 외래관리료는 안과, 이비인후과 진료과목으로 지정받은 전문병원에서 외래환자 진찰료(가-1)의 산정횟수와 동일하게 산정하되, 재진진찰료(가-1-나)의 "주6" 및 "주8"은 제외한다.

2) 전문병원(병원·요양병원·한방병원) 의료질 평가지원금은 「의료질평가 지원금 산정을 위한 기준」의 평가결과에 따라 최종등급에 해당하는 소정점수를 산정한다. 요양병원의 경우 소정점수의 60%를 산정한다.

3) 전문병원 외래관리료 및 전문병원 외래의료질지원금은 외래환자 진찰료(가-1)의 산정횟수와 동일하게 산정하되, 재진진찰료(가-나)의 "주6" 및 "주8"은 제외한다.

재진진찰료(가-1-나) 주
6. 물리치료, 주사 등을 일시에 처방 지시하여 의사의 진찰 행위 없이 매일 또는 반복하여 내원하여 물리치료, 주사 등을 시술받은 경우 또는 주사제를 처방한 당일이 아닌 다른 날에 의사의 진찰 없이 주사를 실시한 경우에는 49.09점을 산정한다. 8. 「사회복지사업법」에 따른 사회복지시설(「노인장기요양보험법」에 따른 장기요양기관을 포함) 내에서 의료기관 소속 촉탁의 또는 협약의료기관 의사가 시설입소자(사회복지시설에서 숙식하는 자를 뜻함)에게 원외처방전을 교부한 경우에는 진찰료 중 외래관리료 소정점수를 산정한다.

㉑ 가-25 감염 예방·관리료 〈시행 2016.9.1.〉

1) 간호인력 확보수준에 따른 입원 환자 간호관리료 차등제를 신고하고, 의료 관련 감염 등 효율적인 감염예방 및 관리 프로그램 운영을 위하여 감염관리실을 설치하여야 하고 등급별 인력 수 기준 등 조건을 모두 갖춘 요양기관에서 감염 예방·관리 활동을 실시하는 경우에 요양급여를 인정하며, 입원환자 입원 1일당 1회 산정한다.
2) 상급종합병원, 종합병원과 병원급 의료기관에 대해 3등급으로 나누어 산정한다.
3) 의료기관평가인증원에서 실시하는 인증으로 인증결과가 "인증" 또는 "조건부인증"에 해당해야 하며, 질병관리청에서 운영하는 '전국 의료 관련 감염감시체계'의 참여기관이어야 한다.
4) 치과병원·한방병원의 경우 2023년 1월부터 적용한다. 〈개정 2022.01.14.〉

㉒ 가-26 야간진료 관리료 〈시행 2017.1.1.〉

1) 적용 대상 : "소아 야간·휴일 진료(달빛어린이병원) 운영사업"에 따라 달빛어린이병원으로 지정된 의료기관에서 지정된 요일의 운영시간(평일 18~24시, 토·일·공휴일 0~24시의 범위 내에서 지정한 시간)에 만 18세 이하 소아·청소년 환자를 진료한 경우에 산정한다.
2) 산정방법 : 외래환자 진찰료(가-1)의 산정횟수와 동일하게 산정하되, 초진진찰료(가-1가)의 "주5" 및 재진진찰료(가-1나)의 "주5", "주6", "주8"은 제외한다.

㉓ 가-28-가 야간전담 간호사 관리료 〈시행 2017.4.1.〉

서울특별시를 제외한 지역의 병원(상급종합병원, 종합병원, 요양병원은 제외) 중 간호인력 확보 수준에 따른 입원환자 간호관리료 차등제 등급이 6등급 이상이며, 야간전담 간호사를 2명 이상 확보한 경우 1일당 1회 산정한다.

1) 일반병동 전체 간호사 수 대비 야간전담 간호사 수 5:1 미만
2) 일반병동 전체 간호사 수 대비 야간전담 간호사 수 8:1 미만 5:1 이상
3) 일반병동 전체 간호사 수 대비 야간전담 간호사 수 8:1 이상

㉔ 가-29 입원환자 안전관리료 〈시행 2017.10.1. 개정 2021.3.29.〉

1) 상급종합병원, 종합병원, 100병상 이상의 병원·종합병원 및 200병상 이상의 한방병원 에서 전담인력을 배치하고, 환자안전위원회를 설치·운영하는 요양기관은 계획서와 활동증빙서류를 의료기관평가인증원 환자안전 보고학습시스템(환자안전서비스포털)을 통해 제출하여야 한다.
2) 입원환자 안전관리료는 입원 1일당 1회 산정한다. 단, 0~6시 사이에 입원하거나, 18~24시 사이에 퇴원하여 입원료의 50%가 별도 산정된 경우에는 산정할 수 없다. 또한 낮병동 입원료를 산정하는 경우에도 수가 산정이 불가능하다.

2) 검사료[건6, 건9]

(1) 산정지침

1) "검사료"에 기재되지 아니한 검사로서 외관(外觀), 취기(臭氣), 색도(色度) 등의 간단한 검사 또는 계산방법에 의하여 검사치를 얻는 경우에는 검사료를 산정하지 아니한다.
2) 대칭기관에 대한 양측 검사를 하였을 때에도 "편측"이라는 표기가 없는 한 소정점수만 산정한다.

> (예시) 편측검사와 양측검사 시 산정방법
> 나-666 정밀안저검사[편측] : 양측 검사를 하였을 경우 200% 산정
> 나-675 안압측정 : 양측 검사를 하여도 소정금액만 산정

3) 검사에 사용된 재료대 및 약제(1회용 주사침 및 주사기 포함)는 소정점수에 포함되므로 별도 산정하지 아니한다. 다만, 다음의 경우에는 "약제 및 치료재료의 구입금액에 대한 산정기준"에 의하여 별도 산정한다.

(1) 인체에 주입된 약제

(2) 부하(負荷)시험 시 사용된 약제

(3) 안기능 검사 시 사용된 필름, 형광물질, 사진현상 및 인화료

(4) 내시경 검사 시 사용된 슬라이드 필름 및 사진현상료, 폴라로이드 필름 또는 칼라프린터 인화지

(5) 핵의학 기능 검사 시 사용된 방사선 동위원소 및 약제

(6) 검사료 분류 항목에 별도로 규정한 약제 및 재료대

(7) 기타 장관이 별도로 인정한 약제 및 재료대

▸▸부하시험 : 각종 자극을 인체에 부가하여 내재된 병적 상태를 경시(鏡視)적으로 탐색 및 평가하기 위한 진단행위

4) 인체에서 채취한 가검물에 대한 검사를 「검체검사 위탁에 관한 기준」에서 정한 수탁기관으로 위탁하는 경우에는 병리검사료 분류항목 소정점수(가감률 적용 포함)에 수탁기관의 점수당 단가를 곱하여 계산한 금액의 10%를 "위탁검사관리료"로 산정한다.

위탁검사관리료 = (분류항목 소정점수 × 수탁기관의 점수당 단가) × 0.1

5) 소정점수 10% 가산 산정 항목

(1) 진단검사의학과 전문의가 판독하고 판독소견서를 작성, 비치한 경우

(2) B세포 면역글로불린, 세포표지검사, 면역조직(세포)화학검사, 세포주기 및 핵산분석검사(유세포측정법), 사람유전자 분자유전검사, 검사원리가 핵산증폭, 핵산교잡, 염기서열분석인 검사에 대하여 병리과전문의가 판독하고 소견서를 비치한 경우

(3) 사람유전자 분자유전검사의 관련분야에 대하여 인증 받은 전문의가 판독하고 판독소견서를 작성·비치한 경우

(4) 면역조직(세포)화학검사에 대해 구강병리과가 설치된 요양기관의 치과의사가 판독하고 판독소견서를 작성, 비치한 경우

6) 검체검사료 및 병리검사료의 특정항목은 검체검사 질 가산 평가 및 인증결과에 따라 해당 기관에서 직접 또는 수탁을 받아 실시하는 검사에 대해 검체검사 질 가산을 산정한다. 다만, 임상병리검사 종합검증료(나-0), 약물동력학적 해석 및 보고(누-529)에 대하여는 검체검사 질 가산을 산정하지 않는다.

2) 나-0 임상병리검사 종합검증료

대한진단검사의학회에서 실시하는 종합검증분야 검사실 신임제도의 인증을 받은 요양기관에 상근하는 진단검사의학과 전문의가 해당 요양기관 입원환자의 검사에 대하여 정도관리를 실시하고 결과에 대한 종합적인 검증 및 판독보고서를 작성한 경우에 입원기간 중 1회에 한하여 산정할 수 있다. 다만, 진단검사의학과 전문의 1인이 산정할 수 있는 종합검증료는 1일 20인을 초과할 수 없다.

(3) 내시경

1) 기기(Scopy, Fibroscopy, Microscopy)의 종류를 불문하고 소정점수를 산정한다.
2) 만 1세 미만의 소아에 대하여는 소정점수의 50%를, 만 1세 이상 만 6세 미만의 소아에 대하여는 소정점수의 30%를 가산한다. 다만, 내시경 세척·소독료는 적용하지 아니하고, 진정내시경 환자관리료는 해당 분류번호의 "주" 사항의 가산율을 적용한다.
3) 내시경 하 생검을 하는 경우 해당 내시경점수의 20%를 산정한다.

(4) 나-799 진정내시경 환자관리료

1) 소화기·기관지 내시경 검사 및 시술 시의 환자관리 행위로서 환자 평가 및 설명, 진정(수면 또는 가면 상태 유도 및 불안 경감) 유도 및 활력징후 감시, 진정 각성 및 회복 등의 과정을 시행한 경우에 산정 가능하며, 해당 검사 및 시술은 「건강보험 행위급여·비급여 목록표 및 급여 상대가치점수」 제1편제2부 제2장(검사료) 또는 제9장(처치 및 수술료 등)에 분류된 행위 중 특정 항목들에 해당하는 경우 요양급여하고, 이에 해당하지 않는 경우에는 비급여한다.
2) 급여 대상 및 범위
   (1) 「본인일부부담금 산정특례에 관한 기준」에 따른 암, 심장질환, 뇌혈관질환, 희귀질환, 중증난치질환, 결핵질환자가 산정특례 적용기간에 내시경 검사나 시술을 위해 진정을 실시한 경우
   (2) 그 외의 환자는 상기 (1)의 행위 중 치료를 목적으로 한 시술 시에 진정을 실시한 경우

(5) 천자

1) 천자를 치료목적(약물 주입 또는 지속적인 배액)으로 실시한 경우에는 본 분류항목 소

정점수의 30%를 가산한다. 다만, 나-811 양수천자에 대하여는 가산하지 않는다.

2) 만 1세 미만의 소아에 대하여는 소정점수의 50%를, 만 1세 이상 만 6세 미만의 소아에 대하여는 소정점수의 30%를 가산한다.

(6) 일반생검

1) 세침흡인생검을 실시한 경우에도 각 항목의 소정점수를 산정한다.

2) 유도 생검 시 영상장치(투시, CT 등)를 이용한 경우에 유도비용은 영상진단 및 방사선 치료료 산정지침에 의하여 산정한다.

3) 만 1세 미만의 소아에 대하여는 소정점수의 50%를, 만 1세 이상 만 6세 미만의 소아에 대하여는 소정점수의 30%를 가산한다.

4) 생검 시 Biopsy gun을 사용한 경우, 사용된 Biopsy gun과 Coaxial guide needle은 별도 산정한다.

3) 영상진단 및 방사선 치료료[건1,건6,건9]

(1) 산정지침

1) 영상진단 및 방사선 치료에 사용된 다음의 약제 및 재료대는 "약제 및 치료재료의 구입 금액에 대한 산정기준"에 의하여 별도 산정한다.

(1) 조영제

(2) 방사선 필름, 폴라로이드 필름 및 SPECT 시 사용된 컬러프린터 인화지

(3) 맥관조영용 카테터

(4) 혈관조영용 가이드와이어(guidewire : 가는 철사)

(5) 1회용 방사성 입자 및 방사성 동위원소

(6) 운동부하검사 시 사용된 EKG Paper 및 1회용 전극(Electrode)

(7) 기타 장관이 별도로 인정한 약제 및 재료

2) 조영제 주입료와 방사선 필름 현상료(현상액 및 정착액 비용)는 방사선 진단료에 포함되므로 별도 산정하지 아니한다(1회용 주사기도 별도 산정하지 않는다).

3) 영상진단을 실시한 경우에는 반드시 판독소견서를 작성·비치하여야 한다.

4) 영상진단료의 소정점수에는 판독료(소정점수의 30%)와 촬영료(소정점수의 70%)가 포함되어 있다. 다만, 자기공명영상진단(다-246)의 뇌, 뇌혈관, 경부혈관 항목은 그러하지

아니한다. 〈개정 2018.9.18.〉

5) 위 "3)"의 규정에도 불구하고 판독소견서를 작성, 비치하지 아니한 경우에는 촬영료 등(소정점수의 70%)만 산정하며, 자기공명영상진단(다-246)의 뇌, 뇌혈관, 경부혈관은 각 항목의 "촬영료 등"을 산정한다. 다만, 영상저장 및 전송시스템(Full PACS)을 이용한 처리비용, C-Arm형 영상증폭장치 이용료(다-101)에 대하여는 그러하지 아니한다. 〈개정 2018.9.18.〉

(2) 방사선 단순영상진단료

1) 해당 요양기관에 상근하는 영상의학과 전문의가 판독을 하고 판독소견서를 작성한 경우에는 소정점수의 10%를 가산한다. 다만, 3) 및 "C-Arm형 영상증폭장치이용료"에 대하여는 그러하지 아니한다.

소정점수		영상의학과 전문의 판독 가산
촬영료(70%)	판독료(30%)	소정점수의 10%

2) 만 6세 미만의 소아에 대하여 방사선 단순영상진단을 한 경우에는 소정점수의 15%를 가산한다. 다만, 3) 및 "C-Arm형 영상증폭장치이용료"에 대하여는 그러하지 아니한다. 〈시행 2017.7.1.〉

소정점수		만 6세 미만 소아 가산
촬영료(70%)	판독료(30%)	소정점수의 15%

다-121-가 흉부[직접] 1매 (병원급 예시, 2016년 기준)

코드	G2101	촬영료+판독료	5,660원
	G2101006	촬영료+영상의학과 전문의 판독료	6,220원
	G2101007	촬영료	3,960원
	G2101300	촬영료+판독료+만 8세 미만 소아 가산	6,220원
	G2101306	촬영료+영상의학과 전문의 판독료+만 8세 미만 소아 가산	6,790원
	G2101307	촬영료+만 8세 미만 소아 가산	4,360원

3) 영상 저장 및 전송 시스템(Full PACS)을 이용하여 필름을 사용하지 않은 경우에는 제1매에 대해서 소정점수의 100%, 제2매부터는 소정점수의 50%씩을 각각 가산하되 최대 5매까지만 산정한다.

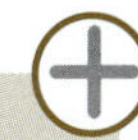

만 6세 미만의 소아에 대한 방사선 치료진단 치료 가산 〈시행 2017.7.1.〉

1) 방사선 단순영상진단료 : 소정금액의 15%를 가산
2) 방사선 특수영상진단료 : 소정금액의 20%를 가산
3) 핵의학 영상진단 및 골밀도 검사료 : 소정금액의 15%를 가산
4) 방사선 치료료 : 만 1세 미만의 소아는 소정금액의 50%, 만 1세 이상 만 6세 미만의 소아에 대하여는 소정금액의 30%를 가산

Full PACS 1매	Full PACS 2매	Full PACS 3매	Full PACS 4매	Full PACS 5매 이상
소정점수 100%	소정점수 150%	소정점수 200%	소정점수 250%	소정점수 300%

4) 방사선 단순영상진단의 예 : C-Arm형 영상증폭장치 이용료, 흉부[직접], 투시촬영, 파노라마촬영, 신장요관방광단순촬영(KUB)

(3) 방사선 특수영상진단료

1) 해당 요양기관에 상근하는 영상의학과 전문의가 판독하고 판독소견서를 작성한 경우에는 소정점수의 10%를 가산한다.

소정점수		영상의학과 전문의 판독 가산
촬영료(70%)	판독료(30%)	소정점수의 10%

2) 촬영매수, 투시, 스팟트 촬영 유무를 불문하고 소정점수로 산정하며, 또한 조영제 주입료도 소정점수에 포함되므로 별도로 산정하지 아니한다.
3) 만 6세 미만의 소아에 대하여 방사선 특수영상진단을 한 경우에는 소정점수의 20%를 가산한다. 〈시행 2017.7.1.〉

소정점수		만 6세 미만 소아 가산
촬영료(70%)	판독료(30%)	소정점수의 20%

4) 영상 저장 및 전송 시스템(Full PACS)을 이용하는데 필름을 사용하지 않는 경우에는 일련의 촬영과정에 대하여 Full PACS 비용은 요양기관 종별로 소정점수를 산정한다.
5) 해당 요양기관에 상근하는 영상의학과 전문의가 외부병원 필름을 판독하고 판독소견서를 작성, 비치하는 경우에는 소정점수의 20%로 산정한다.

6) 자기공명영상진단(기본검사-뇌, 뇌혈관, 경부혈관) 항목에 대한 외부병원 필름을 해당 요양기관에 상근하는 전문의가 판독소견서를 작성·비치하는 경우에는 각 항목의 "주"에 따라 산정하며, 다만, 이 경우 "주2", "주4", "주5"에 대하여는 그러하지 아니한다.

7) 생검 또는 중재적 시술 시 이용된 CT 및 MRI 유도 비용은 각 항목의 조영제를 사용하지 않는 경우(흉부 및 복부는 조영제를 사용하지 않는 경우 : 기타의 경우) 각 항목의 소정점수에 의하여 산정한다. 다만, 중재적 시술 시 이용한 CT 및 MRI 유도 비용은 제2회 시술부터 소정점수의 50%를 산정한다.

8) 방사선 특수영상진단의 예 : 위장조영, 혈관조영, 경정맥신우조영(IVP), 일반전산화단층영상진단(CT), 자기공명영상진단(MRI)

(4) 다-245 CT 세부산정기준 [보건복지부 고시 제2018-254호, 2019.1.1. 시행]

일반기준

1. 악성종양과 감별을 요하는 종괴성질환(양성종양, 육아종, 비전형적인 낭종, 농양 등)의 진단, 감별진단
2. 악성종양의 병기 결정 및 추적검사
3. 급성외상(뇌, 흉부, 복부, 골반강, 척추 등)
4. 수술 또는 치료 후 호전되지 않거나 심부 합병증이 의심될 때
5. 선천성질환 중 해부학적 구조 확인이 필요한 경우(뇌, 안구, 안면, 측두골, 척추 및 체부의 심부)
6. 대동맥질환, 동맥류
7. 손상통제수술 후 단계적 수술을 위해 해부학적으로 재평가가 필요한 경우

두부(Brain) CT

1. 뇌혈관질환(뇌졸중, 뇌동정맥기형, 뇌동맥류, 뇌출혈, 뇌허혈증, 뇌경색)
2. 뇌막염, 뇌염, 뇌농양 등 염증성 질환(진균 및 기생충질환 포함)
3. 대사성 질환, 퇴행성 질환 및 회백질 질환, 저산소증으로 인한 뇌증의 진단
4. 뇌전증
5. 수두증의 진단, 감별진단
6. 합당한 증상 또는 신경학적 소견이 있어 뇌신경질환이 의심되는 경우

안면 및 두개기저(Face or Skull Base) CT

1. 종괴형성, 안와염증, 안구돌출(갑상선기능항진증 등)
2. 타액선 결석
3. 임상소견상 수술을 요할 정도의 부비동염
4. 터키안내 양성종양, 낭종(선천성, 후천성) 또는 염증성 질환, 뇌하수체호르몬 이상 시, Empty Sella
5. 중이염에서 진주종, 뇌막염 등의 합병증이 의심될 때
6. 내이(Inner ear)의 정밀 해부학적 구조 파악이 필수적일 때(혈관성 또는 원인불명의 이명, 원인불명의 청각장애 등)

경부(Neck) CT

1. 원인불명의 심부림프선종대
2. 기도폐쇄의 원인진단 및 범위 결정

흉부(Chest) CT

1. 비만성 간질 폐질환, 원인불명의 기흉, (폐기)종, 세기관지 질환, 기관계 이형성증
2. 종격동 질환의 감별진단
3. 단순 X선 사진으로는 감별이 어려운 폐결절의 감별진단
4. 단순 X선 사진으로는 진단이 어려운 기관지확장증의 확진 또는 수술전 해부학적 범위 결정
5. 원인불명의 각혈, 무기폐, 늑막삼출액
6. 종양과 감별이 어려운 소방형성 늑막삼출, 폐경화 등
7. 기관지 이물
8. 단순 X선 사진상 폐문종대가 있어 감별진단을 필요로 할 때
9. 단순흉부 X선 및 객담검사상 폐결핵의 활동성 여부를 결정하기 어려울 때
10. 심장 전산화단층영상진단(Cardiac CT)은 64채널(channel) 이상의 CT로 촬영한 경우에 요양급여로 인정하며, 세부인정기준은 다음과 같음. 다만, 자.~타.는 64채널 미만의 CT로 촬영한 경우에도 인정함.

-다음-

가. 급성흉통으로 응급실에 내원한 환자를 대상으로 급성관동맥증후군을 감별하기 위하여 촬영한 경우로서 다음 요건을 모두 충족하는 경우

(1) 관상동맥질환의 위험이 저위험도이거나 중등도 위험도이면서 이전에 관상동맥질환을 진단받은 적이 없는 환자

(2) 심전도 검사결과 허혈성 소견이 없는 환자

(3) 심근표지자 검사가 진단적이지 않은 환자

나. 관상동맥질환의 발병 위험이 저위험도이거나 중등도 위험도이면서 이전에 관상동맥질환을 진단받은 적이 없고 안정형 흉통이 있는 환자를 대상으로 촬영한 경우로서 다음 요건 중 하나 이상을 충족하는 경우

(1) 선행부하검사 결과 관상동맥질환의 판정이 곤란한 경우

(2) 기저심전도검사 결과 이상이 있어 운동부하검사 판독이 곤란한 경우

(3) 환자의 상태가 운동부하검사를 실시할 수 없는 객관적인 소견이 있는 경우

다. 관상동맥 우회로 수술 후 흉통이 있는 환자를 대상으로 이식 혈관의 개통성을 평가하기 위하여 촬영하는 경우

라. 좌주간지 관상동맥 중재시술(직경 3mm 이상 스텐트 삽입)을 받은 환자를 대상으로 혈관의 개통성을 평가하기 위하여 촬영하는 경우

마. 임상적으로 유의한 선천성 관상동맥 기형 평가

바. 심실재동기화치료(cardiac resynchronization therapy, CRT) 전 관상정맥의 해부학적 평가를 위하여 촬영하는 경우

사. 관상동맥질환의 발병위험이 중등도 위험도인 환자를 대상으로 다음의 수술을 시행하기 전에 관상동맥질환 여부를 진단하기 위하여 촬영하는 경우

(1) 비관상동맥 심장질환수술 또는 대동맥수술

(2) 죽상경화성 말초동맥폐쇄성 질환의 우회로(Bypass graft) 수술

아. 관상동맥질환을 진단받은 적이 없고, 새롭게 심부전(좌심실 구혈률 35% 이하)을 진단받은 환자를 대상으로 심부전의 원인을 감별하기 위하여 촬영하는 경우

자. 교착성 심낭염

차. 심낭재수술 시 흉벽과 심낭 사이의 유착 확인

카. 복잡 선천성 심장기형의 구조 평가

*관상동맥질환의 위험도 분류는 교과서(Brauwald's heart disease 등), 임상진료지침 참고

복부[골반 포함](Abdomen) CT

1. 만성간염, 간경화증으로 조기 암이 의심될 때
2. TIPS(간내 문맥정맥간 단락술) 시
3. 합병증이 의심되는 담관 또는 췌관의 확장
4. 원인불명의 담도 또는 췌관의 확장
5. 선행 검사상 원인을 알 수 없는 혈뇨
6. 선행 검사상 원인을 알 수 없는 요로폐쇄
7. 심부 헤르니아
8. 허혈성 장질환
9. 자궁내막증
10. 자궁외임신
11. 정류고환

상지 및 하지(Upper or Lower Extremity) CT

1. 해부학적으로 복잡한 부위의 골절(관절, 수족골, 안면, 두개기저, 측두골, 척추 등)
2. 관절내 유리골편의 확인
3. 염증 또는 외상 후 관절내 이상소견의 치료 전 평가 및 치료 후 경과 관찰
4. 골연골증의 수술 전 진단 및 범위 결정
5. 수술후 내고정물의 정확한 위치 평가
6. 골수염의 활동성 여부 결정
7. 단순 X선 사진상 골절 유합의 평가가 어려울 때
8. 만성관절염, 척추분리증의 수술여부 정밀 평가

척추(Spine) CT

1. 척수의 염증성, 기생충 질환
2. 합당한 증상 또는 신경학적 증상이 있는 추간판탈출증, 척추강협착증, 퇴행성질환, 추간판팽륜증 등의 진단 및 감별진단

3차원 CT

해부학적 부위가 복잡하여 선행검사로는 진단이 어렵다고 판단되는 경우

기타

위 항목 이외 진료담당의사의 진단 및 치료방향 설정을 위해 부득이 촬영했을 때는 합

당한 관련 자료와 소견서를 첨부하여 촬영의 필요성이 인정된 경우 요양급여함.

(5) 다-246 MRI 세부산정 기준

암, 관절질환, MRI 검사기준과 별도로 척추질환 MRI 기준이 지정되어 있다.

보건복지부 고시 제2022-51호, 2022.02.25.

1. 자기공명영상진단(MRI) 급여기준은 다음과 같이 하며, 동 기준을 초과하여 실시하는 경우에는 비급여대상이다.

- 다 음 -

가. 적응증

1) 암

가) 원발성 암(부위별) : 연조직 육종 및 골 육종

나) 전이성 암(원발종양에 관계없이 전이 또는 침범된 부위별) : 연조직 및 골

다) 타 진단방법 이후 2차적으로 시행한 경우

2) 관절질환

가) 외상으로 인한 급성 혈관절증

나) 골수염

다) 화농성 관절염

라) 관절 손상 및 인대 손상(탈구 포함)

(1) 무릎부위(반달연골, 무릎 안의 유리체 등)만 해당되며, 타 부위는 해당되지 않음

(2) (1)의 경우 급성만 해당되며, 퇴행성 등 만성은 해당되지 않음

나. 인정횟수

1) 진단 시 1회

2) 추적검사 (단, 가. 2)는 제외)

가) 수술 후(중재적 시술 포함) : 1개월 경과 후 1회 인정

나) 방사선치료 후 : 3개월 경과 후 1회

다) 항암치료 중 : 2-3주기(cycle) 간격

3) 위 2) 이후의 장기추적검사 : 악성종양은 매1년마다 2회씩 2년간, 그 이후부터 매1년마다 1회씩

4) 상기 나. 1)~3)에도 불구하고, 환자상태 변화 또는 새로운 병변 발생 등 진료상 추가촬영의 필요성이 있는 경우 인정함.

다. 「본인일부부담금 산정특례에 관한 기준」(보건복지부 고시) [별표4] 희귀난치성질환자 산정특례 대상의 구분 2~5, [별표4의2] 중증난치질환자 산정특례 대상의 구분 5, [별표5] 시행령 별표2 제3호

(계속)

가목 3)에 따른 결핵 질환의 적용 범위 중 진단 받은 질환의 특성상 특정부위의 MRI 촬영이 임상적으로 의학적 필요성이 있는 경우 별도 인정함.

2. 상기 "1"에도 불구하고, 「요양급여의 적용기준 및 방법에 관한 세부사항」에서 별도로 자기공명영상진단(MRI) 적용기준을 정한 경우, 해당 고시에 따름.

(6) 다-334 골밀도 검사(Bone Densitometry) 급여기준

만 18세 미만 및 만 18세 이상으로 구분하여 급여하고 있다. (보건복지부 고시 제2019-28호(행위), 2019. 3. 1. 시행)

1) 만 18세 이상인 경우

(1) 급여대상

① 65세 이상의 여성과 70세 이상의 남성

② 고위험 요소가 1개 이상 있는 65세 미만의 폐경 후 여성

③ 비정상적으로 1년 이상 무월경을 보이는 폐경 전 여성

④ 비외상성(fragility) 골절

⑤ 골다공증을 유발할 수 있는 질환이 있는 경우

⑥ 골다공증을 유발할 수 있는 약물을 복용중이거나 장기간(3개월 이상) 투여 계획이 있는 경우

⑦ 기타 골다공증 검사가 반드시 필요한 경우

※ 상기 (1) ②의 고위험 요소는 다음과 같음

1. 저체중(BMI < 18.5)

2. 비외상성 골절의 과거력이 있거나 가족력이 있는 경우

3. 외과적인 수술로 인한 폐경 또는 40세 이전의 자연 폐경

(2) 급여횟수

① 진단 시 1회 인정하되, 말단골(peripheral bone) 골밀도검사 결과 추가검사의 필요성이 있는 경우 1회에 한하여 중심골(central bone : spine, hip)에서 추가검사 인정함.

② 추적검사의 실시 간격은 1년 이상으로 하되, 검사 결과 정상골밀도로 확인된 경우는 2년으로 하며, 치료 효과 판정을 위한 추적검사는 중심골(central bone :

spine, hip)에서 실시한 경우에 한하여 인정함.

2) 만 10세 이상~만 18세 미만인 경우

골밀도검사의 국내 소아·청소년 참고치가 있는 다-334-가 양방사선(광자) 골밀도검사(DXA)를 이용하여 아래와 같이 실시한 경우 선별급여하며, 본인부담률은 「선별급여 지정 및 실시 등에 관한 기준」에 따라 80%로 적용함.

- 아 래 -

1) 급여대상

(1) 골다공증을 유발할 수 있는 질환이 있는 경우

(2) 골다공증을 유발할 수 있는 약물을 복용중이거나 장기간(3개월 이상) 투여 계획이 있는 경우

(3) 기타 골다공증 검사가 반드시 필요한 경우

2) 급여횟수

(1) 진단 시 1회 인정

(7) 요로결석(尿路結石, Urinary stone)[건9]

요로결석은 요로계에 요석이 생성되어 소변의 흐름에 장애가 초래되고, 그 결과 격심한 통증이 발생하거나 요로 감염, 수신증, 신부전 등이 나타나는 질환으로 등쪽의 갈비뼈와 척추가 만나는 부분의 늑골척추각을 주먹으로 살살 두드리면 통증이 더욱 심해지는 증상이 나타난다. 배설성 요로조영술이나 조영제를 사용하지 않는 전산화단층촬영(CT)을 시행하여 결석 유무를 확인한다.

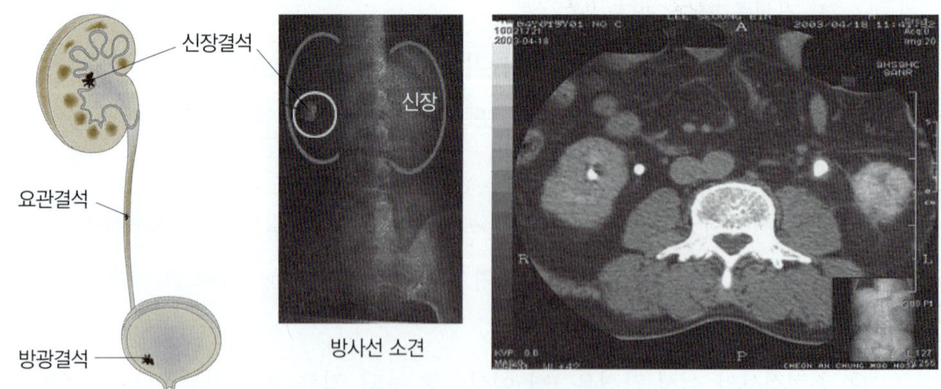

그림 7.1 결석의 생성 위치 및 방사선 사진

(8) 자-350 ESWL(Extracoporeal Shock Wave Lithotripsy, 체외충격파쇄석술)[건9]

① 개요

ESWL은 신장, 요관, 요도, 방광 등에 생긴 결석을 체외에서 충격파를 쬐어 작은 파편으로 파쇄해 자연 배출시키는 방법이다. 온수를 채운 수조에 환자를 옆으로 눕게 하여 충격파발생장치를 결석 위치(X선 투시로 확인)에 맞추어 충격파를 발산시킨다.

② 수기료 산정방법 [보건복지부 고시 제2019-221호(행위), 2019.11.1. 시행]

1) 동측 신장과 뇨관에 결석이 각각 있는 경우의 체외충격파쇄석술 진료수가 산정방법은 하부(뇨관)에 대한 쇄석술을 먼저 시행하여 배출구를 만들어 준 후 상부(신장)에 대한 쇄석술을 시행함이 원칙이므로, 신장과 뇨관은 별개의 시술행위로 보아 같은 날에 쇄석술을 실시하더라도 각각의 소정금액을 산정함.
2) 장경 2.5cm 이상 결석과 다발성 결석이 산재되어 있어 큰 결석부터 체외충격파쇄석술을 여러 번 시술하는 경우, 쇄석술의 재실시 여부는 결석의 크기, 성분, 개수 등에 의해 복합적으로 결정되는 것이므로 결석의 크기가 2.5cm 이상이거나 다발성 결석으로 합친 장경의 크기가 2.5cm 이상이더라도 자350 "주1"에 의한 소정금액만을 산정함.
3) 체외충격파쇄석술을 시행한 후 결석이 배출되지 않아 내시경하 수술 또는 관혈적 수술을 병용한 경우에 수가산정방법은 다음과 같이 함.

- 다 음-

가. 체외충격파쇄석술을 3회 이내로 실시한 경우에는 내시경하 수술 또는 관혈적 수술의 소정점수와 체외충격파쇄석술 1회부터 3회까지 소정점수로 산정함.

나. 다만, 체외충격파쇄석술을 3회 초과하여 실시한 경우에 4회~10회까지의 체외충격파쇄석술은 산정하지 아니하고, 체외충격파쇄석술에 소요된 Electrode 재료와 내시경하 수술 또는 관혈적 수술의 소정점수만을 산정함.

4) 투약 및 조제료

(1) 투약료 요양급여의 일반원칙[건1]

1) 의약품은 약사법령 허가 또는 신고된 사항(식품의약품안전처 효능효과 및 용법용량 등) 범위 내 투여하여야 한다.

2) 안전성·유효성 등에 관한 사항이 정하여져 있는 의약품 중 진료상 반드시 필요하다고 보건복지부장관이 정하여 고시한 의약품의 경우는 허가사항의 범위를 초과하여 처방 투여할 수 있다.

3) 진료상 2품목 이상의 의약품을 병용하여 처방·투여하는 경우는 1품목의 처방·투여로는 치료효과를 기대하기 어렵다고 의학적으로 인정하는 경우에 한한다.

약사법 제2조(정의)

4. "의약품"이란 다음 각 목의 어느 하나에 해당하는 물품을 말한다.
  가. 대한민국약전(大韓民國藥典)에 실린 물품 중 의약외품이 아닌 것
  나. 사람이나 동물의 질병을 진단·치료·경감·처치 또는 예방할 목적으로 사용하는 물품 중 기구·기계 또는 장치가 아닌 것
  다. 사람이나 동물의 구조와 기능에 약리학적(藥理學的) 영향을 줄 목적으로 사용하는 물품 중 기구·기계 또는 장치가 아닌 것

7. "의약외품(醫藥外品)"이란 다음 각 목의 어느 하나에 해당하는 물품(제4호 나목 또는 다목에 따른 목적으로 사용되는 물품은 제외한다)으로서 식품의약품안전처장이 지정하는 것을 말한다.
  가. 사람이나 동물의 질병을 치료·경감(輕減)·처치 또는 예방할 목적으로 사용되는 섬유·고무제품 또는 이와 유사한 것
  나. 인체에 대한 작용이 약하거나 인체에 직접 작용하지 아니하며, 기구 또는 기계가 아닌 것과 이와 유사한 것
  다. 감염병 예방을 위하여 살균·살충 및 이와 유사한 용도로 사용되는 제제

(2) 산정지침[건6]

1) 투약 시 사용된 용기(투약병, 연고곽, 안약병, 포장지)는 소정점수에 포함되며 별도 산정할 수 없다.

2) 퇴원환자조제료(라-1)는 퇴원하는 입원환자에게 의료기관의 의사 또는 치과의사의 처방에 따라 해당 의료기관의 조제실에서 조제 투약한 경우에 산정한다.

3) 외래환자 조제·복약지도료(라-1-1)는 의약분업 예외환자에게 처방하고 해당 의료기관의 약사가 조제실에서 조제 투약한 경우에 산정한다.

4) 한방 외래·퇴원환자조제료(라-6)는 외래환자 또는 퇴원하는 입원환자에게 한의사의 처방에 따라 해당 한방의료기관의 조제실에서 한약제제를 조제·투약한 경우에 산정한다.

5) 의료기관 내의 조제실 제제를 조제 투약한 경우에는 퇴원환자조제료(라-1), 외래환자 조제·복약지도료(라-1-1) 또는 입원환자 조제·복약지도료(라-2) 소정점수의 50%를 제제료로 별도 산정한다. (제약시설을 갖춘 병원에 해당)

6) 퇴장방지의약품 사용장려비(라-5)는 보건복지부장관이 별도로 정하는 "퇴장방지의약품 목록"에 해당하는 의약품을 처방한 경우에 산정한다.

약제를 분실하여 다시 처방해야 하는 경우에 대한 질의 회신

환자가 약을 분실하여 다시 처방해야 하는 경우, 이미 수령한 약제를 분실한 것은 환자에게 귀책사유가 있으므로 진찰료 및 약국에서의 약제료, 조제료는 모두 전액 본인이 부담하도록 하고 요양급여비용은 청구할 수 없음. 이 경우 처방전 양식 중 "기타"란에 "전액본인부담"으로 하고, "조제 시 참고사항"란에 재처방 사유(예시 : 처방약 분실에 따른 재처방)를 표시하여야 함

(행정해석 보험약제과-1070호, 2008.5.27.)

(3) 라-1 퇴원환자조제료

1) 의료기관의 의사 또는 치과의사의 처방에 따라 해당 의료기관의 조제실에서 조제·투약한 경우에 산정한다.

2) 퇴원 다음날부터 산정한다.

3) 제수, 투약량 등을 불문하고 정해진 금액대로 산정한다.

4) 2개 이상의 진료과목이 설치되어 있고 해당과의 전문의가 상근하는 요양기관에서 동일 퇴원환자의 다른 상병에 대하여 전문과목 또는 전문분야가 다른 진료 담당의사의 처방에 따라 각각 조제한 경우에는 각각 산정할 수 있다.

5) 내복약(1회당)

(1) 투약일수별로 정해진 소정금액대로 산정하되, 보건복지부 고시에서 정한 상한금액이 포장단위로 책정된 의약품(병·팩 등)인 경우에는 1일분의 금액만 산정해야 한다.

(2) 만 1세 미만의 소아에 대하여는 소정점수의 50%를, 만 1세 이상 만 6세 미만의 소아에 대하여는 소정점수의 30%를 가산한다. 〈시행 2017.7.1.〉

(3) 제형 변경이 불가피하여 의사 또는 치과의사 처방에 따라 가루약으로 조제투약하는 경우 소정점수의 30%를 가산한다. 다만, (2)에 대하여는 중복하여 산정하지 아니한다.

(4) 「약제 급여 목록 및 급여 상한금액표」 고시에서 정한 상한금액이 포장단위로 책정된 의약품(병·팩 등)을 지급하는 경우에는 1일분의 소정점수를 산정한다.

6) 외용약(1회당) : 소정금액이 단독 투약, 내복약과 동시 투약에 따라 다르다.

(4) 라-1-1 외래환자 조제·복약지도료

1) 의약분업 예외환자에게 조제한 경우 또는 예외의약품을 조제하여 투약한 경우에 산정한다.

2) 제수, 투약량 등을 불문한다.

3) 동일 환자에게 1일 2회 이상 처방조제를 하더라도 1회만 산정한다. 다만, 내복약의 경우에는 2개 이상의 진료과목이 설치되어 있고 해당과의 전문의가 상근하는 요양기관에서 동일 환자의 다른 상병에 대하여 전문과목 또는 전문분야가 다른 진료 담당의사의 처방에 따라 각각 조제한 경우에는 각각 산정할 수 있다.

4) 내복약(1회당)

(1) 제형 변경이 불가피하여 의사 또는 치과의사 처방에 따라 가루약으로 조제투약하는 경우 소정점수의 30%를 가산한다. 다만, (2)에 대하여는 중복하여 산정하지 아니한다.

(2) 「약제 급여 목록 및 급여 상한금액표」 고시에서 정한 상한금액이 포장단위로 책정된 의약품(병·팩 등)을 지급하는 경우에는 1일분의 소정점수를 산정한다.

5) 외용약은 처방전 매수, 진료과목 수, 투약일수 등을 불문하고 소정점수를 산정한다. 내복약과 동시에 조제·투약한 경우에는 정해진 소정금액대로 산정한다.

약사법 제2조(정의)

11. "조제"란 일정한 처방에 따라서 두 가지 이상의 의약품을 배합하거나 한 가지 의약품을 그대로 일정한 분량으로 나누어서 특정한 용법에 따라 특정인의 특정된 질병을 치료하거나 예방하는 등의 목적으로 사용하도록 약제를 만드는 것을 말한다.
12. "복약지도(服藥指導)"란 다음 각 목의 어느 하나에 해당하는 것을 말한다.
    가. 의약품의 명칭, 용법·용량, 효능·효과, 저장방법, 부작용, 상호작용이나 성상(性狀) 등의 정보를 제공하는 것
    나. 일반의약품을 판매할 때 진단적 판단을 하지 아니하고 구매자가 필요한 의약품을 선택할 수 있도록 도와주는 것

동일 환자에게 원내 조제 및 원외처방이 동시에 이루어진 경우 외래환자 조제·복약지도료 산정 여부
동일 환자에게 원내 조제 및 원외처방이 동시에 이루어진 경우 원내 조제와 원외처방에 따른 각각의 조제·복약지도료 산정은 곤란하므로 원내 조제로 인한 라-1 외래환자 조제·복약지도료는 별도 산정하지 아니함. [보건복지부 고시 제2003-65호, 2003.12.1. 시행]

(5) 라-2 입원환자 조제·복약지도료[1일당]

1) 입원환자에 대하여 입원기간 중 투약한 경우에 산정한다.

2) 제수, 내복약, 외용약, 투약량, 진료과목 수 등을 불문한다.

3) 내복약과 외용약을 동시 또는 각각 투약한 경우에도 소정점수만 산정한다.

4) 제형 변경이 불가피하여 의사 또는 치과의사 처방에 따라 가루약으로 조제투약하는 경우 소정점수의 30%를 가산한다. 다만, (2)에 대하여는 중복하여 산정하지 아니한다.

5) 1일당 규정에도 불구하고, 「약제 급여 목록 및 급여 상한금액표」 고시에서 정한 상한금액이 포장단위로 책정된 의약품(병·팩 등)을 지급하는 경우에는 1일분의 소정점수를 산정한다.

(6) 라-4 주사제 무균조제료[1일당]

1) 의사의 처방에 따라 무균조제대에서 약사가 직접 조제한 경우에 한하여 산정한다.

2) 신생아중환자실에 입원 중인 경우에는 소정점수의 100%를, 소아중환자실에 입원 중인 경우에는 소정점수의 50%를 가산한다.

3) 평일 18시(토요일은 13시)~익일 09시 또는 「관공서의 공휴일에 관한 규정」에 의한 공휴일에 조제하는 경우에는 소정점수의 50%를 가산한다. 단, 신생아중환자실 또는 소아중환자실에 입원 중인 경우에 한한다.

4) 주사용 항암제, 고영양 수액제 TPN(Total Parenteral Nutrition), 만 8세 미만의 소아 또는 면역기능저하환자에 한하여 항생제, 생물학적 제제, 안전역이 좁은 전문치료약제, 안전성이 낮아 혼합 시 약물 변화를 유발하기 쉬운 약제를 수액제와 혼합 조제하는 경우에 산정한다.

(7) 라-5 퇴장방지의약품 사용장려비

「약제 급여 목록 및 급여 상한금액표」에 별도로 명시된 금액을 다음과 같이 산정한다.

구분	의·치과		약국		비고
단가	원내 조제	실구입가+사용장려비용[주1)]	직접 조제	실구입가+사용장려비용	직접조제의 경우 의약분업예외지역에 한하여 산정함
	원외 처방	사용장려비용[주2)]	처방 조제	실구입가(상한금액 범위 내)	

주1) 실구입가가 상한 금액을 초과하는 경우 : 상한금액+사용장려비용으로 청구

주2) 사용장려비용 : 상한금액의 10%를 적용(원 미만 4사5입)하되, 장려비용이 1원 미만일 경우에는 1원으로 산정

원내에서 처방·조제하거나 의약분업예외지역 약국에서 직접 조제하는 경우에는 사용장려비용을 약가에 합산하여 산정한다. 원외 처방하는 경우에는 사용장려비용만 산정한다.

(8) 전문의약품

「의약품 분류 기준에 관한 규정[식품의약품안전처 고시 제2015-81호, 2015.11.11.]」에서 다음에 해당하는 의약품을 전문의약품으로 분류한다.

1) 약리작용 또는 적응증으로 볼 때 의사 또는 치과의사의 전문적인 진단과 지시·감독에 따라 사용되어야 하는 의약품
2) 투여경로의 특성상 의사 또는 치과의사의 지시·감독에 따라 사용되어야 하는 의약품
3) 용법·용량을 준수하는 데 전문성이 필요하거나 혹은 환자에 따라 적절한 용법·용량의 설정이 필요하여 의사 또는 치과의사의 전문적인 지시·감독에 따라 사용되어야 하는 의약품
4) 부작용이 심하여 의사 또는 치과의사의 지시·감독에 따라 사용되어야 하는 의약품으로서 심각한 부작용의 발현빈도가 높거나 정상 상용량 범위 안에서 사용하더라도 부작용 발현의 빈도가 높은 의약품
5) 습관성 및 의존성이 있는 의약품
6) 내성(耐性, resistance)이 문제가 되는 의약품
7) 약물의 상호작용이 상당한 정도로 존재하여 심각한 부작용이 발생할 수 있거나 약효의 현저한 감소를 가져올 수 있는 의약품
8) 마약, 한외마약, 향정신성의약품, 독약, 극약에 해당하는 의약품
9) 오남용의 우려가 있어 사회적 문제를 야기하는 의약품

10) 식품의약품안전처장이 신약으로 지정하는 의약품(다만, 외국에서 유효성·안전성이 충분히 입증된 경우를 제외)

주) 생약제제는 원칙적으로 일반의약품으로 분류한다.

약사법 제2조(정의)
9. "일반의약품"이란 다음 각 목의 어느 하나에 해당하는 것으로서 보건복지부장관과 협의하여 식품의약품안전처장이 정하여 고시하는 기준에 해당하는 의약품을 말한다. 가. 오용·남용될 우려가 적고, 의사나 치과의사의 처방 없이 사용하더라도 안전성 및 유효성을 기대할 수 있는 의약품 나. 질병 치료를 위하여 의사나 치과의사의 전문지식이 없어도 사용할 수 있는 의약품 다. 의약품의 제형(劑型)과 약리작용상 인체에 미치는 부작용이 비교적 적은 의약품 10. "전문의약품"이란 일반의약품이 아닌 의약품을 말한다.

▸▸한외마약 : 마약류 취급 학술연구자가 학술연구 목적에 사용하는 연구시험용 시약으로, 식품의약품안전처장이 인정한 제제. 다시 제조 또는 제제할 수 없고 그것에 의하여 신체적 또는 정신적 의존성을 일으키지 아니하여야 한다.

(9) 의약품 약효별 분류

의약품 등 분류번호는「의약품등 분류번호에 관한 규정(식품의약품안전처 예규 제68호, 2015.5.15)」을 참조한다.

① 항생물질

생물 특히 미생물에 의해 만들어져서 미생물 기타의 생활세포 기능을 저지 또는 억제하는 물질로, 그람양성균과 그람음성균, 항산성균, 리케치아, 대형바이러스, 곰팡이, 원충, 악성종양에 작용하는 것 등이 있다.

② 대사성 의약품 [300]

(1) 비타민제 [310]

(2) 무기질제제(mineral preparation) [322] : Na, Cl, $CaCl_2$

(3) 무기질제제 [322] : 빈혈치료제(Anemia)

(4) 당류제(carbohydrate preparation) [323] : Dextrose(포도당), 당류 보급, 탈수증

(5) 단백아미노산제제 [325] : 생물학적으로 중요한 것은 알파아미노산으로 그 결합에 의해서 단백질을 합성한다.

(6) 혈액대용제(blood substitutes) [331] : 혈액의 구급대용품으로 사용되며, 출혈성 외상

성 쇼크치료 보조제, 혈압 유지, 빈혈, 마비성 장폐색, 혈전 방지, 화상, 탈수, 수분결핍증, 해독작용, 영양 공급, 혈관조영장애, 외상, 열상 등에 사용된다.

(7) 혈액응고저지제(anticoagulant drug) [333] : 항응혈제요법이라고도 하며, 정맥 혈전증이나 심근경색증에 사용된다.

(8) 지혈제(hemostatic) [333] : 혈액을 직접 응고시키거나 혈액응고를 촉진시키는 것, 혈관을 수축시키는 것(아드레날린), 혈압 강하, 혈액의 삼투압 또는 점도를 높이는 것이 있다.

(9) 기타의 혈액 및 체액용약 [339] : 삼투, 완충, 약물작용, 체액조절작용

(10) 간장질환용제(agent for liver disease) [391] : 급·만성간염, 간경화증, 지방간 등 간장의 예방과 치료, 알코올중독증, 간성혼수, 중독성 질환, 동맥경화, 갱년기장애 및 자율신경실조증, 폐결핵 및 열성질환의 보조요법에 효능이 있다.

(11) 해독제(antidote) [392] : 약물중독, 임신중독, 자가중독, 산성증(acidosis)에 효능이 있다.

(12) 효소제제(enzyme preparations) [395] : 생체 내 존재하는 단백질의 촉매, 응혈, 농(고름)을 용해하며 소염에도 사용된다.

(13) 당뇨병용제(antidiabetic) [396] : 인슐린, 내복약으로 설포닐우레아제, 메조수산염제, 구아니딘 유도체

③ 신경계에 작용하는 의약품 [100]

(1) 전신마취제(Narcotics) [111] : 전신마취약, 정맥주사용 마취제, 직장 마취제, 마취 보조제

(2) 해열·소염(消炎)·진통제 [114] : 해열제(Antipyretic drug)는 체온이 비정상적으로 높아졌을 때 열을 내리는 데 쓰이며, 소염제(antiphlogistic drug)는 국소적 또는 전신적으로 사용해서 염증을 저지하는 약물이고 진통제(analgesics, anodynia)는 동통을 제거하거나 통증을 경감시킬 목적으로 사용한다.

(3) 정신신경용제 [117] : 정온제(Tranquillizer), 정신안정제, 향정신약물이라고도 하며, 정신활동의 불안정·동요를 진정시켜 준다.

(4) 국소마취제 [121] : 대뇌피질에는 작용하지 않고 동통 중추에만 작용

(5) 골격근이완제(Skeletal Muscle Relaxants) [122] : 근육의 이상긴장, 경련, 근육통, 뇌성마비, 염좌, 요배통, 변형성 척추증, 신경종, 수술 시 근이완, 좌골신경통, 견비통, 요통

에 효능이 있다.

(6) 자율신경제(Automatic Nerve System Drugs) [123] : 위장관의 경련성 통증, 변비, 야뇨증, 소화성 궤양, 위경련, 현훈(현기, 어지러움), 빈맥, 파킨슨병, 수술 후 장관마비, 뇌성마비에 효능이 있다.

(7) 진경제(Anticonvulsive) [124] : 진경제는 골격근 또는 민무늬근의 경련을 진정시키고, 통증을 멈추게 한다.

④ 알레르기에 작용하는 의약품 [140]

(1) 항 히스타민제(Antihistamine) [141] : 체내에서 발생된 히스타민에 특이적으로 길항에서 그에 의한 장애를 경감시키는 약물

⑤ 순환계에 작용하는 의약품 [210]

(1) 강심제(强心劑, Cardiac Stimulants) [211] : 심장기능부전에 사용. 약하거나 불완전한 심장의 기능을 정상으로 돌이키는 데 쓰이는 약제로 심장약 가운데 특히 심장의 근육에 작용하여 그 기능을 높이거나, 또한 그 기능을 지배하는 중추신경을 흥분시켜서 심장을 고무시킨다.

(2) 이뇨제(利尿劑, Diuretics) [213] : 핍뇨(乏尿), 부종(浮腫)이 있을 때 요량(尿量)을 증가시켜서 부종을 제거하는 약물

(3) 혈압강하제(Antihypertensive drugs) [214]

(4) 혈관수축제(Vasoconstrictors) [216] : 혈관 긴장제라고도 하며 혈관을 수축시켜 혈관벽의 긴장을 굳히는 약물

(5) 혈관확장제(Vasodilators) [217]

⑥ 호흡기계에 작용하는 의약품 [220]

(1) 진해거담제 [222] : 크게 진해제, 거담제, 점액용해제로 분류된다. 진해제(鎭咳劑)는 원인에 관계없이 기침을 가라앉히는 약을 말한다. 거담제(祛痰劑)란 호흡기 질환 환자가 고통을 받는 끈끈한 점액(가래)을 녹이는 데 도움을 주어, 묽게 된 점액을 기도 밖으로 배출시키는 약이다.

⑦ 소화기계에 작용하는 의약품 [230]

(1) 소화성궤양용제(Drugs for peptic ulcer) [232] : 위십이지장 궤양, 위산과다증, 소화불량, 위수술 환자, 속쓰림, 구토, 신트림에 효능이 있다.

(2) 건위(健胃)소화제(Stomachics and Digestives) [233] : 위를 튼튼하게 하는 약제로, 소화제(Digestives)

(3) 제산제(制酸劑, Antacids) [234] : 체내에서의 산(酸)을 줄여주는 약물, 즉 위액의 염산을 화학적으로 중화시킨다.

(4) 하제(下劑, Cathartics, Laxatives & Enemas), 완장제 [238] : 장(腸)내의 내용물을 배설하고 또는 분변을 유연하게 하기 위해 사용되며 설사약이 그 예이다.

(가) 지사제(止瀉劑, Antidiarrhotica) : 설사를 멈추게 한다.

(나) 정장제(整腸劑, Digestive) [237] : 장(腸)의 기능을 바로잡는 약제. 직접 장의 활동을 돕는 소화효소제와 간접적으로 소화액의 분비촉진과 위장운동을 촉진시키는 정장제로 나뉜다. 정장제는 장기능을 조절하는 약물로 설사, 변비 등에 사용된다. 장내살균제, 유산균제제, 소화제, 하제, 지사제 등이 단체(單體) 또는 합제(合劑)의 형태로 제제(製劑)된 것이다.

(다) 최토제(催吐劑), 진토제(鎭吐劑), 구토약(嘔吐藥, antiemetic) [235] : 구역질이나 구토를 멈추게 하는 약으로 항암요법, 전정신경염, 두통 등에 의해 구역질이나 구토가 일어나는 경우에도 사용한다.

⑧ 내분비계에 작용하는 의약품 [240]

(1) 호르몬제(항호르몬제를 포함)

(2) 성(性) 호르몬제 [246, 247]

⑨ 항결핵제(Antituberculotic Agents) [622]

결핵균의 감염으로 발생되는 결핵에 대한 치료 약물

⑩ 마약제제 [800]

마약류란 마약, 향정신성 의약품, 대마를 의미하며, 현재 대마를 원료로 생산되는 등록된 의약품은 없다. 향정신성 의약품은 인간의 중추신경계에 작용하는 것으로 오·남용할 경우 인체에 심각한 피해가 있다고 인정되는 성분이다.

(1) 마약성 진통제(Narcotic analgesics) : 아편알카로이드계 제제 [811]

(2) 모르핀(Morphine), Codeine 유도체, Morphine 유도체, 합성마약 [821], 펜타조신(Pentazocine) : 진통작용을 가진 마약성 길항약제

5) 주사료

(1) 산정지침[건1]

1) 주사 시 사용된 주사 재료대(1회용 주사기, 1회용 주사침, 나비침, 정맥 내 유치침, 수액세트, 혈액 bag 등)와 수혈에 소요된 약제 및 재료대는 소정점수에 포함되므로 별도 산정하지 아니한다. 다만, 정맥 내 유치침을 사용한 경우에는 정맥 내 점적주사(마-5-주1,주4) 및 항암제 주사(마-15-다-주1,주3)에 따라 산정하며, 다음의 경우에는 「약제 및 치료재료 구입금액에 대한 산정기준」에 의하여 별도 산정한다.

(1) 치료적 성분 채집술에 사용된 약제 및 재료대(요양기관이 대한적십자사혈액원 등으로부터 성분채집에 의한 혈액성분제제를 구입한 경우 포함)

(2) 조혈모세포이식에 사용된 골수, 말초혈액, CD34+Collection Kit, Cryo Bag, TCR α/β Depletion Kit

➠Cryo Bag : 자가조혈모세포이식 시 냉동의 목적으로 사용한다.

(3) 적혈구수집기(Cell Salvage)를 이용한 자가수혈에 사용된 재료대

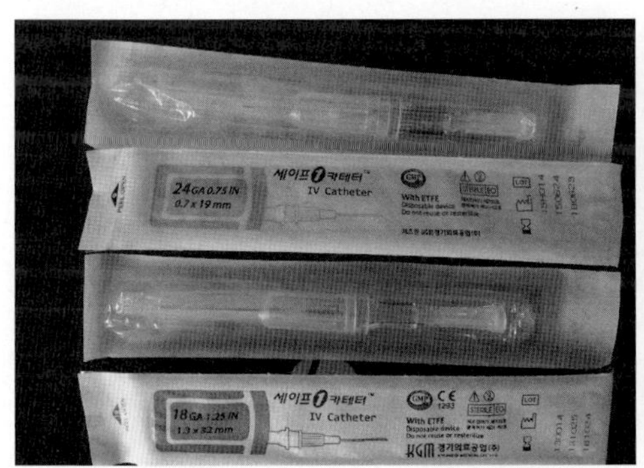

정맥 내 유치침(18G, 24G)

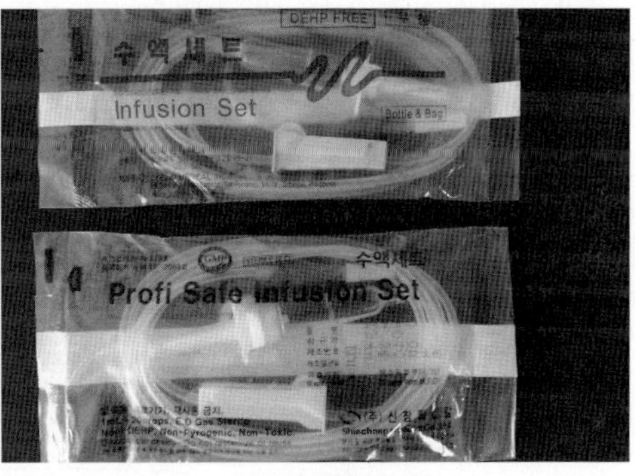

수액 세트

2) 만 1세 미만의 소아에 대하여는 주사료 소정점수의 50%를 만 1세 이상 만 6세 미만의 소아에 대하여는 주사료 소정점수의 30%를 가산한다. 다만, 피하 또는 근육내 주사(마-1), 생물학적 제제주사(마-4), 수액제 주입로를 통한 주사(마-5-1) 및 항암제 피하내 주사(마-15-가), 항암제 근육내 주사(마-15-마), 급속항온주입(마-16)은 그러하지 아니한다. 〈시행 2017.7.1.〉

행위 분류번호	코드	분류	산정지침
마-1	KK010	피하 또는 근육내 주사 SC : Subcutaneous IM : Intramuscular	주 : 외래는 1일 1회, 입원은 1일 2회 이내만 산정한다. ※ 다만, 응급을 요하거나 진료상 반드시 필요한 경우에는 예외로 한다.
마-2	KK020	정맥내 일시 주사(1일당) IV : Intravenous injection	1일 수회 주사 시에도 1회만 산정한다.
마-5		정맥내 점적주사[1병당 또는 포장단위당] continuous intravenous infusion	
마-5	KK059	주 : 1. 정맥내 유치침을 사용한 경우에는 개당 5.42점을 산정한다.	
	KK058	주 : 2. Infusion Pump	정밀 지속적 점적주입을 위해 사용한 경우에는 기기당 27.08점을 1일 1회 산정한다.
	KK057	주 : 3. 목표혈당을 설정하여 인슐린을 자동 점적 주입하는 경우 27.08점을 1일 1회 산정한다. 〈신설 2017.8.25.〉	
	KK056	주 : 4. 안전 정맥내 유치침을 사용하여 관리하는 경우 13.39점을 산정한다.	
	KK051	가. 100mL 미만	
	KK052	나. 100~500mL	
	KK053	다. 501~1000mL	
마-5-1	KK054	수액제 주입로를 통한 주사 IV side injection	주 : 외래는 1일 1회, 입원은 1일 2회 이내만 산정한다.

※ 응급을 요하는 경우란 환자의 상태로 보아 즉시 필요한 처치를 하지 아니하면 그 생명을 보존할 수 없거나 중대한 합병증을 초래할 것으로 판단되는 경우이며, 진료 상 반드시 필요한 경우란 진료 의사의 전문의학적 판단에 근거하여 주사행위를 하는 경우를 의미함.

(2) 채혈 및 수혈료

① 마-103 생혈

(1) 공혈자에 대한 채혈 및 검사비용은 소정점수에 포함되므로 별도 산정하지 아니한다.

(2) 혈액형검사(ABO 혈청혈액형검사, Rho 혈액형검사), 교차시험 및 수혈주사료는 별도 산정한다.

② 마-104 교환(검사비용 등 포함)

의료기관 종별 가산을 하지 않는다.

③ 마-105 조혈모세포이식

(1) 조혈모세포이식 기간 중 각 항목별로 1회에 한하여 산정한다. 다만, 마-105-가-(2)

말초혈액조혈모세포의 수집은 그러하지 아니한다.

(2) 조혈모세포이식에 사용된 약제료 및 재료대 등은 소정점수에 포함되므로 별도 산정하지 아니한다. 다만, 골수, 말초혈액, CD34+Collection Kit는 별도 산정한다.

• 조혈모세포의 수집·주입 : 만 1세 미만의 소아에 대하여는 소정점수의 50%를, 만 1세 이상 만 6세 미만의 소아에 대하여는 소정점수의 30%를 가산한다.

④ 마-106 자가수혈

(1) 환자로부터 채혈한 혈액 또는 혈액성분제제(이하 "혈액"이라 함)를 환자 본인에게 수혈한 경우에 산정한다.

(2) 채혈료[1일당]. 채혈료에는 검사료, 혈액보존비용 등을 포함한다.

(3) 수혈 시 혈액형검사(ABO, Rh)는 별도 산정하지 아니한다. 교차시험은[1unit당] 수혈 때마다 산정한다.

6) 마취료

(1) 산정지침[건1]

1) 마취약제 주사 시 사용된 1회용 주사기 및 주사침 등의 재료대는 마취료 소정점수에 포함되므로 별도 산정하지 아니한다.

2) 신생아 마취 시에는 마취료 소정점수의 100%를 가산하며, 만 1세 미만의 소아의 경우에는 마취료 소정점수의 50%를, 만 1세 이상 만 6세 미만의 소아 또는 만 70세 이상의 노인의 경우에는 마취료 소정점수의 30%를 가산한다. 단, 상급종합병원·종합병원은 신생아 마취 시 120%, 만 1세 미만의 소아의 경우 100%, 만 1세 이상 만 6세 미만의 소아의 경우 50%를 가산한다. 〈개정 2019.9.1.〉

3) 장기이식수술마취, 심폐체외순환법 마취, 일측폐환기법 마취, 고빈도제트환기법 마취, 개흉적 심장수술 마취, 뇌종양, 뇌혈관질환에 대한 개두술 마취·중증외상환자에 대한 수술 마취 시에는 마취료 소정점수의 50%를 가산한다. 단, 만 70세 이상의 노인과 중복 가산하지 아니한다. 〈개정 2019.9.1.〉

4) 18시~09시 또는 공휴일에 응급진료가 불가피하여 마취를 행한 경우에는 소정점수의 50%를 가산한다. 이 경우 해당 마취를 시작한 시각을 기준으로 산정한다.

마취 일시	가산율
18시~09시	50%
공휴일	50%

5) 수술 중에 발생하는 우발사고에 대한 처치(산소흡입, 응급적 인공호흡) 또는 주사(강심제) 등의 비용은 별도 산정할 수 있으나, 그 밖의 경우에는 산소흡입, 응급적 인공호흡비용 및 EKG 모니터링료는 산정하지 않는다.
6) 동일 목적을 위하여 2 이상의 마취를 병용한 경우 또는 마취 중에 다른 마취법으로 변경한 경우에는 주된 마취의 소정점수만 산정한다.
7) 마취료에 분류되지 아니한 표면마취, 침윤마취 및 간단한 전달마취의 비용은 검사료, 처치 및 수술료 또는 치과 처치 및 수술료에 분류한 소정 시술료에 포함되므로 별도 산정하지 아니한다.

   ☞ 치과는 바-8 침윤마취 및 바-9 치과전달마취의 비용이 별도 분류되어 있어 산정한다.
8) 마취통증의학과 전문의 초빙료를 산정하는 경우에는 초빙된 마취통증의학과 전문의의 면허종류, 면허번호를 요양급여비용 청구명세서에 기재하고, 마취통증의학과 전문의가 서명 또는 날인한 마취기록지 사본을 비치하여야 한다.
9) 18시~09시, 토요일 및 공휴일에 의원(보건의료원 포함)·치과의원(보건의료원 포함) 외래에서 제9장(별표8)에 열거한 항목 또는 제10장(별표2)에 열거한 항목에 대하여 마취를 행한 경우에는 소정점수의 30%를 가산한다. 이 경우 해당 마취를 시작한 시각을 기준하여 산정하며, 산정지침 4)와 중복 가산하지 아니한다.
10) 미국마취과학회 신체상태 분류(ASA-PS) 3 이상 환자에 대한 수술 마취 시에는 마취료 소정점수의 50%를 가산한다. 단, 산정지침 2), 3)과 중복 가산하지 아니한다. 〈신설 2019.9.1.〉
11) 입원 중인 수술 시행일 체중이 1,500g 미만 소아에게 "처치 및 수술료 등(별표 12)"에 열거한 항목에 대하여 제1절 마취료를 행한 경우에는 마취료 소정점수의 300%를 가산한다.
12) 입원 중인 신생아 및 만1세 미만 소아에게 제9장(별표 12)에 열거한 항목에 대하여 제1절 마취료를 행한 경우에는 마취료 소정점수의 200%를 가산한다.

마취료 산정지침에 따라 마취료 가산항목을 요약하면 다음과 같다.

대상 및 마취 방법	가산율	
	병원	종합병원·상급종합병원
신생아	100%	120%
만 1세 미만의 소아	50%	100%
만 1세 이상 만 6세 미만의 소아	30%	50%
만 70세 이상의 노인	30%	
장기이식수술 마취	50% (주) 만 70세 이상의 노인과 중복 가산하지 않음	
심폐체외순환법 마취		
일측폐환기법 마취		
고빈도제트환기법 마취		
개흉적 심장수술 마취		
뇌종양, 뇌혈관질환에 대한 개두술 마취		
중증외상환자에 대한 수술 마취		
ASA-PS 3 이상 환자에 대한 수술 마취	50%	

마취료 세부산정지침은 다음 표와 같다.

행위 분류번호	코드	분류	산정지침
바-1		정맥마취	
	L0101	가. 전신마취	
	L0102	나. 부위(국소)마취	주 : 정맥 내 국소마취제를 주입하여 실시한 경우에 산정한다.
		다. 감시하 전신마취	주 : 마취통증의학과 전문의를 초빙하여 실시한 경우에는 초빙료로 1,415.18점을 산정한다. 다만, 종합병원인 요양기관 또는 마취통증의학과 전문의가 상근하고 있는 병·의원급 요양기관은 제외한다.
	L0103	(1) 마취관리기본[30분 기준]	
	L0104	(2) 마취유지	주 : 30분을 초과하여 마취관리를 지속시킨 경우에 매 15분 증가할 때마다 산정한다.
바-2		마취	
	L7990	주 : 마취통증의학과 전문의를 초빙하여 실시한 경우에는 초빙료로 1,415.18점을 산정한다. 다만, 종합병원인 요양기관 또는 마취통증의학과 전문의가 상근하고 있는 병·의원급 요양기관은 제외한다.	
		가. 마취관리기본[1시간 기준]	
	L1211	(1) 기관내삽관에 의한 폐쇄순환식 전신마취	
	L1212	(2) 마스크에 의한 폐쇄순환식 전신마취	

(계속)

행위 분류번호	코드	분류	산정지침
바-2	L1213	(3) 척수마취	
	L1214	(4) 경막외마취	
	L1215	(5) 상박신경총마취	
	L1216	(6) 척추경막외마취	
		나. 마취유지	주 : 1시간을 초과하여 마취관리를 지속시킨 경우에 매 15분 증가할 때마다 산정한다.
	L1221	(1) 기관내삽관에 의한 폐쇄순환식 전신마취	
	L1231	(상급종합병원) 기관 내 삽관에 의한 폐쇄순환식 전신마취	
	L1222	(2) 마스크에 의한 폐쇄순환식 전신마취	
	L1232	(상급종합병원) 마스크에 의한 폐쇄순환식 전신마취	
	L1223	(3) 척수마취	
	L1224	(4) 경막외마취	
	L1225	(5) 상박신경총마취	
	L1226	(6) 척추경막외마취	
바-3		마취 중 감시료	바-2중 감시를 실시한 경우에 산정한다. 다만, 산정지침 2), 3), 4), 9), 10)의 가산율은 적용하지 아니한다.
	L1310	마취 중 산소포화도감시	
	L1320	마취 중 중심정맥압감시	카테터 삽입료 포함
	L1330	마취 중 침습적동맥압감시	카테터 삽입료 포함

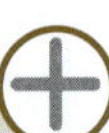

마취

- 전신마취 : 의식의 소실(消失)을 수반하는 통증의 제거를 말하며, 각종 마취약을 중추신경계에 작용시키는데 그 투여법에 따라 흡입마취법(마취유도와 회복이 빠르고 수술시간에 관계없이 마취를 유지할 수 있으므로 대부분의 수술 시에 시행)·정맥마취법·직장(直腸)마취법으로 구분된다.
- 국소마취 : 의식의 소실을 초래하지 않고 국소의 통증감각을 없애주는 것으로, 적용 방법에 따라서 표면마취제(코카인 등), 침윤마취제(프로카인 등), 전달마취제(트로파코카인 등), 척수마취제(에페드린 등) 등으로 분류된다. 말초에 해당하는 신경간(神經幹)에 작용시키는 신경블록 또는 전달마취법, 수술 부위에 주입하여 통증감각을 없애는 침윤마취법(浸潤痲醉法), 구강이나 인두(咽頭)의 점막 또는 안구점막에 직접 작용시키는 표면마취법이 있다.

7) 이학요법료

(1) 산정지침[전1]

① 기본물리치료료

(1) 물리치료를 실시할 수 있는 일정 면적의 해당 치료실과 장비를 보유하고 있는 요양기관에서 의사의 처방에 따라 상근하는 물리치료사가 실시하고 그 결과를 진료기록부에 기록한 경우에 산정한다.

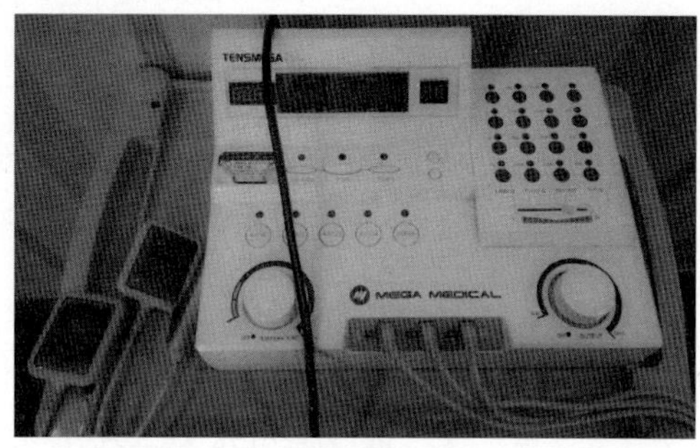

TENSE

(2) 실시횟수 : 사-101 표층열치료, 사-101-1 한냉치료, 사-104 경피적신경자극치료(TENS : 감각신경을 전기적으로 자극하여 통증 조절), 간섭파전류치료(ICT)는 외래 1일 1회, 입원 1일 2회.

(3) 표층열치료와 심층열치료를 동시에 실시한 경우 표층열치료는 50% 산정, 단순운동치료는 10분 이상 실시한 경우 인정한다.
- 사-101 표층열치료 : 온습포(Hot pack), 적외선치료
- 사-102 심층열치료[1일당] : 초음파치료(Ultra Sound), 극초단파치료, 초단파치료

(4) 사-105 마사지치료(1일당) : 근마비로 인한 연부조직위축, 감염 및 외상으로 인한 연부조직 유착을 개선하기 위하여 수기로 20분 이상 실시한 경우에 산정한다.

(5) 사-106 단순운동치료(1일당)
① 근육기능장애와 관절기능장애에 대해 각종 운동, 자세교정운동 등을 포함하여 10분 이상 실시한 경우에 산정한다.
② 운동치료 또는 재활기능치료와 동시에 실시하는 경우에는 주된 항목의 소정점수만 산정한다.

② 단순재활치료료

(1) 재활의학과, 정형외과, 신경외과, 신경과 또는 외과 전문의, 마취통증의학과 및 흉부외과가 상근하여야 하며, 해당 전문의 또는 전공의의 처방에 따라 상근하는 물리치료사가 실시하고 진료기록부에 기록한 경우에 산정한다.

(2) 간헐적 견인치료, 전기자극치료는 1일 2회 이상 실시한 경우에도 외래는 1일 1회, 입원은 1일 2회만 산정한다

③ 전문재활치료료

(1) 재활의학과 전문의가 상근하고, 해당 전문의 또는 전공의의 처방에 따라 상근하는 물리치료사(작업치료, 일상생활동작 훈련치료, 재활사회사업, 연하장애재활치료 제외) 또는 해당분야 전문치료사(작업치료사는 작업치료, 일상생활동작 훈련치료, 연하장애재활치료에 한하고, 사회복지사는 재활사회사업에 한함)가 실시하고 그 결과를 진료기록부에 기록한 경우에 산정한다.

(2) 중추신경계 발달재활치료, 작업치료, 신경인성 방광훈련치료, 기능적 전기자극치료, 재활기능치료는 1일 2회 이상 실시한 경우에도 외래는 1일 1회, 입원은 1일 2회만 산정한다.

(3) 위 (1)의 규정에도 불구하고 단순작업치료와 복합작업치료는 정형외과 또는 신경외과 전문의가 상근하고, 해당 전문의 또는 전공의의 처방에 따라 작업치료사가 실시하고 그 결과를 진료기록부에 기록한 경우에도 산정할 수 있다.

(4) 위 (1)의 규정에도 불구하고 근막동통유발점 주사자극치료는 재활의학과 전문의 또는 동통재활분야 교육을 이수한 의사가 직접 실시한 경우에 산정한다.

8) 정신요법료

(1) 산정지침[건1]

1) 정신요법료는 정신건강의학과 전문의가 정신건강의학과 환자에게 행한 경우에 산정하되 반드시 분류항목별 치료행위에 관한 내용을 진료기록부 등에 기록한 경우에 산정할 수 있다.

2) 위 1)의 규정에도 불구하고 다음의 분류항목은 정신건강의학과 전문의 지도하에 정신건강의학과 전공의가 실시한 경우에도 산정할 수 있다.

(1) 개인정신치료V(아-1-마), 역동상호작용적 집단정신치료(아-2-나), 약물이용면담(아-5), 인지행동치료 개인(아-6-가)

(2) 개인정신치료 I(아-1-가), 개인정신치료 II(아-1-나), 개인정신치료III(아-1-다), 개인정신치료IV(아-1-라), 가족치료(아-3), 전기충격요법(아-7), 지속적 수면요법(아-8)

3) 위 2)에서 규정한 분류항목 이외는 정신건강의학과 전문의 지도하에 정신건강의학과 전공의 또는 상근하는 정신건강전문요원이 실시한 경우에도 산정할 수 있다. 다만, 정신의학적 사회사업(아-11)은 사회복지사가 직접 실시한 경우에만 산정한다.

9) 처치 및 수술료 등

(1) 산정지침[건6,건9]

1) 18시~09시 또는 공휴일에 응급진료가 불가피하여 처치 및 수술을 행한 경우에는 소정점수의 50%를 가산한다. 다만, 22시~06시에 분만을 시행한 경우에는 소정점수의 100%를 가산한다. 이 경우 해당 처치 및 수술을 시작한 시각을 기준하여 산정한다.
2) 지침에 기재되지 아니한 처치 및 수술로서 간단한 처치 및 수술의 비용은 기본진료료에 포함되므로 별도 산정하지 아니한다.
3) 지침에 기재되지 아니한 처치 및 수술로서 위 2)에 해당되지 아니하는 처치 및 수술료는 지침에 기재되어 있는 처치 및 수술 중에서 가장 비슷한 처치 및 수술 분류항목의 소정점수에 의하여 산정한다.
4) 대칭기관(눈, 귀, 난소 등)에 관한 처치 및 수술 중 "양측"이라고 표기한 것은 "양측"을 시술할지라도 소정점수만 산정한다.
5) 동일 피부 절개 하에 2가지 이상 수술을 동시에 시술한 경우 주된 수술은 소정점수에 의하여 산정하고, 제2의 수술부터는 해당수술 소정점수의 50%(병원급 이하) 또는 70%(종합병원 이상)를 산정한다. 다만 주된 수술 시에 부수적으로 동시에 실시하는 수술의 경우에는 주된 수술의 소정점수만 산정한다.

> (예시)
> 병원급 의료기관에서 동일 절개부위를 동시에 실시할 때, 물갈퀴 손가락 수술의 경우에 1번 손가락은 소정점수의 100%, 2~5번 손가락은 소정점수의 50%를 산정한다.

동일 피부 절개하에 2가지 이상 수술 시 수가 산정방법

2가지 이상 수술이란 서로 다른 수술로 별도 소정점수의 산정이 가능한 경우를 의미함

[보건복지부 고시 제2014-126호, 2014.8.1. 시행]

2가지 이상의 수술 시 수기료 산정방법

1. 동일 절개하에서 2가지 이상 수술을 동시에 시술한 경우 주된 수술이란 2가지 이상 수술 중 소정금액이 높은 수술을 기준으로 한다. 이 경우 "소정금액" 이란 제9장 처치 및 수술료 등의 각 분류항목에 기재된 금액을 말함
2. 동일 피부 절개하에 해당 과를 달리하여 각각 다른 병변을 수술한 경우, 진료전문과목이 다르더라도 동일 마취하에 연속하여 수술을 하는 것이므로 제9장 처치 및 수술료 등[산정지침] (6)항에 의거하여 주된 수술 100%, 그 외 수술 50% 〔종합병원(상급종합병원 포함)은 70%〕를 산정함

[보건복지부 고시 제2014-126호, 2014.8.1. 시행]

6) 근접하고 있는 다발성 절종을 수개 처에서 절개한 경우나 동일 검내에 존재하는 맥립종, 산립종의 수술 등은 1회 절개로 간주한다.

7) 수술은 개시하였으나 병상의 급변 등 부득이한 사유로 인하여 중도에서 중단하여야 할 경우에는 수술의 중단까지와 시술 상태가 가장 비슷한 항목의 수술료를 산정한다.

8) 처치 및 수술 등에 레이저를 이용한 경우에도 각 분류항목의 소정점수만을 산정한다.

9) 각 분류항목의 처치 및 수술 등에 내시경을 이용한 경우 내시경료는 소정 시술료에 포함되므로 별도 산정하지 아니한다.

(예시)
자-762 내시경적 상부소화관 출혈지혈법을 시행한 경우 소정 시술료에 내시경료가 포함되어 있으므로 별도로 내시경료를 산정하지 않는다.

10) 처치 및 수술 시에 사용된 약제 및 치료재료대는 소정점수에 포함되므로 별도 산정하지 아니한다. 다만, 다음에 열거한 약제 및 치료재료대는 「약제 및 치료재료의 구입금액에 대한 산정기준」에 의하여 별도 산정한다.

- 인공식도·인공심장판막·인공심폐회로·인공심박기
- 인조혈관·인공관절·골, 관절의 수복 또는 결손보철용 인공재료[체내유치]
- 인공수정체·조직대용인조섬유포·1회용 혈산화기
- 동정맥간도회로·경정맥용 심박기선전극·심근부착용 심박기도선전극
- 심장수술용 카테터·혈관내수술용 카테터·담석제거용 카테터
- 뇌동맥류 수술용 클립·체내고정용 나사, 고정용 금속핀, 고정용 금속선, 고정용 못
- 지속적 주입, 지속적 배액 및 지속적 배기용 도관[체내유치]
- 폴리비닐, 호루말 등 충전술 사용재료·고주파신경자극기[수술 삽입 시만 인정]
- 고정용 신축성붕대
- 개심술, 안면수술 등 장관이 정한 처치 및 수술 시 사용한 봉합사
- 일반처치 또는 수술 후 처치(자-2-1), 피부과처치(자-18), 화상처치(자-18-1), 위세척(자-590)에 사용된 생리식염수[단, 총사용량이 500mL 이상인 경우에 한함]
- 피부과처치(자-18) 또는 화상처치(자-18-1) 시 사용된 연고, 처치 및 수술 시 사용된 인체주입용 약제(단, $KMnO_4$ 등의 소독약제는 소정 처치 및 수술료에 포함되므로 별도 산정하지 않음)

- 레이저 시술 중 장관이 별도로 인정한 "레이저 시술"에 소요된 레이저 재료대
- 처치 및 수술료, 캐스트료 분류항목에 별도 표기한 경우
- 기타 중 장관이 별도로 인정한 약제 및 치료재료(인체조직 포함)

11) 특정 항목에 대해 외과 전문의가 시행한 경우에는 소정점수의 20% 또는 30%를 가산한다.

12) 특정 항목에 대해 흉부외과 전문의가 시행한 경우 소정점수의 20%, 30%, 70% 또는 100%를 가산한다.

13) 입원중인 신생아에게 처치 및 수술을 행한 경우에는 해당 항목 소정점수의 100%를 가산하되, 상급종합병원·종합병원은 120%를 가산한다. 〈시행 2018.7.1.〉

14) 입원중인 만 1세 미만 소아에게 처치 및 수술을 행한 경우에는 해당 항목 소정점수의 50%를 가산하되, 상급종합병원·종합병원은 100%를 가산한다. 〈시행 2018.7.1.〉

15) 입원 중인 만 1세 이상 만 6세 미만 소아에게 처치 및 수술을 행한 경우에는 해당 항목 소정점수의 30%를 가산하되, 상급종합병원·종합병원은 50%를 가산한다. 〈시행 2018.7.1.〉

16) 특정 항목에 대하여 성형외과 전문의가 시행한 경우에는 소정점수의 50%를 가산한다.

17) [기관, 기관지 및 폐], [소화기내시경 하 시술]의 항목 중 진정내시경 환자관리료의 「요양급여의 적용기준 및 방법에 관한 세부사항」에 따라 진정내시경을 실시한 경우 진정내시경 환자관리료의 소정점수 및 주항의 가산율을 적용한다.

18) 18시~09시, 토요일 및 공휴일에 의원(보건의료원 포함)·치과의원(보건의료원 포함) 외래에서 특정항목을 행한 경우에는 소정점수의 30%를 가산한다.

19) 특정항목에 대해 신경외과 전문의가 시행한 경우에는 해당 항목 소정점수의 항목별 5%, 10%, 15%를 가산한다.

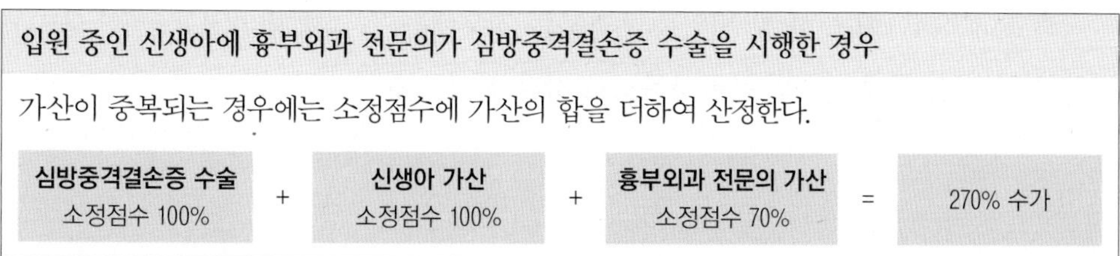

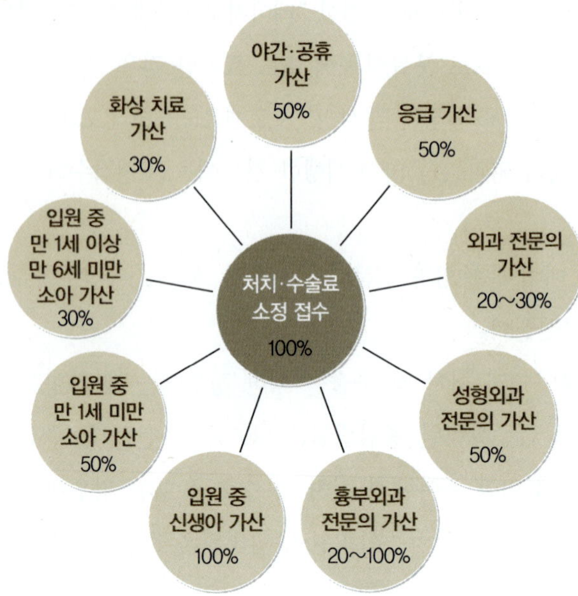

그림 7.2 처치 및 수술료의 가산

처치 및 수술료 참고사항[건9]

① 생검과 같은 검사 목적 후의 간단한 처치는 불인정. 즉 치료 및 수술로서의 진료 후 처치행위는 인정한다.

② 단순처치(dressing) : 동일 부위 1일 1회만 인정. 부위별 인정을 받기 위해서는 경과기록 및 간호기록이 중요하다.

③ 천자 생검 등 : 부위별로 별도 코드로 운용한다.

④ 경과기록, 수술기록, 간호기록이 중요하다.

(2) 자-1 절개술(Incision) : 체(體) 조직을 칼 등으로 잘라 열어 헤치는 것

1) 절개술의 길이는 절개창의 길이에 의한다.

2) 근접하지 아니한 여러 부위에 절개술을 시행하는 경우에는 전신을 두부, 복부, 배부, 좌·우·상·하지의 7부위별로 구분하여 각 부위별로 소정점수를 각각 산정한다.

3) "주 2)"의 각 부위 내에 절개창이 둘 이상일 때 여러 절개창이 4″×4″ 거즈 범위 내에 포함되는 경우에는 제1범위(1cm, 1cm 이상~2cm 미만, 2cm 이상) 분류항목을 산정하고, 4″×4″ 거즈 한 장 범위를 초과하는 경우에는 두 장째 범위(봉합술마다 다르다)부터 1범위당 제2범위의 분류항목으로 각각 산정한다.

자-1. 절개술	
자-1-가. 안면 또는 경부	
(1) 제1범위	(가) 1cm 미만
	(나) 1cm 이상~2cm 미만
	(다) 2cm 이상
(2) 제2범위부터[1부위당]	(가) 1cm 미만
	(나) 1cm 이상~2cm 미만
	(다) 2cm 이상

(3) 자-2 창상봉합술(Suture of the Wound)

1) 근접하지 아니한 여러 부위에 창상봉합술을 시행하는 경우에는 전신을 두부, 복부, 배부, 좌우상하지의 7부위로 구분하여 각 부위별로 소정점수를 각각 산정한다.

2) "주 1)"의 각 부위 내에 창상봉합부위가 둘 이상일 때 여러 창상봉합부위가 4″×4″ 거즈 범위 내에 포함되는 경우에는 제1범위 분류항목을 산정하고, 4″×4″ 거즈 한 장 범위를 초과하는 경우에는 두 장째 범위부터 1범위당 제2범위의 분류항목으로 각각 산정한다.

(4) 자-2-1 일반처치 또는 수술후처치 등[1일당]

1) 수술 후 처치료는 수술 다음날부터 산정한다.

2) 사용된 거즈, 탈지면, 붕대, 반창고의 비용은 소정점수에 포함되므로 별도 산정하지 아니한다.

3) 같은 날 단순처치 또는 염증성 처치 여러 부위에 실시한 경우에는 두부, 복부, 배부, 좌·우·상·하지 7부위로 구분하여 각 부위별로 소정점수를 1회 산정한다.

(1) 창상처치[Wound Dressing]

- 단순처치(Simple Dressing) : 수술창의 처치(경미한 염증 포함), 열상 및 좌상의 처치에 산정한다.

[참고] 좌상, 염좌, 열상

- 좌상(strain) : 근육이 힘줄(tendon)이 늘어나거나 찢어지는 현상
- 염좌(sprain) : 인대(ligament)가 늘어나거나 찢어지는 현상
- 열상(laceration) : 찰과상

• 염증성 처치(Infectious Wound Dressing) : 수술창의 심한 염증 처치, 심한 욕창, 염증이 심한 상처의 처치에 산정한다.

»좌상(contusion) : 타박상, 열상(laceration) : 찰과상

(5) 자-4-1 하기도 증기흡입치료[1일당]

1) 천식이나 COPD(만성폐쇄성폐질환)의 급성악화기, 급성세기관지염의 호흡곤란치료에 실시 시 인정한다.
2) 1일 1회 산정을 원칙으로 하되, 소아, 노인, 안면마비, 의식불명 등 일반흡입체 사용이 곤란한 환자의 천식발작 치료 시에는 1일 3회, 천식 지속상태 치료 시에는 1일 6회까지 산정한다.
3) 인공호흡기에 일부 Nebulizer 기구 등을 연결하여 하기도 증기흡입치료를 실시한 경우 자-4-1 하기도 증기흡입치료는 별도 인정하지 않는다.

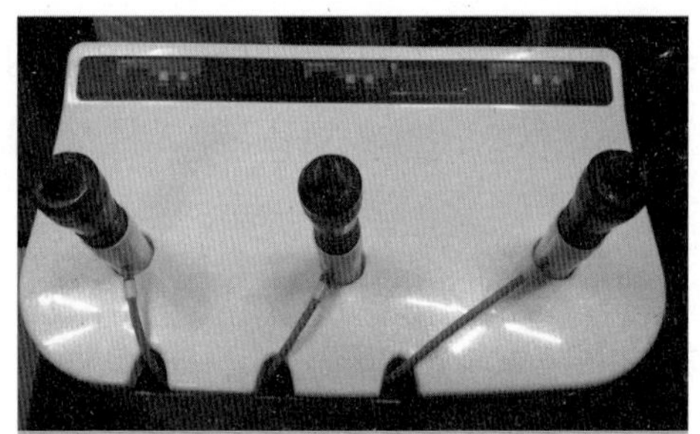

Nebulizer 기구

(6) 자-5 도뇨(1회당)[Nelaton Catheterization] (1일 최대 4회까지 인정)

여러 가지 원인으로 방광 안에 괸 오줌이 전혀 나오지 않거나 일부가 밖으로 나오지 않을 때 카테터를 사용하여 배출시킨다. 카테터는 요도를 통하여 방광 안에 넣는다.

(7) 자-6 유치카테터 설치[Foley Catheterization]

무의식이나 척추손상 환자의 요(尿) 정체를 예방하기 위해 시행되며, 1주 이상 유치해야 할 상병에 한하여 2주에 1개를 별도 산정함을 원칙으로 하되, 유치카테터의 기능 이상, 폐색, 요로감염 등이 있는 경우에는 추가 산정한다.

(8) 자-18 피부과처치[1일당]

1) 농가진(고름딱지증), 감염성피부질환 등에 Wet Dressing 또는 Soaking을 행한 경우,

대상포진에 실시한 경우에 산정한다.

2) 피부연고 도포 등 단순한 피부처치는 기본진료료에 포함되므로 별도 산정하지 않는다.

3) 사용된 거즈, 탈지면, 붕대, 반창고의 비용은 소정점수에 포함되므로 별도 산정하지 않는다.

(9) 자-18-1 화상처치[1일당]

1) 화상의 범위(Rule of Nines) : 총 신체면적을 100%로 하고 신체를 9등분으로 나누어 머리와 목을 각각 9%, 몸통 앞과 뒤 각각을 18%, 왼쪽과 오른쪽 상지 각각을 9%, 왼쪽과 오른쪽 하지 각각을 18%, 회음부를 1%로 정하여 화상 입은 피부 표면적을 예상한다.

2) 화상

① 1도 화상 : 표피층만 손상된 상태이며 수상 후 상처부위에 홍반증을 동반한다.

② 2도 화상 : 표피 전부와 진피의 대부분을 포함한 손상으로 수포를 형성하며 피하조직의 부종을 동반한다.

③ 3도 화상 : 표피, 진피의 전 층과 피하지방층까지 손상이 파급된 상태로서 창상부위의 조직괴사가 심하여 부종도 2도 화상에 비해 심하다.

3) 화상부위가 수 개 부위일 경우에는 수 개 부위의 화상범위를 합하여 산정하되 화상범위 산정 시 1도 화상 범위는 제외한다.

4) 사용된 거즈, 붕대의 재료대는 별도 산정하되 탈지면, 반창고 등의 비용은 소정점수에 포함되므로 별도 산정하지 않는다.

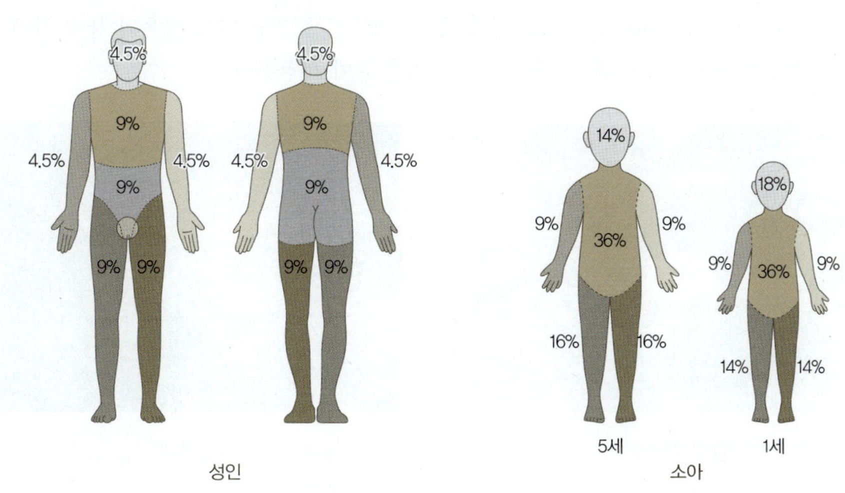

그림 7.3 9의 법칙(Rule of Nines)

(10) 자-435 분만

만 35세(분만이 완료된 시점에서의 연령으로 적용) 이상 산모에 대하여 소정점수의 30%를 추가 가산하며, 다만, "장애인으로 등록되어 있는 장애인에 대하여 소정점수의 50%를 가산받는 경우"에는 35세 이상 산모의 30%를 추가 가산 적용받지 아니하며, 50% 가산 적용만 받는다(2013년 2월 15일 시행). 또한 만 35세 이상 산모 및 장애인 산모의 분만의 경우 공휴 및 야간가산도 적용받는다.

(11) 캐스트료 산정지침

캐스트(cast)료란 석고붕대를 사용할 때 소요되는 비용이다.

1) 만 1세 미만의 소아에 대하여는 소정점수의 50%를 가산하며, 만 1세 이상 만 6세 미만의 소아에 대하여는 소정점수의 30%를 가산한다. 〈시행 2017.7.1.〉
2) 18시~09시 또는 공휴일에 응급진료가 불가피하여 시술을 행한 경우 소정점수의 50%를 가산한다.
3) 석고붕대 또는 합성캐스트는 실사용 개수 및 규격에 불문하고 「부위별 석고붕대 사

스플린트(splint)와 캐스트(cast)

작은 골절과 부상 주위가 부푼 경우 그리고 치료시간이 비교적 짧은 경우 스플린트(반깁스)를 사용하고, 강하게 압박이 필요한 경우 그리고 치료시간이 오래 걸릴 경우 캐스트(통깁스)를 사용한다. 보통 상처가 있거나 부종이 심한 골절 초기인 경우 스플린트를 적용하고 나서 캐스트를 적용한다.
스플린트는 부목의 역할을 하고 탄력붕대를 사용하지만, 캐스트는 시술할 부위에 stockinet를 씌운 후 먼저 솜 붕대(cotton bandage)로 감은 후, 캐스트를 꺼낸 다음 상온의 물에 약 5~10초 동안 담근 후 물기를 털어낸 후 환부에 여러 겹을 감아 사용한다.

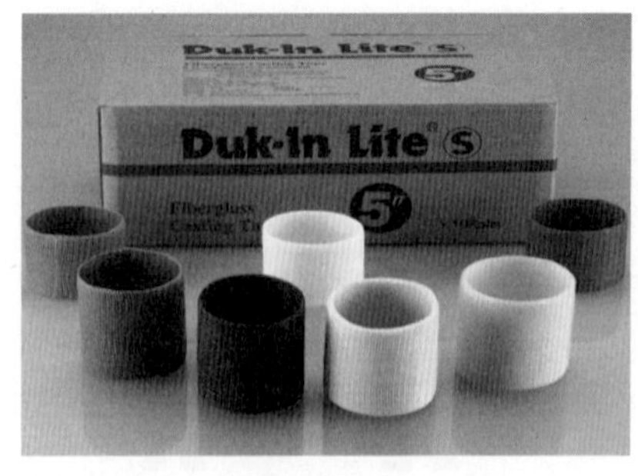

합성 캐스트

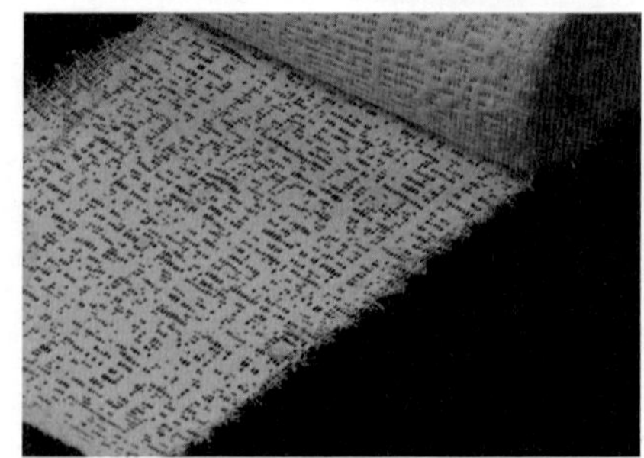
석고붕대

용기준」 또는 「부위별 합성캐스트 사용기준」에 의한다.

4) 캐스트에 사용된 석고붕대, 합성캐스트, 외고정용 소모성 치료재료(합성수지 Splint, 석고 Splint roll), Cast heel, 고정용 신축성 붕대의 재료대는 별도 산정하되, Stockinet, Cotton bandage, Cast wire, Cast remove wire 등의 재료대는 소정 캐스트료에 포함되므로 별도 산정하지 아니한다.

5) Cast heel, 고정용 신축성 붕대는 실사용한 개수 및 규격에 따라 산정한다.

10) 치과 처치·수술료

(1) 산정지침[건1]

1) 18시~09시 또는 공휴일에 응급진료가 불가피하여 시술을 행한 경우 소정점수의 50%를 가산한다.

2) 이 장 및 "처치 및 수술료등"에 기재되지 아니한 구강연조직 질환의 처치는 기본진료료에 포함되므로 별도 산정하지 아니한다.

3) 동일 피부절개 하에 2가지 이상 수술을 동시에 시술한 경우 주된 수술은 소정점수에 의하여 산정하고, 제2의 수술부터는 해당 수술 소정점수의 50%, 상급종합병원·종합병원·치과대학부속치과병원은 해당 수술 소정점수의 70%를 산정한다. 다만, 주된 수술 시에 부수적으로 동시에 실시하는 수술의 경우에는 주된 수술의 소정점수만 산정한다.

4) 상·하악골 악성종양 절제술 시행 시 경부의 림프절청소술을 병행한 경우에는 경부림프절청소술(자-211) "주"의 소정점수를 별도 산정한다.

5) 각 분류항목의 처치 및 수술 등에 레이저를 이용한 경우에도 각 분류항목의 소정점수만을 산정한다.

6) 처치 및 수술에 사용된 약제 및 치료재료대는 소정점수에 포함되므로 별도 산정하지 아니한다.

7) 특정항목(33개)을 상급종합병원·치과대학부속치과병원에서 시행한 경우에는 해당항목 소정점수의 30%를 가산하여 산정한다.

8) 18시~09시, 토요일 및 공휴일에 의원(보건의료원 포함)·치과의원(보건의료원 포함) 외래에서 특정항목을 행한 경우에는 소정점수의 30%를 가산한다. 이 경우 해당 항목을

시작한 시각을 기준하여 산정하며, 산정지침 1)과 중복 가산하지 아니한다.

(2) 치아질환 처치

1) 만 8세 미만의 소아에 대하여 소정점수의 30%를 가산한다.

2) 차-1 보통처치[1치 1회당] : 약제 및 임시충전 비용이 포함되므로 별도 산정하지 아니한다.

3) 차-13 충전[1치당]

(1) 아말감 충전 및 복합레진 충전(글래스아이오노머시멘트(II) 충전 포함)을 즉일 충전처치, 치수절단, 당일 발수근충, 근관충전 후 당일에 실시한 경우에는 소정점수를 별도 산정한다.

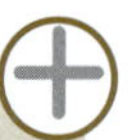

치아의 내부구조

치아는 크게 치관과 치근으로 구분한다.

- 치관(crown) : 치아의 윗부분으로 눈으로 보이는 부분
- 치근(root) : 치아의 뿌리 부분으로 잇몸 속에 있어 눈으로 확인할 수 없는 부분
- 법랑질(enamel) : 치아를 덮고 있는 치관의 제일 바깥부분으로 우리 인체에서 가장 튼튼한 경조직성 조직으로 96% 무기질로 구성되며, 치아 내부를 보호
- 상아질(dentin) : 인체의 골조직과 가장 유사한 조직. 법랑질보다는 약하고 백악질보다는 강함. 담황색 또는 황백색 불투명
- 치수(pulp) : 치아의 중심부에 위치한 연조직성의 고유조직. 상아질을 형성하고, 치아에 영양을 공급하는 혈관과 지각을 담당하는 신경을 함유
- 백악질(cementum) : 치아를 치조골에 고정시키는 역할. 골조직보다는 단단하나 법랑질보다는 강도가 약하다. 백색, 약간 불투명한 조직
- 치근막(periodontal menbrane=치주인대, periodontal ligament) : 치아의 백악질과 치조골이 연결되도록 하는 결합조직. 외부의 압력이나 장력에 치아가 충분히 견딜 수 있도록 힘을 분산, 완충작용
- 치조골(alveolar bone) : 치아가 식립(植立)되어 있는 상악골과 하악골

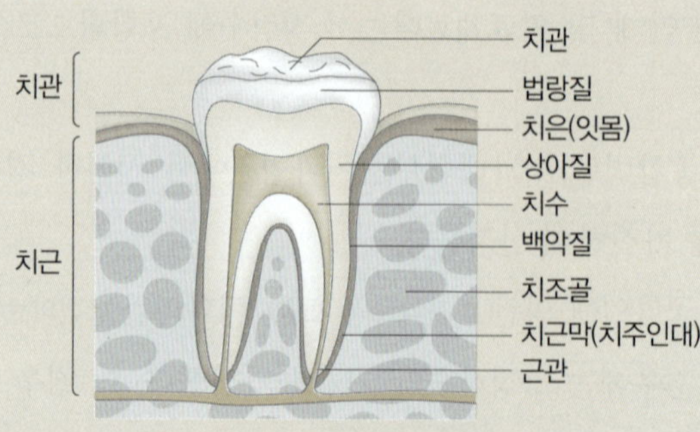

(2) 광중합형 복합레진 충전을 치수절단, 당일 발수근충, 근관충전 후 당일에 실시한 경우에는 소정점수를 별도 산정한다.

(3) 동일 치아에 2와동 이상의 충전을 실시한 경우에는 각 와동에 대한 면수를 합산하여 산정하되, 단 동일면에 국한한 2와동 이상의 충전을 실시한 경우에는 와동수에 관계없이 1면으로 산정한다.

11) 보건기관의 진료수가[전1]

(1) 산정지침

1) 보건기관의 진료수가는 방문당으로 한다.

2) 방문당이란 수진자가 보건기관을 방문하여 진료를 받는 경우 또는 진료 요청에 의해서 의료인력이 환자 가정을 방문하여 진료를 행하는 경우를 말하며 환자의 성별·연령·특성, 질병의 종류, 합병증의 유무, 진료소요시간 등을 불문한다.

3) 1회 방문당 수가에는 초·재진 불문하고 진찰, 처방, 각종 검사, 처치·수술 등의 비용이 포함되어 있다.

4) 방문당 수가는 초진 또는 재진을 구분하지 아니하며, 동시에 2가지 이상의 상병에 대하여 각각 진료를 행한 경우에도 방문당 수가는 1회만 산정한다.

5) 의과·치과·한방과별로 각각 진료를 행한 경우에는 방문당 수가를 각각 산정한다. 다만, 진료담당의사(한의사)가 진료상 필요에 의하여 한방진료(양방진료)를 의뢰하여 한·양방진료를 같이 받았을 때는 의과방문당 수가(한방방문당 수가)를 1회만 산정한다.

6) 조산료는 보건기관에 방문하거나 조산 요청에 의하여 의료인력이 환자 가정을 방문하여 조산한 경우에 산정한다.

7) 조산료에는 입원료, 투약 및 주사료, 간단한 봉합 등의 처치, 검사, 약제 및 소모품의 비용이 포함되어 있으므로 별도 산정하지 아니한다.

8) 퇴원후 산후치료를 위한 진료는 퇴원익일부터 1회 방문당 수가를 산정한다.

9) 보건소 또는 보건지소에서 입원진료를 행한 경우 입원료는 의원급 입원료를 산정하되, 입원료를 제외한 입원진료비는 입원 1일당 해당 의과 또는 치과진료비의 1회 방문당 수가와 1일 투약 시 수가를 산정하며, 퇴원 시 투약분은 투약일수에 따른 소정점수를 산정한다.

10) 피임시술(정관절제술 또는 결찰술, 자궁내장치삽입술, 난관결찰술)을 시행한 경우에는

"제9장 제1절"에 분류된 해당 항목(자-389-1-라, 자-427, 자-434)에 의하여 산정한다. 다만, 보건진료소는 자궁내장치삽입술(자-427)만 산정할 수 있다.

11) 보건지소에 방사선진단과 임상병리검사를 실시할 수 있는 시설 및 장비를 보유하고 방사선사와 임상병리사가 상근하면서 해당 의료기사 업무에 종사하는 경우에는 보건소의 수가를 산정한다.

12) 보건소 및 보건지소를 방문하여 의약분업에 따른 처방전을 발급받아 약국 또는 한국희귀·필수의약품센터에서 주사제 등의 약품을 구입한 후 투약을 위하여 당일에 재방문한 경우에는 당초 방문진료행위에 포함되므로 별도의 방문당 수가를 산정하지 아니한다.

12) 한방 검사료, 시술 및 처치료[건1]

(1) 한방 검사료 산정지침

1) 검사에 소요된 재료대는 검사료의 소정점수에 포함되므로 별도 산정하지 아니한다.
2) 최초 진단 시와 최종 치료여부 확인 시 실시한 경우에는 외래·입원, 실시횟수를 불문하고 각 1회 산정할 수 있다.
3) 염좌·골절·탈구 등과 같이 상병 원인이 확실하고 내과적 진찰을 필요로 하지 않는 경우에는 산정하지 아니한다.

(2) 한방 시술 및 처치료 산정지침

1) 침, 구(뜸), 부항술은 1일 2회 이상 시술한 경우에도 외래는 1일 1회, 입원은 1일 2회 산정한다.
2) 침술은 1일 3종 이내로 산정하되 "하-3 안와내 침술" 내지 "하- 투자법 침술", "하-10 레이저 침술"은 2종 이상 시술하더라도 주된 침술은 소정점수를 산정하고, 제2의 침술은 소정점수의 50%만 산정한다.
3) 신생아(생후 4주 이내)에게 침술을 시술한 경우에는 소정점수의 100%를 가산하고, 만 1세 미만의 소아에게 침·구·부항술을 시술한 경우에는 소정점수의 50%, 만 1세 이상 만 6세 미만의 소아에게 침·구·부항술을 시술한 경우에는 소정점수의 30%를 가산한다. 〈시행 2017.7.1.〉
4) 18~09시 또는 공휴일에 응급진료가 불가피하여 시술 및 처치를 행한 경우에는 소

정점수의 50%를 가산한다.

5) 시술료의 시술 시 사용된 재료대는 소정 시술료에 포함되므로 별도 산정하지 아니하나, 부항술-자락관법(하-31-나)에 사용된 1회용 부항컵과 고정용 신축성 붕대 및 처치료의 처치 시 사용된 재료대는 "약제 및 치료재료의 비용에 대한 결정기준"에 의하여 별도 산정한다.

13) 약국 약제비[건1]

(1) 산정지침

1) 투약 시 사용된 용기(투약병, 연고곽, 안약병, 포장지 등 포함)의 재료대는 조제료 소정점수에 포함되므로 별도 산정하지 아니한다.

2) 약국에서 의사 또는 치과의사의 처방전에 의하지 아니하고 조제하는 경우에는 약국관리료(약-1), 조제기본료(약-2), 복약지도료(약-3), 처방전에 의하지 아니한 조제료(약-4-나), 의약품관리료(약-5) 및 퇴장방지의약품사용장려비(약-6)를 산정할 수 있으며, 퇴장방지의약품사용장려비는 장관이 별도로 정하는 "퇴장방지의약품 목록"에 해당하는 의약품을 사용하여 조제한 경우에 산정한다.

3) 약국 또는 한국희귀·필수의약품 센터에서 의사 또는 치과의사의 처방전에 의하여 조제하는 경우에는 약국관리료(약-1), 조제기본료(약-2), 복약지도료(약-3), 처방전에 의한 조제료(약-4-가), 의약품관리료(약-5)를 산정할 수 있다. 다만, 주사제 단독 투약시에는 의약품관리료(약-5)만 산정한다. 다만, 주사제에 대해서는 다음과 같이 한다.

㈎ 주사제 단독투약시에는 의약품관리료(약-5)만 산정한다.

㈏ ㈎의 규정에도 불구하고 자가투여주사제를 단독 투약하는 경우에는 약국관리료(약-1), 조제기본료(약-2), 복약지도료(약-3), 처방전에 의한 조제료(약-4-가), 의약품관리료(약-5)를 산정할 수 있다.

4) 동일 환자에 대하여 2매 이상의 처방전에 의하여 조제하는 경우에는 약국 관리료(약-1), 조제기본료(약-2), 복약 지도료(약-3), 조제료(약-4-가) 및 의약품 관리료(약-5)는 각각 산정한다.

5) 의약분업 예외지역에서 동일환자에 대하여 동일 요양기관에서 1일 2회 이상 직접조제·투약하는 경우에는 약국관리료, 조제기본료는 1회만 산정하고 복약지도료, 조제

료, 의약품관리료 및 퇴장방지의약품사용장려비는 각각 산정한다.

6) 처방전에 의하지 아니한 조제료는 「약사법 시행규칙」 제44조제3항제2호에 따라 다음과 같이 한다.

(가) 전문의약품을 포함하여 조제하는 경우에는 1회 3일분을 초과할 수 없다.

(나) 마약, 향정신성의약품, 한외마약, 보건복지부장관이 의약품의 안전한 사용을 위하여 고시하는 품목과 식품의약품안전처장이 오남용의 우려가 현저하다고 인정하여 고시하는 품목에 대해서는 산정할 수 없다.

7) 약국관리료(약-1) 및 의약품관리료(약-5)에는 의약품의 구입, 재고관리 등에 관한 비용이 포함된 바, 의사 또는 치과의사가 처방한 의약품이 없어 다른 약국 또는 의약품 도매상 등으로부터 해당 의약품을 긴급하게 구입하거나 배송받아 조제하는 경우에도 별도의 비용을 산정할 수 없다.

8) 공휴일, 토요일(13시~) 및 야간가산 : 조제 기본료(약-2), 복약 지도료(약-3) 및 조제료(약-4) 소정점수의 30%를 가산한다.

9) 만 6세 미만의 소아에 대하여 20시~익일 07시에 조제·투약하는 경우에는 조제기본료(약-2), 복약지도료(약-3) 및 조제료(약-4) 소정점수의 100%를 가산한다.

10) 만 6세 미만의 소아에 대하여 조제·투약하는 경우 조제기본료(약-2)에 6.67점을 가산한다. 다만, 제형변경이 불가피하여 가루약으로 조제·투약하는 경우[약-4-가(1) 「주1」 및 약-4-나(1) 「주2」]와 중복하여 산정하지 아니한다.

(2) 약-1 약국관리료, 약-2 조제기본료, 약-3 복약지도료 : 방문당

(3) 약-4 조제료

1) 처방전에 의한 조제료

(1) 내복약 : 일단위(16일 이후부터는 5일씩)

(2) 외용약 : 처방전 매수, 진료과목 수, 품목 수, 투약량, 투약일수 등 불문하고 소정점수를 산정한다.

2) 처방전에 의하지 아니한 조제료 : 내복약(1일당), 외용약(1회당)

(4) 약-5 의약품관리료

약국 의약품관리료가 조제일수에서 방문당으로 변경되었고, 인하분만큼 약국 조제료를 인상하였다. 마약류를 포함하여 조제·투약하는 경우에는 7.05점을 산정한다.

(5) 약-6 퇴장방지의약품 사용장려비

"약제 급여·비급여 목록 및 급여 상한금액표"에 별도로 명시된 금액을 산정한다.

14) 전혈 및 혈액성분제제료[전1]

(1) 산정지침

1) 「혈액관리법」 제11조의 규정에 의하여 장관이 별도로 고시한 항목과 점수로 산정한다.

2) 수혈에 소요되는 약제 및 재료대(1회용 주사기, 1회용 주사침, 나비침, 정맥내 유치침, 수액세트, 혈액 bag 등)는 소정금액에 포함되므로 별도 산정하지 아니한다. 다만, 정맥내 유치침을 사용한 경우에는 "마-5-주-1"에 따라 산정하며, 다음의 경우에는 "약제 및 치료재료의 구입금액에 대한 산정기준"에 의하여 별도 산정한다.

   (1) 백혈구여과제거적혈구 및 백혈구여과제거혈소판의 경우에 사용된 약제 및 재료대

   (2) 혈액성분채집술(복합성분채집 혈장은 제외)에 사용된 약제 및 재료대(요양기관이 대한적십자사혈액원 등으로부터 성분채집에 의한 혈액성분제제를 구입한 경우 포함)

3) 혈액성분채집술에 의한 혈액성분채혈시 공혈자에 대한 공혈적합성 여부를 판정하기 위한 검사비용은 소정금액에 포함되므로 별도 산정하지 아니한다.

15) 입원환자 식대[전1]

(1) 산정지침

1) 입원환자 식대는 「의료법」 및 「식품위생법」에서 정한 인력 및 시설 기준을 갖춘 요양기관에 입원한 환자에게 의사 처방에 의하여 식사를 제공한 경우에 산정한다.

2) 입원환자 식대는 1식당으로 산정하되 1일 3식 이내만 산정한다. 다만, 산모식은 1일 4식 이내로 산정하고, 분유 및 치료식 영양관리료는 1일당으로 산정한다.

3) 기본식사

   (1) 일반식은 일반 상식(常食, general diet), 일반연식, 일반유동식 등이 해당되며, 한국인 영양소 섭취기준을 기본으로 하고, 1식당 4찬 이상(밥, 국 제외)을 제공하도록 한다.

   (2) 치료식은 질환 상태에 맞는 케톤식, 당뇨식, 신장질환식, 심장질환식, 간질환식, 체중조절식, 위절제후식, 항응고제식, 저단백식, 연하보조식, 저지방식, 저염식, 검사식 등 기타 이에 준하는 식사가 해당된다.

- 의원급(보건의료원 포함)은 해당 요양기관에 소속된 영양사와 조리사가 각각 1인 이상인 경우 산정하며, 동 인정기준 이외에는 일반식으로 산정한다.
- 치료식 영양관리료를 1일당 산정한다.

(3) 멸균식은 무균치료실에서 진료받고 있는 입원환자에게 제공한 경우에 산정한다.

(4) 특수분유는 일반분유에 포함된 성분의 일부를 변형 또는 제거시킨 것으로 대두단백분유, 저알레르기분유(유단백가수분해분유), 무유당분유, 미숙아용 분유, MCT분유, 저인산분유, 선천성 대사이상질환용 분유 등이며, 영양 및 대사질환, 소화기계 선천성기형 등으로 일반분유 처방이 불가능한 환자를 대상으로 한다. 다만, 타 법령에 의해 특수분유를 지원(모자보건사업 등)받는 경우는 제외한다.

4) 일반식 가산

(1) 영양사, 조리사 가산에 필요한 인력 산정기준

(가) 환자식 제공 업무를 주로 담당하는 해당 요양기관에 소속된 인력으로 의원급(보건의료원 포함)은 각각 1명, 병원급 이상은 각각 2명 이상인 경우

(나) 영양사 및 조리사 수는 환자 식사를 담당하는 전전월 평균 영양사 및 조리사 수에 따른다.

(다) 전일제 영양사 및 조리사로 1주간의 근로시간이 월평균 40시간인 근무자는 1인으로 산정한다.

(라) 단시간 근무로 1주간의 근로시간이 월평균 32시간(이상)~40시간(미만) 근무자는 0.8인으로 산정하며, 32시간 미만 근무자는 산정 대상에서 제외한다.

(마) 전일제 및 단시간 영양사, 조리사는 「기간제 및 단시간근로자보호 등에 관한 법률」 제17조(근로조건의 서면 명시)를 준수하고, 4대 사회보험에 가입 및 1년 이상 고용계약을 체결한 경우 산정 가능하다. 다만, 출산휴가자 및 육아휴직자, 질병휴직(휴가)자 등의 대체 영양사, 조리사의 경우 계약기간에 관계없이 산정 가능하다.

(바) 영양사 및 조리사가 연속적 부재기간이 16일 이상인 경우 동 기간 동안은 인력산정 대상에서 제외한다. 다만, 동 기간 동안에 대체인력이 있을 경우는 산정 가능하다.

(사) 영양사와 조리사의 2가지 면허를 가진 자는 한 가지 면허에 대해서만 산정한다.

(아) 영양사 및 조리사 가산 산정 시 평균 인원수는 소수점 이하 절사하다(단, 소

수점 이하 첫 번째 자리가 9 이상인 경우는 올림으로 함).

(자) 영양사, 조리사 가산은 환자에게 제공하는 식사 규모 및 타 시설에 식사 제공 여부와 관계없이 해당 요양기관 소속 영양사, 조리사 수에 따라 산정한다.

(2) 조리사 가산은 적시급식을 실시한 경우 산정하며, 적시급식이란 배식간격(전날 석식 제공시간~다음날 조식 제공시간)이 "14시간 이내"인 경우이다.

5) 치료식 영양관리료

(1) 해당 요양기관에 소속된 영양사 1인당 1일 40명 이하의 환자에게 치료식(멸균식 포함)을 제공한 경우에 산정 가능하다. 이때 치료식(멸균식 포함)을 제공받는 환자(건강보험)에게 영양관리를 실시한 경우에 산정하며, 제공하는 식사의 종류, 제공 사유, 주의사항 등에 대하여 환자나 보호자에게 직접 설명하고 기재하여야 한다.

(2) 치료식 영양관리료 산정에 필요한 영양사 인력 산정기준

(가) 입원환자식 제공 업무를 주로 담당하는 해당 요양기관에 소속된 영양사로 전전분기 마지막 월 15일부터 전분기 마지막 월 14일까지 영양사별 재직일수의 합으로 산정한다.

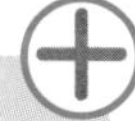

기본식사

- 일반식 : 일반상식, 유동식, 연식, 산모식 등으로 1식당 4찬 이상(국, 밥 제외) 제공하며, 연식과 유동식은 찬수에 관계없음
- 치료식 : 당뇨식, 신장질환식, 경관영양유동식, 검사식 등
- 멸균식 : 무균치료실에서 진료받고 있는 입원환자에게 제공한 경우에 산정
- 분유 : 1일당 산정

식이(食餌, Diet)

- NPO(Nothing Per Oral) : 금식(禁食)
- RD(Regular Diet=Normal Diet, General Diet, Tolerable Diet) : 정식, 일반식
  식품의 종류나 양에 크게 제한 없이 영양적으로 균형이 있도록 하되, 과식이나 튀김음식, 자극이 강하고 양념이 첨가된 음식은 제한하여야 한다.
- SD(Soft Diet) : 연식(軟食), 죽
  씹기 쉬운 음식이 필요한 환자에게 사용되며 수술 후 위장장애, 회복기환자, 부족한 영양소 보충, 채소나 과일, 연한 육류를 채택한다.
- LD(Liquid Diet) : 유동식
  음식을 삼키기 곤란한 환자, 수술 후의 환자, 급성고혈압환자 등 영양소를 농축한 액체음식이 필요할 때 쓰인다. 유동식에는 수프(soup), 미음(米飮), 밥물 등이 있다.

(나) 치료식(멸균식 포함)을 제공받는 환자에게 영양관리를 실시하는 경우 산정하되, 전전분기 마지막 월 15일부터 전분기 마지막 월 14일까지 환자 수의 합으로 산정한다.

(3) 영양사 1인당 1일 치료식(멸균식 포함) 환자 수는 소수점 이하 절사한다.

(4) 영양사의 근로시간 및 근무 형태에 따른 산정방법은 "4) 일반식 가산 (1). (가)~(바)"의 인력 산정기준에 따른다.

6) 직영 가산 〈2016.6.15. 진료분부터 적용.〉

(1) 직영 가산은 해당 요양기관에서 직접 운영하는 경우에, 일반식과 치료식, 산모식에 한하여 산정한다.

(2) 입원환자 식사에 필요한 인력은 환자식 제공 업무를 주로 담당하는 해당 요양기관 소속 인력이어야 하며, 영양사가 1인 이상 상근하는 경우에 한하여 산정한다.

(3) 영양사의 근로시간 및 근무 형태에 따른 산정방법은 "4) 일반식 가산 (1). (가)~(바)"의 인력 산정기준에 따른다.

7) 식대 비용

(1) 환자가 건강보험으로 적용되는 환자식 이외를 선택하는 경우는 그 비용을 본인이 전액 부담하여야 한다.

(2) 모든 입원환자의 식대(기본식대 및 가산식대) 본인부담률은 50%를 적용한다.

(3) 본인부담 면제 대상인 신생아(조산아, 저체중 출생아 포함)를 제외한 6세 미만 입원아동의 본인부담률은 10%를 적용한다.

16) 응급의료수가[건1]

(1) 응급의료수가기준

1) 적용기준

(1) 응급의료수가기준은 「의료법」 제3조에 의한 의료기관 또는 「지역의료법」 제8조에 의한 보건의료원에 적용한다.

(2) 응급의료수가기준은 「응급의료에 관한 법률」 제2조제1호에 해당되는 응급환자(이하 "응급환자"라고 함) 또는 응급실에 내원한 환자를 진료한 경우에 적용한다.

2) 산정기준

(1) 「응급의료에 관한 법률」 제2조제5호에 의한 응급의료기관이 응급실에서 응급환

자 또는 응급실에 내원한 환자에게 응급처치 및 응급의료를 행한 경우에는 초일에 한하여 "응급의료수가 기준액표" 중 "가" 응급의료관리료를 산정하되, 응급환자에 해당되지 않는 경우에는 환자 본인이 응급의료관리료 전액을 부담한다.

(2) "응급의료수가 기준액표" 중 "나" 응급처치료는 의료기관 또는 보건의료원에서 응급처치를 행한 경우에 산정한다.

(3) 응급의료기관이 응급실에서 응급환자에게 "응급의료수가 기준액표" "나"에 분류된 응급처치를 행한 경우에는 주·야간 또는 공휴일을 불문하고 소정점수의 50%를 가산한다.

(4) "응급의료수가 기준액표" "나" 응급처치료에 대하여는 「국민건강보험법」 제45조의 규정에 의한 「건강보험 행위 급여·비급여 목록표 및 급여 상대가치점수」 중 제1부 행위 급여 일반원칙의 II. 요양기관 종별 가산율을 적용한다.

응급의료수가 기준액표

가. 응급의료관리료(예비병상에 따른 비용 포함)

분류	점수
중앙응급의료센터, 권역응급의료센터	812.28
부야별 전문응급의료센터, 지역응급의료센터	703.98
지역응급의료기관	270.76

나. 응급처치료

1) 「건강보험 행위 급여·비급여 목록표 및 급여 상대가치점수」 고시에서 [응급처치]로 분류된 항목

2) 기타 항목 : 항목별 점수는 「건강보험 행위 급여·비급여 목록표 및 급여 상대가치점수」 고시에 따른다.

- 심낭천자, 체외용 심박기거치술, 경정맥 체내용 심박기거치술, 경피적 인공심박동술, 개흉적 체내용 심박기거치술, 폐쇄식 흉강삽관술, 윤상갑상막절개술, 복수천자, 복막천자, 골수내 주사, 복막세척술, 컷다운 방법에 의한 동맥삽관술, 컷다운 방법에 의한 중심정맥 카데타삽입술, 중심정맥압 측정, 기관절개술

(5) 응급환자에게 사용한 약제 및 치료재료에 대한 수가는 「국민건강보험법」 제45조의 규정에 의한 「건강보험 행위 급여·비급여 목록표 및 급여 상대가치점수」에 의하여 산정한다. 다만, 다른 법령에서 정한 경우에는 그 법령에서 정한 기준에 의한다.

(6) 응급환자에게 이 기준에 분류되지 아니한 진료행위를 행한 경우에는 다른 법령이 정하는 바에 의한 진료비용을 산정한다.

(2) 응급 기본진료료 산정지침

1) 응-1, 응-3, 응-4, 응-5항의 기관등급은 2016년 응급의료기관 평가결과에 따라 2017년 진료분부터 적용하며, 2016년까지는 기본등급으로 산정한다.
2) 응급 기본진료료 산정지침에 기재하지 아니한 진료영역의 행위에 대하여는 「행위급여 목록 상대가치점수 및 산정지침」 제1장~제18장에 의하여 산정한다.

(3) 응-1 응급의료관리료

1) 「응급의료에 관한 법률」에 의한 응급의료기관이 응급실에서 응급환자 또는 응급실에 내원한 환자에게 응급처치 및 응급의료를 행한 경우에는 초일에 한하여 응급의료관리료를 산정한다.
2) 「응급의료에 관한 법률」에 따른 응급의료기관 평가결과에 따라 응급의료관리료는 기관등급별로 다음과 같이 가감한다(단, 지역응급의료기관은 가감 대상에서 제외).
   (1) A등급 : 응급의료관리료 소정점수의 10% 가산
   (2) B등급 : 응급의료관리료 소정점수로 산정
   (3) C등급 : 응급의료관리료 소정점수의 10% 감산

(4) 응-2 응급진료 전문의진찰료

1) 중증응급환자 또는 중증응급의심환자를 중앙응급의료센터, 권역응급의료센터, 권역외상센터, 소아전문 응급의료센터, 지역응급의료센터 응급실에서 전문의가 직접 진료한 경우에 산정한다.
2) 해당 항목의 소정점수만을 산정하고 공휴·야간 가산 등을 포함한 모든 가산은 적용하지 아니한다. 다만, 소아전문 응급의료센터에 내원한 만 6세 미만의 소아에 대한 가산은 별도 산정한다.

(5) 응-3 중증응급환자 진료구역관찰료

1) 중증응급환자 진료구역관찰료는 중증응급환자 또는 중증응급의심환자가 「응급의료에 관한 법률 시행규칙」에 의한 중앙응급의료센터, 권역응급의료센터, 소아전문 응급의료센터의 중증응급환자 진료구역 병상을 배정받아 진료받은 경우 1회에 한하여 산정한다.

2) 「응급의료에 관한 법률」에 따른 응급의료기관 평가결과에 따라 중증응급환자 진료구역관찰료는 기관등급별로 다음과 같이 가감한다.

(1) A등급 : 중증응급환자 진료구역관찰료 소정점수의 20% 가산

(2) B등급 : 중증응급환자 진료구역관찰료 소정점수로 산정

(3) C등급 : 중증응급환자 진료구역관찰료 소정점수의 20% 감산

3) 간호인력 확보 수준에 따른 중증응급환자 진료구역관찰료 차등제

(1) 간호인력 확보 수준에 따른 등급은 2016년 진료분부터 적용하며, 「응급의료에 관한 법률」에 따른 전년도 응급의료기관 평가결과에 따라 다음년도에 1년간 적용한다.

(2) 간호인력 확보 수준에 따라 등급별로 중증응급환자 진료구역관찰료를 다음과 같이 가감한다.

(가) 1등급 : 중증응급환자 진료구역관찰료 소정점수의 40% 가산

(나) 2등급 : 중증응급환자 진료구역관찰료 소정점수의 30% 가산

(다) 3등급 : 중증응급환자 진료구역관찰료 소정점수의 20% 가산

(라) 4등급 : 중증응급환자 진료구역관찰료 소정점수의 15% 가산

(마) 5등급 : 중증응급환자 진료구역관찰료 소정점수의 10% 가산

(바) 6등급 : 중증응급환자 진료구역관찰료 소정점수의 5% 가산

(사) 7등급 : 중증응급환자 진료구역관찰료 소정점수로 산정

(아) 8등급 : 중증응급환자 진료구역관찰료 소정점수의 10% 감산

(자) 9등급 : 중증응급환자 진료구역관찰료 소정점수의 20% 감산

(6) 응-4 응급환자 진료구역관찰료

1) 응급환자 진료구역관찰료는 중증응급환자 또는 중증응급의심환자가 「응급의료에 관한 법률 시행규칙」에 의한 중앙응급의료센터, 권역응급의료센터, 소아전문 응급의료센터, 지역응급의료센터의 응급환자 진료구역 병상을 배정받아 진료받은 경우 1회에 한하여 산정한다.

2) 「응급의료에 관한 법률」에 따른 응급의료기관 평가결과에 따라 응급환자 진료구역관찰료는 기관등급별로 다음과 같이 가감한다.

(1) A등급 : 응급환자 진료구역관찰료 소정점수의 20% 가산

(2) B등급 : 응급환자 진료구역관찰료 소정점수로 산정

(3) C등급 : 응급환자 진료구역관찰료 소정점수의 20% 감산

3) 간호인력 확보 수준에 따른 응급환자 진료구역관찰료 차등제

(1) 간호인력 확보 수준에 따른 등급은 2016년 진료분부터 적용하며, 「응급의료에 관한 법률」에 따른 전년도 응급의료기관 평가결과에 따라 다음년도에 1년간 적용한다.

(2) 간호인력 확보 수준에 따라 등급별로 응급환자 진료구역관찰료를 다음과 같이 가감한다.

(가) 1등급 : 응급환자 진료구역관찰료 소정점수의 40% 가산

(나) 2등급 : 응급환자 진료구역관찰료 소정점수의 30% 가산

(다) 3등급 : 응급환자 진료구역관찰료 소정점수의 20% 가산

(라) 4등급 : 응급환자 진료구역관찰료 소정점수의 15% 가산

(마) 5등급 : 응급환자 진료구역관찰료 소정점수의 10% 가산

(바) 6등급 : 응급환자 진료구역관찰료 소정점수의 5% 가산

(사) 7등급 : 응급환자 진료구역관찰료 소정점수로 산정

(아) 8등급 : 응급환자 진료구역관찰료 소정점수의 10% 감산

(자) 9등급 : 응급환자 진료구역관찰료 소정점수의 20% 감산

(7) 응-5 응급전용 중환자실관리료

1) 응급전용 중환자실관리료는 중증응급환자 또는 중증응급의심환자가 「응급의료에 관한 법률 시행규칙」에 의한 중앙응급의료센터, 권역응급의료센터, 권역외상센터, 전문응급의료센터 응급전용 중환자실 병상에 입원하는 경우에 산정한다.

2) 「응급의료에 관한 법률」에 따른 응급의료기관 평가결과에 따라 기관등급별로 응급전용 중환자실관리료는 다음과 같이 가감한다.

(1) A등급 : 응급전용 중환자실관리료 소정점수의 20% 가산

(2) B등급 : 응급전용 중환자실관리료 소정점수로 산정

(3) C등급 : 응급전용 중환자실관리료 소정점수의 20% 감산

(8) 응-7 응급환자 중증도 분류 및 선별료 〈2017.1.1. 시행〉

1) 중앙응급의료센터, 권역응급의료센터, 권역외상센터, 전문응급의료센터, 지역응급의

료센터, 지역응급의료기관에서 KTAS(Korean Triage and Acuity Scale, 한국 응급환자 중증도 분류기준)에 따라 응급환자의 중증도 분류 및 선별이 이루어진 경우에 산정할 수 있다. 1회에 한하여 산정하되, 중증도 분류 및 선별 후 환자가 바로 귀가하여 응급처치 및 응급의료행위가 이루어지지 않은 경우에는 산정할 수 없다.

2) 응급환자 중증도 분류는 KTAS 기준에 의해 환자의 연령, 증상의 대분류 및 소분류, 세부 판단기준의 4단계의 판정절차에 따라 응급의료종사자 중 의사, 간호사 또는 1급 응급구조사에 의해 시행되어야 한다.

표 7.3 한국 응급환자 중증도 분류기준[보건복지부 고시 제2015-243호, 2015.12.29.]

등급	분류	상태
1등급	소생	생명이나 사지가 곧 악화될 위협이 있어 적극적인 처치를 필요로 하는 상황
2등급	긴급	생명 또는 사지에 잠재적인 위협이 있어 의료지시에 따라 빠른 처치가 필요한 상황
3등급	응급	응급처치가 필요한 심각한 문제로 진행할 수 있는 잠재성이 있는 상태
4등급	준응급	1~2시간 안에 치료 또는 재평가하면 되는 상태
5등급	비응급	급성기이지만 긴급하지 않은 상황이며 변화 없는 만성적인 문제의 일부분일지도 모른 상태

(9) 응급 의료행위 산정지침

1) 응급 의료행위에 기재하지 아니한 진료영역의 행위에 대하여는 「행위 급여 목록 상대가치점수 및 산정지침」 제1장~제18장에 의하여 산정한다.

2) 「응급의료에 관한 법률」에 의한 응급의료기관에 내원한 응급환자에게 응급실에서 [별표 1]의 행위를 실시한 경우 소정점수의 50%를 가산한다.

3) 중앙응급의료센터, 권역응급의료센터, 권역외상센터, 전문응급의료센터, 지역응급의료센터에서 중증응급환자 또는 중증응급의심환자에 대해 응급실 내원 후 응급실에서 24시간 이내 [별표 2]의 행위를 실시하는 경우 소정점수의 50%를 가산한다.

4) 중앙응급의료센터, 권역응급의료센터, 권역외상센터, 전문응급의료센터에서 중증응급환자 또는 중증응급의심환자에 대해 응급실 내원 후 24시간 이내 [별표 3]의 행위를 실시하는 경우 소정점수의 50%를 가산한다.

5) 다만, 권역외상센터의 경우 중증외상환자에게 [별표 2], [별표 3]에 열거한 항목을 응급실 내원 후 24시간을 초과하여 실시한 경우에도 소정점수의 50%를 가산할 수 있다.

17) 진료재료[건9]

(1) 진료재료 OCS 입력방법

1) 보험인정 기준 이내일 경우 : 그대로 입력한다.
2) 보험인정 기준이 안 되는 경우 : 환자동의서를 작성하여야 한다.
   예 개수 제한 : tracheotomy(기관절개술) 치료기간 중 1개 인정한다.

(2) 진료재료 인정기준

1) Silastic foley : 1개월 이상 유치(幼稚) 시에만 인정한다.
2) Chest bottle : 치료기간 중 실사용량을 인정한다.
3) Silicon Endo tube : 8시간 이상 인공호흡, 폐결핵, ICU에서 인공호흡기를 하고 있을 경우 치료기간 중 1개 인정한다.
4) Irrigation Saline : 일반처치, 위세척, 방광세척, 화상처치, 수술 후 처치, 피부과 처치 시 인정(단, 총사용량이 500mL 이상인 경우에 한함)하나, 수술 시 사용한 Saline은 인정하지 않는다.

(3) 산소

1) 자-4 산소 흡입료 : 1일당 인정한다. 전신마취 하에 수술을 마친 후 회복실에 옮긴 환자에게 산소흡입이 필요하여 산소흡입을 실시한 경우에는 산소흡입료와 사용된 산소를 산정한다.
2) 산소 재료대 : 비강(鼻腔) 3~5L/min, 인공호흡 시 20~15L/min

18) 요양기관업무포털 서비스

건강보험심사평가원에서는 의료기관에서 진료비 심사와 관련한 급여기준, 진료비 청구 현황, 각종 요양기관 현황신고, 질향상 사업 등을 지원하기 위하여 "요양기관업무포털 서비스(http://biz.hira.or.kr)"를 제공하고 있다.

요양기관업무포털 서비스는 요양기관이 요양급여비용을 청구할 때 인터넷망을 통해 심사평가원에 직접 송신하고 그 결과(접수증, 심사결과통보서 등)를 통보받는 편리한 무료 서비스로 의료기관의 청구비용 부담에 따른 대내외적 무료화 요구 및 한국통신과의 EDI 협정 만료에 따라 2011년 6월에 구축되었다[백1].

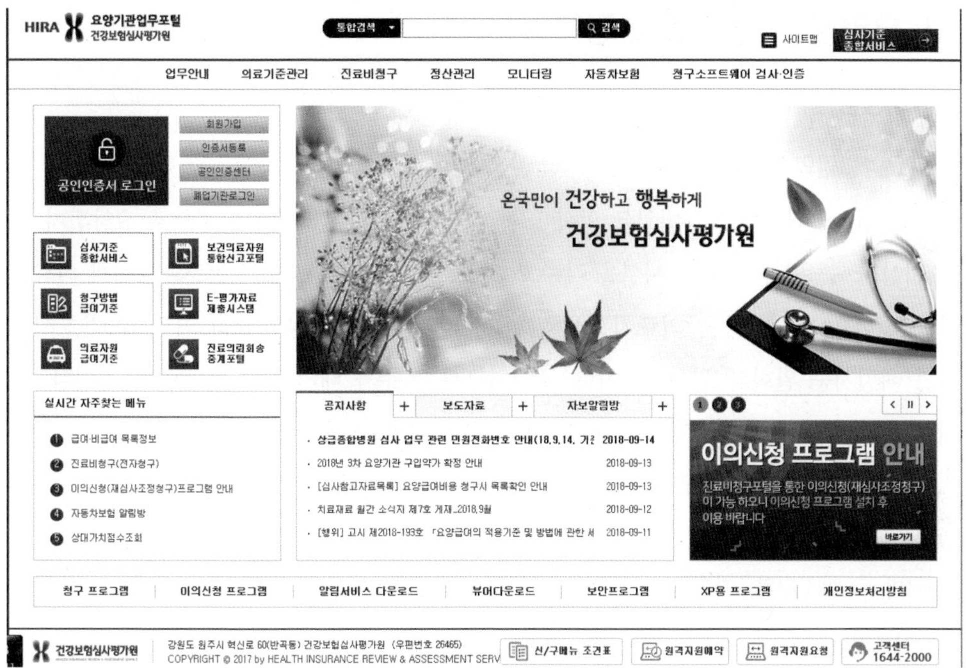

그림 7.4 요양기관업무포털 메인화면

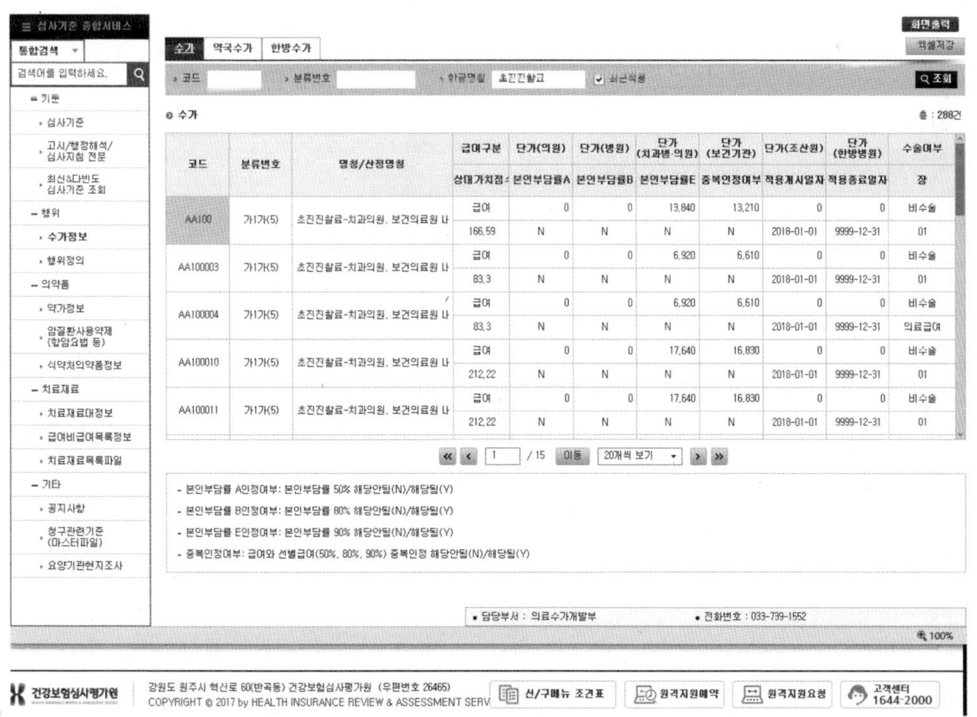

그림 7.5 요양기관업무포털 → 심사기준 종합서비스 → 행위 → 수가정보 → 수가

3. 요양병원 급여 및 산정지침

1) 요양병원 개요

(1) 요양병원의 정의

「의료법」에 규정된 요양병원은 의사 또는 한의사가 의료를 행하는 곳으로 요양환자 30명 이상을 수용할 수 있는 시설을 갖추고, 주로 장기요양이 필요한 입원환자에게 의료를 행할 목적으로 개설하는 의료기관을 말한다. 다만 일반 병원과 달리 의사 및 간호사의 법정 배치기준 완화와 사회복지사나 물리치료사를 추가 배치토록 한 것이 특징이다. 이에 반해 요양시설은 의료서비스보다는 노인 수발 제공을 목적으로 한다.

(2) 법적 근거

의료법	제3조(의료기관)

② 의료기관은 다음 각 호와 같이 구분한다. 〈개정 2016.5.29.〉

3. 병원급 의료기관 : 의사, 치과의사 또는 한의사가 주로 입원환자를 대상으로 의료행위를 하는 의료기관으로서 그 종류는 다음 각 목과 같다.

   라. 요양병원(「정신건강증진 및 정신질환자 복지서비스 지원에 관한 법률」 제3조제5호에 따른 정신의료기관 중 정신병원, 「장애인복지법」 제58조제1항제2호에 따른 의료재활시설로서 제3조의2의 요건을 갖춘 의료기관을 포함한다)

의료법 시행규칙	제36조(요양병원의 운영)

① 요양병원의 입원 대상은 다음 각호의 어느 하나에 해당하는 자로서 주로 요양이 필요한 자로 한다.

1. 노인성질환자
2. 만성질환자
3. 외과적 수술 후 또는 상해 후 회복기간에 있는 자

② 제1항에도 불구하고 「감염병의 예방 및 관리에 관한 법률」 제41조제1항에 따라 질병관리청장이 고시한 감염병에 걸린 같은 법 제2조제13호부터 제15호까지에 따른 감염병환자, 감염병의사환자 또는 병원체보유자(이하 "감염병환자등"이라 한다) 및 같은 법 제42조제1항 각 호의 어느 하나에 해당하는 감염병환자등은 요양병원의 입원 대상으로 하지 아니한다. 〈개정 2020.9.11.〉

③ 제1항에도 불구하고 「정신건강증진 및 정신질환자 복지서비스 지원에 관한 법률」 제3조제1호에 따른 정신질환자(노인성 치매환자는 제외한다)는 같은 법 제3조제5호에 따른 정신의료기관 외의 요양병원의 입원 대상으로 하지 아니한다. 〈개정 2017.5.30.〉

부적정 입원 적용 사례[요5]

- 다른 요양기관에서 근골격계 질환으로 외과적 수술 후 회복기간에 있는 자가 요양을 목적으로 장기간 입원한 경우
- 다른 요양기관에서 항암화학요법이나 방사선치료 중인 환자가 장기간 입원하는 경우
- 다른 상병이나 치료 없이 혈액투석을 하면서 장기간 입원하는 경우
- 젊은 연령층의 환자가 타박상, 염좌 및 긴장 등 상병으로 장기 입원하는 경우
- 고혈압 등 만성질환을 동반한 환자가 전신통, 허리통증 등을 증상으로 입원하는 경우
- 정신질환 청구 상병을 의도적으로 누락시키거나 치매환자가 아닌 정신질환자를 치매상병으로 청구하는 경우

2) 검사도구

(1) 일상생활능력(ADL, Activities of Daily Living)

환자평가표의 ADL 측정항목 중 4개 항목(식사하기, 체위변경하기, 옮겨앉기, 화장실 사용하기)의 점수를 모두 합하여 산정한다. 문항별 점수는 완전자립 1점, 감독필요 2점, 약간의 도움 3점, 상당한 도움 4점, 전적인 도움과 행위발생 안함은 5점을 부여한다.

(2) 치매척도 검사

① MMSE-K(Mini Mental Sate Examination-Korea)

한국판 간이 정신상태 검사로 지남력, 세 단어의 기억등록, 집중력 계산, 단어회상, 언어 및 공간구성으로 이루어진 치매선별검사도구이다. 대부분의 노인요양시설에서 초기 상담 시 이 도구를 이용해 치매선별검사를 실시하고 있다(그림 7.6).

인지기능 선별검사로서 점수의 범위는 0~30점까지이며, 점수가 낮을수록 중증(重症)을 의미한다. 20~23점이면 치매가 의심되는 상태, 15~19점은 경증, 14점 이하는 중증의 치매로 평가된다.

지남력(orientation, 指南力)

현재 자신이 놓여 있는 상황을 올바르게 인식하는 능력을 말한다. 올바른 지남력을 갖기 위해서는 의식, 사고력, 판단력, 기억력, 주의력 등이 유지되어야 하는 것이 필요하다. 통상 사람, 장소, 시간의 지남력으로 구별되고 있다. 지남력이 장애를 받게 되는 것을 지남력 상실이라고 한다. 이 경우에는 "자신은 누구인가", "이곳은 어디인가", "오늘은 몇월 몇일인가" 등을 질문을 해도 대답을 하지 못한다. 의식장애, 뇌기질질환, 코르사코프 증후군 등에서는 지남력이 장애를 받는다.

자료 : 간호학대사전, 1996.3.1, 한국사전연구사

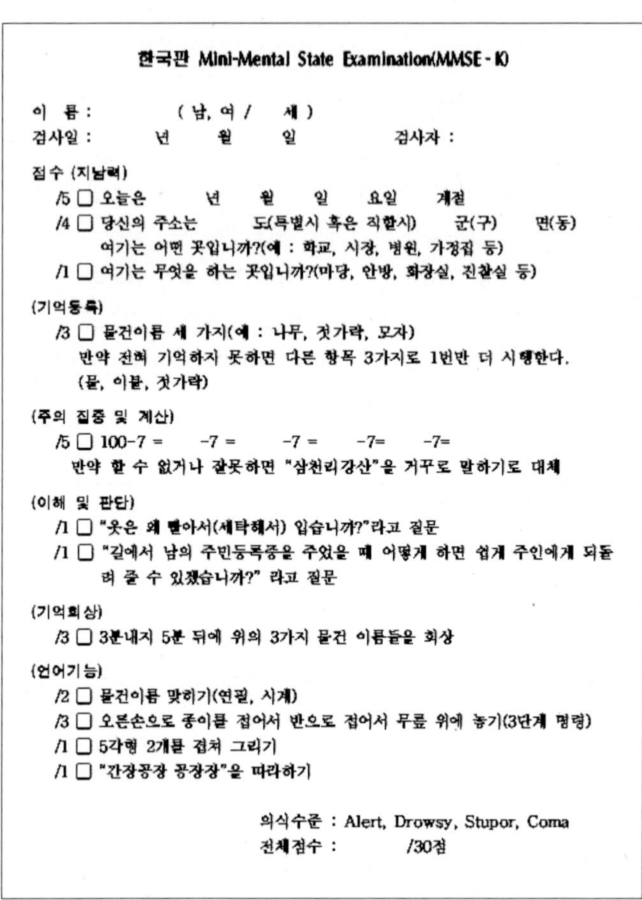

한국판 Mini-Mental State Examination(MMSE-K)

이 름 : (남, 여 / 세)
검사일 : 년 월 일 검사자 :

점수 (지남력)
/5 □ 오늘은 년 월 일 요일 계절
/4 □ 당신의 주소는 도(특별시 혹은 직할시) 군(구) 면(동)
여기는 어떤 곳입니까?(예 : 학교, 시장, 병원, 가정집 등)
/1 □ 여기는 무엇을 하는 곳입니까?(마당, 안방, 화장실, 진찰실 등)

(기억등록)
/3 □ 물건이름 세 가지(예 : 나무, 젓가락, 모자)
반약 전혀 기억하지 못하면 다른 항목 3가지로 1번만 더 시행한다.
(물, 이불, 젓가락)

(주의 집중 및 계산)
/5 □ 100-7 = -7 = -7 = -7= -7=
반약 할 수 없거나 잘못하면 "삼천리강산"을 거꾸로 말하기로 대체

(이해 및 판단)
/1 □ "옷은 왜 빨아서(세탁해서) 입습니까?"라고 질문
/1 □ "길에서 남의 주민등록증을 주었을 때 어떻게 하면 쉽게 주인에게 되돌려 줄 수 있겠습니까?" 라고 질문

(기억회상)
/3 □ 3분내지 5분 뒤에 위의 3가지 물건 이름들을 회상

(언어기능)
/2 □ 물건이름 맞히기(연필, 시계)
/3 □ 오른손으로 종이를 접어서 반으로 접어서 무릎 위에 놓기(3단계 명령)
/1 □ 5각형 2개를 겹쳐 그리기
/1 □ "간장공장 공장장"을 따라하기

의식수준 : Alert, Drowsy, Stupor, Coma
전체점수 : /30점

그림 7.6 MMSE-K

자료 : http://cafe.naver.com/wmcot/2045

② 임상치매척도(CDR, Clinical Dementia Rating)

1979년도에 미국 미주리주의 세인트루이스 워싱턴 의과대학에서 개발한 치매의 중등도를 평가하기 위한 검사로, 환자 및 보호자와의 자세한 면담을 통해서 기억력, 지남력, 판단력과 문제해결 능력, 사회활동, 집안생활과 취미, 그리고 위생 및 몸치장의 6가지 세부영역의 기능을 평가해 점수를 결정한다. CDR 등급은 0, 0.5, 1, 2, 3의 5등급으로 나누어진다.

③ 전반적퇴화척도(GDS, Global Deterioration Scale)

인지기능뿐 아니라, 일상생활활동(ADL), 이상행동 등을 포함하는 도구로 환자의 교육수준에 크게 영향을 받지 않는다. 치매가 의심되는 환자나 치매로 진행된 환자의 임상

양상 및 심각도를 7단계로 평가하도록 되어 있다. CDS와 비교하여 다음과 같은 장점이 있다.[1)]

- 각 단계의 인지장애 정도를 구체적인 예를 들어 기술하고 있어 검사자가 어느 단계 인지를 쉽게 판단할 수 있다.
- CDR은 기억력, 지남력, 판단력과 문제해결 능력, 사회활동, 집안생활과 취미, 그리고 위생 및 몸치장의 6가지 세부항목들을 먼저 각각 평가하도록 구성되어 있어 긴 시간이 소요되나, GDS는 서술되어 있는 예들을 확인하며 전체적으로 판단을 해 나가므로 CDR에 비해 시간이 덜 걸린다.
- 초기 인지장애를 세밀하게 여러 단계로 분류하고 있다.

따라서 치매치료제의 임상시험이나 치매의 초기 진단에 유용한 검사도구로 활용될 수 있다.

④ 한국판 노인 우울척도 단축형
(SGDS-K, Korean Version of Short Geriatric Depression Scale)[2)]

Yesavaga 등에 의해 개발된 30문항의 GDS를 기초로 15개 문항으로 줄인 것으로, 노인 환자의 우울증을 선별하는 평가 도구로 널리 인정받고 있으나 외래에서 일상적으로 사용하기에는 충분한 시간을 필요로 한다. 점수가 높을수록 우울증상이 심하다는 것을 의미하며, 0~15점 중 5점 이하는 정상집단, 6~9점은 중등도의 우울증상, 10 이상은 우울증으로 구분한다.

(3) 환자평가표

① 작성원칙

- 환자평가표는 해당 환자를 담당하는 의사 및 간호사가 의무기록을 근거로 작성하여야 하며, 의무기록에 비치토록 하고 있다. 따라서 요양병원은 환자의 의무기록(진료기록부, 간호기록부 등)에 의거하여 환자평가표를 작성함이 원칙이다.
- 요양병원은 입원중인 환자의 환자군별 상대가치점수 결정을 위하여 매월 환자평가표를 작성하되, 매월 1일~10일에 작성함을 원칙으로 한다.

1) 김상윤 외, "Global Deterioration Scale", 대한신경과학회지, 2002. 11, p.612
2) 기백석, "한국판 노인 우울 척도 단축형의 표준화 예비연구", 신경정신의학 35(2), 1996.

- 월 중 입원 시는 입원 제1일~10일 사이에 작성한다.
- 월 중 특정기간에서 정액수가 기간으로 변경한다.
  - 정액수가 적용 개시일로부터 제1일~제10일 사이에 평가하여 작성한다.
- 환자평가표는 특별한 언급이 없으면 작성일을 포함하여 지난 7일간의 환자 상태를 종합적으로 평가하여 작성하고, 작성일 기준으로 관찰기간 7일이 확보되었다면 반드시 작성한다. 다만, 특정기간 발생 등 불가피한 경우에 한해 평가기간을 단축할 수 있다.
  - 입원하여 7일 이내에 특정기간이 발생한 경우
  - 특정기간이 월 중에 종료되었으나 7일 이내에 다시 특정기간이 시작
  - 특정기간이 월 중에 종료되었으나 7일 이내에 퇴원(사망 또는 이송)한 경우
- 월말 입원으로 익월에 환자평가표가 작성된 경우 익월의 환자평가표는 생략한다.
- 심사평가원에 진료비 청구시 요양기관포털 서비스를 이용하여 환자평가표를 반드시 제출하여야 한다.

② 환자평가표 적용

- 환자 평가표는 정액수가를 적용하는 경우에 제출한다.
- 매월 초에 작성된 환자평가표에 의해 정액수가를 결정하며, 그 달 전체 정액수가 기간에 적용한다.
- 환자 평가기간이 특정기간인 경우 정액수가 결정에 사용할 수 없다.
- 월말 입원으로 익월에 평가표 작성 시 동 평가표는 당월과 익월의 환자군 결정에 사용한다. (예 : 2017.6.27일 입원, 2017.7.3일 평가표 작성)
- 전월 환자평가표 작성일로 부터 전월 마지막 날까지의 잔여일수가 7일 이하로 당월의 환자평가를 생략한 경우 전월의 평가표를 당월에 적용한다. (예 : 2014.6.25일 평가표 작성, 6월 잔여일수 5일인 경우)
- 당월에 적용할 환자평가표가 없는 경우 최근 3개월 이내의 환자평가표 중 가장 최근 환자평가표를 사용한다.
- 상기 적용 가능한 환자평가표가 없는 경우에는 "선택입원군(요-7-가)"의 수가를 적용한다. 〈개정 2019.5.31.〉

③ 환자평가표 구성

- 환자평가표 각 항목에 "*" 표시가 있는 문항은 반드시 의무기록에 근거하여 기재한다.

A. 일반사항 : 환자성명, 주민등록번호, 입원일, 요양개시일, 평가 구분, 작성일, 입원 직전 있던 곳, 교육수준, 혈압*, 건강생활습관, 장기요양등급 및 신청, 장기요양등급 및 이용 서비스, 장기요양서비스 이용 여부, 사회환경 선별조사

- 입원일 : 이번 입원의 최초 입원일자를 기재함.
- 요양개시일 :
  1. 최초 입원 월인 경우 입원일자를 기재함.
  2. 계속 입원으로 월초에 작성된 경우 해당 월의 1일을 기재함.
  3. 특정기간 종료 후인 경우 특정기간 종료 다음 날짜(또는 정액수가 적용개시일)를 기재함.
- 평가 구분 : 이번 평가가 최초 입원평가인지 계속 입원중인 환자 평가인지를 기재함.
  1. 입원 평가 : 입원하여 제1~10일 사이에 작성된 경우
  2. 계속 입원중인 환자평가 : 입원평가가 아닌 경우
  3. 이전 환자평가표를 적용하는 경우 : 전월 환자평가표 작성일부터 전월 마지막 날까지의 잔여일수가 7일 이하로 당월의 평가를 생략한 경우 또는 당월에 적용할 환자평가표가 없어 최근 3개월 이내의 환자평가표 중 가장 최근 평가표를 적용하는 경우
- 작성일 : 환자평가표 작성일(관찰기간의 마지막 날)을 기재함.
- 혈압 : 관찰기간 동안 측정한 혈압 중 가장 최근 기록을 기재함.

B. 의식상태 : 혼수*, 섬망*

C. 인지기능 : 단기기억력, 의사결정 인식기술, 이해시키는 능력, 말로 표현 가능 여부, 행동심리증상(문제행동)의 빈도*, K-MMSE 검사*, 치매척도검사*

D. 신체기능 : 일상생활동작훈련(ADL), 와상 상태 여부

E. 배설기능 : 대·소변 조절상태*, 환자에게 실시하는 배변조절기구 및 훈련프로그램*, 배뇨일지 작성 여부*

F. 질병진단 : 질병*〔당뇨, 고혈압, 하지마비, 사지마비, 편마비, 파킨슨병, 후천성면역결핍증(B20~B24, Z21) 등〕, 영양관련 장애*(영양성 소모증, 영양실조 등)

G. 건강상태 : 문제상황(열, 탈수, 구토, 체내출혈, 수술 3개월 이내 루 관리, 출혈·감염 등의 문제로 인한 루 관리)*, 통증*, 낙상 여부, 말기질환

H. 구강 및 영양상태 : 물이나 음식 삼키기 가능 여부, 체중*, 키(신장)*, 영양섭취방법*, 정맥 또는 경관을 통한 섭취 시 칼로리와 수분량*

I. 피부상태 : 피부궤양 수*, 새로 발생한 욕창*, 지난 1년 사이의 욕창, 피부의 기타 문제(화상, 개방성 병변 등)*, 피부문제에 대한 처치(압력저하 도구, Dressing 등)*

J. 투약 : 주사제 투여 횟수*, 망상, 환각, 초조·공격성, 탈억제, 케어에 대한 저항, 배회에 대한 약물 치료 여부*, 치매 관련 약제 투여 여부*, 지난 7일 동안 매일 복용한 의약품 수

K. 특수처치 및 전문재활치료 : 특수처치*(정맥주사에 의한 투약, 배뇨/배변/영양관련 루 관리, 산소요법, 하기도 증기흡입치료, 흡인, 기관절개관 관리, 수혈, 인공호흡기, 중심정맥압), 지난 7일간 전문재활치료 실시한 날 수*

➡섬망 : 혼돈(confusion)과 비슷하지만 심한 과다행동(예를 들어 안절부절 못하고, 잠을 안 자고, 소리를 지르고, 주사기를 빼내는 행위)과 생생한 환각, 초조함과 떨림 등이 자주 나타나는 것을 말한다. 하지만 일부에서는 섬망이 과소활동(hypoactivity ; 활동이 정상 이하로 저하되어 있는 것)으로 나타나기도 한다. 보통 중독질환, 대사성 질환, 전신감염, 신경계감염, 뇌외상, 뇌졸중, 전신마취, 대수술 등에서 나타난다.

➡망상(Delusions) : 사실이 아닌 것을 사실이라고 믿거나, 남들이 자기를 해치려 하거나 무엇을 훔쳐갔다고 주장하는 것

➡환각(Hallucinations) : 현재에 없는 것을 실제로 보거나 듣거나 경험하는 상태

➡초조 또는 공격성(Agitation-Aggression) : 소리를 지르거나 욕을 하거나, 다른 사람을 때리거나 밀침, 안절부절 못하는 행동

➡탈억제(Disinhibition) : 충동적 행동, 사회적으로 부적당한 행동 등을 보임

➡케어에 대한 저항(Resists care) : 의사소통이 되는 상태에서 복약, 주사, 일상생활수행을 위한 도움 및 식사 등에 대해 거부. 치매환자가 무의식적으로 L-tube나 foley cath를 제거하는 경우는 해당되지 않음

➡배회(Wandering) : 납득할 만한 목적이 없이 돌아다니며 필요사항이나 안전에 신경을 쓰지 않는 것 같이 보이는 증상

<개정 2019.5.31.>

환 자 평 가 표

'*' 표시가 있는 항목은 반드시 의무기록에 근거하여 기재

A. 일반사항

1. 환자성명 ________ 2. 주민등록번호 □□□□□□ - □□□□□□□
3. 입원일* □□□□년 □□월 □□일 4. 요양개시일 □□□□년 □□월 □□일
5. 평가구분
 □ 1. 입원 평가 □ 2. 계속 입원 중인 환자 평가
 □ 3. 이전 환자평가표를 적용하는 경우
6. 작성일 □□□□년 □□월 □□일
7. 입원 직전 있던 곳(5. 평가구분 중 입원 평가인 경우만 체크)
 □ 1. 집에 거주(재가장기요양서비스/가정간호/방문간호를 받으면서)
 □ 2. 집에 거주(재가장기요양서비스/가정간호/방문간호를 받지 않으면서)
 □ 3. 요양시설/그룹홈 □ 4. 급성기병원 □ 5. 요양병원
 □ 6. 정신병원/정신시설 □ 7. 기타
8. 교육수준(5. 평가구분 중 입원 평가인 경우만 체크)
 □ 1. 무학 □ 2. 초졸(퇴) □ 3. 중졸(퇴) □ 4. 고졸(퇴)
 □ 5. 대졸(퇴) 이상 □ 6. 확인 불가
9. 혈압* □□□/□□□mmHg
10. 건강생활습관(5. 평가구분 중 입원 평가인 경우만 체크)
 a. 담배를 피우십니까? □ 0. 아니오 □ 1. 예
 b. 술을 자주 마십니까? □ 0. 아니오 □ 1. 예
 c. 주 4일 이상, 한번에 30분 이상 운동을 합니까? □ 0. 아니오 □ 1. 예
 d. 하루 세끼 식사를 꼬박꼬박 챙겨 먹습니까? □ 0. 아니오 □ 1. 예
11. 장기요양등급 및 신청(5. 평가구분 중 입원 평가인 경우만 체크)
 □ 1. 해당사항 없음 □ 2. 미신청 □ 3. 신청 중
 □ 4. 신청하였으나 인정 못 받음 □ 5. 등급 내 자 □ 6. 등급 외 자
12. 장기요양등급 및 이용 서비스(5. 평가구분 중 입원 평가인 경우, 11. 등급 내 자인 경우만 체크)
 a. 등급
  □ 1. 1등급 □ 2. 2등급 □ 3. 3등급 □ 4. 4~5등급
  □ 5. 인지지원등급 □ 6. 확인 불가
 b. 이용 중인 또는 이용하였던 서비스(해당 항목에 모두 체크)
  □ 1. 주·야간보호 □ 2. 방문요양 □ 3. 방문간호 □ 4. 방문목욕
  □ 5. 단기보호 □ 6. 복지용구 구입 및 대여 □ 7. 시설입소
  □ 8. 기타
13. 장기요양서비스를 받고 싶은 의향이 있습니까?(5. 평가구분 중 입원 평가인 경우, 11. 장기요양등급 미신청 또는 신청하였으나 인정 못 받은 경우 체크)
  □ 0. 아니요 □ 1. 예

그림 7.7 환자평가표(계속)

14. 사회환경 선별조사(5. 평가구분 중 입원 평가인 경우, 지난 1년 동안의 상황을 종합하여 체크)

a. 응답 거부 □

b. 식사준비, 간병 등의 도움을 줄 수 있는 사람이 없음 □ 0. 아니오 □ 1. 예

c. 전기·수도 등 공과금 미납으로 서비스 중단 고지를 받은 적 있음 □ 0. 아니오 □ 1. 예

d. 안정적으로 거주할 집이 없어 노숙 등을 한 적 있음 □ 0. 아니오 □ 1. 예

e. 병원비, 월세 등 주거비, 난방비 등 비용 지불이 어려운적이 있음 □ 0. 아니오 □ 1. 예

f. 교통수단 부족으로 진료, 복지관 등 외출이 어려웠던 적이 있음 □ 0. 아니오 □ 1. 예

g. 먹을 것이 없거나 학대를 받는 등 긴급하게 도움이 필요한 적이 있음 □ 0. 아니오 □ 1. 예

B. 의식상태

1. 혼수*

□ 0. 아니오 □ 1. 예(☞ '예'라고 체크한 경우 'D. 신체기능'으로 넘어감)

2. 섬망*

□ 0. 섬망의 증상이 전혀 나타나지 않음

□ 1. 섬망의 증상이 있으나, 지난 7일 이전에 발생함

□ 2. 섬망의 증상이 있으나, 지난 7일 이내에 발생하였거나 악화되고 있음

C. 인지기능

1. 단기기억력 □ 0. 정상 □ 1. 이상 있음 □ 2. 확인 불가

2. 일상 생활사에 관한 의사결정을 할 수 있는 인식기술

□ 0. 스스로 일관성 있고 합리적인 의사결정을 함

□ 1. 새로운 상황에서만 의사결정의 어려움이 있음

□ 2. 인식기술이 다소 손상됨 □ 3. 인식기술이 심하게 손상됨

3. 이해시키는 능력

□ 0. 이해시킴 □ 1. 대부분 이해시킴

□ 2. 가끔 이해시킴 □ 3. 거의/전혀 이해시키지 못함

4. 말로 의사표현을 할 수 있음 □ 0. 아니오 □ 1. 예

5. 행동심리증상의 빈도*(해당 칸에 '√' 표시)

항 목	없음	가끔	자주	매우자주
a. 망상				
b. 환각				
c. 초조/공격성				
d. 우울/낙담				
e. 불안				
f. 들뜬 기분/다행감				
g. 무감동/무관심				
h. 탈억제				
i. 과민/불안정				
j. 이상 운동증상 또는 반복적 행동				
k. 수면/야간행동				
l. 식욕/식습관의 변화				
m. 케어에 대한 저항				
n. 배회				

그림 7.7 환자평가표(계속)

6. K-MMSE(또는 MMSE-K) 검사*

a. 평가표 작성일로부터 지난 6개월 이내 K-MMSE(또는 MMSE-K) 검사 실시 여부

☐ 0. 아니오 ☐ 1. 예

b. 검사를 실시한 경우 기재

b-1. 점수(점) ☐☐ b-2. 검사일 ☐☐☐☐년 ☐☐월 ☐☐일

7. 치매 척도 검사*

a. CDR(Clinical Dementia Rating) 검사 실시 여부 ☐ 0. 아니오 ☐ 1. 예

b. CDR(Clinical Dementia Rating) 검사를 실시한 경우 기재

b-1. 점수(점) ☐.☐ b-2. 검사일 ☐☐☐☐년 ☐☐월 ☐☐일

c. GDS(Global Deterioration Scale) 검사 실시 여부 ☐ 0. 아니오 ☐ 1. 예

d. GDS(Global Deterioration Scale) 검사를 실시한 경우 기재

d-1. 점수(점) ☐ d-2. 검사일 ☐☐☐☐년 ☐☐월 ☐☐일

D. 신체기능

■ 일상생활수행능력(Activities of Daily Living, ADL)(해당 칸에 '√' 표시)

항 목	기능자립정도					
	완전자립	감독필요	약간의 도움	상당한 도움	전적인 도움	행위 발생안함
1. 옷벗고 입기						
2. 세수하기						
3. 양치질하기						
4. 목욕하기						
5. 식사하기						
6. 체위변경하기						
7. 일어나 앉기						
8. 옮겨앉기						
9. 방밖으로 나오기						
10. 화장실 사용하기						

※ ADL 평가기준별 점수: 완전자립 1점, 감독필요 2점, 약간의 도움 3점, 상당한 도움 4점, 전적인 도움과 행위발생 안함은 5점임.

11. 와상상태 여부 ☐ 0. 아니오 ☐ 1. 예

E. 배설기능

1. 대변조절 상태*

☐ 0. 조절할 수 있음 ☐ 1. 가끔 실금함 ☐ 2. 자주 실금함 ☐ 3. 조절 못함

2. 소변조절 상태*

☐ 0. 조절할 수 있음 ☐ 1. 가끔 실금함 ☐ 2. 자주 실금함 ☐ 3. 조절 못함

3. 환자에게 실시하는 배변조절 기구 및 프로그램*(해당 항목에 모두 체크)

☐ a. 일정하게 짜여진 배뇨계획 ☐ b. 방광 훈련 프로그램 ☐ c. 규칙적 도뇨

☐ d. 외부(콘돔형) 카테터 ☐ e. 패드, 팬티형 기저귀 ☐ f. 인공루

☐ g. 유치도뇨관 삽입 ☞ 유치도뇨관 삽입(교체)일자 ☐☐☐☐년 ☐☐월 ☐☐일

☐ h. 해당사항 없음

4. 배뇨일지 작성 여부* ☐ 0. 아니오 ☐ 1. 예

그림 7.7 환자평가표(계속)

F. 질병진단

1. 질병*(해당 항목에 모두 체크)

☐ a. 당뇨(☞ 당뇨에 체크한 경우 (1), (2) 기재)

(1) a. 혈당검사 매일 실시 여부 ☐ 0. 아니오 ☐ 1. 예

b. 실시한 경우 가장 최근 혈당치

b-1. 공복시 혈당 ☐☐☐mg/dl b-2. 식후2시간 혈당 ☐☐☐mg/dl

(2) a. 최근 3개월 이내에 헤모글로빈A1c(HbA1c) 검사 실시 여부

☐ 0. 아니오 ☐ 1. 예

b. 실시한 경우 기재

b-1. HbA1c ☐☐.☐% b-2. 검사일 ☐☐☐☐년 ☐☐월 ☐☐일

☐ b. 고혈압 ☐ c. 요로감염 ☐ d. 말초혈관질환 ☐ e. 하지마비

☐ f. 사지마비 ☐ g. 편마비 ☐ h. 뇌성마비 ☐ i. 뇌혈관질환

☐ j. 파킨슨병(G20) ☐ k. 척수손상

☐ l. 중증근무력증 및 기타 근신경 장애(G70) ☐ m. 근육의 원발성 장애(G71)

☐ n. 다발경화증(G35) ☐ o. 헌팅톤병(G10) ☐ p. 유전성 운동실조(G11)

☐ q. 척수성 근위축 및 관련 증후군(G12)

☐ r. 달리 분류된 질환에서의 일차적으로 중추신경계통에 영향을 주는 계통성 위축(G13)

☐ s. 진행성 핵상 안근마비[스틸-리차드슨-올스제위스키](G23.1)

☐ t. 중추신경계통의 비정형바이러스 감염(A81)

☐ u. 아급성 괴사성 뇌병증[리이](G31.81)

☐ v. 후천성면역결핍증(B20~B24, Z21) ☐ w. 치매 ☐ x. 고지혈증

☐ y. 심부전 ☐ z. 만성폐색성폐질환 ☐ aa. 천식 ☐ ab. 해당사항 없음

2. 영양관련 장애*(해당 항목에 모두 체크)

☐ a. 콰시오르코르(E40) ☐ b. 영양성 소모증(E41) ☐ c. 소모성 콰시오르코르(E42)

☐ d. 상세불명의 중증 단백질-에너지 영양실조(E43)

☐ e. 중등도 및 경도의 단백질-에너지 영양실조(E44)

☐ f. 단백질-에너지 영양실조로 인한 발육지연(E45)

☐ g. 상세불명의 단백질-에너지 영양실조(E46)

☐ h. 해당사항 없음

G. 건강상태

1. 문제상황*(해당 항목에 모두 체크)

☐ a. 열(☞ 열에 체크한 경우 (1), (2) 기재)

(1) 체온 ☐☐.☐℃

(2) 발열 원인을 찾는 검사와 처치 시행 여부 ☐ 0. 아니오 ☐ 1. 예

☐ b. 탈수 ☐ c. 구토 ☐ d. 체내출혈

☐ e. 수술 3개월 이내 루 관리 ☐ f. 출혈.감염 등의 문제로 인한 루 관리

☐ g. 해당사항 없음

2. 통증*

a. 통증 발생 빈도

☐ 0. 통증 없음 ☐ 1. 통증 있으나 매일은 아님 ☐ 2. 매일 통증이 있음

그림 7.7 환자평가표(계속)

b. 통증 강도(☞ 통증이 있는 경우 (1), (2), (3) 중 하나를 기재)
(1) 시각 통증 등급(Visual Analogue Scale, VAS) □□점
(2) 숫자 통증 등급(Numeric Rating Scale, NRS) □□점
(3) 얼굴 통증 등급(Faces Pain Scale, FPS) □단계
c. 암성통증 치료 여부 □ 0. 아니오 □ 1. 예

3. 낙상 여부*
a. 지난 30일 이내에 낙상 있었습니까?
□ 0. 아니오 □ 1. 예 □ 2. 확인 불가
b. 지난 31일에서 180일 사이에 낙상 있었습니까?
□ 0. 아니오 □ 1. 예 □ 2. 확인 불가

4. 말기질환* □ 0. 아니오 □ 1. 예

H. 구강 및 영양상태

1. 물이나 음식을 삼키기가 어렵습니까? □ 0. 아니오 □ 1. 예

2-1. 체중*
a. 환자평가표 작성기간에 체중 측정 여부 □ 0. 아니오 □ 1. 예
b. 측정한 경우 기재 b-1. □□□.□Kg b-2. 측정일 □□□□년 □□월 □□일

2-2. 체중감소가 있습니까?* □ 0. 아니오 □ 1. 예 □ 2. 확인 불가

2-3. 키(신장)*
a. 키 측정 여부 □ 0. 아니오 □ 1. 예
b. 측정한 경우 기재 b-1. □□□.□cm b-2. 측정일 □□□□년 □□월 □□일

3. 영양섭취 방법*
a. 정맥영양을 하고 있습니까? □ 0. 아니오 □ 1. 예
b. 경관영양을 하고 있습니까? □ 0. 아니오 □ 1. 예

4. 정맥 또는 경관을 통한 섭취*('3. 영양섭취 방법' 중 하나라도 '1. 예'인 경우만 체크)
a. 지난 6일 동안 정맥 또는 경관으로 섭취한 칼로리의 비율 (1일 평균)
□ 0. 없음 □ 1. 1-25% □ 2. 26-50% □ 3. 51-75% □ 4. 76-100%
b. 지난 6일 동안 정맥 또는 경관으로 섭취한 수분량 (1일 평균)
□ 0. 없음 □ 1. 1-500㎖ □ 2. 501-1000㎖ □ 3. 1001-1500㎖
□ 4. 1501-2000㎖ □ 5. 2001㎖ 이상

I. 피부상태

1. 피부궤양(욕창 또는 울혈성 궤양 등)수 기재*(없는 경우 '0'으로 기재)

항 목	1단계	2단계	3단계	4단계
욕창(압박성궤양)				
울혈성 또는 허혈성궤양 등				

2. 새로 발생한 욕창*(압박성 궤양)
a. 이전 평가 이후 새로운 욕창(압박성 궤양) 발생 여부 □ 0. 없음 □ 1. 있음
b. 발생한 경우 기재 발생일 □□□□년 □□월 □□일

3. 지난 1년 사이의 욕창(압박성 궤양) 과거력*(현재의 욕창은 제외)
□ 0. 없음 □ 1. 있음 □ 2. 확인 불가

그림 7.7 환자평가표(계속)

4. 피부의 기타 문제*(해당 항목에 모두 체크)
☐ a. 2도 이상의 화상 ☐ b. 개방성 피부병변
☐ c. 수술 창상 ☐ d. 발의 감염 ☐ e. 해당사항 없음
5. 피부문제에 대한 처치*(해당 항목에 모두 체크)
☐ a. 압력을 줄여주는 도구 사용 ☐ b. 체위변경
☐ c. 피부문제를 해결하기 위한 영양공급
☐ d. 피부궤양(욕창 및 울혈성궤양 등) 드레싱
☞ 드레싱 부위 ☐ 1. 발 ☐ 2. 발 이외
☐ e. 피부궤양(욕창 및 울혈성궤양 등) 이외의 드레싱
☞ 드레싱 부위 ☐ 1. 발 ☐ 2. 발 이외
☐ f. 수술창상 치료 ☐ g. 해당사항 없음

J. 투약
1. 인슐린 주사제 투여 일수*
☐ 0. 투여되지 않음 ☐ 1. 투여되었으나 매일은 아님 ☐ 2. 매일 투여됨
2. 망상, 환각, 초조·공격성, 탈억제, 케어에 대한 저항, 배회에 대한 약물 치료 여부*
☐ 0. 아니오 ☐ 1. 예
3. 치매관련 약제 투여 여부*
☐ 0. 아니오 ☐ 1. 예
4. 지난 7일 동안 매일 복용한 의약품 수(제품명 기준)
☐ 0. 없음 ☐ 1. 5개 미만 ☐ 2. 5개 ~ 9개
☐ 3. 10개 ~ 14개 ☐ 4. 15개 이상

K. 특수처치 및 전문재활치료
1. 특수처치*(해당 항목에 모두 체크)
☐ a. 정맥주사에 의한 투약 ☐ b. 배뇨관련 루 관리
☐ c. 배변관련 루 관리 ☐ d. 영양관련 루 관리
☐ e. 산소요법(☞ 산소요법에 체크한 경우 (1), (2) 기재)
(1) (산소투여 전) 산소포화도(SaO_2 또는 SpO_2) ☐☐☐.☐%
(2) 산소투여일수 ☐☐일
☐ f. 하기도 증기흡입치료 ☐ g. 흡인 ☐ h. 기관절개관 관리 ☐ i. 수혈
☐ j. 인공호흡기 ☞ ☐ 1. 개인용 ☐ 2. 병원용
☐ k. 중심정맥영양 ☐ l. 해당사항 없음
2. 지난 7일 동안 전문재활치료를 실시한 날 수*(실시한 날이 없는 경우 '0'을 기재)
☐일

작성	의사	(서명)
	간호사	(서명)

그림 7.7 환자평가표 〈개정 2019.5.31.〉

(4) 체내출혈 점검표

① 작성요령

- 체내출혈에 대한 처치 또는 수술을 시행한 날에 점검표를 작성한다.
  - 점검표는 발생 기간별로 1회 작성한다(동일 월에 하나 이상의 특정 기간이 발생한 경우에는 기간별로 각각 작성한다).
  - 점검표는 원칙적으로 환자를 치료한 의사 또는 간호사가 기재하며, 의무기록에 근거하여 작성하여 제출한다.

체내출혈 환자에 대한 점검표

환 자 명 :
시 행 일 :　　　년　월　일

'체내출혈'로 청구할 수 있는 기준은 다음 1의 소견이 있으면서 2 또는 3을 시행한 경우로 한다.

－ 다 음 －

1. 임상적으로 문제가 되는 체내출혈 소견 : 유 □　무 □
   (1) 기관지 출혈 (객혈 등)
   (2) 위·장관계 출혈 (토혈 또는 혈변 등)
   (3) 비뇨·생식기계 출혈 (혈뇨 등)
   (4) 기타부위 출혈(경미한 출혈 제외)

2. 지혈을 위한 처치(수혈 등) : 유 □　무 □

3. 지혈을 위한 수술(시술 포함) : 유 □　무 □

평가자 □ 의사
＿＿＿＿＿＿ (서명)
□ 간호사

그림 7.8 체내출혈 점검표 〈신설 2019.5.31.〉

3) 요양병원 환자군[건6, 요4]

요양병원에 입원하는 환자는 일상생활 수행 능력을 측정하는 "환자평가표"에 의하여 의료최고도, 의료고도, 의료중도, 문제행동군, 인지장애군, 의료경도, 신체기능저하군으로 구분되어 환자군(郡)별 1일당 정액수가가 결정된다.

(1) 의료최고도

ADL이 11점 이상이면서 인공호흡기, 혼수, 중심정맥영양 중 하나 이상에 해당하는 경우에 산정한다.

인정기준

- 혼수 : 혼수, 반혼수, 식물인간 상태가 해당되며, 진료기록부상 의무기록에 의사의 기록이 있어야 한다.
- 전문재활치료 : 의료최고도(혼수)에서 전문재활치료는 원칙적 불인정한다. 다만, Vital sign 등이 안정적인 경우 치료실에 가서 시행시 사례별로 심사한다.
- 체내출혈 : 수혈, 내시경적 식도 또는 위 정맥류 결찰요법, S-B tube 삽입 등 적극적인 처치가 수반된 경우에 인정한다.
- 중심정맥영양 : 반드시 중심정맥관을 통하여 영양공급[TPN요법]을 실시한 경우 산정한다.
- 인공호흡 : 1일 8시간 이상 인공호흡기를 사용한 경우 산정한다.

(2) 의료고도

의료고도 환자군은 중추신경계, 희귀난치성 질환 및 이로 인한 후유증을 가진 환자가 보행 및 일상생활동작(ADL)에서 24시간 동안 수발자의 전적인 혹은 상당한 도움을 받아야 할 정도의 상태를 의미한다.

인정기준

- 뇌성마비, 척추손상에 의한 마비, 편마비, 파킨슨병, 신경성 희귀난치성 질환, 후천성 면역결핍증, 다발경화증을 가진 환자가 ADL이 18점 이상인 경우
- 3단계 이상의 욕창(울혈성·허혈성 궤양 등 포함)으로 2가지 이상의 피부궤양 치료를 받고 있는 경우
- 발열 : 탈수·구토·체중 감소 중 하나 이상을 동반한 경우에 한하며, 최소 3일 이상 발열이 있고, 발열 원인을 찾는 검사와 처치를 받고 있는 경우.
- 2도 이상 화상 : 화상이 매우 국소적으로 있어 일상생활에 지장 정도에 따라 사례별 심사
- 격렬하고 참을 수 없는 통증이 매일 있는 경우 : 암성통증에 준하는 통증으로 VAS(Visual Analogue Scale) 7점 이상, FPS(Faces Pain Scale, 얼굴통증척도) 4단계 이상을 의미한다.

얼굴통증척도(Faces Pain Scale, FPS)

0, 2, 4, 6, 8, 10의 6단계로 구성된 아동의 자가점검 척도로 얼굴의 외면이 아니라 자신이 느끼는 통증의 정도에 따라 '0=통증 없음', '10=통증 심함'으로 숫자가 높아질수록 통증이 심해짐을 의미한다.

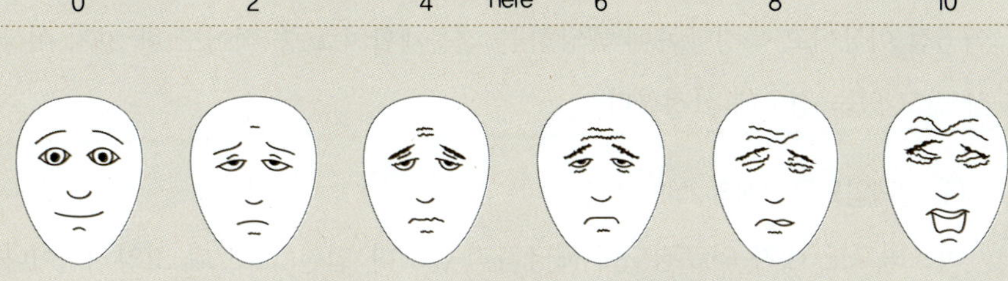

자료 : The Faces Pain Scale-Revised, 2001년 5월. http://www.usask.ca/childpain/fpsr/pps92.pdf

- 신체 부위별 통증의 강도 및 빈도를 매일 관찰하여 기록한 후 강도별로 일주일간의 빈도를 기재한다.
- 진통제 투여 등 각종 통증완화 치료를 받은 경우 그 상태에서의 통증을 기재한다.
- 대수술 후 1개월 이내, 암성통증의 경우 통증의 내용에 따라 의료고도나 의료중도가 가능하다.

- 7일 이상의 지속적 경관영양
- 기관절개관 관리를 매일 받고 있는 경우
- 당뇨환자가 합병증으로 발의 감염이 있어 주기적으로 드레싱을 받고 있는 경우(일상생활 수행능력 4~8점인 경우는 제외)
- 산소포화도(SaO_2 또는 SpO_2)가 90% 이하인 상태에서 산소 투여를 시작하여 7일 이상 산소를 투여 받고 있는 경우
- 일상생활 수행능력이 10점 이하이면서 의료최고도 조건에 해당하는 경우

(3) 의료중도

뇌성마비, 척수손상에 의한 마비, 편마비, 파킨슨병, 신경성 희귀난치성 질환, 후천성면역결핍증, 다발경화증을 가진 환자가 ADL이 11~17점 이상인 경우로, 보행 및 일상생활동작(ADL)에서 약간의 도움과 상당한 도움을 받을 정도의 상태를 의미한다. 약간의 도움이 필요하다는 것은 수발자의 도움이 없으면 일상생활 동작을 스스로 완성할 수 없는 상태를 의미한다.

(4) 의료경도

의료최고도 내지 인지장애군에 해당하지 않는 환자로서 치매진단을 받은 환자가 우울·낙담, 불안, 이상 운동증상 또는 반복적 행동, 수면·야간행동 중 하나 이상의 증상을 1주에 2일 이상 또는 4주에 8일 이상 보이며 치매 관련 약제를 투여받고 있는 경우, ADL이 6점 이상이고 특정항목에 해당하는 전문재활치료 중 적어도 한 가지 이상을 주2일 이상 받고 있는 경우에 산정한다.

(5) 선택입원군 〈개정 2019.5.31.〉

의료최고도 내지 의료경도에 해당하지 않거나 입원치료보다 요양시설이나 외래진료를 받는 것이 적합한 환자에게 산정한다.

표 7.4 요양병원 환자군 분류 〈개정 2019.5.31.〉

분류	분류기준
요1. 의료최고도	일상생활 수행능력이 11점 이상이면서 인공호흡기, 혼수, 중심정맥영양 중 하나 이상에 해당하는 경우
요2. 의료고도	뇌성마비, 척수손상, 편마비, 파킨슨병, 희귀난치성질환, 후천성면역결핍증 다발경화증, 사지마비, 피부궤양, 발열, 2도 이상 화상, 7일 이상의 지속적 경관영양, 흡인, 수혈, 산소요법 등
요3. 의료중도	뇌성마비, 척수손상, 편마비, 파킨슨병, 희귀난치, 피부궤양, 통증, 정맥주사, 하기도 증기흡입치료, 수술창상 등
요6. 의료경도	전문재활치료 주 2일 이상
요7. 선택입원군	요1~요3, 요-6에 해당하지 않는 경우, 외래진료 받는 것이 적합한 경우

4) 요양병원 수가체계

(1) 요양병원 급여 일반원칙[건1, 요7]

1) 요양병원(단, 의료재활시설은 제외)이 국민건강보험법령의 규정에 의하여 입원·퇴원 일시 등 입원진료 현황을 고지하고, 입원진료에 대한 요양급여를 실시한 경우에 적용한다.
2) 포괄적인 행위가 적용되는 환자(장기환자)는 '요양병원 환자군 급여목록·상대가치점수 및 산정지침'에 의해 산정하고, 포괄적인 행위가 적용되지 않는 다음의 환자(제외환자)는 '요양병원 행위 급여목록·상대가치점수 및 산정지침'에 의해 산정한다. 즉 행위별 수가가 적용된다.

⑴ 입원 6일 이내에 퇴원한 환자

⑵ 낮병동 입원환자

⑶ 한의과 입원환자

⑷ 치과 입원환자

3) 장기환자가 입원기간 중 다음에 해당하는 경우 동 기간(특정 기간) 동안에는 '요양병원 행위 급여목록·상대가치점수 및 산정지침'에 의해 산정할 수 있다.

⑴ 폐렴 치료기간

⑵ 패혈증 치료기간

⑶ 체내출혈(기관지 출혈, 위·장관계 출혈, 비뇨·생식기계 출혈 등) 치료기간 〈신설 2019.5.31.〉

⑷ 중환자실 입원기간

⑸ 격리실 입원기간 〈신설 2018.12.5.〉

⑹ 외과적 수술 및 동 수술에 따른 관련된 치료기간

⑵ 요양병원 환자군 산정지침

1) 환자군별 상대가치점수는 입원일당 정액(정액수가)으로 한다. 정액수가는 점수당 단가를 곱한 금액과 약제·치료재료 금액을 합하여 10원 미만은 4사5입한 금액으로 산정한다.

2) 정액수가

⑴ 환자의 의료서비스 요구도와 기능 상태에 따라 환자군별 1일당 정액수가를 적용한다.

⑵ 요양급여 각 항목의 점수 및 급여목록에 해당하는 약제, 치료재료의 비용을 합산하여 환자의 경중도의 구분에 따른 1일당 상대가치점수로 산정한다(「국민건강보험법 시행령」 제24조제6항).

⑶ 1일당 정액수가에 포함되는 항목은 다음과 같다.

① 요양기관 종별 가산율 및 각종 가산제도에 의해 가산한 금액

② 요양병원 입원료(요-51)

③ 급여목록에 해당하는 약제 및 치료재료

④ 다른 기관 검사 위탁

⑤ 전문의료인 초빙료

⑥ 양질의 시설·인력 및 장비 공동 사용 시 발생되는 행위·약제·치료재료

⑦ 입·퇴원 당일에 발생한 행위·약제·치료재료(외래 진료 및 퇴원약제 포함)

⑧ 요양기관의 요구에 의해 가입자 등이 외부에서 직접 구입한 약제 및 치료재료

(4) 정액수가 기간 동안 정액수가에 포함되지 않는 항목은 다음과 같으며, 정액수가와 별도 산정할 수 있다.

① 식대

② CT, MRI

③ 전문재활치료

④ 혈액투석 및 혈액투석액, 복막투석액

⑤ 전문의약품

- erythropietin 주사제, Darbepoetin Alpha 주사제(품명 ; 네스프프리필드주 등), Methoxy polyethylene glycol – epoetin β 주사제(품명 : 미쎄라프리필드주)
- Recombinant Human Epidermal Growth Factor(품명 : 이지에프외용액)
- Riluzole(품명 : 리루텍정 등)
- Interferon β-1a(품명 : 레비프프리필드주 등)

⑥ 전혈 및 혈액성분제제

⑦ 2019년 1월 이후 비급여에서 급여로 전환된 행위 및 치료재료

⑧ 환자를 진료하는 중에 해당 요양기관에 인력·시설 또는 장비가 갖추어져 있지 아니하거나 기타 부득이한 사유로 해당 진료가 가능한 다른 요양기관으로 적정하게 의뢰한 경우 발생한 행위·약제 및 치료재료

⑨ 「선별급여 지정 및 실시 등에 관한 기준」에 의한 행위·치료재료

(5) 정액수가는 1일당으로 산정한다.

① 1일이라 함은 12시(정오)부터 다음 날 12시(정오)까지를 의미한다.

② 0~6시 사이에 입원하거나, 18~24시 사이에 퇴원한 경우에는 입원료 소정점수의 50%를 별도 산정한다.

③ 6~12시 사이에 입원하거나, 12~18시 사이에 퇴원한 경우에는 동기간의 입원료 등은 별도 산정하지 아니한다.

④ 정액수가는 의사 및 간호인력 확보 수준에 따른 입원료 차등제를 적용하여

산정한다.

⑤ 9인 이상 병실에 입원한 경우 정액수가 소정점수에서 요양병원 입원료 소정점수의 30%를 감산하여 산정한다. (2022.1.1.부터 적용)

(6) 전문병원으로 지정받은 요양병원은 「의료질평가지원금 등 산정을 위한 기준」의 평가결과에 따라 전문병원(병원·요양병원·한방병원) 의료질평가지원금(가-24-1)을 산정한다. 다만, 입원료 중 외박수가를 산정하는 경우에는 제외한다.

(7) 입원 중인 환자가 주치의의 허가를 받은 후 연속해서 24시간을 초과하여 외박한 경우에는 외박수가를 산정한다.

(8) 정액수가 환자군 결정은 사실에 근거하여 작성된 "환자평가표"에 의하며, 환자평가표의 각 항목별 세부인정사항은 「요양급여의 적용기준 및 방법에 관한 세부사항」에서 정한 바에 따른다.

표 7.5 요양병원 수가체계

입원환자			외래환자
장기환자		제외환자	
정액수가+특정항목	특정기간(행위별 수가)	행위별 수가	행위별 수가
환자군별 7개 정액수가 특정항목(행위별 수가) - 식대 - CT, MRI - 전문재활치료 - 혈액투석 및 혈액투석액, 복막투석액 - 전혈 및 혈액성분제제 - 전문의약품(치매치료제 등) - 2019년 1월 이후 비급여에서 급여로 전환된 항목 - 다른 요양기관 의뢰 - 선별급여	- 폐렴 치료기간 - 패혈증 치료기간 - 체내출혈 치료기간 - 중환자실 입원기간 - 격리실 입원기간 - 외과적 수술치료기간	-6일 이하 입원 -낮병동 입원 -한의과 입원 -치과 입원	

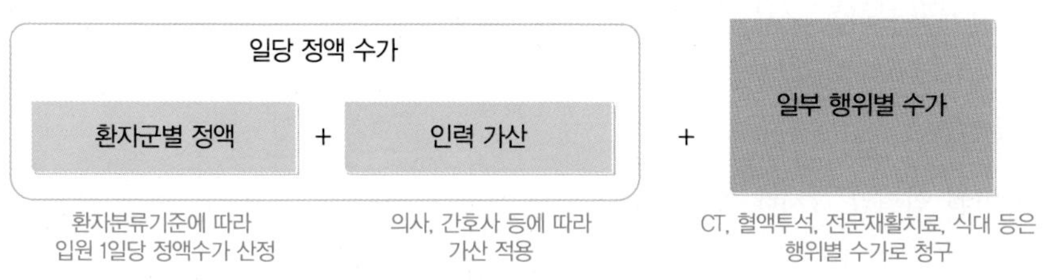

그림 7.9 요양병원 수가

(3) 요양병원 행위 산정지침

① 개요

- 제외환자 또는 특정기간에 적용한다.
- 특정기간
  - 폐렴·폐혈증 진단일로부터 특정기간으로 적용
  - 중환자실 입원기간
  - 격리실 입원이 필요한 경우 격리실 입원료 산정에 따른 격리기간
  - 입원 기간 중 특정 외과적 수술을 시행한 날부터 외과적 수술과 관련한 치료가 완료된 기간

② 요양병원 입원료

개요

- 제외환자 및 특정기간에 산정 가능한 입원료는 요양병원입원료(요-51)·낮병동입원료(요-52)·중환자실입원료(요-53)·격리실입원료(요-54)에 한한다.
- 요양병원입원료, 낮병동입원료, 격리실입원료의 소정점수에는 입원환자 의학관리료(소정점수의 31%), 입원환자 간호관리료(소정점수의 16%), 입원환자 병원관리료(소정점수의 53%)가 포함되어 있다.
- 낮병동입원료, 중환자실입원료, 격리실입원료를 산정할 수 있는 경우에는 입원료 등을 중복산정하지 않는다.
- 내과질환자, 정신질환자, 만 8세 미만의 소아환자에 대하여 요양병원 입원료 소정점수의 30%를 가산한다.
- 전문병원으로 지정받은 요양병원은 「의료질평가지원금 등 산정을 위한 기준」의 평가결과에 따라 전문병원(병원·요양병원·한방병원) 의료질평가지원금(가-24-1)을 산정한다. 다만, 입원료 중 외박수가를 산정하는 경우에는 제외한다. 〈신설 2018.12.5.〉
- 요양병원입원료는 9인 이상 병실에 입원한 경우 해당 점수의 70%를 산정한다. (2022.1.1.부터 적용) 〈시행 2019.11.1.〉

입원료 체감제

- 요양병원 입원료 〈시행 2020.1.1.〉

입원 181일째부터 270일째까지	정액수가 소정점수에서 요양병원입원료 소정점수의 5%를 감산
입원 271일째부터 360일째까지	정액수가 소정점수에서 요양병원입원료 소정점수의 10%를 감산
입원 361일째부터	정액수가 소정점수에서 요양병원입원료 소정점수의 15%를 감산
퇴원 후 90일 이내 재입원	입원기간에 이전 요양병원 입원기간을 합산하여 적용(다만, 2020년 12월 31일까지는 동일 요양병원에 재입원하는 경우에만 적용)

입원료 차등제[요4]

- 요양병원입원료, 낮병동 입원료, 정액수가는 의사 및 간호인력확보수준에 따른 입원료 차등제를 적용하여 산정한다.
- 의사인력 확보에 따른 입원료 차등제
- 직전분기 평균환자 수 대비 당해 요양기관에 상근하는 의사 수(환자 수 대 의사 수의 비)와 전문과목의 전문의 비율이 50% 이상인 경우와 50% 미만인 경우에 따라 의사인력확보수준을 1등급 내지 4등급으로 구분한다.
- 환자 수는 낮병동 입원환자를 포함한 요양병원 입원환자 전체를 말하며, 다만, 중환자실 입원환자, 별도의 병동으로 구분 운영하는 격리실 입원환자는 제외한다.
- 등급적용 : 다음 분기 적용

등급	직전 분기 평균 환자 수 대비 상근의사 수	가감
1	35:1 이하이면서 전문의 비율이 50% 이상인 경우	18% 가산
2	35:1 이하이면서 전문의 비율이 50% 미만인 경우	10% 가산
3	35:1 초과 40:1 이하인 경우	-
4	40:1 초과인 경우	50% 감산

- 간호인력 확보에 따른 입원료 차등제 〈시행 2019.11.1.〉
  - 직전 분기 평균 환자 수 대비 간호업무에 종사하는 직전 분기 평균 간호인력(간호사 및 간호조무사) 수(환자 수 대 간호인력 수의 비)에 따라 간호인력 확보 수준을 1등급 내지 6등급으로 구분한다.
  - 간호인력 산정대상 : 입원환자 간호를 전담하는 간호사와 간호조무사
  - 평균 인력 계산(간호인력 수, 입원환자 수)
  - 간호인력 수 : 전 분기 매월 15일자 기준 평균 간호인력 수
  - 입원환자 수 : 직전분기 평균 환자 수(환자 수는 낮병동 입원환자를 포함한 요양병원 입원환자 전체를 말하며, 다만, 중환자실 입원환자, 격리실 입원환자는 제외)

등급	전 분기 평균 환자 수 대비 간호인력 수	가감
1	4.5:1 미만	60% 가산
2	4.5:1 이상 5:1 미만	50% 가산
3	5:1 이상 5.5:1 미만	35% 가산
4	5.5:1 이상 6:1 미만	20% 가산
5	6:1 이상 6.5:1 미만	-
6	6.5:1 이상	50% 감산

- 다만, 환자 수 대 간호사 수의 비가 18:1을 초과하는 경우 1등급 내지 5등급에 해당하는 요양병원은 요양병원 입원료 소정점수의 15%를 감산한 점수로 산정한다.

• 1등급 내지 5등급에 해당하는 요양병원 중 간호사 비율이 간호인력의 3분의 2 이상인 경우는 1일당 2,000원을 별도 산정한다.

필요인력 확보에 따른 별도 보상제

• 직전분기 당해 요양기관에 약사가 상근하고 의무기록사, 방사선사, 임상병리사, 사회복지사, 물리치료사 중 상근자가 1명 이상인 직종이 4개 이상인 경우, 일당 1,710원을 별도 산정한다. 다만, 약사는 환자수가 200명 미만인 경우, 약사가 주 16시간 이상 근무한 경우에도 산정할 수 있다.

• 필요인력의 경우 해당 치료를 실시할 수 있는 일정한 면적의 물리치료실, 임상병리실, 방사선실을 갖추고 실제 사용할 수 있는 해당 장비를 보유하고 있는 요양기관에 한정할 수 있다.

• 산정방법 : 전전분기 마지막 월 15일부터 전분기 마지막 월 14일까지의 재직일수

• 의료기관 인증을 정해진 기간 내 신청하지 아니하여 인증조사 미신청 기관으로 통보받은 요양병원은 통보 직후 1분기 동안 입원료 가산과 필요인력 확보에 따른 별도보상을 적용하지 아니한다.

요양병원 입원급여 적정성 평가결과 환류

• '요양병원 입원급여 적정성 평가' 결과 평가영역이 전체 하위 20% 이하에 해당하는 요양병원은 평가결과 발표 직후 2분기 동안 입원료 가산과 필요인력 확보에 따른 별도 보상을 적용하지 않는다.

• 전문병원으로 지정받은 요양병원은 「의료질평가지원금 등 산정을 위한 기준」의 평

가결과에 따라 전문병원 의료질평가지원금(가-24-1)을 산정한다. 다만, 입원료 중 병원관리료만을 산정하는 경우에는 제외한다.

③ 의약품관리료

의약품관리료는 특정기간 중 투약한 경우 특정기간이 종료되는 시점마다 투약일수에 따라 가-11 의약품관리료 나-(3)의 수가를 산정한다.

④ 요-55 요양병원 입원환자 안전관리료[1일당] 〈신설 2019.8.22., 2022.11.부터 적용.〉

- 요양병원 중 「환자안전법」 제11조·제12조를 준수하고 의료기관 인증결과 "인증" 또는 "조건부인증" 등급을 받은 200병상(의료법령에 따른 허가병상 수 기준) 이상 요양병원에서 산정할 수 있다.
- 환자 당 입원일수별로 산정할 수 있으나 외박 시에는 산정할 수 없고, 입원료의 50%가 적용되는 경우는 별도 산정할 수 없다.
- 6인 이하 병실에 입원한 경우에만 산정한다.
- 환자의 안전을 위하여 움직임을 제한하는 등의 경우에는 「의료법 시행규칙」 별표4의2를 준수하여야 한다.

⑤ 요-56 요양병원 지역사회 연계료 〈신설 2019.8.22., 2021.1.1.부터 적용.〉

환자지원팀〔상근하는 의사, 간호사, 사회복지사 각 1인 및 기타 환자 지원에 필요한 인력(예를 들어 약사, 영양사, 물리치료사, 작업치료사, 언어치료사 등)으로 구성〕을 설치하여 운영하는 경우에 산정한다.

"요양병원 지역사회 연계료"는 장기입원으로 인해 지역사회와 단절된 환자들의 원활한 지역사회 복귀를 돕는 활동에 대한 수가이므로 120일이 경과한 후 퇴원 예정인 환자를 대상으로 하며, 120일 이내에 퇴원한 경우 산정할 수 없다.

지역사회 연계활동이란 환자별 건강 상태 및 사회경제 환경을 바탕으로 환자지원팀이 회의를 통해 환자 맞춤형 퇴원지원 표준계획을 수립하고, 환자에게 필요한 지역사회자원을 섭외하여 연계 및 조정하는 활동을 말한다.

- 요양병원 지역사회 연계평가료(관련 상담 활동 포함) : 입원기간 중 1회 산정하되, 환자 상태의 급격한 변화 등 불가피한 경우 진료기록부에 이를 기록하고 추가 1회 산정한다.
- 요양병원 지역사회 연계관리료 Ⅰ·Ⅱ : 퇴원 시 1회 산정하되 동시에 실시하는 경우

에는 주된 항목의 소정점수만 산정한다. 요양병원 지역사회 연계관리료 II에서 교통비는 소요시간, 방문지역 등에 불문하고 1회 방문당 108.30점을 환자 본인이 100분의 100을 부담한다.

⑥ 요-55 요양병원 입원환자 안전관리료 〈신설 2019.8.22., 2022.1.1.부터 적용.〉

요양병원(단, 정신병원, 의료재활시설은 제외) 중 환자안전법 제11조와 제12조를 준수하고, 의료기관평가인증원에서 실시하는 의료기관 인증결과 '인증' 또는 '조건부인증' 등급을 받은 200병상 이상 요양병원으로, 전담인력을 배치하고 환자안전위원회를 설치·운영하여야 하며 운영계획 및 활동증빙서류를 의료기관평가인증원 환자안전 보고학습시스템(환자안전 서비스포털)을 통해 제출한 경우에 한해 산정한다.

입원환자 안전관리료는 입원 일당 1회 산정하는 수가로 입원료의 50%가 별도 산정된 경우와 낮병동 입원료를 산정하는 경우 산정할 수 없다.

4. 최근 건강보험제도 변경 내용

1) 총약품비 절감에 대한 장려금 지급제도

(1) 관련법령

「국민건강보험법시행령」 개정 〈2014년 10월 1일 시행〉

(2) 도입배경

저가구매 인센티브 제도 시행상 나타난 문제점을 개선하고 상시 약가 관리 기전으로서의 실효성 제고 등을 위해 현행 저가구매 인센티브 방식(저가구매 차액의 70%로 요양급여 비용으로 지급)을 폐지하고, 저가구매 인센티브 제도를 대신하여 총약품비 절감에 대한 장려금 지급제도로 확대

(3) 주요내용

- 약품비 절감에 따른 장려금 지급 종류를 세부적으로 규정 : 대체조제 장려금, 사용장려금, 처방·조제 약품비 절감 장려금
- 장려금 지급 절차 및 방법의 근거 규정 신설 : 요양급여비용의 심사청구 시 장려금을 청구하고, 심사평가원은 장려금을 산출하여 보건복지부장관의 승인을 거쳐 공단에 통보하는 등 장려금의 절차 및 방법에 관한 위임규정을 신설

- 공익신고 포상금의 한도를 1억원에서 10억원으로 상향조정
- 약제 실거래가 조사 등에 따른 약제 상한금액의 직권조정 시 의약품관리종합정보센터의 의약품 공급자료 등을 활용할 수 있도록 근거 규정을 신설
- 유통질서 문란행위 약제는 요양급여 적용 정지 및 제외되므로, 약가 인하기준을 삭제

2) 선별급여

환자의 의료비 부담을 덜기 위해 의학적으로 꼭 필요하지 않거나 경제성이 떨어지는 치료기술과 의약품에도 건강보험을 적용한다.

3) 의원 및 약국의 토요 가산 확대

의원급(의원, 치과의원, 한의원, 보건의료원) 의료기관 및 약국의 토요가산(30%) 확대에 따른 본인부담금이 2014년 10월 1일 진료분부터 요양급여비용총액에 50%만 포함하여 본인부담금을 산정하다가 2015년 10월 1일부터 100%를 부담하도록 조정되었다.

[예시] 의원 외래에서 2015년 10월 4일(토요일) 오전 10시에 진료한 경우

① 진료내역

줄번호	항	목	코드 구분	코드(분류)	단가	1회 투약량	일투	총투	금액	면허 종류	면허 번호
0001	01	01	1	AA154(초진진찰료)	13,580		1	1	13,580	1(의사)	12345
0002	01	01	1	주1)AA154030(초진진찰료-토요일 09~13시)	3,370		1	1	3,370	주2)	
0003	03	01	3	주3)643702370(트리티코정)	8	1	1	23	184		

주1) "AA154"의 토요일 09~13시 가산 수가코드
주2) 토요일 09~13시 가산수가코드 줄번호에는 면허종류, 면허번호를 생략할 수 있음
주3) 퇴장방지의약품을 원외처방한 경우로 사용장려비용을 산정함 경우임

② 명세서 일반내역

- 건강보험(공상 등 구분 : 0)

요양급여 비용총액 2	요양급여 비용총액 1	본인일부 부담금	청구액
17,130	주1)17,130	주2)4,600	주3)12,530

주1) 13,580원+3,370원+184=17,130원(10원 미만 절사)
주2) {17,130원(요양급여비용총액 1)−(3,370원×50%)}×30%(본인부담률)=4,600원 (100원 미만 절사)
주3) 17,130원(요양급여비용총액 1)−4,600원(본인일부부담금)=12,530원

4) 상급병실 개편 관련 입원료 조정

(1) 도입배경

- 「3대 비급여 개선방안 발표」(2014.2.11)에 따라 2014년 9월부터 건강보험이 적용되는 일반병상을 현행 6인실에서 4인실로 확대하였다.
- 상급종합병원 4인실 본인부담률을 20%에서 30%로 인상하였고 상급종합병원 1인실(특실 포함) 기본입원료는 보험급여에서 제외하였다.

(2) 개선내용

- 상급병실 개편에 따라 4·5인실 입원료가 신설되었으며 기본입원료와 동일하게 4인실 또는 5인실 입원료도 각종 가산 및 간호등급 차등제를 적용한다.
- 6인실 기본입원료만 산정하는 병상을 50% 이상 확보하도록 함.
- 중환자실, 격리실, 무균치료실, 분만실, 신생아실 등 특수병상의 1인실은 급여 적용. 다만, 격리실이 없어 1인실에 입원하는 경우 등 불가피한 1인실 입원은 급여 적용

표 7.6 4인실 또는 5인실 이용 시 추가비용 및 본인부담액 계산식

추가비용 계산식	(4인실입원료－기본입원료)×4인실 이용일수＋(5인실입원료－기본입원료)×5인실 이용일수	
본인부담액 계산식	상급종합병원	〔{4인실입원료×4인실 이용일수}×30/100〕+〔{5인실입원료×5인실 이용일수}×20/100〕－〔{기본입원료×4인실 또는 5인실 이용일수}×20/100〕
	종합병원, 병원, 의원	〔{(4인실입원료×4인실 이용일수)+(5인실입원료×5인실 이용일수)}－{기본입원료×4인실 또는 5인실 이용일수}〕×20/100

주 1. "4인실입원료, 5인실입원료, 기본입원료"는 의료기관 종별에 따른 입원료(가-2)를 말하며, 입원료 관련 가산 또는 감산은 적용하지 않음
2. 「국민건강보험법 시행령」 별표 2 제3호에 해당하는 대상자의 경우에는 그 각 목에서 정한 본인부담률을 적용함

5) 입원료 산정기준 개선

중환자실, 격리실, 납차폐특수치료실 등 특수병상 입원은 의학적 필요성을 인정하여 입원료 체감제 적용에서 제외하였다(2014년 7월 이후).

6) 차상위 본인부담 경감대상 확대

건강보험 차상위계층의 경우 의료급여 1종(중증질환 중 암, 중증화상) 자격을 부여하는

것(2013.10.1 시행)에 맞추어 중증질환자에 대하여 의료급여 1종에 상당하는 혜택을 부여하려는 것으로 차상위계층에 속하는 암, 중증화상 등 중증질환자에 대하여 본인부담액을 경감함.

7) DUR(의약품안전사용서비스)[건5,백1]

(1) DUR(Drug Utilization Review)란?

환자가 여러 명의 의사를 방문할 경우, 의사는 환자가 현재 복용하는 약을 알지 못하고 처방·조제하여 환자가 약물 부작용에 노출될 수 있어 의약품 처방·조제 시 병용금기 등 의약품 안전성 관련 정보를 실시간으로 제공하여 부적절한 약물사용을 사전에 점검할 수 있도록 하는 제도로, 우리나라에서는 "의약품안전사용서비스"라 부른다.

2012년 4월 한국의약품안전관리원이 개원하여 DUR정보 개발업무에 참여하고 있으며, DUR정보는 식품의약품안전처 고시 및 공고 등의 형태로 전 국민에게 제공되고 있고, 건강보험심사평가원 DUR 전산시스템(의약품안전사용서비스)를 통해 의료현장에 제공되고 있다.

(2) 사업시기

2008년 4월 1일 시행

(3) 대상기관

전국 요양기관(한방 진료분야 제외)

(4) 대상환자

요양기관에 처방·조제받는 모든 환자

(5) 점검범위

- 의료기관, 보건기관 : 외래 원외처방, 외래 원내조제(퇴원약 포함)
- 약국 : 처방 및 직접조제

(6) 대상의약품

환자별 복용일이 종료되기 전의 모든 의약품(처방일, 조제일 기준)

(7) 정보유형

- 금기성분 고시 : 병용금기(竝用禁忌), 특정연령대금기, 임부(妊婦)금기

- 주의성분 공고 및 정보제공 : 효능군중복주의, 용량주의, 투여기간주의, 노인주의, 헌혈주의, 분할주의
- 의·약사가 금기약을 처방·조제할 경우 경고메시지가 작동하여 사전에 예방됨.
- 불가피하게 금기약을 처방해야 할 경우에는 처방전에 이를 명시하여 환자가 알 수 있도록 하였으며 약사는 금기약 조제정보를 심평원에 통보
- 다른 요양기관 간의 점검은 금기약이나 중복처방에 해당하는 의약품 정보만 제공되며 이전 진료내역 전체는 볼 수 없음

금기 종류 건15

- 병용금기 : 같은 환자에게 동시에 조제 혹은 투여될 경우 약물상호작용으로 인한 매우 심각한 부작용이나 약효의 감소로 인한 치료 실패가 우려되는 약물의 조합

  예) 고지혈증 치료제 "심바스타틴"은 항생제 "클래리스로마이신"과 함께 사용할 수 없음. 심바스타틴의 혈중농도를 상승시켜 급격히 신(腎)기능을 악화시키는 횡문근융해증 유발 가능성이 높음.
- 특정연령대금기 : 소아는 대사능력이나 배설능력 등이 성인과 달라 약물의 흡수, 분포, 대사 및 배설과 관련되어 문제점 발생 가능성이 높아 소아 환자에게 안전성이 확립되지 않았거나 심각한 부작용을 일으킬 위험이 있는 약물의 조합

  예) 방광염 등에 사용하는 설파메톡사졸과 트리메토프림은 신생아 황달 등 위험이 보고되고 있어 신생아(출생 4주 미만)에 사용할 수 없음.
- 임부금기 : 태아에게 매우 심각한 부작용을 유발하거나 유발할 가능성이 높으므로 치료의 유익성이 위해성을 더 상회한다는 명확한 임상적 근거 또는 사유가 없으면 임부에게 처방·조제되어서는 안 되는 의약품

(8) 점검절차

- 의료기관 및 약국에서 처방·조제 시 환자의 의약품 정보를 심사평가원에 전송
- 심사평가원은 의약품 안전정보 및 환자의 투약정보 등을 참조하여 DUR 점검 후 의료기관 및 약국에 안전정보 제공
- 의료기관 및 약국은 안전정보를 바탕으로 금기 및 중복되는 약이 있는지 확인하고 처방·조제 후 복약지도

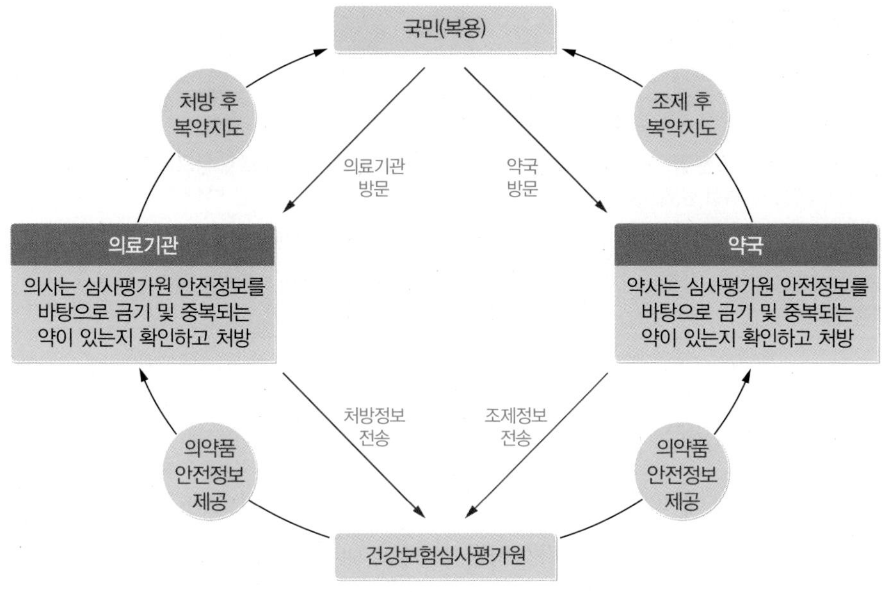

그림 7.10 DUR 처리절차
자료 : 건강보험심사평가원 홈페이지

8) 동일성분 의약품 중복처방 점검[건5]

(1) 관련법령

보건복지부 고시 제2010-10호, 2010.5.1 진료분부터

(2) 기준

동일 요양기관에서 같은 환자에게 6개월 동안 동일성분 의약품의 투약일수가 214일을 초과하도록 처방하는 경우 요양급여를 인정하지 않는다.

(3) 동일성분 의약품

약제 주성분코드를 기준으로 1~4째 자리(주성분 일련번호)와 7째 자리(투여경로)가 동일한 의약품

(4) 점검방법

6개월간 214일 누적 점검하여 초과분에 대하여 환수처리한다.

(5) 점검대상

- 의과, 치과, 보건기관 외래처방건 : 주사제와 외용제를 제외하고 경구 약제만을 점검한다.

(6) 중복처방 예외 사유별 코드

사유	코드
장기출장이나 여행으로 인하여 의약품이 소진되기 전 처방을 받아야 하는 경우	A
의약품 부작용, 용량 조절 등으로 약제 변경이 불가피 하거나, powder 형태의 조제 등으로 인하여 기존 처방의약품 중 특정 성분만을 구분하여 별도 처방할 수 없는 경우	B
항암제 투여 중인 환자나 소아환자로서 구토로 인해 약 복용 중 약제가 소실된 경우	C
A~C까지 해당되지 않는 사유로 환자가 6개월에 215일 이상의 처방을 원하여 약값의 전액을 본인부담하는 경우	E

9) 완1~완8 완화의료

「암관리법」 제2조에 의하면 "말기암환자"는 적극적인 치료에도 불구하고 근원적인 회복의 가능성이 없고 점차 증상이 악화되어 몇 개월 내에 사망할 것으로 예상되는 암환자를 말하며, "말기암환자 완화의료"는 통증과 증상의 완화 등을 포함한 신체적, 심리사회적, 영적 영역에 대한 종합적인 평가와 치료를 통하여 말기암환자와 그 가족의 삶의 질을 향상시키는 것을 목적으로 하는 의료를 말한다.

말기암환자 완화의료사업은 2016년 2월에 「암관리법」에서 삭제되어 건강보험 수가적용을 위한 시범사업 대상으로 전환되었다.

10) 포괄간호서비스[건28]

(1) 개념

포괄간호서비스는 환자에 대해 충실한 케어가 가능한 포괄적 간호·간병서비스를 제공하는 것으로, 간호사와 간호보조인력으로 구성된 팀간호체계 운영 및 병동 환경 개선을 통해 보호자나 간병인이 환자 곁에 머물지 않아도 환자의 입원서비스를 간호인력이 전적으로 제공하는 모형이다.

(2) 실시 근거

「보건의료기본법」 제44조제1항에 따라 국민의 간병부담 해소를 위한 제도화 모형 검증 및 평가를 위하여 건강보험 포괄간호서비스사업을 실시한다.

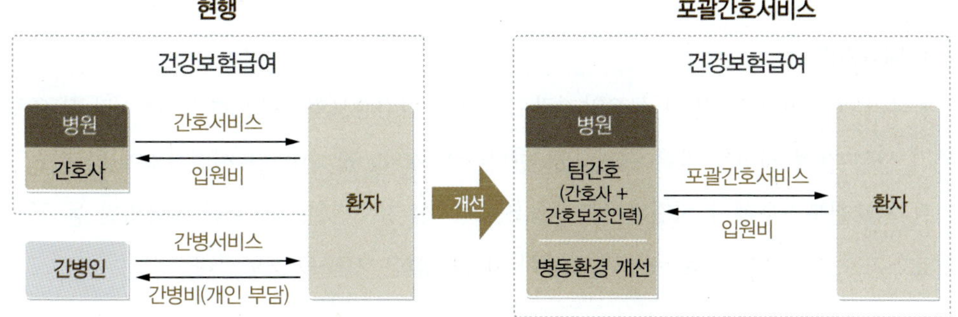

그림 7.11 포괄간호서비스 모형 개념도

(3) 실시 목적

- 건강보험 포괄간호서비스사업(이하 "사업"이라 함)을 전국의 병원에 확대 적용함으로써 적정 보상체계와 제도화 모형을 개선·발전시켜 포괄간호서비스의 건강보험제도화 기반을 구축한다.
- 환자 안전관리 체계와 제도화를 위한 간호서비스 질 확보 방안을 마련하고, 의료이용 행태 등에 미치는 영향을 평가하여 제도 모형의 개선방안을 모색한다.
- 간호인력에 의한 포괄간호서비스 제공으로 입원 의료서비스의 질적 향상
- 환자의 간병으로 인한 사회적·경제적 부담을 경감한다.

(4) 포괄간호서비스 원칙

- 환자에게 1일 24시간 연속적으로 포괄간호서비스를 제공한다.
- 환자 중증도 분류에 근거하여 환자의 간호 요구를 파악하고 간호서비스를 제공한다.
- 모든 간호서비스는 전문 간호인력에 의해 제공되고 간호인력 중심의 팀간호체계 운영 및 정보교류를 통해 서비스의 일관성을 유지한다.
- 입원 당시 환자와 보호자를 대상으로 문제 및 요구를 사정, 계획하고 간호서비스 제공 및 평가한다.
- 각 의료기관에 정해진 지침에 따라 표준화된 간호를 제공한다.

(5) 사업내용

① 대상기관

전국의 종합병원 및 병원급 요양기관으로서 국민건강보험공단(이하 "공단"이라 함)으로부터 사업 참여 지정을 받은 기관으로 한다(서울 제외). 단, 2014년 시범사업에 참여 요양기관과 보건복지부에서 지정한 제2기(2015~2017년) 전문병원, 국·공립 대학병원 등 공공의료기관으로서 공단으로부터 사업 참여 지정을 받은 기관을 포함한다.

② 포괄간호서비스 급여 내용

(가) 입원환자 대상 포괄간호서비스 제공

- 적정 간호인력 배치에 의해 팀간호체계를 구성하고, 병동 환경 개선 및 환자 안전관리 등 병동 운영지침에 따라 포괄간호서비스 제공에 필요한 여건을 갖춘 포괄간호병동에서 입원환자에게 필요한 간호(간병)서비스를 제공하는 입원서비스를 의미한다.
- 포괄간호병동에는 원칙적으로 사적 고용 간병인이나 보호자가 상주하지 않는다.

(나) 대상자

- 포괄간호서비스기관의 포괄간호병동에 입원하여 포괄간호병동 입원동의서를 작성한 자로 한다.
- 포괄간호병동의 입원 및 퇴원은 주치의의 결정에 따른다.

(다) 급여비 및 본인부담

- 포괄간호병동 입원환자에 대해서는 현행 입원료 대신 포괄간호병동 입원료를 산정하며,「국민건강보험법」 제44조 및 동법 시행령 제19조 제1항(「의료급여법」 제10조 및 동법 시행령 제13조)의 규정에 따른 입원진료 본인부담률을 적용한다.

(6) 청구·심사 및 지급

포괄간호병동 입원환자에 대한 급여비는 입원 요양급여비용 명세서에 포괄간호병동 입원료 내역을 작성하여 건강보험심사평가원의 관할 본·지원에 청구하며, 심사평가원의 심사를 거쳐 공단에서 급여비를 지급한다.

8

요양급여비용 심사청구

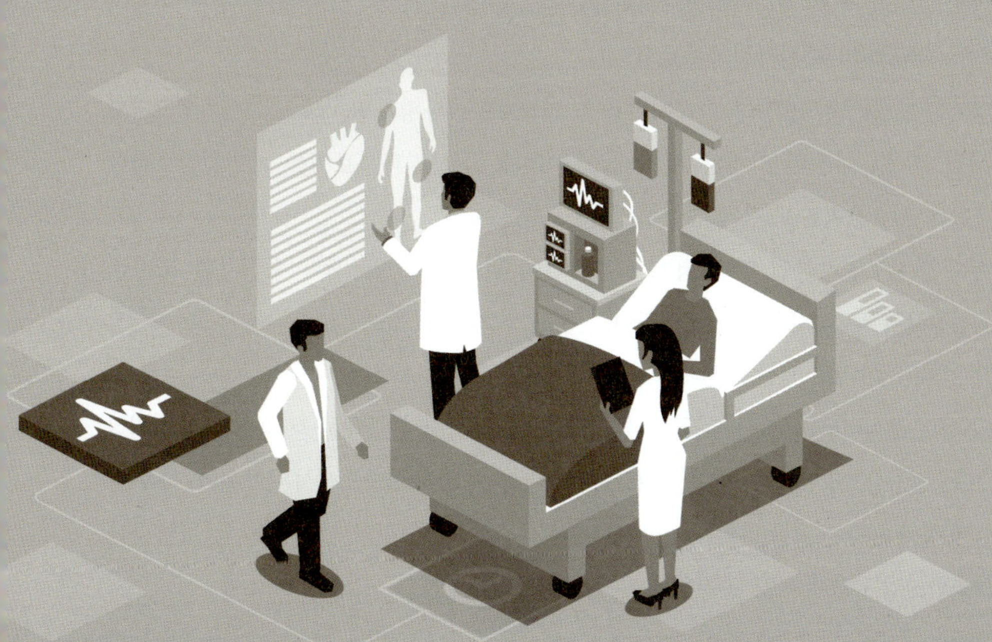

1. 건강보험 일반사항

1) 용어 정리

이 장에서 "법"은 특별한 언급이 없는 한 「국민건강보험법」을 의미한다.

(1) 요양급여(법 제41조제1항)

질병·부상·출산 등에 대하여 실시하는 진찰·검사, 약제·치료재료, 처치·수술 기타 치료, 예방·재활, 입원, 간호, 이송

(2) 요양급여비용(법 제45조)

요양기관에서 건강보험 적용대상자에게 제공하는 각 요양급여에 소요되는 모든 비용으로, 진료·조제행위에 대한 기술료, 약제비 및 치료재료를 포함

(3) 요양급여기준(법 제41조제2, 3항)

요양기관에서 청구한 요양급여비용 심사 시 내용적인 적합성 및 비용적인 적합성 여부를 확인함에 있어 그 판단기준이 되는 실체적인 내용

(4) 심사기준[심1]

요양기관이 청구한 요양급여비용 심사시 내용적인 적합성 및 비용적인 적합성 여부를 확인함에 있어 적합성 여부에 대한 판단기준이 되는 실체적인 내용

(5) 요양(의료)급여비용 심사결과통보서와 정산심사내역서[심1]

1) 요양(의료)급여비용 심사결과통보서

- 요양기관이 청구한 요양(의료)급여비용을 건강보험심사평가원(이하 "심사평가원")에서 심사한 후 그 내용이 기재된 요양(의료)급여비용 심사결과통보서를 국민건강보험공단 및 해당 요양기관에 각각 송부한다.
- 세부내역 : 수진자본인 및 보험자가 부담해야 할 심사결정금액과 수진자별 조정금액, 조정사유 등 심사결과를 기재한다.

2) 요양(의료)급여비용 정산심사내역서

- 요양(의료)급여비용의 심사·지급 후 요양기관이 심사결과에 대한 이의를 제기(이의신청 또는 재심사조정청구)하여 정산(환급)이 발생하는 경우 또는 심사평가원이 사후점검 후 정산(환수)을 하는 경우 정산결과에 대한 정산심사내역서를 국민건강보험공단 및 해당 요양기관에 각각 송부한다.

• 세부내역 : 수진자별 증감금액에 대한 내역을 기재한다.

3) 심사결과통보서 및 정산심사내역서 송부방법

• 서면 청구기관 : 서면으로 출력하여 우편으로 송부한다.

4) 자료제공 법적근거

• 「국민건강보험법 시행규칙」 제13조제2항

• 「의료급여법 시행규칙」 제21조제2항

• 「요양급여비용 심사·지급업무 처리기준」 제8조

2) 요양급여기준의 법적근거

(1) 근거법령

1) 「국민건강보험법」 제41조(요양급여)

① 가입자 및 피부양자의 질병·부상·출산 등에 대하여 다음 각 호의 요양급여를 실시한다.

1. 진찰·검사	2. 약제·치료재료의 지급
3. 처치·수술 기타의 치료	4. 예방·재활
5. 입원	6. 간호
7. 이송	

② 제1항의 규정에 의한 요양급여(이하 "요양급여"라 한다)의 방법·절차·범위·상한 등 요양급여의 기준은 보건복지부령으로 정한다.

③ 보건복지부장관은 제2항의 규정에 의하여 요양급여의 기준을 정함에 있어 업무 또는 일상생활에 지장이 없는 질환 기타 보건복지부령이 정하는 사항은 요양급여의 대상에서 제외할 수 있다.

2) 「국민건강보험 요양급여의 기준에 관한 규칙」 제5조(요양급여의 적용기준 및 방법)

요양급여의 적용기준 및 방법에 관한 세부사항은 의약계·공단 및 건강보험심사평가원의 의견을 들어 보건복지부장관이 정하여 고시한다.

조혈모세포이식 및 심실 보조장치 치료술의 요양급여의 적용기준 및 방법에 관한 세부사항은 의약계·공단 및 건강보험심사평가원의 의견을 들어 보건복지부장관이 따로 정하여 각각 고시한다.

중증질환자에게 처방·투여하는 약제 중 보건복지부장관이 정하여 고시하는 약제에 대한 요양급여의 적용기준 및 방법에 관한 세부사항은 중증질환심의위원회의 심의를 거쳐 건강보험심사평가원장이 정하여 공고한다. 이 경우 건강보험심사평가원장은 요양기관 및 가입자 등이 해당 공고의 내용을 언제든지 열람할 수 있도록 관리하여야 한다.

(2) 급여기준 정의 및 종류[건19]

1) 정의 : 요양기관이 실시하는 요양급여의 방법·절차·범위·상한에 대하여 보건복지부장관이 정한 기준 및 세부적용방법

법 제41조에 의한 요양급여의 기준

- 국민건강보험 요양급여의 기준에 관한 규칙(보건복지부령)
- 요양급여의 적용기준 및 방법에 관한 세부사항(보건복지부장관 고시)
- 암환자에게 처방·투여하는 약제에 대한 요양급여의 적용기준 및 방법에 관한세부사항(심사평가원장 공고)

법 제41조 및 시행령 제24조에 의한 요양급여비용의 내역

- 건강보험 요양급여비용의 내역(보건복지부장관 고시)
- 건강보험 행위 급여·비급여 목록표 및 급여 상대가치점수(보건복지부장관 고시)
- 약제 및 치료재료의 구입금액에 대한 산정기준(보건복지부장관 고시)
- 약제 급여목록 및 급여 상한 금액표(보건복지부장관 고시)
- 치료재료 급여·비급여 목록 및 급여 상한금액표(보건복지부장관 고시)

국민건강보험 요양급여의 기준에 관한 규칙에 의한 요양급여의 기준

- 조혈모세포이식 및 심실 보조장치 치료술의 요양급여의 적용기준 및 방법에 관한 세부사항(보건복지부장관 고시)

기타 급여기준

- 심사평가원장이 진료심사평가위원회 심의를 거쳐 정하여 공개한 심사지침
- 보건복지부 행정해석 및 각종 행정지시
- 법 제63조제1항제5호의 규정에 의거 다른 법률에 따라 지급되는 급여비용의 심사에 관하여 위탁받은 경우에는 그 법령 및 기준

(3) 급여기준의 절차

급여기준에 관한 세부사항 고시의 절차는 [그림 8.1]과 같다.

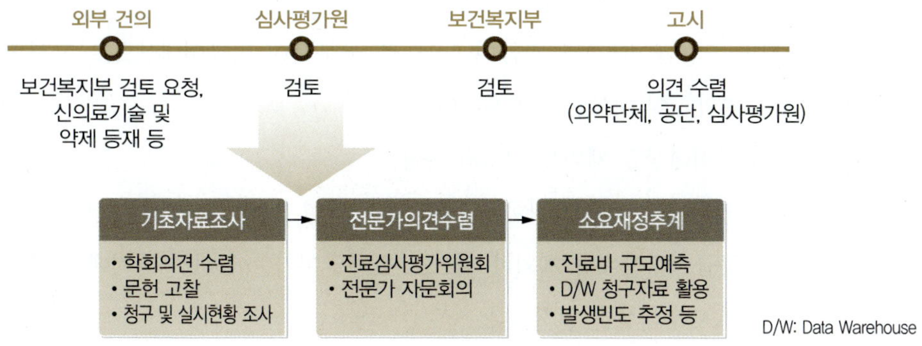

그림 8.1 세부사항 고시(급여기준)의 절차[건1]

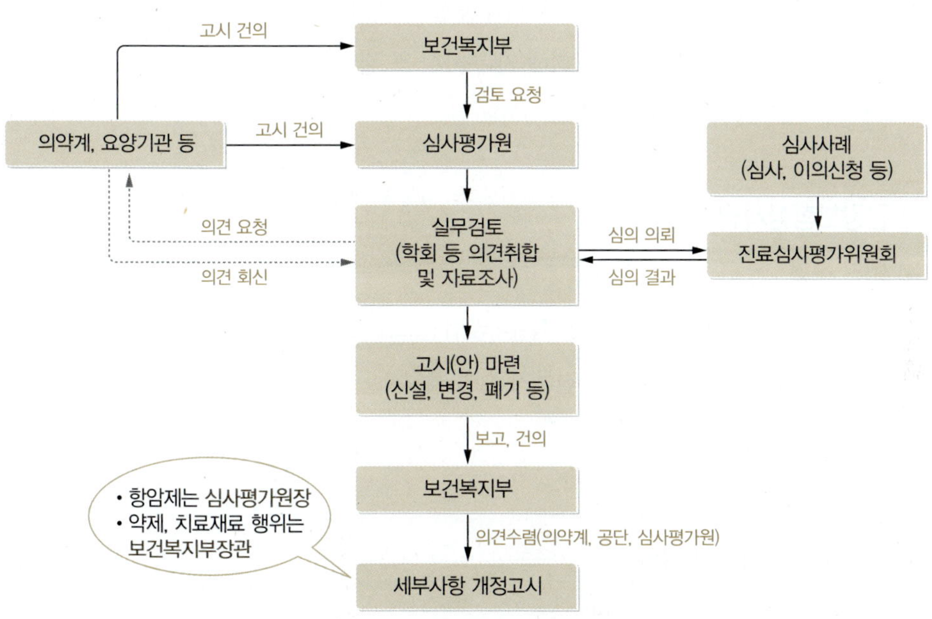

그림 8.2 급여기준 고시절차[건19]

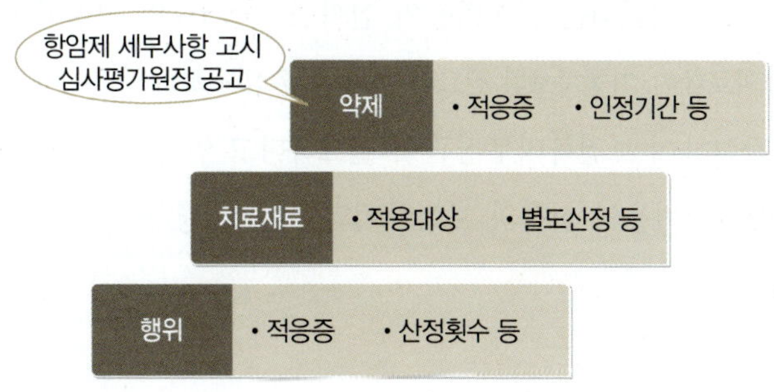

그림 8.3 세부사항 고시 유형[건19]

3) 요양급여의 범위

(1) 의료행위(치료재료) : Negative List 방식[건5]

모든 의료행위는 요양급여대상과 비급여대상으로 구분하여 비급여대상으로 고시되지 않은 행위는 모두 요양급여 대상으로 적용한다.

1) 급여대상 : 비급여대상을 제외한 일체의 사항

2) 비급여대상 : 업무 또는 일상생활에 지장이 없는 질환, 기타 보건복지부령에서 정하는 사항을 요양급여대상에서 제외한 것으로 요양급여기준에 관한 규칙에 비급여대상 기준과 해당 세부대상을 열거한다.

(2) 약제 : Positive List 방식[건5]

치료적 가치, 경제적 가치가 우수한 의약품을 등재하며, 약제급여평가위원회 운영규정과 경제성 평가기준 및 절차 등에 의해 세부사항을 결정한다. 급여대상으로 고시되지 않은 의약품은 모두 비급여대상이다.

4) 건강보험심사평가원

(1) 법적 성격

「국민건강보험법」에 의해 설립된 특수 공법인으로 요양급여비용의 심사와 적정성 평가 기능 등을 수행하는 심사평가 전문기관(법 제62조)

(2) 주요업무(법 제63조)

1) 요양급여비용의 심사

2) 요양급여의 적정성 평가

3) 심사기준 및 평가기준의 개발

4) 1)부터 3)까지의 규정에 따른 업무와 관련된 조사연구 및 국제협력

5) 다른 법률에 따라 지급되는 급여비용의 심사 또는 의료의 적정성 평가에 관하여 위탁받은 업무(의료급여, 자동차보험 진료비 심사, 보훈심사 등)

6) 건강보험과 관련하여 보건복지부장관이 필요하다고 인정한 업무

7) 그 밖에 보험급여 비용의 심사와 보험급여의 적정성 평가와 관련하여 대통령령으로 정하는 업무

(3) 진료심사평가위원회(법 제66조)[백1]

심사평가원이 수행하는 업무의 효율적 수행을 위하여 심사평가원에 진료심사평가위원회를 두어 심사 및 평가기준 개발, 주요 심사·평가관련 사항을 심의하고 있다, 위원회는 1,050명 이내(상근 50명, 비상근 1,000명)의 위원으로 구성되어 있다.

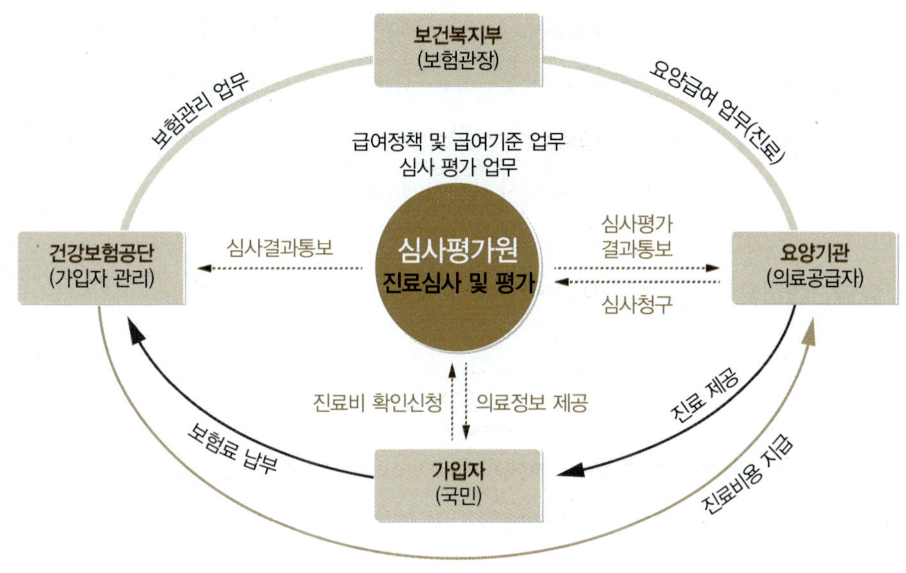

그림 8.4 건강보험심사평가원의 업무 흐름[건5]

국민건강보험공단의 업무
가입자 관리, 보험료 부과 징수, 보험급여 관리, 건강유지 증진을 위한 예방 사업, 보험급여비용 지급 등

5) 행위요양급여비용[건3]

(1) 요양급여비용 청구방법, 심사청구서·명세서서식 및 작성요령

- 청구인 : 요양급여비용청구인 또는 검체검사공급내역통보인은 해당 요양기관의 대표자(개설자)이다.
- 요양급여비용 청구 및 자료제출 매체의 선택
  ① 요양기관은 정보통신망, 전산매체 또는 서면 중 한 가지의 방법을 선택하여 요양급여비용을 청구한다. 다만, 수탁기관의 검체검사공급내역은 정보통신망으로 제

출한다.

② 요양기관이 정보통신망으로 요양급여비용을 청구하거나 수탁기관이 정보통신망으로 검체검사공급내역을 통보하고자 하는 경우에는 "전산청구(포털, 전산매체)신청서(별지 제1-1호 서식)" 1부를 건강보험심사평가원(이하 "심사평가원")에 제출한다.

③ 요양기관이 전산매체로 요양급여비용을 청구하고자 하는 경우에는 사전에 "전산청구(포털, 전산매체)신청서(별지 제1-1호 서식)" 1부를 심사평가원에 제출한다.

④ 정보통신망 또는 전산매체로 청구하는 요양기관에서 제2항 또는 제3항에 따른 청구방법을 변경하고자 하는 경우에는 사전에 "전산청구(포털, 전산매체) 변경신청서(별지 제1-2호 서식)" 1부를 심사평가원에 제출한다.

6) 요양급여비용 심사

(1) 심사의 의의와 목적[건5,건17]

- 진료비의 보상방법
- 건강보험 틀 안에서 적정의료의 기준 제시
- 의료제공자의 행동에 긍정적인 영향
- 요양기관에서 청구한 진료비용이 관련법령 등에서 정한 기준에 맞는지를 객관적으로 심사
- 청구오류, 과다·과소진료, 부적절, 불필요한 자원 이용으로 인한 비용 지출 방지
- 국민이 낸 보험료가 제대로 사용되는지를 관리

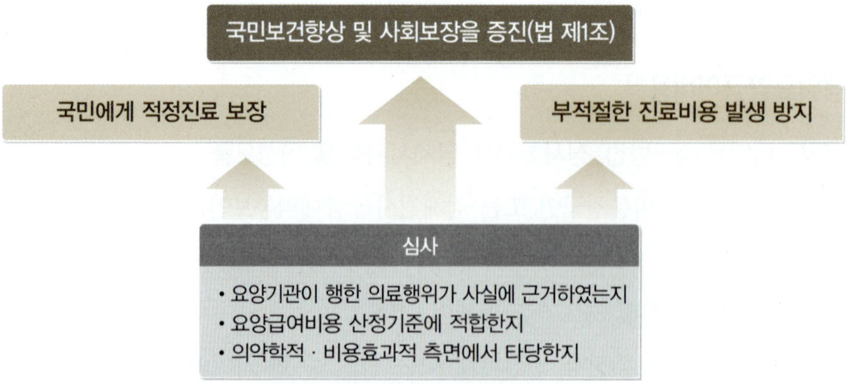

그림 8.5 심사의 의의와 목적[건18]

(2) 심사의 필요성[건17]

건강보험 재정이 증가하여 건강보험 및 의료급여 총 진료비용이 51.5조원(2011)에 이르고 있으며, 행위별 수가제는 양질의 서비스가 가능한 반면 수입증대를 위한 행위량 증가가 수반될 수 있으므로 적정진료 여부에 대한 심사가 필요하다. 또한 진료량의 증가가 수반될 가능성이 높기 때문에 균형적 시각에서 심사가 필요하다.

(3) 요양급여비용 심사[건5]

1) 건강보험비용의 심사 : 「국민건강보험법」 제63조 규정에 의한 건강보험심사평가원의 고유 업무
2) 의료급여비용의 심사 : 「의료급여법 시행령」 제20조의 규정에 의거 급여비용의 심사 및 조정을 건강보험심사평가원에 위탁
3) 보훈환자 및 국가부담 진료비 심사 : 유공자의 진료편익을 위한 전국 5개 보훈병원 및 외국인 근로자 및 노숙자 등을 대상으로 국가부담 무료 진료사업 실시 중(「국민건강보험법」 제63조제1항제5호)

(4) 심사기준[건5,건17]

1) 요양기관에서 청구한 요양급여비용 심사 시 내용적인 적합성 및 비용적인 적합성 여부를 확인함에 있어 그 판단기준이 되는 실체적인 내용을 의미한다.
2) 건강보험법상 심사기준

- 「국민건강보험법」, 동법 시행령, 동법 시행규칙
- 「국민건강보험요양급여의 기준에 관한 규칙」
- 요양급여의 적용기준 및 방법에 관한 세부사항(고시)
- 요양급여비용의 내역, 건강보험 요양급여행위 및 그 상대가치점수, 산정지침(고시)

기타 심사기준

- (비)급여목록 및 상한금액표 등(치료재료, 약제) 약제급여목록 및 급여상한 금액표, 한약제제 급여목록 및 상한금액표, 치료재료 급여·비급여 목록 및 상한 금액표, 약제 및 치료재료의 구입금액에 대한 산정기준
- 보건복지부 행정해석
- 중증환자에게 처방·투여하는 약제 중 보건복지부장관이 정하여 고시하는 약제에 대해 중증질환심의위원회의 심의를 거쳐 심사평가원장이 공고한 요양급여기준 및

방법에 관한 세부사항(공고)

- 심사평가원장이 진료심사평가위원회의 심의를 거쳐 정하여 공개한 요양급여비용의 심사기준(심사지침)

심사기준
〈보건의료관계법규 + 기준규칙 + 급여기준(고시) + 요양급여비용의 산정내역 + 요양급여비용의 산정지침 + 심사지침 등〉

보건의료관계법규

국민건강보험 요양급여의 기준에 관한 규칙(이하 "기준규칙"이라 함)

급여기준(고시)

요양급여의 적용기준 및 방법에 관한 세부사항

조혈모세포이식 및 심실 보조장치 치료술의 요양급여의 적용기준 및 방법에 관한 세부사항

암환자에게 처방·투여하는 약제에 대한 요양급여의 적용기준 및 방법에 관한 세부사항

국민건강보험법 제45조 및 46조에 따른 요양급여비용의 산정내역
- 건강보험 요양급여비용의 내역
- 건강보험 행위 급여·비급여 목록표 및 급여 상대가치점수
- 치료재료 급여비급여 목록 및 급여상한금액표
- 한약제제 급여목록 및 급여상한금액표
- 약제 및 치료재료의 비용에 대한 결정기준

보건복지부장관이 정한 요양급여비용의 산정지침
- 급여 일반원칙, 상대가치점수 및 산정지침

복지부장관 또는 건강보험심사평가원장이 진료심사평가위원회의 심의를 거쳐 공고한 심사지침

그림 8.6 급여기준과 심사기준 범위[건6]

(5) 진료수가 유형[건5]

① 행위수가

(1) 의료기관 종별 가산을 수반하는 기술료

- 검사료, 방사선료, 마취료, 처치 및 수술료

- 캐스트료, 재활요법료, 정신요법료
- 투약행위료, 주사행위료, 치과진료료

(2) 의료기관 종별 가산이 수반되지 않는 수가

- 외래환자진찰료(가-1), 입원료(가-2), 응급의료관리료(응-1), 가정간호 기본방문료(가-13)
- 혈액료〔전혈, 혈액 성분제제(치료적 성분 채집술은 제외)〕, 생혈(마-103), 교환(마-104), 자가수혈 채혈료(마-106-가), 자가조혈모세포이식 냉동처리료 및 보관료(마-105)
- 바이러스 혈청 검사(나-476), Infusion Pump 사용료(마-5-주2)
- 약제비, 치료재료비
- Full PACS료, C-Arm형 영상증폭장치 이용료(다-101)

(3) 재료수가

- 약제비는 상한금액 내 실구입가, 치료재료비는 실구입가로 인정

2. 요양급여비용 심사·지급업무 처리

1) 개요[건3,건5]

- 요양기관의 현황통보서를 제출하는 곳 : 건강보험심사평가원
- 요양기관의 인력, 시설, 장비 등의 변경사항이 있을 때는 변경한 날부터 15일 이내에 건강보험심사평가원에 제출
- 요양급여비용 청구 방법 : 정보통신망(포탈서비스, 인터넷 등), 전산매체, 서면
- 요양급여비용 청구, 심사, 지급방법 및 절차에 필요한 사항은 "요양급여비용 청구방법, 심사청구서·명세서서식 및 작성요령"을 참조한다.

2) 심사처리절차

(1) 심사처리절차[건4,건5,건11]

심사처리절차는 "전산점검 → 심사직원심사 → 심사위원심사 → 전문심사"의 순서로 진행된다(그림 8.7).

① 지표심사

지표심사는 지속적으로 증가하는 심사물량의 해소와 법정 기일 내 요양급여비용심

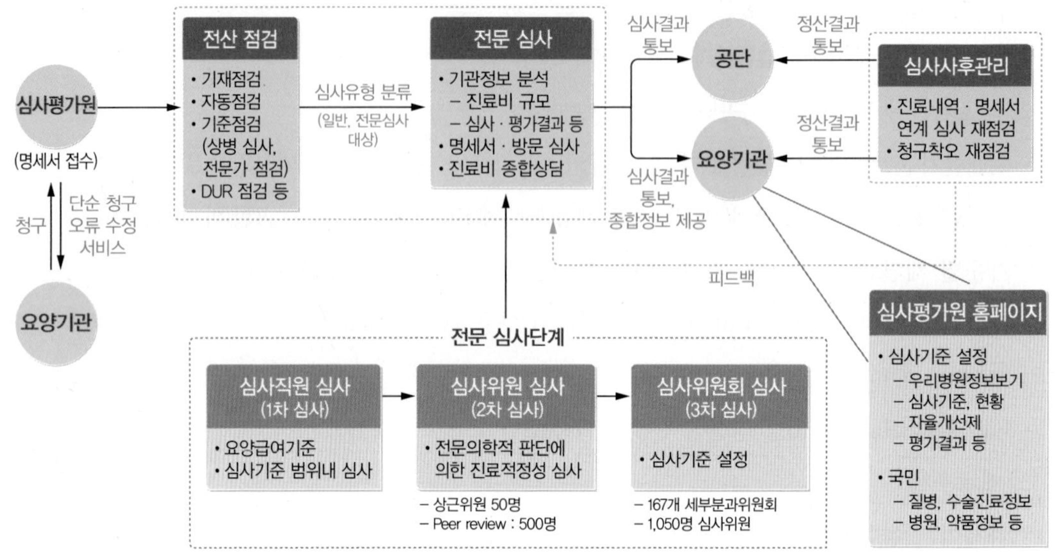

그림 8.7 심사처리절차[건5]

사·지급을 위한 효율적인 심사방법으로 진료건수의 상당부분을 차지하고 있는 외래 요양급여비용을 대상으로 동일 진료과목별, 상병별 전국평균진료비와 비교하여 진료지표가 일정 수준 이하인 기관에 적용되고, 지표심사 대상기관은 요양급여비용심사의 경제성을 고려하여 통계적으로 산출한 기준지표에 따라 선정된다.

② 정밀심사

정밀심사는 입원 요양급여비용명세서와 지표심사를 제외한 외래 요양급여비용명세서를 대상으로 하여 요양급여명세서 건별로 진료내용의 적정성·적합성 등을 정밀하게 심사하는 방법이다. 질병의 진행 정도, 구체적 증상 등을 참조하여야 심사가 가능한 진료사례 등에 대하여는 진료기록부, 검사결과, 방사선 필름, 진료담당의사의 소견을 요청하여 심사하기도 하며, 경우에 따라서는 심사위원이 요양기관을 직접 방문하여 급여 관련 자료의 확인과 진료담당의의 의견을 청취한 후 심사하는 현지 확인 심사 제도를 운영하고 있다.

③ 전문심사

전문심사는 진료과목별 심사위원이 해당과목의 요양급여비용을 직접 심사하는 제도로서 정밀심사 대상기관 중 요양급여비용 특정지표 상위기관, 시술의 질적 수준에 따라 진료결과에 영향을 미칠 것으로 예상되는 수술, 의료제공자가 과잉진료남용의 우려가 있는 경우, 가격이 높거나 부작용이 높은 약제 및 치료재료를 사용한 경우, 요양급여비용명세서에서 총 요양급여비용이 일정 금액 이상 고액인 경우, 심사상 문제가 있는 기관, 심사직원 심사과정에서 전문의학적 판단을 필요로 하는 경우에 실시한다.

(2) 동료심사(Peer-Review) 운영

1) 진료과목별 또는 전문분야별로 임상 현장에서 재직하고 있는 동료의사가 직접 심사에 참여하고 있다. 20개 진료과목에 각 35인으로 구성된다.

2) 역할

- 진료에 대한 전문적인 의학적 타당성 여부에 대한 심사
- 요양급여비용의 적정성 여부 심사
- 필요 시 방문심사, 면담심사, 요양기관 계도 등 실시

(3) 전산점검

① 심사평가원 전산자동점검 시스템[심1]

① 심사평가원에 전산매체로 접수된 청구명세서 중 단가착오(A), 증빙자료 미제출(F), 코드착오(K) 등 요양기관의 청구 오류 건에 대하여 요양기관과 심사평가원 간에 접수단계에서 수정·보완 처리가 가능토록 하는 시스템으로,

② 요양기관에서 청구된 청구명세서를 접수와 동시에 전산자동 점검 후,

③ A, F, K, L, U, B 코드로 조정된 내역 및 단순기재착오 심사불능된 내역을 즉시 요양기관에 웹-메일로 제공하고,

④ 요양기관에서는 이를 수정·보완하면,

⑤ 심사평가원에서 수정·보완된 내용을 토대로 전산자동점검 재실행 후 심사 처리한다.

② 전산점검 절차[건5, 건6]

① 1단계(기재점검) : 요양급여비용 청구서·명세서의 필수 기재사항의 누락·착오 등을 미리 점검하여 청구서 단위로 반송, 명세서를 심사불능 또는 메시지 처리하는 점검

② 2단계(자동점검) : 요양급여비용 청구서·명세서의 진료내역 및 처방내역 중 수가, 약가, 치료재료 등 각각의 마스터와 연계하여 코드, 단가, 계산착오 등을 점검

- A(단가 산정착오), B(삭제코드 산정), D(일투·총투 계산착오), F(자료 미제출), K(코드착오),

표 8.1 요양급여비용 심사(조정)내역 사유별 주요코드[건3]

코드	내역
A	금액 산정착오 조정(행위, 약제, 치료재료)
B	요양급여비용 적용착오 비용 조정
C	요양급여기준 범위 초과비용 조정, 처방내역 미확인 조제
D	계산착오금액 조정
E	비급여 또는 요양급여비용의 100분의 100 본인부담항목 조정
F	구입증빙자료 미제출분 조정
G	중복청구비용 조정
H	소멸시효기간이 경과된 요양급여비용 조정
I	진찰료 착오(진찰료의 100분의 100 본인부담하는 경우)
J	의료급여 정신건강의학과 입원기간에 따른 차등수가 적용착오, 정신건강의학과 외래 보호자 내원 수가 적용착오
K	산정코드 및 코드구분 착오 또는 누락 조정
L	증빙자료상 확인되지 아니한 요양급여비용 조정(본인부담액 적정징수)
M	증빙자료상 확인되지 아니한 요양급여비용 조정
N	항산균, 요양기관착오
O	허위청구비용 조정
P	정보통신망, 디스켓 청구관련 2 이상의 줄번호를 상호 연계조정
Q	재심사후 전액 환수
R	의료장비 미신고 행위료 조정
S	요양급여기준 범위 초과 의약품 처방
U	의약분업관련 의사, 치과의사의 허용범위외 직접조제
V	의료급여이력 조회결과 의료급여기준 범위초과비용 조정
X	비급여 또는 100분의 100 본인부담 의약품의 보험청구비용 조정
Y	식대비용 요양급여기준 범위초과 조정, 차상위환자 기본식대 요양급여기준 범위초과 조정
Z	허위청구(본인부담액은 적정징수)

수탁기관기호 착오(L), 장비 미신고 여부 점검(R), 임의직접조제(U) 등

- "[표 8.1] 요양급여비용 심사(조정)내역 사유별 주요코드" 참조

③ 3단계(약제허가사항 전산심사) : 요양기관이 진료·처방한 약제에 대해 식품의약품안전처 허가사항(효능·효과, 용법·용량 또는 보건복지부 고시) 범위 초과 여부를 점검

- 정형화 가능한 약제 허가사항 점검

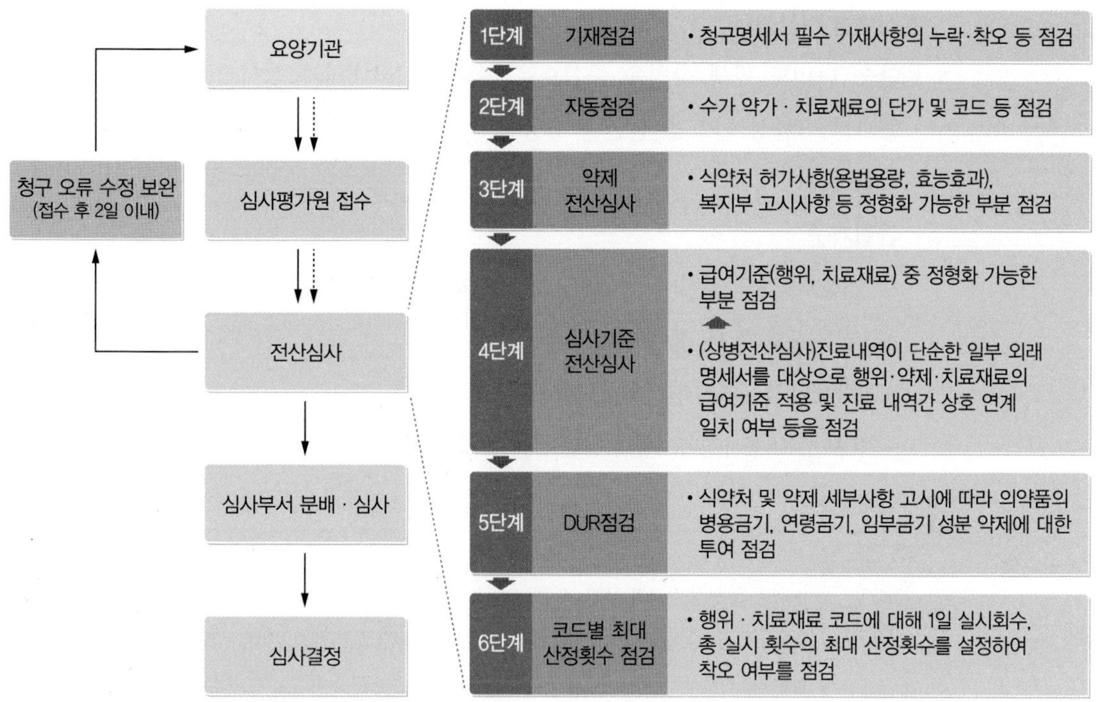

그림 8.8 전산점검 단계[건6]

④ 4단계(심사기준 전산심사) : 청구명세서의 행위수가 및 치료재료에 대하여 건강보험 행위 급여·비급여 목록표 및 급여 상대가치점수, 보건복지부 고시, 행정해석, 심사지침 등의 내용 중 정형화가 가능한 부분을 전산 프로그램화 하여 심사조정 또는 심사직원이 참고할 수 있는 메시지를 제공

• 상병전산심사 : 외래 청구건 중 단순, 다빈도(多頻度) 질병을 중심으로 상병 분야별 청구명세서를 대상으로 청구내역의 행위수가, 치료재료, 약제와 관련된 심사기준을 정형화하여 적용 기준 적합성 여부를 명세서 단위로 점검

⑤ 5단계(DUR 점검) : 식품의약품안전처 허가사항 및 보건복지부 고시에 따라 의약품 간 중 금기 점검

• 약물 병용 금기, 특정연령 금기, 임부(妊婦)금기

⑥ 6단계(수가코드별 최대 산정횟수 점검) : 요양기관의 전산입력 착오 등 청구착오 가능건의 심사누락 최소화를 위해 수가코드별 최대 일투 및 총투를 정하여 횟수 초과 시 그 초과분을 조정

③ 상병별 전산심사[건5,건14]

- 단순, 다빈도 발생 상병을 중심으로 진료비 청구내역과 심사기준, 의약품 허가사항 등과의 적합성 여부를 전산을 활용하여 명세서 단위로 심사완료하는 인공지능심사 방법이다.
- 관련기준
  - "건강보험요양급여비용" 각 장의 산정지침 및 수가기준
  - 보건복지부 고시 및 행정해석
  - 건강보험심사평가원장의 공고사항
  - 기타(진료비심사평가위원회 결정사항, 타 법령 등)
- 현황[건6]

적용 연도	상병 분야
2011년	눈꺼풀 및 눈물기관의 장애, 바깥귀의 질환, 얕은 손상 및 열린 상처, 연조직 장애
2012년	피하조직감염, 관절장애, 만성 하기도질환, 기분장애 및 신체형 장애, 두드러기
2013년	굴절 및 조절장애·백내장·녹내장, 골밀도장애, 윤활막 및 힘줄장애, 여성생식기질환, 남성생식기질환
2014년	인공무릎관절 치환술(입원), 척추질환(입원), 정상신생아(입원), 간질환, 갑상선질환
2015년	사지 및 늑골골절

※ 2016년 12월 기준 총 21개 상병 분야 271개 상병이 개발되어 있다.

④ 기타 사항

- 상병은 정확하게, 상병기호란(주·부상병 및 배제진단명)을 이용하여 기재한다.
  - 상병, 증상을 특정내역(MX999 등)에 기재한 경우는 점검 불가능하다.
- 적용 전 모니터링 기간에 심사내역서를 반드시 확인한다.
  - 건의사항 등이 있는 경우 의료단체 또는 심사평가원을 통하여 의견을 개진한다.

(4) 전문심사[건4]

① 심사직원 심사

심사업무를 담당하는 직원이 수진자의 인적사항, 상병명, 진료기간 등 일반사항의 확인과 요양기관의 요양급여비용 청구경향을 분석하고, 심사기준의 범위 안에서 청구내역의 적합성 여부에 대하여 점검하는 심사방법을 말한다.

② **심사위원회 심사**

요양급여비용에 대한 심사결정을 위하여 고도의 의학적 판단을 요하는 경우 합의에 의한 결정을 위하여 진료심사평가위원회에서 심의하여 결정하는 것을 말한다.

(5) 심사 사후관리[심1,건6]

요양급여비용 심사청구에 대하여 심사가 종결되고, 그 결과를 건강보험공단 및 요양기관에 통보한 후 이미 심사가 완료된 내용에 대하여 관련 법령과 공개된 심사기준에 의하여 정확하게 이루어졌는지를 재점검하여 부당청구 및 지급된 금액이 확인된 경우 이를 환수하고, 점검결과를 추후 심사과정에 반영하는 것을 말한다. 이는 요양급여 기준 등이 명확하게 고시되어 있으나 지급 전 심사단계에서 수진자별·진료기간별 또는 요양기관 간 연계가 되지 않아 확인이 곤란한 건 및 재점검이 필요한 건에 대하여 요양급여 비용 지급 후에 사후적으로 점검·정산하고 피드백함으로써, 올바른 청구를 유도하고 심사의 정확성을 제고하며 보험재정 지출 건전화를 도모하는 데 그 의의가 있다.

심사 사후관리는 요양기관 보존서류와 대조·확인이 가능한 5년 범위 내에서 사후관리 항목별로 내용에 따라 소급·적용한다. 심사 사후 점검 후에는 정산심사결정서와 정산심사내역서(원외처방약제비 정산심사내역서)를 요양기관에 송부한다.

요양급여비용 심사·지급업무 처리기준 〈보건복지부 고시 제2019-175호, 2019.7.31.〉

제4조의2 (요양급여비용의 심사방법 및 절차 등)

③ 심사평가원은 다음 각 호의 어느 하나에 해당하는 경우에는 제9조에 따른 요양급여비용의 지급 후 심사내역을 확인할 수 있다.

1. 법시행령(이하 "영"이라 한다) 제21조제3항에 따른 요양급여
2. 영 제22조에 따른 약제 및 치료재료의 금액
3. 제4조제2항제2호에서 가입자등별로 요양급여 실시 횟수나 기간 등을 제한하거나 요양기관간 연계 확인이 필요한 사항
4. 법 제43조에 따른 신고 사항에 대한 사실여부 확인
5. 국가, 지방자치단체, 공공기관 등이 법률에 근거하여 확인 요청을 하는 경우 또는 환자안전에 관한 중요사항 등 사회적 요구가 있는 경우로서 심사평가원장이 심사내역 확인이 필요하다고 인정하는 요양급여비용
6. 기타 명백한 청구 착오 건으로 보건복지부장관의 승인을 받아 내역 확인이 필요하다고 인정되는 경우의 요양급여비용

건강보험심사평가원 심사 사후관리 업무처리규정 〈규정 제380호, 개정 2019.8.13.〉

제1조(목적) 이 규정은 「요양급여비용 심사·지급업무 처리기준」 제4조제3항제3호·제5호·제6호의 요양급여비용의 지급 후 심사내역의 확인에 대한 건강보험심사평가원의 심사 사후관리의 업무범위 등을 규정함으로써 업무처리의 정당성·객관성·신뢰성을 확보하고 효율적인 업무수행을 도모함을 목적으로 한다.

제2조(정의) 이 규정에서 사용하는 용어의 뜻은 다음과 같다.

1. "심사 사후관리(이하 "사후관리"라 한다)"란 요양급여비용의 지급 후 심사내역에 대해 심사 관련 법령과 공개된 심사기준에 의한 적합성을 점검하는 것을 말하며, "심사 관련법령 및 공개된 심사기준"이란 요양급여비용 심사청구서 및 명세서 심사업무와 관련된 법령·고시 및 심사지침 등을 말한다.

제5조(업무범위) ① 사후관리 업무는 다음 각 호를 대상으로 한다.

1. 연 단위 또는 월 단위 등 누적관리가 필요한 경우
2. 중복청구 등 수진자별 관리가 필요한 경우
3. 요양기관 간 연계 확인이 필요한 경우
4. 보건복지부, 지방자치단체, 국민건강보험공단, 그 밖의 유관기관 등이 사후관리의 필요성을 제기한 경우
5. 사회적 문제로 대두된 경우
6. 기타 건강보험심사평가원장이 제1항에 따른 업무의 범위 내에서 점검 대상

심사 사후관리 항목(2019년 5월 기준)은 다음과 같다.

① 수신자별로 연 단위 또는 월 단위 등 누적관리가 필요한 항목 : 골밀도검사 산정횟수, 비자극검사 산정횟수, 헤모글로빈 A1C검사 횟수, 베일리영아발달측정검사 횟수, 치과 임플란트 단계별 중복청구 점검

② 중복청구 등 수진자별 관리가 필요한 항목 : 동일성분의약품 중복처방, 입원진료비용 중복청구, 자보·건보 중복청구, 의료급여 정신건강의학과 입원환자 조제·복약지도료 등 중복청구

③ 요양기관 간 연계확인이 필요한 항목 : 위탁진료비용 중복청구, 의과·한의과 협진 중복청구, 처방·조제 상이내역, 약국본인부담률 차등적용(V252)_처방기관·조제기관, 원외처방약제비 미연계건 사후연계·추가연계

④ 기타 청구오류 점검 필요항목 : 항목별 재점검, 의과청구착오, 중환자실 간호관리료 차등제, 응급의료비 미수금 대지급 기각 건에 대한 점검

3) 요양급여비용 심사·지급업무 처리기준 [보건복지부 고시 제2019-175호, 2019.7.31.]

제1조(목적) 이 기준은 국민건강보험법(이하 "법"이라 한다) 시행규칙 제20조제4항의 규정에 따른 요양급여비용심사결과통보서 및 요양급여비용지급통보서의 서식과 요양급여비용 심사·지급에 필요한 사항을 규정함을 목적으로 한다.

제2조(요양급여비용의 심사청구 및 접수) ① 요양기관이 요양급여비용의 심사청구를 하고자 하는 때에는 보건복지부장관이 별도 고시한 "요양급여비용 청구방법, 심사청구서·명세서서식 및 작성요령"(이하 "작성요령"이라 한다)에서 정한 바에 따라 요양급여비용심사청구서(이하 "심사청구서"라 한다)와 요양급여비용명세서(이하 "명세서"라 한다)를 작성하여 건강보험심사평가원(이하 "심사평가원"이라 한다)에 제출하여야 한다.

② 심사평가원은 제1항에 따른 심사청구서와 명세서를 제출받았을 경우 지체 없이 별지 제1호서식에 의한 요양급여비용 심사청구·명세서 접수증을 발급하여야 한다.

③ 심사평가원은 제1항의 작성요령에 따른 심사청구서와 명세서의 필수 기재사항을 누락하거나 요양급여비용, 청구코드 등을 작성요령과 달리 기재하는 경우(이하 "청구오류"라 한다)를 예방하기 위해 심사평가원의 장(이하 "심사평가원장"이라 한다)이 정하여 공고하는 바에 따라 요양기관이 심사청구 이전이라도 청구오류를 점검할 수 있는 정보통신망(「정보통신망 이용촉진 및 정보보호 등에 관한 법률」 제2조제1항제1호에 따른 정보통신망을 말한다. 이하 같다.)을 운영할 수 있다.

제3조(심사청구서와 명세서의 수정·보완 요청) ① 심사평가원은 요양기관으로부터 제출받은 심사청구서와 명세서의 청구오류로 요양급여비용의 심사가 곤란한 경우에는 그 사유를 명기하여 반송하거나, 2일의 기간 내에 수정·보완할 것을 정보통신망을 이용하여 요청할 수 있다.

② 제1항에 따라 심사평가원으로부터 심사청구서와 명세서를 반송받은 요양기관은 작성요령에서 정한 바에 따라 그 사유를 보완하여 다시 청구하여야 하며, 명세서에 대한 수정·보완을 요청받은 요양기관은 제1항에서 정한 기간 내에 청구오류를 수정·보완하여야 한다.

③ 제1항 및 제2항에 따라 요양기관이 청구오류를 수정·보완하는 기간은 법 시행규칙 제20조제2항 후단에 따라 요양급여비용 심사기간에 산입하지 아니한다.

제4조(요양급여비용의 심사) ① 심사평가원은 요양급여비용의 심사청구를 받은 때에는 그

심사청구 내역을 요양기관, 질병명, 진료분야, 청구항목 단위 등으로 분석하고 적정한 심사방법을 정하여 공정하고 타당하게 심사하여야 한다.

② 심사평가원은 요양급여비용을 심사함에 있어 다음 각 호에 적합한지를 심사하여야 한다.

1. 「의료법」, 「의료기사 등에 관한 법률」, 「응급의료에 관한 법률」, 「보건의료기본법」, 「약사법」, 「마약류 관리에 관한 법률」 등 보건의료관계법규
2. 법 제41조제3항에 따른 「국민건강보험 요양급여의 기준에 관한 규칙」(이하 "기준규칙"이라 한다) 및 기준규칙에 따라 보건복지부장관이 고시한 사항(단, 심사평가원장이 공고하는 '중증질환자에 대한 처방투여 약제에 관한 적용기준 및 방법에 관한 세부사항'을 포함한다.)
3. 법 제45조 및 제46조에 따른 요양급여비용의 산정내역
4. 보건복지부장관이 정한 요양급여비용의 산정지침

③ 심사평가원장은 요양급여비용의 심사를 함에 있어 의학적 타당성을 전문적으로 판단하기 위하여 별도의 전문심사위원회를 설치·운영할 수 있다.

④ 심사평가원장은 제2항에 따른 심사기준을 심사에 적용함에 있어 불분명한 사항이 있는 경우 심사지침을 공고하여 운영할 수 있다. 이 경우, 보건복지부장관에게 이를 요청하거나, 법 제66조에 따라 설치된 진료심사평가위원회 또는 제3항에 따른 전문심사위원회의 심의를 거쳐 공고하고, 공고한 이후의 진료분부터 심사에 적용하여야 한다.

⑤ 심사평가원장은 제4항에 따른 심사지침을 심사에 적용함에 있어 전문분야별로 널리 인정되는 교과서나 임상진료지침 등을 함께 활용할 수 있다. 이 경우, 제4항의 절차를 거쳐 그 목록을 구체적으로 공고하여야 한다.

제4조의2(요양급여비용의 심사방법 및 절차 등) ① 제4조에 따른 심사는 진료심사평가위원회의 위원, 전문심사위원회의 위원, 소속직원 등 심사평가원장이 정하는 자가 실시한다. 이 경우 심사업무의 효율적 수행을 위해 전산화된 방법 및 정보통신망을 이용할 수 있다.

② 심사평가원은 적정한 요양급여 실시 및 심사청구를 위해 제4조제1항에 따른 분석 과정에서 요양기관 또는 전문단체 등을 대상으로 분석 정보제공 및 방문상담 등을 할 수 있다.

제5조(심사관련 자료제출 등) ① 심사평가원은 법 제96조제2항에 따라 진료기록부, 수진자에게 발행된 진료비계산서 사본 등 요양급여비용 심사에 필요한 자료(이하 "심사자료"라 한다)의 제출을 요청할 수 있다.

② 제1항에 따라 심사자료의 제출을 요청하는 경우에는 심사평가원은 10일의 기간을 정하여 요청하여야 하며, 동기간 내에 심사자료를 제출하지 아니하는 경우에는 다시 7일의 기간을 정하여 심사자료의 제출을 요청하여야 한다.

④ 심사평가원은 제1항 및 제2항에 따른 요양기관의 자료 제출을 지원하기 위해 심사평가원장이 정하여 공고하는 바에 따라 정보통신망을 이용하여 자료를 제출하도록 할 수 있다.

제6조(요양급여비용 내역의 현지 확인) ① 심사평가원장은 제2조 및 제5조에 따라 요양기관으로부터 제출받은 자료, 법 시행규칙 제12조에 따라 요양기관으로부터 제출받은 요양기관현황 등 요양급여비용 산정내역에 관한 사항 등에 대한 사실여부를 확인할 필요가 있다고 인정하는 때에는 소속직원으로 하여금 당해 사항에 대하여 법 시행규칙 제20조제1항에 따라 요양기관에 방문하여 확인을 하게 할 수 있다.

② 제1항에도 불구하고 심사평가원장은 제4조의2제2항에 따른 업무를 수행하기 위하여 제4조제3항의 전문심사위원회 위원이 함께 방문하여 확인하게 할 수 있다.

③ 제1항 및 제2항에 따라 요양기관을 방문하여 확인을 하는 경우에는 별지 제2호서식의 요양급여비용 현지확인 통보서와 심사평가원의 소속직원임을 증명할 수 있는 신분증을 요양기관의 장에게 제시하여야 하며, 이 경우 진료심사평가위원회 비상근위원 및 전문심사위원회 위원은 심사평가원장이 발급한 별지 제2호의2서식의 소속확인증과 신분증을 제시하여야 한다.

제7조(요양급여비용의 진료사실 확인) ① 심사평가원은 요양급여비용명세서와 제2조 및 제5조에 따라 제출받은 진료기록부 등의 심사자료를 대조하여 심사한 결과 일률적인 진료형태가 나타나는 등 요양급여비용의 진료사실 확인이 필요하다고 인정하는 경우에는 가입자 또는 피부양자에 대하여 진료사실의 확인을 할 수 있다.

② 심사평가원은 제1항에 따른 의한 가입자 또는 피부양자에 대한 진료사실을 확인할 때 가입자 또는 피부양자의 주소 등이 확인되지 아니하여 실시가 곤란한 경우에는 국민건강보험공단에 진료사실의 확인을 의뢰하여야 한다.

제8조(요양급여비용 심사결과의 통보) ① 심사평가원은 요양급여비용의 심사를 한 경우에

는 지체 없이 별지 제3호서식의 의한 요양급여비용심사결과통보서(이하 "심사결과통보서"라 한다)에 다음 각 호의 사항을 기재하여 요양기관 및 공단에 통보하여야 한다. 다만, 심사결과조정내역이 있는 경우에는 항목별, 사유별 세부내역과 구체적인 조정근거를 요양기관에 함께 통보하여야 한다.

1. 요양급여비용심사청구서에 관한 사항
2. 요양급여비용 심사담당자의 성명 및 전화번호, 심사위원 성명
3. 명세서별 요양급여비용(심사조정내역이 없을 경우 생략할 수 있다.)
4. 요양급여비용 심사조정사항이 있을 경우 항목별, 사유별 조정내역 및 심사결정사항
5. 요양급여비용의 심사가 불가하거나 보류중일 경우 그 내역
6. 요양급여를 받은 자의 가입자 또는 피부양자 자격이 없을 경우 그 내역

② 심사평가원은 공단이 다음 각 호의 업무수행을 위해 필요한 경우 심사결과의 항목별, 사유별 세부내역을 공단에 제공한다.

1. 법 제57조에 따른 부당이득의 징수
2. 법 제87조제2항에 따른 이의신청
3. 공단의 처분 등에 대한 쟁송
4. 보건복지부장관이 공단 업무 수행에 필요하다고 인정하는 경우

③ 심사평가원은 제4조의2제3항에 따른 심사내역에 대한 확인결과 새로운 조정사유를 확인한 경우에는 그 내역을 요양기관 및 공단에 통보하여야 한다.

제9조(요양급여비용의 지급) ① 공단은 심사평가원의 요양급여비용의 심사결과를 통보받은 때에는 지체 없이 지급 전 사전점검 후 요양기관의 금융기관(체신관서 포함) 계좌번호로 요양급여비용을 송금하고 그 내역을 별지 제4호서식의 의한 요양급여비용지급통보서에 의하여 요양기관에 통보하여야 한다.

② 공단은 제1항에 따른 지급 전 사전점검결과 지급불능사항이 있을 경우에는 당해 요양기관이 납득할 수 있도록 항목별 사유별 내역을 요양기관에 통보하여야 한다.

③ 공단이 요양기관에 지급할 요양급여비용은 법 제107조에 따라 요양급여비용 명세서별로 끝수 처리한 금액으로 한다.

제10조(정보통신망 등에 의한 통보) ① 심사평가원은 제2조에 따른 요양급여비용 심사청구서·명세서 접수증 및 제8조에 따른 심사결과통보서를, 공단은 제9조에 따른 요양급여비용지급통보서를 전산기록장치에 의한 자기매체 또는 정보통신망을 이용하여 요

양기관에 송부할 수 있다.

② 심사평가원은 제8조에 따른 심사결과통보서를 전산기록장치에 의한 자기매체 또는 정보통신망에 의하여 공단에 통보할 수 있다.

제11조(심사결과에 대한 이의신청) ① 요양기관 또는 공단은 심사평가원의 요양급여비용의 심사결과에 이의가 있을 때에는 법 제87조제2항 및 제3항에 따라 이의신청을 할 수 있다. 이 경우 제8조제2항에 따른 새로운 조정사유에 대한 이의신청일 경우에는 조정사유를 통보받은 날로부터 기산한다.

② 심사평가원은 제1항에 따른 이의신청을 받은 때에는 영 제58조에 따라 60일 이내에 이의신청결과를 통보하여야 한다. 다만, 부득이한 사정이 있을 경우에는 30일의 범위 안에서 그 기간을 연장할 수 있으며, 기간을 연장한 때에는 결정기간이 만료되기 7일 전까지 이의신청인에게 이를 통지하여야 한다.

요양급여비용 심사청구서·명세서 접수증

요양기관기호 : 요양기관명 :

접수번호	진료 년월	보험자 구 분	청구 구분	청구 건수	청구금액	접수번호	진료 년월	보험자 구 분	청구 구분	청구 건수	청구금액

주) 1. 보험자 구분란은 4=국민건강보험공단, 5=의료급여, 7=보훈(상이처, 무자격자)
2. 청구구분란은 0=원청구, 1=보완청구, 2=추가청구

귀하께서 제출하신 요양급여비용심사청구서와 명세서를 상기와 같이 접수하였음을 알려드립니다.

20 년 월 일

건강보험심사평가원장 직인

210㎜×297㎜(일반용지60g/㎡(재활용품))

[별지 제2호 서식] 요양급여비용 현지확인 통보서

요양급여비용 현지확인 통보서

요양기관 명　칭 :
　　　　　기　호 :
　　　　　대표자 :
　　　　　소재지 :

국민건강보험법시행규칙 제13조 및 요양급여비용 심사・지급업무처리기준(보건복지가족부고시 제00호) 제6조의 규정에 의하여 요양급여 비용에 대한 현지확인을 아래와 같이 실시하고자 합니다.

가. 기 간 :
나. 내 용 :
다. 확인자 성명 :

20　.　.　.

건강보험심사평가원장

[별지 제3호 서식] 요양급여비용 심사결과통보서 〈개정 2018.9.27.〉

요 양 급 여 비 용 심 사 결 과 통 보 서

접수번호 : 　 묶음번호 : 　 심사차수 : 　 진료년월 : 　 청일련 :

페이지 : 　 담당부, 심사위원 　 TEL :

대표자 귀하 　 요양기관기호 : 　 지원 : 　 담당자 :

명세서 일련번호	건강보험증번호	진찰횟수 (초 / 재진)	내원일수	청구사항: 요양급여비용총액1	보훈 등 100분의100 본인부담금총액	비급여총액	특수장비총액	투약료총액	장애인의료비: 본인부담환급금(주4)	심사결정액: 수탁기관 지급액	증감내역사항(주3)	요양개시일
수진자 성명		가산횟수	요양일수	청구액	본인부담금	본인부담 상한액초과금	요양급여비용총액2, 진료비총액	보훈청구액	본인추가부담금(주5)	보훈심사결정액	계: 항목 / 사유 / 감액 / I·II	청구약제 상한차액총액
				건강보험 100분의100 본인부담금총액	보훈 본인일부부담금	100분의100미만 총액	100분의100미만 청구액	100분의100미만 본인일부부담금	보훈본인부담환급금	보훈본인추가부담금	항목 / 사유 / 감액 / I·II / 기타감액 I·II / 증I·액II	심사결정약제 상한차액총액
				100분의100미만 보훈청구액					100분의100미만 본인부담환급금	100분의100미만 본인추가부담금		심사불능사항
진료구분(주1)	특정기호 / 생년월일 / 성별 / 공상구분		처방횟수	심사결정사항: 보험자부담금	본인부담금	본인부담 상한액초과금	요양급여비용총액2, 진료비총액	보훈부담금	상계환급금	상계추가부담금		
				건강보험 100분의100 본인부담금총액	보훈 본인일부부담금	100분의100미만 총액	100분의100미만 청구액	100분의100미만 본인일부부담금				
				100분의100미만 보훈청구액								

구분(주2)

합계 구분	건수	요양급여비용총액1	본인부담금	청구액	요양급여비용총액2, 진료비총액	보훈청구액
청구사항						
심사결정사항						

합계 구분		100분의100미만 총액	100분의100미만 본인일부부담금	100분의100미만 청구액	100분의100미만 보훈청구액
청구사항					
심사결정사항					

구분	건수	요양급여비용총액1	본인부담환급금 / 수탁기관지급액	심사결정액 / 보훈심사결정액
심사불능사항				
증감사항				

건강보험심사평가원장 직 인 생 략

[별지 제4호서식] 요양급여비용 지급통보서 〈개정 2018.9.27.〉

요양급여비용 지급통보서

요양기관기호	

보내는 곳 **국 민 건 강 보 험 공 단**
(사업자등록번호 : 000-00-00000)
26464 강원도 원주시 건강로 32

※ 본 요양급여비용 지급통보서에 대한 문의는 귀 요양기관이 소재한 우리공단지사 또는 지역번호 없이 "1577-1000"으로 문의하시기 바라며, 국민건강보험공단홈페이지(www.nhis.or.kr) 요양기관 회원 가입 시 지급내역 조회 및 출력이 가능하오니 많은 이용 바랍니다. 다만, 한국의료분쟁조정중재원 대불비용과 분담금은 중재원 홈페이지(www.k-medi.or.kr) 또는 전화 00-0000-0000으로 문의하시기 바랍니다.

심사평가원	접수번호 0000000	묶음번호 00000	통보번호 00000000(0000-00-00)

접수일 0000년 00월 00일	진료분 0000년 00월 00일 ~ 0000년 00월 00일

요양급여비용지급불능내역

명세서 번호	진료 구분	수진자 성명	청구내역: 요양급여비용총액 (100/100미만총액)	청구내역: 본인부담금 (100/100미만본인부담금)	청구내역: 청구액 (100/100미만청구액)	심사결정: 본인부담금 (100/100미만본인부담금)	심사결정: 공단부담금 (100/100미만공단부담금)	사유	심사조정	비고

청구 및 심사결정	건수						
	금액						
지급불능	건수						
	금액						

주)1. 아래의 "지급 및 증감액내역"에서 "원천징수세액"란과 "정산금 가, 나"란은 소득세법 제127조 내지 제129조 및 지방세법 제86조 내지 제89조에 의거 원천징수대상기관에 대하여 우리공단이 원천징수한 세액에 관한 내역입니다.
2. 정산금 "가, 나, 다"란에 관한 설명은 뒷면의 안내사항을 참고 바랍니다.

이번차수	지급결정 내역①: 계	지급결정 내역①: 요양기관	지급결정 내역①: 공급자(검사기관)	미지급 내역②: 계	미지급 내역②: 요양기관	미지급 내역②: 공급자(검사기관)
건수						
지급결정액						

사업자등록번호		사업자	성명	
			주민등록번호	

지급 및 증감액 내역: 구분	지급일	지급결정액 ③=①-②	원천징수세액: 소득세	원천징수세액: 주민세	원천징수세액: 계	본인부담금 환급금	정산금: 가	정산금: 나	정산금: 다	한국의료분쟁조정중재원: 대불비용	한국의료분쟁조정중재원: 분담금	절사금액	증감액 계	실지급액
계														

위와 같이 지급결정된 실지급액을 [ ] [ ] 계좌로 송금하였습니다.

본 지급통보서는 소득세법 제144조에 의한 원천징수영수증에 갈음한 자료입니다. (원천징수대상요양기관에 한함.)

국민건강보험공단이사장 직 인 생 략

이 통보서와 요양급여비용 지급에 대한 자세한 설명은 뒷면에 있습니다.

4) 심사관련 사항들

(1) 심사기간[건4]

서면청구 및 전산기록장치에 의한 자기매체(Diskette)청구는 40일 이내, DRG의 경우 3일 이내이다.

(2) 권리구제방법

① 재심사조정청구

- 심사결정을 통보받은 후 90일 이내에 제기하며, 심사평가원장은 30일 이내에 답변하여야 한다. 〈2005.2.1. 시행〉
- 요양기관은 심사결과에 이의가 있는 경우는 이의신청 전에 재심사조정청구를 하거나 이의신청을 할 수 있다.

② 이의신청

재심사조정청구결과에 대하여 이의신청을 할 수 있다.

법 제87조(이의신청)

① 가입자 및 피부양자의 자격, 보험료 등, 보험급여, 보험급여 비용에 관한 공단의 처분에 이의가 있는 자는 공단에 이의신청을 할 수 있다.
② 요양급여비용 및 요양급여의 적정성 평가 등에 관한 심사평가원의 처분에 이의가 있는 공단, 요양기관 또는 그 밖의 자는 심사평가원에 이의신청을 할 수 있다.
③ 제1항 및 제2항에 따른 이의신청(이하 "이의신청"이라 한다)은 처분이 있음을 안 날부터 90일 이내에 문서(전자문서를 포함한다)로 하여야 하며 처분이 있은 날부터 180일을 지나면 제기하지 못한다. 다만, 정당한 사유로 그 기간에 이의신청을 할 수 없었음을 소명한 경우에는 그러하지 아니하다.
④ 제3항 본문에도 불구하고 요양기관이 제48조에 따른 심사평가원의 확인에 대하여 이의신청을 하려면 같은 조 제2항에 따라 통보받은 날부터 30일 이내에 하여야 한다.

[영] 제58조(이의신청 결정기간)

① 공단과 심사평가원은 이의신청을 받은 날부터 60일 이내에 결정을 하여야 한다. 다만, 부득이한 사정이 있는 경우에는 30일의 범위에서 그 기간을 연장할 수 있다.
② 공단과 심사평가원은 제1항 단서에 따라 결정기간을 연장하려면 결정기간이 끝나기 7일 전까지 이의신청을 한 자에게 그 사실을 알려야 한다.

요양급여비용 심사·지급업무 처리기준	제11조(심사결과에 대한 이의신청)

① 요양기관 또는 공단은 심사평가원의 요양급여비용의 심사결과에 이의가 있을 때에는 법 제87조제2항 및 제3항에 따라 이의신청을 할 수 있다. 이 경우, 제8조제3항에 따른 새로운 조정사유에 대한 이의신청일 경우에는 조정사유를 통보받은 날로부터 기산한다.
② 심사평가원은 제1항에 따른 이의신청을 받은 때에는 영 제58조에 따라 60일 이내에 이의신청결과를 통보하여야 한다. 다만, 부득이한 사정이 있을 경우에는 30일의 범위 안에서 그 기간을 연장할 수 있으며, 기간을 연장한 때에는 결정기간이 만료되기 7일전까지 이의신청인에게 이를 통지하여야 한다.
〈개정 2019.7.31.〉

③ 심판청구

이의신청에 대한 결정에 불복이 있는 자는 보건복지부 건강보험분쟁조정위원회에 심사청구를 할 수 있다. 심사청구는 처분이 있는 날로부터 90일 이내에 하여야 하며, 건강보험분쟁조정위원회는 심사청구를 받은 날로부터 60일 이내에 그 결정을 해야 한다. 부득이한 사정이 있는 경우 30일 범위 내에서 연장 가능하다.

법 제88조(심판청구)

① 이의신청에 대한 결정에 불복하는 자는 제89조에 따른 건강보험분쟁조정위원회에 심판청구를 할 수 있다. 이 경우 심판청구의 제기기간 및 제기방법에 관하여는 제87조제3항을 준용한다.

④ 행정소송(법 제90조)

공단 또는 심사평가원의 처분에 이의가 있는 자와 이의신청 또는 심판청구에 대한 결정에 불복하는 자는 「행정소송법」에서 정하는 바에 따라 행정소송을 제기할 수 있다.

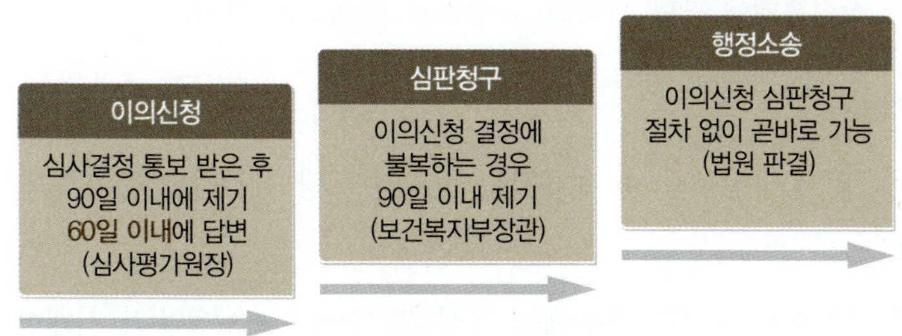

그림 8.9 권리구제방법[건5]

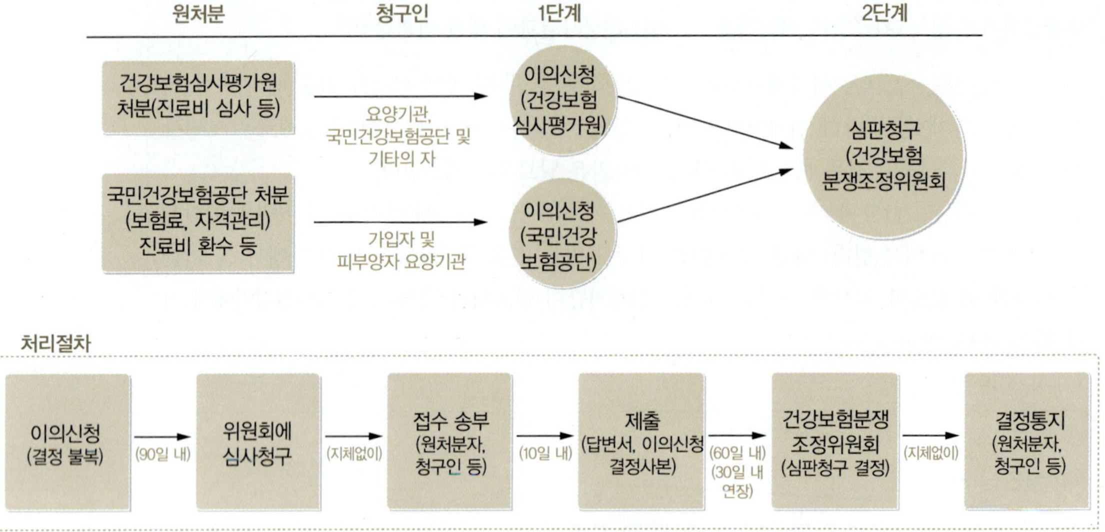

그림 8.10 건강보험 심판청구 업무흐름도[백]

- 홈페이지 접수 : 요양기관 종합업무 – 웹 이의신청, 재심사조정청구, 심판청구
- 서면 접수 : 관련서식에 내역을 기재하여 팩스 또는 우편으로 접수한다.

3. 요양급여비용 심사청구서·명세서 세부작성요령

1) 개요

(1) 관련법령

요양급여비용 청구방법, 심사청구서·명세서서식 및 작성요령

제1조(목적) 이 요령은「국민건강보험법 시행규칙」제19조제3항에 의한 요양급여비용의 청구방법, 요양급여비용심사청구서·요양급여비용명세서 및 검체검사공급내역통보서의 서식과 작성요령에 관한 사항을 규정함을 목적으로 한다.

(2) 일반원칙[건5]

- 요양급여비용 심사청구서 및 명세서는 반드시 해당 요양기관 종사자가 직접 작성하여야 한다.
- 2인 이상 공동으로 작성한 경우에는 작성책임자(성명, 생년월일)만 기재한다.
- 대행청구의 경우 대행청구단체의 작성자를 기재한다. 기호, 명칭 이외에 작성자 성명

과 생년월일을 추가로 기재한다.

- 전자서명이 필요한 전자문서는 요양기관 대표자(청구인)가 청구내용 및 금액을 확인한 후 지정된 전송항목에 전자서명을 하여야 한다.

(3) 요양급여비용 청구방법[건3]

- **요양급여비용 청구 및 자료제출 매체의 선택**

① 요양기관은 정보통신망, 전산매체 또는 서면 중 한 가지의 방법을 선택하여 요양급여비용을 청구한다. 다만, 수탁기관의 검체검사공급내역은 정보통신망으로 제출한다.

② 요양기관이 정보통신망으로 요양급여비용을 청구하거나 수탁기관이 정보통신망으로 검체검사공급내역을 통보하고자 하는 경우에는 "전산청구(포털, 전산매체)신청서(별지 제1-1호 서식)" 1부를 건강보험심사평가원(이하 "심사평가원")에 제출한다.

③ 요양기관이 전산매체로 요양급여비용을 청구하고자 하는 경우에는 사전에 "전산청구(포털, 전산매체)신청서(별지 제1-1호 서식)" 1부를 심사평가원에 제출한다.

④ 정보통신망 또는 전산매체로 청구하는 요양기관에서 제2항 또는 제3항에 따른 청구방법을 변경하고자 하는 경우에는 사전에 "전산청구(포털, 전산매체) 변경신청서(별지 제1-2호 서식)" 1부를 심사평가원에 제출한다.

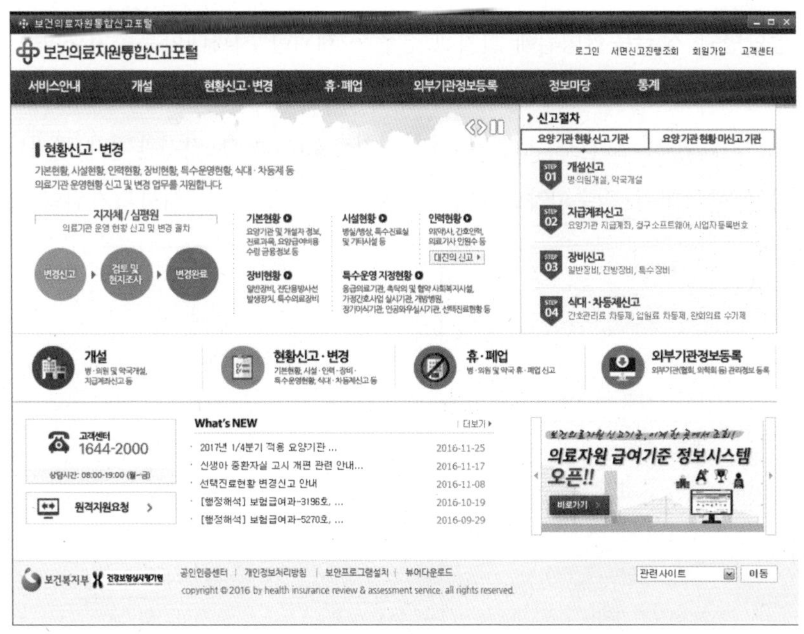

그림 8.11 "보건의료자원통합신고포털" 화면

⑤ 심사평가원은 제2항, 제3항 또는 제4항에 따른 신청이 접수되면 정보통신망 또는 전산매체 청구기관으로 등록, 변경(해지)한 후 요양기관에 통보한다.

• 요양급여비용심사청구서 등의 제출

① 요양기관은 요양급여비용을 청구하고자 하는 때(또는 처방전만을 발행하는 때)에는 심사청구서에 명세서와 기타 필요한 서류를 첨부하여 심사평가원에 제출한다.

② 요양기관은 원료약, 요양기관 자체 조제(제제)약 및 치료재료의 실구입가격을 확인할 수 있는 목록표를 심사평가원에 제출한다.

☞ 요양급여비용 심사청구서 접수 전에 심사평가원에 제출할 서류[심1]

-요양기관 인력, 시설, 장비 등 현황(신규개설기관) 및 변동사항

-의약품 구입내역 확인서, 의약품 구입내역 목록표

-원료의약품 구입증빙자료 목록표

-치료재료 구입 목록표

③ 요양병원은 정액수가 적용 명세서별 환자평가표를 심사평가원에 제출한다.

④ 요양기관 종별, 소재지별 제출처는 다음 각 호와 같다. 〈개정 2018.5.31.〉

1. 상급종합병원, 상급종합병원에 설치된 치과대학부속치과병원 및 한의과대학부속한방병원은 심사평가원의 본원
2. 종합병원, 상급종합병원에 설치된 경우를 제외한 치과대학부속치과병원 및 한의과대학부속한방병원, 병원, 치과병원, 한방병원, 요양병원, 의원, 치과의원, 한의원, 보건의료원 및 보건소, 보건지소, 보건진료소(이하 "보건기관"이라 한다), 조산원, 약국, 한국희귀·필수의약품센터의 요양기관 소재지별로 심사평가원의 지원

지역	청구처
서울	서울지원
부산, 제주	부산지원
대구, 경북	대구지원
광주, 전남	광주지원
대전, 충북, 충남, 세종	대전지원
경기(남부)	수원지원
울산, 경남	창원지원
경기(북부), 강원	의정부지원

(계속)

지역	청구처
전북	전주지원
인천	인천지원

주1) 치과대학부속 치과병원(상급종합병원에 설치)은 심사평가원 본원으로 청구함

주2) 경기(남부) : 수원시, 성남시, 안양시, 부천시, 광명시, 평택시, 안산시, 과천시, 오산시, 시흥시, 군포시, 의왕시, 하남시, 용인시, 이천시, 안성시, 김포시, 화성시, 광주시, 여주시, 양평군

주3) 경기(북부) : 의정부시, 동두천시, 고양시, 구리시, 남양주시, 파주시, 양주시, 포천시, 연천군, 가평군

⑤ 수탁기관이 검체검사공급내역을 심사평가원에 통보할 경우에는 검체검사를 의뢰한 요양기관(이하 "위탁기관"이라 함)의 요양급여비용청구처로 통보한다.

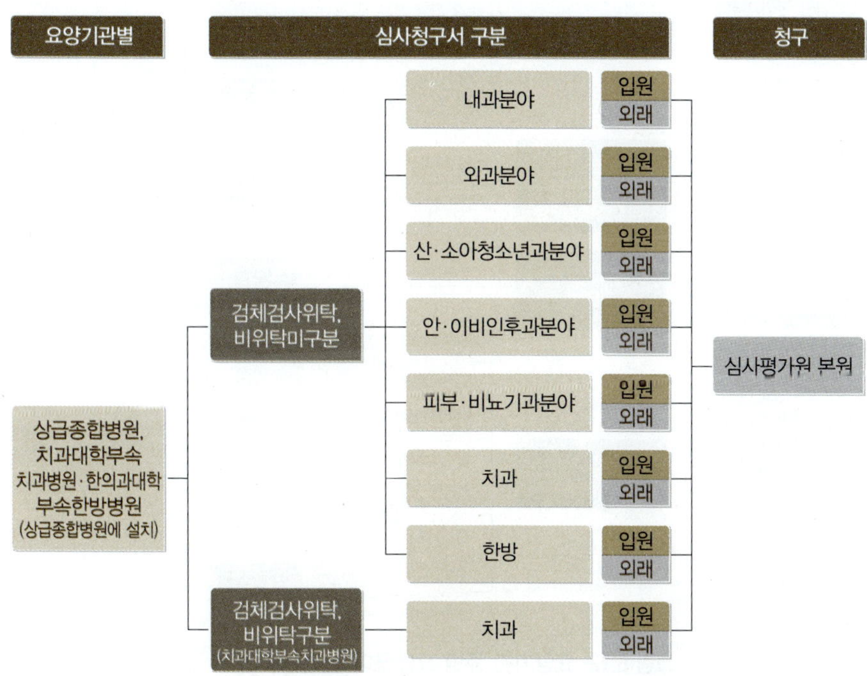

그림 8.12 요양기관 종별 요양급여비용 청구체계[건3] (계속)

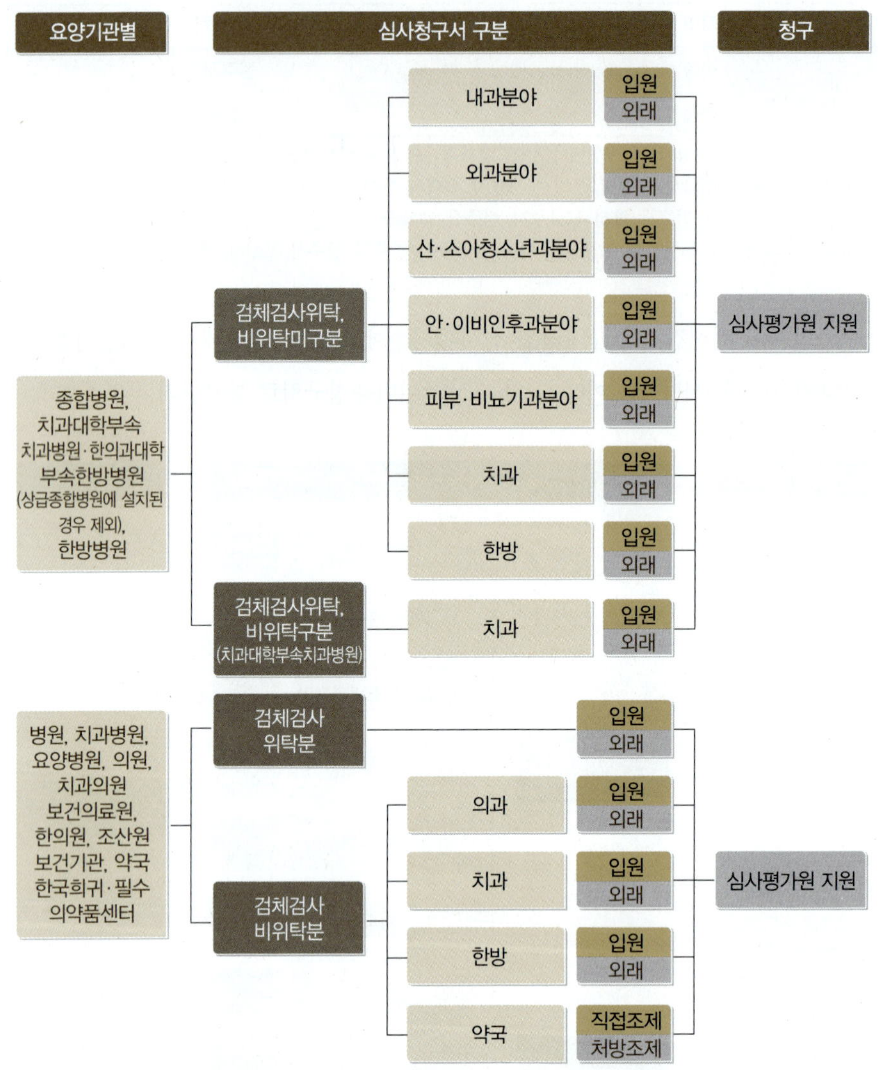

그림 8.12 요양기관 종별 요양급여비용 청구체계[건3]

주1) 정보통신망, 전산매체로 요양급여비용을 청구하는 요양기관은 검체검사 위탁여부에 관계없이 진료분야별로 입원, 외래로 구분하여 청구함.

주2) 요양병원의 의과 입원은 장기환자와 제외환자의 요양급여비용으로 구분하여 청구함.

(4) 질병코드 기재원칙[건5]

청구 시 기재하는 질병코드는 한국표준질병사인분류 7차 개정판(KCD-7)에 의한다.

(5) 저함량 배수처방(조제)[건5]

- 합당한 사유가 있는 경우 청구명세서에 반드시 사유를 기재한다.

예 뉴론틴캅셀 300mg 1일 2회, 3일분을 저함량으로 처방한 경우
- 648900060 뉴론틴캅셀 100mg 347원
- 648900070 뉴론틴캅셀 300mg 758원

소요비용차이 : 1회당 283원, 3일 총 1,698원

- 배수처방(조제) 사유별 코드
  - 코드 A : 용량조절중인 의약품
  - 코드 B : 환자의 자가조절이 필요한 의약품
  - 코드 C : 투여시기마다 1회 투약량을 달리하는 경우
  - 코드 D : 기타 환자상태 등을 고려하여 배수처방이 불가피한 경우
  - 코드 E : 기타 환자상태 등을 고려하여 배수조제가 불가피한 경우로 구체적인 사유를 함께 기재한다.

(6) 진료비 청구

1) I항 : 기본진료료(진찰료, 입원료, 의약품관리료), 약제, 치료재료 및 혈액 등 : 의료기관 종별가산하지 않는다.
2) II항 : 진료행위
3) 종별가산금액(가산율) : 진료행위(II)의 소계란 금액에 요양기관 종별 가산율을 곱한 금액을 기재 ☞ 원 미만 4사5입
4) 요양급여비용총액(진료비 총액) : I항 + II항 + 종별가산금액 ☞ 10원 미만은 절사
5) 처방일수 : 처방전에 기재된 처방약품별 처방일수 중 가장 긴 처방일수를 기재하되, 일자별로 처방내역이 달라 각각 다른 의약품을 조제하도록 처방된 경우에는 각각의 처방일수를 합산하여 기재한다.
6) 검체검사 위탁의 경우 의뢰기관은 "검사료"란의 (I)란에 위탁검사관리료, 위탁검사료를 구분하여 각각 총 합산한 금액을 기재하되, 위탁검사료에는 위탁검사 해당항목의 소정 검사료와 별도 산정 가능한 재료대를 합산하여 기재한다.

(7) 요양급여비용 행위분류항목 및 건강보험 요양급여비용명세서 분류[건4]

건강보험요양급여비용의 내역 행위 분류번호(수가책)	요양급여비용 명세서	분류항목
가	1	진찰료

(계속)

건강보험요양급여비용의 내역 행위 분류번호(수가책)	요양급여비용 명세서	분류항목
가	2	입원료
나	9	검사료
다	10	영상진단 및 방사선 치료료
라	3	투약 및 조제료
마	4	주사료
바	5	마취료
사	6	이학요법료
아	7	정신요법료
자	8	처치 및 수술료
차		치과
카		조산원
타		보건기관
파		한방검사
하		한방 처치 및 수술료
약		약국

2) 보완청구 및 추가청구 요령[건3]

(1) 보완청구

- 요양기관에서 요양급여비용을 청구하였으나, 심사평가원에서 심사불능 처리된 건에 대하여는 해당사유를 보완하여 명세서를 재작성하고, 심사청구서에 첨부하여 다시 청구한다.
- 심사청구서 및 명세서의 청구구분란에 보완청구 구분코드("1")를 기재하며, 명세서의 청구구분란에는 이미 통보된 심사결과통보서에 기재된 접수번호, 명세서 일련번호, 심사불능사유코드를 기재한다.
- 보완청구분은 반드시 원청구분 등과 구분·작성하여 청구하여야 한다.

(2) 추가청구

- 진료내역의 일부가 당초 청구 시 누락되어 누락된 진료내역만을 추가로 청구하는 경우에는 심사청구서 및 명세서의 청구구분란에는 추가청구 구분코드("2")를 기재하고, 명세서의 청구구분란에 이미 통보된 원청구서의 접수번호, 명세서 일련번호를 기

재하여야 하며, 이 경우 반드시 진료기록부 사본을 첨부하여야 한다.

- 추가청구분은 반드시 원청구분과 구분·작성하여 청구하여야 한다.

(3) 분리청구, 추가청구건의 심사불능 시 청구방법

1) 당초 분리청구 명세서가 심사불능된 경우, "분리청구" 건으로 청구

당초 청구명세서의 접수번호 및 명일련은 이전 진료분 접수번호 및 명일련을 기재하고, 해당 심사불능사유를 보완한다.

2) 당초 추가청구 명세서가 심사불능된 경우, "추가청구" 건으로 청구

당초 청구명세서의 접수번호 및 명일련은 원청구분 접수번호 및 명일련을 기재하고, 해당 심사불능사유를 보완한다.

3) 요양급여비용명세서 작성요령

(1) 요양급여비용 청구방법, 심사청구서·명세서서식 및 작성요령

- **명세서의 구분 및 작성방법**

① 동일 수진자에 대한 명세서는 진료분야, 입원과 외래, 처방조제와 직접조제로 각각 구분하여 다음과 같이 작성한다.

1. 입원의 경우 입원진료기간의 요양급여내역을 동일한 명세서에 통합하여 작성한다. 다만, 요양병원형 수가를 적용하는 수진자의 명세서는 정액수가 적용기간과 행위별수가 적용기간(특정기간)의 요양급여내역을 구분하여 각각 작성한다.
2. 외래의 경우 요양급여내역을 방문일자별로 각각 작성한다.
3. 약국(한국희귀·필수의약품센타를 포함한다. 이하 같다)의 처방조제인 경우에는 처방전별로 명세서를 각각 작성하며, 직접조제인 경우에는 방문일자별로 각각 작성한다.

② 제1항제2호 및 제3호에 의한 동일 수진자의 명세서는 연이어 각각 작성한다.

- **요양급여비용 청구 및 자료제출 시기**

① 정보통신망으로 요양급여비용을 청구할 경우에 청구시기는 다음 각 호와 같다.

1. 입원진료는 퇴원일이 속한 날의 다음 주 월요일부터 청구할 수 있다. 다만, 월의 말일과 초일이 모두 포함된 주의 요양급여비용을 청구하는 경우에는 이를 월별로 구분하여 청구한다. 〈개정 2015.1.22.〉

2. 외래진료(약국의 경우를 포함)는 내원일이 속한 날의 다음 달 초일부터 월별로 청구한다.

② 서면 또는 전산매체로 요양급여비용을 청구하는 경우에는 내원일(입원진료의 경우는 퇴원일)이 속한 다음 달 초일부터 월별로 청구한다.

③ 명세서를 방문일자별(약국의 경우 처방전별)로 작성하는 의료기관의 외래요양급여비용 및 약국약제비는 방문일이 속한 다음 주 월요일부터 주단위로 구분하여 청구할 수 있다. 다만, 월의 말일과 초일이 모두 포함된 주의 요양급여비용을 청구하는 경우에는 이를 월별로 구분하여 청구한다.

④ 30일을 초과하여 입원진료를 하는 경우에는 연계 심사가 가능하도록 월단위로 분할 청구할 수 있다. 다만, 의약품관리료의 경우에는 일괄하여 청구한다.

1. 정보통신망과 전산매체의 경우 청구구분란에 분리청구코드, 기청구명세서의 접수번호, 명세서일련번호 및 최초입원개시일을 기재한다.
2. 서면의 경우 명세서 상단에 최초입원개시일을 기재하고, 진료내역 하단의 "특정내역"란에 기청구명세서의 접수번호, 명세서일련번호, 당월요양개시일, 수술명 및 주요진료내용, 월별 요양급여비용총액 1 등을 기재한다.

⑤ 요양기관은 원료약, 요양기관 자체 조제(제제)약 및 치료재료에 대한 구입내역을 명세서 접수전에 제출하여야 한다.

⑥ 수탁기관은 위탁기관에 검사결과를 통보하는 시점에 정보통신망으로 검체검사공급내역을 통보할 수 있다.

⑦ 요양병원의 환자평가표는 해당 진료분의 명세서 접수 전에 제출하여야 한다.

⑧ 본인일부부담금의 총액이 같은 본인부담상한액의 최고금액을 넘는 경우에는 「의료법」 제3조제2항제3호라목에 따른 요양병원(요양병원 중 「장애인복지법」 제58조제1항제4호 따른 장애인 의료재활시설로서 「의료법」 제3조의2 요건을 갖춘 의료기관인 요양병원은 포함하지 않음)을 제외하고, 그 초과금액(본인부담상한액을 확인할 수 있는 경우에는 그 초과금액)에 대하여는 심사평가원에 청구한다. 이 경우 본인부담상한액초과금은 다른 법령에 따라 국가나 지방자치단체로부터 받는 의료비지원금(요양급여비용 명세서에 기재하여야 하는 지원금에 한함)을 제외하고 청구하여야 하며, 심사평가원은 정보통신망 또는 전산매체 청구기관의 해당 요양급여비용이 청구되는 즉시 그 내용을 확인하여 국민건강보험공단(이하 "공단"이라 한다)에 통보한다. 다만, 외래 진료분은 환자 개인

별 누적관리가 가능한 경우 입원 진료분과 동일한 방법으로 청구·통보할 수 있다.

⑨ 요양병원형 수가를 적용하는 요양급여비용은 청구매체 및 입원기간에 관계없이 월별로 구분하여 진료월 다음달 초일부터 청구한다.

• **심사청구서와 명세서의 구분**

① 심사청구서와 명세서는 진료분야, 입원과 외래, 처방조제와 직접조제로 각각 구분한다.

② 제1항에 의한 진료분야의 구분은 다음과 같다.

1. 상급종합병원, 종합병원, 치과대학부속치과병원 및 한방병원은 다음 표와 같이 구분한다.

진료분야	진료과
내과분야	내과, 정신건강의학과, 신경과, 결핵과, 영상의학과, 방사선종양의학과, 가정의학과, 직업환경의학과, 병리과, 진단검사의학과, 핵의학과, 예방의학과
외과분야	외과, 흉부외과, 신경외과, 정형외과, 성형외과, 재활의학과, 마취통증의학과, 응급의학과
산·소아청소년과분야	산부인과, 소아청소년과
안·이비인후과분야	안과, 이비인후과
피부비뇨의학과분야	피부과, 비뇨의학과
치과	치과
한의과	한의과

주1) 응급실 내 응급의학과에서 진료한 경우에는 응급의학과로 분류. 단, 응급환자가 응급실을 경유하여 입원한 경우에는 해당 상병의 진료분야별 진료과목으로 분류

주2) 응급실에서 응급의학과가 아닌 다른 진료과에서 진료한 경우에는 해당 상병의 진료분야별 진료과목으로 분류

2. 병원(치과대학부속치과병원 및 한방병원 제외), 의원, 보건의료원 등은 의과, 치과 및 한방, 입원과 외래로 구분한다.

③ 전산매체로 요양급여(의료급여)비용을 청구할 때에는 건강보험, 의료급여로 각각의 심사청구서 등을 구분·생성하여 동일한 디스켓 또는 CD 등에 수록하여 제출할 수 있다.

④ 수탁기관의 검체검사공급내역통보서는 위탁기관별로 구분한다.

⑤ 제1항 및 제2항에 불구하고 요양병원 입원 요양급여비용 심사청구서와 명세서는 장기환자와 제외환자로 각각 구분한다.

· **심사청구서와 명세서의 보관**

공단 및 심사평가원은 심사청구서와 명세서를 5년간 보관한다. 다만, 조사연구 등을 위하여 필요한 경우에는 공단이사장 및 심사평가원장은 보관기간을 별도로 정할 수 있다.

· **끝수계산**

① 심사청구서와 명세서에 기재하는 금액 중 요양급여비용총액 1, 본인일부부담금, 청구액 및 건강보험 100분의 100 본인부담금 총액 및 100분의 100 미만 총액, 100분의 100 미만 본인일부부담금 및 100분의 100 미만 청구액은 10원 미만의 끝수가 있을 때에는 그 끝수는 계산하지 아니한다. 다만, 외래진료 및 약국의 본인일부부담금은 100원 미만의 끝수가 있을 경우 그 끝수는 계산하지 아니한다.

② 제1항에서 정한 금액 이외의 금액은 원 미만을 사사오입한다. 다만, 정보통신망 또는 전산매체로 청구하는 기관은 코드단위 금액을 기재한다.

· **한글 전용**

심사청구서, 명세서 및 요양급여비용 청구에 필요한 서류의 기재사항은 한글과 아라비아 숫자로 정확하게 기재한다. 다만, 의학용어 등 특수한 용어가 필요한 경우에는 영문 또는 한문으로 표기할 수 있다.

· **상병명 및 상병분류기호**

① 요양급여비용 청구 시 사용하는 상병명 및 상병분류기호는 "한국표준질병·사인분류"에 따라 기재하되, 분류기호가 6단위로 분류되어 있는 경우 6단 분류기호까지 기재하고, 분류기호가 3단위, 4단위 또는 5단위까지만 분류된 경우는 3단, 4단 또는 5단 분류기호를 기재하며, 분류기호란의 앞자리에서부터 기재한다. 다만, 보건복지부장관이 별도의 기재요령을 정하는 경우는 그에 의한다.

② 치과진료의 경우에는 상병의 부위(치식)를 상병명과 함께 기재하되 치식의 구분은 "치식구분 기재 요령"에 의한다.

· **특정내역 등 기재**

상해외인, 특정기호, 의약분업예외구분코드 등 특정의 진료(조제)내역 및 청구내역에 대한 추가적 기술사항 등이 있을 경우에는 "특정내역구분코드"에 따라 해당 구분코드 및 내역을 "특정내역기재란"에 기재한다.

또한, 의료기관에서 발행하는 처방전의 "조제 시 참고사항" 란에는 「본인일부부담금 산정특례에 관한 기준」에 의한 특정기호, “공상 등 구분”, “상해외인” 등 환자부담률 산정과 관련된 환자정보를 함께 기재한다.

1. 상해외인

   가. “한국표준질병·사인분류” 제20장에 의거 상병의 원인에 해당되는 분류기호 중 영문 첫 자리(V, W, X 또는 Y)만 기재한다.

2. 특정기호 : 만성신부전증환자, 암환자, 조혈모세포이식대상질환자, 혈우병환자, 장기(간장, 심장, 췌장)이식환자 등 “특정기호코드”에 해당되는 기호를 기재한다.

3. 의약분업 예외 구분코드 : 의약분업 예외사항 발생으로 의료기관 또는 보건기관인 요양기관에서 자체 조제·투약하는 경우에는 “의약분업 예외 구분코드”에 해당되는 코드를 기재한다.

서식번호	G	I	0	1	(　　년　월분) 요양급여비용심사청구서	보험자 종별 구분		※접수번호	

요양기관	①기　호		②명칭		③전화번호		④청구단위 구분	
	⑤소재지				⑥우편번호			
작성자	⑦성명	(서명 또는 날인)			대행청구 단　체	⑨기호		
	⑧생년월일					⑩명칭		

구　분			⑪건수	⑫요양급여 비용총액 1	⑬본인 일부 부담금	⑲지원금	⑳장애인 의료비	⑭청구액	⑮차등 수가 청구액	⑯본인부담 상한액 초과금총액	⑰요양급여 비용총액 2, 진료비총액	⑱보훈 청구액	㉑건강보험 100분의100 본인부담금 총액	㉒보훈 본인일부 부담금	㉓100분의 100미만 총액	㉔100분의 100미만 본인일부 부담금	㉕100분의 100미만 청구액	㉖100분의 100미만 보훈 청구액
의과	입원	1																
	외래	2																
치과	입원	3																
	외래	4																
한방	입원	5																
	외래	6																
조산		7																
DRG		10																

상급종합병원 종합병원 치과대학부속치과병원 한방병원 진료분야구분	1	2	3	4	5	6	9
	내과 분야	외과 분야	산·소아청소년과 분야	안·이비인후과 분야	피부·비뇨의학과 분야	치과	한방

차등수가 적용기준	차등지수								진료일수						
		.											.		

☐ 「국민건강보험법 시행규칙」 제19조제1항에 따라 요양급여비용의 심사를 청구합니다.
☐ 「한국보훈복지의료공단법 시행령」 제17조의2에 따라 진료비용의 심사를 청구합니다.

청구일자:　　　　년　　월　　일

청 구 인:　　　　　　　　　　　　(서명 또는 날인)

☐ 건강보험심사평가원장　귀하
☐ 국민건강보험공단이사장　귀하
☐ 한국보훈복지의료공단이사장　귀하

※ 첨　부: 요양급여비용명세서　　　　　매
　　　　　전산매체 (　　　)　　　　　매
　　　　　처　　방　　전　　　　　　　매

주 : 1. ※란은 건강보험심사평가원이 기재합니다.
2. 상급종합병원, 종합병원, 치과대학부속치과병원 및 한방병원 요양급여비용명세서의 진료분야별 분리 청구시 해당 진료분야 구분란에 표시(○)하여야 합니다.
3. 보험자 종별 구분: 건강보험 진료분은 기재하지 않으며, 보훈위탁진료 요양기관의 "보훈 국비환자(상이처, 무자격자)" 입원·외래진료분인 경우에만 "7"을 기재합니다.
4. '진료비총액', '보훈청구액', '보훈 본인일부부담금' 및 '100분의100미만 보훈청구액'은 '보훈국비환자' 또는 '보훈병원의 보훈감면환자' 진료분인 경우에 한하여 기재합니다.

(190㎜ x 268㎜ 신문용지 50g/㎡(재활용품))

[별지 제9-3호서식] 요양병원 요양급여비용심사청구서 〈개정 2018.8.28.〉

서식번호	G	I	0	1	(　　년　월분) 요양병원 요양급여비용심사청구서	보험자 종별 구분		※접수번호	

요양기관								
요양기관	①기　호		②명칭		③전화번호		④청구단위구분	
요양기관	⑤소재지				⑥우편번호			
요양기관	작성자	⑦성명	(서명 또는 날인)		대행청구 단　체	⑨기호		
요양기관	작성자	⑧생년월일			대행청구 단　체	⑩명칭		

구　분				⑪건수	⑫요양급여 비용총액 1	⑬본인 일부 부담금	⑲지원금	⑳장애인 의료비	⑭청구액	⑯본인부담 상한액 초과금총액	⑰요양급여 비용총액 2, 진료비총액	⑱보훈 청구액	㉑건강보험 100분의100 본인부담금 총액	㉒보훈 본인일부 부담금	㉓100분의 100미만 총액	㉔100분의 100미만 본인일부 부담금	㉕100분의 100미만 청구액	㉖100분의 100미만 보훈 청구액
의과	입원	장기환자	11															
의과	입원	제외환자	1															
의과	외래		2															
치과	입원		3															
치과	외래		4															
한방	입원		5															
한방	외래		6															

□「국민건강보험법 시행규칙」 제19조제1항에 따라 요양급여비용의 심사를 청구합니다.
□「한국보훈복지의료공단법 시행령」 제17조의2에 따라 진료비용의 심사를 청구합니다.

첨　부: 요양급여비용명세서　　매
전산매체 (　　)　　매
처　방　전　　매

청구일자:　　년　월　일

청 구 인:　　(서명 또는 날인)

□ 건강보험심사평가원장　귀하
□ 국민건강보험공단이사장　귀하
□ 한국보훈복지의료공단이사장　귀하

주 : 1. ※란은 건강보험심사평가원이 기재합니다.
2. 보험자 종별 구분: 건강보험 진료분은 기재하지 않으며, 보훈위탁진료 요양기관의 "보훈 국비환자(상이처, 무자격자)" 입원 · 외래진료분인 경우에만 "7"을 기재합니다.
3. '진료비총액', '보훈청구액', '보훈 본인일부부담금' 및 '100분의100미만 보훈청구액'은 '보훈국비환자' 또는 '보훈병원의 보훈감면환자' 진료분인 경우에 한하여 기재합니다.

(190㎜ x 268㎜ 신문용지 50g/㎡(재활용품))

[별지 제10호서식] 요양급여비용명세서(의과 입원)

의과 입원

서식번호	G	I	O	2	요양급여비용명세서	요양기관	
등록번호						기 호	
가입자성명					증번호		
					공상 등 구분	명 칭	
수진자성명					주민등록번호 -		

상 병 명	분류기호	수술	진료 과목	상해 외인	특정 기호	면허 종류	면허 번호	당월요양개시일 / 최초입원개시일	당월요양급여일수 (투약일수포함)	진료결과
	.								일	
	.								일	
	.								일	

입원일수	일	처방전 발급번호		처방일수	
		점검번호			

구 분		기본진료 약제,특정 재료(I)	진료행위 (II)
1. 진찰료 (외래관리료 포함)	①초 진 회	원	야간,공휴 회
	②재 진 회	원	야간,공휴 회
	③의약품관리료	원	
	④응급 및 회송료	원	
2. 입원료	①일 반 일	원	
	②내과질환자, 정신질환자 만8세미만의 소아 일	원	
	③중환자실 일	원	
	④격리병실 일	원	
	⑤신생아 일	원	
	⑥기 타 일	원	
	⑦기본식대	원	
	⑧가산식대	원	
3. 투약료 및 처방전	①내 복 일분	원	원
	②외 용 일분	원	원
	③처방전 회	원	
4. 주사료	①피하 또는 근육내 일	원	원
	②정맥내 일	원	원
	③수액제 회	원	원
	④기 타 회	원	원
	⑤특정 재료	원	
	⑥수 혈 회	원	원
5. 마취료	① 회	원	원
6. 이학요법료	① 종	원	원
7. 정신요법료	① 종	원	원
8. 처치 및 수 술 료	①처치 및 수술 종	원	원
	③캐스트 회	원	원
9. 검사료	①자체검사 종	원	원
	②위탁검사관리	원	
	③위탁검사 종	원	
10.영상진단 및 방사선 치료료	①진 단 종	원	원
	②치 료 종	원	원
S. 특수장비	①CT 회	원	원
	②MRI 회	원	원
	③PET 회	원	원
A. 100분의50 본인부담	①의약품	원	원
	②치료재료	원	원
	③진료행위	원	원
B. 100분의80 본인부담	①의약품	원	원
	②치료재료	원	원
	③진료행위	원	원
D. 100분의30 본인부담	①의약품	원	원
	②치료재료	원	원
	③진료행위	원	원
E. 100분의90 본인부담	①의약품	원	원
	②치료재료	원	원
	③진료행위	원	원
U. 건강보험100분의 100본인부담	①의약품	원	원
	②치료재료	원	원
	③진료행위	원	원
V. 보훈 등 100분의100 본인부담	①의약품	원	원
	②치료재료	원	원
	③진료행위	원	원
W. 비급여	①의약품	원	원
	②치료재료	원	원
	③진료행위	원	원

약품코드 (일반명 또는 제품명 코드)	약품명 (일반명 또는 제품명)		1회투약량	1일투여횟수	총투약일수			
코 드	분류 (예외구분코드)	단가	1회투약량	1일투여량 또는 실시횟수	총투여일수 또는 실시횟수	금액	면허 종류	면허 번호

특정내역	

수술 코드			

특수장비총액		원	19. 청구액	원
보훈 등 100분의100본인부담금총액		원	20. 본인부담상한액초과금	원
비급여총액		원	21. 요양급여비용총액 2, 진료비총액	원
11. 소계	원	원	22. 보훈청구액	원
12. 가산율	%	원	23. 건강보험 100분의100본인부담금총액	원
15. 요양급여비용총액 1		원	24. 보훈본인일부부담금	원
16. 본인일부부담금		원	25. 100분의100미만 총액	원
17. 지원금		원	26. 100분의100미만 본인일부부담금	원
18. 장애인의료비		원	27. 100분의100미만 청구액	원
일련번호		※심사조정	28. 100분의100미만 보훈청구액	원

※ 심사내역	구 분	코 드	조 정	I.II
				감I
				감II
				증I
				증II
	계			

190mm×320mm(일반용지 60g/㎡(재활용품))

[별지 제10-1호 서식] 요양급여비용명세서(의과 입원)_요양병원 정액

(의과 입원)

요양급여비용명세서

서식번호	G	I	O	2	요양기관	
등록번호					기호	
가입자성명		증번호			명칭	
수진자성명		공상 등 구분				
		주민등록번호	-			

상병명	분류기호	수술	진료과목	상해외인	특정기호	면허종류	면허번호	당월요양개시일 / 최초입원개시일	당월요양급여일수 (투약일수포함)	진료결과
	.								일	
	.								일	
	.								일	

입원일수	일	기본진료 약제,특정 재료(I)	진료행위 (II)	처방전 발급번호 / 점검번호		처방일수	

구분		기본진료 약제,특정 재료(I)	진료행위 (II)
1. 진찰료 (외래관리료 포함)	①초 진 회	원	야간,공휴 회
	②재 진 회	원	야간,공휴 회
	③의약품관리료 ④응급 및 회송료	원 원	
2. 입원료	①일 반 일	원	
	②내과질환자, 정신질환자, 만8세미만의 소아 일	원	
	③중환자실 일	원	
	④격리병실 일	원	
	⑤신생아 일	원	
	⑥기 타 일	원	
	⑦기본식대	원	
	⑧가산식대	원	
3. 투약료 및 처방전	①내 복 일분	원	원
	②외 용 일분	원	원
	③처방전 회	원	
4. 주사료	①피하 또는 근육내 일 ②정맥내 일 ③수액제 회 ④기 타 회 ⑤특정 재료 ⑥수 혈 회	원 원 원 원 원 원	원 원 원 원 원
5. 마취료	① 회	원	원
6. 이학요법료	① 종	원	원
7. 정신요법료	① 종	원	원
8. 처치 및 수술료	①처치 및 수술 종 ③캐스트 회	원 원	원 원
9. 검사료	①자체검사 종 ②위탁검사관리 ③위탁검사 종	원 원 원	원
10.영상진단 및 방사선 치료료	①진 단 종 ②치 료 종	원 원	원 원
L. 장기요양	① 일	원	
S. 특수장비	①CT 회	원	원
	②MRI 회	원	원
	③PET 회	원	원
A. 100분의50 본인부담	①의약품	원	원
	②치료재료	원	원
	③진료행위	원	원
B. 100분의80 본인부담	①의약품	원	원
	②치료재료	원	원
	③진료행위	원	원
D. 100분의30 본인부담	①의약품	원	원
	②치료재료	원	원
	③진료행위	원	원
E. 100분의90 본인부담	①의약품	원	원
	②치료재료	원	원
	③진료행위	원	원
U. 건강보험100분의100본인부담	①의약품 ②치료재료 ③진료행위	원 원 원	원 원 원
V. 보훈 등 100분의100 본인부담	①의약품 ②치료재료 ③진료행위	원 원 원	원 원 원
W. 비급여	①의약품 ②치료재료 ③진료행위	원 원 원	원 원 원

약품코드 (일반명 또는 제품명 코드)	약품명 (일반명 또는 제품명)		1회투약량	1일투여횟수	총투약일수			
코드	분류 (예외구분코드)	단가	1회투약량	1일투여량 또는 실시횟수	총투여일수 또는 실시횟수	금액	면허종류	면허번호

특정내역

수술코드			

특수장비총액	원	19. 청구액	원
보훈 등 100분의100본인부담금총액	원	20. 본인부담상한액초과금	원
비급여총액	원	21. 요양급여비용총액 2, 진료비총액	원
11. 소계	원 원	22. 보훈청구액	원
12. 가산율	% 원	23. 건강보험 100분의100본인부담금총액	원
15. 요양급여비용총액 1	원	24. 보훈본인일부부담금	원
16. 본인일부부담금	원	25. 100분의100미만 총액	원
17. 지원금	원	26. 100분의100미만 본인일부부담금	원
18. 장애인의료비	원	27. 100분의100미만 청구액	원
일련번호	※심사조정	28. 100분의100미만 보훈청구액	원

※심사내역

구분	코드	조정	I.II
			감I
			감II
			증I
			증II
계			

190mm×320mm(일반용지 60g/㎡(재활용품))

[요양병원 정액]

의과 외래

요양급여비용명세서

서식번호	G	I	O	3
등록번호				
가입자성명				
수진자성명				

증번호	
공상 등 구분	
주민등록번호	-

요양기관	
기호	
명칭	

상병명	분류기호	수술	진료과목	상해외인	특정기호	면허종류	면허번호	내원일자	요양급여일수(원내투약일수포함)	진료결과
	.								일	
	.								일	
	.								일	

구분		기본진료 약제,특정재료(Ⅰ)	진료행위(Ⅱ)
1. 진찰료(외래관리료 포함)	①초 진 회	원	야간,공휴 회
	②재 진 회	원	야간,공휴 회
	③의약품관리료	원	
	④응급 및 회송료	원	
	⑤가정간호기본방문료	원	
	⑥만성질환관리료 회	원	
3. 투약료 및 처방전	①내 복 일분	원	원
	②외 용 일분	원	원
	③처방전 회	원	
4. 주사료	①피하 또는 근육내 일	원	원
	②정맥내 일	원	원
	③수액제 회	원	원
	④기 타 회	원	원
	⑤특정재료	원	
	⑥수 혈 회	원	원
5. 마취료	① 회	원	원
6. 이학요법료	① 종	원	원
7. 정신요법료	① 종	원	원
8. 처치 및 수술료	①처치 및 수술 종	원	원
	③캐스트 회	원	원
9. 검사료	①자체검사 종	원	원
	②위탁검사관리	원	
	③위탁검사 종	원	
10. 영상진단 및 방사선 치료료	①진 단 종	원	원
	②치 료 종	원	원
S. 특수장비	①CT 회	원	원
	②MRI 회	원	원
	③PET 회	원	원
T. 특수재료 및 관련 행위료	①치료재료	원	
	②진료행위	원	원
A. 100분의50 본인부담	①의약품	원	원
	②치료재료	원	원
	③진료행위	원	원
B. 100분의80 본인부담	①의약품	원	원
	②치료재료	원	원
	③진료행위	원	원
D. 100분의30 본인부담	①의약품	원	원
	②치료재료	원	원
	③진료행위	원	원
E. 100분의90 본인부담	①의약품	원	원
	②치료재료	원	원
	③진료행위	원	원
U. 건강보험100분의100본인부담	①의약품	원	원
	②치료재료	원	원
	③진료행위	원	원
V. 보훈 등 100분의100 본인부담	①의약품	원	원
	②치료재료	원	원
	③진료행위	원	원
W. 비급여	①의약품	원	원
	②치료재료	원	원
	③진료행위	원	원
투약료총액			원
특수장비총액			원
특수재료 및 관련 행위료 총액			원
보훈 등 100분의100본인부담금총액			원
비급여총액			원
11. 소계		원	원
12. 가산율		%	원
15. 요양급여비용총액 1			원
16. 본인일부부담금			원
일련번호		※심사조정	
수진자 일련번호	-		

처방전 발급번호		처방일수		본인부담금 발생횟수		직접조제횟수	
점검번호							

약품코드(일반명 또는 제품명 코드)	약품명(일반명 또는 제품명)		1회투약량	1일투여횟수	총투약일수			
코드	분류(예외구분코드)	단가	1회투약량	1일투여량 또는 실시횟수	총투여일수 또는 실시횟수	금액	면허종류	면허번호

특정내역	

수술 코드			

17. 지원금	원
18. 장애인의료비	원
19. 청구액	원
20. 본인부담상한액초과금	원
21. 요양급여비용총액 2, 진료비총액	원
22. 보훈청구액	원
23. 건강보험 100분의100본인부담금총액	원
24. 보훈본인일부부담금	원
25. 100분의100미만 총액	원
26. 100분의100미만 본인일부부담금	원
27. 100분의100미만 청구액	원
28. 100분의100미만 보훈청구액	원

※심사내역 구분	코드	조정	Ⅰ.Ⅱ
			감Ⅰ
			감Ⅱ
			증Ⅰ
			증Ⅱ
계			

190mm×320mm(일반용지 60g/㎡(재활용품))

[일 자 별]

[별지 제11-1호 서식] 요양급여비용명세서(의과 외래)_정률

의과 외래

요양급여비용명세서

서식번호	G	I	0	3	요양기관	
등록번호					기호	
가입자성명		증번호				
수진자성명		공상 등 구분			명칭	
		주민등록번호	-			

상병명	분류기호	수술	진료과목	상해외인	특정기호	면허종류	면허번호	당월요양개시일	당월요양급여일수 (원내투약일수포함)	진료결과
	.								일	
	.								일	
	.								일	

총내원일수		일	내원일	1 2 3 4 5 6 7 8 9 10 11 12 13 14 15 16 17 18 19 20 21 22 23 24 25 26 27 28 29 30 31

구분		기본진료 약제,특정 재료(I)	진료행위 (II)
1. 진찰료 (외래관리료 포함)	①초 진 회	원	야간,공휴 회
	②재 진 회	원	야간,공휴 회
	③의약품관리료	원	
	④응급 및 회송료	원	
	⑤가정간호기본방문료	원	
	⑥만성질환관리료 회	원	
3. 투약료 및 처방전	①내 복 일분	원	원
	②외 용 일분	원	원
	③처방전 회	원	
4. 주사료	①피하 또는 근육내 일	원	원
	②정맥내 일	원	원
	③수액제 회	원	원
	④기 타 회	원	원
	⑤특정재료	원	
	⑥수 혈 회	원	원
5. 마취료	① 회	원	원
6. 이학요법료	① 종	원	원
7. 정신요법료	① 종	원	원
8. 처치 및 수술료	①처치 및 수술 종	원	원
	③캐스트 회	원	원
9. 검사료	①자체검사 종	원	원
	②위탁검사관리	원	
	③위탁검사 종	원	
10.영상진단 및 방사선 치료료	①진 단 종	원	원
	②치 료 종	원	원
S. 특수장비	①CT 회	원	원
	②MRI 회	원	원
	③PET 회	원	원
T. 특수재료 및 관련 행위료	①치료재료	원	원
	②진료행위		
A. 100분의 50 본인부담	①의약품	원	원
	②치료재료	원	원
	③진료행위	원	원
B. 100분의 80 본인부담	①의약품	원	원
	②치료재료	원	원
	③진료행위	원	원
D. 100분의 30 본인부담	①의약품	원	원
	②치료재료	원	원
	③진료행위	원	원
E. 100분의 90 본인부담	①의약품	원	원
	②치료재료	원	원
	③진료행위	원	원
U. 건강보험100분의 100본인부담	①의약품	원	원
	②치료재료	원	원
	③진료행위	원	원
V. 보훈 등 100분의100 본인부담	①의약품	원	원
	②치료재료	원	원
	③진료행위	원	원
W. 비급여	①의약품	원	원
	②치료재료	원	원
	③진료행위	원	원

처방전 발급번호		처방일수		본인부담금 발생횟수		직접 조제 횟수	
점검번호							

약품코드 (일반명 또는 제품명 코드)	약품명 (일반명 또는 제품명)		1회투약량	1일투여횟수	총투약일수		
코드	분류 (예외구분코드)	단가	1회투약량	1일투여량 또는 실시횟수	총투여일수 또는 실시횟수	금액	면허종류 / 면허번호

특정내역

수술 코드			

투약료총액		원	18. 장애인의료비	원
특수장비총액		원	19. 청구액	원
특수재료 및 관련 행위료 총액		원	20. 본인부담상한액초과금	원
보훈 등 100분의100본인부담금총액		원	21. 요양급여비용총액 2, 진료비총액	원
비급여총액		원	22. 보훈청구액	원
11. 소계	원	원	23. 건강보험 100분의100본인부담금총액	원
12. 가산율	%	원	24. 보훈본인일부부담금	원
15. 요양급여비용총액 1		원	25. 100분의100미만 총액	원
16. 본인일부부담금		원	26. 100분의100미만 본인일부부담금	원
17. 지원금		원	27. 100분의100미만 청구액	원
일련번호		※심사조정	28. 100분의100미만 보훈청구액	원

※ 심사내역	구 분	코 드	조 정	I.II
				감I
				감II
				증I
				증II
	계			

190mm×320mm(일반용지 60g/㎡(재활용품))

[정 률]

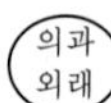

요양급여비용명세서

서식번호	G	I	0	3		요양기관	
등록번호						기 호	
가입자성명					증번호		
					공상 등 구분	명 칭	
수진자성명					주민등록번호 -		

상병명	분류기호	수술	진료과목	상해외인	특정기호	면허종류	면허번호	당월요양개시일	당월요양급여일수(원내투약일수포함)	진료결과
	.								일	
	.								일	
	.								일	

총내원일수	일	내원일	1 2 3 4 5 6 7 8 9 10 11 12 13 14 15 16 17 18 19 20 21 22 23 24 25 26 27 28 29 30 31

구분		기본진료 약제,특정재료(I)	진료행위(II)
1. 진찰료(외래관리료 포함)	①초 진 회	원	야간,공휴 회
	②재 진 회	원	야간,공휴 회
	③의약품관리료 ④응급 및 회송료 ⑤가정간호기본방문료	원 원 원	
	⑥만성질환관리료 회	원	
3. 투약료 및 처방전	①내 복 일분	원	원
	②외 용 일분	원	원
	③처방전 회	원	
4. 주사료	①피하 또는 근육내 일 ②정맥내 일 ③수액제 회 ④기 타 회 ⑤특정재료 ⑥수 혈 회	원 원 원 원 원 원	원 원 원 원 원
5. 마취료	① 회	원	원
6. 이학요법료	① 종	원	원
7. 정신요법료	① 종	원	원
8. 처치 및 수술료	①처치 및 수술 종 ③캐스트 회	원 원	원 원
9. 검사료	①자체검사 종 ②위탁검사관리 ③위탁검사 종	원 원 원	원
10. 영상진단 및 방사선 치료료	①진 단 종 ②치 료 종	원 원	원 원
S. 특수장비	①CT 회	원	원
	②MRI 회	원	원
	③PET 회	원	원
T. 특수재료 및 관련 행위료	①치료재료 ②진료행위	원 원	원
A. 100분의50 본인부담	①의약품	원	원
	②치료재료	원	원
	③진료행위	원	원
B. 100분의80 본인부담	①의약품	원	원
	②치료재료	원	원
	③진료행위	원	원
D. 100분의30 본인부담	①의약품	원	원
	②치료재료	원	원
	③진료행위	원	원
E. 100분의90 본인부담	①의약품	원	원
	②치료재료	원	원
	③진료행위	원	원
U. 건강보험100분의100본인부담	①의약품 ②치료재료 ③진료행위	원 원 원	원 원 원
V. 보훈 등 100분의100 본인부담	①의약품 ②치료재료 ③진료행위	원 원 원	원 원 원
W. 비급여	①의약품 ②치료재료 ③진료행위	원 원 원	원 원 원

처방전 발급번호			처방일수		본인부담금 발생횟수			직접조제횟수
점검번호								
약품코드(일반명 또는 제품명 코드)	약품명(일반명 또는 제품명)		1회투약량	1일투여횟수	총투약일수			
코드	분류(예외구분코드)	단가	1회투약량	1일투여량 또는 실시횟수	총투여일수 또는 실시횟수	금액	면허종류	면허번호
특정내역								
수술 코드								

구분			구분		※심사내역	구 분	코 드	조 정	I.II
투약료총액		원	18. 장애인의료비	원					
특수장비총액		원	19. 청구액	원					
특수재료 및 관련 행위료총액		원	20. 본인부담상한액초과금	원					
보훈 등 100분의100본인부담금총액		원	21. 요양급여비용총액 2, 진료비총액	원					
비급여총액		원	22. 보훈청구액	원					
11. 소계	원	원	23. 건강보험 100분의100본인부담금총액	원					
12. 가산율	%	원	24. 보훈본인일부부담금	원					감I
15. 요양급여비용총액 1		원	25. 100분의100미만 총액	원					감II
16. 본인일부부담금		원	26. 100분의100미만 본인일부부담금	원					증I
17. 지원금		원	27. 100분의100미만 청구액	원					증II
일련번호	※심사조정		28. 100분의100미만 보훈청구액	원		계			

190mm×320mm(일반용지 60g/㎡(재활용품))

[정 액]

[별지 제12호 서식] 요양급여비용명세서(치과 입원)

치과 입원

요양급여비용명세서

서식번호	G	I	O	4
등록번호				
가입자성명				
수진자성명				

증번호	
공상 등 구분	
주민등록번호	-

요양기관	
기호	
명칭	

상병명	분류기호	수술	진료과목	상해외인	특정기호	면허종류	면허번호	당월요양개시일 / 최초입원개시일	당월요양급여일수(투약일수포함)	진료결과
	.								일	
	.								일	
	.								일	

입원일수	일	처방전 발급번호		처방일수
		점검번호		

구분		기본진료 약제,특정재료(I)	진료행위(II)
1. 진찰료(외래관리료 포함)	①초 진 회	원	야간,공휴 회
	②재 진 회	원	야간,공휴 회
	③의약품관리료	원	
	④응급 및 회송료	원	
2. 입원료	①일 반 일	원	
	②기 타 일	원	
	③기본식대	원	
	④가산식대	원	
3. 투약료 및 처방전	①내 복 일분	원	원
	②외 용 일분	원	원
	③처방전 회	원	
4. 주사료	①피하 또는 근육내 일	원	원
	②정맥내 일	원	원
	③수액제 회	원	원
	④기 타 회	원	원
	⑤특정 재료	원	
	⑥수 혈 회	원	원
5. 마취료	① 회	원	원
6. 이학요법료	① 종	원	원
8. 처치 및 수술료	①처치 및 수술 종	원	원
	③캐스트 회	원	원
9. 검사료	①자체검사 종	원	원
	②위탁검사관리	원	
	③위탁검사 종	원	
10. 영상진단 및 방사선 치료료	①진 단 종	원	원
	②치 료 종	원	원
S. 특수장비	①CT 회	원	원
	②MRI 회	원	원
	③PET 회	원	원
A. 100분의50 본인부담	①의약품	원	원
	②치료재료	원	원
	③진료행위	원	원
B. 100분의80 본인부담	①의약품	원	원
	②치료재료	원	원
	③진료행위	원	원
D. 100분의30 본인부담	①의약품	원	원
	②치료재료	원	원
	③진료행위	원	원
E. 100분의90 본인부담	①의약품	원	원
	②치료재료	원	원
	③진료행위	원	원
U. 건강보험100분의100본인부담	①의약품	원	원
	②치료재료	원	원
	③진료행위	원	원
V. 보훈 등 100분의100 본인부담	①의약품	원	원
	②치료재료	원	원
	③진료행위	원	원
W. 비급여	①의약품	원	원
	②치료재료	원	원
	③진료행위	원	원

약품코드(일반명 또는 제품명 코드)	약품명(일반명 또는 제품명)		1회투약량	1일투여횟수	총투약일수			
코드	분류(예외구분코드)	단가	1회투약량	1일투여량 또는 실시횟수	총투여일수 또는 실시횟수	금액	면허종류	면허번호

특정내역

수술 코드			

특수장비총액	원	19. 청구액	원
보훈 등 100분의100본인부담금총액	원	20. 본인부담상한액초과금	원
비급여총액	원	21. 요양급여비용총액 2, 진료비총액	원
11. 소계	원 / 원	22. 보훈청구액	원
12. 가산율	% / 원	23. 건강보험 100분의100본인부담금총액	원
15. 요양급여비용총액 1	원	24. 보훈본인일부부담금	원
16. 본인일부부담금	원	25. 100분의100미만 총액	원
17. 지원금	원	26. 100분의100미만 본인일부부담금	원
18. 장애인의료비	원	27. 100분의100미만 청구액	원
일련번호	※ 심사조정	28. 100분의100미만 보훈청구액	원

※ 심사내역	구 분	코 드	조 정	I.II
				감I
				감II
				증I
				증II
	계			

190mm×320mm(일반용지 60g/㎡(재활용품))

[별지 제13호 서식] 요양급여비용명세서(치과 외래)

치과 외래

요양급여비용명세서

서식번호	G	I	O	5		요양기관	
등록번호						기호	
가입자성명				증번호			
수진자성명				공상 등 구분		명칭	
				주민등록번호	-		

상병명	분류기호	수술	진료과목	상해외인	특정기호	면허종류	면허번호	내원일자	요양급여일수 (원내투약일수포함)	진료결과
	.								일	
	.								일	
	.								일	

구분		기본진료약제, 특정재료(I)	진료행위(II)
1. 진찰료 (외래관리료 포함)	①초 진 회	원	야간,공휴 회
	②재 진 회	원	야간,공휴 회
	③의약품관리료 ④응급 및 회송료	원 원	
3. 투약료 및 처방전	①내 복 일분 ②외 용 일분	원 원	원 원
	③처방전 회	원	
4. 주사료	①피하 또는 근육내 일 ②정 맥 내 일 ③수 액 제 회 ④기 타 회 ⑤특정 재료 ⑥수 혈 회	원 원 원 원 원 원	원 원 원 원 원 원
5. 마취료	① 회	원	원
8. 처치 및 수술료	보 통 × / 복 조 × / 즉 처 × / 지각과민 ×	원	원
	치수절단 × / 즉발근충 × × / 근관와동 × / 근관성형 ×	원	원
	발 수 × / 근세척 × / 근 충 × / 근관확대 ×	원	원
	치면세마 × / 치근활택술 × / 후 처 치 × × × × / 내소염 × × × ×	원	원
	치석제거 × / 치주소파 × / 치은박리 ×× / 치은절제 ×	원	원
	치주처치 × × / 교합조정 × / 러버댐 × / 응급근관 ×	원	원
	충전물연마 × / 신부착 × / 보철물제거 × × / 치아진정 ×	원	원
	발유치 × / 전 × / 구 × / 난 × / 매 ×××	원	원
	충전 아말감 1면 × 2면 × 3면 × 4면 × / 복합레진 1면 × 2면 × 3면 × 4면 × / 와동형성 1면 × 2면 × 3면 × 4면 ×	원	원
	기 타	원	원
9. 검사료	①자체검사 종 ②위탁검사관리 ③위탁검사 종	원 원 원	원
10. 영상진단 및 방사선 치료료	①진 단 종 ②치 료 종	원 원	원 원
S. 특수장비	①CT 회	원	원
	②MRI 회	원	원
	③PET 회	원	원
A. 100분의50 본인부담	①의약품	원	원
	②치료재료	원	원
	③진료행위	원	원
B. 100분의80 본인부담	①의약품	원	원
	②치료재료	원	원
	③진료행위	원	원
D. 100분의30 본인부담	①의약품	원	원
	②치료재료	원	원
	③진료행위	원	원
E. 100분의90 본인부담	①의약품	원	원
	②치료재료	원	원
	③진료행위	원	원
U. 건강보험100분의 100본인부담	①의약품 ②치료재료 ③진료행위	원 원 원	원 원 원
V. 보훈 등 100분의100 본인부담	①의약품 ②치료재료 ③진료행위	원 원 원	원 원 원
W. 비급여	①의약품 ②치료재료 ③진료행위	원 원 원	원 원 원

처방전 발급번호		처방일수		본인부담금 발생횟수		직접조제 횟수	
점검번호							

약품코드 (일반명 또는 제품명 코드)	약품명 (일반명 또는 제품명)		1회투약량	1일투여횟수	총투약일수			
코드	분류 (예외구분코드)	단가	1회투약량	1일투여량 또는 실시횟수	총투여일수 또는 실시횟수	금액	면허종류	면허번호

특정내역

수술코드			

투약료총액		원	18. 장애인의료비	원
특수장비총액		원	19. 청구액	원
보훈 등 100분의100본인부담금총액		원	20. 본인부담상한액초과금	원
비급여총액		원	21. 요양급여비용총액 2, 진료비총액	원
11. 소계	원	원	22. 보훈청구액	원
12. 가산율	%	원	23. 건강보험 100분의100본인부담금총액	원
15. 요양급여비용총액 1		원	24. 보훈본인일부부담금	원
16. 본인일부부담금		원	25. 100분의100미만 총액	원
17. 지원금			26. 100분의100미만 본인일부부담금	원
일련번호		※심사조정	27. 100분의100미만 청구액	원
수진자 일련번호	-		28. 100분의100미만 보훈청구액	원

※ 심사내역

구 분	코 드	조 정	I.II
			감I
			감II
			증I
			증II
계			

[일 자 별]

190mm×320mm(일반용지 60g/㎡(재활용품))

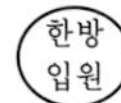

요양급여비용명세서

서 식 번 호	G	I	O	12
등록번호				
가 입 자 성 명				
수 진 자 성 명				

증번호	
공상 등 구분	
주민등록번호	-

요 양 기 관	
기 호	
명 칭	

상 병 명	한방상병 분류기호	진료과목	특정기호	상해외인	면허 종류	면허 번호	당월요양개시일 / 최초입원개시일	당월요양급여일수 (투약일수포함)	진료결과
	.	.						일	
	.							일	
	.							일	

처 방 명		
입 원 일 수		일

구 분		기본진료, 약제 (I)	진료행위 (II)
1. 진찰료 (외래관리료 포함)	①초진 회	원	야간,공휴 회
	②재진 회	원	야간,공휴 회
	③기타	원	
2. 입원료	①일반 일	원	
	②내과질환자, 정신질환자 만8세미만의 소아 일	원	
	③중환자실 일	원	
	④기본식대	원	
	⑤가산식대	원	
3. 투약료	①내복약 일분	원	
	②처방 · 조제 · 복약지도료 일분		원
4.시술 및 처치료	①침술 회		원
	②구술 회		원
	③부항술 회		원
	④처치료 회		원
	⑤기타 회		원
5. 검사료	①양도락검사 회		원
	②맥전도검사 회		원
	③경락기능검사 회		원
	④기타 회		원
A. 100분의50 본인부담	①의약품	원	원
	②치료재료	원	원
	③진료행위	원	원
B. 100분의80 본인부담	①의약품	원	원
	②치료재료	원	원
	③진료행위	원	원
D. 100분의30 본인부담	①의약품	원	원
	②치료재료	원	원
	③진료행위	원	원
E. 100분의90 본인부담	①의약품	원	원
	②치료재료	원	원
	③진료행위	원	원
U. 건강보험100분의 100본인부담	①의약품	원	원
	②치료재료	원	원
	③진료행위	원	원
V. 보훈 등 100분의100 본인부담	①의약품	원	원
	②치료재료	원	원
	③진료행위	원	원
W. 비급여	①의약품	원	원
	②치료재료	원	원
	③진료행위	원	원

분 류	단가	1일투여량 또는 실시횟수	총투여일수 또는 실시횟수	금 액	면허 종류	면허 번호

특정내역

보훈 등 100분의100본인부담금총액		원
비급여총액		원
11. 소계	원	원
12. 가산율	%	원
13. 요양급여비용총액 1		원
14. 본인일부부담금		원
15. 지원금		원
16. 장애인의료비		원
17. 청구액		원
일련번호		※심사조정

18. 본인부담상한액초과금	원
19. 요양급여비용총액 2, 진료비총액	원
20. 보훈청구액	원
21. 건강보험 100분의100본인부담금총액	원
22. 보훈본인일부부담금	원
23. 100분의100미만 총액	원
24. 100분의100미만 본인일부부담금	원
25. 100분의100미만 청구액	원
26. 100분의100미만 보훈청구액	원

※ 심사내역

구 분	코 드	조 정	I.II
			감I
			감II
			증I
			증II
계			

190mm×320mm(일반용지 60g/㎡(재활용품))

[별지 제18호 서식] 요양급여비용명세서(한방 외래)

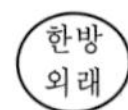

요양급여비용명세서

서 식 번 호	G	I	O	13	요 양 기 관	
등록번호					기 호	
가 입 자 성 명		증번호				
		공상 등 구분			명 칭	
수 진 자 성 명		주민등록번호	-			

상 병 명	한방상병 분류기호	진료과목	특정기호	상해외인	면허 종류	면허 번호	내원일자	요양급여일수 (원내투약일수 포함)	본인부담금 발생횟수	직접 조제 횟수	진료 결과
	.							일			
	.							일			
	.							일			
처 방 명											

구	분	기본진료, 약제 (Ⅰ)	진료행위 (Ⅱ)	분 류	단가	1일투여량 또는 실시횟수	총투여일수 또는 실시횟수	금 액	면허 종류	면허 번호
1. 진찰료 (외래관리료 포함)	①초진 회	원	야간,공휴 회							
	②재진 회	원	야간,공휴 회							
	③기타	원								
	④가정간호기본방문료	원								
3. 투약료	①내복약 일분	원								
	②처방·조제·복약지도료 일분		원							
4.시술료 및 처치료	①침술 회		원							
	②구술 회		원							
	③부항술 회		원							
	④처치료 회		원							
	⑤기 타 회		원							
5. 검사료	①양도락검사 회		원							
	②맥전도검사 회		원							
	③경락기능검사 회		원							
	④기타 회		원							
A. 100분의50 본인부담	①의약품	원	원							
	②치료재료	원	원							
	③진료행위	원	원							
B. 100분의80 본인부담	①의약품	원	원							
	②치료재료	원	원							
	③진료행위	원	원							
D. 100분의30 본인부담	①의약품	원	원							
	②치료재료	원	원							
	③진료행위	원	원							
E. 100분의90 본인부담	①의약품	원	원							
	②치료재료	원	원							
	③진료행위	원	원							
U. 건강보험100분의 100본인부담	①의약품	원	원							
	②치료재료	원	원							
	③진료행위	원	원							
V. 보훈 등 100분의100 본인부담	①의약품	원	원							
	②치료재료	원	원							
	③진료행위	원	원							
W. 비급여	①의약품	원	원	특정내역						
	②치료재료	원	원							
	③진료행위	원	원							

항목		금액	항목	금액	※ 심사내역	구 분	코 드	조 정	Ⅰ.Ⅱ
보훈 등 100분의100본인부담금총액		원	18. 본인부담상한액초과금	원					
비급여총액		원	19. 요양급여비용총액 2, 진료비총액	원					
11. 소계	원	원	20. 보훈청구액	원					
12. 가산율	%	원	21. 건강보험 100분의100본인부담금총액	원					
13. 요양급여비용총액 1		원	22. 보훈본인일부부담금	원					
14. 본인일부부담금		원	23. 100분의100미만 총액	원					
15. 지원금		원	24. 100분의100미만 본인일부부담금	원					감Ⅰ
16. 장애인의료비		원	25. 100분의100미만 청구액	원					감Ⅱ
17. 청구액		원	26. 100분의100미만 보훈청구액	원					증Ⅰ
일련번호		※심사조정							증Ⅱ
수진자 일련번호	-					계			

190mm×320mm(일반용지 60g/㎡(재활용품))

[일 자 별]

(2) 의·치과 요양급여비용명세서 작성요령[건3]

① 일반원칙

요양급여비용 심사청구서 및 요양급여비용 명세서는 반드시 해당 요양기관 종사자가 직접 작성하여야 한다. 다만, 대행청구단체로 하여금 심사청구를 하게 하는 경우에는 대행청구단체의 작성자를 기재하고, 2인 이상이 공동으로 작성한 경우에는 작성책임자의 성명, 생년월일을 기재하여야 한다.

② 주요 사항

(1) 수진자(受診者) 인적사항

- 2019. 7. 16.부터 외국인 건강보험 당연가입 적용에 따라 외국인의 성명을 건강보험증에 등록된 "한글 또는 영문" 성명만 기재할 수 있도록 변경되었다.
- 건강보험의 경우 증번호는 "-"을 포함하여 12자리로 기재하고, 의료급여의 경우 보장시설기호 또는 노숙인 시설기호를 기재한다.
- 신생아로서 건강보험증에 등재 확인을 받지 못한 경우에는 "수진자성명"란에 "산모이름"과 "아기"를 함께 쓰고(이름이 있는 경우에는 "이름" 기재), "주민등록번호"란에는 앞부분의 "생년월일"과 남·여 구분(3 또는 4)을 기재하고, 나머지 자리는 "0"으로 채워서 기재하며, 서면의 경우에는 주민등록번호의 생년월일과 남·여 구분만 기재. 다만, 쌍태아인 경우에는 주민등록번호의 끝자리에 첫째 아이는 1, 둘째 아이는 2로 기재한다.

(예시 2) 2015.1.30. 출산한 여자 쌍태아의 경우

구분		수진자성명	주민등록번호
정보통신망 또는 전산매체	첫째아이	이미숙아기 또는 김민영	1501304000001
	둘째아이	이미숙아기 또는 김민주	1501304000002

(2) 공상 등 구분

- 공상 등 구분란은 해당번호를 기재한다.

0	무	1	공상
4	보훈위탁진료 요양기관의 보훈국비환자(건강보험 또는 의료급여 수급권자)	7	보훈위탁진료 요양기관의 보훈국비환자(상이처, 무자격자)

(계속)

8	군인가족, 예비역장군 및 대령, 창군 및 6.25 참전요원의 군 요양기관 이용 시	9	군인, 군무원의 군 요양기관 이용 시
B	보훈병원의 국비일반(상이처, 무자격자) 또는 국비보험(급여) 1차	C	차상위 희귀질환·중증난치질환 또는 중증질환 본인부담경감대상자
D	보훈병원의 국비보험(급여) 2차	E	차상위 만성질환·18세 미만 본인부담경감대상자
F	차상위 장애인 만성질환·18세 미만 본인부담경감대상자	G	긴급복지 의료지원대상자
F	희귀질환 지원대상자		

(3) 당월 요양 개시일, 내원일자

- 당월요양개시일(월통합 작성 명세서 해당) : 해당 상병의 진료를 위하여 그 달에 최초 내원(입원)한 연, 월, 일을 기재하되, 동일 수진자의 명세서가 정액, 정률 등으로 구분되는 경우에는 해당 명세서의 최초 내원(입원)일자를 기재한다.
- 내원일자(방문일자별 작성 명세서 해당) : 해당 상병(명세서)의 요양급여를 위해 내원한 일자를 기재한다.

(4) 최초입원개시일

- 30일을 초과하여 계속 입원한 환자의 요양급여비용을 분리청구하는 경우에는 해당 입원의 최초 입원일자(연, 월, 일)를 기재한다.
- 추가청구분의 경우에는 기재하지 않는다.

(5) (당월) 요양급여 일수(투약일수 포함)

- 해당 명세서상 요양급여를 받은 실 일수를 기재한다. 외용제 또는 인슐린 등 분할투여 약제의 요양급여일수는 실 투약일수를 반영하기 위함이다.
- 입원 또는 내원일수에 투약일수(의료기관의 경우 원내투약일수)를 산입하여 산정하되, 입원 또는 내원일수와 투약일수가 중복될 경우에는 1일로 기재한다.
- 100분의 100 본인부담 약제 등의 조제 시 조제료 등을 요양급여비용으로 산정할 경우에만 해당 조제일수를 요양급여일수로 산입한다.

(6) 진료결과

- 명세서상 최종 진료일의 환자상태를 구분하여 진료결과에 따라 해당 코드를 기재한다.

(7) 상병명, 분류 기호

- 통계청 고시에 의한 "한국표준질병·사인분류"의 분류기호를 주상병, 부상병, 배제진단 순으로 기재하되, 주상병은 반드시 첫 번째 자리(제1단)에만 기재하고, 부상병, 배

표 8.2 진료결과 구분코드

진료결과	구분코드
최종진료일 당시 입원중이거나 계속 내원이 예정된 경우(계속)	1
타 요양기관으로 환자의 진료를 의뢰한 경우(이송)	2
당초 의뢰한 요양기관 또는 1단계 요양기관으로 보낸 경우(회송)	3
요양기관 내에서 사망이 확인된 경우(사망)	4
이송, 회송, 사망에 해당되지 않은 퇴원인 경우이거나 계속 내원이 필요치 않아 외래진료가 종결된 경우(퇴원 또는 외래치료 종결)	9

제진단은 각각 2개 이상인 경우 중요도 순으로 각각 기재한다.

- 질병코드는 알파벳과 숫자를 사용하여 표현하며 한국표준질병·사인분류 7차 개정판(KCD-7) 분류체계를 따른다.
- 요양급여비용 청구 시는 특수기호는 표기하지 않고 질병코드만 표기한다.
- 청구된 질병코드는 의무기록 내용과 일치하여야 한다.
- 요양급여비용 청구 시에는 분류코드(V01-Y98)의 영문 첫 자리(V,W,X,Y)만 "특정내역 기재란(서면의 경우 상해외인란)"에 기재한다.
- 병원치료 또는 의료기관 방문을 하게 만든 가장 중요한 병태를 주진단으로 기재한다.

(8) 처방내역

- 원외처방내역은 "처방전 발급번호"를 기재한 순서대로 각각 구분하여 처방전 발급번호, 코드, 약품명, 1회 투약량, 1일 투여횟수, 총투약일수, 본인부담률 구분코드를 기재한다.
- 처방전 발급번호 : 요양기관에서 원외처방전을 발급한 경우에 부여하는 번호로서 처방전발급일자와 처방전발급순서에 따른 일련번호를 연이어 기재한다.

(예시)	CCYYMMDD + 해당 처방전 발급일에 발생한 처방전의 일련번호(5자리)

- 처방일수 : 처방전을 발급한 경우에 처방전에 기재된 처방약품별 처방일수 중 가장 긴 처방일수(외용제 또는 인슐린 등 분할투여 약제의 처방일수는 실 투약일수를 반영)를 기재하되, 처방일자별로 처방내역이 달라 각각 다른 약품을 조제하도록 처방된 경우에는 각각의 처방일수를 합산하여 기재한다.

• 본인부담률 구분코드는 요양급여 중 「국민건강보험법 시행령」 별표 2 제4호 및 제6호(선별급여 대상)에 따른 약제를 처방한 경우 본인이 부담할 비용의 부담률에 부여된 해당 구분코드를 기재한다.

A	100분의 50 본인부담	B	100분의 80 본인부담	D	100분의 30 본인부담	E	100분의 90 본인부담
U	건강보험(의료급여) 100분의 100 본인부담	V	보훈 등 100분의 100 본인부담	W	비급여		

(9) 명세서 세부내용

1.~10. 기본진료·약제·특정재료(I) 및 진료행위(II) : 각 항목의 내역란 "금액"의 합계액을 (I)란과 (II)란에 그대로 기재한다.

S. 특수장비 : 입원진료 시에도 특수장비(CT, MRI, PET)에 소요된 요양급여비용은 외래본인일부부담률을 적용하므로 (I)란, (II)란 금액과 요양기관 종별 가산율 금액을 합한 금액을 기재한다. 원 미만은 4사5입한다.

A.~E. 100분의 100 미만 본인부담 : 100분의 100 미만(100분의 50, 100분의 80, 100분의 30) 선별급여에 해당하는 의약품, 치료재료, 진료행위에 대해 각각의 금액을 기재한다.

U. 건강보험 100분의 100 본인부담 : 건강보험 100분의 100 본인부담금을 합하여 기재하되, 10원 미만 절사한 금액을 기재한다.

11. 소계 : "1"항부터 "10"항까지의 기본진료·약제·특정재료(I)란의 소계와 진료행위(II)란의 해당금액의 합계를 각각 기재한다.

12. 가산율 : 요양기관 종별 가산율을 기재하고, 가산금액란은 (II)란의 소계금액에 요양기관 종별 가산율을 곱한 금액으로 기재하되, "원" 미만은 4사5입한다.

15. 요양급여비용 총액 1 : 1~10항까지의 기본진료, 약제 등 요양기관 종별 가산율이 적용되지 않는 요양급여비용과 요양기관 종별 가산율이 적용되는 진료행위료와 가산금액을 모두 합한 금액에서 10원 미만은 절사한 금액을 기재한다. 단, 100분의 100 미만 총액은 제외한다.

16. 본인일부부담금 : "요양급여비용 총액"에서 요양기관 종별에 따른 외래 또는 입원 본인일부담률을 곱한 금액에서 입원은 10원 미만은 절사한 금액을 기재하고 외래

는 100원 미만을 절사한 금액을 기재한다. 또한, 본인부담정액제에 해당하는 경우는 정액 본인일부부담금을 기재하고, 본인부담상한액초과금이 발생한 경우는 실제 본인이 부담하는 금액과 본인부담상한액초과금을 합하여 기재하고, 차상위 장애인 만성질환·18세 미만 본인부담경감대상자의 경우는 본인부담액 중 "장애인복지사업"에서 지원하는 장애인의료비를 제외한 금액을 기재한다.

17. 지원금

① 희귀질환 지원대상자의 경우 "희귀질환자 의료비 지원사업"에 의한 해당 지원대상자에게 지원하는 비용(본인부담상한액초과금을 제외한 본인일부부담금)을 기재한다.

② 긴급복지 의료지원대상자의 경우 "긴급지원사업"에 따른 해당 지원대상자에게 지원하는 비용을 기재한다.

③ 결핵환자 의료지원대상자의 경우 "결핵환자 의료비 지원 사업"에 따른 해당 지원대상자에게 지원하는 비용(본인부담상한액초과금을 제외한 본인일부부담금의 1/2)을 10원 미만 절상하여 기재한다.

⑤ 입원명령결핵환자 지원대상은 "입원명령결핵환자지원사업"에서 지원하는 금액(전액본인부담 항결핵약제비 포함)을 10원 미만 절사하여 기재하되 본인부담상한액초과금이 발생한 경우는 본인부담상한액초과금을 제외한 금액을 기재한다.

⑥ 잠복결핵감염 검진비지원대상은 "잠복결핵감염 검진비지원사업"에서 지원하는 금액을 10원 미만 절사하여 기재하되 본인부담상한액초과금이 발생한 경우는 본인부담상한액초과금을 제외한 금액을 기재한다.

⑦ 잠복결핵감염 치료비지원대상은 "잠복결핵감염 치료비지원사업"에서 지원하는 금액을 10원 미만 절사하여 기재하되 본인부담상한액초과금이 발생한 경우는 본인부담상한액초과금을 제외한 금액을 기재한다.

18. 장애인의료비

① 의료급여의 경우 의료급여 2종 장애인 의료급여비용명세서의 장애인의료비를 합하여 기재한다.

② 건강보험의 경우 차상위 장애인 만성질환·18세 미만 본인부담경감대상자에게 "장애인복지사업"에서 지원하는 금액을 기재한다.

19. 청구액 : "요양급여비용 총액 1"에서 "본인일부부담금"을 제외한 금액을 기재하며, 차상위 장애인 만성질환·18세 미만 본인부담경감대상자의 경우는 "요양급여비용

총액"에서 "본인일부부담금"과 "장애인의료비"를 공제한 금액으로 기재한다.

20. 본인부담상한액초과금 : 본인일부부담금의 총액이 본인부담상한액의 최고금액을 넘는 경우 그 초과금액(본인부담상한액을 확인할 수 있는 경우에는 그 초과금액)을 기재하며, 입원건의 분리 또는 추가청구 시에는 원청구분과 연계하여 실제 초과한 금액을 기재한다. 이 경우 다른 법령에 따라 국가나 지방자치단체로부터 받은 의료비 지원금(요양급여비용명세서에 기재하여야 하는 지원금에 한함)을 제외하고 본인부담상한액초과금을 기재한다. 외래의 경우는 정보통신망 및 전산매체 청구기관으로서 환자별 누적관리가 가능한 경우에 한한다.

(예시) 본인부담상한액을 초과하여 계속 입원한 환자의 입원비용을 분리청구한 경우

구분	요양급여 비용총액 2	요양급여 비용총액 1	본인일부 부담금	청구액	본인부담 상한액초과금	실제본인 부담금
원청구	2,500만원	2,500만원	600만원	1,900만원	100만원	500만원
분리청구	1,000만원	1,000만원	200만원	800만원	300만원	없음

21. 요양급여비용총액 2, 진료비 총액 : 요양급여비용총액 1과 건강보험 100분의 100 본인부담금 총액을 합하여 기재하되, 10원 미만 절사한 금액을 기재한다. 진료비 총액은 보훈국비환자 진료분인 경우에 한하여 기재한다.

22. 보훈청구액 : 보훈위탁진료 요양기관(같은 기관에서 발행한 처방전에 따라 조제하는 약국 포함)의 보훈국비환자 진료분인 경우 진료비총액에서 본인일부부담금, 청구액, 보훈 본인일부부담금 및 건강보험(의료급여) 100분의 100 본인부담금 총액을 제외한 금액을 기재한다.

23. 건강보험 100분의 100 본인부담금 총액 : 건강보험 100분의 100 본인부담금을 합하여 기재하되, 10원 미만은 절사한 금액을 기재한다.

24. 보훈본인일부부담금 : 보훈위탁진료 요양기관의 보훈 국비환자 또는 보훈 병원 국비일반(무자격자) 명세서의 경우 「국가보훈대상자 의료지원에 관한 규칙」에 따른 보훈 등 100분의 100본인부담액과 비급여를 합한 금액의 해당 본인일부부담금을 기재한다. 보훈 본인일부부담금은 100원 미만 절사한 금액으로 기재하되, 입원진료의 경우에는 10원 미만 절사한 금액으로 기재한다.

25. 100분의 100 미만 총액 : A항, B항, D항 및 E항의 치료재료, 약제 등 요양기관 종별

가산율이 적용되지 않은 요양급여비용, 요양기관 종별 가산율이 적용되는 진료행위와 가산금액(원 미만 4사5입)을 합하여 총 금액에서 10원미만 절사한 금액을 기재한다.

26. 100분의 100 미만 본인일부부담금 : 「선별급여 지정 및 실시 등에 관한 기준」 제3조에 따른 본인일부부담금을 기재하되 10원 미만 절사한 금액을 기재한다.

27. 100분의 100 미만 청구액 : 100분의 100 미만 총액에서 100분의 100 미만 본인일부부담금을 제외한 금액을 기재한다.

건강보험 외래 본인부담율 계산 예제(동지역 종합병원)

구분	기본진료, 약제, 특정재료(I)	진료행위(II)
소계	30,000원	40,000원
가산율	(a) %	(b) 원
요양급여비용총액1	(c) 원	
본인일부부담금	(d) 원	
청구액	(e) 원	

(a) 가산율 : 동지역 종합병원의 의료기관 종별 가산율은 25

(b) 가산금액 : 진료행위(II) 소계 금액에 의료기관 종별 가산율(20%)을 곱하여 원미만 4사5입 한다.

40,000원 × 0.25 = 10,000원

(c) 요양급여비용총액1 : 기본진료, 약제, 특정재료(I) 소계 + 진료행위(II) 소계 + 가산금액의 합계이며, 10원 미만은 절사한다.

30,000원 + 40,000원 + 10,000원 = 80,000원

(d) 본인일부부담금 : 동지역종합병원의 외래본인부담율은 50%이며, 요양급여비용총액에 본인부담율을 곱하여 계산하고 외래는 100원 미만 절사한다.

80,000원 × 0.5 = 40,000원

(e) 청구액 : 요양급여비용총액 – 본인일부부담금으로 계산한다.

80,000원 – 40,000원 = 40,000원

⑽ 특정내역

- 원내투약일수, 특정기호, 상해외인, 100/100약제 처방내역 등 특정내역 구분코드에 해당되는 항목에 대하여는 특정항목 구분코드별 기재요령에 따라 작성한다.

[의 과 외 래]

서식번호	G	I	0	3	요양급여비용명세서	요 양 기 관	
사업장	기호					기호	38200929
	명칭						
가입자성명	징0국				증번호 30 491	명칭	의료법인 이도의료재
수진자성명	징0국				680920 — 1 8		

상병명	분류기호	수술	진료과목	상해외인	특정기호	당월요양개시일	당월요양급여일수(원내투약일수포함)	진료결과
손가락의 열린상처 NOS	S610		24:응급의학과			20171031	1 일	1
기타 명시된 수술후 상태	Z9888							
외과적 드레싱 및 봉합에 대한 ? 리를 위하여 보건서비스와 접하고 있는 사람	Z480						일	
							일	

총내원일수	1	일	내원일	1 2 3 4 5 6 7 8 9 10 11 12 13 14 15 16 17 18 19 20 21 22 23 24 25 26 27 28 29 30 31

구분		기본진료약제, 특정재료(I)	진료행위(II)
1.진찰료(외래관리료 포함)	①초진 1 회	18470 원	야간,공휴 1 회
	②재진 회	원	야간,공휴 회
	③의약품관리료	원	원
	④응급및회송료 1	19580 원	원
	⑤가정간호기본방문료	원	원
	⑥만성질환관리료 회	원	원
3.투약료 및 처방전	①내복 일분	원	원
	②외용 일분	원	원
	③처방전 회		
4.주사료	①피하 또는 근육내 일	원	원
	②정맥내 일	원	원
	③수액제 회	원	원
	④기타 회	원	원
	⑤특정재료	원	
	⑥수혈 회	원	
5.마취료	① 회	원	원
6.이학요법료	① 종	원	원
7.정신요법료	① 종	원	원
8.처치 및 수술료	①처치 및 수술 1 종	원	6460 원
	③캐스트 회	원	원
9.검사료	①자체검사 종	원	원
	②위탁검사관리	원	
	③위탁검사 종	원	
10.영상진단 및 방사선치료료	①진단 종	원	원
	②치료 종	원	원
C.CT	①CT 회	원	원
M.MRI	①MRI 회	원	원
V.100분의100 본인부담	①의약품	원	원
	②치료재료	원	원
	③진료행위	원	원
W.비급여	①의약품	원	원
	②치료재료	원	원
	③진료행위	원	원
CT 총액			원
MRI 총액			원
100분의 100 본인부담총액			원
비급여총액			원
11. 소계		38050 원	6460 원
12. 가산율		20 %	1292 원
13. 요양급여비용총액			45800 원
14. 본인일부부담금			16000 원
15. 청구액			29800 원
17.진료비총액			45800 원
18.보훈청구액			원
일련번호	00434	※심사조정	
수진자일련번호			

처방전교부번호				처방일수	
점검번호					
약품코드(일반명 또는 제품명 코드)	약품코드(일반명 또는 제품명)	1회투약량	1일투여횟수	총투약일수	
코드	분류(예외구분코드)	단가	1일투여량 또는 실시횟수	총투여일수 또는 실시횟수	금액
1.진찰료					
AA155010	초진진찰료-병원, 요양병원·한방병원·치과병원	18470	1	1	18470
V1400	응급의료관리료-지역응급의료기관	19580	1	1	19580
8.처치및수술료					
M0111010	단순처치[1일당] 야간	6460	1	1	6460

* 특정내역

보행 가량 전 왼손 4번째 손가락 열상으로 타원에서 suture 시행한 환자.

이후 개인 사정으로 dressing f/u 하지 않았다고 함.

금일 s/o 위해 내원함.

Lt. 4th finger distal tip, wound suture site granulation +

AA155010 초진진찰료-병원, 요?, 야간가산 20:1710312357

M0111010 단순처치[1일당] 야간, 야간가산 20:1710312357

수술코드			

※심사내역

구분	코드	조정	I.II	구분	코드	조정	I.II
			감I				감I
			감II				감II
			증I				증I
			증II				증II
계				계			

[차트번호: 0000128312]

그림 8.13 요양급여비용명세서(의과외래) 예시

표 8.3 특정내역 코드의 예

코드	의미
MS001	원내투약일수(경구, 외용)
MS002	원내투약일수(주사제)
MT001	상해외인(V,W,X,Y)
MT002	산정특례에 해당되는 환자의 "특정기호코드" (예: V001, V193)
MT014	중증환자등록번호(등록 암환자 또는 희귀난치성질환자 등)
JS002	의약분업 예외구분코드
JS003	입원시각
JS004	퇴원시각
JS005	검체검사위탁(수탁기관기호와 검사의뢰일을 기재)
JS010	야간가산(진찰료 또는 수술처치, 마취료 등 야간가산 시 실시 시간을 기재)

(3) 주진단 기재원칙

1) 검사 후 밝혀진 최종 진단으로 병원치료 또는 의료기관 방문을 필요로 하게 만든 가장 중요한 병태를 주진단으로 하며, 주진단은 첫 번째 자리에 기재한다.
2) 환자가 여러 질환을 동시에 가지고 내원한 경우에는 진단이나 치료에 대한 환자의 요구가 가장 컸던 질환, 즉 의료자원을 가장 많이 사용하게 했던 질환을 주진단으로 기재한다.
3) 진료 개시 후 주된 병태와 관련된 질환이나 합병증이 발생하였을 경우에는 이로 인한 자원소모가 많다고 할지라도 기존 주진단을 유지한다. 단, 진료 개시 후 의료시설을 방문하게 만든 병태와는 관련이 없는 새로운 병태가 발견되고, 이로 인한 자원소모가 더 클 때에는 새로운 병태를 주진단으로 기재한다.
4) 진단이 내려지지 않은 경우에는 주 증상이나 검사의 이상소견 또는 문제점을 주된 병태로 선택한다.

(4) 기타 진단 기재원칙

1) 기타 진단은 두 번째 자리부터 중요도 순으로 기재한다.
2) 진료기간 중 주된 병태와 함께 있었거나 진료기간 중 발생된 병태로서 환자진료에 영향을 주었던 병태를 말하며, 주된 하나의 병태 이외는 기타 진단이다.
3) 특정질병이 의심되어 검사한 결과 치료나 의학적 진료가 필요하지 않는 경우는 Z03

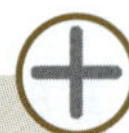

상병분류 구분

- 주상병(主傷病) : 치료나 검사에 대한 환자의 요구가 가장 컸던 상병
- 부상병(副傷病) : 진료기간 중 주상병과 함께 있었거나 발생된 병태로서 환자 진료에 영향을 주었던 상병
- 배제진단(排除診斷) : 최종 상병명이 확진된 경우 이전에 고려하였던 R/O 상병 등이 있는 경우

코드를 사용한다.

4) 질병코드는 마지막 단위까지 구체적으로 기재한다.

(1) 일부 6단으로 분류된 질병코드는 6단까지 기재한다.

(2) "제9장(순환기계통의 질환)" 중 I69(뇌혈관질환의 후유증)은 후유증의 종류를 나타내는 세분류 코드를 5번째와 6번째 자리에 기재한다.

(3) "제19장(손상, 중독 및 외인에 의한 특정 기타 결과)" 중 S 코드에 해당되는 "골절", "손상" 상병은 골절 및 손상의 형태를 나타내는 분류를 6단에 기재하여야 한다.

(예시)

구분	상병명 또는 분만	분류기호
3단위	쓸개(담낭)의 악성신생물	C23
4단위	십이지장염	K298
5단위	결핵성 관절염(아래다리)	M0116
5단위	제1목척추뼈의 골절(개방성)	S1201

6단위	골절의 형태	6단위	손상의 형태
0	폐쇄성(closed)	0	열린 상처가 없는(without open wound)
1	개방성(open)	1	열린 상처가 있는(with open wound)

5) 확진된 질병코드와 동일 병태의 유사 질병코드는 같이 기재하지 않는다.

6) 질병이환(disease mobility, 질병에 걸림) 및 사망의 외인(V01-Y98) 코드는 특정내역 기재란에 질병코드의 영문 첫 자리만 기재한다. 세부적으로 Y85는 운수사고의 후유증, Y86은 기타 사고의 후유증, Y87은 의도적 자해, 가해 및 의도 미확인 사건의 후유증, Y88은 외과적 및 내과적 치료의 후유증, Y89는 기타 외인의 후유증이다.

4. 심사평가원의 요양급여비용 심사관련 사항

1) 주요 사항

(1) 진료비청구포털 서비스(Medical Claim Portal Service, MCPoS)[건6, 건144]

① 정의

요양기관이 요양급여비용을 청구할 때 인터넷을 통해 심사평가원에 직접 청구하고 결과를 통보받는 서비스로 심사평가원이 직접 운영하는 서비스로 업무처리가 신속·정확해진다.

② 개요

기존 EDI(Electronic Data Interchange) 청구 방법은 KT-EDI 중계센터를 통해 요양기관의 진료비 청구서·명세서 파일, 접수증, 심사결과통보서 등을 송수신할 수 있었으나, 중계센터에 대한 비용부담이 존재하였다. 이런 비용 부담을 줄이고, 다양한 부가 서비스를 제공하기 위하여 심사평가원은 자체적으로 진료비청구포털 서비스를 구축하여 2011년 6월 29일부터 서비스를 개시하였다. 이 서비스는 요양기관 PC에서 진료비 청구파일을 점검하고 데이터센터로 전송할 수 있는 프로그램을 제공한다.

③ 서비스 내용

① 송신(요양급여비용 청구) 및 수신 서비스(접수증, 심사결과통보서 등)
② 요양급여비용 송신 전 기본적인 오류 항목점검 및 조회 서비스
③ 심사평가원 서버를 이용한 "청구오류 사전점검 서비스" 가능

④ 장점

① 전송이용료가 무료이다.
② 청구 전 다양한 사전점검으로 심사반송 건수가 감소한다.
③ 전송자료의 암호화를 통한 진료정보를 보호하고 대용량 영상자료 등 심사보완 자료를 편리하게 전송할 수 있다.

(2) 선별집중심사[건6]

① 개요

선별집중심사는 진료비의 급격한 증가, 사회적 이슈가 되는 항목 등 진료행태 개선이 필요한 항목을 선정, 사전예고 후 집중 심사하는 사전 예방적 심사이다. 집중관리 및 주

기적 모니터링을 통하여 행태 개선 여부를 점검하고, 그 결과를 요양기관에 피드백하여 요양기관 스스로 진료행태를 개선하도록 유도하는 등 국민에게 꼭 필요한 진료는 보장하고 불필요한 진료비 지출을 사전에 방지하고자 하는 제도이다.

관리계획(예비항목 선정 및 모의운영→대상항목 선정 및 관리방안 수립→사전예고 및 홍보→집중심사 및 모니터링→중간평가 및 피드백→최종결과 평가, 피드백)에 따라 적절한 심사방법으로 집중심사하며 사안에 따라 단계별 관리기간 및 관리방법을 조절하고 있으며, 관리결과를 최종 평가하여 필요시 관련부서에 정보 제공, 심사기준 설정 및 개선 건의 등 조치를 취하고 부당내역 확인 시 현지조사 의뢰를 하고 있다.

② 대상기관

상급종합병원, 종합병원, 병·의원으로 구분

③ 선정기준

① 요양급여비용 청구 양상 변화가 큰 항목(진료비 급증 등)

② 보험급여정책 또는 사회적 이슈 항목

③ 기타 심사 상 관리가 필요한 항목

- 지속적인 심사에도 진료 행태 개선이 이루어지지 않는 항목
- 보험급여 확대 등으로 진료비 청구 증가가 예상되는 항목 등

④ 2021년 선별집중심사 항목

연번	항목	상급종합병원	종합병원	병·의원
	전체	13	11	4
1	척추수술	○	○	○
2	Cone Beam CT(치과분야)	○	○	○
3	3차원 CT	○	○	○
4	유전성 및 비유전성 유전자 검사	○	○	
5	비타민 D 검사	○	○	
6	골다공증 치료제	○	○	
7	경피적 관상동맥 중재술(PCI)	○	○	
8	심장표지자 검사	○	○	
9	면역관문 억제제	○		
10	세기변조 방사선치료	○		
11	TNF-α inhibitor	○		
12	황반변성 치료제	○		

(계속)

연번	항목	상급종합병원	종합병원	병·의원
13	체부정위적 및 뇌정위적 방사선 수술	○		
14	견봉성형술 및 회전근개파열 복원술		○	
15	연하재활 기능적 전기자극치료		○	
16	향정신성의약품 장기처방(31일 이상)		○	○

(3) 요양급여 적정성 평가[건6, 건29]

① 개요

요양급여 적정성 평가는 건강보험으로 제공된 의료서비스 전반에 대해 의약학적·비용효과적 측면에서 적정한지 여부를 평가하는 것으로, 2000년 7월 개정된 「국민건강보험법」에 도입되어 이를 건강보험심사평가원의 업무로 규정하였다.

요양급여 적정성 평가 결과는 가감지급(인센티브) 사업, 의료질평가지원금 산정을 위한 평가, 지역검점 공공병원 운영 평가, 상급종합병원·전문병원·권역심뇌혈관질환센터 지정 및 평가에 활용하고 있다.

② 필요성

- 서비스 과다·과소 제공의 가능성
  - 행위별 수가의 경우 불필요한 서비스 과다 제공(over-use) 가능성
  - 의료자원의 낭비 및 의원성(醫原性) 질환 초래 가능성
  - 의료 제공자에게 이익이 되지 않는 서비스의 경우 과소 제공(under-use) 가능성
  - 일당 정액수가, 포괄수가의 경우 서비스 과소 제공 가능성
- 서비스 오용(Mis-Use) 가능성
  -잘못된 의료서비스로 예방할 수 있는 합병증 등의 발생 가능성
- 의료 서비스의 질적 수준 차이
  - 같은 수가를 받는 의료 서비스에서 의료기관이나 의사에 따라 질적 수준에 차이 발생

③ 목적

- 평가결과 정보 공개를 통한 국민의 의료기관 선택권 보장
- 요양기관에 평가결과를 제공하여 자율적 진료행태 개선을 통한 의료 서비스의 질 향상 유도
- 정부의 보건의료정책 지원 등

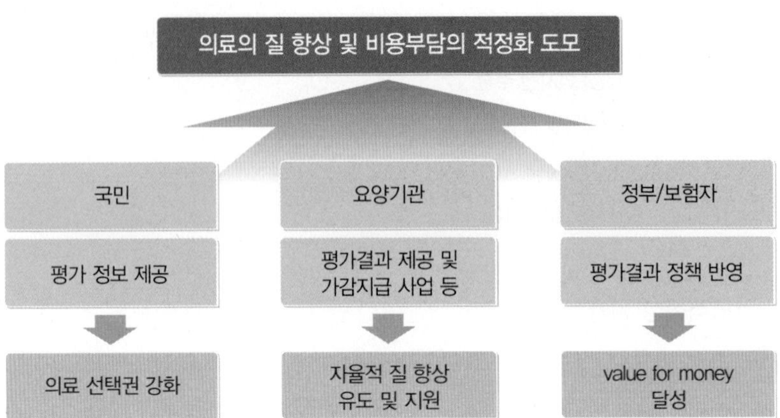

그림 8.14 요양급여 적정성 평가 목적[건29]

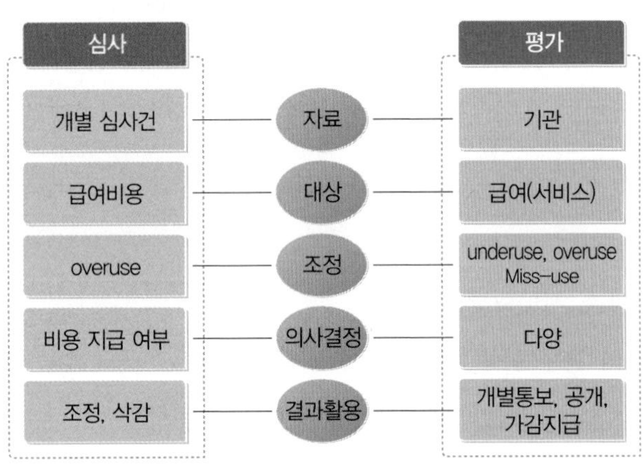

그림 8.15 심사와 평가[요3]

④ 법적 근거

법 제63조(건강보험심사평가원 업무)
• 심사평가원 심사업무 도입(1979.) • 심사평가원의 업무로 요양급여 적정성 평가 신설(2000.7.)

법 제47조(요양급여비용의 청구와 지급 등) 제5항 [칙] 제18조(요양급여비용의 가감지급기준) 및 제29조(요양급여 등의 적정성 평가)
• 평가결과의 의무적 공개 • 평가결과에 따라 요양급여비용 가산 또는 감액 지급 • 의·약학적 측면과 비용·효과적 측면의 평가 • 평가는 요양기관별·진료과목별 또는 상병(傷病)별로 구분하여 평가

의료급여법	제11조제4항(급여비용의 청구와 지급)

- 급여비용심사기관이 의료급여의 적정 여부를 평가하여 시장·군수·구청장에게 알린 경우에는 평가결과에 따라 요양급여비용 가산 또는 감액 지급
- 평가결과에 따른 급여비용의 가감지급의 기준은 보건복지부령으로 정함

의료급여법 [영]	제20조(업무의 위탁)
[칙]	제23조(급여비용의 가감지급기준)

- 의료급여(건강검진을 포함한다)의 적정성 평가를 심사평가원에 위탁
- 의료급여의 적정 여부 평가결과에 따른 급여비용의 가산 또는 감액 지급의 금액은 평가 대상 의료급여기관의 전년도 심사결정 의료급여기금 부담액의 100분의 10의 범위 안에서 보건복지부장관이 정하여 고시한 기준에 의하여 산정한 금액으로 함

⑤ 가감지급

요양급여의 적정성 평가 결과에 따라 요양급여비용을 가산하거나 감액하여 지급하는 금액은 평가대상 요양기관의 평가연도(평가기간이 2개년 이상인 경우에는 마지막 연도)에 대한 심사결정 공단부담액의 100분의 10 범위에서 보건복지부장관이 정하여 고시한 기준(「요양급여의 적정성평가 및 요양급여비용의 가감지급 기준」)에 따라 산정한 금액으로 한다.

평가 결과에 따라 2011년부터 종합병원급 이상 급성심근경색증과 제왕절개분만, 2012년부터 종합병원급 이상 급성기 뇌졸중, 2013년부터 병원급 이상 수술의 예방적 항생제 사용, 2014년부터 의원급 약제급여 3항목(항생제 처방률, 주사제 처방률, 약품목수), 2017년 의원급 이상 혈액투석에 대해 평가 등급별로 가산 및 감산액을 지급하고 있다. 2012년 7월부터는 당뇨병과 고혈압 평가결과에 따라 의원급 만성질환관리 가산지급을 하고 있다. 요양병원 평가결과 하위 20% 기관에 대하여 진료수가와 연계한 입원료 가산 및 필요인력 확보에 따른 별도 보상을 제외하였다.

가감지급	인센티브	수가연계
• 급성기 뇌졸중 • 수술의 예방적 항생제 • 약제급여(항생제 처방률, 주사제 처방률, 약품목수) • 혈액투석	• 고혈압 • 당뇨병	• 요양병원

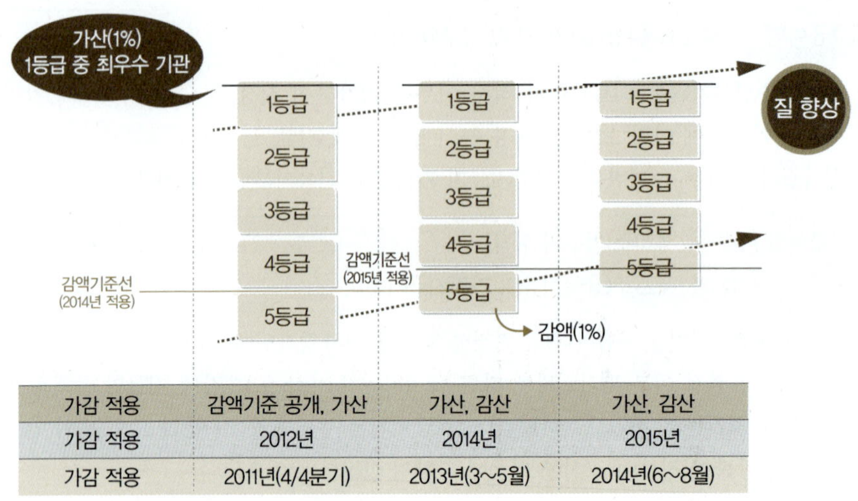

가감 적용	감액기준 공개, 가산	가산, 감산	가산, 감산
가감 적용	2012년	2014년	2015년
가감 적용	2011년(4/4분기)	2013년(3~5월)	2014년(6~8월)

그림 8.16 가감지급 시범사업 모형(2007년 하반기~2010년)[건29]

표 8.4 가감지급 대상[건6]

평가항목	급성심근경색증(종료) 제왕절개분만(종료)	급성기 뇌졸중	수술의 예방적 항생제 사용	외래약제 (3항목)	혈액투석
대상기관	종합병원급 이상	종합병원급 이상	병원급 이상	의원급	의원급 이상
최초 지급연도	2011년	2012년	2013년	2014년	2017년
평가등급	9등급 상대평가 * 공개는 5등급 절대 평가	5등급 절대평가	5등급 절대평가	9등급 상대평가 * 항생제 처방률 : 절대평가	5등급 절대평가

* 급성심근경색증 : 2014년부터 가감지급사업 종료
* 제왕절개분만 : 2014년(2013년 진료분)부터 적정성평가 종료
* 외래약제(3항목) : 급성상기도감염 항생제 처방률, 주사제 처방률, 6품목 이상 처방률

(4) 청구오류 사전점검서비스[건6, 건33]

요양기관이 요양급여비용을 심사평가원에 접수하기 전에 수시로 청구오류를 스스로 점검하여 수정, 보완 후 실제 청구하도록 하는 서비스로, 2010년 8월 병원급 이상을 시작으로 2011년 11월부터 전체 요양기관으로 확대하여 제공하고 있다. 서비스 이용 시 반드시 청구방식에 따라 실제 청구하여야 한다.

요양기관의 필수 기재사항 누락·착오, 증빙자료 미제출 등 요양급여비용 청구 시 청구오류가 자주 발생하는 항목을 점검한다.

요양급여비용 심사·지급업무 처리기준[보건복지부 고시 제2019-175호, 2019.7.31. 개정]
제2조(요양급여비용의 심사청구 및 접수) ③ 심사평가원은 제1항의 작성요령에 따른 심사청구서와 명세서의 필수 기재사항을 누락하거나 요양급여비용, 청구코드 등을 작성요령과 달리 기재하는 경우(이하 "청구오류"라 한다)를 예방하기 위해 심사평가원의 장이 정하여 공고하는 바에 따라 요양기관이 심사청구 이전이라도 청구오류를 점검할 수 있는 정보통신망을 운영할 수 있다.

➻청구오류 : 보건복지부장관이 별도 고시한「요양급여비용 청구방법, 심사청구서·명세서서식 및 작성요령」(이하 "작성요령"이라 한다)에 따른 요양급여비용심사청구서(이하 "심사청구서"라 한다)와 요양급여비용명세서(이하 "명세서"라 한다)의 필수 기재사항을 누락하거나 요양급여비용 청구코드 등을 작성요령과 달리 기재하는 경우 등을 말한다.

➻사전점검 : 청구오류를 예방하기 위해 요양기관이 심사청구 이전에 건강보험심사평가원이 운영하는 정보통신망(심사평가원에서 사전점검을 위해 운영하는 요양기관업무포털 서비스와 진료비청구포털 서비스)을 이용하여 청구오류를 점검하는 것을 말한다.

➻정보통신망 : 심사평가원이 사전점검을 위해 운영하는 요양기관업무포털 서비스와 진료비청구포털 서비스를 말한다.

청구오류 사전점검을 위해 운영하는 항목은 [표 8.5]와 같다.

표 8.5 사전점검 항목 구분

구분	내용
반송	심사청구서의 필수 기재사항의 누락 또는 착오기재 등으로 인하여 요양급여비용의 심사청구 및 접수가 곤란할 것으로 예상되는 항목(예 : 심사청구서 서식버전, 서식번호, 보험자종별, 진료구분, 진료형태 기재누락 또는 기재착오 등)
심사불능	명세서의 필수 기재사항의 누락 또는 착오기재 등으로 인하여 해당 명세서의 심사가 곤란할 것으로 예상되는 항목(예 : 상병분류기호, 약국 직접조제 증상분류기호 기재누락 또는 기재착오, 요양기관 개설일 전, 폐업일 이후 또는 전후 진료분 미분리 청구)
심사조정	청구코드·금액 산정 착오, 요양급여기준 적용 착오 등으로 인하여 청구항목의 심사조정이 예상되는 항목(예 : 행위, 약제, 치료재료의 단가착오 조정, 주사 수기료-약제 없이 산정하여 조정)

사전점검 서비스를 이용하기 위해서 ① 요양기관은 작성요령에 따라 작성한 심사청구서와 명세서 등의 자료를 진료비청구포털 서비스 내 사전점검서비스에 접수한다. ② 심사평가원은 사전항목에 따라 청구오류 사전점검시스템을 통하여 요양기관이 접수한 심사청구 자료를 점검한다. ③ 요양기관은 반송, 심사불능 등의 점검결과를 정보통신망을 통하여 확인하고 청구오류가 발생한 경우 심사청구서와 명세서를 수정 또는 보완하여 다시 점검하거나 심사청구를 할 수 있다.

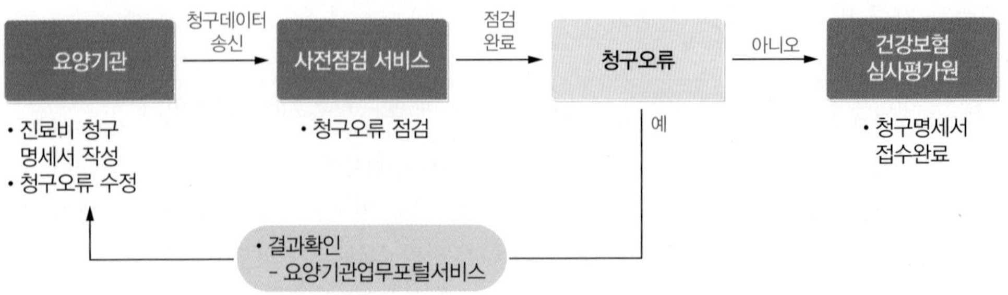

그림 8.17 청구오류 사전점검 서비스[건6]

표 8.6 청구오류 사전점검서비스와 단순청구오류 수정서비스의 비교

구분	청구오류 사전점검서비스	단순청구오류 수정서비스
대상기관	공인인증서 등록한 병원급 이상	공인인증서 등록기관
서비스 이용 (수정)시기	진료비 청구 전(수시로)	진료비 청구 접수 후(2일 이내)
서비스 항목	총 1,301항목(2021년 기준) • 의료급여, 산정특례 확인(등록)번호 기재 착오 • 의료인 면허정보 현황 불일치 • 약제·치료재료 구입증빙자료 미제출 • 수탁기관 기호 및 청구코드 기재 착오 • 건강보험 미자격자 진료분 청구 • 동일 수진자 외래명세서 분리청구 • 주상병 의료인 면허번호 출입국 비교 • 금액산정 오류 등	총 52항목(2014년 5월 기준) • 심사조정 8항목(금액산정 착오 등) • 심사불능 44항목(보장기관기호 착오 등)

검사

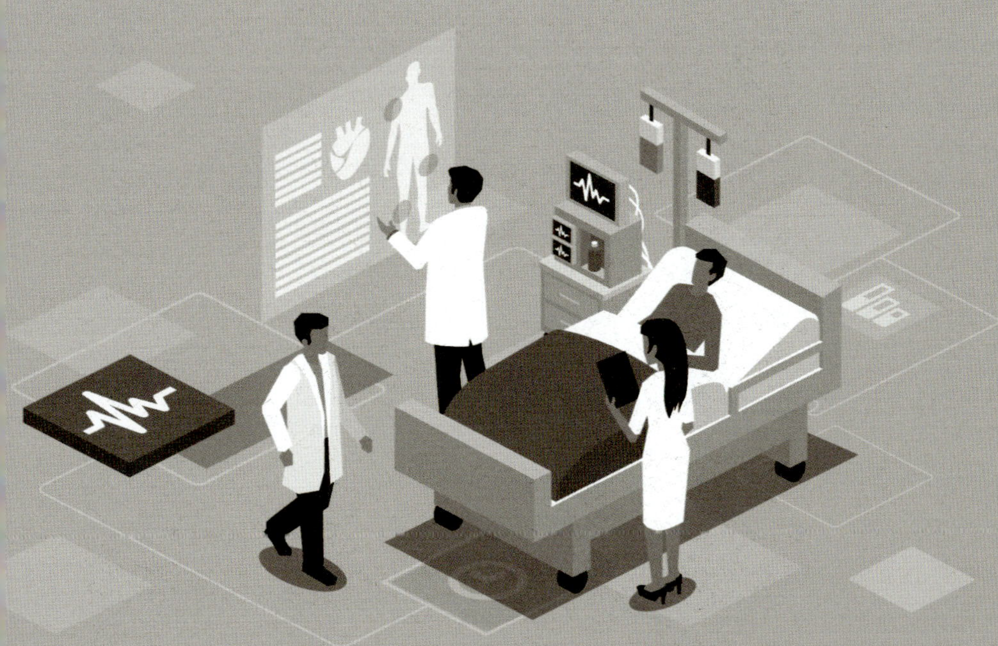

1. 병원에서 실시하는 임상검사

임상검사에는 검체검사(specimen test), 생체검사가 있으며 각각 여러 가지 검사를 포함하고 있지만 실제 임상에서는 모든 검사를 실시하지 않는다.

검체검사로는 채혈(blood collection)로 혈구성분(적혈구, 백혈구, 혈소판)과 혈청성분(혈청단백, 콜레스토롤, 혈당, LDH(유산탈수효소), 간기능, 신장기능, 내분비기능 등)을, 소변검사(urinalysis)로 당뇨(糖尿), 요(尿)단백, 요(尿)침사 등을, 대변검사(stool examination)로는 대변잠혈(大便潛血), 충란(蟲卵) 등을 검사할 수 있다.

1) 검체검사

검체검사에는 일반혈액검사, 혈액응고검사, 생화학검사, 소변검사, 대변잠혈검사, 면역검사, 조직학검사, 미생물검사, 유전자검사, 염색체검사, 혈액은행검사가 있다. [표 9.1]은 검체검사의 주요 항목과 목적을 보여 준다.

(1) 내분비검사

주요 내분비 기관으로는 뇌하수체 전엽과 후엽, 시상하부(hypothalamus), 갑상선(thyroid),

표 9.1 검체검사의 주요 항목과 목적[검1]

검체검사	항목	목적
일반혈액검사	혈구수 계산(적혈구수, 백혈구수, 혈소판수)	빈혈, 혈소판 감소 등의 진단
혈액응고검사	PT(프로트롬빈 시간), APTT(활성화부분 트롬보플라스틴 시간), 피브리노겐, FDP(피브린분해산물) 등	출혈 경향, 응고이상에 대한 진단 등
생화학검사	전해질, TP(혈청총단백), 알부민, LDH(유산탈수효소), AST(GOT), ALT(GPT), 혈당, 아말라제, 각종 호르몬 등	간기능 이상, 신장기능 이상에 대한 진단
소변검사	시험지법에 의한 단백질, 당, 잠혈, 유로빌리노겐 등 현미경 검사에 의한 요침사	요로감염, 신장장애 진단과 일반적인 선별검사
대변잠혈검사	잠혈반응(잠혈 양성과 음성)	대변잠혈반응: 대장암 검진의 선별검사
면역검사	간염검사, CRP(c반응단백), 자가면역항체검사 등	면역부진, 자가면역질환 진단 등
조직학검사	적출장치, 조직검사, 세포진단 등으로 얻은 검체를 고정·염색하여 현미경으로 검사	암 등의 최종 확정 진단
미생물검사	혈액, 소변, 객담, 기도분비물, 농양 등을 배양	감염균 진단, 결핵의 배균 확인
유전자검사	목적 유전자증식, 유전자해석 등	가족성질환 진단, 세균과 바이러스 검출 등
염색체검사	염색체분석(트로소미, 결손 등)	다운증후군 등의 진단
혈액은행검사	혈액형 검사	혈액형 진단

췌장(pancreas), 부신피질(adrenal cortex)과 부신수질(adrenal medulla), 정소(testis), 난소(ovary)가 있다. 내분비검사를 실시하는 주요 증상으로는 체중증감, 맥박이상, 발육기의 신장이상, 2차성징 발현(發現)이상, 유침(乳汁)분비, 갈증(渴症) 및 다뇨(多尿, polyuria), 수지(手指)말단비대, 급격한 혈압변화, 경부종양이 있다.

(2) 소변검사

소변검사(Urinalysis)는 요로계의 감염 및 질환의 여부와 신장의 질병을 확인하기 위해 실시되고, 신장과 관련이 없는 전신성질환이나 대사이상질환을 위해서도 이용된다.

(3) 면역검사

잦은 발열, 관절통 등의 증상이 면역에 관련된 질환에 기인하는 경우가 있다. 저항력 저하로 인한 감염증(비병원체에 의한 감염증)에 의해 역감염성으로 대표되는 면역부전(immunological incompetence)을 발견하거나, 창상치유(wound healing)지연이 면역부전에 기인하는 경우도 있다. 그 외에 전신홍반루프스(SLE, Systemic Lupus Erythe-matosus) 등의 교원성 질병 및 자가면역질환 등의 증상이 나타났을 경우 면역검사를 하게 된다.

▸▸ 교원성 질병 : 혈관 결합조직에 계통적으로 널리 나타나는 병변을 지닌 급성 또는 만성질환을 일괄해서 일컫는 개별적 병명이다.

(4) 누-300 미량 알부민검사

다음에 해당되는 환자로서 요 일반검사(누-225)에서 요단백이 검출되지 아니하여 실시한 경우에 인정한다.

(1) 당뇨병성 신증이 의심되는 당뇨병 환자

(2) 심혈관계 합병 위험인자(비만, 당뇨, 고지혈증, 뇌졸중 등)가 있는 고혈압환자

(5) 누-305 인슐린 관련 단백[정밀면역검사]

췌장의 인슐린 분비 능력을 평가하는 데 있어서 매우 중요한 지표가 되며 치료의 방향을 설정할 수 있는 검사로서, 당뇨병 환자에서는 자극물질 투여 후 시간별로 수회의 검사를 할 필요가 없으므로 자극물질의 종류와 관계없이 자극물질 투여 전 1회(기초 1회)와 투여 후 1회를 인정하여 수기료는 Insulin과 C-peptide 각 2회씩 인정하며, 검사 실시간격은 6개월에 1회 정도 실시함을 원칙으로 한다.

(6) 누-402(Troponin)와 누-404 CK-MB검사 동시 실시

1) Troponin-T와 Troponin-I는 심근경색의 조기진단을 위한 동일 목적의 검사이므로,

Troponin-T와 Troponin-I 검사를 동시 실시했을 때는 1종목만 인정한다.

2) Troponin-T와 I는 심근경색의 유무판정을 위한 검사이고, CK-MB는 심근의 변화를 보는 검사이므로, 심근경색의 초기 진단시는 Troponin-T 또는 I와 CK-MB검사의 동시 실시를 인정하나, 진단 이후의 추적 검사 시에는 CK-MB검사만 인정한다.

(7) 누-581-라 약제 감수성 검사(Antibiotics Sensitivity Test)

검사결과를 첨부하여야 한다. 다만, 항산균 약제 감수성 검사를 위탁검사실시기관에 의뢰하여 검사 결과지가 도착되지 아니한 경우에는 검사 실시기관이 발급한 검사의뢰 접수증을 첨부하여야 한다.

(8) 유전자검사

유전자검사(Genetic analysis)란 염색체에 들어 있는 유전자에 대한 검사로서 유전질환이나 일부 종양의 진단 및 돌연변이, 염색체 이상 등을 진단하기 위해 시행하게 된다. 환자에게 채취한 조직과 세포 DNA, RNA를 관찰해 내인성 병인, 유전성 질환을 진단하거나, 세균·바이러스에서 유래하는 DNA·RNA를 이용해 외래성 병원체를 검출하는 검사이다. 검사 방법으로는 중합효소 연쇄반응(PCR, Polymerase Chain Reaction) 혹은 DNA 순차배열분석(DNA sequencing), DNA 미세배열(DNA microarray) 혹은 염색체 검사(karyotyping), 형광동소보합법(fluorescence in situ hybridization) 등이 있다.

유전자 진단이 유용한 질환으로는 암, 유전성 질환〔혈우병, 가족성 고콜레스테롤혈증, 근디스트로피(duchenne dystrophy)〕, 생활습관병(당뇨병, 고혈압, 고지혈증, 골조발증, 비만 등), 감염증(결핵균, 헬리코박터파이로리균, HBV, HCV, HIV) 등이다.

2) 생체검사

[표 9.2]에 생체검사의 주요 항목과 목적을 열거하였다.

CT(전산화 단층 영상 진단)·MRI

생검 또는 중재적(仲裁的) 시술〔가느다란 도관(카테터)이나 가는 철사(가이드와이어) 사용〕 시 이용된 CT·MRI 유도 비용은 각 항목의 조영제를 사용하지 않는 경우(흉부 및 복부는 조영제를 사용하지 않는 경우-기타의 경우) 소정점수에 의하여 산정한다. 다만, 중재적 시술시 이용한 CT 유도 비용은 제2회 시술부터 소정점수의 50%를 산정한다.

표 9.2 생체검사의 주요 항목과 목적[검1]

<table>
<tr><th colspan="3">항목</th><th>목적</th></tr>
<tr><td colspan="3">이학적 검사</td><td>손이나 바늘, 망치 등 진단용 기구를 사용해 생체반응을 직접 관찰한다. 뇌·신경 검사에 있어 특히 중요하며 진찰의 일환으로 각종 반사와 징후에 대해 실시한다.</td></tr>
<tr><td rowspan="6">영상 진단</td><td rowspan="3">X선검사</td><td>단순촬영</td><td>흉부 및 복부는 기본항목. 폐야(肺野, lung field), 심(心)음영(cardiac silhouette), 가스상, 이상음영 등의 소견을 얻는다.</td></tr>
<tr><td>조영</td><td>혈관조영, 소화관조영, 요로조영, 자궁난관조영 등. 협착, 폐쇄, 통과장애 등의 소견을 얻는다.</td></tr>
<tr><td>CT검사</td><td>전신 슬라이스 상 및 재구축에 의한 3D영상에 의해 해부학적으로 진단할 수 있다.</td></tr>
<tr><td colspan="2">초음파검사</td><td>심장, 복부, 유선(乳腺) 등이 대표적이며 직접영상 및 물결모양으로 기록한다. 해부학적으로 진단하는 것 외에 내부구조로 질적 진단도 할 수 있다.</td></tr>
<tr><td colspan="2">MRI검사</td><td>자기공명영상으로 생체의 단면상을 찍을 수 있다. 해부학적 진단, 질적 진단, 조영소견 등을 얻을 수 있다.</td></tr>
<tr><td colspan="2">핵의학검사</td><td>RI(방사성동위원소, radioisotope)로 치환한 검사약을 주사해 각각 특이하게 집적한 장기(臟器)에 대해 진단한다.</td></tr>
<tr><td colspan="3">내시경검사</td><td>상부소화관, 대장, 기관, 관절강 등에 내시경을 삽입해 직접 관찰한다. 동시에 생검, 찰과 등으로 조직검체를 얻거나 내시경하 절제로 치료하는 경우도 있다.</td></tr>
<tr><td colspan="3">전기생리검사</td><td>심전도(ECG), 근전도(EMG), 뇌파도(EEG) 등 생체리듬을 물결모양으로 기록한다. 심전도는 심근의 허혈이나 맥(脈)의 부정 등을, 근전도는 근질환이나 신경질환을, 뇌파도는 뇌전증이나 의식장애 등을 진단하는 데 이용한다.</td></tr>
<tr><td colspan="3">안과검사</td><td>시력검사, 안저검사(funduscopy), 안압측정(tonometry), 시야검사(visual field test) 등</td></tr>
<tr><td colspan="3">이비인후과검사</td><td>청력검사, 평형기능검사 등</td></tr>
</table>

표 9.3 CT와 MRI의 장단점

구분	CT	MRI
적용 질환 및 장점	• 급성출혈 및 두개골절 • 폐암과 폐의 염증성 질환, 만성 기관지질환 • 간암, 부인암, 췌장암, 담낭암 등의 암 진단 • 위암 치료를 위한 병기 진단 • 신장질환, 부신질환 검사	• 뇌실질 병변(오래된 출혈) • 관절부위(고관절, 견관절, 팔꿈치, 무릎 등) • 목, 어깨, 허리 등의 질환(추간판탈출증 등) • 신경질환이나 근육질환 • 인체에 무해(X-선 사용안함)
단점	• 하나의 단면밖에 보지 못함 • X-선을 이용하기에 인체에 유해함 • 조영제 사용 시 부작용이 있을 수 있음	• 검사비가 비쌈 • 몸 속 금속물질(심장박동기 등)이 있으면 검사 불가

자료 : 한국의약연구소

(1) 다-245 CT

3D CT[검2]

3차원 CT(Computed Tomography, 일반 전산화단층영상진단)는 평면 영상을 3차원 입체영상으로 재구성하여 보다 실질적이고 현실감 있는 영상을 제공할 수 있는 장점이 있다. 그러므로 병변의 위치를 해부학적인 견지에서 보다 정확하게 관찰할 수 있어 수술을 앞둔

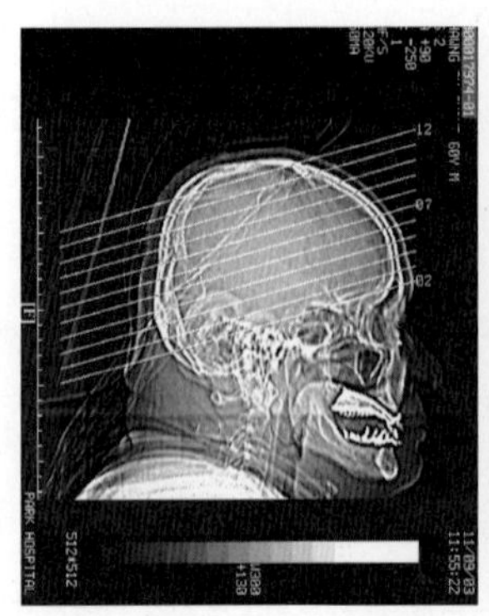
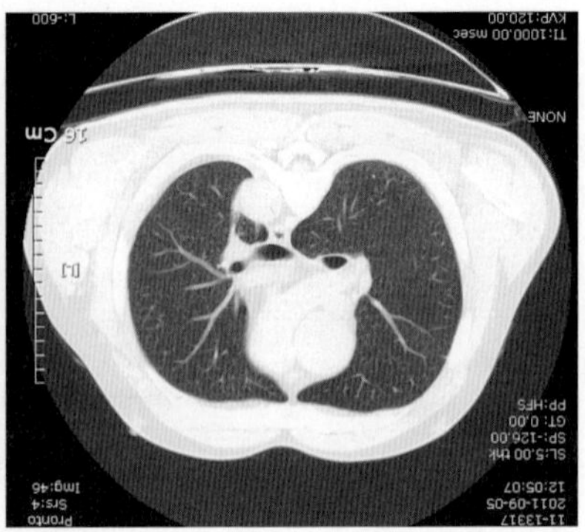

그림 9.1 두부 및 가슴 CT 화면

환자의 수술계획을 수립하는 데 용이하다. 또한 입체적 위치 파악이 가능하므로 방사선과 의사가 아닌 임상의사의 빠른 이해를 도울 수 있어 환자의 치료 및 예후 판정에 유용하게 쓰일 수 있다.

(2) 다-246 MRI

MRI(Magnetic Resonance Imaging, 자기공명영상)이란 자장(磁場)을 발생하는 커다란 자석통 속에 인체를 들어가게 한 후 고주파를 발생시켜 신체부위에 있는 수소원자핵을 공명(共鳴)시켜 각 조직에서 나오는 신호의 차이를 측정하여 컴퓨터를 통해 재구성하여 영상화하는 기술이다. 자석으로 구성된 장치에서 인체에 고주파를 쏘아 인체에서 메아리와 같은 신호가 발산되면 이를 되받아서 디지털 정보로 변환하여 영상화하는 것을 말한다. 인체에 해가 없는 자기장(磁氣場)과 비전리(非電離) 방사선인 라디오 고주파를 이용해 조영제(造影劑) 없이도 CT에 비해 체내 연부조직의 대조도가 뛰어나며 수소원자핵을 함유한 조직의 생화학적 특성에 관한 정보를 얻을 수 있다.

인체를 단면으로 보여준다는 점에서는 CT와 유사하지만 CT에서는 인체를 가로로 자른 모양인 횡단면 영상이 위주가 되지만 MRI는 환자의 자세 변화 없이 원하는 방향에 따라 인체에 대해 횡축 방향, 세로축 방향, 사선(斜線) 방향 등의 영상을 자유롭게 얻을 수 있다는 장점도 있다.

(3) 다-329 SPECT

SPECT(Single Photon Emission Computed Tomography, 단일광자 전신화단층촬영)은 평면 영상에 더해 단층 영상을 얻음으로써 병소(病所)를 정확히 평가할 수 있는 방법이다.

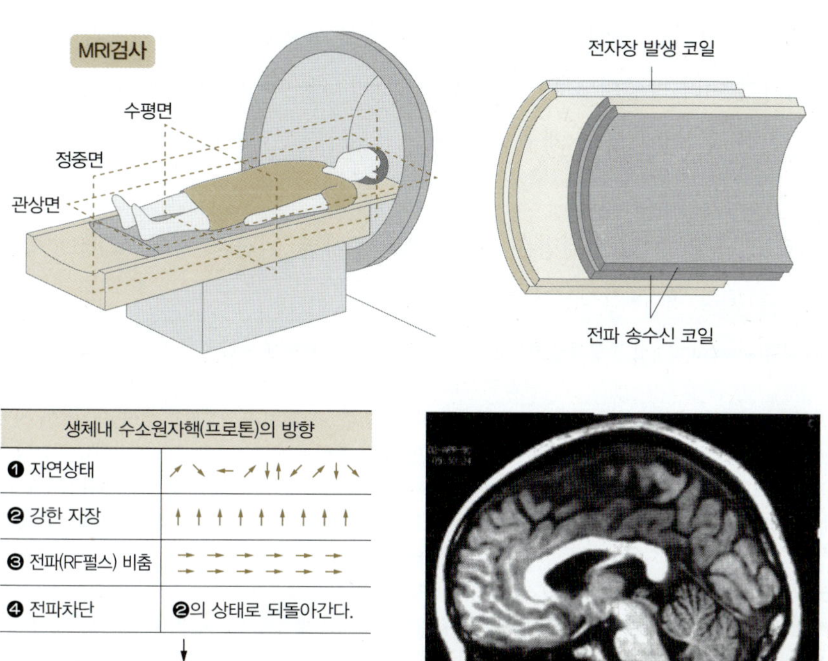

생체내 수소원자핵(프로톤)의 방향	
❶ 자연상태	↗ ↘ ← ↗ ↓ ↑ ↙ ↗ ↓ ↘
❷ 강한 자장	↑ ↑ ↑ ↑ ↑ ↑ ↑ ↑ ↑
❸ 전파(RF펄스) 비춤	→ → → → → → → → → → → →
❹ 전파차단	❷의 상태로 되돌아간다.

↓

각 조직이 돌아오는 시간의 차이를 프로톤에서 나오는 전파의 완급으로 기록한다

↓

컴퓨터 처리로 영상화한다

그림 9.2 MRI 검사[검1]

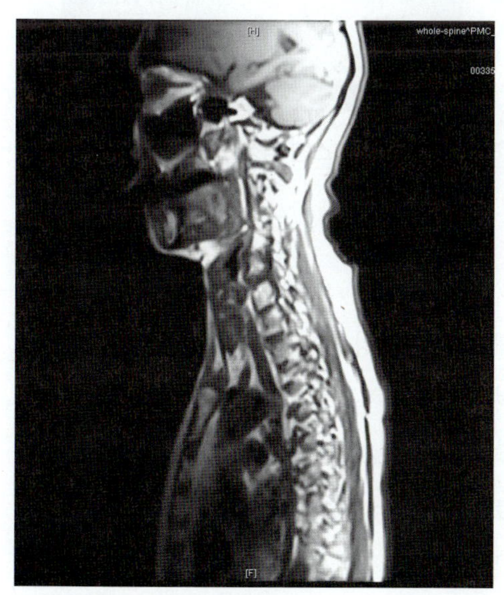

그림 9.3 머리, 경추, 요추의 MRI 사진

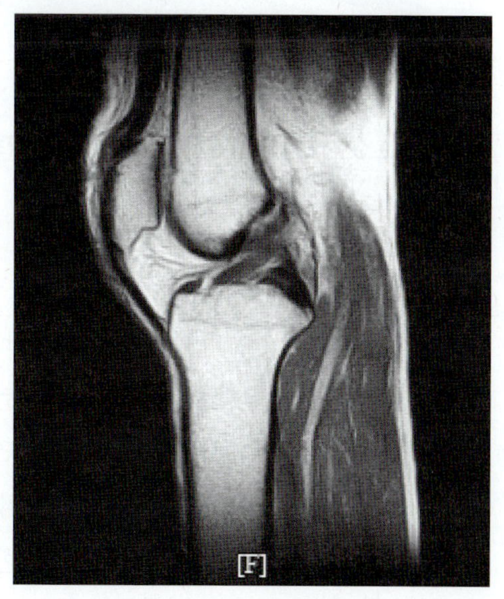

그림 9.4 슬관절 MRI 사진

목적에 따라 해당하는 방사성 의약품을 환자에게 투여한 후 감마카메라를 인체 주위로 회전시키며 여러 방향의 2차원 투사상(projection)을 얻고, 이를 사이노그램(sinogram) 형태로 변환한 후 이에 영상 재구성 기법을 적용하면 CT와 마찬가지로 체내 단층영상(tomogram)을 얻을 수 있다.

SPECT로 진단할 수 있는 질병은 뇌경색, 모야모아병, 뇌전증, 치매, ADHD, 협심증, 심근경색, 무릎 통증, 유두 갑상선암이다.

⏩사이노그램(sinogram) : 한 방향에서 획득한 투사 데이터를 투사 방향에 따라 순차적으로 배열한 것으로 각 행이 갖는 화소값은 해당 프로파일의 해당 위치에서의 크기(amplitude)와 같다.

⏩모야모아병 : 특별한 이유 없이 두개(頭蓋) 내 내경동맥의 끝부분, 즉 전(前)대뇌동맥과 중(中)대뇌동맥 시작 부분에 협착이나 폐색이 보이고, 그 부근에 모야모야 혈관이라는 이상 혈관이 관찰된다.

⏩ADHD(Attention Deficit Hyperactivity Disorder) : 주의력결핍과잉운동장애, 주의력부족과잉활동장애

⏩협심증 : 심장근육에 산소와 영양분을 공급하는 관상동맥의 어느 부위가 좁아져 심장이 필요로 하는 혈액을 공급하는 데 지장이 생기면 앞가슴 한복판에 통증을 느끼게 되는 질환

⏩심근경색(Myocardial Infarction, MI) : 심장의 관상동맥에 혈전이 생기거나, 관상동맥경화증 때문에 순환장애를 일으켜 혈액순환이 안 되기 때문에 심근의 모든 층에 괴저가 일어나 발작성으로 쇼크 상태가 되는 심각한 심장질환

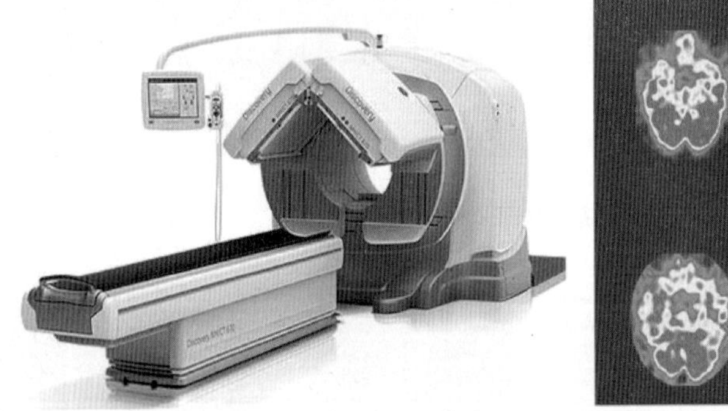
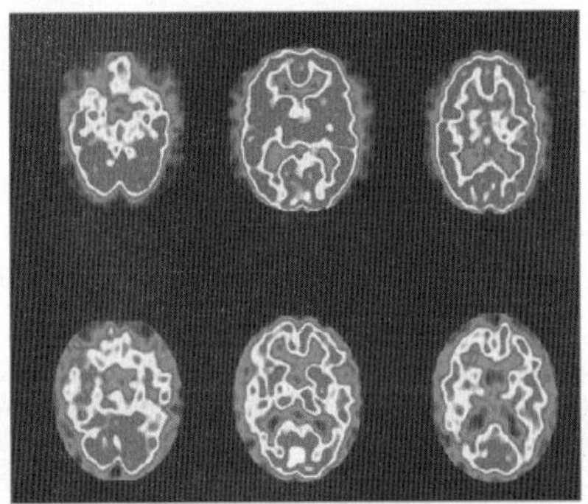

그림 9.5 SPECT 장치와 알츠하이머병 SPECT 스캔 영상

(4) 다-335 PET

PET(Positron Emission Tomography, 양전자 단층촬영)는 양전자를 방출하는 방사성 의약품을 이용하여 인체에 대한 생리·화학·기능적 영상을 3차원으로 나타낼 수 있는 핵의학 검사 방법 중 하나이다. 현재 각종 암을 진단하는 데 주로 활용되고 있으며 암에 대한 감별 진단, 병기(病期) 설정, 재발(再發) 평가, 치료 효과 판정 등에 유용한 검사로 알려져 있다. 이외에도 PET를 이용해 심장질환, 뇌질환 및 뇌기능 평가를 위한 수용체 영상이나 대사 영상도 얻을 수 있다.

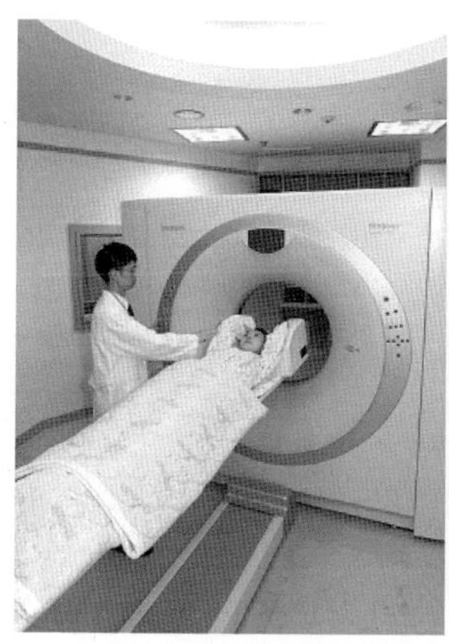
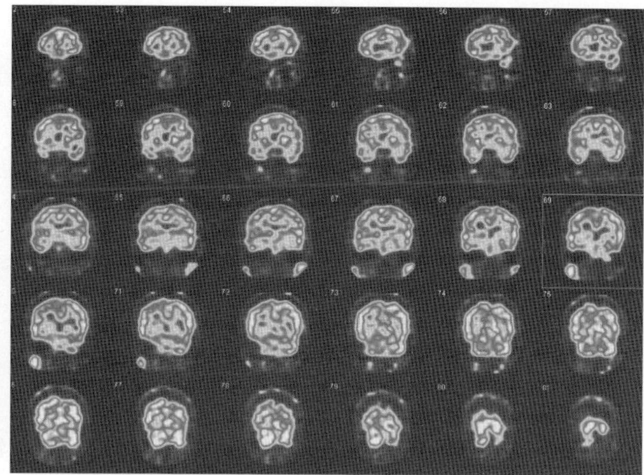

그림 9.6 PET 기기 및 뇌 영상

PET로 진단할 수 있는 질병에는 폐암, 대장암, 직장암, 식도암, 위암, 치매, 파킨슨병, 정신질환, 협심증, 심근경색 등이 있다.

⑸ 초음파 검사

① 산정지침

1) 만 1세 미만의 소아에 대하여는 소정점수의 50%를, 만 1세 이상 만 6세 미만의 소아에 대하여는 소정점수의 30%를 가산한다.
2) 도플러 검사를 실시한 경우 소정점수의 10%를 가산한다.
3) 조영제를 사용하여 검사한 경우 소정점수의 30%를 가산하고, 검사 시 사용된 조영제는 별도 산정한다.
4) 나-951 임산부 초음파는 산전진찰을 목적으로 시행하는 경우에 인정하며, 다태아의 경우 제2태아부터는 소정점수의 50%를 산정한다. 〈2016.11.7. 시행〉
5) 나-943-다 태아정밀 심초음파는 산전진찰 결과 태아의 심장에 이상소견이 있어 정밀검사를 시행하는 경우 산정하며, 다태아의 경우 제2태아부터는 소정점수의 50%를 산정한다. 〈2016.11.7. 시행〉

② 초음파 검사의 급여기준

초음파 검사의 급여기준

[고시 제2021-183호, 2021.7.1. 시행]

초음파 검사는 다음과 같은 경우에 요양급여하며, 이에 해당하지 않는 경우에는 비급여함.

- 다 음 -

가. 급여대상 및 범위

1) 기본, 진단, 특수 초음파

가) 암, 심장질환, 뇌혈관질환, 희귀질환, 중증난치질환, 결핵질환(잠복결핵감염 제외)

(1) 「본인일부부담금 산정특례에 관한 기준」에 따른 산정특례 대상자 : 해당 산정특례 적용기간에 실시한 경우

(2) 산정특례 질환이 의심되는 환자 : 해당 산정특례 질환이 의심되어 실시한 경우(1회 인정)

나) 신생아 중환자실 환자 : 신생아 중환자실 입원기간에 실시한 경우

2) 임산부 초음파

가) 산전진찰을 목적으로 아래와 같이 시행하는 경우에 인정하며, 다태아의 경우 제2태아부터는 소정점수의 50%를 산정함. (나951나(1) '주'항 제외)

- 아 래 -

행위명	인정 주 수	인정 횟수
제1 삼분기	일반 : 임신 13주 이하 • 임신 여부 및 자궁 및 부속기의 종합적인 확인을 하는 경우 산정하고, 임신 여부만을 확인하는 경우 '주'항에 따라 산정	2회
	정밀 : 임신 11~13주	1회
제2, 3 삼분기	일반 : 임신 14~19주, 임신 20~35주, 임신 36주 이후	각 1회
	정밀 : 임신 16주 이후	1회

나) 임신 과정 중 의학적 판단 하에 태아에게 이상이 있거나 이상이 예상되어 상기 산정횟수를 초과하여 시행해야 하는 경우에는 해당 삼분기의 일반 또는 일반의 제한적 초음파로 산정하며('주'항 제외), 입원 중 동일 목적으로 1일 수회 시행하는 경우에도 1일 1회만 산정함.

다) 나951나(1) '주'항을 산정할 수 있는 경우는 아래와 같음.

- 아 래 -

(1) 태아에게 문제를 초래하는 임부의 질환 상태(임신성 당뇨병, 임신성 고혈압 등)

(2) 태아에게 문제를 초래하는 임부 자궁의 이상(여성생식기종양, 자궁경관무력증, 자궁기형 등)

(3) 정상 분만이 불가능한 태반의 이상(전치태반, 태반조기박리 등)

(계속)

(4) 양수과다증 또는 양수과소증

(5) 자궁 내 태아 성장지연

3) 유도 초음파

상기 1)의 적용을 받는 환자에게 「건강보험 행위 급여·비급여 목록표 및 급여 상대가치점수」 제1편 제2부 제2장(검사료) 또는 제9장(처치 및 수술료 등)에 분류된 행위를 초음파 유도 하에 아래와 같이 실시한 경우 해당 소정점수를 산정함.

- 아 래 -

가) 유도초음파(I) : 흉막천자, 심낭천자, 더글라스와 천자, 양수천자, 배액 시 시술부위 확인

나) 유도초음파(II) : 조직생검, 세침흡인생검, 시술 시 간헐적 유도

다) 유도초음파(III) : 시술 시 지속적 모니터링

라) 유도초음파(IV) : 고주파 열치료술, 냉동제거술과 같은 고난이도 시술

나. 산정방법

1) 각 장기별 검사는 해당 장기 및 주변 림프절, 혈관, 연부조직 등을 포함하는 것으로 상기 가.의 적용을 받는 환자에게 서로 인접된 부위에 초음파검사를 동시에 시행하는 경우 주된 검사는 소정점수의 100%, 제2의 검사는 소정점수의 50%를 산정하며, 최대 150%까지 산정함.

2) 상기 가. 1)의 진단 초음파와 다.의 유도 초음파를 동시에 시행한 경우에는 각각의 소정점수를 산정함.

3) 상기 가. 1)의 적용을 받는 환자에게 단순초음파를 동일 날, 동일 목적으로 수회 시행하더라도 해당 항목의 소정점수를 1회 산정함.

다. 상기 가.의 규정 이외에 아래와 같은 경우에도 요양급여를 인정함.

- 아 래 -

1) 경피적 대동맥판삽입, 경피적 좌심방이폐색술을 시행한 경우에 관련 고시*에 따라, 임상자료 제출을 위해 심장초음파를 실시한 경우

*「선별급여 지정 및 실시 등에 관한 기준」 제4조 관련 [별첨1], [별첨2]

2) 「암관리법」에 의한 완화의료전문기관의 완화의료병동에 입원한 말기암환자에게 유도초음파를 실시한 경우

3) 나943다 태아정밀 심초음파는 산전진찰 결과 태아의 심장에 이상소견이 있어 정밀검사를 시행하는 경우 산정하며, 이 경우 다태아는 가.2).가)의 적용을 받음.

4) 보조생식술을 위해 초음파를 시행하는 경우

가) 보조생식술 진료시작일에 자궁부속기 및 자궁내막의 상태 등을 보는 경우 나944라(1) 여성생식기 초음파(일반)를 산정함

나) 보조생식술 관련 약제투여 후 난포의 크기 및 수, 자궁내막두께 등을 관찰하는 경우 나

(계속)

940나 단순초음파(II)를 산정함
5) 자궁 내 태아의 질환 치료를 위한 급여 시술 시(선별급여 포함) 유도초음파를 시행하는 경우 나956라 유도초음파(IV)를 산정함

2. 질환별 주요 검사

1) 혈액검사[전9,검1]

(1) 누-000 일반혈액검사(Complete Blood Count, CBC)

CBC, 즉 전혈구(全血球)검사는 혈액의 세포수 계산, 적혈구 지수의 평가, 도말염색 표본으로 세포의 형태를 보는 등 혈액의 중요한 구성요소의 상태를 측정하는 검사로 평균 혈구 혈색소, 평균 혈구 혈색소 농도(Hb, Hemoglobin), 평균 혈구 용적(Hct, Hematocrit), 혈소판 수, 적혈구 수, 백혈구 수, 혈액 내의 전체 혈색소(헤모글로빈) 양, 혈액세포감별, 적혈구용적율 등을 포함한다.

CBC에는 Hb(Hemoglobin : 혈색소 나-101), Hct(Hematocrit : 헤마토크리트 나-102), RBC (Red Blood Count : 적혈구 수 나-104), WBC(White Blood Count : 백혈구 수 나-105), Platelet (혈소판 나-106), ESR(적혈구침강속도 나-103), WBC Differential Count(백혈구백분율 나-109) 등이 있다.

CBC 6종

분류번호	분류		코드
누-000	혈색소[광전비색법]	Hb(Hemoglobin)	D0002050
	헤마토크리트	Hct(Hematocrit)	D0002040
	적혈구 수	RBC(Red Blood Cell) Count	D0001020
	백혈구 수	WBC(White Blood Cell) Count	D0001010
	혈소판 수	Platelet Count	D0001030
누-001	백혈구 백분율	WBC Differential Count	D0011~13

(2) 누-010 ESR

ESR(Erythrocyte Sedimentation Rate, 적혈구침강속도)은 염증반응검사로 항응고제가 들

어 있는 혈액을 눈금이 부착된 가늘고 긴 ESR 측정관의 바닥에서 0점까지 주사기로 주입해 수직으로 세웠을 때 적혈구가 가라앉는 속도를 측정하는 것으로, 시간 당 가라앉는 길이를 측정한다.

(3) 누-100-가 출혈시간(Bleeding Time, BT)

출혈시간은 피부에서 나온 혈액이 지혈될 때까지의 시간을 측정한 것으로 모세혈관벽의 기능 결함을 검사는 데 도움이 된다. 출혈시간 측정(듀크법)으로는 귓불(earlobe)을 천자하여 출혈 이후 30초 간격으로 혈액을 여과지로 닦아내 여과지에 혈액이 부착될 때까지의 시간을 측정한다. 출혈성 질환 검색을 위한 선별 검사의 하나로 실시된다.

(4) 누-100-나 응고시간(Coagulation Time, CT)

응고시간은 혈액을 외부에 노출시킨 후 응고될 때까지의 시간을 측정하는 검사이다. 출혈성 경향의 유무 및 그 원인을 알고자 할 때 실시하는 것으로 최근에는 프로트롬빈 시간으로 검사를 대체한다.

(5) 누-100-다 프로트롬빈검사(Prothrombin Time, PT)

프로트롬빈검사는 혈액의 응고능력을 조사하기 위한 검사이다. 프로트롬빈은 혈액에 함유된 혈액응고 인자의 하나로 이들 인자 중에서 가장 많으며 출혈을 멈추게 하는 중심적인 역할을 하는 단백이다. 프로트롬빈 시간은 출혈에서부터 간에서 프로트롬빈이 형성될 때까지의 시간을 측정한다. 시간을 초로, 기능을 %로 표시한다.

(6) 누-150 ABO 혈액형검사(ABO Group typing)

ABO 혈액형의 종류를 확인하는 검사이다. ABO 혈액형검사를 통해 대상자의 ABO 혈액형의 종류를 확인할 수 있다.

(7) 누-151 Rh-Hr 혈액형검사(Rh-Hr Blood Group typing)

수혈 및 장기이식 또는 법의학 및 유전정보를 얻기 위해 검사한다. Anti-D 혈청으로 적혈구 Rh 항원의 존재여부를 확인하는 것으로 응집이 있으면 Rh(D) 양성으로 판정한다.

(8) 누-155 교차시험(Cross-Matching)

수혈에 있어 공혈자와 수혈자의 적혈구와 혈청을 서로 반응시켜 예상치 못한 혈액형 항체의 존재를 검사하는 시험이다.

2) 순환기검사[건9,검1]

(1) 지질검사

지질(脂質, lipid)은 지방산 및 그 유도체로 구성되며, 소수성으로 알코올 등의 유기용매에 용해하는 성질을 가지고 있다. 생물학적으로는 에너지원으로서 체내에 비축된 저장지방과 생체의 구성성분을 이루고 있는 것이 있다.

지질검사에는 총콜레스토롤(누-261-가), 트라이글리세라이드(누-260-다, Triglyceride), HDL 콜레스테롤(누-261-다), LDL 콜레스테롤(누-261-라)이 있다.

LDL(저밀도지단백)과 HDL(고밀도지단백) 콜레스테롤 혈중 농도측정은 확정진단을 위해서가 아니라 동맥경화성 질환의 위험인자의 유무를 조사하기 위해 이용된다. 중성지방(Triglyceride)은 지질의 일종으로 글리세롤(glycerol)에 3개의 지방산이 결합된 것이다. 중성지방이나 콜레스테롤이 증가한 상태를 고지혈증(hyperlipidemia)이라 하며 이 상태가 장시간 지속되면 동맥경화성 질환의 위험인자가 된다. 주로 관상동맥 질환(협심증, 심근경색), 뇌혈관 장애 등을 초래하기 쉽다.

LDL(Low Density Lipoprotein) 콜레스테롤은 간에서 만들어진 콜레스테롤을 조직세포로 운반하는 나쁜 콜레스테롤로 수치가 높을 경우 혈관에 침착되어 동맥경화나 뇌졸중을 일으킨다.

(2) 나-725 심전도검사(ECG 또는 EKG)

심장근육이 수축, 이완할 때 발생하는 활동전위는 심장으로부터 온몸으로 퍼지는 전류를 일으키며 이 전류는 몸의 위치에 따라 전위차를 발생시키는데, 이 전위차를 생체전기라 한다. 생체전기는 안정전위와 활동전위로 구분할 수 있다. 심장은 혈액을 전신에 순환시키는 펌프로서 쉴 사이 없이 수축과 확장을 규칙적으로 반복하고 있다. 심장의 펌프작용은 심근을 수축함으로써 이루어지는데 심장이 박동할 때마다 미약한 전기가 생기며 그것으로 인하여 신체 내의 전기가 흐르게 된다. 신체 표면의 적당한 위치에 전극장치를 부착하여 신체 내에 흐르는 전기를 일정한 방법으로 유도, 증폭하여 생체전기를 검출하여 도형으로 기록한 것이 심전도(Electrocardiogram, ECG)이다. 대표적인 것으로 표준 12유도 심전도와 모니터 심전도가 있다. 심전도는 진료 및 수술 중에 심장의 이상 유무 확인에 이용되며 협심증, 심근경색, 부정맥 등 심장질환의 진단에 중요하다.

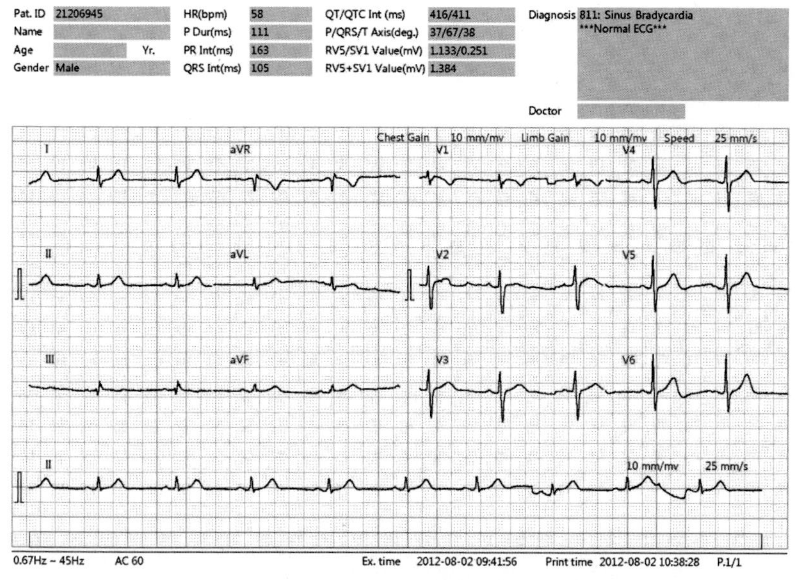

그림 9.7 EKG 결과지

(3) PCG

PCG(Phonocardiogram, 心音度)란 심장에서 발생하는 각종 기계적 현상(음향현상)을 객관적으로 기록한 파형을 가리키며 이론적으로는 6종류의 심음이 나타나며 청진 불가능한 심음도 작은 진동으로 기록된다. PCG로 승모판 협착, 심근경색, 갑상선기능저하증, 폐동맥판폐쇄부전, 폐동맥판협착, 심방중격결손, 심실중격결손, 울혈성 심부전 등을 진단할 수 있다.

▸▸심부전(심장기능부전, heart failure) : 심장의 구조적 또는 기능적 이상으로 인해 심장이 혈액을 받아들이는 충만기능(이완 기능)이나 짜내는 펌프 기능(수축 기능)이 감소하여 신체 조직에 필요한 혈액을 제대로 공급하지 못해 발생하는 질환군이다. 한편, 울혈성심부전(鬱血性心不全, congestive heart failure)이란 심장이 점차 기능을 잃으면서 폐나 다른 조직으로 혈액이 모이는 질환을 말한다.

(4) 나-720 중심정맥압 측정

카테터를 이용하여 혈관내의 압력인 혈압을 측정하는 것으로 정맥에서 측정하는 중심정맥측정법과 동맥에서 재는 동맥혈압측정으로 나눈다[검2].

(5) 나-721 심장카테터검사(심도자에 의한 순환기능검사)

심장카테터법(Cardiac catheterization, 심장도관술)은 심강내와 대혈관에 카테터를 삽입해 심장병을 진단하거나 치료하는 방법이다. 주로 심장판막증, 선천성 심질환, 심근증 등의 진단, 병태 파악과 심기능 평가에 유용하며 허혈성 심진활에서는 관상동맥조영과 함께 실시한다.

(6) 나-943 심장초음파검사

심장초음파검사(Echocardiography)는 고주파수의 초음파 빔을 심장을 향해 투입해 심장 각 부위 경계면에서 발생하는 반사초음파(에코)를 수신해 얻은 음파를 초음파 검사장치인 모니터에 옮겨 비추거나 기록지, 비디오 테이프에 기록함으로써 실시간으로 움직이는 심장 내부의 영상을 직접 보면서 심장의 형태적·기능적 진단을 하는 검사이다. 심장 및 대혈관의 선천성 기형, 심장 확장, 심장근육의 비대, 심장근육 움직임의 이상, 판막질환의 유무 및 정도, 심장 내부 및 주위의 비정상적인 구조 등을 진단할 수 있다.

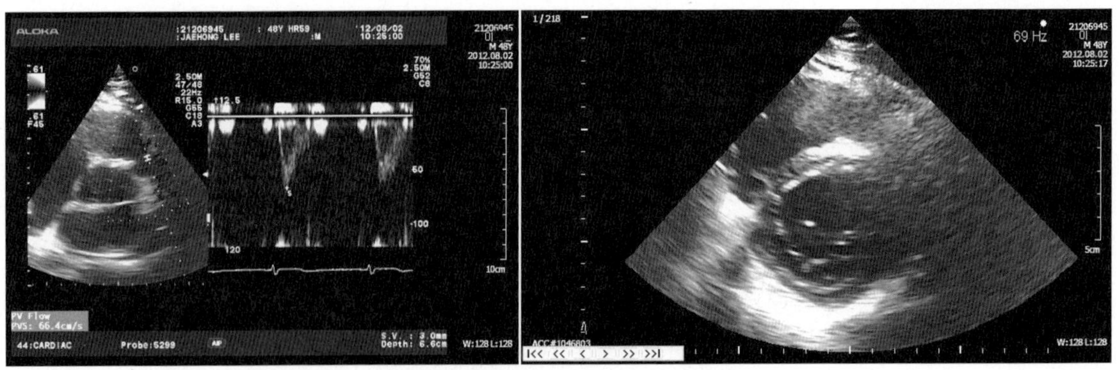

그림 9.8 심장초음파 PACS 영상

(7) 급성심근경색검사

CPK(크레아틴포스포키나제:Creatine Phosphokinase, 누-251), 트로포닌(누-402, Troponin), 마이오글로빈(누-401, Myoglobin)

(8) 다-267 관상동맥조영

관상동맥이 동맥경화 등에 의해 협착이나 폐색을 일으키면 허혈성심질환을 일으키는데 관상동맥조영(Coronary Angiography)은 그 진단과 치료방침 결정을 위해 실시된다.

3) 호흡기질환과 검사[건9,검1]

(1) 나-601 호흡기능검사

PFT(Pulmonary Function Test)란 호흡기능검사라고도 하며, 조직세포의 대사과정에서 생성된 이산화탄소를 체외로 배출시키고, 산소를 흡입하여 조직세포에 공급하는 폐(肺)기능에 대한 진단적 정보를 얻기 위한 검사로서, 가스교환으로 잘 알려져 있는 확산〔diffusion, 폐포막(肺胞膜)과 모세혈관 막을 통한 기체의 이동〕, 호흡(respiration), 조직으로의 관류(貫流, perfusion, 신체 조직으로 폐혈관계 혈액의 이동) 등을 통해 호흡기계에 증상이 나타나기 전 비정상적인 폐기능 이상, 폐질환 소견의 양상과 정도를 알 수 있으며 폐합병증을 예방할 수 있는 진단검사이다.

(2) 나-710 객담검사

객담(喀痰, 가래, sputum)은 주로 기도(氣道)에서 나오는 분비물과 침출물로 세포성분, 세균, 바이러스 등을 포함하고 있다. 상태나 양의 변화는 기도계의 병적 상태를 반영하기 때문에 호흡기질환의 확정 진단을 위한 유력한 정보가 된다. 객담검사에서는 소견을 통해 기관이나 기관지의 염증, 종양, 기생충, 폐순환계의 이상을 추정할 수 있다.

(3) 나-759 기관지경검사

기관지경검사(Bronchoscopy)는 끝에 렌즈가 부착된 직경 약 3~5mm 정도의 관(fiberscope)을 입이나 코로 삽입하여 기관부터 기관지를 육안으로 직접 관찰함으로써 병의 변화나 병소 진단, 치료를 하는 방법이다. 진단목적으로 혈담과 객혈, 호흡곤란의 원인 검색, 기도 내 이물질 채취 확인, 기도손상과 기도열상의 확인, 폐병변을 진단하기 위한 기관지 폐포세척, 폐질환의 원인규명에 사용된다.

▸▸혈담(sputum sanguineum, 血痰) : 객담 속에 혈액이 섞여 있는 것을 혈담이라 하며, 순수하게 혈액만을 객출하는 경우를 객혈(喀血)이라고 한다. 혈담은 주로 폐결핵 때문에 혈관벽이 침식되어 일어나는 일이 많은데, 그 밖에는 폐화농증에서도 볼 수 있으며, 승모판막증(僧帽瓣膜症)에서 폐순환의 고도한 울혈인 때도 생긴다.

(4) 다-121 흉부 단순 X선 검사

호흡기질환 진단을 위한 기본적인 검사방법일 뿐만 아니라 심질환과 종격질환 진단에도 유용한 검사이다.

▸▸종격(mediastinum, 縱隔) : 좌우의 흉막강(胸膜腔) 사이에 있는 부분으로 앞쪽은 흉골, 뒤쪽은 척추, 아래쪽은 횡격막에 의하여 경계지어진다.

4) 소화기질환과 검사[건9,검1]

(1) 누-589 헬리코박터파이로리균 검사

헬리코박터파이로리균(*Helicobacter Pylori*)은 위궤양과 십이지장궤양의 원인이 되는 길이 4 μm, 4~8개의 편모를 가진 그램음성간균이다. 이 검사는 헬리코박터파이로리균의 존재진단과 제균(除菌) 판정을 위해 실시한다.

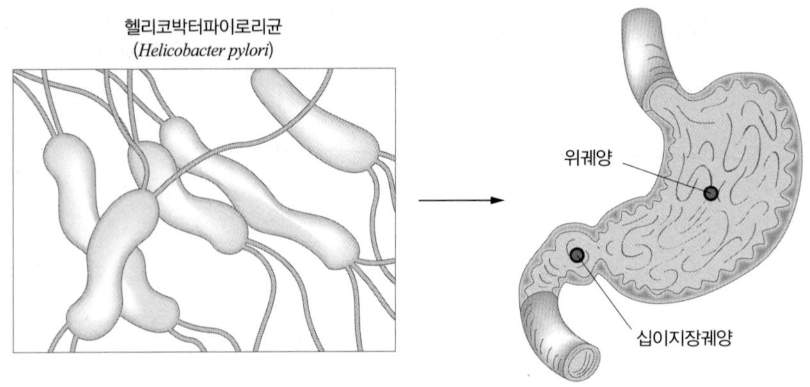

그림 9.9 헬리코박터파이로리균[검1]

누-589라 요소호흡검사(Urea Breath Test) 급여기준 [고시 제2017-263호, 2018.1.1. 시행]

누-589라 요소호흡검사(Urea Breath Test)는 다음과 같은 경우에 요양급여를 인정하며, 그 외에는 비급여함.

-다 음-

가. *H. pylori*의 박멸치료 후 효과 판정을 위해 실시하는 경우

박멸치료 후 4주(Proton-Pump Inhibitor 제제를 계속 투여하는 경우에는 약제 투여 중단 후 2주)가 경과한 후 검사 시행 시 1회 인정하며, 균이 박멸되지 않아 추가 치료를 한 경우 1회에 한하여 추가 인정

나. *H. pylori* 감염여부 확인을 위해 실시하는 경우

1) 내시경 등으로 위 및 십이지장의 소화성궤양(반흔기 포함)이 확인된 환자로서

가) 항응고제 또는 항혈전제 투여를 중단할 수 없는 고위험군 심뇌혈관질환 등으로 출혈 경향이 높은 경우

나) 출혈 경향이 높은 질환(간경변증, 혈액 투석 중 신장질환자 등)에서 생검으로 인하여 출혈 위험이 있는 경우

2) 특발성 혈소판감소성 자반(증)(Idiopathic Thrombocytopenic Purpura, ITP) 환자

(2) 나-750~너-961 내시경 산정기준

1) 기기(Scopy, Fibroscopy, Microscopy)의 종류를 불문하고 소정점수를 산정한다.

2) 만 1세 미만의 소아에 대하여는 소정점수의 50%를, 만 1세 이상 만 6세 미만의 소아에 대하여는 소정점수의 30%를 가산한다. 다만, 내시경 세척·소독료(나-799-1)는 적용하지 아니하고, 진정내시경 환자관리료는 해당 항목의 주사항의 가산율을 적용한다.

3) 내시경 하 생검을 하는 경우 해당 내시경 점수의 20%를 산정한다.

나-799-1 내시경 세척·소독료 급여기준 [고시 제2018-237호(행위), 2018.11.1. 시행]
1. 나-799-1 내시경 세척·소독료는 내시경 검사나 시술 직후 내시경 기구 및 재료 표면의 이물 또는 오염물질을 세척액을 사용한 세척 및 식품의약품안전처장의 허가를 받은 소독액으로 소독하고 헹굼·건조 과정을 거치는 등 소독지침에 따라 환자의 안전을 위하여 감염이 최소화하도록 관리한 경우 다음과 같이 산정함. - 다 음 - 가. 내시경 검사나 시술 직후 내시경 기구 및 재료를 세척·소독 시 1회 산정 나. 날짜별 세척·소독 실시횟수, 세척·소독액 사용량 등 기록을 반드시 관리·보관 2. 내시경 검사나 시술이 「선별급여 지정 및 실시 등에 관한 기준」에 따라 본인부담률을 달리 적용하는 경우에는 내시경 세척·소독료도 동일하게 적용함.

(3) 나-761 상부소화관(식도·위·십이지장) 내시경검사

EGD(Esophago Gastroduodenoscopy) 검사는 직경 1cm 정도의 가는 관 끝에 렌즈가 달린 내시경을 입으로 삽입하여 X선 검사로 확인하기 어려운 식도(食道), 위, 십이지장의 병터 부위를 직접 관찰하면서 검진한다. 식도, 위, 십이지장까지의 점막을 내시경과 연결된 카메라로 촬영하면서 모니터로 선명하게 직접 확인하면서 진행하는 검사이다. 필요에 따라 조직 일부의 생검(biopsy)으로 조직검사를 시행하기도 하고 지혈(止血), 식도확장, 폴립절제술(polypectomy) 등 내시경을 이용한 치료도 할 수 있는 유용한 검사이다.

검사대상으로는 삼킴곤란(연하곤란), 소화불량, 구토(嘔吐), 복통(腹痛), 급격한 체중감소, 속쓰림 등의 증상이 있는 경우, 방사선(X선) 검사결과 염증, 협착, 기형, 종양 등의 질환이 발견 또는 의심되어 조직검사가 필요한 경우 및 위출혈이 의심되는 경우 등이다.

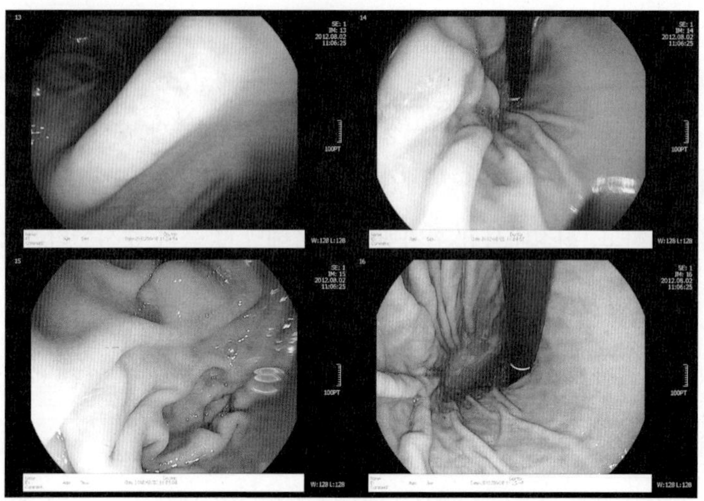

그림 9.10 상부소화관 내시경검사 PACS 영상

(4) 나-765-1 캡슐내시경 검사(Capsule Endoscopy)

원인불명의 위장관 출혈, 소장 크론병, 소장 종양 또는 폴립증 등 소장질환 진단목적에 한하여 급여하며 사용된 캡슐내시경 검사용 치료재료는 별도 산정한다.

(5) 나-766~나-768 하부소화관(대장) 내시경검사

대장내시경검사는 ① 하혈(下血)의 출혈원 진단과 치료를 하는 경우, ② 모든 대장질환, ③ 기타(식욕부진, 체중감소, 빈혈 등)에 적용된다.

1) 나-766 결장경검사(Colonoscopy)

2) 나-767 직장경검사(Rectoscopy)

3) 나-768 S상결장경검사(Sigmoidscopy)

(6) 나-944-가 복부초음파검사

복부(腹部)초음파검사(Abdominal ultrasonography)는 초음파를 복부의 피부표면에 대어 인체조직으로부터의 반사파를 영상화한 것으로 모든 복부증상에 적용된다. 비(非)침습적이어서 선별검사로 널리 이용되고 있다.

↠침습(侵襲, invasion) : 질병이나 발작의 시작, 비병원성 또는 병원성의 세균이 체내에 들어가 조직 내로 들어가는 것, 생체에 대한 상해를 의미한다. 예를 들면 외과적 침습 등이 있다. 초음파검사 등과 같이 신체에 상처를 입히지 않고 할 수 있는 검사를 비침습적 검사라고 한다.

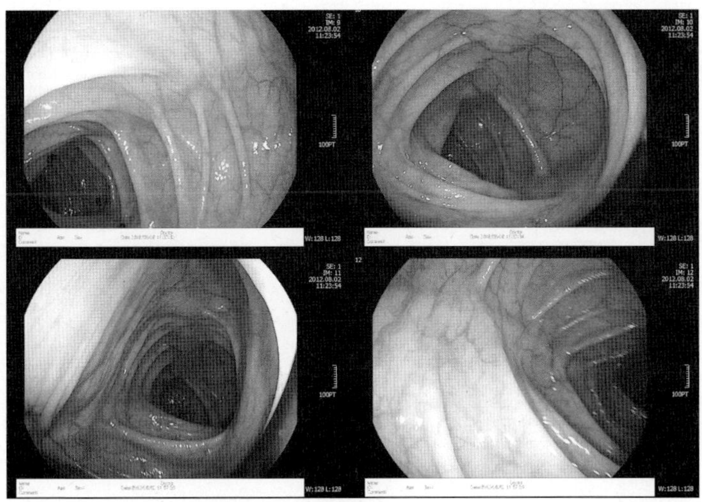

그림 9.11 대장 내시경검사 PACS 영상

(7) 간기능검사(Liver Function Test, LFT)

간(肝)은 생체에서 단백질 합성, 포도당 및 기타 탄수화물 대사, 핵산 대사, 지질 대사, 약물 대사 등을 담당하는 중요 장기로, 생명 유지에 필수적인 장기 중 하나이다. 하지만 여러 질환에서 간에 손상을 줄 수 있고, 이러한 질환을 정확히 진단하는 것이 치료 방침 결정에 중요한 토대가 된다. 이러한 여러 질환을 감별하기 위해서는 몇 가지 생화학적 검사를 종합적으로 해석하는 것이 필요한데, 이를 위하여 몇 가지 검사 항목을 묶어 간 기능 검사로 통칭한다. 주요 검사로는 ALT(누-185), AST(누-186), 알칼리포스파타제(ALP. 누-187), γ-GTP(누-189), 빌리루빈(Bilirubin 누-183) 등이 있고, 이외에도 총단백(Total Protein 누-184), 알부민(누-188), 젖산탈수소효소(pLDH 노-397), 암모니아(누-192) 등의 항목을 더하여 검사하는 경우도 많다.

1) AST(Aminotransferase, 아스파라긴산)와 ALT(알라닌·아미노트랜스페라제)는 심근, 간장, 골격근, 췌장, 비장, 신장, 폐 등에 있는 활성산소로 이들 세포에 변성(變性)과 괴사(怪死)가 일어나면 혈중으로 빠져나오기 때문에 혈중농도가 상승한다. AST와 ALT는 각각 글루타민옥살초산전이효소(Glutamin Oxalacetic Transaminase, GOT), 글루탐피루빈산트란스아미나제(Glutamin Pyruvate Transaminase, GPT)라는 명칭으로 알려져 있는데 AST·ALT가 국제적으로 사용된다.

AST와 ALT의 측정의 의의는 양쪽 모두 상승하거나 어느 한쪽의 상승으로 간(肝)·

LFT 12종

분류번호	분류		코드
누-183	총빌리루빈 정량	Total Bilirubin Quantification (BUN)	D1830
누-184	총단백[정량]	Total Protein Quntification	D1840
누-185	ALT(SGPT)		D1850
누-186	AST(SGOT)		D1860
누-187	알칼리 포스파타제	Alkaline Phosphatase	D1870
누-188	알부민	Albumin	D1880
누-228	크레아티닌	Creatine (Cr)	D2280
누-230	요소질소[NPN 포함]	Urea Nitrogen	D2300
누-231	요산	Uric Acid	D2310
누-261-가	총콜레스테롤	Total Cholesterol	D2611
누-302-나	당검사[정량]	Glucose[Quantitative]	D3022
누-781-가	RA factor[정성]	Rheumatiod Factor	D7811

담도계(膽道界)질환 등의 유무를 판단하며 병상의 경과와 치료 효과를 보는 데 있다.

2) 빌리루빈은 적혈구에 함유되는 헤모글로빈(혈색소)의 체내(體內)에서의 대사산물로서 간·담도(膽道)질환(황달)의 진단에 기본이 되는 중요한 검사로, 신체검사 중의 일상 요(尿)검사로 황달(黃疸)의 조기발견과 간염의 조기발견, 전염성 간염의 관리에 응용된다.

3) ALP(Alkaline Phosphatase, 알칼리성 인산분해효소) : 간세포 내의 쓸개관(담관)에 존재하는 효소로, 주로 쓸개즙(담즙) 배설 장애에서 빠르게 상승한다. 단, 간 이외에 뼈에도 많이 존재하므로 여러 뼈질환에서도 증가할 수 있다.

4) GGT(Gamma(γ)-Glutamyl Transferase, 감마-글루타밀전이효소) : 간세포 내 쓸개관(담관)에 존재하는 효소로 ALP와 함께 쓸개즙(담즙) 배설 장애를 판단하는 데에 사용된다.

(8) 나-768 S결장경검사

S장결장검사(Sigmoidscopy)는 직장의 내시경검사로 내시경을 항문으로 직장내에 삽입하여 직장, S장 결장하부를 관찰하여 진단, 치료하기 위한 검사이다. 대장 전체에 걸쳐 대장의 질병을 진단하고 특정부위의 병변을 제거할 수 있으며, 동시에 생검도 할 수 있는 검사이다.

(9) 나-769 복강경검사

복강경검사(Laparoscopy)는 피부를 통해 내시경을 삽입해 복강내 장기를 직접 관찰하는 검사로 주로 간질환 진단에 사용된다.

(10) 나-800~나-814 천자

1) 천자(穿刺)를 치료목적(약물 주입 또는 지속적인 배액)으로 실시한 경우에는 소정점수의 30%를 가산한다. 다만, "나-811 양수천자"는 제외한다.
2) 만 1세 미만의 소아에 대하여는 소정점수의 50%를, 만 1세 이상 만 6세 미만의 소아에 대하여는 소정점수의 30%를 가산한다.

(11) 누-380 소화기관효소검사

췌장아밀리아제(Amyalse) 검사는 췌장염 감별진단에 도움이 되는 검사이며, 리파아제(Lipase)는 췌장염 진단에 사용되는 검사이다.

(12) 나-799 진정내시경 환자관리료 〈신설 2017.01.31., 개정 2021.7.1.〉

1) 진정내시경 환자관리료는 소화기·기관지 내시경검사 및 시술 시의 환자관리 행위로서 환자 평가 및 설명, 진정 유도 및 활력징후 감시, 진정 각성 및 회복 등의 과정을 시행한 경우에 산정 가능하며 「건강보험 행위급여·비급여 목록표 및 상대가치점수」 제1편 제2장(검사료) 또는 제9장(처치 및 수술료 등)에 분류된 행위 중 특정 항목에 해당하는 경우 요양급여하며 이에 해당하지 않는 경우에는 비급여한다.
2) 급여 대상 및 범위
⑴ 「본인일부부담금 산정특례에 관한 기준」에 따른 암, 심장질환, 뇌혈관질환, 희귀질환, 중증난치질환, 결핵 질환자(잠복결핵 감염자 제외)가 산정특례 적용기간에 내시경검사나 시술을 위해 진정을 실시한 경우
⑵ 그 외의 환자는 위 ⑴항의 산정행위 중 치료를 목적으로 한 시술 시에 진정을 실시한 경우
3) 수가 산정방법
⑴ 상기 ⑴ '진정내시경 환자관리료Ⅰ~Ⅳ 산정행위'의 분류번호 및 코드가 속한 구분(Ⅰ~Ⅳ)의 해당 소정점수를 산정한다.
⑵ 위·대장 내시경을 동시에 실시하는 경우 진정내시경 환자관리료는 주된 진정내시경 환자관리료 소정점수에 의하여 산정하고, 제2의 진정내시경 환자관리료는 소정

점수의 50%를 산정한다.

(3) 상기 1)의 행위가 「선별급여 지정 및 실시 등에 관한 기준」에 따라 본인부담률을 달리 적용하는 경우에는 진정내시경 환자관리료도 동일하게 적용한다.

5) 신장·비뇨기질환과 검사[건9,검1]

(1) 누-225 요 일반검사(Routine Urinalysis, UA)

소변은 신장에서 혈액을 거른 뒤 나오는 노폐물로서 여러 대사산물이 포함되어 있다. 소변을 검사함으로써 요로계의 이상뿐만 아니라 전신적인 내분비/대사 질환에 대한 정보도 알 수 있다. 또한 소변은 다른 검체에 비하여 비침습적으로 환자에게 부담이 가지 않게 채취할 수 있어서 요검사는 의료 현장에서 매우 중요한 역할을 한다. 요 일반검사 4종(누-225-가), 7종(누-225-나), 10종(누-225-다)까지가 있으며, 검사종목은 유로빌리노겐(Urobilinogen, 누-193), 단백(Protein, 누-184), 당(Glucose, 누-302), 요잠혈(Occult Blood), 빌리루빈(Bilirubin, 누-183), 케톤체(Ketone Body, 누-301), 비중(Specific Gravity), pH, 아질산염(Notrite, 누-224), 백혈구(WBC)가 해당된다.

(2) 누-230 요소질소(NPS 포함)

BUN(Blood Urena Nitrogen, 혈중요소질소)은 혈중 요소에 포함된 질소분을 나타낸다. 요소는 간에서 합성되어 신장에서 배설되는 데 신장에서 요소의 일부가 재흡수된다. 따라서 신장기능이 저하되면 BUN은 상승하여 크레아티닌(Creatinine, Cr)과 함께 신장기능 장애의 평가기준이 된다.

(3) 누-228 크레아티닌

크레아티닌은 크레아틴(Creatine)의 탈수물(脫水物)로서 혈중농도에 따라 신장 기능장애 정도를 판단할 수 있다. Cr은 BUN과는 달리 섭취 단백량의 영향을 잘 받지 않는다. Cr이 상승할 때에는 신장기능장애를 일으키는 원인질환을 감별하기 위해 소변량, 뇨(尿)검사, 크레아티닌 청소율, CBC 등의 검사를 실시해 종합적으로 판단한다.

(4) 나-773 방광경검사[건9]

방광경검사(Cystoscopy)는 요도와 방광 내부를 관찰하는 검사로, 요도이상, 즉 배뇨통(排尿痛), 배뇨곤란, 배뇨 시 거부감, 잔뇨감(殘尿感), 혈뇨(血尿), 재발성 농뇨(膿尿) 등을 호소하는 경우에 실시한다.

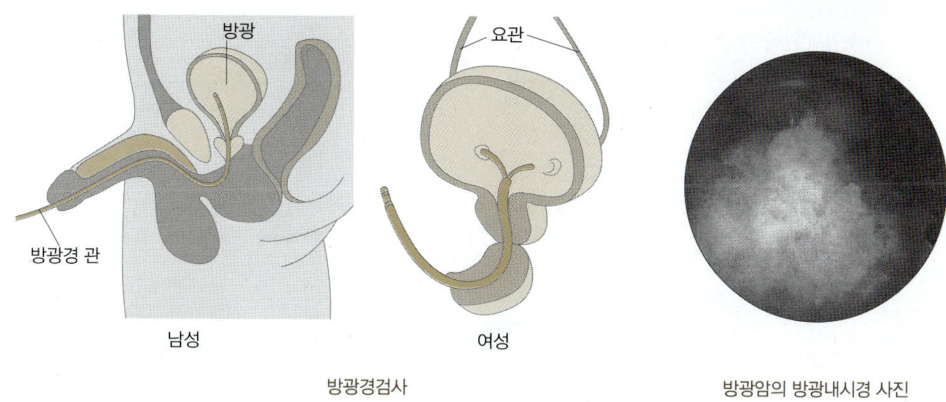

그림 9.12 방광경검사

(5) 다-213 신우조영법

신우조영법(腎盂造影法, Pyelography)은 신장에서 형성된 요(尿)가 배설되는 신우나 요관, 방광 등을 조영제로 염색하고 X선으로 촬영하여 시간 경과에 따른 신장의 형태와 요로(尿路) 이상을 알아보는 검사이다(그림 9.13).

1) 다-213-가 IVP(Intravenous Pyelography, 경정맥 신우 조영촬영)
2) 다-213-나 RGP(Retrograde Pyelography, 역행성 신우 조영촬영술) : 방광경이라는 내시경을 요도를 통해 방광에 삽입하고 눈으로 확인하면서 가늘고 긴 관을 방광과 연결되어 있는 요관에 삽입한 후 조영제를 주입하고 방광의 구조와 기능, 방광과 연결된 요관, 신장의 상태를 촬영하는 검사이다.
3) 다-213-다 AGP(Antegrade Pyelography, 하행성 신우 조영촬영) : IVP 후 요로폐색이 있는 경우 RGP로 검사하기 어려울 때 신배나 신우를 직접 천자하여 카테타를 이용하여 조영제 주입 후 촬영한다.

6) 뼈·관절·근육 질환과 검사[건9,검1]

(1) 나-611 근전도검사

근전도(EMG, Electromyogram)는 신경자극에 대한 근육의 반응을 근육 내 전기적 변화를 감지하여 검사하는 것으로 척수, 신경근, 신경총, 말초신경의 장애부위 특정과 근위축성 측색경화증, 근염, 중증 근무력증 등의 진단에 유용하다.

금기

- 조영제 알레르기가 있는 경우
- 약물 알레르기가 있는 경우
- 임신한 경우
- 고도의 신장기능저하(신부전)가 있는 경우

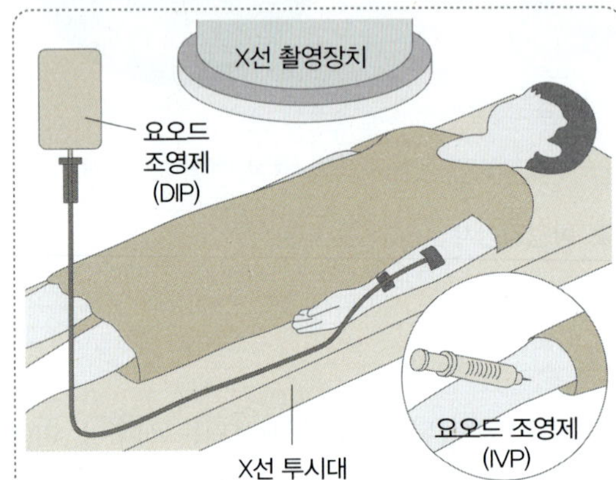

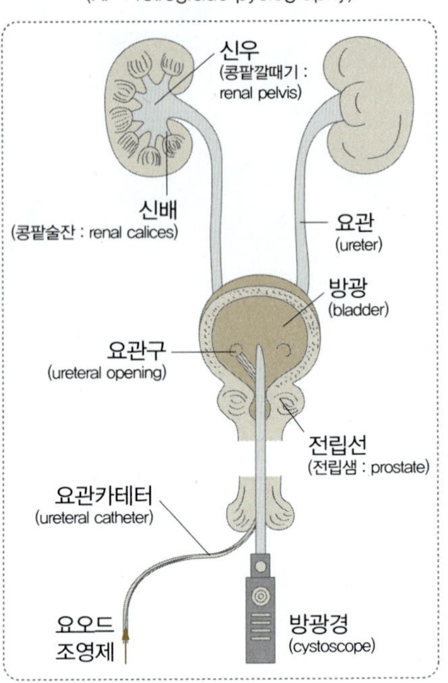

그림 9.13 신우조영법[검1]

관절경검사	적용 • 슬내장(슬관절 내의 반월판 · 인대 손상) • 관절 내 골절 • 관절염 • 관절종양 • 관절병

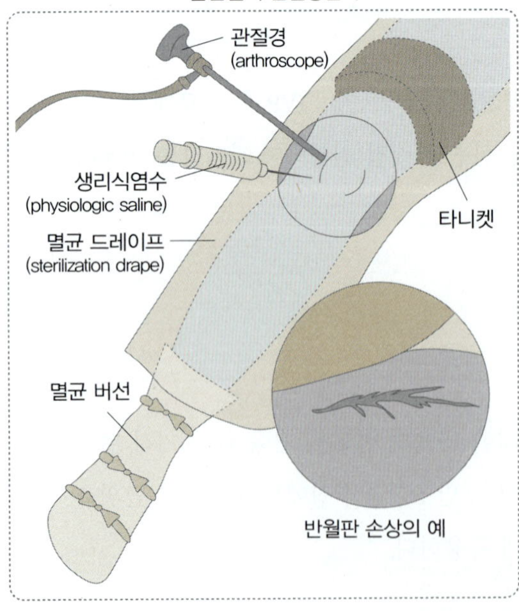

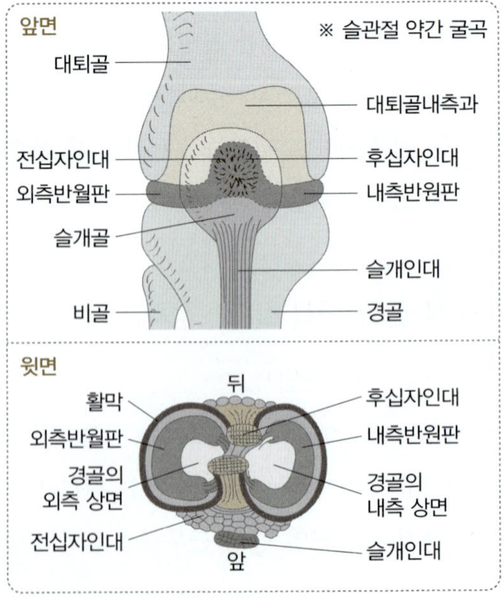

그림 9.14 관절경검사[검1]

(2) 나-750 관절경검사

관절경검사(Arthroscopy)는 주로 슬관절(knee joint)에 대해 실시하며 일반적으로 직경 4mm 전후의 관절경이 이용된다. 슬관절 내의 반월판, 인대손상, 관절 내 골절, 관절염, 관절종양, 관절병 등의 진단에 이용된다(그림 9.14).

(3) 다-334 골밀도검사 또는 골다공증검사

골다공증검사(bone densitometry)는 인체 특정 부위의 뼈의 양을 측정하기 위한 검사이다. 골다공증, 골연화증(骨緣化症)과 같은 대부분의 대사성 골질환 환자에서는 뼈의 양이 감소하게 되는데, 뼈의 양을 골밀도(BMD, Bone Mineral Density)라고 하는 지표로 측정하고 이를 정상인의 골밀도와 비교하여 얼마나 뼈의 양이 감소되었는지를 평가하고자 하는 것이 검사 목적이다. 측정한 결과 값을 T, Z-score(값)이라고 표현하며, T-값은 골절에 대한 절대적인 위험도를 나타내기 위해 동일한 성별에서 젊은 연령층의 평균 골밀도와 비교하여 표준편차로 나타낸 값으로 젊은 성인과의 차이를 의미하고, Z-값은 동일 연

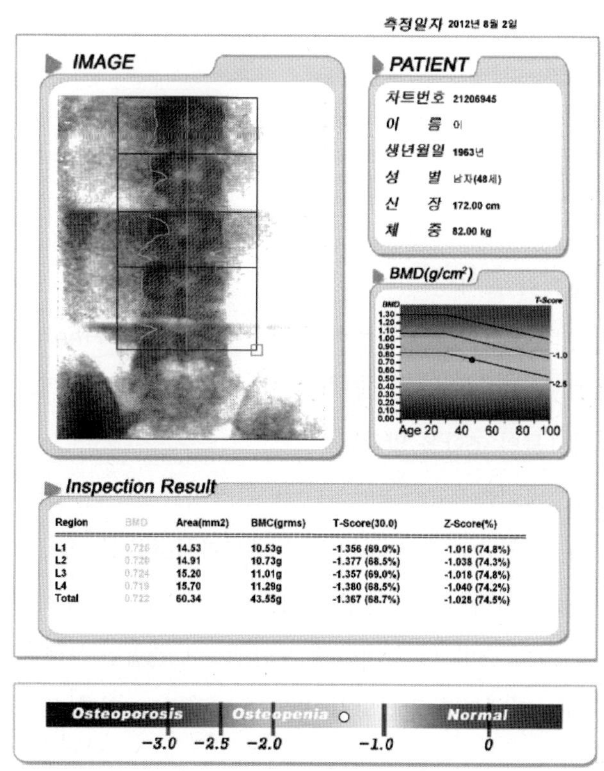

Region	BMD	Area(mm2)	BMC(grms)	T-Score(30.0)	Z-Score(%)
L1	0.726	14.53	10.53g	-1.356 (69.0%)	-1.016 (74.8%)
L2	0.720	14.91	10.73g	-1.377 (68.5%)	-1.038 (74.3%)
L3	0.724	15.20	11.01g	-1.357 (69.0%)	-1.018 (74.8%)
L4	0.719	15.70	11.29g	-1.380 (68.5%)	-1.040 (74.2%)
Total	0.722	60.34	43.55g	-1.367 (68.7%)	-1.028 (74.5%)

그림 9.15 골스캔을 이용한 골다공증검사 결과지

령층의 성인들과의 골밀도 평균값과의 차이에 대한 표준편차를 의미한다. WHO 기준으로 폐경 이후 여성과 50세 이상의 남성에서 T-값이 -1.0 이상은 정상, -1.0에서 -2.5 사이는 골감소증(osteopenia), -2.5 이하이면 골다공증으로 진단한다.

7) 성·생식기 질환과 검사[건9,검1]

(1) 나-772 질확대경검사

질확대경검사(Colposcopy)는 질확대경을 이용하여 자궁질부를 10배·20배로 확대·관찰하는 검사이다. 자궁경부암 외에 여러 가지 이상소견 진단에 유용하다.

(2) 다-216-가 자궁난관조영

자궁난관조영술(Hysterosalpinography, HSG)은 X선 촬영으로는 촬영할 수 없는 자궁, 난관 등 연부조직의 상태를 외자궁구(外子宮口)에 카테터를 삽입하고 조영제를 주입하여 촬영하는 검사이다. 난관이 자궁에 유착함으로써 생기는 종류(腫瘤), 난관종대 등을 추측할 수 있는 경우와 난관폐색·협착에 의한 불임(不姙)이 의심되는 경우에 실시한다.

(3) 다-127 유방촬영

유방촬영(Mammography)은 유방을 상하·좌우로 집어 수평과 수직 두 방향에서 낮은 전압의 X선 단순촬영을 하는 검사로 유방암 등의 진단에 이용한다.

8) 내분비·대사질환과 검사[건9,검1]

(1) 갑상선기능검사(나-742), 갑상선호르몬 등(누-323, Free T3, Free T4), TSH(누-325)

갑상선기능검사(Thyroid function test)란 갑상선 기능을 평가하기 위해 필요한 호르몬의 수치를 측정하는 검사들의 조합을 말한다.

갑상선호르몬에는 싸이록신(thyroxine, T4)과 트라이요오드타이로닌(triiodothyronine, T3) 두 종류가 있다. 뇌하수체에서 분비된 갑상선자극호르몬(TSH, Thyroid Stimulating Hormone)이 갑상선을 자극하면 갑상선 소포세포(thyroid follicular cell)에서 갑상선호르몬(T3, T4)을 생성한다. 혈중 T3와 T4의 대부분은 단백질에 결합된 상태로 존재하지만, T4의 0.03%와 T3의 0.3%는 단백질과 결합되지 않은 유리된(free) 형태, Free T3와 Free T4로 존재한다.

갑상선 기능에 이상이 오는 질환의 종류는 다양하지만 크게 갑상선 기능이 상승되는 갑상선기능항진증과 반대로 기능이 저하되는 갑상선기능저하증으로 분류할 수 있다. 이 검사로 갑상선기능저하증, 갑상선기능항진증, 하시모토병(Hashimoto's disease), 그레이브스병(Graves' disease), 갑상선자극호르몬결핍증(TSH deficiency), 선천성갑상선기능저하증(congenital hypothyroidism) 등을 진단할 수 있다.

(2) 갑상선질환의 2가지 형태

① 갑상선기능항진증

갑상선에서 갑상선호르몬이 정상보다 많이 나와 몸에 갑상선호르몬이 너무 많은 상태를 말한다. 갑상선기능항진증 환자는 비정상적으로 대사속도가 빨라지고 열에 민감하며 비정상적으로 활발해질 뿐만 아니라 식욕이 왕성함에도 불구하고 체중은 줄어든다. 또한 환자의 눈이 튀어 나오는데 이것은 눈 아래 샘은 커지고 목이 부풀어 오는 갑상선종(goiter)에 걸렸기 때문이다. 갑상선기능항진증이 생기는 흔한 원인은 그레이브스병, 갑상선 결절(nodule, 작은 혹), 갑상선염 등이며 이 중 그레이브스병이 갑상선기능항진증의 가장 흔한 원인이다.

▶▶바세도우씨병(graves disease) : 갑상선기능항진증의 일반적인 형태로, 맥박이 빠르고, 갑상선이 부어오르며, 안구돌출의 증상을 보인다. 미국에서는 그레이브씨병(Grave's disease)이라고 한다.

▶▶갑상선 종양 : 갑상선 기능과는 무관하게 갑상선에 혹이 생긴 것을 말한다. 갑상선의 혹은 초음파로 쉽게 진단이 가능하며 혹의 개수, 위치를 확인하고 크고 모양이 나쁜 혹을 중심으로 세침 조직 검사를 실시한다.

② 갑상선기능저하증

어떤 특정한 질병의 이름이 아니고, 우리 몸이 필요한 것보다 적은 양의 갑상선호르몬을 만들어내는 상태를 모두 갑상선기능저하증이라고 한다. 갑상선에 생기는 병 중 가장 흔한 것으로 남자보다 여자에서 많이 생기고 젊은 사람보다 나이가 든 사람에서 많이 발생한다. 갑상선기능저하증은 수술로 갑상선을 많이 잘라내거나 방사성 요오드로 치료받거나, 목에 방사선 치료를 받은 경우에 생긴다. 그러나 이런 치료를 받지 않고 저절로 생기는 갑상선기능저하증의 가장 흔한 원인은 갑상선에 염증이 생긴 상태인 갑상선염이다. 갑상선염은 여러 가지가 있는데 그 중 만성갑상선염(하시모토병)이 갑상선기능저하증을 일으키는 가장 흔한 원인이다.

(3) 갑상선 기능검사의 급여기준

1) 갑상선 기능장애가 의심되거나, 진단 및 치료를 위해 시행하는 갑상선 기능검사는 다음 중 3종 이내에 시행하는 경우 요양급여를 인정함.

- 다 음 -

가. 누323 갑상선호르몬 등 (01) Free T3

나. 누323 갑상선호르몬 등 (04) 싸이록신(Thyroxin, T4)

다. 누323 갑상선호르몬 등 (05) 유리싸이록신(Free T4)

라. 누323 갑상선호르몬 등 (06) 트라이요도타이로닌(Triiodothyronine, T3)

마. 누325 갑상선자극호르몬 (01) 갑상선자극호르몬(Thyroid Stimulation Hormone, TSH)

2) 위 1)에 해당하는 갑상선 기능검사 3종을 초과하는 경우에는 「선별급여 지정 및 실시 등에 관한 기준」에 따라 본인부담률을 90%로 적용함. [고시 제2018-3호, 2018.4.1. 시행]

(4) 당뇨검사

당뇨(糖尿)는 인슐린의 분비 혹은 작용에 문제가 생겨 혈당(血糖)이 높은 상태로 조절이 되지 않아 여러 합병증이 생기는 질환이다. 당뇨를 진단하기 위해서는 혈당 수치를 측정하는 것이 가장 중요하다. 임신성 당뇨(gestational diabetes)의 진단에는 당부하 검사가 필요하다.

당뇨검사(Diabetes Mellitus Test)의 종류에는 혈당검사(Blood Sugar Level, BSL), 공복 혈당(Fasting Blood Sugar, FBS), 당부하검사(Glucose Tolerance Test, GTT), 헤모글로빈A1c(Hemoglobin A1c, 누-306), 간이혈당측정기에 의한 검사인 반정량 당검사(Semi-Quantitatice Glucose, 누-302-가)가 있다.

1) 공복혈당 : 8시간 이상 공복 후 혈당을 측정한다.

2) 당부하검사 : 포도당을 300mL의 물에 녹여 5분 이상에 걸쳐 당을 공급(당부하)한다. 혈당은 포도당 물을 마시기 전, 포도당 섭취 후 매 30분마다 2~3시간까지 측정한다. 임신성 당뇨의 진단 시 당부하검사가 필요하다.

3) 헤모글로빈A1c : 한 시점에서 측정하는 혈당 수치는 여러 요인에 의해 변동이 생길 수 있기 때문에 장기간의 혈당 조절 추이를 파악할 목적으로 가장 널리 사용되는 검사이다. 당화혈색소는 적혈구에 정상적으로 존재하는 혈색소에 당이 결합된 형태로, 혈당이 높게 유지되었을 경우에 당화혈색소 수치도 높아진다. 당화혈색소는 2~4개월 동안의 평균 혈당 수치를 반영하므로 장기간의 혈당 조절 정도를 파악하

는 데 유용하다. 단, 당화혈색소는 당뇨의 진단에는 사용할 수 없다.

당뇨 진단을 위해서는 다음 3가지 중 한 가지를 만족하면 진단할 수 있다. 양성이면 다른 날에 다시 검사하여 확인한다.

① 당뇨의 전형적 증상〔다뇨(多尿), 다식(多食), 다갈(多渴), 원인을 알 수 없는 체중 감소〕이 있으면서 혈당 수치가 200 mg/dL 이상

② 공복혈당 농도가 126 mg/dL 이상

③ 당부하검사에서 부하 2시간 후 혈당 농도(PP2, 2 hrs post-prandial plasma glucose level)가 200 mg/dL 이상

9) 면역질환·감염증과 검사[건9,검1]

(1) 누-741 면역글로불린(정량)

혈청단백의 주요 성분은 알부민과 글로불린이다. 글로불린은 4종류로 구성되어 있는데, 이중 감마-글로불린은 면역반응에 관여하는 항체활성을 가진 단백질이므로 면역글로불린(Ig)이라고 부른다. Ig는 만성간염, 자기면역질환, 악성종양 등의 항체생산을 자극하는 요인이 되는 병태 등에서는 전반적으로 증가한다.

(2) 나-711 피부반응검사[일반검사]

항생제 피부반응검사(Skin Test General)는 기본진료료에 포함된다. 간디스토마, 폐디스토마, 결핵, 한센병히스타민, 한센병레프로민, 발한검사가 있다.

(3) 약물감수성 시험

약물감수성시험이란 알레르기검사를 말한다. 알레르기반응의 유무와 알레르기를 유발하는 항원을 동정하기 위한 매우 다양한 검사방법이 있다. 임상에서의 알레르기질환검사로는 알레르겐피부반응검사(나-715), IgE정량, IgE항체측정이 널리 이용된다.

(4) 나-713 첩포시험[1종목당]

첩포시험(Patch test)은 알레르기성 접촉성 피부염의 항원을 찾아내는 검사로서 1회용 반창고 같은 헝겊에 추정되는 화학물질들을 발라서 피부(주로 등)에 48시간 동안 밀봉하였다가 떼어낸 후 피부반응의 홍반, 수두, 유종 등의 증상을 관찰함으로써 원인 물질을 찾아내는 검사이다.[검2]

(5) AIDS 검사

AIDS 바이러스(Human Immunodeficiency Virus, HIV) 감염 후 본인이 감지하지 못한 상태에서도 타인에게 전염력이 있으므로, 감염자의 조기발견과 수혈 등으로 인한 감염요인 사전규명 및 진료과정에서의 감염예방 등을 위하여 실시한 나-471 HIV 항체검사(일반 또는 정밀)는 다음과 같은 경우에 산정한다.

(1) 장기이식수술을 위하여 장기를 제공하는 경우

(2) 수술 또는 수혈이 필요하거나 예측되는 환자

(3) 중증감염환자, 불명(不明) 열환자 또는 투석환자(혈액, 복막)

(4) 비전형적 피부질환자 또는 원인불명의 전신성 림프선 종창환자

(5) 동성애, 매춘, 성병, 마약주사 경험자

(6) 기타 후천성 면역결핍증이 의심되는 경우

누-720, 누721-가 HIV항체검사

인간면역결핍바이러스(Human Immunodeficiency Virus, HIV)란 후천성 면역결핍 증후군(AIDS)을 일으키는 원인 바이러스를 말하며, 보통 이 바이러스에 감염된 상태를 HIV 또는 HIV 감염이라고 한다. HIV에 감염되면 우리 몸에 있는 면역세포인 CD4 양성 T-림프구가 이 바이러스에 의해 감염되어 파괴되므로 면역력이 떨어지게 되고, 그 결과 각종 감염성 질환과 종양이 발생하여 사망에 이르게 된다. 인체의 면역력이 상당히 저하되어 이러한 감염증과 종양이 나타나기 시작하는 상태를 에이즈 또는 후천성 면역결핍증이라고 한다.

(6) 누-701-가 A형 간염항체(HAV Ab)

A형 간염은 A형 간염바이러스(Hepatitis A virus)에 의한 급성 간염으로 입을 통해 사람 대 사람으로 전파된다. A형 간염은 감염 후 평균 28일(15~50일)의 잠복기를 가지며 다른 간염과 구별되지 않는 간염의 일반적인 증상이 나타난다. 초기에는 가벼운 감기와 비슷한 증상이 나타나다가 후에 열, 피로감, 근육통, 식욕부진, 복통, 오심, 구토, 흑갈색뇨, 황달 등의 증상이 급작스럽게 나타난다.

A형 간염바이러스에 감염된 사람은 항체(anti-HAV)를 가지게 되는데 이들 환자의 혈액에서 혈청을 분리해서 인위적으로 재조합한 A형 간염 항원과 반응시키면 항원항체 반응이 일어나게 된다. HAV lgG(Hepatitis A Virus IgG)는 A형 간염바이러스에 대한 과거 감염

및 면역 상태를 나타내며, HAV lgM은 급성 A형 간염의 최근 감염을 진단하거나 확인하는 데 사용된다. lgG는 후기에 나타나는 항체, lgM은 초기에 나타나는 항체를 의미한다.

(7) B형 간염

B형 간염은 B형 간염바이러스(Hepatitis B virus)에 의한 급성 및 만성 간염(주로 만성 간염)이다. 항원(HBsAg)은 보균자의 혈액, 소변, 침 및 기타 체액에서 발견된다. 감염 경로는 오염된 혈액의 수혈이나 주사바늘(약물 중독자가 돌려쓰는 주사바늘, 문신, 침 등), 감염된 모체에서 태아로 수직 전파, 성적 접촉, 오염된 체액(타액 등)에 노출되는 것 등이다. B형 간염바이러스에 감염된 사람은 체내에 B형 간염바이러스가 존재하면서 생산하는 항원(HBsAg, HBcAg, HBeAg) 및 B형 간염바이러스 디옥시리보핵산(HBV DNA)을 가지게 되며 질병 상태에 따라 여러 종류의 항체(anti-HBs, anti-HBc, anti-HBe)를 가지게 된다. B형 간염의 진단이나 질병 상태를 확인하려면 B형 간염바이러스 관련 항원이나 항체 검사를 시행한다.

누-702 B형 간염 DNA 정량검사(DNA Probe법)

(1) HBeAg (+)인 만성 간질환 환자

(2) HBeAg이 (−)이고 HBeAb가 (+)임에도 간효소검사(SGPT) 수치가 증가되어 있는 경우

(3) 만성 B형 간염 산모

(4) 간암환자 중 항바이러스 치료를 받고 있는 환자의 치료반응을 평가하기 위한 경우

(5) B형 간염 보균자의 항암화학요법 또는 면역억제제 치료 시작 시와 치료 후 경과 관찰을 위해 실시하는 경우

(8) C형 간염

C형 간염은 C형 간염바이러스(Hepatitis C virus)에 의한 급성 및 만성 간염(주로 만성 간염)이다. 임상적으로 B형 간염과 유사하나 만성화의 빈도가 80% 정도로 더 높고 간경화로 진행을 더 잘하지만 간암 발생의 위험도는 더 적다.

HCV Ab(Hepatitis C Virus Antibody)는 C형 간염바이러스 항체 진단, 급성 바이러스성 감염의 진단에 사용된다.

누-700-마 C형 간염항체검사

C형 간염항체검사(HCV Ab)의 인정기준은 다음과 같이 하며, 동 인정기준을 초과하여

실시하는 경우 비급여하도록 한다.

(1) HBsAg 음성인 급·만성 간질환

(2) 급성 및 만성 C형 간염이 의심되는 경우

(3) 혈액종양환자와 혈액투석을 받는 만성 신부전증환자 등 잦은 수혈로 인해 C형 간염 감염의 위험이 있다고 판단되는 경우

(4) 장기공여자

(9) 신종 인플루엔자(H1N1) 〈2010.3.15.부터 비급여로 전환.〉

10) 뇌·신경질환과 검사[건9,검1]

(1) 나-614 뇌파검사(EEG)

뇌파검사(Electroencephalography, EEG)는 두피(頭皮)에 전극(電極)을 장착하고 뇌세포집단 활동의 전기적 변화를 기록하는 방법으로 뇌사(腦死) 판정의 보조진단으로도 필수적인 검사이다.

(2) 뇌혈관조영술

뇌혈관조영술(Cerebral Angiography)은 ① 혈관의 주행이상 및 편위, ② 혈관폐색 및 협착, ③ 혈류울혈(血流鬱血), ④ 종양혈관 조영, ⑤ 바이러스 동맥류의 교통장애, ⑥ 동맥류 추출(描出) 등 책임병소의 유무를 확인할 수 있다.

예로 다-260 두경부 동맥조영이 있다.

▸▸울혈(congestion : 혈관의 일부에 정맥성 혈액의 양이 증가되어 있는 상태로 정맥의 협착 또는 폐쇄가 원인이 된다.

▸▸동맥류(aneurysm) : 동맥 안쪽의 압력으로 동맥의 일부가 팽창된 상태를 의미한다.

11) 감각기질환과 검사[건9,검1]

(1) 나-666 정밀안저검사[편측]

안저검사법(眼底檢査法, Examination of the fundus)은 검안경으로 안저(안구 내부의 뒤쪽에 있는 망막 부분)를 검사하는 방법으로, 눈 속의 망막질환, 시신경 유두, 황반 등 기타 구조를 관찰할 수 있다. 도상검사법(倒像檢査法)과 직상검사법(直像檢査法)이 있다. 도상안저검사법은 현미경의 약한 확대에 해당되는 것으로서, 안저는 단지 5~8.5배로 확대되지만, 넓은 범위를 한번에 관찰할 수 있는 유리한 점이 있다. 직상안저검사법은 반사경 또는 프리

즘으로 피검안(被檢眼) 안에 빛을 보내면 광선이 되돌아올 때 수정체와 전방(前房)이 2개의 볼록렌즈의 역할을 하여 안저가 확대되어 보이는 원리를 이용한다. 녹내장, 당뇨병성 망막증, 고혈압성 망막증 등의 진단에 이용된다.

▸▸녹내장(glaucoma, 綠內障) : 안구(眼球)의 안압(眼壓)이 병적으로 상승하기 때문에 시신경이 장애되어 시력이 약해지는 병이다.

(2) 나-671 굴절 및 조절검사

눈의 굴절상태를 측정하며 이것을 자동화시킨 것이 안경점에서도 볼 수 있는 자동굴절검사기이다.

(3) 나-675 안압측정(Tonometry)

안압(眼壓, intraocular pressure)이란 각막과 공막으로 싸여 있는 안구의 내부가 유지하고 있는 일정한 압력으로, 안압검사는 압축공기를 뿜어 각막의 표면반사의 차이를 측정하며, 안구위축, 망막박리, 안구 천공, 안질환과 안압항진에 의한 급성 녹내장을 진단하는데 필수적이다. 안압측정은 녹내장의 필수적인 검사로서 안통(眼痛), 두통(頭痛) 등 호소환자, 수술 후 검진환자, 결막하 출혈, 스테로이드 안약을 점안중인 환자는 특히 필요한 검사이다. 정상안압은 10~21mmHg 사이이며 정상보다 지극히 낮을 때는 심한 탈수상태(당뇨병 등에서), 안구위축, 망막박리, 맥락막 박리, 안구 천공상 등을 의심해야 하며 지극히 높을 때는 급성녹내장을 의심해야 한다. 주 3회 이상 실시하더라도 3회 이내만 산정한다.

(4) 나-681 세극등현미경검사

세극등현미경검사(Slit-Lamp Biomicroscopy)는 일(一)자로 비추는 빛을 사용해서 각막과 수정체의 상태를 조사하는 검사이다. Slit 광선은 눈을 통과하여 안구의 단면을 자르므로 각막, 결막, 홍체 표면의 불규칙한 표면, 수정체의 층의 전안부(前眼部)질환을 진단한다.

세극등(細隙燈)은 특수한 조명장치와 양안입체현미경으로 이루어져 있어 보통 10배 혹은 16배로 확대 관찰하나 40배까지의 확대도 가능하다. 조명장치로부터 나오는 빛의 강도, 방향, 크기, 폭을 마음대로 조절하여 가늘고 긴 빛을 눈에 비추게 되면 각막, 수정체, 콘택트 피팅 상태 등이 세극광선에 의해 잘려진 광학절편을 보여주며 그 단면을 현미경을 통해 관찰할 수 있다. 빛이 들어가는 각도를 조절하고 초점을 이동시킴으로써 결막과 각막부위부터 관찰한 후 차차 초점을 눈 뒤쪽으로 이동시켜 전방, 홍채, 수정체를 지나

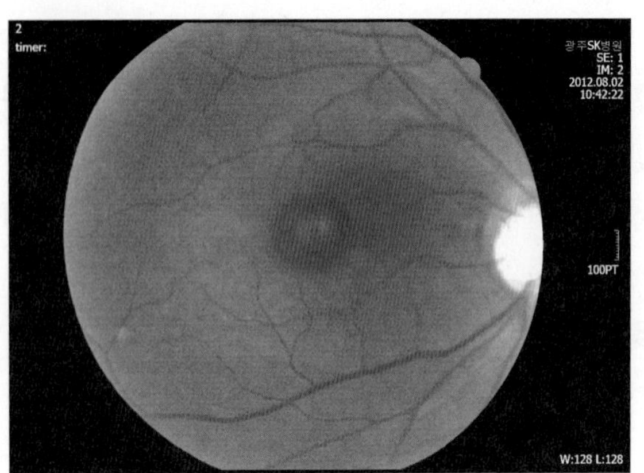

그림 9.16 세극등현미경검사 영상

유리체의 앞부분까지도 관찰할 수 있다.

(5) 청력검사(순음청력계기에 의한 검사)

순음청력검사(Standard Pure Tone Audiometry)는 공기전도청력검사를 줄여서 부르는 말로 외이, 중이, 내이 등 청각 경로 전체의 듣기능력을 평가한다. 이 검사는 순음(pure tone, 삐~ 하는 소리 같은 단일음)을 이용하여 각 주파수별 청력 역치를 찾는 검사이다. 방음실(防音室)에서 공기전도 청력검사용 헤드폰 또는 인서트폰을 이용하여 각각의 귀에 주파수별로 순음을 제시하고 제시된 순음이 들리면 피검자는 가지고 있는 버튼을 눌러서 소리가 들렸음을 표현하게 된다.

1) 나-634 청력검사(순음청력계기에 의한 검사)는 청력 Level을 측정한다.
2) 나-636 청력검사(임피던스 오디오메트리에 의한 검사)는 귀속의 Fluid 유무, 고실 압력측정, 등골근 반사 등을 측정하는 검사이므로 삼출성 중이염, 난청, 이명(耳鳴, tinnitus : 자신을 괴롭히는 정도의 잡음이 느껴질 때) 등에 각각 인정한다.

3. 종양표지자

1) 개요

(1) 종양표지자

종양표지자(腫瘍標識子, Tumor Marker)라는 용어는 첫째로 종양세포의 특성, 즉 정상세포에서는 나타나지 않고, 종양세포에서만 나타나는 특이물질이란 의미가 있다[종1]. 종양표지자는 체내(體內)에 암세포의 존재를 나타내는 물질이다. 이러한 표지자는 대개 종양 종류에 특이적이며 혈액 혹은 조직시료에서 발견된다[검1]. 현재, 종양표지자로 총칭되는 것은 다음과 같이 요약할 수 있다[종1]. 첫째는 암태아성 단백 또는 항원(CEA)으로 알려진 것이다. 그 대표적인 예로 AFP(α-fetoprotein)이다. 둘째는 정상세포에서도 생산되지만 종양세포에서 특히 과잉으로 생산되는 것으로 태생기와는 별로 관계가 없는 단백 항원으로 골수종 단백을 들 수 있다. 셋째는 isoenzyme로 그 중에는 암태아성 단백의 성격을 가지고 있는 것도 있다. 그리고 넷째는 이소성(ectopic) 생산호르몬, 다섯째는 종양세포의 막 성분의 변화를 이용하는 것이다. 종양표지자는 "암세포 또는 암에 반응하는 정상세포가 만드는 물질로 이를 각종 체액, 조직, 배설물에서 검출하여 암의 존재, 종류 및 양을 아는 데 목표가 되는 물질"로 정의할 수 있다.[종1]

종양표지자는 3가지 목적으로 사용하고 있다.[종1] 즉 암의 조기검출, 암의 진단과 감별진단 및 암의 치료이다.

[표 9.4]는 주요 암과 이에 대응하는 대표적 종양표지자를 보여 준다.

표 9.4 주요 암과 대표적 종양표지자[검1]

주요 암		대표적 종양표지자
폐암	선암	SLX, CEA
	편평상피세포암	SCC
	소세포암	NSE
간암		AFP, PIVKA II
담낭, 췌장암		CA19-9, SPan-1
전립선암		PSA
난소암		CA-125, CA-72-4
골수종		BJP
위·대장암		CEA, STN
전이성 위암		CA-72-4
유방암		CA15-3

(2) 종양표지자와 종양과의 관계[종1]

1) 종양의 종류에 따라 생산되는 종양표지자가 다르다.

2) 같은 종류의 종양이라도 세포분화도의 차이에 따라 종양표지자가 생산되기도 하고, 그렇지 않는 경우가 있다.
3) 원발(原發)장기가 다른 종양에서 같은 종양표지자가 생산된다(장기 특이성 : CEA, TPA 등).
4) 초기 암에서는 통상 종양표지자는 고농도로 증가하지 않는다.
5) 양성질환에서도 종양표지자가 고농도로 증가하는 경우가 있다.
6) 종양표지자 생산 종양에서는 진행암 정도로 종양표지자가 있고 고농도로 증가한다.
7) 종양 절제수술 후의 재발 예에서는 조기에 수술 전에 증가한 종양표지자가 조기에 고농도로 증가한다.

(3) 종양 검사의 급여기준 [고시 제2019-255호, 2019.11.28.]

누-372, 누-421, 누-422, 누-428~누-432, 누-434~누-441, 누-447 및 누-448을 종양 검사로서 시행할 경우의 급여기준은 다음과 같이 함.

-다 음-

가. 악성종양이 원발장기에 있는 경우 : 최대 2종 인정. 다만, 간 내에서 발생한 원발성 암종의 감별이 임상적으로 어려운 경우에는 최대 4종 인정
나. 악성종양이 원발장기와 속발(전이)장기에 있거나 악성종양이 의심되는 경우 : 원발장기 2종을 포함하여 최대 3종 인정
다. 원발장기가 확인이 안 된 상태에서 암이 의심되어 실시하는 경우 : 장기별로 1종씩 인정하되, 최대 3종까지 인정. 다만, 난소암이 의심되는 경우는 치료 전 검사 1회에 한하여 최대 5종까지 인정함.
라. 종양검사 중 "누-437 인간부고환 단백4[정밀면역검사]"는 「선별급여 지정 및 실시 등에 관한 기준」에 따라 본인부담률을 80%로 적용함.

2) 대표적인 종양표지자[총1,전9]

(1) 누-429 태아성암항원(CEA)

CEA(CarcinoEmbryonic Antigen, 암태아항원)는 분자량 18만 전후의 당단백질로 정상세포에서도 생산되며 정상인의 위액, 장관, 담즙, 폐 등에 소량 분포한다. CEA는 조직학적으로는 각 장기의 선암계 종양표지자로서, 대장암(약 50~80%), 위암(약 40%), 췌장암(약 40%) 등에서 높은 수치가 나타나는데, 감도나 장기 특이성이 부족하므로 다른 종양표지자

(CA19-9 등)와 함께 진단함으로써 진단율을 높인다.

(2) 누-420 벤스존스단백검사(BJP)

BJP(Bence-Jones Protein, 벤스존즈단백)는 요단백 또는 혈청단백의 면역전기영동법을 이용해 M-단백인 것을 증명하여 확인하며, 다발성골수종이나 원발성 마크로 글로불린혈증 등의 종양성 M-단백혈증에서 보인다.

» 다발성골수증 : 여러 군데의 용해성 골병변을 동반하는 경우가 많으며, 이는 림프구의 최종분화단계로 면역단백을 생산하는 형질세포에 발생하는 악성혈액질환이다.

(3) 누-421 알파피토프로틴(AFP)

AFP(알파태아단백)는 원발성 간암의 대표적 종양표지자이다. AFP는 알부민에 가까운 분자령의 당단백으로 주로 태아의 간세포와 성인의 간세포암에 의해 만들어진다. AFP는 CEA와 함께 암태아성 단백의 대표적 종양표지자이며 주로 원발성 간암의 혈청진단에 이용된다. 전이성 간암과 담관암에서는 AFP의 상승을 보이는 일이 드물며 간(肝)전이의 경우에는 CEA가 유용하다.

혈청 AFP의 증가는 ① 원발성 간세포암, ② 생식기 종양, ③ 급성간염 회복기, ④ 만성간염 및 간경변증, ⑤ 임신 등을 의미한다.

(4) 누-435 CA-19-9

CA(Cancer Antigen) 19-9는 사람의 결장직장암세포를 면역시켜 얻은 항체를 이용하여 인식되는 소화기암의 특이항원 중의 하나이다. 주로 췌장암의 종양표지자로 알려져 있는데 대장암, 위암, 담관암, 난소암에서도 증가하는 경우가 있다.

(5) 누-431 CA-125

CA(Cancer Antigen) 125는 난소암세포의 조직배양으로 얻은 항원에 대한 항체를 이용하는 종양표지자검사의 일종으로, 초기 난소암에서는 60%, 난소암이 진행되면 거의 모든 예에서 양성을 보인다. 자궁내막암과 난소암에 특이성이 있는 종양표지자로 알려져 있다.

(6) 누-436 CA-72-4

위암, 대장암이나 난소암을 검출하는 데 유용하다. 즉, 난소암에서 95%의 특이성과 65%의 감도를 나타낸다.

(7) 누-430 전립선암

PSA(Free Prostatic Specific Antigen, 전립선 특이항원) 검사는 1) 40세 이상인 경우, 하부요로증상 등 임상소견, 병력 또는 검사결과 암이 의심되는 경우, 2) 40세 미만인 경우, 전립선암의 가족력이 있거나, 직장수지검사 또는 초음파검사 등에서 전립선암이 의심되거나, 과거 전립선특이항원 검사 결과 이상(2.0ng/mL 이상)이 있는 경우, 하부요로증상이 있는 전립선비대증 환자에게 약물투여 등 치료를 계획하거나 치료중인 경우에 시행한다.

Free PSA(유리전립선특이항원) 검사는 PSA 검사결과 2.0ng/mL 이상에서 시행한 경우에 시행한다. 직장수지검사 또는 초음파검사 등에서 암이 의심되는 객관적 소견이 있는 경우에는 PSA 검사와 free PSA 검사의 동시 시행 시에도 인정한다. [고시 제2019-221호(행위), 2019.10.14. 시행]

(8) 누-439 편평상피세포암항원(SCC)

SCC(Squamous Cell Cancer Antigen, 편평상피세포암항원)는 부인과, 호흡기과, 소화기과 영역의 편평상피암 종양표지자로 편평세포자궁암, 편평세포폐암, 식도암 등을 진단하는 검사이다.

(9) 누-438 신경특이에놀라제(NSE)

NSE(Neuron Specific Enolase, 신경특이에놀라제)는 신경조직과 신경내분비 세포중에 특이적으로 존재하여 신경재분비 종양과 소세포성 폐암에 유용한 검사이다.

(10) 누-440 조직폴리펩타이드항원(TPA)

TPA(Tissue Polypeptide Antigen, 조직 폴리펩타이드 항원)는 암조직, 태반 등의 배양액에서 검출되며, 장기 특이성이 없는 일반적인 종양표지자이다.[참1] 즉, 원발 부위와는 관계없이 거의 모든 악성종양에서 TPA는 증가한다.

(11) 누-434 CA-15-3

CA 15-3은 사람의 유즙 지방구막 등에 존재하는 당단백의 일종이며, 일반적으로 유방암에 특이성을 가진 종양 표지자로 알려져 있다.

10

진단명기준 환자군(DRG)

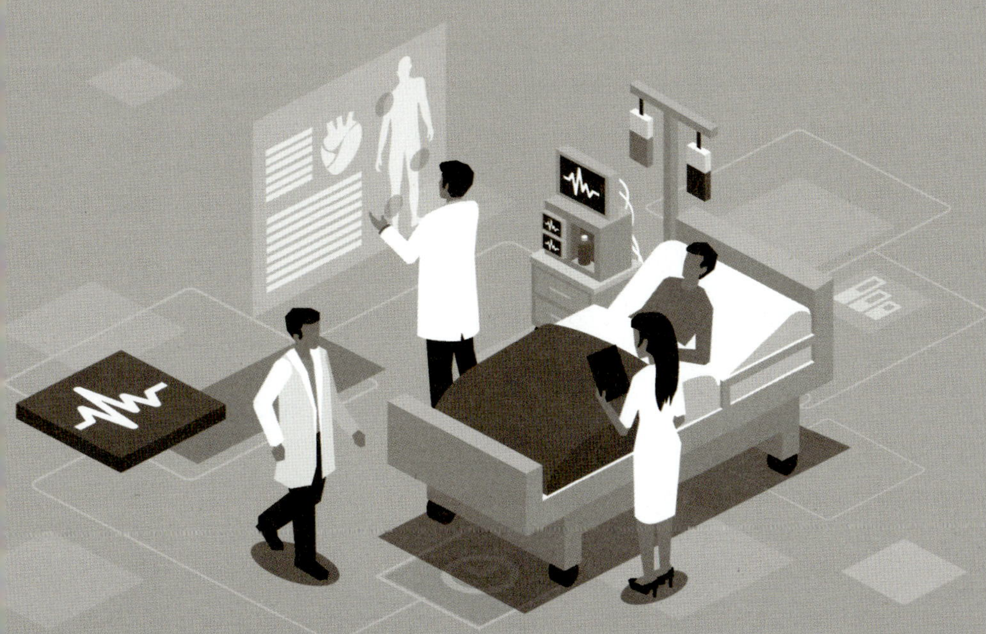

1. DRG 개요

1) 환자분류체계[D9,D10]

환자분류체계(Patient Classification System, PCS)는 상병, 시술, 기능상태 등을 이용해서 외래나 입원환자를 자원소모나 임상적 측면에서 유사한 그룹으로 분류하는 분류체계로 포괄수가제의 지불단위가 되면서, 병원 간 각종 진료비 비교 등의 기준으로 사용되고 있다. 대표적 예로 DRG(Diagnosis Related Group)와 APG(Ambulatory Patient Group) 등이 있다.

우리나라의 환자분류체계는 [표 10.1]과 같은 다양한 종류가 사용되고 있다.

KOPG(Korean Outpatient Group), 즉 한국형 외래환자분류체계는 시술, 상병 등을 이용해서 외래환자들을 의료자원 소모와 임상적 의미 측면에서 유사한 그룹으로 분류하며, 적정급여 자율개선제, 자율시정통보, 요양급여 적정성 평가, 지표연동관리제에 활용하고 있다.

KOPG-KM(Korean Outpatient Group-Korean Medicine), 즉 한국형 한의외래환자분류체계는 시술, 상병 등을 이용해서 한의외래환자들을 의료자원 소모와 임상적 의미 측면에

표 10.1 우리나라의 환자분류체계 현황[건6]

명칭	분류	용도	버전	질병군 개수 (2021년 1월 기준)	개발연도
KDRG	입원	일반용	4.4	2,721	V1.0 1986, V2.0 1991, V3.0 2003, V4.0 2016, V4.1 2017, V4.2 2018 V4.3 2020, V4.4 2021
		신포괄용	1.3	1,973	V1.0 2010, V1.1 2014 V1.2 2016, V1.3 2021
KOPG	외래	의과	2.4	598	V1.0 2006, V2.0 2016, V2.1 2017, V2.2 2018 V2.3 2020, V2.4 2021
KOPG-KM	외래	한의	3.0	221	V1.0 2007, V2.0 2014 V2.2 2016, V2.3 2018 V2.4 2020, V2.5 2021 V3.0 2022
	입원	한의	2.0	247	V1.0 2015, V1.1 2016, V1.2 2017, V1.3 2018 V1.4 2020, V1.5 2021 V2.0 2022
588 분류	외래	보건기관	1.2	591	V1.0 2003, V1.1 2016 V1.2 2021

서 유사한 그룹으로 분류하고 있다.

588분류체계는 한국표준질병·사인분류 중분류(한의상병 관련 중분류 3개를 제외한 264개), 연령(소아, 성인, 노인), 수술·처치 유무 등을 이용해서 외래환자를 591개 그룹으로 분류(2011년 11월 기준)하고 있으며, 보건기관의 관리지표 생산에 활용하고 있다.

환자분류체계는 여러 분야에서 활용되고 있다.

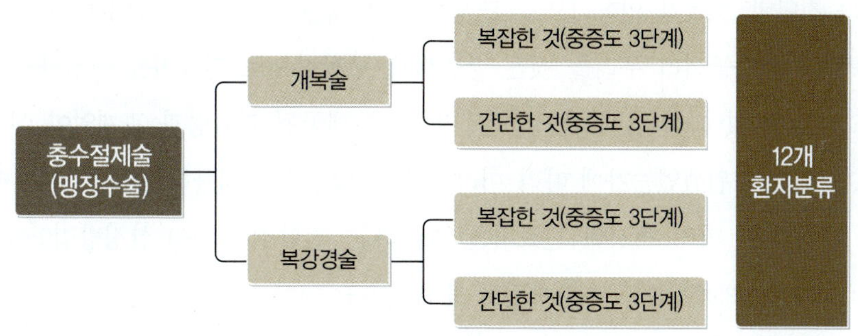

그림 10.1 맹장염(질병분류)과 충수절제술(행위분류)을 이용한 환자분류 예시

1) 진료비 지불 : 포괄수가제(case payment)에서 지불단위로 사용된다.
2) 병원 간 비교 : 병원 간 진료비용, 재원일수, 사망률, 기타 질 지표 비교 시 환자구성 보정도구로 사용된다.
3) 의료기관 기능평가 : 상급종합병원의 지정·평가(전문, 일반, 단순진료 질병군)에 사용되며, 2011년 1월부터 전문병원 평가에 사용된다.
4) 환자구성(case-mix) 보정의 필요성 : 단순히 비교되었던 진료비 등이 환자 분류체계를 이용하면 각 기관의 환자종류나 경중도를 보정한 상태에서 지표를 비교하여 병원별 객관적인 평가가 가능하다.
5) 상대지표 활용 : 건당 진료비(CI), 입(내)원 일당 진료비(DCI), 장기도 지표(Lengthness Index), 환자구성 지표(Case Mix Index)에 활용할 수 있다.
6) 급성심근경색증 평가 지표 : 건당 진료비 CI, 건당 입원일수 LI 등의 지표에 환자분류체계를 이용할 수 있다.

▸▸건당 진료비 ECI(Episodes-Costliness Index) 산출 : 동일한 요양기관 종별의 평균 수진자당 진료비 대비당 요양기관의 수진자당 진료비

2) DRG 지불제도의 개념[적1,D6,D10]

DRG(Diagnosis Related Groups)란 미국 예일대학교 연구팀이 의료비 상승으로 국가재정 부담에 따른 의료비 상승을 억제하기 위하여 1967년 개발을 시작하여 1977년에 발표한 입원환자 중심의 분류체계이다. 즉, 입원환자를 자원소모 유사성과 임상적 유사성에 기초하여 분류하는 환자(患者)분류체계이다.

DRG는 진단과 치료가 의학적으로 관련이 있고 재원기간이 유사하여 병원 자원의 소모가 유사한 환자들끼리 무리를 짓는 방법으로 포괄적으로 진료비를 산정하는 포괄수가제라고 할 수 있다. DRG에서는 입원기간 동안 제공된 진료량과 관계없이 어떤 질병의 진료를 위해 입원했었는가에 따라 미리 정해진 일정액을 지불하는 건별 지불제도(pay for case system)로 미리 책정된 진료비를 지급하는 전향적(前向的) 산정방법(Prospective Payment System, PPS)인 선불(先佛)제도로 볼 수 있다.

통계생성을 위해서 병원에서는 진단코드와 시술코드를 이용해 환자집단을 정의한다[D10].

- 진단코드 : 환자의 입원 사유와 동반상병·합병증을 한국표준질병사인분류(KCD)라는 표준화된 진단코드로 기록한다.
- 시술코드 : 환자에게 행해진 시술도 건강보험 급여행위 목록을 사용하여 표준화된 코드로 기록한다.

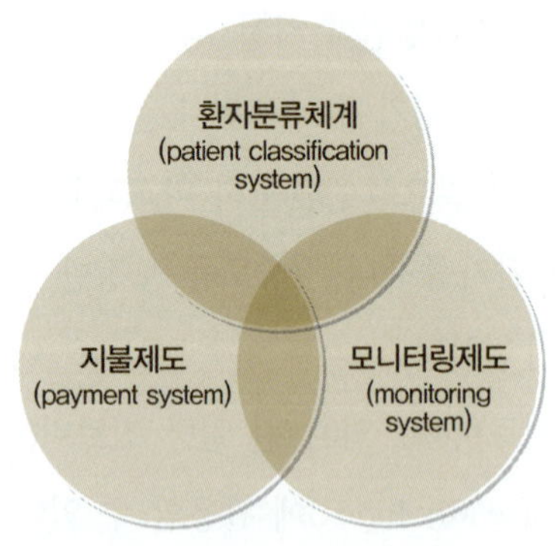

그림 10.2 DRG 지불제도의 구성요소[D10]

3) DRG 지불제도의 역사[적1,D10]

(1) 미국

미국에서는 1980년대에 개발하여 사용하기 시작한 입원진료비 상환방법으로 국가가 의료비를 지불하는 의료보호(Medicare) 환자들의 진료비 상환방법으로 채택되었다. 1980년 뉴저지주의 지불제도로 채택되어 333개 항목군이 처음으로 적용되었으며, 1983년 10월부터 PL98-21 법안 통과로 미국의 모든 주에서 의무적으로 실시되고 있다. 1989년에는 환자의 질병에 대한 중증도(重症度)를 반영한 1,144개 분류의 RDRG (Refined-DRG)로 재구성되었다.

- 예일 DRG : 예일대학에서 1967년 개발을 시작하여 1977년에 발표
- 1984년 Health Care Financing Agency(HCFA, 보건의료재정청) DRG : 의료보호에 DRG 지불제도를 도입하면서 HCFA-DRG로 재편
- 1988년 AP-DRG(All patient DRG) : 3M Health Information System에서 메디케어 환자 이외의 전 국민에게 적용 가능한 DRG 개발
- 1989년 RDRG(Refined DRG) : 예일대학에서 기존 DRG에 중증도를 추가적으로 분류
- 1991년 APR-DRG(All Patient Refined DRG) : 메릴랜드주에서 병원의 인두제(captitation) 결정에 이용(2004년)
- 2008년 MS-DRG(Medicare Severity DRG) : 의료보호환자의 지불에 이용, 현재 V29.0까지 개발

Medicare(의료보호)

1965년 사회보장 개정법에 의해 창설된 미국 연방정부가 운영하는 대표적인 공적의료보험 제도로 65세 이상의 노인 및 신체장애자, 만성신부전 환자, 루게릭병 환자 등이 대상이다.

(2) 국내 DRG 제도의 개요[백1, D10, D17]

- 1986년 서울대학교 병원연구소에서 의해 미국 의료보호에서 사용하는 HCFA-DRG를 기초로 한 한국형 진단명 기준 환자군이 개발되면서 국내에 DRG가 소개되었다.
- 1991년 예일대학의 Refined-DRG 체계를 도입하여 기존 KDRG에 중증도 분류체계를 접목시킨 KDRG version 2.0이 발표되었다.
- 1994년 의료보장개혁위원회에서 입원진료비에 대한 DRG 지불제도의 단계적 도입 및 실시방안을 건의하고 1995년 "DRG 지불제도 도입 검토위원회"가 구성됨으로써 DRG 도입이 본격적으로 논의되었다.
- 1997년 54개 기관이 참여하는 1차 시범사업을 실시하였다. 안과(수정체 수술), 이비인

후과(편도 및 아데노이드 수술), 일반외과(충수절제술), 산부인과(질식분만, 제왕절개분만)를 대상으로 하였다.

- 2002년 1월부터 희망 병원에 한하여 DRG를 적용하였다.
- 2003년 12월 23개 의학회와 우리나라 진료비 자료 분석결과에 근거하여 전면 재개발하였다. 2013년 현재 KDRG 일반용 3.4와 신포괄지불용 KDRG 1.1을 함께 사용하고 있다.
  - –KDRG 3.1 : 신설된 수가코드·100/100 본인부담코드 반영(2005년 2월)
  - –KDRG 3.2 : 한국표준질병사인분류 5차 개정 반영, 장기이식 등 신설수가코드 반영(2006년 4월)
  - –KDRG 3.3 : 복강경 이용 충수절제술 신설 및 질병군 세분화(2009년 1월)
  - –KDRG 3.4 : 한국표준질병사인분류 6차 개정 반영(2011년 1월)
  - –KDRG 3.5 : KDRG의 활용부서 및 관련 기관 등에서 건의한 내용 등을 반영하여 24개 임상의학회 전문가 패널 및 환자분류체계 검토위원회의 검토를 거쳐 개정(2014년)
  - –KDRG 4.0 : 임상전문가(세부분과 포함 41개 학회)가 참여한 질병군 구성 및 환자분류체계 검토위원회의 분류기준 설정 등을 통해 KDRG 전면 개정, 한국표준질병·사인분류 7차 개정 내용 반영(2016년)
  - –KDRG 4.1 : 전면개정 이후, 청구자료 모니터링 및 검토, 대내외 활용부서의 의견을 수렴하여 109건의 항목을 발굴·검토, 63개 ADRG에 반영
  - –KDRG 4.2 : 복수수술 및 복잡수술 질병군 신설, 내분비관련 진단 이동, 새로운 분류변수 구성, 제외국 동향 반영 등
  - –KDRG 4.3 : 3대 소화기 내시경 시술 신설 및 주요 소화기 질환 진단목록 정비 등 내과계 질병군 중점 개선 및 연령 세분화
  - –KDRG 4.4 : KCD 8차 개정 반영하여 1,158개 진단의 질병군 배정, 545개 기타진단의 중증도 점수 결정, 비만 질병군 신설, 녹내장 수술 질병군 재구성, 장관염 등 9개 ADRG 연령기준 정비(17세→18세, 64세→65세) 등
- 2004년 이후 4개 진료과목 7개 질환에 한해 DRG 지불제도를 실시하고 있다.
- 2009년 4월부터 국민건강보험공단 일산병원에 입원한 환자를 대상으로 신포괄수가 시범사업을 실시하였고, 지역거점 공공병원(2011년 7월), 민간병원(2018년 8월)으로 확대하여 2019년 7월 1일 기준 68개 기관, 559개 질병군을 대상으로 시범사업을 실시

하고 있다.

신포괄수가제는 행위별 수가제와 기존 7개 질병군 포괄수가제의 한계를 극복하기 위해 개발되었으며, 포괄적 보상(기준수가+일당수가)과 행위별 보상방식이 혼합 적용된 지불제이다.

• 2012년 7월부터 병원·의원급 의료기관에 대해 4개 진료과목 7개 질환군에 한해 DRG 지불제도를 당연 적용하고 있으며, 2013년 7월 이후에는 종합병원급 이상 의료기관에 대해 당연 적용하고 있다.
• DRG의 확대적용을 위해 의료계 의견 수렴을 통해 진료수가를 개정
  –수가 평균 2.7% 인상 및 수가 종류를 다양화 : 78개 세부분류, 312개 종별 수가, 18,720개의 일당 수가
  –야간, 공휴 응급수술 시 소정금액 가산
  –입원 분리청구방법 개선 및 비용열외군 보상 등

4) DRG 대상 진료과목 및 대상 질병군[적1,D1,D2]

2019년부터 4개 진료과목 7개 질환(83개 질환군)에 DRG가 적용되고 있다.

수정체 수술, 기타 항문수술, 서혜 및 대퇴부 탈장수술 질병군은 수술을 받고 6시간 미만 관찰 후 귀가 또는 이송하는 경우에도 질병군 대상으로 적용한다. 단, 의료급여환자, 차상위 본인부담경감대상자는 제외한다. 한편, 혈우병 환자, HIV 감염자는 질병군 적용 대상에서 제외한다. DRG에서는 입원이 30일을 초과한 경우 그 초과진료분은 행위별로 청구한다.

표 10.2 DRG 대상질병군[D6]

진료과목	질병군
안과	수정체 수술(소절개, 대절개, 양안, 단안)
이비인후과	편도 및 아데노이드 절제술(연령)
외과	충수절제술(복잡한 주진단, 복강경)
	서혜 및 대퇴부 탈장수술(연령, 복강경, 편측, 양측)
	항문수술(원형자동문합기 이용, 복수, 주요, 기타)
산부인과	자궁적출 및 기타 자궁 및 자궁부속기 수술(복강경)
	제왕절개분만(단태아, 다태아)

5) 행위별 수가제와 포괄수가제의 비교[건4,건8,원1,적1]

(1) 행위별 수가제(Fee-For-Service, FFS)

행위별 수가제는 환자가 병원에 입원해 있는 동안 제공된 의료서비스의 단위당 가격과 서비스의 양에 따라 진료비를 보상해주는 제도이다.

- 총진료비＝점수당 단가×Σ행위별 상대가치점수
- 문제점 ① 진료량 증가로 의료비 상승 가속화
  ② 진료비 청구심사 업무의 복잡함 및 행정업무 과다
  ③ 진료비 심사에 따른 의료인과 보험자 간 마찰 및 갈등
  ④ 비급여 분야 투자 집중으로 인한 의료공급 형태 왜곡
  ⑤ 의료수가 관리의 어려움

(2) DRG 지불제도의 효과

① 의료기관 비용절감 : 적정량의 의료서비스 제공

② 병원경영의 합리화 : 의료의 질 향상

표 10.3 DRG와 FFS의 비교[적1]

DRG	FFS
•입원환자 분류체계 •재원기간 유사 •병원 자원의 소모가 유사한 환자군 •건별지불제도(Pay for case system) 예) 충수돌기절제술(appendectomy) - 미리 책정된 일정액의 진료비 지불	•퇴원환자 분류체계 •후향적 산정방법 : 후불제도 예) 충수돌기절제술 시행 - 진료비는 수술, 처치, 검사 및 약 등 단가 또는 회수에 따라 지불

표 10.4 행위별과 포괄수가제·신포괄수가제의 비교[D6]

구분	행위별수가제	포괄수가제	
		포괄수가제	신포괄수가제
내용	실제로 제공된 의료서비스 항목 단가 및 제공횟수만큼 진료비 계산	질병군별로 사전에 정해진 진료건당 진료비 지불	질병군별 사전에 정해진 건당 기준수가＋사전에 정해진 진료일당수가＋행위별 수가(의사행위료, 고가의 약제, 치료재료)의 합
지불단위	개개 서비스	진료건당	진료건당＋개개 서비스 합
지불액 결정시기	치료 후	진단 후	치료 후
시행년도	1979년~현재	2002년~현재	2009년부터 시범사업 중

- 재원일수 단축, 병원 생산성 증가 및 전문화

③ 의료기관의 진료청구방법의 간소화

- 행정 비용 절감, 진료비 청구 및 심사조정 마찰 감소
- 진료비 범위 내에서 의사들의 임상적인 자율권 보장

6) DRG가 진료형태에 미치는 영향[건2]

1) DRG 환자가 FFS 환자에 비해 건당 재원일수는 짧지만 건당 진료비가 높게 나타났다.

DGR 수가가 FFS에 비해 높게 책정되었으므로 건당 진료비가 높게 나오는 것은 제도적 효과라 볼 수 있으나, 건당 재원일수가 낮은 것은 질병군에 대한 고정금액을 지불받기 때문에 가능하면 재원일수를 줄이려는 진료형태로 생각할 수 있다.

2) DRG 환자가 FFS 환자보다 퇴원 후 외래 이용은 낮지만 재입원율이 높게 나타났다.

DRG 환자에 대해서는 외래진료보다 재입원 치료를 하는 것이 의료공급자 입장에서는 유리하다는 판단이 작용했을 가능성이 있다.

2. DRG 포괄수가제 관련 법령[D1,D2]

1) 국민건강보험법 시행령

제19조(비용의 본인부담) ① 법 제44조제1항에 따른 본인일부부담금(이하 “본인일부부담금”이라 한다)의 부담률 및 부담액은 별표 2와 같다.

② 본인일부부담금은 요양기관의 청구에 따라 요양급여를 받는 사람이 요양기관에 납부한다. 이 경우 요양기관은 법 제41조제3항 및 제4항에 따라 보건복지부령으로 정하는 요양급여사항 또는 비급여사항 외에 입원보증금 등 다른 명목으로 비용을 청구해서는 아니 된다.

③ 법 제44조제2항에 따른 본인일부부담금의 총액은 요양급여를 받는 사람이 연간 부담하는 본인일부부담금을 모두 더한 금액으로 한다. 다만, 다음 각 호의 어느 하나에 해당하는 본인일부부담금은 더하지 아니한다. 〈개정 2019.6.11.〉

1. 별표 2 제1호가목1)에 따라 상급종합병원·종합병원·병원·한방병원 일반입원실의 2인실·3인실 및 정신과 폐쇄병실의 2인실·3인실을 이용한 경우 그 입원료로 부담한 금액

2. 별표 2 제3호라목5)·6)·9) 및 10)에 따라 부담한 금액

3. 별표 2 제3호사목에 따라 부담한 금액

4. 별표 2 제4호에 따라 부담한 금액

5. 별표 2 제6호에 따라 부담한 금액

④ 법 제44조제2항에 따른 본인부담상한액(이하 "본인부담상한액"이라 한다)은 별표 3의 산정방법에 따라 산정된 금액을 말한다.

[별표 2] 〈개정 2017.9.29.〉

본인일부부담금의 부담률 및 부담액(제19조제1항 관련)

2. 제1호에도 불구하고 제21조제3항제2호에 따라 보건복지부장관이 정하여 고시하는 질병군에 대하여 입원진료를 받는 경우에는 다음 각 목의 구분에 따라 계산한 금액에 입원기간 중 식대의 100분의 50을 더한 금액을 부담한다. 이 경우 질병군 분류번호 결정 요령, 고정비율, 평균 입원 일수 등 해당 질병군의 본인부담액 산정에 필요한 사항은 보건복지부장관이 정하여 고시한다.

가. 다음 계산식에 따라 계산한 금액의 100분의 20

질병군에 대한 본인부담액의 계산 산식

[{질병군별 상대가치점수×고정비율}+{질병군별 상대가치점수×(1−고정비율)×(입원일수÷질병군별 평균입원일수)}]×제21조제1항에 따라 정하여진 상대가치점수의 점수당 단가

비고 : 위 표에서 "고정비율"이란 요양급여비용 총액 중 입원 일수와는 관계없이 평균적으로 발생하는 비용이 차지하는 비율을 말한다.

나. 가목에도 불구하고 보건복지부장관이 정하여 고시하는 입원실을 이용한 경우에는 가목에 따라 계산한 금액에 보건복지부장관이 정하여 고시하는 입원료 계산식에 따라 계산한 금액을 더한 금액

다. 가목과 나목에도 불구하고 그 질병군이 보건복지부장관이 정하여 고시하는 요양급여비용 열외군인 경우에는 가목 또는 나목에 따라 계산한 금액에 그 고시에서 정한 금액의 100분의 20에 해당하는 금액을 더한 금액

○ 질병군별 포괄수가제도하에서의 본인부담금 산정기준을 규정함.

- 보건복지부장관이 질병군을 고시하게 되면 해당 질병군을 진료하는 요양기관은 동 규정에서 정하는 방법에 의하여 본인부담액을 산정해야 함.

제21조(계약의 내용 등) ③ 제2항에도 불구하고 다음 각 호의 경우에는 다음 각 호의 구분에 따른 방법으로 요양급여의 상대가치점수를 산정할 수 있다.

2. 「의료법」 제3조제2항제1호가목에 따른 의원, 같은 항 제3호가목에 따른 병원, 같은 호 라목에 따른 요양병원, 같은 호 마목에 따른 종합병원, 같은 법 제3조의4에 따른 상급종합병원 또는 「지역보건법」 제12조에 따른 보건의료원에서 보건복지부장관이 정하여 고시하는 질병군〔진단명, 시술명, 중증도(重症度), 나이 등을 기준으로 분류한 환자집단을 말한다〕에 대하여 입원진료를 받는 경우 : 해당 진료에 필요한 요양급여 각 항목의 점수와 약제·치료재료의 비용을 포괄하여 입원 건당 하나의 상대가치점수로 산정

○ 건강보험심사평가원의 업무에 환자분류체계의 개발, 관리 근거 마련

제28조(업무) ① 법 제63조제1항제7호에서 "대통령령으로 정하는 업무"란 다음 각 호의 업무를 말한다. 〈개정 2013.1.28.〉

4. 법 제63조제1항제1호부터 제6호까지 및 이 항 제1호부터 제3호까지의 업무를 수행하기 위한 환자 분류체계의 개발·관리

2) 국민건강보험법 시행규칙

제16조(요양급여비용의 본인부담) 영 별표 2 제6호에 따라 본인이 요양급여비용을 부담하는 항목 및 부담률은 별표 6과 같다.

[별표 6] 〈개정 2019.6.12.〉

요양급여비용의 본인부담 항목 및 부담률(제16조 관련)

1. 요양급여비용의 본인부담항목
   가. 다음에 해당하는 경우에는 그에 든 비용총액(라목부터 사목까지의 규정에 해당하는 비용이 있는 경우에는 그 비용을 포함한다)
      1) 가입자 또는 피부양자가 「국민건강보험 요양급여의 기준에 관한 규칙」 제2조에 따른 요양급여의 절차에 따르지 아니하고 요양기관을 이용한 경우
      2) 「병역법」에 따른 현역병(지원에 의하지 아니하고 임용된 하사를 포함한다), 전환복무된 사람 또는 무관후보생으로 군에 복무 중인 가입자 또는 피부양자 및 교도소 또는 그 밖에 이에 준하는 시설에 수용되어 있는 가입자 또는 피부양자가 요양기관을 이용한 경우
      3) 법 제53조제3항 및 제4항에 따라 가입자 또는 피부양자가 보험료 체납으로 급여제한을 받은 기간에 요양기관을 이용한 경우

(계속)

4) 「학교폭력 예방 및 대책에 관한 법률」 제2조제1호에 따른 학교폭력 중 학생 간의 폭행에 기인한 사람이 요양기관을 이용한 경우
5) 「의료법」 제3조제2항제3호라목의 요양병원 중 「정신건강증진 및 정신질환자 복지서비스 지원에 관한 법률」 제3조제5호가목에 따른 정신병원과 「장애인복지법」 제58조제1항제4호의 장애인 의료재활시설을 제외한 요양병원에서 입원진료를 받는 가입자 또는 피부양자가 「국민건강보험 요양급여의 기준에 관한 규칙」 제6조제1항에 따라 요양급여를 의뢰하지 않고 다른 요양기관에서 진료를 받는 경우
6) 법 제109조제10항에 따라 보험급여를 하지 않는 기간에 요양기관을 이용한 경우

○ 질병군별 포괄수가제의 경우 요양급여비용 전액을 본인이 부담해야 하는 항목으로 제1호가목, 이송처치료, 통증자가조절법(PCA)을 규정함.

- 제1호가목의 규정에 의하여 급여정지, 급여제한 등의 경우에 해당하는 가입자 등은 요양급여비용 전액을 포괄수가로 본인이 부담해야 함.

3) 국민건강보험 요양급여의 기준에 관한 규칙

○ 질병군별 포괄수가제의 경우 가능한 진료량을 줄이려는 유인이 존재하므로 입원기간 중 필요한 진료가 적시에 이루어질 수 있도록 질병군 환자의 일반적인 진료원칙을 명시함.

제5조(요양급여의 적용기준 및 방법) ① 요양기관은 가입자등에 대한 요양급여를 별표 1의 요양급여의 적용기준 및 방법에 의하여 실시하여야 한다.

[별표 1] 〈개정 2019.6.12.〉

요양급여의 적용기준 및 방법(제5조제1항 관련)

2. 진찰·검사, 처치·수술 기타의 치료
   나. 영 제21조제3항제2호에 따라 보건복지부장관이 정하여 고시하는 질병군에 대한 입원진료의 경우 그 입원진료 기간동안 행하는 것이 의학적으로 타당한 검사·처치 등의 진료행위는 당해 입원진료에 포함하여 행하여야 한다.

○ 질병군별 포괄수가제의 경우 진료량의 종류 및 양에 관계없이 질병군별 요양급여비용 총액(본인부담액과 보험자부담액)이 미리 정해져 있어 요양급여의 세부내역 산정이 불필요하므로 비급여대상과 100/100 본인부담에 한하여 세부내역 제공을 의무화함.

제7조(요양급여비용 계산서·영수증의 발급 및 보존) ③ 요양기관은 가입자등이 제1항의 규정에 의한 계산서·영수증에 대하여 세부산정내역을 요구하는 경우에는 이를 제공하여야 한다. 이 경우 요양기관은 보건복지부장관이 정하여 고시하는 바에 따라 급여대상 및 비급여대상의 세부 항목별로 비용 단가, 실시·사용 횟수, 실시·사용기간 및 비용 총액 등을 산정하여 제공하되, 급여대상의 경우에는 세부 항목별로 본인부담금액과 공단부담금액을 구분하여 제공하여야 한다. 〈개정 2017.9.1.〉

④ 요양기관은 제3항에도 불구하고 가입자등이 제8조제3항에 따라 질병군별로 하나의 포괄적인 행위로 고시된 요양급여를 받거나 제8조제4항에 따라 1일당 행위로 고시된 요양급여를 받는 경우에는 다음 각 호에 한정하여 세부내역을 제공하여야 한다. 이 경우 세부내역의 제공 방법에 관하여는 제3항 후단을 준용한다. 〈개정 2017.9.1.〉

1. 별표 2 제6호 또는 제6호의2에 따른 비급여대상
2. 「국민건강보험법 시행규칙」(이하 "규칙"이라 한다) 별표 6 제1호자목 또는 차목에 따른 요양급여비용의 본인부담항목
3. 제8조제3항 후단 또는 제4항 후단에 따라 보건복지부장관이 정하여 고시하는 포괄적인 행위 또는 1일당 행위에서 제외되는 항목

○ 질병군 진료에 소요되는 모든 행위·약제 및 치료재료를 묶어 하나의 포괄적인 행위로 간주하는 것으로 규정함(제3항).

- 이에 따라 「국민건강보험법」상 계약의 대상이 되는 상대가치점수 체계의 적용을 받게 되며, 보건복지부장관은 질병군별로 상대가치점수를 정하여 고시함(제5항).

제8조(요양급여대상의 고시) ③ 보건복지부장관은 제2항에도 불구하고 영 제21조제3항제2호에 따라 보건복지부장관이 정하여 고시하는 질병군에 대한 입원진료의 경우에는 해당 질병군별로 별표 2 제6호에 따른 비급여대상, 규칙 별표 6 제1호다목에 따른 요양급여비용의 본인부담 항목 및 같은 표 제1호사목에 따른 이송처치료를 제외한 모든 행위·약제 및 치료재료를 묶어 하나의 포괄적인 행위로 정하여 고시할 수 있다. 이 경우 하나의 포괄적인 행위에서 제외되는 항목은 보건복지부장관이 정하여 고시할 수 있다. 〈개정 2017.6.29.〉

④ 보건복지부장관은 제2항에도 불구하고 영 제21조제3항제1호에 따른 요양병원의 입원진료나 같은 항 제3호에 따른 호스피스·완화의료의 입원진료의 경우에는 제2항의

행위·약제 및 치료재료를 묶어 1일당 행위로 정하여 고시할 수 있다. 이 경우 1일당 행위에서 제외되는 항목은 보건복지부장관이 정하여 고시할 수 있다. 〈개정 2017.8.4.〉

4) 건강보험 행위 급여·비급여 목록표 및 급여 상대가치점수[견1]

제2편 질병군 급여·비급여 목록 및 급여 상대가치점수

제1부 질병군 급여 일반원칙

1. 상급종합병원, 종합병원, 병원(요양병원, 정신병원을 포함한다), 의원(보건의료원을 포함한다)인 요양기관이 「국민건강보험법 시행령」(이하 "영"이라 한다) 제21조제3항제2호 및 「국민건강보험 요양급여의 기준에 관한 규칙」(이하 "요양급여기준"이라 한다) 제8조제3항에 따라 포괄적인 행위가 적용되는 질병군에 대한 입원진료를 하는 경우에 적용한다. 〈개정 2021.04.30.〉
2. 가입자 또는 피부양자(이하 "가입자 등"이라 한다)가 질병군으로 입원진료를 받은 경우에 적용하되, 다음의 각 항목은 질병군 적용에서 제외하고 제1편을 적용한다.
   가. 혈우병환자, HIV감염자
   나. 입원일수가 30일을 초과할 경우 31일째부터 발생하는 진료분
   다. 차상위 본인부담경감대상자로서 제3호나목에 해당하는 경우
   라. 질병군 진료 이외의 목적으로 입원하여 입원일수가 6일을 초과한 시점에 예상치 못하게 질병군 수술이 이루어진 경우 입원일로부터 수술시행일 전일까지의 진료분
   마. 신생아(생후 4주 이내)가 질병군으로 입원진료를 받는 경우 〈신설 2018.12.21.〉
   바. 질병군 진료 시 로봇 보조 수술을 실시한 경우 〈신설 2020.5.26.〉
3. 제2호 규정에 따른 질병군 입원진료에는 다음의 각 항목을 포함한다.
   가. 제2부 각 장에 분류된 질병군으로 응급실·수술실 등에서 수술을 받고 연속하여 6시간 이상 관찰 후 귀가 또는 이송한 경우
   나. 제2부 각 장에 분류된 질병군 중 수정체소절개수술 단안, 수정체소절개수술 양안, 수정체대절개수술 단안, 수정체대절개수술 양안, 기타항문수술, 서혜 및 대퇴부탈장수술(장관절제미동반) 단측, 서혜및대퇴부탈장수술(장관절제미동반) 양측 질병군으로 수술을 받고 6시간 미만 관찰 후 당일 귀가 또는 이송하는 경우 〈개정 2010.5.28, 보건복지부 고시 제2010-32호.〉

4. 제2부 각 장에 분류된 질병군 상대가치점수(이하 "점수"라 한다)는 다음 각목의 행위·약제 및 치료재료를 포함한다.

가. 제1편 행위 급여·비급여 목록 및 급여 상대가치점수에서 정한 행위급여목록표에 고시된 행위

나. 요양급여기준 제8조제2항의 규정에 의하여 고시된 약제 급여 목록 및 급여 상한금액표의 약제와 치료재료 급여·비급여 목록 및 급여 상한금액표의 치료재료

다. 요양급여기준 별표 2의 비급여대상 중 제6호의 비급여대상을 제외한 행위·약제 및 치료재료

라. 「국민건강보험법 시행규칙」 별표 5의 본인이 요양급여비용의 100분의 100을 부담하는 항목 중 제1호자목에 해당하는 항목을 제외한 행위·약제 및 치료 재료

마. 다음 항목 중 위 가목 내지 라목에 해당하는 경우

(1) 요양급여기준 별표 1 제1호라목 단서규정에 의하여 장관이 정하는 바에 따라 다른 기관에 검사를 위탁하거나 당해 요양기관에 소속되지 아니한 전문성이 뛰어난 의료인을 초빙하거나, 또는 다른 요양기관에서 보유하고 있는 양질의 시설·인력 및 장비를 공동 사용하는 경우 소요되는 행위·약제 및 치료재료

(2) 입·퇴원 당일에 발생한 행위·약제 및 치료재료로써 외래진료치료재료로써 외래진료 및 퇴원약제 등을 포함하되 다음 항목은 제외한다.

(개) 질병군 입원을 예견하지 못한 상태에서 입원 당일 외래진료를 받은 경우의 원외처방 약제비

(내) 질병군으로 퇴원 후 질병군과 관계없는 상병으로 퇴원 당일 외래진료를 받은 경우의 원외처방 약제비

(대) 질병군으로 퇴원 후 질병군 질환과 관계없는 상병으로 퇴원 당일 재입원하는 경우의 요양급여비용

(3) 요양기관의 요구에 의하여 가입자 등이 외부에서 직접 구입한 약제 및 치료재료

11. 18시~09시 또는 공휴일에 응급진료가 불가피하여 수술을 행한 경우에는 해당 질병군의 야간·공휴 소정점수를 추가산정한다. 이 경우 수술 또는 마취를 시작한 시간을 기준으로 산정한다.

12. 질병군 요양급여를 실시하는 요양기관은 질병군 입원환자의 질병군 분류번호와 관

련한 주진단 및 기타진단, 수술명 등은 진료기록부에 근거하여 정확한 코드를 부여하여야 하며, 진단명이 입원 시부터 존재하였는지 여부를 확인할 수 있도록 진료기록부에 기록하고, 의료의 질 향상을 위한 점검표를 별지 서식에 따라 작성하여야 한다.

13. 입원 중인 환자를 제2부 각 장에 분류된 질병군 중 수정체소절개수술 단안, 수정체소절개수술 양안, 수정체대절개수술 단안, 수정체대절개수술 양안의 진료를 위해 다른 요양기관으로 의뢰하여 질병군 진료를 실시한 경우 해당 요양급여비용은 의뢰받은 요양기관에서 질병군으로 적용한다.

14. 질병군 진료 시 초음파검사는 「요양급여의 적용기준 및 방법에 관한 세부사항」 제2장 검사료 초음파검사 세부인정기준을 적용하며, 인정기준에 의한 급여대상에 해당되는 경우에는 제2부 각 장에 분류된 질병군 점수 이외에 제1편제2부 초음파검사료를 추가 산정한다. 〈신설 2013.12.13.〉

17. 질병군 진료 시 마취통증의학과 전문의를 초빙하여 마취를 실시한 경우에는 제1편제2부제6장 바-1-다 또는 바-2의 마취통증의학과 전문의 초빙료를 추가 산정하며, 제1편제2부제6장 및 「요양급여의 적용기준 및 방법에 관한 세부사항」의 마취통증의학과 전문의 초빙료 산정 관련 규정을 적용한다. 〈신설 2014.12.30.〉

18. 질병군 진료 시 질병군 분류번호를 결정하는 주된 수술 이외에 제1편제2부제9장제1절(기본처치 제외) 또는 제10장제3절(구강외과 수술)·제4절(치주질환 수술)의 수술을 실시한 경우에는 해당 수술 소정점수를 추가 산정한다. 다만, 주된 수술과 동일 피부 절개 하에 실시되는 수술은 해당 수술 소정점수의 70%를 산정한다. 〈신설 2015.1.30.〉

19. 질병군 진료 시 제1편제2부제1장 5.가에 따른 의료질평가지원금은 가-22의 각 분야별 등급별 "입원"의 소정점수를 질병군 입원일수와 동일하게 추가 산정한다.

20. 질병군 진료 시 제1편제2부제19장제2절에 따른 [별표 2] 및 [별표 3]의 응급의료행위를 실시하는 경우에는 제1편에서 정하고 있는 해당 소정점수의 50%를 추가 산정하고, 제1편제2부제19장제2절의 산정지침 3. 내지 5. 및 「요양급여의 적용기준 및 방법에 관한 세부사항」을 적용한다.

21. 「의료법」 제3조의5에 따라 전문병원으로 지정받은 의료기관에서 질병군 진료 시 전문병원 관리료 등은 가-24-가 전문병원 입원관리료와 가-24-1-가, 나 전문병원

(병원·정신병원·요양병원·한방병원) 의료질지원금의 해당 소정점수를 질병군 입원일수에 따라 추가 산정한다. 〈개정 2021.04.30.〉

22. 질병군 진료 시 감염예방·관리 활동을 실시하는 경우에는 제1편제2부제1장 가-25의 감염예방·관리료를 추가 산정하고, 「요양급여의 적용기준 및 방법에 관한 세부사항」을 적용한다.

23. 질병군 진료 시 통증자가조절법(Patient Controlled Analgesia)을 실시한 경우 제1편제2부 행위 급여 상대가치점수와 「약제 및 치료재료의 비용에 관한 결정기준」에 의한 금액을 추가 산정하고, 「요양급여의 적용기준 및 방법에 관한 세부사항」을 적용한다.

24. 질병군 진료 시 야간전담간호사를 확보한 경우 제1편제2부제1장 가-28의 야간전담간호사 관리료를 추가 산정하고, 「요양급여의 적용기준 및 방법에 관한 세부사항」을 적용한다.

25. 질병군 진료 시 「환자안전법」 제11조 및 제12조에 따른 요양기관에서 환자안전 활동을 실시하는 경우에는 제1편제2부제1장 가-29 입원환자 안전관리료의 해당 소정점수를 질병군 입원일수에 따라 추가 산정하고, 「요양급여의 적용기준 및 방법에 관한 세부사항」을 적용한다.

26. 질병군 진료 시 고위험임산부를 고위험임산부 집중치료실 등에서 치료한 경우 제1편제2부제1장 산정지침 2.에 따른 가-3-1-나 고위험임산부 집중치료실 입원료 또는 가-3-2 고위험임산부 집중관리료를 다음과 같이 추가 산정하고, 「요양급여의 적용기준 및 방법에 관한 세부사항」을 적용한다.
    가. 고위험임산부 집중치료실 입원료(가-3-1-나)는 이용일수에 따라 추가 산정하되, 집중치료실 입원료 이용일수에 해당하는 기본입원료(가-2-가)를 제외하고 산정한다. 이 경우 입원료 관련 가산 또는 감산은 적용하지 않는다.
    나. 고위험임산부 집중관리료(가-3-2)는 해당 소정점수를 질병군 입원일수에 따라 추가 산정한다.

27. 질병군 진료 시 수술실에서 전신마취(기관 내 삽관 또는 마스크에 의한 폐쇄순환식) 하에 수술을 시행하는 경우에는 제1편제2부제1장 가-29-1 수술실 환자 안전관리료의 해당 소정점수를 추가 산정하고, 「요양급여의 적용기준 및 방법에 관한 세부사항」을 적용한다. 〈신설 2019.5.30.〉

28. 질병군 진료 시 간호사가 야간(22시~익일 6시)에 근무하면서 일반병동 입원환자를 간호하는 경우에는 제1편제2부제1장 가-28-1의 야간간호료를 추가 산정하고, 「요양급여의 적용기준 및 방법에 관한 세부사항」을 적용한다. 〈신설 2019.12.26.〉
29. 질병군 진료 시 원격협진을 실시한 경우 제1편제2부제1장 가-8-2 원격협의진찰료의 해당 소정점수를 추가 산정하고, 「요양급여의 적용기준 및 방법에 관한 세부사항」을 적용한다. 〈신설 2020.8.27.〉
30. 질병군 진료 시 눈의 계측검사를 실시한 경우 제1편제2부제2장 나-780 눈의 계측검사[편측]의 해당 소정점수를 추가 산정하고, 「요양급여의 적용기준 및 방법에 관한 세부사항」을 적용한다. 〈신설 2020.8.27.〉
31. 질병군 진료 시 2단계 요양급여를 담당하는 상급종합병원에서 1단계 요양급여를 담당하는 기관으로 환자를 회송하는 경우에는 제1편제2부제1장 가-5 회송료의 해당 소정점수를 추가 산정하고, 「요양급여의 적용기준 및 방법에 관한 세부사항」을 적용한다. 〈신설 2020.8.27., 시행 2020.10.1.〉
32. 질병군 진료 시 입원환자가 입원전담전문의 병동에 입원하여 진료를 받는 경우 제1편제2부제1장 가-34 입원환자 전담전문의 관리료의 해당 소정점수를 추가 산정하고, 「요양급여의 적용기준 및 방법에 관한 세부사항」을 적용한다. 〈신설 2021.1.22.〉

3. DRG 구조 및 분류

1) 개요[D1,적1]

2010년 7월 개정된 DRG 분류체계는 KDRG 버전 3.3으로, 모든 주진단(principal diagnosis)을 주진단범주(MDC, Major Diagnosis Category)라고 하는 26개의 영역으로 분류한다. 주진단범주 선정은 US National Committee on Vital and Health Statistics에서 정한 원칙(UHDDS, Uniform Hospital Discharge Data Set, 표준 퇴원환자 자료 항목)에 따른다.

MDC는 여러 개의 외과환자와 내과환자로 재분류되며, 환자의 연령, 합병증, 동반질환 여부에 따라 498개의 질환으로 재분류되며, 이를 case-mix DRG 번호로 한다.

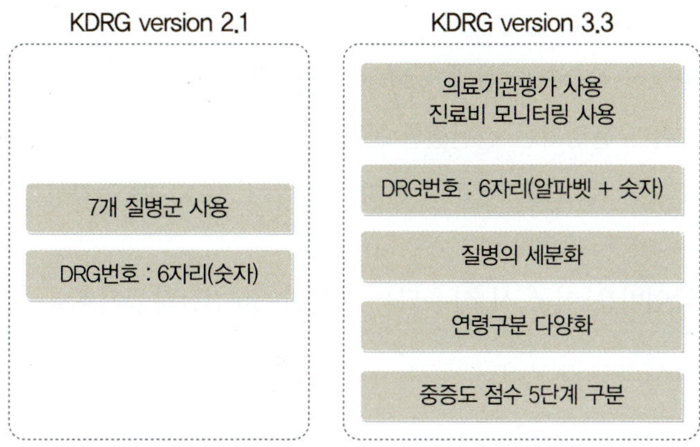

그림 10.3 KDRG 2.1과 3.3에서의 분류체계 비교[D1]

2) MDC의 정의 및 분류[D1,D9,D10,적1]

MDC란 신체부위 또는 질병특성에 따른 질병군의 대분류로, 한 환자가 분류되는 주진단범주는 해당 환자가 갖는 주진단(principal diagnosis)에 의해 결정된다.

MDC는 상호 배타적인 23개 그룹으로 나누어져 있었으나 KDRG 4에서 MDC 18-1, MDC 18-2, MDC 21-1, MDC 21-2를 신설하여 26개 그룹으로 구성하였다. 주진단에 사용되는 진단명은 ICD-10 코드체계이다.

- 주요 신체기관에 따라 분류

예 MDC 4 호흡기계, MDC 5 순환기계, MDC 6 소화기계

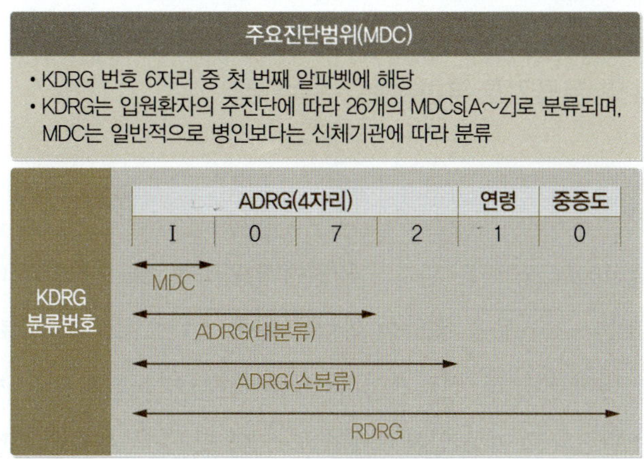

그림 10.4 KDRG 분류번호

- 특수 상황을 분류

  예 MDC 14 임신, MDC 15 신생아, MDC 22 화상

- 해부학적 부위가 불명확한 전신질환 분류

  예 MDC 16 혈구 및 조혈기관의 질환과 면역장애, MDC 18 전염성 및 기생충 질환

MDC는 요양급여비용 청구 시 사용되는 진단명 및 진단분류기호와는 다른 분류체계이다.

3) DRG 번호 결정에 영향을 주는 사항[D1,적1]

1) 진단명 : MDC 및 주진단으로 선정한다.
2) 외과 질병군과 내과 질병군으로 분류 : 수술 유무에 따라 결정한다.
   - 외과계 시술에서 한 환자는 한 개의 외과계로만 분류하며, 여러 개 분류에 해당될 때는 가장 높은 번호를 부여한다.
3) 연령에 따라 질병군 세분화 : 연령구분 필요 시

   예 편도 및 아데노이드 절제술, 연령≥18세
4) 기타 진단명에 따라 합병증 및 동반상병을 결정한다.
   - 합병증(complication) : 입원기간 중 발생한 2차 질환
   - 동반상병(comorbidity) : 입원 당시부터 가지고 있던 질환으로 치료 및 재원기간에 영향을 준 상태
5) 퇴원 시 상태

4) 진단의 정의 및 분류기호 부여기준[적1,D1,D2,D6]

(1) 진단의 정의

① 주진단명

주진단명(Principal Diagnosis)은 환자가 병원에 입원하게 된 주원인에 대하여 입원기간 중의 모든 검사 또는 수술 등을 통하여 확립된 최종 진단으로, 병원치료를 필요로 하게 만든 가장 중요한 병태이다. 단, 진료개시 후 의료시설을 방문하게 만든 병태와는 관련없는 새로운 병태가 발견되고 이로 인한 자원소모가 더 클 경우 새로운 병태를 주진단으로 선정한다.

퇴원 전의 주진단은 그 당시의 임시 주진단으로 하며, 입원기간 중 주된 진료를 받은 진단(Primary Diagnosis)과는 다른 의미이다.

② 기타진단

기타진단(Other Diagnosis)이란 입원기간 중 발생했거나, 입원 당시부터 주진단과 함께 가지고 있던 병태로서 다음과 같은 측면에서 환자진료에 영향을 준 주진단 이외의 추가 진단(동반상병 및 합병증)을 말한다.

- 임상적 평가(Clinical evaluation)
- 치료적 요법(Therapeutic treatment)
- 진단적 처치(Further evaluation by diagnostic studies, procedure, or consultation)
- 재원기간의 연장(Extended length of hospital stay)
- 간호 및 관찰의 증가(Increased nursing care and/or other monitoring)

기타진단은 과거의 입원과는 관련이 있지만 현재 입원과는 관련 없는 병태는 제외되며, 기왕증은 기재하지 않는다.

(2) 진단 분류기호 부여기준[D2]

① 주진단

① 한 번 입원한 건에 대하여는 하나의 주진단을 부여한다. 둘 이상의 병태가 주진단 정의에 똑같이 부합될 때는 둘 중 어느 진단을 선택하여도 무방하나 하나의 진단만을 주진단으로 부여한다.

② 비급여대상 질환(「국민건강보험 요양급여의 기준에 관한 규칙」 별표 2 제6호에 해당하는 질환)이 주진단에 해당될 경우는 기타진단 중 가장 주된 진료를 받은 진단을 주진단으로 선정한다.

③ 진단이 확립되지 아니한 경우 의심되는 진단(의증)을 주진단으로 부여할 수 있다.

④ 분만목적 또는 타 질환으로 입원하여 입원기간 중 제왕절개분만을 한 경우의 주진단은 다음과 같이 부여한다.

분만목적 또는 임신상태에 타 질환이 합병되어 그 질환 치료를 위하여 입원한 경우(「한국표준질병사인분류」 제3편 XV장 "임신, 출산 및 산욕"의 분류기호 O10~O99에 해당)로서 입원기간 중 제왕절개분만이 이루어진 경우는 주진단을 "O820~O829, O842, O848, O849" 중에서 선택하여 부여한다. 다만, 분류기호 O98 및 O99에 해당되는 질환과 XIX장 "손상, 중독 및 외인에 의한 특정 기타결과"에 해당되는 질환으로 입원하여 입원기간 중 제왕절개분만이 이루어진 경우는 해당 분류기호(O98, O99, S00~S99, T00~T98)를 주진단으로 부여한다.

② 기타진단

① 확립된 진단만 부여하고 의심되는 진단(의증)은 기타진단으로 부여하지 않는다. 의증의 경우 그 진단과 관련되는 증상 및 증후로 부여한다.

② 비급여 대상 질환은 기타진단으로 부여하지 않는다.

③ 이번 입원과 관련 없는 이전 병태는 기타진단으로 부여하지 않는다.

④ 고혈압, 파킨슨병, 당뇨병 등 지속적 임상적 평가 등이 요구될 때, 전신적인 만성질환은 기타진단으로 부여할 수 있다.

⑤ 질병진행 과정 중의 한 부분으로의 병태는 기타진단으로 부여하지 않는다. 질병의 진행과정에 반드시 수반되는 병태는 기타진단으로 별도 부여하지 않는다.

⑥ 비정상적인 검사결과만으로(진료의가 임상적인 의미를 부여하지 않은 경우) 기타진단으로 부여하지 않는다.

5) 급여대상 DRG 분류[D2]

(1) DRG 대상에서 제외되는 경우

- DRG에 해당되는 수술을 받은 환자라도 그 수술이 MDC에 분류된 진단명 중의 하나를 주진단명으로 갖지 않은 경우
- 여러 가지 수술을 받은 경우에 외과적 우선순위가 가장 높은 수술로 DRG가 결정되나, MDC 우선순위에서 해당 수술이 속한 MDC보다 높은 MDC에 열거된 DRG 대상이 아닌 수술을 함께 행한 경우

▸▸외과적 우선순위 : 각 수술을 받은 환자가 입원기간 동안 필요로 하는 의료자원 소모량의 크기에 따라 결정된다. 한 환자가 동일 입원기간 동안 여러 시술을 받은 경우, 외과적 우선순위가 가장 높은 외과 질병군으로 배정

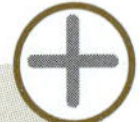

기타진단 부여 사례[D8] : 급성출혈 후 빈혈[D62]

외과적 수술, 처치 후 다량의 출혈로 수술 전(입원 당시)과 비교하여, Hgb과 Hct 수치가 10% 이상 감소 및 Hb 10g/dL 미만으로 저하되어 이에 대한 치료가 이루어진 경우(약제투여, 수혈 등)

(2) 서로 다른 MDC에 속하는 여러 개의 수술을 받은 환자

- 환자의 주진단명이 분류된 MDC 안에 정의된 수술에 의해 결정된다.

질병군 범주 우선순위 예시[D16]

1) 급성 충수염으로 입원하였으나, 장종양이 추가로 발견되어 장절제술을 동시에 한 경우 장절제술의 우선순위가 충수염보다 높아 모든 진료내역을 행위별로 청구하여야 한다.
2) 충수절제술[28위]과 서혜부탈장양측수술[31위]을 동시에 행한 경우 질병군 대상이다.
3) 충수절제술[28위]과 기타 직장수술[27위]을 동시에 행한 경우 행위별 수가 대상이다.

표 10.5 소화기계 질병군 범주 우선순위

순위	질병군 범주	해당 시술코드
1	주요 십이지장수술	Q7230, Q7571, Q7572, Q8052
	생략	
27	기타 직장수술	Q2891, Q2890, Q2892, Q2893
28	복잡한 주진단이 없는 충수절제술	Q2850, Q2861, Q2862, Q2863
	생략	
31	서혜 및 대퇴부탈장 수술(장관절제 미동반), 양측	Q2755, Q2756, Q2757 (and 부가코드 ADC04)
32	서혜 및 대퇴부탈장 수술(장관절제 동반)	Q2753, Q2754

6) DRG 분류체계[D1,D6,D10]

(1) DRG 분류체계 비교

KDRG 버전 3.3에서 질병군번호는 총 6자리이며, (1단계) 입원환자를 주진단에 따라서 26개의 주진단범주(MDC) 중 하나로 분류하고, (2단계) 환자가 수술을 받았는지 여부에 따라 외과계 질병군, 내과계 시술 질병군으로 구분하는 ADRG(Adjacent DRG) 대분류, (3단계) 필요시 연령에 따라 구분을 추가하는 AADRG 소분류(Age ADRG), (4단계) 기타 진단을 이용하여 중증도를 추가하여 합병증 및 동반상병을 반영한 최종 RDRG(Refiend DRG)로 분류한다.

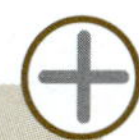

ADRG 대분류 코드
- 01~49 외과계 그룹
- 50~59 기타 그룹(내과계 시술) : 내시경 시술, 경피적 시술
- 60~99 내과계 그룹

예) 복잡한 주진단에 의한 충수절제술
- 합병증 및 동반상병 미동반 G08100
- 중증의 합병증 동반 G08101
- 심각한 합병증 동반 G08102

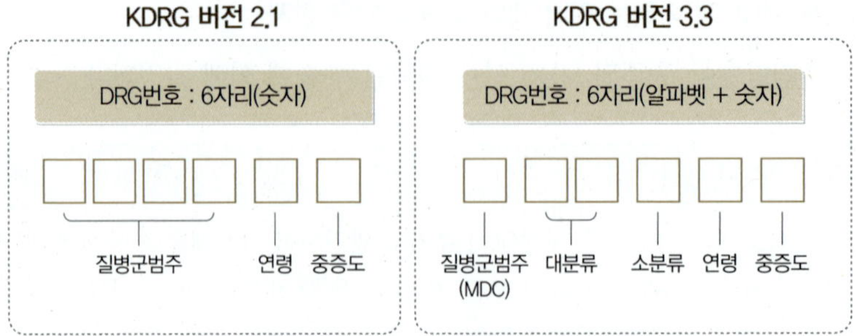

그림 10.5 DRG 분류체계 비교[D1]

(2) DRG 분류과정

1) 질병군 범주(MDC) : 주진단과 7개 질병군(외과계), 신포괄(내과, 외과계) 시술 등에 의하여 결정된다.

2) 연령구분 : 질병군에 따라 지불정확도를 위해 구분한다.

3) 합병증 및 동반상병 분류 : 기타진단에 의하여 결정된다.

- 기타진단은 각각의 중증도 점수를 가지고 있으나 주진단 및 기타진단 사이의 상호관련성이 높은 경우 중증도 점수가 1점 이상이더라도 0점으로 결정(A)한다.
- (A)에 의한 기타진단별 중증도 점수를 통합하여 환자단위 중증도 점수를 결정하며, 동 점수를 이용하여 합병증 분류 0, 1, 2, 3으로 결정한다.

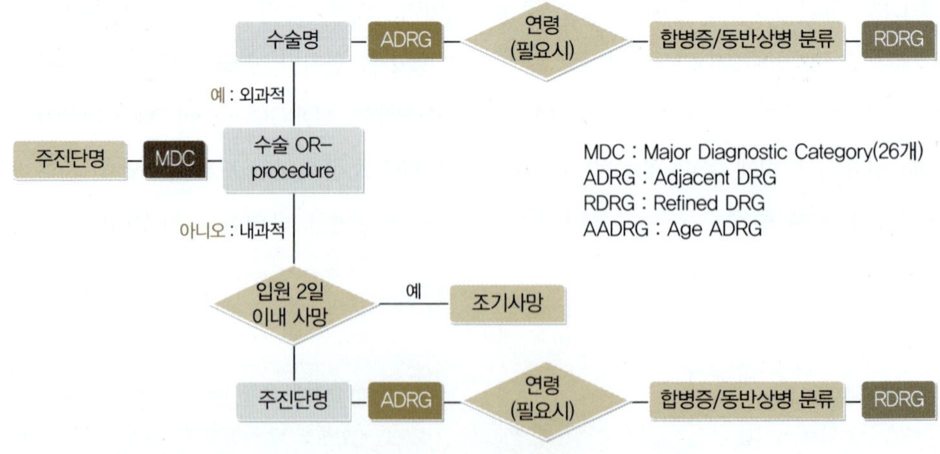

그림 10.6 DRG 분류과정[D1]

(3) 연령 구분 세분화

한 ADRG 내에 다양한 연령층이 함께 포함된 경우, 연령층에 따라 진료내용이나 진료비가 유의한 차이를 보이는 경우에 연령을 분류하고 있다.

변경된 KDRG 3.3에서는 10세, 17세, 34세, 54세, 69세 등 DRG 연령 구분 기준이 다양화되어 DRG 분류체계의 수용성을 높였다.

ADRG에 따라 연령 구분 기준이 다르며, 2~3단계로 구분하고 있다.

예 MDC 3. 이비인후과계

D1111 편도 및 아데노이드 절제술, 연령 0~17세

D1112 편도 및 아데노이드 절제술, 연령.〉17세

7개 질병군은 KDRG 3.3에서도 17세 구분만 해당된다.

7) 열외군[D1,D2,적1]

(1) 정의

열외군(outlier)이란 진료의 질적수준이 정상범위를 벗어나는 것으로, 동일한 질병을 가지고도 다른 환자들과는 달리 오래 입원해야 하거나 의료 이용량이 많은 환자를 말한다.

(2) 열외군의 유형

1) 재원일수 열외군(Day-outlier) : 선불제(先拂制)에 정해진 재원(在院) 기간을 초과한 경우로 병원이 추가지불을 신청한다.
2) 요양급여비용 열외군(Cost-outlier) : 질병군 요양급여비용 총액(질병군 점수×점수당 단가+별도산정금액)이 행위별 총진료비보다 적고 그 차액이 100만원을 초과하는 경우이다.

(3) DRG 환자 구분

1) 정상군 : 입원일수와 행위별 총진료비가 정상인 환자로 입원일수가 정상군 하한과 정상군 상한 사이인 경우이다.
2) 하단열외군 : 입원일수가 정상군 하한 미만인 경우
3) 상단열외군 : 입원일수가 정상군 상한을 초과하는 경우

8) 진단 및 수술·처치 분류의 기준[D2]

1) 주진단명 및 기타 진단명 : KCD(한국표준질병사인분류)

2) 수술 및 검사명 : 코드(건강보험 진료수가 청구에 사용)

예 검사코드 : E7500~E7750

4. 진료비

1) 세부인정기준

(1) 분리청구[D13]

- 질병군(DRG) 대상 환자가 30일을 초과하여 입원하는 경우 행위별수가 적용 시 입원료체감제 및 의약품관리료 산정방법〈보건복지가족부 고시 제2009-96호, 2009년 7월 1일 시행〉

☞ 관련법령 : 「요양급여의 적용기준 및 방법에 관한 세부사항」 I. 행위 제1장 기본진료료

질병군(DRG) 대상 환자가 30일을 초과하여 입원하는 경우 행위별수가 적용 시 입원료체감제 및 의약품관리료 산정방법은 다음과 같이 적용함

-다 음-

가. 30일 초과 진료분에 대한 입원료체감제는 계속 입원 중이었던 환자이므로 진료내역을 연계하여 최초 입원일부터 적용함.

나. 의약품 관리료는 30일 이내 입원 진료비용(질병군 DRG)에 의약품관리료 등 제반비용이 포함되어 있으므로 연계하여 계산할 경우 중복 산정되는 바, 행위별 수가 적용일을 시점으로 하여 해당 투약일수의 의약품관리료를 산정함.

- 질병군 진료 이외의 목적으로 입원하여 입원일수가 6일을 초과한 시점에서 예상하지 못하게 질병군 수술이 이루어진 경우 입원일로부터 수술시행일 전일까지의 진료분

(예시 1) 임신 30주에 조기진통으로 입원하여 조산방지를 위한 약물치료 중 입원 10일째 부득이하게 제왕절개분만 시행

⇒ 입원개시일부터 제왕절개분만 시행 전일(입원 9일까지)까지는 행위별 청구, 제왕절개분만 시행일(입원 10일째)부터 질병군 적용

(예시 2) 폐렴으로 입원하여 약물치료 중 입원 7일째 급성 복통 발생하여 급성충수염 진단하에 충수절제술 시행

⇒ 입원개시일부터 충수절제술 시행 전일(입원 6일까지)까지는 행위별 청구, 충수절제술 시행일(입원 7일째)부터 질병군 적용

• 분리청구에 해당되지 않는 사례

(예시 1) 8세 소아가 급성복통, 구토, 설사 등의 증상으로 입원하여 위장염 진단으로 6일 동안 입원 중 7일째 충수염 진단을 받고 수술 시행

⇒ 원목적이 질병군 진료와 무관하기보다는 진단이 지연된 것으로 판단되므로 입원개시일부터 충수절제술 질병군으로 적용함

(예시 2) 어지럼증, 복통, 급성 질출혈 등의 증상으로 입원하여 원인을 찾기 위한 진단검사 등을 시행한 후 난소낭종 진단하에 입원 7일째 부속기종양적출술을 시행

⇒ 원 동기가 난소낭종에서 동반되는 증세로 입원개시일부터 자궁부속기질병군으로 적용함

(2) 양전자단층촬영 〈고시 제2010-31호, 2010년 7월 1일 시행〉

질병군 진료 시 시행한 MRI/PET는 질환별 급여 대상 및 산정기준에 해당되는 경우 질병군 상대가치점수에 포함되어 별도 산정할 수 없으나, 질환별 급여대상 및 산정기준에 해당하지 않는 경우에는 비급여이다.

(3) 피임시술의 요양급여 〈고시 제2010-45호, 2010년 7월 1일 시행〉

질병군 진료 시 이루어진 피임시술은 요양급여대상에 해당되는 경우 질병군 상대가치점수에 포함되어 별도 산정할 수 없으나, 본인이 원하여 피임시술을 실시한 경우에는 비급여 대상이다.

2) 질병군별 상대가치점수 총합 산정방법[D2,건6]

(1) 요양급여비용 산정 기준 및 청구방법

제2편 질병군 급여·비급여 목록 및 급여 상대가치점수

제1부 질병군별 급여 일반원칙

5. 질병군에 대한 요양급여비용을 산정할 때에는 제2부 각 장에 분류된 질병군 점수를 기준으로 별표 1의 질병군별 점수 산정요령에 의하여 산정된 점수 총합에 「국민건강

보험법」 제45조제3항과 영 제21조제1항에 따른 점수당 단가를 곱하여 10원 미만은 4사5입한 금액으로 산정한다. 위 금액 외에 식대를 포함한 별도로 산정하는 비용이 있는 경우에는 각각의 산정방식을 따른다. 〈시행 2021.10.1.〉

6. 질병군 점수는 별표 2의 질병군 행위 및 약제·치료재료 구성 비율에 따른 행위부분 점수와 약제·치료재료 금액을 점수당 단가로 나눈 점수를 합한 점수(소수점 이하 셋째 자리에서 4사5입)이며, 매년 비용 변화 등을 고려하여 질병군별 점수를 조정한다.

〈산식.〉 질병군별 금액 = 질병군별 행위 점수+(약제·치료재료 금액÷점수당 단가)

7. 제5호에 따라 산정한 요양급여비용의 총액이 영 제21조제1항 내지 제3항 및 요양급여기준(별표 2 제6호를 제외한다)에 의하여 산정한 총액보다 적고 그 차액이 100만원을 초과하는 경우(이 경우를 요양급여비용 열외군이라 한다)에는 위 제5호에 따른 금액에 100만원을 초과하는 금액에 해당하는 금액(10원 미만 절사)을 합한 금액을 요양급여비용 총액으로 산정한다.

   ☞ 요양급여비용 열외군

8. 가입자 또는 피부양자가 제1호에 따른 요양기관(제3편을 적용받는 요양병원은 제외)에서 「국민건강보험법」 제43조에 따라 신고한 일반입원실 및 정신과폐쇄병실의 4인실 또는 5인실을 이용한 경우에는 별표 2의3 추가비용 계산식에 따른 금액을 추가 산정하고, 상급종합병원의 일반입원실 및 정신과폐쇄병실의 1인실(보건복지부장관이 정하여 고시하는 불가피한 1인실 입원의 경우 제외)을 이용한 경우에는 제5호 본문에 따른 금액에서 1인실 이용일수에 해당하는 기본입원료(제1편제2부제1장가-2-가)를 제외하고 산정한다.

[별표 2의3]

2인실 내지 5인실 이용 시 추가비용 및 본인부담액 계산식

1. 4인실 또는 5인실 이용 시

추가비용 계산식	(4인실 입원료－기본입원료)×4인실 이용일수＋(5인실 입원료－기본입원료)×5인실 이용일수	
본인부담액 계산식	상급종합병원	[{4인실 입원료×4인실 이용일수}×30/100)＋[{5인실 입원료×5인실 이용일수}×20/100)－[{기본입원료×4인실 또는 5인실 이용일수}×20/100)
	종합병원, 병원, 의원	[{(4인실 입원료×4인실 이용일수)＋(5인실 입원료×5인실 이용일수)}－{기본입원료×4인실 또는 5인실 이용일수}×20/100)

주1) "4인실 입원료, 5인실 입원료, 기본입원료"는 제1편의 종별에 따른 입원료(가-2)를 말하며, 입원료 관련 가산 또는 감산은 적용하지 아니한다.

주2) 영 별표 2 제3호에 해당하는 대상자의 경우에는 그 각목에서 정한 본인부담률을 적용한다.

(계속)

2. 2인실 또는 3인실 이용 시

추가비용 계산식	(2인실 입원료 – 기본입원료) × 2인실 이용일수 + (3인실 입원료 – 기본입원료) × 3인실 이용일수	
본인부담액 계산식	상급종합병원	[{2인실입원료 × 2인실 이용일수} × 50/100] + [{3인실입원료 × 3인실 이용일수} × 40/100] – [{기본입원료 × 해당 인실별 이용일수} × 20/100]
	종합병원, 병원, 의원	[{(2인실입원료 × 2인실 이용일수) × 40/100} + {(3인실입원료 × 3인실 이용일수) × 30/100}] – [{기본입원료 × 해당 인실별 이용일수} × 20/100]

주1) "2인실 또는 3인실입원료, 기본입원료"는 제1편의 종별에 따른 입원료(가-2)를 말하며, 입원료관련 가산 또는 감산은 적용하지 아니한다.

주2) 영 별표 2 제3호에 해당하는 대상자인 경우에도 영 별표 2 제1호가목1)에서 정한 본인부담률을 적용한다. 다만, 기본입원료는 영 별표 2 제3호 각 목에서 정한 본인부담률을 적용한다.

9. 영 별표 2 제2호나목의 "보건복지부장관이 정하여 고시하는 입원실을 이용한 경우"라 함은 가입자 등이 제1호에 따른 요양기관에서 「국민건강보험법」 제43조에 따라 신고한 일반입원실 및 정신과폐쇄병실의 4인실 또는 5인실을 이용한 경우를 말하며, 별표 2의3의 본인부담액 계산식에 따른 금액을 더하여 본인부담액을 산정한다.

10. 별표 2의2에 열거한 항목을 외과 전문의가 시행한 경우에는 소정점수의 30%에 대한 각 요양기관별 종별가산율을 적용한 금액을 추가 산정한다. 〈개정 2019.12.26.〉

16. 영 별표 2 제4호에 따른 요양급여 항목 및 본인부담률은 별표 2의5와 같다. 이 경우 별표 2의5에 열거한 항목에 해당하는 행위 및 치료재료는 「요양급여의 적용기준 및 방법에 관한 세부사항」을 적용하며, 인정기준에 의한 급여대상에 해당되는 경우에는 제1편(행위별 수가) 제2부 행위 급여 상대가치점수와 「약제 및 치료재료의 비용에 대한 결정기준」에 의한 금액을 추가 산정한다.

[별표 2의2] 외과전문의 가산 항목

분류번호 및 코드	분류 명칭
자275 (Q2755 - Q2756)	서혜부허니아 근본수술
자275-1 (Q2757)	대퇴부허니아 수술
자285 (Q2850)	충수주위농양 절개술
자286 (Q2861 - Q2863)	충수절제술
자288 (Q2881 - Q2883)	직장항문주위 농양수술
자293 (Q2933, Q2936)	직장탈 교정술

분류번호 및 코드	분류 명칭
자295 (Q2950)	치열수술
자297 (Q2974 - Q2978)	치루수술
자299 (Q2991 - Q2992)	항문협착증 교정술
자300-1 (Q3002 - Q3003)	항문괄약근 성형술
자301 (Q3012 - Q3014, Q3017)	치핵수술
자302 (Q3020)	직장류 교정수술
나853 (C8534)	절개생검

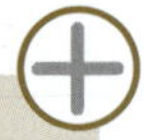

[예시] 요양급여비용열외군 보상

질병군으로 산정한 요양급여비용총액이 행위별로 산정한 총액보다 적고 그 차액이 100만원을 초과하는 경우

열외군 보상금액=〔(행위별 총진료비－DRG포괄수가총액)－100만원〕

(예) DRG 수가로 계산한 총금액 100만원, 행위별로 계산한 금액은 400만원인 경우?

⇒ 포괄수가 청구금액은 200만원 청구 〔(400－100)－100〕

(2) 질병군별 점수 산정요령

1) 질병군별 점수는 가입자 등의 입원일수에 따라 다음과 같이 정상군, 하단 및 상단열외군으로 구분하여 그 총합을 산정한다.

정상군	【질병군별 기준 상대가치점수 + {(가입자 등의 입원일수 - 질병군별 평균 입원일수) × 질병군별 일당 상대가치점수}】× 20/100 + 【질병군별 기준 상대가치점수】× 80/100
하단열외군	【질병군별 기준 상대가치점수 + {(가입자 등의 입원일수 - 질병군별 평균 입원일수) × 질병군별 일당 상대가치점수}】× 20/100 + 【질병군별 기준 상대가치점수 - {(질병군별 정상군 하한 입원일수 - 가입자 등의 입원일수) × 질병군별 일당 상대가치점수}】× 80/100
상단열외군	【질병군별 기준 상대가치점수 + {(가입자 등의 입원일수 - 질병군별 평균 입원일수) × 질병군별 일당 상대가치점수}】× 20/100 + 【질병군별 기준 상대가치점수 + {(가입자 등의 입원일수 - 질병군별 정상군 상한 입원일수) × 질병군별 일당 상대가치점수}】× 80/100

[비고]

1. 정상군은 입원일수가 정상군 하한과 정상군 상한 사이인 경우를 말한다.
2. 하단열외군은 입원일수가 정상군 하한 미만인 경우를 말한다.
3. 상단열외군은 입원일수가 정상군 상한을 초과하는 경우를 말한다.
4. 질병군별 기준 상대가치점수는 질병군별 평균 입원일수만큼 입원했을 때 발생하는 입원 건당 상대가치점수를 말한다.
5. 질병군별 일당 상대가치점수는 입원일수가 1일 증가함에 따라 추가되는 질병군별 상대가치점수를 말한다.
6. 질병군별 평균 입원일수는 해당 질병군의 요양급여에 평균적으로 소요되는 입원일수를 말한다.
7. 상대가치점수의 총합은 소수점 이하 둘째 자리까지로 한다.(산식 중 곱셈과 나눗셈이 있는 경우는 계산 과정마다 소수점 이하 셋째 자리에서 4사5입)

2) 18시~09시 또는 공휴일에 응급진료가 불가피하여 수술을 행한 경우에는 1)의 질병군별 점수에 다음과 같이 해당 질병군의 야간·공휴 소정점수를 추가 산정한다. 단, 제왕절개분만을 22시~06시에 행한 경우에는 질병군 야간·공휴 소정점수를 2회 산정한다. 이 경우 수술 또는 마취를 시작한 시각을 기준으로 산정한다. 또한, 분만취약지에서 제왕절개분만을 행한 경우에는 해당 질병군의 야간·공휴 소정점수를 4회 산정한다. 분만취약지에서 18~09시에 제왕절개분만을 행한 경우에는 야간·공휴가산 소정점수를 1회 추가 산정하고, 22~06시에 제왕절개분만을 행한 경우에는 야간·공휴가산 소정점수를 2회 추가 산정한다.

정상군	【[질병군별 기준 상대가치점수 + {(가입자 등의 입원일수 - 질병군별 평균 입원일수) × 질병군별 일당 상대가치점수}] + {질병군별 야간·공휴 점수}】× 20/100 + 【{질병군별 기준 상대가치점수 + 질병군별 야간·공휴 점수}】× 80/100
하단열외군	【[질병군별 기준 상대가치점수 + {(가입자 등의 입원일수 - 질병군별 평균 입원일수) × 질병군별 일당 상대가치점수}] + {질병군별 야간·공휴 점수}】× 20/100 + 【[질병군별 기준 상대가치점수 - {(질병군별 정상군 하한 입원일수 - 가입자 등의 입원일수) × 질병군별 일당 상대가치점수}] + {질병군별 야간·공휴 점수}】× 80/100
상단열외군	【[질병군별 기준 상대가치점수 + {(가입자 등의 입원일수 - 질병군별 평균 입원일수) × 질병군별 일당 상대가치점수}] + {질병군별 야간·공휴 점수}】× 20/100 + 【[질병군별 기준 상대가치점수 + {(가입자 등의 입원일수 - 질병군별 정상군 상한 입원일수) × 질병군별 일당 상대가치점수}] + {질병군별 야간·공휴 점수}】× 80/100

3) 질병군별 평균 입원일수, 정상군 하한 입원일수 및 정상군 상한 입원일수

표 10.6 "수정체 절개수술"의 예 〈개정 2019.12.26.〉

질병군		입원일수		
분류번호	명칭	평균	정상군 하한	정상군 상한
C05100	수정체 소절개수술(유리체절제술 유무와 무관), 단안, 심각하거나 중증 혹은 중등도의 합병증이나 동반상병 미동반	1.03	1	5
C05101	수정체 소절개수술(유리체절제술 유무와 무관), 단안, 중증 혹은 중등도의 합병증이나 동반상병 동반	1.28	1	5
C05102	수정체 소절개수술(유리체절제술 유무와 무관), 단안, 심각한 합병증이나 동반상병 동반	2.98	1	5
C05200	수정체 소절개수술(유리체절제술 유무와 무관), 양안, 심각하거나 중증 혹은 중등도의 합병증이나 동반상병 미동반	2.53	1	5
C05201	수정체 소절개수술(유리체절제술 유무와 무관), 양안, 중증 혹은 중등도의 합병증이나 동반상병 동반	3.80	1	5

(계속)

질병군		입원일수		
분류 번호	명칭	평균	정상군 하한	정상군 상한
C05202	수정체 소절개수술(유리체절제술 유무와 무관), 양안, 심각한 합병증이나 동반상병 동반	4.48	1	5
C05300	수정체 대절개수술(유리체절제술 유무와 무관), 단안, 심각하거나 중증 혹은 중등도의 합병증이나 동반상병 미동반	1.03	1	5
C05301	수정체 대절개수술(유리체절제술 유무와 무관), 단안, 중증 혹은 중등도의 합병증이나 동반상병 동반	1.28	1	5
C05302	수정체 대절개수술(유리체절제술 유무와 무관), 단안, 심각한 합병증이나 동반상병 동반	2.98	1	5
C05400	수정체 대절개수술(유리체절제술 유무와 무관), 양안, 심각하거나 중증 혹은 중등도의 합병증이나 동반상병 미동반	2.53	1	5
C05401	수정체 대절개수술(유리체절제술 유무와 무관), 양안, 중증 혹은 중등도의 합병증이나 동반상병 동반	3.80	1	5
C05402	수정체 대절개수술(유리체절제술 유무와 무관), 양안, 심각한 합병증이나 동반상병 동반	4.48	1	5

(3) DRG 급여 상대가치점수 이외 별도 산정항목[D16, D17]

질병군 급여 상대가치점수에 포함되지 않아 진료비 중 일부 부담하거나 비급여로 전액 부담한다.

- 본인일부부담 항목 : 외과 전문의 가산, 식대, 마취통증의학과 전문의 초빙료, 복강경 수술 중 부득이한 사유로 개복술 전환 시 239,000원 보상, 4대 중증질환의 초음파검사, 4인실 또는 5인실 이용 시 추가비용, 18~다음날 09시 또는 공휴일에 응급진료가 불가피하여 수술을 행한 경우 해당 질병군의 야간공휴 소정점수, 필수급여(풍선소장내시경검사, 풍선소장내시경하 시술 등), 선별급여, 질병군 분류번호를 결정하는 주된 수술 이외에 수술, 의료의 질 평가 지원금
- 비급여 항목 : 요양급여기준 [별표 2] 비급여 대상 제6호에 따라 업무 또는 일상생활에 지장이 없는 경우에 실시 또는 사용되는 행위·약제 및 치료재료, 미용 목적으로 실시 또는 사용되는 행위·약제 및 치료재료 등과 보건복지부장관이 정하여 고시하는 행위 및 치료재료, 질병군 진료 외의 목적으로 투여된 약제, 상급병실료 차액, 초음파, 조절성 인공수정체 44개 항목, 다빈치로봇수술(N041, N045. N046) 등

(4) DRG에서 건강보험 100분의 100(전액 본인부담) 항목

「국민건강보험 시행규칙」 제16조(요양급여비용의 본인부담)의 [별표 6] 제1호자목에 따라 요양급여의 절차에 따르지 않고 요양기관을 이용한 경우, 보험료 체납으로 급여제한을 받은 기간에 요양기관을 이용한 경우, 학교폭력 중 학생 간의 폭행에 의한 부상 또는 질병으로 요양기관을 이용한 경우 등과 구급차를 이용하여 이송되었을 경우의 이송처치료, 수술 후 통증관리를 위한 통증자가조절법(PCA)의 진료비는 본인이 전액 부담한다.

5. DRG 진료비 청구

1) 질병군 요양급여비용 청구방법[건3, D6]

질병군 요양급여는 정보통신망 또는 전산매체 중 한 가지 방법으로 청구한다. 제출시기는 정보통신망으로 청구하는 경우에는 퇴원일(입원 30일까지를 질병군으로 적용받은 경우는 입원 30일째 되는 날)이 속한 날의 다음 주 월요일부터 청구하며, 전산매체로 청구하는 경우에는 퇴원일(입원 30일까지를 질병군으로 적용받은 경우는 입원 30일째 되는 날)이 속한 날의 다음 달 초일부터 청구한다. 〈개정 2015.1.22.〉

동일인에 대한 입원일부터 퇴원일(입원 30일까지를 질병군으로 적용받은 경우는 입원 30일째 되는 날)까지의 질병군 요양급여 비용은 반드시 한 건의 명세서로 청구한다. 다만, 30일을 초과하여 입원진료를 받은 경우 그 초과분과 질병군 진료 이외의 목적으로 입원하여 입원일수가 6일을 초과한 시점에 질병군 수술이 이루어진 경우 입원일부터 수술 시행일 전일까지의 진료분은 행위별 수가방식으로 청구한다.

(예시) 폐렴으로 입원하여 진료 중 입원 7일째 복통이 발생하여 급성 충수염 진단하에 충수절제술 시행[D8]
입원개시일부터 충수절제술 시행 전일까지(입원 6일까지)는 행위별 청구,
충수절제술 시행일(입원 7일째)부터 질병군 적용

2) 청구자료 입력[건3, D2, D6, 심1]

질병군 요양급여 청구 프로그램은 건강보험심사평가원의 DRG 자료실에서 내려받아 사용한다. DRG 번호 부여는 별도의 인터페이스 프로그램을 사용하며, 자세한 청구방법

은 "행위별 진료내역 입력방법"과 "질병군별(DRG) 포괄수가제 청구프로그램 사용 매뉴얼(2012.7)"을 참조하자.

[그림 10.7]은 심사평가원에서 제공하는 DRG [청구자료] 입력 및 조회 화면을 보여 준다.

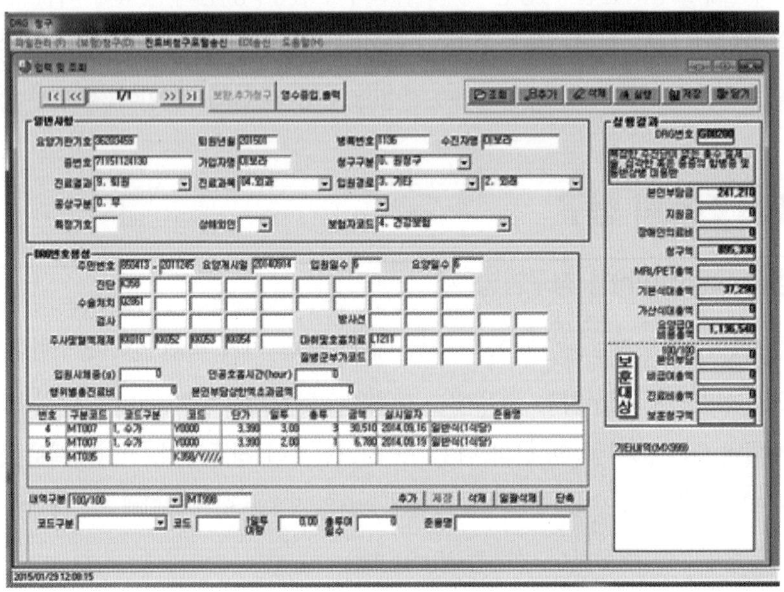

그림 10.7 DRG 청구화면 예시[D12]

(1) 일반내역

- 진료결과 : 명세서상 최종 진료일의 환자상태를 구분하여 기재한다.

  1 : 계속, 2 : 이송, 3 : 회송, 4 : 사망, 9 : 퇴원 또는 외래 치료종결

- 진료과목 : 실제 진료를 받은 진료과목(병원급 이상) 또는 주진단에 해당되는 진료과목(의원급)의 코드를 기재한다.

01 : 내과	02 : 신경과	03 : 정신건강의학과	04 : 외과
05 : 정형외과	06 : 신경외과	07 : 흉부외과	08 : 성형외과
09 : 마취통증의학과	10 : 산부인과	11 : 소아청소년과	12 : 안과
13 : 이비인후과	14 : 피부과	15 : 비뇨의학과	16 : 영상의학
17 : 방사선종양학과	18 : 병리과	19 : 진단검사의학과	20 : 결핵과
21 : 재활의학과	22 : 핵의학과	23 : 가정의학과	24 : 응급의학과
25 : 직업환경의학과	26 : 예방의학과		

• 입원경로 : 도착경로와 입원경로를 조합하여 기재한다.

도착경로

1	2	3
타요양기관 경유	응급구조대 후송	기타

입원경로

1	2
응급실	외래

(예시) 다른 요양기관으로부터 이송되어 응급실을 경유 입원한 경우

입원경로	1	1

• 공상구분

유형		공상등 구분	비고
보훈위탁진료 요양기관인 경우	국비질환(상이처 또는 해당 질병)·무자격자의 모든 질환	7	보험자구분 : 7
	국비질환 이외의 타질환	4	보험자구분 : 4
보훈병원 국비보험 1차		B	보험자구분 : 4
희귀난치성질환 지원대상자		H	보험자구분 : 4
긴급복지 의료지원대상자		G	보험자구분 : 4
차상위 희귀질환 본인부담경감대상자		C	보험자구분 : 4
차상위 만성질환·18세 미만 본인부담경감대상자		E	보험자구분 : 4
차상위 장애인 만성질환·18세 미만 본인부담경감대상자		F	보험자구분 : 4

(2) 진단내역

• 요양개시일 : 질병군 진료를 위하여 입원(또는 내원)한 날(년, 월, 일)을 기재한다.

• 입원일수 : 입원한 날부터 퇴원일(입원 30일까지를 질병군으로 적용받은 경우는 입원 30일째 되는 날)까지의 실 일수를 기재하고, 질병군 진료 이외의 목적으로 7일 이상 입원 중 예상치 못하게 질병군 수술을 시행한 경우에는 수술적용일부터 퇴원일까지의 실 일수를 기재한다. (내원당일 퇴원하는 경우는 1일로 기재)

• 요양일수 : 해당 질병군으로 진료를 받은 실 일수를 기재하되, 입원(또는 내원)일수에 투약일수를 포함하여 산정한다. 이때 입원일수와 투약일수가 중복될 때에는 1일로 계산한다.

• 진단 : 한국표준질병·사인분류에 의한 분류기호를 기재하며, 주진단은 첫 번째에 기재하고 두 번째부터 기타진단 분류번호를 기재한다.

(3) 진료내역

- 수술·처치·검사·방사선 코드 등 : 상대가치점수표 제1편 행위급여목록의 코드 중 해당내역을 기재하며, 단가가 높은 순으로 기재한다.
- 질병군 부가코드 : 질병군을 세분화하기 위한 코드로 단·양측 여부, 수술방법 등의 구분을 위해 사용한다.

  ADC03 복강경 시술

  ADC04 양측[Bilateral] ADC05 수정체 소절개수술

  예 복강경으로 양측 탈장 수술 시 ADC03ADC04

- 행위별 진료비 총액 : 실제 발생한 행위별 진료비와 질병군 요양급여비용 산정방식에 따른 진료비의 차이가 일정 금액(100만원)을 초과하는 경우 요양급여비용열외군 환자로 규정하고 있다.

  가. 행위별수가제의 급여와 건강보험 100분의 100 본인부담 및 비급여 사항을 포함하되, 질병군에서 환자에게 별도 징수가 가능하도록 정한 이송처치료, 선별급여와 비급여대상은 제외한다.

  나. 급여 및 건강보험 100분의 100 본인부담의 행위는 상대가치점수표에서 정한 기준에 의해 산정하고, 약제 및 치료재료는 「약제급여목록 및 급여상한금액표」 또는 「치료재료급여·비급여목록 및 급여상한금액표」에서 정한 상한금액을 초과하지 않는 범위 내에서 실구입가로 산정한다.

  다. 질병군에서는 급여이나 행위별에서는 비급여대상에 해당하는 행위는 해당 요양기관의 수가를 적용하여 산정하고, 약제·치료재료는 실구입가로 산정한다.

  라. 위 가~다에 의거 계산된 금액을 행위별 진료비총액(10원 미만 절사)에 기재한다.

- 본인부담상한액초과금액 : 입원기간 내 본인일부부담금이 「건강보험법 시행령」 제19조 제2항 및 제4항에 따라 정해진 본인부담상한액을 초과하는 경우 그 넘는 금액(본인부담상한액을 확인할 수 있는 경우에는 그 넘는 금액)을 기재하며, 입원건의 추가청구 시에는 원청구와 연계하여 초과한 금액을 기재한다.

(4) 특정내역

특정내역에는 신생아 체중, 영아 체중, 인공호흡시간, 상해외인, 특정기호, 분만, 개방병원 진료 시 의뢰기관기호, DRG세부내역〔식대, 외과전문의 가산, 초음파검사[급여대상], 4인실

또는 5인실 이용 시 추가비용과 상급종합병원 1인실 이용에 따른 제외금액, 질병군 급여항목, 마취통증의학과전문의 초빙료, 질병군 분류번호를 결정하는 주된 수술 외에 실시한 수술, 의료질평가지원금, 전문병원 관리료 등, 응급의료행위 가산 수가, 통증자가조절법(PCA) 급여대상, 감염예방·관리료, 야간전담간호사 관리료 및 보훈 100분의 100 본인부담·비급여(보훈위탁진료 요양기관의 보훈국비환자 진료분만 해당), 건강보험 100분의 100 본인부담, 100분의 100 미만 총액을 산정하는 100분의 100 미만 본인부담 1, 100분의 100 미만 본인부담 2의 세부 내역), 건강보험 100분의 100 본인부담금총액, 산정특례환자 등록번호, 중증환자 수술일자, 산정특례 대상 세부상병명, 인공수정체 재료대, 야간·공휴일 수술, 입원 시 상병 유무, 의료의 질 점검 내용을 기재하며, 기재형식은 다음과 같다.

특정내역 기재형식

내역구분/투여(실시)일자/코드구분/코드/단가/1일투여량(실시횟수)/총투여일수(실시횟수)/금액/준용명/면허종류/면허번호

(예) 구분코드 MT007

외과전문의 가산(SUR) :

SUR/20120101/1/Q2861100/0000087925/00001.00/001/0000087925/충수절제술(단순) 외 가산/1/12345

건강보험100/100(ALL) :

ALL/20120401/1/LA227/0000005450/00000.50/003/0000008175/바22-나(3) × 50%/1/12345

(5) 행위별 진료내역

질병군 진료환자의 진료내역을 행위별 수가코드를 이용하여 "진찰료"부터 "비급여"항까지 15개 항에 맞추어 기재한다. 단 15개 항 중 V: 보훈 100분의 100 본인부담과 W: 비급여항은 보훈국비환자에 한하여 기재한다.

행위별 진료내역은 질병군 급여 적정성 평가 및 환자분류체계, 질병군 수가 검토 등에 사용된다.

(6) 실행결과

- 질병군 분류번호 : 질병군 분류번호 6자리를 기재한다.
- 본인부담금 : 질병군 본인부담액+별도 산정금액의 본인부담금으로 식대 본인부담률은 50%, 외과전문의 가산 본인부담률은 30%이다.
- 건강보험 100/100 본인부담금 : 건강보험 100분의 100 본인부담금을 합하여 기재한

다. 다만, 보훈병원 국비보험 1차명세서의 경우 「국가보훈대상자 의료지원에 관한 규칙」에 따른 금액을 기재한다. 10원 미만은 절사한다.

- 지원금 : "희귀난치성질환자 의료비 지원사업" 및 "긴급지원사업"에 따른 해당 지원 대상자에게 지원하는 비용(본인부담상한액초과금을 제외한 본인일부부담금)을 기재한다.
- 요양급여비용총액 1 : 질병군별 점수산정요령에 따라 산정된 점수 총합에 점수당 단가를 곱하여 10원 미만을 절사한 금액을 요양급여비용 총액으로 산출한다. 이 경우 질병군별 포괄수가 외에 별도로 산정하는 비용(식대, 외과전문의 가산 등)이 있는 경우에는 위 산출비용(10원 미만 미절사 금액)에 별도 산정된 비용(원 미만 4사5입)을 합산한 후 최종적으로 10원 미만을 절사하여 요양급여비용총액 1로 기재한다.
- 청구액 : 보험자부담금은 요양급여비용총액 1에서 본인일부부담금을 공제한 금액을 기재한다.

보험자부담금(원) = 요양급여비용총액 1(원) − 본인일부부담금(원)

- 요양급여비용총액 2 : 외과전문의 가산, 식대를 포함한 질병군 요양급여비용총액 1과 건강보험 100분의 100 본인부담금총액을 합하여 기재한다. 10원 미만은 절사한다.
- 진료비총액 : 보훈위탁진료 요양기관의 보훈국비환자 진료분인 경우, 보훈국비환자 100분의 100 본인부담총액, 보훈국비환자 비급여총액, 요양급여비용총액 1(외과전문의 가산, 식대 등 포함)을 모두 합한 총 금액을 기재한다. 10원 미만은 절사한다.

(7) 보훈대상

보훈위탁진료 요양기관의 보훈국비환자 진료분인 경우에 한하여 기재한다.

- 보훈 100/100 본인부담 : 특정내역 구분코드 "DRG세부내역(MT007)"의 보훈국비환자 100분의 100 본인부담액의 총 합산금액(요양기관 종별 가산율 적용)을 기재한다. 원 미만은 4사5입한다.
- 보훈비급여총액 : 특정내역 구분코드 "DRG세부내역(MT007)"의 보훈국비환자 비급여내역의 총 합산금액(요양기관 종별 가산율 적용)을 기재한다. 원 미만은 4사5입한다.
- 보훈본인일부부담금 : 「국가보훈대상자 의료지원에 관한 규칙」에 따른 보훈 100분의 100 본인부담액과 보훈국비환자 비급여를 합한 금액의 해당 본인일부부담금을 10원 미만 절사한 금액으로 기재한다.
- 보훈청구액 : 보훈위탁진료 요양기관의 보훈국비환자 진료분인 경우에 한하여 기재

하며, 진료비총액에서 본인일부부담금, 청구액 및 보훈 본인일부부담금을 제외한 금액을 기재한다.

청구파일을 작성한 후 진료비청구포털로 심사평가원에 전송한다.

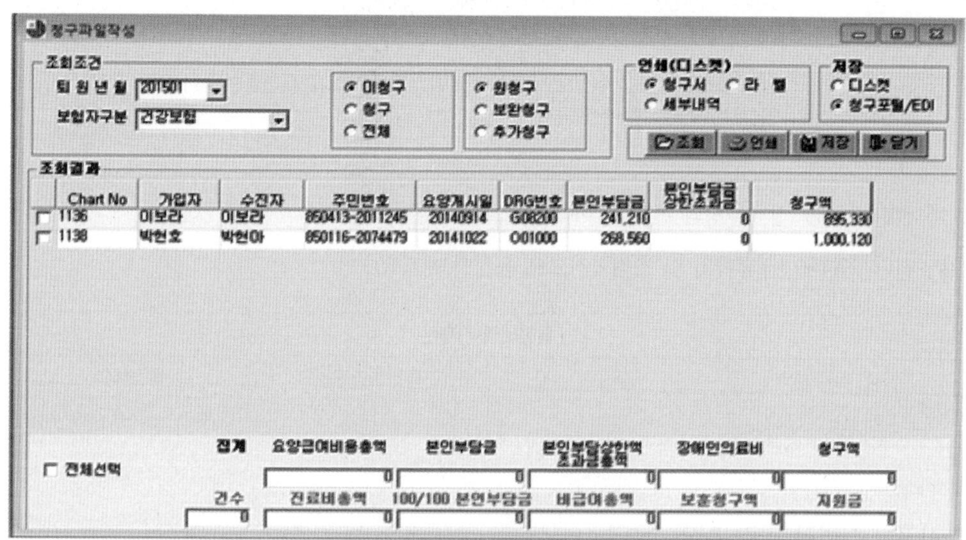

그림 10.8 청구파일 자선화면[D12]

3) 세부작성요령 예

① 행위별과 질병군 분리 청구의 경우

(예시) 2019년 7월 1일 임신 28주 임산부가 조기진통으로 입원 중 7월 12일 제왕절개분만을 실시 후 7월 18일 퇴원한 경우

- 7월 1일부터 7월 11일까지 행위별 청구
- 7월 12일부터 18일까지 질병군 청구

명세서 종류	항목명	기재방법	설명
명세서 일반내역	청구구분	3	분리청구
명세서 진단내역	요양개시일	20190712	수술시행일
명세서 특정내역	MT034 행위,질병군 분리청구의 경우 최초입원개시일	20190701	최초입원개시일
행위별 진료내역	질병군 적용일(수술일)부터 해당 환자의 행위별 진료내역을 항목별 줄단위 기재		

② **입원 시 상병유무**

환자의 상병이 입원 당시부터 존재한 것인지, 입원 중 발생한 상병인지 구분하여 기재

코드	정의
Y	해당진단이 입원 당시에 존재하였음
N	해당진단이 입원 당시에 존재하지 않았음
U	해당 상태가 입원 당시에 존재하였는지를 결정할 수 있는 기록이 충분하지 못함
W	임상적으로 결정할 수 없음. 해당 상태가 입원 당시에 존재하였는지 여부를 의료제공자가 임상적으로 결정할 수 없음

(예시)

주진단 : J359 (상세불명의 편도 및 아데노이드의 만성질환)

부진단 : A160 (세균학적 및 조직학적으로 음성인 폐결핵)

특정내역 기재란

발생단위구분	줄번호	특정내역구분	특정내역
1	0001	MT035	J359/Y/A160/Y///////////

4) 7개 질병군 관련 질의·응답

(1) 제도 일반

Q1 타법령(산재, 자동차보험 등)으로 입원진료 중 질병군 진료가 발생한 경우 요양급여 비용 산정은 어떻게 하나요?

A1 행위별 수가제를 적용하여 청구합니다.

Q2 요양급여비용 열외군은 무엇인가요?

A2 질병군 대상 진료 중 진료비가 예외적으로 많이 발생한 경우 이에 대한 추가보상을 하기 위한 제도로, 질병군으로 산정한 요양급여비용 총액이 행위별로 산정한 금액보다 적고 그 차액이 100만원을 초과하는 경우 초과금액을 추가로 지급합니다.

열외군 보상금액 = {(행위별 총진료비-DRG 포괄수가총액) - 100만원}

예 DRG 수가로 계산한 총금액 : 100만원

행위별로 계산한 금액 : 400만원 (200만원을 추가로 지급)

요양급여 청구금액 : 300만원

Q3 요양급여비용 열외군환자인 경우 행위별총진료비를 산정하는 방법은 무엇인가요?

A3 가) 행위별수가제의 100/100 본인부담 및 비급여사항을 포함하되, 질병군에서 환자에게 별도 징수가 가능하도록 정한 이송처치료, PCA(통증자가조절법)와 비급여대상은 제외

나) 행위는 상대가치점수표에서 정한 기준에 의해 산정

다) 약제 및 치료재료는 약제급여목록 및 급여상한금액표 또는 치료재료급여·비급여목록 및 급여상한금액표의 상한금액을 초과하지 않는 범위 내에서 실구입가로 산정

라) 질병군의 급여범위에 해당되나 행위별에서의 비급여대상에 해당하는 행위는 해당 요양기관의 관행수가를 적용하여 산정하고, 약제 및 치료재료는 실구입가로 산정

⇒ 위 가)~라) 의거 계산된 금액을 행위별 총진료비란에 기재

Q4 2012. 7월 이후 추가된 심사불능코드는 무엇인가요?

A4 2012. 7월부터 7개 질병군 포괄수가 요양급여비용 청구 시 행위별명세서, 의료의 질 점검표, 입원 시 상병 등을 기재하여야 합니다.

65-10	행위별 진료내역 기재누락
65-11	야간 및 공휴가산의 수술일과 시간 기재누락
65-12	입원 시 상병유무 기재누락
65-13	행위·질병군 분리청구건의 6일 초과여부
65-14	의료의 질 점검 기재 여부

Q5 기타진단 부여기준은 무엇인가?

A5 기타진단은 입원기간 중 발생했거나 입원 당시부터 주진단과 함께 가지고 있던 병태로서 임상적 평가, 치료적 요법, 진단적 처치, 재원기간 연장, 간호 및 관찰의 증가 측면에서 환자진료에 영향을 준 주진단 이외의 추가진단을 의미하며, 확진된 경우 부여하고 이번 입원과 관련이 없는 이전 병태, 비정상적인 검사결과 등은 기타진단으로 부여하지 않습니다. 또한, 심사지침 「진단분류기호 부여기준(2012.7.1.)」에서 정한 일부 특정 진단명에 대하여는 해당 진단명의 조건도 함께 충족하여야 합니다.

예 분만 전 Hct 37.9%, 제왕절개분만 후 Hct 34.0%로 10% 이상 Hct 감소한 경우이나 환자의 심신 상태 등이 양호하여 특별한 처치·치료를 필요로 하지 않는 경우 O72 분만 후 출혈을 기타진단으로 코딩함은 오류임(복지부 고시 「기타진단부여기준(별표 8)」에 맞지 않음)

(2) 가산 관련

Q6 통증자가조절법(PCA)에 대하여 야간·공휴 시술 가산을 적용할 수 있나요?

A6 100/100 본인부담항목인 통증자가조절법(PCA)은 환자에게 다른 통증관리방법(근육주사, 경구투여 등)과 PCA에 대해서 충분한 설명을 하고 환자가 동의한 경우에 실시하고 있어 응급진료에 인정하는 공휴 또는 야간가산을 적용하지 아니합니다.
☞ 관련근거 : 급여65720-1787(2002.12.18)

Q7 제왕절개분만의 통증자가조절법(PCA)을 실시한 경우 포괄수가 적용방법은 무엇인가요?

A7 제왕절개분만의 통증자가조절법(PCA)을 행위별 수가로 보상하도록 함에 따라 행위(수기)료는 「건강보험 행위 급여·비급여 목록표 및 급여 상대가치점수」 제1편 제2부의 상대가치점수를 추가 산정하고, 약제 및 치료재료는 상한금액 이내 실거래가를 적용하여 산정합니다.
※ 제왕절개분만 시 경막외마취를 실시한 경우 해당 마취료는 포괄수가에 포함되어 있으므로 "확보된 주입로에 Infuser만 연결하는 경우"로 산정
☞ 2016년 7월 1일 이후 입원하는 환자부터 적용

Q8 동시에 시행한 2가지 수술이 모두 외과전문의 가산이 적용되는 경우에는 어떻게 청구하나요?

A8 외과전문의 가산이 적용되는 수술을 2항목 이상 시행한 경우 주수술 30% 금액과 부수술 15% 금액에 요양기관 종별 가산까지 계산하여 특정내역(MT007)에 각각 입력합니다.

Q9 질병군 입원진료기간 중 질병군 수술에 따른 출혈이 발생하여 18시 이후에 응급으로 bleeding control을 시행한 경우 해당 질병군의 야간·공휴 소정점수를 추

가 산정할 수 있나요?

A9 "18~09시 또는 공휴일에 응급진료가 불가피하여 질병군 대상 수술을 행한 경우" 해당질병군의 야간·공휴 소정점수를 추가 산정할 수 있으므로, 질병군 수술에 따른 합병증으로 출혈이 발생하여 야간에 응급으로 bleeding control을 시행한 경우는 야간·공휴 소정점수 추가산정에 해당되지 않습니다.

(3) 청구방법

Q10 자연분만과 제왕절개분만으로 분만방법을 달리하여 쌍둥이를 출산한 경우 어떻게 청구하나요?

A10 전체 진료내역을 행위별수가제로 청구합니다(자연분만과 제왕절개분만은 본인부담률이 다르므로 수진자의 본인부담을 정확히 산출하기 위함).

Q11 제왕절개분만의 질병군(DRG) 요양급여비용 청구 시 신생아진료비용은 어떻게 청구하나요?

A11 제왕절개분만의 질병군(DRG) 요양급여비용 청구와 별도로 신생아 진료비용은 행위별 청구대상입니다. (2010년 7월부터 적용)

Q12 차상위 본인부담경감대상자가 질병군(DRG) 적용 대상기관에서 수정체수술을 받고 6시간 미만 관찰 후 당일 귀가한 경우 어떻게 청구하나요?

A12 차상위 본인부담경감대상자가 수정체수술(단안 또는 양안, 소절개 또는 대절개), 기타항문수술, 서혜 및 대퇴부탈장수술(장관절제미동반, 단측 또는 양측), 복강경을 이용한 서혜 및 대퇴부탈장수술(장관절제미동반, 단측 또는 양측)을 받고 6시간 미만 관찰 후 당일 귀가한 경우 행위별 외래로 청구합니다.

Q13 질병군 진료기간 중 수혈을 실시한 환자가 헌혈증을 제시한 경우 어떻게 청구하나요?

A13 질병군 진료기간 중 수혈을 실시한 경우 질병군 상대가치점수는 수혈비용 등을 포함하여 산출된 것이므로 환자에게 별도로 수혈비용을 부담시킬 수 없습니다. 또한, 「헌혈증서 소지자의 수혈비용에 대한 본인부담 산정방법」(보건복지부 급여

(65720-1898호, 2001.12.29)에 따라 질병군별 포괄수가제에서도 질병군에 대한 본인부담액에서 헌혈증서에 따른 대한적십자사의 보상금액을 공제 후 환자에게 징수하고 행위별청구와 동일하게 수혈비용을 대한적십자사총재에게 청구합니다.

Q14 질병군 진료기간 중 질병군 수술과 전혀 다른 상병에 대해 협진 시, 다른 상병에 대한 진료비용은 어떻게 청구하나요?

A14 질병군(DRG) 포괄수가에는 동반상병 및 합병증 진료에 대한 비용이 포함되어 있습니다. 다만, 동반상병 및 합병증 진료에 따른 자원소모 등을 고려하여 기타진단을 부여원칙에 따라 코딩하는 경우 진단명에 따라 중증도 분류가 다르게 적용될 수 있으며 질병군 요양급여비용도 달라집니다.

Q15 질병군 진료기간 후 재입원하여 불가피하게 재수술이 필요한 경우 어떻게 청구하나요?

A15 동일 환자에 대한 수술을 끝마친 후 동일 상병 또는 그 합병증 원인으로 재입원하여 재수술한 경우 질병코딩 지침에 따라 주진단은 T81_(달리 분류되지 않은 처치의 합병증)로 부여합니다. (행위별 청구대상)

Q16 양쪽 사타구니 탈장으로 장관절제 동반 수술과 장관절제 미동반 수술을 양쪽부위에 각각 실시한 경우 어떻게 청구하나요?

A16 질병군 포괄수가제에서 동시수술은 「질병군범주 우선순위(별표 7)」에 따라 질병군 대상 수술보다 높은 범주(순위)에 열거된 시술을 함께 행한 경우 질병군 적용에서 제외됩니다. 따라서, 질병군 포괄수가 대상인 "서혜 및 대퇴부탈장수술(장관절제미동반)"과 질병군 포괄수가 비대상인 "서혜 및 대퇴부탈장수술(장관절제 동반)"을 동시에 실시한 경우 "서혜 및 대퇴부탈장수술(장관절제동반)"이 상위에 해당되므로 질병군 적용에서 제외됩니다(행위별청구대상임).

Q17 자궁 내 태아사망으로 유도분만을 시도하다가 여의치 않아 제왕절개를 실시한 경우 어떻게 청구하나요?

A17 자궁 내 태아사망으로 유도분만을 시도하였으나 여의치 않아 제왕절개를 실시한

경우 제왕절개분만 질병군에 해당되어 포괄수가(DRG) 대상이며 주진단은 아래와 같습니다.

구분	주진단
임신 22주 이상 태아사망이 발생하여 사산아를 분만한 경우	O364 자궁 내 태아사망의 산모관리
임신 22주 미만 태아사망이 발생하여 사산아를 분만한 경우	O021 계류유산

Q18 질병군 포괄수가의 건강보험 100분의 100(전액본인부담) 항목은 무엇이 있나요?

A18 통증자가조절법(PCA), 이송처치료, 요양급여의 절차위반, 급여제한, 급여정지, 학교폭력 중 학생 간 폭행에 의한 경우에의 진료비는 본인이 부담합니다.

Q19 급성출혈 후 빈혈(D62), 분만 후 출혈(O72), 분만 중 출혈(O67)의 진단분류기호 부여기준 중 "분만(수술) 전(입원당시)"의 의미는 무엇인가요?

A19 입원하여 분만(수술) 전 시행한 혈액검사 및 통상 외래에서 분만(수술) 전 시행한 검사를 의미합니다.

Q20 행위별 청구내역 입력 시 항·목 구분은 무엇인가요?

A20 (정보통신망 기준)

항	목
01 : 진찰료	01 : 초진 02 : 재진 03 : 응급 및 회송료 등
02 : 입원료	01 : 일반 02 : 내과질환자, 정신질환자, 만 8세 미만의 소아 03 : 중환자실 04 : 격리병실 10 : 기본식대 11 : 가산식대 12 : (사용유보) 13 : (사용유보) 99 : 기타 입원료
03 : 투약료	01 : 내복약 02 : 외용약 03 : 처방전
04 : 주사료	01 : 주사 99 : 기타
05 : 마취료	01 : 마취
06 : 이학요법료	01 : 이학요법료
07 : 정신요법료	01 : 정신요법료
08 : 처치 및 수술료	01 : 처치 및 수술 03 : 캐스트
09 : 검사료	01 : 자체검사 02 : 위탁검사
10 : 영상진단 및 방사선치료료	01 : 진단 02 : 치료
L : 요양병원·호스피스 정액	01 : 요양병원 정액수가 02 : 호스피스 정액수가

항	목
S : 특수장비	01 : CT진단 02 : MRI진단 03 : PET진단 04~05 : (사용유보)
T : 특수재료 및 관련 행위료	01 : 치료재료 02 : 진료행위
A : 100분의100미만 본인부담 1	01 : 의약품 02 : 치료재료 03 : 진료행위
B : 100분의100미만 본인부담 2	01 : 의약품 02 : 치료재료 03 : 진료행위
U : 건강보험(의료급여) 100분의 100 본인부담	01 : 의약품 02 : 치료재료 03 : 진료행위
V : 보훈 등 100분의 100 본인부담	01 : 의약품 02 : 치료재료 03 : 진료행위
W : 비급여	01 : 의약품 02 : 치료재료 03 : 진료행위

Q21 질병군 부가코드란 무엇인가요?

A22 질병군을 세분화하는 편·양측 여부와 수술방법 등의 구분을 위해 사용합니다.

질병군	부가코드
수정체수술	소절개(ADC05), 양안(ADC04)
서혜 및 대퇴부탈장수술	복강경(ADC03), 양측(ADC04)
충수절제술	복강경(ADC03)
자궁 및 자궁부속기수술	복강경(ADC03)

예 "수정체 소절개수술, 양안"인 경우 DRG청구프로그램 입력 시 부가코드란에 아래와 같이 입력한다.

ADC05 ADC04 또는 ADC04 ADC05

Q22 제왕절개분만 후 산후출혈 등의 합병증으로 당일 이송한 경우(6시간 미만 진료) 질병군(DRG) 대상인가요?

A22 제왕절개분만 후 당일 귀가 또는 이송한 경우로서 6시간 미만 진료도 포괄수가 적용 대상입니다.

(4) 별도산정 가능 여부

Q23 질병군 진료기간 중 수면내시경검사를 실시한 경우, 환자에게 별도 부담이 가능한가요?

A23 수면내시경검사는 요양기관에서 제출한 자료에 근거하여 포괄수가에 발생빈도 만큼 포함하여 산출하였으므로 질병군 급여상대가치점수에 포함되어 환자에게 별도로 부담시킬 수 없습니다.

Q24 질병군 포괄수가에서 환자에게 별도로 받을 수 있는 비급여 항목은 무엇이 있나요?

A24 상급병실료차액, 선택진료료, 미용목적의 수술 등이 비급여 대상에 해당하며, 보건복지부장관이 비급여대상으로 정하여 고시하는 행위 및 치료재료가 있습니다.

Q25 「고주파 자궁근종용해술」 시 사용하는 고주파전극을 별도로 산정할 수 있나요?

A25 「고주파 자궁근종용해술」은 질병군 대상 시술항목이며 N043(복강경을 이용한 기타자궁 및 자궁부속기수술) 질병군으로 결정됩니다. 또한, 「고주파 자궁근종용해술」 시 사용하는 고주파전극은 장관이 고시하는 비급여 치료재료항목이 아니며, 요양기관에서 제출한 자료를 근거로 발생빈도만큼 포함하여 포괄수가를 산출한 것으로 별도 산정할 수 없습니다.

Q26 질식분만 전 통증조절 목적으로 "무통분만 경막외 마취"를 실시하였으나, 질식분만에 실패하여 제왕절개분만을 실시한 경우 "무통분만 경막외 마취" 비용을 환자에게 별도 부담이 가능한가요?

A26 질식분만 전 통증조절 목적으로 "무통분만 경막외마취"를 실시하였으나, 질식분만에 실패하여 제왕절개분만을 실시한 경우 질병군 급여상대가치점수는 "무통분만 경막외마취" 비용 등을 포함하여 산출된 것이므로 환자에게 별도로 "무통분만 경막외마취" 비용을 부담시킬 수 없습니다. 다만, 포괄수가제에서도 경막외마취를 통해서 무통분만을 시도하다가 실패하여 제왕절개분만을 시행한 후, 이에 따른 수술 후 통증 관리를 위해 이미 가지고 있는 경막외 마취 카테터를 유지하고 통증자가조절법(PCA)을 시행한 경우 수기료(바22나(3)(나)LA227) 및 약제재충전 시 약제비 등은 100/100 본인부담이 가능합니다.

Q27 질병군 진료환자가 사망한 경우 사후처치비용은 별도로 산정할 수 있나요?

A27 질병군 진료환자가 사망한 경우 사후처치비용은 건강보험급여대상에서 제외되므로 친권자와 협의하여 의료기관의 처리관행에 따라 처리되어야 합니다.

☞ 관련근거 : 급여65720-153호(2001.2.8)

Q28 질병군 대상 진료를 위해 입원 중 환자가 원하여 투여하는 영양제를 별도 산정

할 수 있나요?

A28 질병군 포괄수가에는 급여와 비급여 포함(보건복지부장관 별도 고시 제외)되어 있으며, 질병군 대상으로 입원 진료한 경우에 투여한 영양제(고단위수액제 등)는 수가에 포함되어 있으므로 별도로 산정할 수 없습니다. 다만, 일상생활에 지장이 없는 단순피로 및 권태에 투여한 경우에는 별도 산정 가능합니다.

Q29 질병군(DRG) 입원진료기간 중 MRI 또는 PET 촬영을 실시한 경우 별도 산정가능한가요?

A29 보건복지부 고시 제2010-75호(2010.9.28) "MRI 세부산정기준" 및 제2010-31호(2010.5.28) "양전자단층촬영 세부산정기준"에 따라 질환별 급여대상 및 산정기준에 해당하는 경우 질병군 상대가치점수에 포함되어 별도 산정할 수 없으나, 질환별 급여 대상 및 산정기준에 해당하지 않는 경우에는 비급여 대상입니다.

Q30 혈전방지용 압박스타킹, 창상봉합용 액상접착제, 불투명·투명 드레싱재료는 별도 산정 가능한가요?

A30 혈전방지용 압박스타킹, 창상봉합용 액상접착제, 불투명·투명 드레싱재료는 요양기관에서 제출한 자료를 근거로 발생빈도 만큼 포괄수가에 포함되어 있으므로 별도 산정할 수 없습니다.

Q31 질병군 포괄수가제에서 전문병원 수가 산정방법은 무엇인가요?

A31 질병군 포괄수가제에서도 전문병원 관련 산정 가능한 전문병원 입원관리료, 전문병원 의료질지원금에 대해 행위별 수가를 환자별로 질병군 입원일수만큼 추가 산정합니다.

☞ 2016년 7월 1일 이후 입원하는 환자부터 적용

Q32 질병군 포괄수가제 대상자가 응급의료를 받은 경우 포괄수가 진료비 산정방법은 무엇인가요?

A32 응급환자의 중증도 분류에 따른 중증응급환자 또는 중증응급의심환자(KTAS 1~3 해당)가 응급의료를 받는 경우 행위별 수가 산정방법을 따르되, 기포괄수가

에 포함된 항목을 제외한 [별표 2], [별표 3]만 산정하고, 이때 제1편에서 정하고 있는 해당 소정점수 100%는 이미 포괄수가에 포함되어 있으므로 응급가산 50% 만 추가 산정합니다.

※ 질병군 포괄수가에서 산정 가능한 응급의료가산 대상 (별첨) 참조

☞ 2016년 7월 1일 이후 입원하는 환자부터 적용

(5) 기타

Q33 안과에서 유리체절제술만 시행한 경우에도 포괄수가 대상인가요?

A33 각 질병군에 해당하는 수술항목은 별도로 고시되어 있으며 유리체절제술만 시행하는 경우는 행위별 청구대상입니다.

Q34 외과전문의 가산이나 식대의 청구가 누락된 경우에는 어떻게 해야 하나요?

A34 질병군 요양급여비용 청구 명세서를 "추가청구"로 작성하여 추가청구하면 됩니다. 단, 요양급여비용 청구의 소멸시효는 3년입니다.

Q35 등록암환자(중증질환 산정특례 대상)가 암과 관련 없는 질환으로 DRG 수술을 시행한 경우 산정특례 대상이 되나요?

A35 등록 암환자가 해당상병(C00~C97 등)과 관련 없는 질환으로 DRG 수술을 시행한 경우는 본인부담 산정특례가 적용되지 않습니다.

5) DRG 점검표 〈개정 2014.9.30.〉

(앞쪽)

의료의 질 향상을 위한 점검표

환자명		입원일		
퇴원일			수술일 (DRG 수술기준)	
주진단		기타진단	1. 2. 3.	

1. 수술 전 진료의 점검 사항			추가 코드
1.1. 수술전 검사 시행여부 및 마취종류	□미시행	□시행	□1 □2 □3
1 전신마취			
2 부위마취(척추마취 및 기타 부위마취 포함)			
3 국소마취			
2. 입원 중 진료의 점검 사항			
2.1. 입원 중에 일어난 사고			
1) 불의의 병원 내 물리적 사고(낙상 등)	□없음	□있음	
2) 수혈사고	□없음	□있음	
3) 투약사고	□없음	□있음	
4) 마취사고	□없음	□있음	□□(작성요령 참조)
2.2. 감염증	□없음	□있음	
2.3. 수술 합병증 및 부작용	□없음	□있음	□□(작성요령 참조)
2.4. 합병증 치료를 위한 수술 및 처치	□없음	□있음	
3. 퇴원 전 진료의 점검 사항			
3.1. 퇴원의 유형(정상퇴원 여부)	□정상	□이상	□1 □2 □3 □4
1 의학적 권고에 반하는 퇴원			
2 타 의료기관으로의 응급전원			
3 타 의료기관으로의 기타전원			
4 사망			
3.2. 퇴원 시 환자 상태의 안정성(퇴원 전 12시간 이내)			
1) 혈압 : SBP(<85mmHg or >180mmHg) DBP(<50mmHg or >110mmHg)	□없음	□있음	
2) 맥박: 50회/min 이하(β-blocker 투여시 45회/min) 또는 120회/min 이상	□없음	□있음	
3) 체온: 측정방법 불문하고 38.3℃ 이상	□없음	□있음	
4) 수술부위출혈	□없음	□있음	
5) 수술부위감염	□없음	□있음	

년 월 일

의사(간호사) : (서명 또는 인)

(뒷쪽)

◈ 서식 작성요령

1. 수술 전 진료의 점검사항

1.1 수술 전 검사 시행 여부 및 마취종류
- 마취 시행전 수술전 검사를 시행한 경우 시행에 표시하고, 마취 유형은 수술 전 검사 시행여부와 무관하게 반드시 표시
[1] 전신마취
[2] 부위마취(척추마취 및 기타 부위마취 포함)
[3] 국소마취
※ 마취 및 질병군별 수술전 검사 항목은 「7개 질병군 포괄수가 급여적정성 평가기준」 참조

2. 입원 중 진료의 점검사항

2.1 입원 중에 일어난 사고
다음의 경우 있음에 표시
1) 불의의 병원 내 물리적 사고(낙상 등)
- 입원 원인 질병과의 관련성 혹은 상해의 정도와는 상관없이 「물리적 사고」그 자체가 병원의 질적 문제에 속하므로 병원 내 발생한 모든 물리적 사고가 발생한 경우
2) 수혈사고
- 환자가 바뀌거나, 이형을 수혈하는 등 부적합 혈액을 투여한 경우
3) 투약사고
- 환자 또는 약물이 바뀌거나, 투약방법(경구, 주사제 등)이 잘못된 경우
4) 마취사고
- 마취와 관련된 부작용으로(외과적 시술에 따른 부작용은 제외) 환자의 이환이나 사망의 가능성을 증가시키는 모든 상황을 포함
- 폐렴 및 마취부위의 염증 등 감염과 관련된 부분은 제외

예시) 전신마취후 발생한 호흡장애 [A][3]
(code)
[A] 전신마취 [B] 부위마취 [C] 국소마취
[1] 중추신경계(경련, 마비, 의식장애 등)
[2] 순환계(부정맥, 저혈압, 심장정지 등)
[3] 호흡계(후두경련, 호흡장애 등)
[4] 과민반응(Anaphylaxis)
[5] 국소합병증(혈종, 손상 등)
[6] 기타 부작용

2.2 감염증
다음의 경우 있음에 표시

○ 감염은 "입원당시 나타나지 않았음은 물론 잠복상태도 아니었던 감염이 입원 기간중 발생한 경우"로 정의함

<수술부위 감염을 제외한 의료관련 감염>
- 수술 후 48시간 이후 다음중 하나라도 해당되는 경우
①체온 38.3℃ 이상(2일 이상 지속된 경우),
②고름 등 화농성 유출(purulent discharge)
③농뇨
④미생물 배양검사(혈액, 뇨, 분비물 등) 양성
※ 범복막염을 동반한 급성충수염(K352)은 제외

<수술부위 감염>
다음 중 하나 이상에 해당하는 경우
- 절개부위 또는 심부에 위치한 드레인에서 농성배액이 있는 경우
- 절개부위 또는 심부, 기관에서 무균적으로 채취한 검체의 배양에서 균이 분리된 경우
- 38.3℃이상의 발열, 국소동통, 압통, 발적 등 감염증상 중 하나이상의 증상이 있고, 수술창상의 심부가 저절로 파열되거나 의사가 개방한 경우
- 조직병리검사, 방사선검사 등에서 심부절개부위 또는 기관이나 강의 농양이나 감염증거 관찰된 경우 (수술중 채취된 조직의 병리검사는 해당 안 됨)
- 수술의, 주치의 또는 감염내과 의사에 의한 수술부위 감염 진단시
- 수정체 수술의 경우 수술후 기본처치 이외의 추가적인 약물 혹은 수술치료가 필요한 급성 안내염(acute endophthalmitis)

2.3 수술 합병증 및 부작용
다음 해당 합병증이 있는 경우 있음에 표시 후 code 기재

<출혈>
: 재수술이 필요한 출혈, 지혈을 위한 시술(창상봉합술, 혈관결찰술, 전혈 또는 농축적혈구 4pint이상의 수혈 등) 및 처치가 필요한 출혈(지연일차봉합, 빈혈로 인한 수혈 등은 제외)
※ 수정체 수술의 경우 추가적인 약물치료나 수술적 치료가 필요한 출혈인 경우

1) 수정체 수술
[1][1] 출혈(전방출혈, 유리체출혈 등)
[1][2] 유리체 탈출(vitreous prolapse)
[1][3] 안압상승
[1][4] 기타 합병증
※ 유리체 탈출은 수술 종료시 전방 내 유리체가 남아있는 경우 해당
※ 안압상승은 수술후 안압이 30mmHg이상이 일주일 이상 지속 또는 50mmHg이상이 3일 이상 지속된 경우 해당

2) 편도 및 아데노이드 절제술
[2][1] 출혈(bleeding)
[2][2] 기도폐쇄(airway obstruction)
[2][3] 기타 합병증

3) 충수절제술
[3][1] 출혈(bleeding)
[3][2] 분루(fecal fistula)
[3][3] 기타 합병증

4) 서혜 및 대퇴부 탈장수술
[4][1] 출혈(bleeding)
[4][2] 기타 합병증

5) 항문 및 항문주위 수술
[5][1] 출혈(bleeding)
[5][2] 기타 합병증

6) 기타 자궁 및 자궁 부속기 수술
[6][1] 출혈(bleeding)
[6][2] 요루(urinary fistula)
[6][3] 기타 합병증

7) 제왕절개분만
[7][1] 출혈(bleeding) - 이완성 출혈(Atonic bleeding) 제외
[7][2] 신생아 합병증(수술중 출산 손상)
[7][3] 기타 합병증

2.4 합병증 치료를 위한 수술 및 처치
다음의 경우 있음에 표시
- 수술과 관련된 합병증을 치료하기 위해 외과적 처치 및 수술을 한 경우
- 수술후 출혈로 전혈 또는 농축적혈구 4pint 이상 수혈을 투여한 경우

3. 퇴원전 진료의 점검사항 (입원기간이 30일을 초과하는 경우는 작성제외)

3.1 정상 퇴원 이외의 퇴원의 유형(Discharge status)
다음 퇴원유형의 경우 이상에 표시 후 해당 code에 표시
(code)
[1] 의학적 권고에 반하는 퇴원(Discharge against medical advice)
[2] 타 의료기관으로의 응급전원(Emergency transfer)
예시) 수술후 출혈 등으로 환자상태가 위급하여 타 의료기관으로 이송한 경우
[3] 타 의료기관으로의 기타전원(other transfer)
[4] 사망(Death)

3.2 퇴원시 환자상태의 안정성(Medical Stability of the Patient)

< 퇴원시 환자 상태의 이상소견: 퇴원 전 12시간 이내 마지막 측정한 자료 >

1) 혈압(BP)
- SBP(<85 or >180), DBP(<50 or >110) (단위 : mmHg)
2) 맥박(Pulse)
- 맥박이 50회/min (베타 차단제 복용 중인 경우는 45회/min)이하인 경우, 또는 120회/min 이상인 경우

※ 고혈압 등 심혈관계 질환자가 혈압 및 맥박 이상 소견을 보이는 경우는 입원시 검사결과와 퇴원전 12시간 이내 마지막 검사결과를 비교하여 변화율이 20% 이내인 경우는 제외
※ 만12세 이하 소아의 경우 혈압, 맥박 제외

3) 체온(Temperature)
- 측정방법 불문하고 38.3℃ 이상인 경우
4) 수술부위 출혈(Wound bleeding)
- 2.3 수술 합병증 및 부작용의 '출혈'과 동일 적용
5) 수술부위 감염(Wound infection)
- 2.2 '수술부위감염'과 동일 적용

주) 수술 전 검사항목 : 마취의 종류 및 질병군에 따라 수술 전 검사항목이 구분된다.

척추마취 및 전신마취의 경우	
(A) 7개질병군 공통	CBC(일반혈액검사), U/A(요검사), LFT(간기능검사), Electrolyte(전해질검사), Chest PA(흉부방사선촬영), EKG(심전도), BUN(요소질소), Creatinine(크레아티닌), Coagulation(응고검사), ABO/Rh(혈액형검사)
(B) 수정체 수술	Fundoscopy(안저검사), Keratometry(각막곡율측정), Slitlamp exam(세극등검사), Tonometry(안압검사), 점안항생제, 점안소염제, 점안산동제, 인공수정체, 안구길이 측정검사(A-Scan 등)
(C) 편도 및 아데노이드 수술	중이염 동반 시 Impedance Audiometry(청력검사)
기타 국소마취의 경우	
(D) 수정체 수술	Fundoscopy(안저검사), Keratometry(각막곡율측정), Slitlamp exam(세극등검사), Tonometry(안압검사), 점안항생제, 점안소염제, 점안산동제, 인공수정체, 안구길이 측정검사(A-Scan 등)
(E) 편도 및 아데노이드 수술	CBC(일반혈액검사), EKG(심전도), Coagulation(응고검사), 중이염 동반 시 Impedance Audiometry(청력검사)

- 인공수정체, 인공수정체 도수결정을 위한 안구길이 측정검사(A-Scan 등)는 인공수정체 삽입 시에만 해당
- 수술전 검사 항목을 모두 시행하였을 경우 "시행"에 표시하고 수술전 검사항목 중 하나라도 시행하지 아니한 경우에는 "미시행"에 표시
- 외래에서 시행한 수술 전 검사와 입원하여 시행하는 수술 전 검사 모두 해당

6. 신포괄지불제도

1) 실시배경[D11,D14,건6]

전체 입원환자에게 적용 가능한 유연하고 수용성 높은 모델이 필요하고, 행위별보상제도의 마인드를 유지하고 있는 의료계를 대상으로 기존의 완전 포괄수가(DRG)의 방식의 확대는 곤란하다고 판단하여 현행 행위별수가와 포괄지불제도의 대안이 필요하게 되었다.

신포괄지불제도 시범사업을 통해 수가 모형에 따른 환자 분류, 포괄수가 수준, 진료비 지불방식 등의 적정성을 파악하여 지불모형으로서의 타당성 및 확대 적용 가능성을 검증하고, 의료의 질, 의료공급자의 진료행태, 진료비 청구, 심사 및 관리업무 등에 미치는 영향을 평가하고 문제점 및 개선방안을 모색하고자 하였다.

2) 개요

신포괄지불제도란 환자가 입원해서 퇴원할 때까지 발생하는 진료에 대하여 미리 정해진 금액을 적용하는 제도이나, 행위별수가제와 기존 7개 질병군 포괄수가제 방식을 개선하기 위해 개발된 대안적 모델로, 포괄적 보상(기준 수가+일당수가)과 행위별 보상방식이

혼합 적용된 지불제도이다. 다만, 의사가 직접 하는 시술과 10만 원 이상의 고가 약제·치료재료는 행위별수가를 적용한다.

신포괄지불제도는 기존의 포괄수가제가 포괄방식으로만 지불됨에 따라 단순 외과계 질병군에는 적합하나, 복잡한 중증질환과 내과계 질환을 포함한 전체 입원환자에게 확대 적용하기에는 한계가 있으므로 일부 고가 서비스와 의사행위 성격의 서비스 등은 행위별로 보상방식을 혼합한 새로운 포괄수가모형이다.[D5]

표 10.7 7개 질병군과 신포괄수가 비교[건1, D16]

구분	7개 질병군 포괄수가제(DRG)	신포괄수가 시범사업
대상 환자	단순 외과계 입원환자	전체 입원환자[603개 질병군]
포괄범위	전체 입원진료비(일부 비급여 제외)	의사 행위와 일부 고가 서비스를 제외한 입원진료비
지불방식	입원 건당 지불	포괄수가[기준수가+일당수기]+비포괄수가[행위별 수가]

3) 법적 근거

- 「**보건의료기본법**」 **제44조(보건의료 시범사업)** ① 국가와 지방자치단체는 새로운 보건의료제도를 시행하기 위하여 필요하면 시범사업을 실시할 수 있다.
  ② 국가와 지방자치단체는 제1항에 따른 시범사업을 실시한 경우에는 그 결과를 평가하여 새로 시행될 보건의료제도에 반영하여야 한다.
- 「**신포괄지불제도 시범사업 지침**」, 2022년 1월.

4) 신포괄수가제의 특징[건6]

1) 진료비 지불에 포괄수가와 행위별 수가를 병행하였다.
   의료의 과소 제공을 방지하기 위하여 기본진료는 포괄수가로 묶고, 진료비 차이를 가져오는 고가 서비스와 의사 시술행위 등은 행위별 수가로 별도 보상한다.
2) 건당 포괄방식에 일당수가 개념을 도입하였다.
   입원기간에 따른 진료비 차이를 감안하여 일당수가 개념을 도입함으로써 입원일수에 따라 진료비를 가감하고 있다.
3) 건강보험 보장성 확보를 위해 초음파 등 진료에 필수적인 비급여 항목을 급여로 전

환하였다.

진단 목적의 초음파, 의사 행위 성격에 해당하지 않는 검사 등 행위·약제·치료재료 등 비급여 항목을 포괄수가에 포함시켰다.

4) 모형의 취약점을 보완하기 위한 제도적 장치를 두었다.

- 별도 보상되는 고가 서비스 등의 남용을 방지하기 위해 약제·치료재료 단가의 80%만 별도 보상하고, 20%는 수가 책정 시 포괄수가에 포함시켰다.
- 장기입원을 방지하기 위해 일당수가를 실제 발생 진료비의 80%로 책정하고, 20%는 기준수가에 포함시켜 보상함으로써 입원일수 단축에 대한 인센티브를 부여하였다.

표 10.8 진료비 산정방법

구분	포괄 대상	비포괄 대상
적용수가	포괄수가(기준수가+일당수가)	행위별 수가
진료비	포괄 대상 100%+비포괄 대상 약제·치료재료 단가의 20%	•고가의 일부 약제·치료재료 단가의 80% •비포괄대상 행위단가의 100%

*일당수가 방식 도입에 따른 입원일수 증가 방지를 위해 일당수가를 실제 발생 진료비의 80%로 책정하고, 20%는 기준수가에 포함하여 보상함으로써 입원일수 단축에 대한 인센티브를 부여하였다.

5) 입원일수에 따라 환자군을 하단열외군, 정상군, 상단열외군으로 구분하여 각 군마다 진료비용 산정방식을 달리 적용한다.

하단 열외군은 해당 질병군(AADRG : 연령 반영한 질병군) 단위에서 정상군보다 짧게 입원하는 환자군으로 입원일수가 하위 5%일 미만인 환자이고, 정상군은 대부분의 환자로 입원일수가 5~95%일 사이에 해당하는 환자이며, 상단열외군은 정상군보다 길게 입원하는 환자군으로 입원일수가 상위 95%일을 초과하는 환자군이다.

표 10.9 환자군 분류 및 진료비 산정방식[D5]

환자군	구분	진료비 산정방식
하단열외군	입원일수가 하위 5% 미만인 환자	행위별 수가 적용
정상군	입원일수가 5~95% 사이의 환자	신포괄수가(포괄수가+비포괄수가) 적용
상단열외군	입원일수가 상위 95% 초과 환자	정상군 기간까지는 정상군과 동일 적용, 정상군 초과기간은 행위별 수가 적용

5) 요양(의료)급여비용 열외군 보상[권6]

- 진료비가 상당히 높은 환자로 인해 발생되는 요양기관의 비용 손실을 방지하기 위하여 요양(의료)급여비용 열외군을 설정하여 별도금액을 추가 보상하도록 하였다.
- 이에 따라 신포괄수가 요양(의료)급여비용이 행위별 수가로 계산한 비용보다 작고 그 차이가 200만원 이상인 경우, 200만원 초과 금액 전액에 대하여 추가 보상한다.

6) 신포괄수가[D5, D10, D14]

신포괄수가는 포괄수가, 비포괄수가(행위별 수가)와 가산수가의 합으로 결정된다. 포괄수가는 질병군별 평균 입원일수일 때의 수가인 "기준수가"와 재원일수마다 가감이 되는 "일당수가"로 구성되어 있고, 비포괄수가는 행위별 수가의 80% 비용을 산정한다. 포괄수가에는 비포괄수가(행위별 수가)로의 전이를 방지하기 위하여 비포괄 대상의 행위별 수가 20%를 포괄수가에 포함시키고 있다. 2014년 11월 기준 가산수가는 의료기관별로 부여된 가산항목 비율의 합을 포괄수가에 곱하여 산출한다. 시범사업 참여를 기본 인센티브(5%)로 하여, 진료 효율화와 공공성 지수(지역거점 공공병원)로 최대 15%까지 가산하고 있다.

표 10.10 진료비 산정방법[D10]

구분	신포괄수가 진료비		
적용수가	포괄수가(기준수가+일당수가)	비포괄수가(행위별 수가)	가산수가
진료비	포괄 대상 100%+비포괄 대상 20%	행위별 단가의 80% 산정	포괄수가×가산비율

7) 수가산출모형

표 10.11 7개 질병군 포괄수가제도 수가산출모형[D4]

포괄비용(기준수가+일당수가)				종별 인센티브
급여(A)		비급여(B)	비보험(C)	상급병원의 A+B+C 금액에서 해당 종별 진료비용을 뺀 차액의 50%
일부	전액			
행위별 급여 진료비의 평균 *CT 포함, 초음파 미포함		행위별 비급여 진료비의 평균	행위별 비보험 진료비 평균의 50%	

표 10.12 559개 질병군 신포괄수가 시범사업 수가산출모형[D4]

포괄비용 (기준수가+일당수가)				비포괄비용 (행위별수가)	참여인센티브
급여		비급여	비보험	비포괄	
일부	전액				
10만원 미만의 행위별 급여·비급여 진료비의 평균 *CT, 초음파검사는 단가와 무관			행위별 비보험 진료비의 평균	10만원 이상의 행위별 급여 진료비의 평균의 80% *의사행위 성격 등은 단가와 무관	포괄비용의 5% *상대가치점수로 전환할 때 반영

8) 신포괄수가를 구성하는 포괄수가 및 비포괄수가의 대상 서비스 항목[D5,D15,건6]

단가 10만원을 기준으로 하여 각 서비스 항목(진료행위, 약제, 치료재료)의 고유 단위(진료행위는 1회, 약제 또는 치료재료는 1개)별로 구분한다. 단가가 10만원 미만일 경우 포괄대상이며, 비급여 서비스 항목도 포함된다. 단가가 10만원 이상이면 비포괄대상이다. 이는 10만원 미만의 비급여 항목이 급여로 전환됨에 따라 건강보험의 보장성을 확대하고자 함이다.

신포괄수가에서는 단가와 무관하게 서비스의 특성에 따라 포괄대상 또는 비포괄대상으로 구분하고 있다. CT와 진단목적의 초음파검사는 단가와 무관하게 포괄대상으로 구분한다. 수술 및 시술료 등 의사행위 성격의 서비스 항목과 정신과 특정 약제 및 전기충격요법, 중환자실료, 격리병실료는 단가와 무관하게 비포괄대상으로 구분한다.

표 10.13 신포괄 수가 요양(의료)급여비용을 구성하는 포괄 및 비포괄의 대상항목[건6]

구분	행위	약제·치료재료
포괄 대상	• 비포괄 대상을 제외한 항목으로 행위별 수가의 100%	• 비포괄 대상 약제·치료재료 비용의 20% • 비포괄 대상을 제외한 급여·비급여 목록 약제·치료재료 100%
비포괄 대상	• 의사 행위 성격의 항목 - 수술 및 시술(내시경하시술, 중재적 방사선시술) - 검사 등(혈관조영촬영, 내시경검사, 천자, 생검, 방사선 모의치료 및 치료계획, 방사선치료, 신경차단술, 신경파괴술, 응급처치 등) • 기타항목 - 입원(중환자실, 격리실, 무균치료실, 납차폐특수치료실), 응급의료관리료, 가정간호기본방문료, 마취통증의학과 전문의초빙료, 정신과 특정행위(전기충격요법), 투석 관련 행위, 전혈 및 혈액성분제제료, 식대 등	• 약제 - 항암제(2군 항암제 및 기타 약제), 투석액, 정신과 특정 약제, 제한 항생제 일부 계열, 일부 주성분 단위약제 • 치료재료 - 봉합용 군, 골유합 및 골절고정용 군(단, 두개·악안면 STAPLE류, 두개·악안면 screw류 제외), 인공관절군(단, hip prosthesis & cable system류, knee prosthesis류 제외), 척추재료 군, 흉부외과용 군, 신경외과용 군, 안·이비인후과용 군 등

9) 신포괄 진료비 산정[D5]

재원일수에 따라 진료비가 달라지는 일당 진료비 방식이다. 기존 포괄수가제는 건당 포괄방식을 택하고 있으나, 신포괄수가제는 내과계 질병군을 포함한 전체 입원환자에게 적용할 수 있도록 치료경과에 따라 재원일수가 다양한 국내 상황에 맞춰 재원일수에 따라 진료비가 달라지는 일당 진료비 방식을 채택하여 건당 지불정확성을 높이고자 하였다.

일당 진료비는 평균보다 짧게 입원한 경우 실제 계산된 수가보다 높게 지급하여, 평균 이하 입원에 대한 인센티브를 부여하고 있다. 진료의 특성을 감안하여 정신과 해당질병군은 인센티브에서 제외하고 있다.

① 신포괄 진료비 산정방법

표 10.14 각 환자군의 요양(의료)급여비용 산정방식[건6]

입원일수 / 환자군	환자 입원일수		
	정상군 하한일수 미만	정상군 하한~정상군 상한일수	정상군 상한일수 초과
하단열외군	행위별 수가 적용	-	-
정상군	신포괄수가 요양(의료)급여비용 = 포괄수가 + 비포괄수가+가산수가 • 포괄수가(포괄대상 및 비포괄대상 약제·치료재료 단가의 20% 비용 포함) = 기준수가 + 일당수가 • 비포괄수가 : 항목별로 행위별 수가의 100%(행위) 및 80%(약제·치료재료) 산정 • 가산수가 : 기관별 가산항목비율의 합을 포괄수가에 곱하여 산출 • 시범사업참여(기본 인센티브) : 5% • 진료효율화지수 : 최대 15% • 공공성지수(지역거점 공공병원) : 최대 15%		
상단열외군	정상군 환자와 동일		행위별수가 적용

기준수가 : 평균입원일수(=기준 입원일수)일 때 진료비

10) 진료비 심사[건6]

신포괄수가 제도 시범사업 대상 질병군 요양(의료)급여비용 심사는 시범사업 지침 제I장 내지 제II장에서 정한 사항을 점검하되 처리방법 및 절차는 「요양급여비용 심사·지급업무 처리기준」에 따른다.

시범 요양기관이 청구한 요양급여비용 청구 건은 사전심사(전산점검, 수술의 적정성 여부 등)를 실시하여 지급한 후 진단코딩 오류 등에 대하여는 사후에 심사한다. 심사는 시범요양기관으로부터 진료기록부 등을 제출받아 청구된 진료비 청구명세서와 대조 확인하는

서면 확인 방법으로 실시한다. 시범요양기관은 심사 결과에 이의가 있을 경우 심사평가원에 이의신청할 수 있다.

11) 시범사업 현황[D5, 건6]

- 2009년 3월 : 신포괄수가제도 시범사업 대상 질병군 선정(20개) 및 신포괄수가 개발 완료
- 2009년 4월 20일부터 2012년 6월까지 3차에 걸쳐 건강보험공단 일산병원에서 건강보험 입원환자를 대상으로 시범사업 실시
- 2010년 7월에는 76개 질병군, 2011년 7월에는 553개 질병군으로 확대
- 2011년 7월부터 3개 지역거점 공공병원(남원의료원, 대구의료원, 부산광역시의료원)이 76개 질병군을 대상으로 시범사업을 시작하여 2012년 7월에는 4개 공공병원 550개 질병군으로 확대
- 2012년 7월부터 2013년 12월까지 일산병원 및 40개 지역거점 공공병원에서 건강보험과 의료급여 입원환자를 대상으로 시범사업 실시(2013년 5월 진주의료원 폐업으로 2014년부터 39개 공공병원)
- 2015년 8월부터 국립중앙의료원 시범사업 참여
- 2017년 진안군의료원 시범사업 참여
- 2018년 8월 서울특별시 보라매병원 등 14개 신규기관 신포괄수가제도 시범사업 실시
- 2018년 8월 기준 44개 공공병원, 12개 민간병원이 참여하고 있으며, 559개 질병군을 대상으로 함
- 2020년 1월 기준 서울백병원 등 30개 신규기관 신포괄수가제도 시범사업 실시

12) 신포괄수가제의 과제[D5]

1) 의료공급자 및 의료소비자의 올바른 이해와 공감

   임상진료과 의사와 관련학회는 대부분 포괄수가에 대해 매우 부정적인 시각을 가지고 있다.

2) 환자분류체계(입원환자 분류체계)에 대한 개선

   KCD-5와 KCD-6을 반영하고 있는 KDRG 3.4에 대한 개선이 필요하다.

3) 비급여 서비스 항목에 대한 표준화

비급여 서비스 항목은 요양기관마다 관행수가로 적용하고 있으며 종류 및 서비스 내용도 상이하다.

참고문헌

[건1] 건강보험심사평가원, "건강보험요양급여비용", 2022년 2월판.

[건2] 허순임·황도경·정설희·이선경, "건강보험 지불제도와 의료공급자의 진료행태:의료공급자의 유인 수요와의 연관성 파악", 한국보건사회연구원, 연구보고서 2008-07, 2008. 12.

[건3] 건강보험심사평가원, "요양급여비용 청구방법, 심사청구서·명세서서식 및 작성요령", 2021년 7월판.

[건4] 강창렬 외, "건강보험실무(개정5판)", 현문사, 2009.

[건6] 건강보험심사평가원, "2022년 건강보험심사평가원 기능과 역할"

[건7] 건강보험심사평가원, "2010년 주요 업무 방향", 2010.1.23.

[건8] 강공언 외, "NEW 건강보험론", 메디시언, 2010.

[건9] 한국보험심사평가사인증원, "제3회 보험심사평가사 강사교육과정 자료", 2010.1.16.~2010.2.20.

[건10] 건강보험심사평가원·국민건강보험공단, "2007 건강보험통계연보", -건강보험 연혁, 2008.11.

[건11] 문상식, "국민건강보험론", 보문각, 2009.

[건13] 김승희 외, "건강보험 기초이론(개정4판)", 현문사, 2009.

[건14] 건강보험심사평가원 창원지원, "2012 신규 개설 요양기관 설명회", 2012.2.

[건20] 보건복지부, "노인장기요양보험 인프라 확충 안내:요양·시설 설치요양보호사 양성·복지용구 사업", 2007.

[건21] 보건복지부, "노인수발제도 소개", 2006.

[건22] 보건복지부·건강보험심사평가원, "의료급여 실무편람", 2021년 12월.

[건23] 김병환, "건강보험의 이론과 실제(제8판)", 계축문화사, 2011.

[건24] "의료급여수가의 기준 및 일반기준", 보건복지부 고시 제2021-210호, 2021.7.30. 시행.

[건25] 건강보험심사평가원, "퇴장방지 의약품의 인정기준", 2013.5.

[건26] 건강보험심사평가원 자원평가실 병원지정평가부, "상급종합병원 및 전문병원 지정·평가", 2013.11.

[건27] 대한간호협회, "건강보험의 이해", 2016년 온라인 보수교육자료, 2016.

[건28] 국민건강보험공단, "건강보험 포괄간호서비스 사업지침[민간의료기관용]", 2015.6.

[건29] 건강보험심사평가원, "2016 요양급여 적정성 평가결과 종합보고서", 2018.8.

[건30] 건강보험심사평가원, “2016 치료재료 경향과 전망”, 2016.12.

[건31] 건강보험심사평가원 서울지원, “요양급여비용 청구 길라잡이”, 2022년 3월.

[건32] 건강보험심사평가원, “알기쉬운 의료급여제도”, 2021년 12월.

[건33] “정보통신망을 이용한 요양급여비용 청구오류 사전점검서비스 운영에 관한 세부사항”, 건강보험심사평가원 공고 제2020-207호, 2020년 7월 22일.

[검1] 채석래·권혜숙 역, “간호사를 위한 검사 이야기(개정2판)”, 의학서원, 2010.

[검2] 이수연·이준협, “건강보험심사관리 II:검사 및 방사선편”, 한국보험심사평가사인증원, 2011.

[백1] 보건복지부, “2018 보건복지백서”, 2019.7.

[사1] 원석조, “사회보장론(개정판)”, 양서각, 2008.

[사2] 곽노현·김엘림, “사회보장법”, 한국방송대학교출판부, 2009.

[사3] 김수신·조홍식, “사회복지행정론”, 한국방송대학교출판부, 2004.

[사4] 퍼시픽북스 학술편찬국, “사회복지법제론”, 퍼시픽북스, 2014.

[심1] 건강보험심사평가원, 홈페이지(http://www.hira.or.kr/.)

[심2] 안병기, “건강보험 심사·청구 실무”, 보문각, 2007.

[약1] 식품의약품안전처, “의약품등 분류번호에 관한 규정”, 식품의약품안전처 예규 제40호, 2013.4.5.

[약2] 예상규·정명희·박찬웅 역, “간호사를 위한 약 이야기”, 의학서원, 2008.

[원1] 김수배·이도연, “원무관리론(20판)”, 군자출판사, 2017.

[원2] 강민호 외, “원무관리”, 수문사, 2011.

[요1] 건강보험심사평가원 급여기준실, “요양병원 수가 및 급여기준”, 2010.4.

[요2]　건강보험심사평가원 심사평가부, "요양병원 심사사례", 2010.

[요3]　건강보험심사평가원 급여평가실 평가1부, "요양병원입원급여적정성평가", 2012.6.28.

[요4]　이광재, "노인요양보험제도의 이해", 공동체, 2007.

[요5]　건강보험심사평가원 심사평가연구소 진료정보분석실, "2013년 손에 잡히는 의료심사평가 길잡이", 2014.5.

[요6]　건강보험심사평가원, "2017년 상반기 진료비통계지표", 2017.

[요7]　건강보험심사평가원, "요양병원 수가 실무교육자료", 2021년 6월.

[자1]　건강보험심사평가원, "자동차보험 진료수가에 관한 기준, 심시지침 책자", 2021년 5월.

[자2]　건강보험심사평가원, "자동차보험진료수가 심사업무처리에 관한 규정, 청구서·명세서 세부작성요령", 2021년 2월판.

[자3]　건강보험심사평가원, "자동차보험진료수가 청구절차·방법", 2013.5.

[자4]　건강보험심사평가원 자동차보험심사센터, "2018년 자동차보험진료수가 의료기관 교육", 2018.4.

[자5]　건강보험심사평가원, "건강보험과 자동차보험 진료비 심사체계 비교연구", 2010년.

[적1]　이성란, "적정진료보장(개정판)", 청구문화사, 2008.

[적2]　박운제, "의료의 질 향상 지침서(제2판)", 고려의학, 2010.

[종1]　문해란·이귀녕, "종양표지자", 의학문화사, 2001.

[척1]　심용수, "임상치매척도(CDR)", https://www.dementianews.co.kr/news/articleView.html?idxno=3289

[D1]　건강보험심사평가원 포괄수가운영부, "7개 질병군 포괄수가변경 및 분류체계 개선", 2010.5.

[D2]　건강보험심사평가원, "질병군별(DRG) 포괄수가제도 실무교육자료", 2008.10.

[D3]　채유미, "DRG 제도에 대한 외국동향과 시사점", 대한병원협회지, pp. 45~56, 2008년 7~8월호.

[D4] 공인식, "건강보험 지불제도 개편과 신포괄수가제도 발전방향", HIRA정책동향, 제5권 제5호, 2011년 9~10월.

[D5] 양옥영, "신포괄수가제 현황과 개선 과제", HIRA정책동향, 제5권 제5호, 2011년 9~10월.

[D6] 건강보험심사평가원, "7개 질병군 포괄수가 설명회", 2012.6.

[D7] 건강보험심사평가원, "질병군(DRG) 포괄수가제도 요양급여비용 및 실무안내", 2021년 1월.

[D8] 박지연, "7개 질병군 포괄수가제(DRG) 질병분류 및 청구", 대한의무기록협회 제69차 추계학술대회 자료집, 2012.10.

[D9] 건강보험심사평가원 포괄수가관리실, "포괄수가 용어사전", 2012.12.27.

[D10] 건강보험심사평가원 분류체계개발부, "입원환자분류체계-심화과정", 2014.11.14.

[D11] 건강보험심사평가원, "포괄수가제 추진현황", 2013.3.

[D12] 건강보험심사평가원, "질병군 요양급여비용 청구·지급", 2013.3.

[D13] 건강보험심사평가원, "7개 질병군 급여기준", 2013.3.

[D14] 건강보험심사평가원 포괄수가운영2부, "신포괄지불제도 시범사업 지침", 2014.1.

[D15] 건강보험심사평가원, "포괄수가제 아카데미 심화과정", 2014.11.13.

[D16] 건강보험심사평가원 포괄수가실 DRG심사1부, "7개 질병군 포괄수가제도 및 심사사례", 2016.6.7.

[D17] 건강보험심사평가원, "KDRG 분류집 Version 4.4", 2021년 1월.

찾아보기

영문

C

D

E

M

P

S

저자소개

이재홍 전남도립대학교 보건의료과 교수

유은영 광주보건대학교 보건행정학과 교수

김석환 동국대학교 보건의료정보학과 교수

양옥렬 혜전대학교 보건의료행정과 교수

이수재 여주대학교 보건의료행정과 교수

이연희 혜전대학교 보건의료행정과 교수

개정2판

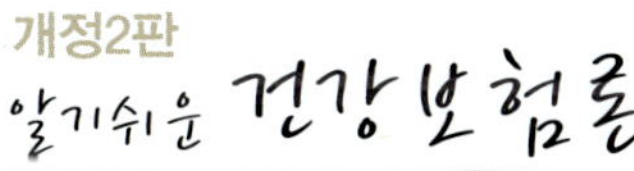

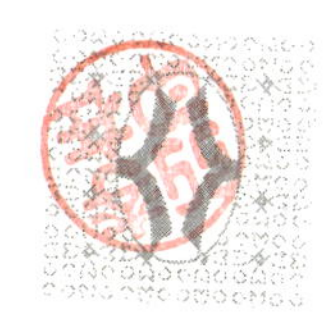

2022년 8월 30일 개정2판 발행
2020년 2월 25일 개정1판 발행
2018년 3월 5일 초 판 발행

지은이 이재홍 · 유은영 · 김석환 · 양옥렬 · 이수재 · 이연희

발행인 이 영 호
발행처 **수 학 사**
10881 경기도 파주시 회동길 56 기한재 1층
출판등록 1953년 7월 23일 제2020-000143호
전화번호 031) 946-4642(代) 팩스 031) 944-1457
http://www.soohaksa.co.kr
디자인 북큐브

정가 33,000원

ISBN 978-89-7140-917-6 93510